中华医学百科全书

公共卫生学

军事预防医学

国家出版基金项目
NATIONAL PUBLICATION FOUNDATION

中国协和医科大学出版社

图书在版编目 (CIP) 数据

中华医学百科全书·军事预防医学 / 曹佳主编 . —北京：中国协和医科大学出版社，
2020.2

ISBN 978-7-5679-0917-5

Ⅰ . ①军… Ⅱ . ①曹… Ⅲ . ①军事医学—预防医学 Ⅳ . ① R821

中国版本图书馆 CIP 数据核字（2020）第 014271 号

中华医学百科全书·军事预防医学

主　　编：曹　佳

编　　审：郭亦超

责任编辑：王　霞

出版发行：**中国协和医科大学出版社**
　　　　　（北京东单三条九号　邮编 100730　电话 010-6526 0431）

网　　址：www.pumcp.com

经　　销：新华书店总店北京发行所

印　　刷：北京雅昌艺术印刷有限公司

开　　本：889×1230　1/16

印　　张：24.5

字　　数：720 千字

版　　次：2020 年 2 月第 1 版

印　　次：2020 年 2 月第 1 次印刷

定　　价：285.00 元

ISBN 978-7-5679-0917-5

《中华医学百科全书》编纂委员会

总顾问　吴阶平　韩启德　桑国卫

总指导　陈　竺

总主编　刘德培

副总主编　曹雪涛　李立明　曾益新

编纂委员（以姓氏笔画为序）

丁　洁	丁　樱	丁安伟	于中麟	于布为	于学忠	万经海
马　军	马　骁	马　静	马　融	马中立	马安宁	马建辉
马烈光	马绪臣	王　伟	王　辰	王　政	王　恒	王　铁
王　硕	王　舒	王　键	王一飞	王一镗	王士贞	王卫平
王长振	王文全	王心如	王生田	王立祥	王兰兰	王汉明
王永安	王永炎	王华兰	王成锋	王延光	王旭东	王军志
王声湧	王坚成	王良录	王拥军	王茂斌	王松灵	王明荣
王明贵	王金锐	王宝玺	王诗忠	王建中	王建业	王建军
王建祥	王临虹	王贵强	王美青	王晓民	王晓良	王鸿利
王维林	王琳芳	王喜军	王晴宇	王道全	王德文	王德群
木塔力甫·艾力阿吉	尤启冬	戈　烽	牛　侨	毛秉智	毛常学
乌　兰	卞兆祥	文卫平	文历阳	文爱东	方　浩	方以群
尹　佳	孔北华	孔令义	孔维佳	邓文龙	邓家刚	书　亭
毋福海	艾措千	艾儒棣	石　岩	石远凯	石学敏	石建功
布仁达来	占　堆	卢志平	卢祖洵	叶　桦	叶冬青	叶常青
叶章群	申昆玲	申春悌	田家玮	田景振	田嘉禾	史录文
代　涛	代华平	白春学	白慧良	丛　斌	丛亚丽	包怀恩
包金山	冯卫生	冯学山	冯希平	冯泽永	边旭明	边振甲
匡海学	邢小平	达万明	达庆东	成　军	成翼娟	师英强
吐尔洪·艾买尔	吕时铭	吕爱平	朱　珠	朱万孚	朱立国
朱华栋	朱宗涵	朱建平	朱晓东	朱祥成	乔延江	伍瑞昌
任　华	任钧国	华　伟	伊河山·伊明		向　阳	多　杰
邬堂春	庄　辉	庄志雄	刘　平	刘　进	刘　玮	刘　蓬
刘大为	刘小林	刘中民	刘玉清	刘尔翔	刘训红	刘永锋
刘吉开	刘伏友	刘芝华	刘华平	刘华生	刘志刚	刘克良
刘更生	刘迎龙	刘建勋	刘胡波	刘树民	刘昭纯	刘俊涛

刘洪涛	刘献祥	刘嘉瀛	刘德培	闫永平	米 玛	米光明
安 锐	许 媛	许腊英	那彦群	阮长耿	阮时宝	孙 宁
孙 光	孙 皎	孙 锟	孙长颢	孙少宣	孙立忠	孙则禹
孙秀梅	孙建中	孙建方	孙建宁	孙贵范	孙晓波	孙海晨
孙景工	孙颖浩	孙慕义	严世芸	苏 川	苏 旭	苏荣扎布
杜元灏	杜文东	杜治政	杜惠兰	李 龙	李 飞	李 方
李 东	李 宁	李 刚	李 丽	李 波	李 勇	李 桦
李 鲁	李 磊	李 燕	李 冀	李大魁	李云庆	李太生
李日庆	李玉珍	李世荣	李立明	李永哲	李志平	李连达
李灿东	李君文	李劲松	李其忠	李若瑜	李松林	李泽坚
李宝馨	李建初	李建勇	李映兰	李思进	李莹辉	李晓明
李继承	李森恺	李曙光	杨 凯	杨 恬	杨 健	杨 硕
杨化新	杨文英	杨世民	杨世林	杨伟文	杨克敌	杨国山
杨宝峰	杨炳友	杨晓明	杨跃进	杨腊虎	杨瑞馥	杨慧霞
励建安	连建伟	肖 波	肖 南	肖永庆	肖海峰	肖培根
肖鲁伟	吴 东	吴 江	吴 明	吴 信	吴令英	吴立玲
吴欣娟	吴勉华	吴爱勤	吴群红	吴德沛	邱建华	邱贵兴
邱海波	邱蔚六	何 维	何 勤	何方方	何绍衡	何春涤
何裕民	余争平	余新忠	狄 文	冷希圣	汪 海	汪 静
汪受传	沈 岩	沈 岳	沈 敏	沈 铿	沈卫峰	沈心亮
沈华浩	沈俊良	宋国维	张 泓	张 学	张 亮	张 强
张 霆	张 澍	张大庆	张为远	张世民	张永学	张华敏
张志愿	张丽霞	张伯礼	张宏誉	张劲松	张奉春	张宝仁
张宇鹏	张建中	张建宁	张承芬	张琴明	张富强	张新庆
张潍平	张德芹	张燕生	陆 华	陆 林	陆小左	陆付耳
陆伟跃	陆静波	阿不都热依木·卡地尔		陈 文	陈 杰	陈 实
陈 洪	陈 琪	陈 楠	陈 薇	陈士林	陈大为	陈文祥
陈代杰	陈红风	陈尧忠	陈志南	陈志强	陈规化	陈国良
陈佩仪	陈家旭	陈智轩	陈锦秀	陈誉华	邵 蓉	邵荣光
武志昂	其仁旺其格	范 明	范炳华	林三仁	林久祥	林子强
林江涛	林曙光	杭太俊	欧阳靖宇	尚 红	果德安	
明根巴雅尔	易定华	易著文	罗 力	罗 毅	罗小平	罗长坤
罗永昌	罗颂平	帕尔哈提·克力木		帕塔尔·买合木提·吐尔根		
图门巴雅尔	岳建民	金 玉	金 奇	金少鸿	金伯泉	金季玲
金征宇	金银龙	金惠铭	郁 琦	周 兵	周 林	周永学
周光炎	周灿全	周良辅	周纯武	周学东	周宗灿	周定标

周宜开 周建平 周建新 周荣斌 周福成 郑一宁 郑家伟
郑志忠 郑金福 郑法雷 郑建全 郑洪新 郎景和 房 敏
孟 群 孟庆跃 孟静岩 赵 平 赵 群 赵子琴 赵中振
赵文海 赵玉沛 赵正言 赵永强 赵志河 赵彤言 赵明杰
赵明辉 赵耐青 赵临襄 赵继宗 赵铱民 郝 模 郝小江
郝传明 郝晓柯 胡 志 胡大一 胡文东 胡向军 胡国华
胡昌勤 胡晓峰 胡盛寿 胡德瑜 柯 杨 查 干 柏树令
柳长华 钟翠平 钟赣生 香多·李先加 段 涛 段金廒
段俊国 侯一平 侯金林 侯春林 俞光岩 俞梦孙 俞景茂
饶克勤 姜小鹰 姜玉新 姜廷良 姜国华 姜柏生 姜德友
洪 两 洪 震 洪秀华 洪建国 祝庆余 祝㻛晨 姚永杰
姚克纯 姚祝军 秦 川 袁文俊 袁永贵 都晓伟 晋红中
栗占国 贾 波 贾建平 贾继东 夏照帆 夏慧敏 柴光军
柴家科 钱传云 钱忠直 钱家鸣 钱焕文 倪 鑫 倪 健
徐 军 徐 晨 徐云根 徐永健 徐志云 徐志凯 徐克前
徐全华 徐建国 徐勇勇 徐桂华 凌文华 高 妍 高 晞
高志贤 高志强 高学敏 高金明 高健生 高树中 高思华
高润霖 郭 岩 郭小朝 郭长江 郭巧生 郭宝林 郭海英
唐 强 唐朝枢 唐德才 诸欣平 谈 勇 谈献和 陶·苏和
陶广正 陶永华 陶芳标 陶建生 黄 钢 黄 峻 黄 烽
黄人健 黄叶莉 黄宇光 黄国宁 黄国英 黄跃生 黄璐琦
萧树东 梅长林 曹 佳 曹广文 曹务春 曹建平 曹洪欣
曹济民 曹雪涛 曹德英 龚千锋 龚守良 龚非力 袭著革
常耀明 崔 蒙 崔丽英 庚石山 康 健 康廷国 康宏向
章友康 章锦才 章静波 梁 萍 梁显泉 梁铭会 梁繁荣
谌贻璞 屠鹏飞 隆 云 绳 宇 巢永烈 彭 成 彭 勇
彭明婷 彭晓忠 彭瑞云 彭毅志 斯拉甫·艾白 葛 坚
葛立宏 董方田 蒋力生 蒋建东 蒋建利 蒋澄宇 韩晶岩
韩德民 惠延年 粟晓黎 程 伟 程天民 程仕萍 程训佳
童培建 曾 苏 曾小峰 曾正陪 曾学思 曾益新 谢 宁
谢立信 蒲传强 赖西南 赖新生 詹启敏 詹思延 鲍春德
窦科峰 窦德强 赫 捷 蔡 威 裴国献 裴晓方 裴晓华
管柏林 廖品正 谭仁祥 谭先杰 翟所迪 熊大经 熊鸿燕
樊飞跃 樊巧玲 樊代明 樊立华 樊明文 樊瑜波 黎源倩
颜 虹 潘国宗 潘柏申 潘桂娟 薛社普 薛博瑜 魏光辉
魏丽惠 藤光生 B·吉格木德

《中华医学百科全书》学术委员会

主任委员　巴德年

副主任委员（以姓氏笔画为序）

汤钊猷　　吴孟超　　陈可冀　　贺福初

学术委员（以姓氏笔画为序）

丁鸿才	于是凤	于润江	于德泉	马　遂	王　宪	王大章
王之虹	王文吉	王正敏	王邦康	王声湧	王近中	王政国
王晓仪	王海燕	王鸿利	王琳芳	王锋鹏	王满恩	王模堂
王德文	王澍寰	王翰章	毛秉智	乌正赉	尹昭云	巴德年
邓伟吾	石一复	石中瑗	石四箴	石学敏	平其能	卢世璧
卢光琇	史俊南	皮　昕	吕　军	吕传真	朱　预	朱大年
朱元珏	朱晓东	朱家恺	仲剑平	刘　正	刘　耀	刘又宁
刘宝林（口腔）		刘宝林（公共卫生）		刘桂昌	刘敏如	刘景昌
刘新光	刘嘉瀛	刘镇宇	刘德培	闫剑群	江世忠	汤　光
汤钊猷	阮金秀	纪宝华	孙　燕	孙汉董	孙曼霁	严隽陶
苏　志	苏荣扎布	杜乐勋	杨　莘	杨圣辉	杨宠莹	杨瑞馥
李亚洁	李传胪	李仲智	李连达	李若新	李钟铎	李济仁
李舜伟	李巍然	肖文彬	肖承悰	肖培根	吴　坤	吴　蓬
吴乐山	吴永佩	吴在德	吴军正	吴观陵	吴希如	吴孟超
吴咸中	邱蔚六	何大澄	余森海	谷华运	邹学贤	汪　华
汪仕良	沈竞康	张乃峥	张习坦	张月琴	张世臣	张丽霞
张伯礼	张金哲	张学文	张学军	张承绪	张洪君	张致平
张博学	张朝武	张蕴惠	陆士新	陆道培	陈子江	陈文亮
陈世谦	陈可冀	陈立典	陈宁庆	陈在嘉	陈尧忠	陈君石
陈育德	陈治清	陈洪铎	陈家伟	陈家伦	陈寅卿	邵铭熙
范乐明	范茂槐	欧阳惠卿	罗才贵	罗成基	罗启芳	罗爱伦
罗慰慈	季成叶	金义成	金水高	金惠铭	周　俊	周仲瑛
周荣汉	赵云凤	胡永华	胡永洲	钟世镇	钟南山	段富津
侯云德	侯惠民	俞永新	俞梦孙	施侣元	恽榴红	姜世忠
姜庆五	姚天爵	姚新生	贺福初	秦伯益	贾继东	贾福星
夏惠明	顾美仪	顾觉奋	顾景范	徐文严	翁心植	栾文明
郭　定	郭子光	郭天文	郭宗儒	唐由之	唐福林	涂永强
黄洁夫	黄璐琦	曹仁发	曹采方	曹谊林	龚幼龙	龚锦涵

盛志勇	康广盛	章魁华	梁文权	梁德荣	彭名炜	董　怡
温　海	程元荣	程书钧	程伯基	傅民魁	曾长青	曾宪英
裘雪友	甄永苏	褚新奇	蔡年生	廖万清	樊明文	黎介寿
薛　淼	戴行锷	戴宝珍	戴尅戎			

《中华医学百科全书》工作委员会

主任委员　郑忠伟

副主任委员　袁　钟

编审（以姓氏笔画为序）

开赛尔	司伊康	当增扎西	吕立宁	任晓黎	邬扬清	刘玉玮
孙　海	何　维	张之生	张玉森	张立峰	陈　懿	陈永生
松布尔巴图	呼素华	周　茵	郑伯承	郝胜利	胡永洁	侯澄芝
袁　钟	郭亦超	彭南燕	傅祚华	谢　阳	解江林	

编辑（以姓氏笔画为序）

于　岚	王　波	王　莹	王　颖	王　霞	王明生	尹丽品
左　谦	刘　婷	刘岩岩	孙文欣	李　慧	李元君	李亚楠
杨小杰	吴桂梅	吴翠姣	沈冰冰	宋　玥	张　安	张　玮
张浩然	陈　佩	骆彩云	聂沛沛	顾良军	高青青	郭广亮
傅保娣	戴小欢	戴申倩				

工作委员　刘小培　罗　鸿　宋晓英　姜文祥　韩　鹏　汤国星　王　玲　李志北

办公室主任　左　谦　孙文欣　吴翠姣

公共卫生类

总主编

    李立明   北京大学公共卫生学院

本类学术秘书

    王 波   北京协和医学院

本卷编委会

主   编

    曹 佳   陆军军医大学军事预防医学系

副主编（以姓氏笔画为序）

    陈景元   中央军委后勤保障部卫生局

    余争平   陆军军医大学军事预防医学系

    糜漫天   陆军军医大学军事预防医学系

    邹 飞   南方医科大学公共卫生与热带医学院

学术委员

    程天民   陆军军医大学军事预防医学系

    罗成基   陆军军医大学军事预防医学系

编   委（以姓氏笔画为序）

    马 静   军事科学院军事医学研究院

    石 凯   陆军军医大学军事预防医学系

    刘 勇   陆军军医大学军事预防医学系

    刘嘉瀛   军事科学院军事医学研究院

    许汝福   陆军军医大学军事预防医学系

    李亚斐   陆军军医大学军事预防医学系

    李君文   军事科学院军事医学研究院

    余争平   陆军军医大学军事预防医学系

    邹 飞   南方医科大学公共卫生与热带医学院

陈景元　　中央军委后勤保障部卫生局

钟　敏　　陆军军医大学军事预防医学系

徐　辉　　陆军军医大学军事预防医学系

高钰琪　　陆军军医大学高原军事医学系

曹　佳　　陆军军医大学军事预防医学系

袭著革　　军事医学科学院卫生学环境医学研究所

董兆君　　陆军军医大学军事预防医学系

舒为群　　陆军军医大学军事预防医学系

熊鸿燕　　陆军军医大学军事预防医学系

糜漫天　　陆军军医大学军事预防医学系

学术秘书

许汝福　　陆军军医大学军事预防医学系

卞永桥　　陆军军医大学军事预防医学系

赵吉清　　陆军军医大学军事预防医学系

前　言

《中华医学百科全书》终于和读者朋友们见面了！

古往今来，凡政通人和、国泰民安之时代，国之重器皆为科技、文化领域的鸿篇巨制。唐代《艺文类聚》、宋代《太平御览》、明代《永乐大典》、清代《古今图书集成》等，无不彰显盛世之辉煌。新中国成立后，国家先后组织编纂了《中国大百科全书》第一版、第二版，成为我国科学文化事业繁荣发达的重要标志。医学的发展，从大医学、大卫生、大健康角度，集自然科学、人文社会科学和艺术之大成，是人类社会文明与进步的集中体现。随着经济社会快速发展，医药卫生领域科技日新月异，知识大幅更新。广大读者对医药卫生领域的知识文化需求日益增长，因此，编纂一部医药卫生领域的专业性百科全书，进一步规范医学基本概念，整理医学核心体系，传播精准医学知识，促进医学发展和人类健康的任务迫在眉睫。在党中央、国务院的亲切关怀以及国家各有关部门的大力支持下，《中华医学百科全书》应运而生。

作为当代中华民族"盛世修典"的重要工程之一，《中华医学百科全书》肩负着全面总结国内外医药卫生领域经典理论、先进知识，回顾展现我国卫生事业取得的辉煌成就，弘扬中华文明传统医药璀璨历史文化的使命。《中华医学百科全书》将成为我国科技文化发展水平的重要标志、医药卫生领域知识技术的最高"检阅"、服务千家万户的国家健康数据库和医药卫生各学科领域走向整合的平台。

肩此重任，《中华医学百科全书》的编纂力求做到两个符合。一是符合社会发展趋势：全面贯彻以人为本的科学发展观指导思想，通过普及医学知识，增强人民群众健康意识，提高人民群众健康水平，促进社会主义和谐社会构建。二是符合医学发展趋势：遵循先进的国际医学理念，以"战略前移、重心下移、模式转变、系统整合"的人口与健康科技发展战略为指导。同时，《中华医学百科全书》的编纂力求做到两个体现：一是体现科学思维模式的深刻变革，即学科交叉渗透/知识系统整合；二是体现继承发展与时俱进的精神，准确把握学科现有基础理论、基本知识、基本技能以及经典理论知识与科学思维精髓，深刻领悟学科当前面临的交叉渗透与整合转化，敏锐洞察学科未来的发展趋势与突破方向。

作为未来权威著作的"基准点"和"金标准"，《中华医学百科全书》编纂过程中，制定了严格的主编、编者遴选原则，聘请了一批在学界有相当威望、具有较高学术造诣和较强组织协调能力的专家教授（包括多位两院院士）担任大类主编和学科卷主编，确保全书的科学性与权威性。另外，还借鉴了已有百科全书的编写经验。鉴于《中华医学百科全书》的编纂过程本身带有科学研究性质，还聘请了若干科研院所的科研管理专家作为特约编审，站在科研管理的高度为全书的顺利编纂保驾护航。除了编者、编审队伍外，还制订了详尽的质量保证计划。编纂委员会和工作委员会秉持质量源于设计的理念，共同制订了一系列配套的质量控制规范性文件，建立了一套切实可行、行之有效、效率最优的编纂质量管理方案和各种情况下的处理原则及预案。

《中华医学百科全书》的编纂实行主编负责制，在统一思想下进行系统规划，保证良好的全程质量策划、质量控制、质量保证。在编写过程中，统筹协调学科内各编委、卷内条目以及学科间编委、卷间条目，努力做到科学布局、合理分工、层次分明、逻辑严谨、详略有方。在内容编排上，务求做到"全准精新"。形式"全"：学科"全"，册内条目"全"，全面展现学科面貌；内涵"全"：知识结构"全"，多方位进行条目阐释；联系整合"全"：多角度编制知识网。数据"准"：基于权威文献，引用准确数据，表述权威观点；把握"准"：审慎洞察知识内涵，准确把握取舍详略。内容"精"："一语天然万古新，豪华落尽见真淳。"内容丰富而精练，文字简洁而规范；逻辑"精"："片言可以明百意，坐驰可以役万里。"严密说理，科学分析。知识"新"：以最新的知识积累体现时代气息；见解"新"：体现出学术水平，具有科学性、启发性和先进性。

《中华医学百科全书》之"中华"二字，意在中华之文明、中华之血脉、中华之视角，而不仅限于中华之地域。在文明交织的国际化浪潮下，中华医学汲取人类文明成果，正不断开拓视野，敞开胸怀，海纳百川般融入，润物无声状拓展。《中华医学百科全书》秉承了这样的胸襟怀抱，广泛吸收国内外华裔专家加入，力求以中华文明为纽带，牵系起所有华人专家的力量，展现出现今时代下中华医学文明之全貌。《中华医学百科全书》作为由中国政府主导、参与编纂学者多、分卷学科设置全、未来受益人口广的国家重点出版工程，得到了联合国教科文等组织的高度关注，对于中华医学的全球共享和人类的健康保健，都具有深远意义。

《中华医学百科全书》分基础医学、临床医学、中医药学、公共卫生学、军事与特种医学和药学六大类，共计 144 卷。由中国医学科学院/北京协和医学院牵头，联合军事医学科学院、中国中医科学院和中国疾病预防控制中心，带动全国知名院校、科研单位和医院，有多位院士和海内外数千位优秀专家参加。国内知名的医学和百科编审汇集中国协和医科大学出版社，并培养了一批热爱百科事业的中青年编辑。

回览编纂历程，犹然历历在目。几年来，《中华医学百科全书》编纂团队呕心沥血，孜孜矻矻。组织协调坚定有力，条目撰写字斟句酌，学术审查一丝不苟，手书长卷撼人心魂……在此，谨向全国医学各学科、各领域、各部门的专家、学者的积极参与以及国家各有关部门、医药卫生领域相关单位的大力支持致以崇高的敬意和衷心的感谢！

《中华医学百科全书》的编纂是一项泽被后世的创举，其牵涉医学科学众多学科及学科间交叉，有着一定的复杂性；需要体现在当前医学整合转型的新形式，有着相当的创新性；作为一项国家出版工程，有着毋庸置疑的严肃性。《中华医学百科全书》开创性和挑战性都非常强。由于编纂工作浩繁，难免存在差错与疏漏，敬请广大读者给予批评指正，以便在今后的编纂工作中不断改进和完善。

刘德培

凡　例

一、《中华医学百科全书》（以下简称《全书》）按基础医学类、临床医学类、中医药学类、公共卫生类、军事与特种医学类、药学类的不同学科分卷出版。一学科辑成一卷或数卷。

二、《全书》基本结构单元为条目，主要供读者查检，亦可系统阅读。条目标题有些是一个词，例如"减员"；有些是词组，例如"军队卫生标准"。

三、由于学科内容有交叉，会在不同卷设有少量同名条目。例如《军事预防医学》《环境卫生学》都设有"电磁辐射"条目。其释文会根据不同学科的视角不同各有侧重。

四、条目标题上方加注汉语拼音，条目标题后附相应的外文。例如：

jūnshì yùfáng yīxué
军事预防医学（military preventive medicine）

五、本卷条目按学科知识体系顺序排列。为便于读者了解学科概貌，卷首条目分类目录中条目标题按阶梯式排列，例如：

战时饮水卫生 ……………………………………………………………………
　战时水源侦察 …………………………………………………………………
　　战时水源种类 ………………………………………………………………
　　战时水源选择 ………………………………………………………………
　战时水质检验 …………………………………………………………………
　　战时水质理化检测 …………………………………………………………
　　战时水质细菌检测 …………………………………………………………
　　水质细菌检验箱 ……………………………………………………………
　　检水检毒箱 …………………………………………………………………

六、各学科都有一篇介绍本学科的概观性条目，一般作为本学科卷的首条。介绍学科大类的概观性条目，列在本大类中基础性学科卷的学科概观性条目之前。

七、条目之中设立参见系统，体现相关条目内容的联系。一个条目的内容涉及其他条目，需要其他条目的释文作为补充的，设为"参见"。所参见的本卷条目的标题在本条目释文中出现的，用蓝色楷体字印刷；所参见的本卷条目的标题未在本条目释文中出现的，在括号内用蓝色楷体字印刷该标题，另加"见"字；参见其他卷条目的，注明参见条所属学科卷名，如"参见□□□卷"或"参见□□□卷□□□□"。

八、《全书》医学名词以全国科学技术名词审定委员会审定公布的为标准。同一概念或疾病在不同学科有不同命名的，以主科所定名词为准。字数较多，释文中拟用简称的名词，每个条目中第一次出现时使用全称，并括注简称，例如：甲型病毒性肝炎（简称甲肝）。个别众所周知的名词直接使用简称、缩写，例如：B超。药物名称参照《中华人民共和国药典》2015年版和《国家基本药物目录》2012年版。

九、《全书》量和单位的使用以国家标准GB 3100~3102—1993《量和单位》为准。援引古籍或外文时维持原有单位不变。必要时括注与法定计量单位的换算。

十、《全书》数字用法以国家标准GB/T 15835—2011《出版物上数字用法》为准。

十一、正文之后设有内容索引和条目标题索引。内容索引供读者按照汉语拼音字母顺序查检条目和条目之中隐含的知识主题。条目标题索引分为条目标题汉字笔画索引和条目外文标题索引，条目标题汉字笔画索引供读者按照汉字笔画顺序查检条目，条目外文标题索引供读者按照外文字母顺序查检条目。

十二、部分学科卷根据需要设有附录，列载本学科有关的重要文献资料。

目　录

jūnshì yùfáng yīxué

军事预防医学（military preventive medicine）

研究军队平、战时影响健康的因素和军事活动条件下疾病与损伤的发生发展规律，实施医学防护、卫生保障和卫生评价，以增强军队人员身心健康，维护与提高部队战斗力和军事作业能力的学科。军事预防医学是军事医学的组成部分，是预防医学的重要领域，是军事医学与预防医学相结合的学科群，主要由军队卫生学（军事劳动卫生学、军队环境卫生学、军队营养与食品卫生学）、军队流行病学与"三防医学"（防原医学、防化医学、防生物危害医学），以及有关高技术武器伤害医学防护等多个学科和领域的内容组合而成。

简史　源自军事医学的军事预防医学，随军事医学的发展而发展，其发展也充实、丰富了军事医学的内容。自人类形成国家，产生了军队，发生了战争，就开始有了军事医学的工作。军医组织也起源于脱离人群而组建有独立常备军的时候。

古代发展　在中国奴隶制时代就有了军队卫生防疫和救护伤员的组织。军医组织及其所从事的军事医学工作，对决定战争的胜负起着重要的作用。正如战国著名军事家孙膑在《行军篇》所说："军无百疾，是谓必胜。"秦汉时代内外交战，扩大疆域，随着文化的发达和军事制度的严密，军事医学也有所发展，如建立了军队患病名册、负伤记录（折伤簿）。公元162年东汉军中发生流行病，皇甫规将传染病患者与健康士卒隔离，给以医药，是军中设立隔离病院的开始。隋唐时代军医组织更为严密，自中央到府州县，设功曹主管；军队"隔山取水"，成为军医史的一大成就；还建立了病弱士兵和伤亡士兵的抚恤制度。公元936年（后唐）关于医术的记载，首先出现"军医"之名（敕所奏医博士诸道合有军医……）。宋代已用火药将发射石的"砲"演进为用火药的"炮"，这是兵器史和战术史上的一大革命。宋、金、元战争中，都曾运用火炮攻城，大大提高了杀伤力，也推动了对战伤的救治与防护，亦即促进了军医工作的发展。宋代翰林医官掌管医药和治疗，将医学分为大方脉、小方脉、产科、眼科、针灸、疮肿、口齿和金镞等科，并十分重视士兵的素质要求和选择标准。元代因骑兵坠马而发生骨伤增多，特别注意了骨科和外科。13世纪中叶蒙古侵占回教国，阿拉伯的正骨术传到中国，使正骨科成为独立的学科。各地对元朝进献珍贵药物，使药物本草交流得到空前发展。明代随着强大的军事组织和火器的改进，刺激了军医工作的发展，在中央和地方都设有正式的军医编制，随着海外的交通发达，海军军医也开始设立。清代十分重视军队卫生，认为"国势之盛衰系于卫生"。对平时卫生、行军卫生和战地卫生都有明确的要求和规定，例如，"军人奔走，致病之故多由靴伤、鞍伤、冻伤、喝伤，应留心防此四弊"。而清代后期，民不聊生，"大江南岸各军疾疫盛行……死亡相继"，清廷毫无办法，发出"疾病流行，将士摧折，此乃无可如何之事"。太平天国在军队中有严密的军医组织，军队卫生搞得较好，规定"凡营盘之内，俱要干净打扫，不得任意运化作践，有污马路，以及在无羞耻处润泉（大小便）"。

近代发展　辛亥革命（1911年）后，孙中山主持的临时中央政府在内政部下设卫生司。国民政府1928年将卫生司改为卫生部，后来的军政部下设军医署。抗战胜利后改为国防部联勤总部军医署，海、陆军司令部下设军医（卫生）处。联勤军医署曾提出五项基本任务，一是确定军人的体格标准以适应军事训练与作战；二是采取适当的防疫、保健、治疗、复健的措施，以保持军队安全与作战能力；三是组织训练各种卫生单位，以供勤务及作战部队的需要；四是供应军医业务所需的标准材料和装备，以期保证国防策略所需的全盘军事供应；五是按健康观点，规定军人口粮的适当标准。军医署做了一定的工作，但由于当时政府发动内战和政治腐败，军事医学在中华民国时期总体上并没有得到很好的发展。

中国人民解放军的军事预防医学有着光荣的历史和优良的传统，在不同历史时期，为保障部队建设和战争胜利，发挥了重要的作用。早在土地革命战争时期，生活艰苦，疾病频发，中央苏区即提倡"预防为主"。1932年1月13日中央苏区《红色中华》报发表《大家起来做防疫的卫生运动》的文章；内务部颁布《苏维埃区域暂行防疫条例》；1933年3月颁发《卫生运动纲要》；中央军委1933年10月10日训令"广泛开展卫生运动"，10月27日颁布《暂行传染病预防条例》。抗日战争时期，开始有了战伤和疾病的统计资料，据一二〇师累计83 269名病员分类统计，传染病占19.5%，病死率4.7%，曾发生疟疾和黑热病等流行。八路军注重卫生教育和卫生监督，部队行动时先期进行驻地疾病调查，对参军人员进行体格检查，大多数部队开展疫苗接种。解放战争时期，部队人员多，流动大，战区广，医疗、防疫组织和设施得到扩大和改善，解放区的野战医院和后方医院达 542 所，卫生防疫工作也取得较大成绩，如赴东北地区作战的部队曾发生大量冻伤，有的部队发生率达 10%，经积极防治有所改观；东北几乎每年都有鼠疫发生，乃抓紧生产鼠疫疫苗，军民同时开展灭鼠运动，使部队免受感染，地方上也防止了大的流行；1947 年从港口传入了霍乱，部队及时采取措施，防止了流行。渡江战役后，由于事前未作自然疫源性疾病与卫生流行病学调查，相当数量的指战员感染了血吸虫病，随后大规模地开展了血吸虫病防治运动，使大批患者得以基本治愈，保证了部队的战斗力。抗美援朝战争时期，由于在国外作战，补给后送线长，战区严重破坏，物质条件贫乏，冬季严寒，夏季多雨，夜间作战，长期驻守坑道，后期遣返战俘，交换伤病战俘、交换尸体等，给军事预防医学带来许多新的难题，突出的是防治冻伤、虫媒传染病、夜盲症，搞好坑道卫生和营养与食品卫生，对战俘进行卫生检疫。在志愿军军事、政治与后勤的统一领导下，充分发挥各级卫生组织和防疫组织的作用，保证了各项任务的完成。

中国人民解放军遵循国家卫生工作方针，结合部队实际，于 1959 年提出的军队卫生工作方针是"预防为主，防治结合，全心全意为伤病员服务，为现代化革命化军队的建设服务"。1996 年总后勤部根据新的历史要求和国防现代化的需要，重新颁布军队卫生工作方针为："面向部队，预防为主，中西医结合，依靠科技进步，动员全军参与，为巩固和提高战斗力服务。"军队卫生工作方针使军事预防医学有了更明确的方向、任务和目标，不断取得新的成就。军队的革命化、正规化和现代化建设，军事态势、武器装备与战争模式的发展，对军事预防医学不断提出了新的要求，推动着军事预防医学向更高层次、更广领域发展。

现代发展　新中国成立后，伴随着复杂的军事斗争和国家实力的逐步强大，现代军事预防医学在保障中国军队重大军事行动和指战员健康方面，取得了系列重大成就，可概括为以下几个主要方面。

完成卫勤保障任务　在朝鲜战争、进军西藏、解放沿海岛屿作战、边境勘界警卫、边界反击作战、平叛和多次大规模军事演习中，完成了极其繁重的卫生防疫、卫生保障任务，并积累了丰富的实践经验。

完成疾病预防、监控和卫生防疫工作　进行了大规模、综合性的军事医学地理学调查，较好地掌握了部队驻地、特别是战略要地的环境生态、自然疫源性疾病、媒介生物和水源水质等状况。加强了卫生监测和疾病预防监控，基本掌握了部队常见传染病和其他重要疾病的流行分布规律。进行了有效的疾病预防与监控，遏制了传染病的暴发流行。进行了大量的不同地理气候条件（高原、寒区、热带丛林、戈壁沙漠等）的卫生防病工作，保障了训练、执勤等任务的完成。加强了营养卫生、坑道施工和进驻卫生保障、营区卫生管理。大力开展爱国卫生运动，重点进行饮用水、粪便的管理和厨房、水源、厕所、畜圈、环境卫生的改善（简称"两管五改"），改进了部队卫生状况，提高了官兵健康水平。

建立科学研究、教育训练和卫生防疫体系　科学研究方面以军事医学科学院、各军医大学和军区、军种军事医学研究所为主，在军事预防医学不同学科领域进行协同研究。教育训练方面除在军医教学中加强军队卫生学和军队流行病学等教学外，并专门建有预防医学系（院）、全军军事预防医学训练基地和全军健康教育中心，培训军事预防医学专业人才。全军形成了培养大专、本科、硕士研究生、博士研究生、博士后和客座研究等不同层次，入学教育、在职教育、继续教育、岗位培训和函授教育等不同途径完整的教育培训体系。卫生防疫方面，建立了从总后卫生部至基层的各级卫生防疫专门机构，开展经常性工作；建立、设置了全军预防医学中心，下设疾病监测、环境卫生监测、放射防护和艾滋病监测 4 个中心；2003 年在全军和各大军区成立了疾病预防控制中心，增强了应对突发公共卫生事件的能力；较早就创办了《解放军预防医学杂志》。这些体系、机构的建立与完善，显著地促进了军事预防医学专业人才的培养和成长，形成了数量较多、素质较好的专业队伍，从而保证了各项任务的完成，并为可持续发展奠定了基础。

科学研究重大进展　军事预防医学的科学研究主要在以下几方面取得重大进展：高技术武器（核生化特种武器、新概念武器和高技术常规武器）的伤害机制与医学防护；大规模综合性的不同现场和重要疾病的调查研究；平战时军用系列卫生标准的制订；

平战时部队侦、检、消、防、诊、救、治的药物制剂、疫苗、装备、方案、措施的研究；提高部队生存能力、适应能力、劳动耐力的研究；围绕特殊伤害的发病机制，特殊环境和作业的危害机制，重要、常见伤病和新出现伤病的发病机制与防治等方面的应用基础研究。在研究中充分运用现代技术，特别是生物技术的理论与手段，取得了有理论深度的学术成果和有应用价值的技术、实物成果。通过这些研究，显著地提高了中国军队的军事预防医学学术技术水平和卫勤保障、卫生防疫能力。

支援地方的卫生防病、卫生保障工作　主要是积极协助地方扑灭疫情，直接参与抢险救灾，在这些活动中，部队的军事预防医学往往发挥了主要的突击或骨干力量的作用。军队有力地参加了1976年唐山大地震、2008年汶川大地震的抗震救灾和2003年全国严重急性呼吸综合征（SARS）的防治，便是突出的例子。

成为独立二级学科　进入新世纪后，科学技术突飞猛进，使军事医学和预防医学面临着前所未有的挑战和机遇，推动着学科的变革和专业的发展。现代教育思想更加强调树立整体化知识的教育观念，强调知识的整体性和培养综合运用知识分析问题与解决问题的能力。因此，在深化教育改革、特别是改革研究生教育中，如何进一步调整学科专业和课程体系，以较宽口径培养研究生成为一个重大趋势。正是在这样的背景下，国务院学位委员会公共卫生与预防医学学科评议组审议同意将原来"三防医学"（防原医学、防化医学、防生物危害医学）和军队卫生学等学科的

相关内容进行组合，设立"军事预防医学"。国务院学位委员会和国家教委于1997年正式批准，确立并颁布了这一新的学科。从此，在中华人民共和国《授予博士、硕士学位和培养研究生的学科、专业目录》中，在医学门类、"公共卫生与预防医学"一级学科（学科号1004）中，就有了"军事预防医学"二级学科（学科号100406），从而使"军事预防医学"作为一个新的学科在学术和法规上得到了确立。

研究内容　主要包括以下几个方面。

平战时及其影响健康的因素　对军队来讲，"平时"是基础，"战时"是关键，平时是为了战时；战时是相对少发和短暂的，"平时"是经常的、长期的；做好长时期的"平时"，才能见效于短时期的战时。所以，应同时研究军队平时和战时的问题，并且把平时与战时密切结合起来。在平时和战时，实际存在着对健康有利和不利的影响因素，研究其规律，促进或增强有利因素，减少或消除不利因素，化不利为有利，就可有力地增强军队成员的身心健康。

军事活动条件　在非军事活动条件下，军队成员发生的损伤、疾病与人民群众并无明显差异，而在军事活动条件下发生的损伤与疾病却具有"军事"的性质和意义，具有军事医学和军事预防医学的内涵和特色。

这里还需指出，军事预防医学首先要应对现代战争特别是高技术战争所发生的伤害。20世纪末叶以来的恐怖主义活动，成为国际一大公害，使用爆炸以至核化生手段等进行恐怖袭击，常导致类似战争的后果；由多种原因

造成的突发公共卫生事件，常需用特殊策略和措施加以处置。军队作为重要力量进行反恐和应对突发事件，也属于"军事活动"。因此，对这些方面的问题，也必须予以研究解决。

疾病与损伤的发生发展规律　从广义上讲，疾病（病）与损伤（伤）常统称为"病"，但疾病与损伤还是有区别的，特别对军队、战时而言，伤和病有着不同的性质和含义。总减员包括战斗减员和非战斗减员，前者包括阵亡、失踪和伤员，后者包括病员、非战斗外伤和意外死亡，其中伤员、病员和非战斗外伤共归为需要和可能进行医疗卫生处置的卫生减员。在战争中的战伤与疾病、伤员与病员是有区别的。对伤员（战斗与非战斗外伤），更多属战伤外科学（野战外科学）的问题；对病员，则更多属军事内科学（野战内科学）的问题。有些情况下发生的危害既称伤，又称病，如核武器、化学武器和生物武器所造成的一些损伤或疾病，还有伤中有病、病中有伤或既伤又病。为了明确起见，在军事预防医学的学科概念中，把损伤（包括战时的战伤、非战斗外伤与平时创伤）与疾病分开并列提出。

医学防护、卫生保障和卫生评价　军事预防医学主要通过医学防护、卫生保障和卫生评价来实施学科任务，服务于经济建设、国防建设和社会发展。以下军事预防医学学科任务和实际工作的几个主要方面。

医学防护　通常是指对核、化、生武器的医学防护，也可延伸到对高技术常规武器、新概念武器的医学防护。

卫生保障　这里的卫生保障

是指卫生学意义上的保障，不是所有的医学保障或卫勤保障，主要指从军队环境卫生、军事劳动卫生和军队营养与食品卫生等方面保障军队成员的身心健康，预防伤病的发生。

卫生评价 此处指用卫生学的方法，根据有关法规和标准，对致病、致伤因素的危害程度，卫生措施的实效程度，药物、装备、技术、方法和措施等的有效程度，伤病及其后遗症（如伤残）对健康的影响和对劳动力、生活能力等的影响程度，从医学卫生学的角度，作出客观的科学评价，为制定政策、法规和标准，为采取相应的处置和改进措施，提供依据或参考。

部队战斗力和军事作业能力的维护和提高 增强身心健康，维护和提高部队战斗力和工作效能是军事预防医学的目的和目标。旧的健康观认为"无病就是健康"。世界卫生组织关于健康的概念是"健康是身体上、精神上和社会适应上的完好状态，而不仅仅是没有疾病和虚弱"。因此军事预防医学就是为了实现军队成员"身"和"心"的健康。军队的一切工作都要坚持"战斗力"标准，这是军队工作的出发点和归宿点。战斗力是由物和人的多方面因素所决定的，而身心健康的人具有更重要的意义。在现代军事医学中，军事作业能力是战斗力的重要组成部分，日益受到重视。现代战争，特别是信息化战争，是参战人员体能、智能、技能、人-机结合效能等的综合较量。在特殊自然生态环境、人工环境、信息环境和心理环境中，如何维护提高军人生存适应能力、作业耐力和工作能力，成为十分突出的问题，因此在学科概念中，将军事作业能力与战斗力一并提出，予以强调。

研究方法 面对越来越复杂的军事预防医学问题，新的研究技术方法及手段也随着科学的发展不断被引入军事预防医学中，从而大大推进了军事预防医学的研究进展，提高了军事预防医学的研究水平。这一趋势主要表现在以下几个方面。

整体-细胞-分子多层次研究手段 由于技术手段和研究方法的限制，过去人们对军事预防医学中各种伤害因素的研究，主要以整体动物实验和人体暴露现场观察为主，许多问题只能停留在现象的观察和描述上。随着科学技术，尤其是分子生物学技术的发展，人们有更加先进的仪器和技术，在整体-细胞-分子等不同层次上展开研究，更加深刻地认识其损伤机制，并提出更为全面的预防疾病的建议。例如，美军非常重视的"单兵作战系统"的研究，其中与医学有关的"士兵生理状态监测研究"（WPSM），就涉及水合作用，特殊温度变化，体内代谢活动，认知能力，战伤救护、高效、灵敏的生物传感器系统，个人局域及数据传输和管理软硬件等系列内容。这些内容任何一个方面都需要先进的研究技术和技术平台才有可能取得成功，更不用说最终组合成一套轻便实用的生命监测系统。又如，有关体内代谢活动，人们已能在分子水平上明确最合适的生物学指标，包括骨和肌肉代谢指标、肌肉和精神疲劳生物电指标、机体脱水的指标、认知能力下降的指标；明确检测这些指标的技术方法；明确可在野外现场检测士兵代谢状态现有的方法。因而，有可能用来监测野战条件下士兵的体能及健康状态。

大型模拟设施和技术平台使用 各国军方为了快速投入战斗，十分重视特殊环境下如何保障士兵的健康与作战效能问题。例如，美陆军环境医学研究所是专门研究高、寒、热等特殊环境和战争条件下如何保障士兵健康和作战效能的研究机构。该所的首要任务是为士兵和领导部门提供最好的医学支持，为美军在高山、沙漠、丛林和极端环境下战斗和训练做好最充分的准备。为了完成这项任务，该所建立了许多专有研究设施，如多里奥（Doriot）气候舱、13个环境舱、5个生物评价舱及高标准动物房等。多里奥（Doriot）气候舱是美陆军"士兵系统"司令部中最为先进的设施，可以模拟严寒和酷暑等气候条件，是世界上最大最先进的环境测试舱，其温度范围为-57~74℃，风速可达64km/h。该舱可同时供25名士兵测试，所测数据作为战场指挥员的作战指南，已被非洲、巴尔干地区、海湾中东地区等地的美军采用。低压舱可以模拟热、冷、极湿和高海拔环境，其整体结构是由一个大低压舱和一个小低压舱组成，还配套有洗澡间、厕所和水源。

多学科技术手段相互渗透、相互结合 如前所述的"士兵系统"，可以说是多学科科技的结合。又如，重要病原体快速检验和鉴定是战时部队官兵健康的重要保障，过去由于研究手段限制，很多只能采用微生物培养、染色等方法来鉴定，耗时长，结果不精确。而随着生物芯片技术的发展，在一张芯片上集中主要和高传染性致病菌相关特征基因已成为可能，因此，在较短时间里通过芯片杂交，就可能很快准确判明相关微生物的种类和毒性，为下一步预防和治疗提供依据。日本在此方面也研发出使用荧光染色、电荷耦合检测摄像技术对微生物进行计数，10分钟即可得出结果。

同邻近学科的关系　1997年，国家学位委员会调整和公布的"公共卫生与预防医学"一级学科共六个，它们是流行病与卫生统计学、劳动卫生学与环境卫生学、营养与食品卫生学、卫生毒理学、儿少与妇幼卫生学、军事预防医学。其中"军事预防医学"是新设立的二级学科，是将原来的"三防医学"（防原医学、防化医学、防生物危害医学）、军队卫生学（军事劳动卫生学、军队环境卫生学、军队营养与食品卫生学）和军队流行病学等学科的相关内容进行组合后设立的。其中的军队卫生学和防原医学、防化医学、防生物危害医学（三防医学）等实际上既是军事医学学科，又是预防医学学科。"军事预防医学"作为学位授予学科专业，既是一个学科（二级学科），同时由于它是多个学科组合而成，因而又是一个学科群。

核武器、化学武器和生物武器是三种不同性质的武器，防原医学、防化医学、防生物危害医学各有其学科和相应的专业内容。然而，核、化、生武器又统称为"特种武器"。现代战争的主要模式常是核、化、生武器威慑下的高技术局部战争。在规划总体医学防护战略和具体应用上，常统一考虑对付核、化、生武器的威慑或伤害。卫生技术人员如能掌握对核、化、生的医学防护，就能更全面、主动地完成卫勤保障任务。

军队卫生学实际上包括军队环境卫生学、军事劳动卫生学和军队营养与食品卫生学，也各有其学科和专业内容。然而，三者的卫生保障对象是统一的，分别从环境卫生、劳动卫生和营养与食品卫生几方面，统一地、集中地对军队人员实施卫生保障。

军事预防医学中的军队流行病学与防生物危害医学等学科，卫生毒理学与环境卫生学（环境毒理）、防化医学（毒剂毒理）、防原医学（放射毒理）等学科内容，关系十分密切。"三防医学"的三个学科，军队卫生学的三个学科和军队流行病学、卫生毒理学等学科，又在应对"军队平战时军事活动条件下所发生的损伤和疾病"上集中起来，统一成为一个互相联系的学科群。研究伤病的发生发展规律和预防、监控与防护，也就成为这个学科群的主要任务。军事预防医学学科必须体现技术与勤务的结合，以技术为基础，以勤务为指导，从而与卫生勤务学（社会医学与卫生事业管理）关系密切。因此，军事预防医学实际上综合、涵盖和联系了军事医学和预防医学原来大多数学科的主要内容。

军事预防医学新学科的确立，并不取消或替代原来的"三防医学"和军队卫生学等学科，而是将这些学科的内容在更高层次上，形成新的学科体系和学术技术体系，更利于科学的综合和学科的发展，更利于对军事预防医学专业人才的培养。

应用和有待解决的重要课题

随着海湾战争、科索沃战争、阿富汗战争和伊拉克战争的进行，战争样式发生了深刻的变化，一场世界性军事变革已经来临。为应对新军事变革，军事预防医学也面临着众多的问题与挑战，主要体现在以下四个方面。

任务越来越复杂和艰巨　未来战争中，军人作战环境更加恶劣，作业强度大，身心负荷重；平时传染病、训练伤和精神病仍是部队最主要的医学威胁。自然疫源性、食源性和水源性疾病暴发在部队时有发生，环境应激源、媒介昆虫动物危害在特殊环境军事活动中对部队威胁还比较严重。日益增多的突发公共卫生事件也成为军事预防医学面临的一项需要深入研究的重大课题；信息化建设将成为深化部队公共卫生安全和疾病预防控制研究的主导任务；军人心理健康和医学保障，以及战斗应激、战争精神疾病与战后应激综合征将成为预防和控制的重要方面；新概念与非致死性武器的发展，信息作业能力的医学保障和心理战、舆论战、法律战中的医学问题，使失能效应防护、军事认知医学和军事心理学受到高度关注；依旧存在的核化生威胁要求"三防"医学的研究能够提供出更加可靠的安全防护、快速侦检、有效救治的技术和装备。

医学保障要求越来越高　由于作战领域的扩展，使得全维保护和部队健康全面保护的构想应运而生。保障观念由突出"军人伤病防治"转向实施"部队健康全面防护"，并进一步转向"军事作业能力提升"，将平战时医疗保健和伤病防治相结合，兼顾急性损伤和失能、远后效应，战伤救治与身心功能康复并重，使军人在伤病前、中、后均享有优良医疗保障，实施服役前、中、后健康全面保障；保障任务由战救勤务、伤病预防向军事作业能力的医学维护和军人健康的促进扩展，强化自我保健和体能、心理训练，身心并重防治伤病，并将提高对极端环境应激适应能力、人机工效与军事作业能力的医学维护相结合，促进军事医学向能力医学的转型；组织指挥由传统的分体式、大陆军式的卫勤组织模式向以能力为基础的适应一体化联合作战的整体的、灵活的卫勤组织指挥模式转换；保障手段由突出技术、装备转变为技术、装备、信息、知识相结合，强调信息、知识是作为提升保障能力的重要因素。

维稳反恐和突发公共卫生事件处置的任务越来越繁重　进入20世纪，特别是美国"9·11"事件以来，恐怖活动越来越多，由恐怖主义活动等引起的非传统安全问题日趋突出，已成为各国关注的一个重大问题。反恐怖斗争已经成为中国军队的一项重要任务，因此做好反恐怖斗争，特别是反生物恐怖危害已成为防疫防护工作的新任务，应对恐怖活动的突发性、不确定性和由此带来的心理恐怖效应是部队防疫防护的一个新课题。另外，中国是自然灾害频发国家，大地震、旱灾、火灾、冰雪灾害等重大自然灾害频发，SARS、禽流感等新发传染病日益增多，严重危害人民健康。军队作为一支国家的重要战略及机动力量，要随时参与此类突发公共卫生事件的处置，也对军事预防医学提出了新的要求。

与现代科学技术的结合越来越紧密　生物医药科技的发展，物质科学技术的整合，生物技术和信息技术的进步，纳米科技与新材料技术的出现，为军事预防医学不断向前发展提供了新的手段和基础支撑。随着军事技术的发展，军事预防医学的研究对象由军人逐步扩展到了军人武器系统，军事预防医学不断由伤病医学向健康医学、能力医学延伸和扩展，"三防医学"也将早期侦检和兼顾反恐的要求作为主要研究方向。

军事预防医学作为军队平战时预防伤病发生、保障部队战斗力、提高军事作业能力的科学，在世界各国新军事变革的大背景下，面临异常艰巨的任务，其重要性也日益体现。高度重视军事预防医学的研究，加强军地结合、军民结合的研究，对于保障国家和军队安全具有十分重要的意义。

（曹　佳）

jūnshì yùfáng yīxué bǎozhàng

军事预防医学保障　（military preventive medicine security）

为应对新军事变革的态势，遵照中国军队军事战略方针的要求，军事预防医学以部队群体为主要研究和服务对象，以宏观与微观相结合的方法，研究现代武器装备、军事环境、军事作业和其他有关因素（生活方式、卫生服务、生物遗传等）对军队人员健康的影响和所致的伤害及其防护，预防与控制伤病的发生与流行，增进身心健康，维护和提高战斗力、生存适应能力、劳动生产能力和工作效能，为加强国防建设，保障军事任务的完成，并为发展军事预防医学的学术技术而作出贡献。军事预防医学保障可分为以下三个方面。

医学防护及保障　主要包括现代武器所致的伤害及其防护与平、战时重要疾病与损伤的预防。

现代武器所致的伤害及其防护　战争，首先是武器伤害问题。现代武器种类繁多而复杂，不断更新，层出不穷，就武器的性质与发展，及其对人员的杀伤作用而言，可将现代高技术武器分为三大类，即特种武器（核、化、生武器）、高技术常规武器（"常规"是相对于特种武器与新概念武器而言，常规武器实现高技术化）和新概念武器（武器性能结构、毁伤效应不同于传统武器的新型武器）。在当前国际态势下，大规模的核、化、生战争不致发生，现代战争常是核、化、生威慑下的局部战争，但不能排除战争中使用核、化、生武器的可能性。核化生伤害除由武器直接所致外，还可发生次生性伤害（如核、化设施被袭击破坏而发生核泄漏、化学泄漏等），事故性伤害和恐怖袭击。高技术常规武器，即常规武器高技术化后，特别在信息化网络指挥中使用，显著地增强了杀伤作用，是现代战争中使用最多的武器。新概念武器虽问世不久，但已显示出特殊的、强大的毁损和伤害作用，在未来高技术战争中将会越来越突现其重要作用。军事预防医学需研究这些武器装备的医学防护，包括所致伤害的发病规律及机制与防护原则及措施。武器装备所致的伤害主要是在战争中受敌方攻击而发生的，而我方在研制和使用某些特殊武器装备时，也可能自身受到某种程度的伤害，对这些问题也应进行研究和防护。

平、战时重要疾病与损伤的预防　除特殊武器所致的伤害外，部队在平时和战时还可能发生多种疾病和损伤，即使在战时，也常常是病多于伤。因此，军事预防医学应研究在部队平时和战时条件下重要疾病和损伤的发生发展与流行规律，提出军队卫生监督和监测、控制、预防的策略与措施。

卫生防护及保障　主要是针对军事环境、军事作业、军事营养与食品、突发公共卫生事件与重要军事活动中所采取的综合卫生学保障。

军事环境的卫生学保障　军事环境包括自然生态环境、人工环境、信息环境和心理环境。自然生态环境主要包括高原（高）、寒区（寒）、热区（热）、海域（海）、荒漠（漠）、自然疫源地（疫），以及电磁（电）和太空（天）等。战争还可破坏这些环境或直接进行环境战和气象战。人工环境主要指为军事目的而人工构建的局部微环境，如地下工事、舰艇密闭舱室、大型兵器内空间等，这些环境常有多种危害因素复合作用，影响健康。信息环境是指环境中充满各种信息及信息发送、传输、利用的各种载体与介质，突现于以信息化手段进行信息化战争的特殊环境，人员受到信息网络电磁辐射等方面的作用而影响健康。心理环境是指会造成心理障碍的相关环境，如处于高度紧张、危险、焦虑、失望、孤独等环境而影响心理健康。军事预防医学应研究这些环境对健康的影响及其机制，进行卫生学保障的策略与措施。

军事作业的卫生学保障　军队在平时与战时，常需从事某些特殊作业，或在特殊环境中进行特殊作业，由此也会引发特殊的医学问题，如训练伤、负荷过重、运动病、全身振动损伤、潜水作业、航空作业、航天作业、有害微环境作业等。军事预防医学应研究这些作业（和环境中作业）对健康的影响及其防护、预防的策略与措施。要强调指出，军事作业能力是战斗力的重要组成部分，维护和提高军事作业能力成为军事预防医学的重要任务，在医学和军事医学中乃有"能力医学"，旨在维护体能、智能、情景感知能力和整体军事作业能力，以及极限条件下的生存适应能力和其他能力。还需研究如何保障人-机-环的协调能力，发挥人的主导主动作用和使用武器的效能，在适应和改善环境中发挥人-机作用，以提高综合效能。

军事营养与食品卫生学保障　营养与食品卫生是保障军队成员身心健康的重要方面，军事预防医学应着重研究现代战争中对特殊军兵种、特殊环境和特殊作业及防治特殊伤害中的营养与食品卫生学保障，以营养学和食品卫生学的理论与技术，解决军队的特殊保障问题。

突发公共卫生事件的卫生学保障　突发公共卫生事件包括严重事故性伤害、严重自然灾害、突发疫情、恐怖爆炸性伤害、严重生物、化学与严重核恐怖伤害等。这些突发公共卫生事件不少方面类似于战时状态。需研究事件发生的特点与危害，应对策略和综合卫生处置措施。应加强平时工作准备，一旦发生事件迅速转入紧急反应，以最大限度地减轻伤害，消除后果，维护军民健康和社会稳定。

重要军事活动中的综合卫生学保障　这里讲的重要军事活动，主要包括大批人员进入特殊环境、非战争军事行动、大批军事人员聚集、大规模军事演练与演习、国防施工和支援国家经济建设，以及重要战区、特定战场的军事活动。军事预防医学应研究这些军事活动对卫生学保障的特殊要求和卫生学保障的策略与措施。

卫生评价　此处指用卫生学的方法，根据有关法规和标准，对致病、致伤因素的危害程度，卫生措施的实效程度，药物、装备、技术、方法和措施等的有效程度，伤病及其后遗症（如伤残）对健康的影响和对劳动力、生活能力等的影响程度，从医学卫生学的角度，作出客观的科学评价，为制定政策、法规和标准，为采取相应的处置和改进措施，提供依据或参考。

（曹　佳）

xīnjūnshì biàngé

新军事变革（revolution in military affairs）　通过先进的技术和武器系统、创新的军事学说和作战概念、相应的组织编制等有机结合，使作战特点和作战方式发生根本性变化、军事能力得到极大提高的革新。又称军事信息化变革。此变革是在信息技术、精确制导技术、航天技术、新能源技术、生物技术以及隐形技术的推动下发生的，实质是工业时代建立的现行机械化军事体系，向未来信息化军事体系的整体转型，即机械化基础上的信息化。其本质是更新武器装备、革新军队编制、创新军事理论、刷新战争形态。变革的基本内容包括：①革新军事技术，推进武器装备的信息化。②革新体制编制，重新编组军队的结构。③革新作战方法，以发挥信息化装备的优势。④革新军事思想，以新的理念谋划作战与军队建设。⑤通过上述四个方面的革新，推动战争形态从机械化战争向信息化战争的方向演变。主要特征为武器装备智能化、编制体制精干化、指挥控制自动化、作战空间多维化、作战样式体系化。主要内容为创新军事理论，发展信息化武器装备，改革军队编制体制，改变作战样式，培养军事人才。新军事变革以信息技术为核心，对武器装备的发展、军事学说和战争形态的变化，以及军队建设及编制体制的调整等，都产生了重大而深远的影响。同时也在多方面对军事医学提出了新的要求，拓展了医学救治任务，深化了医学研究内容，增加了医学保障难度。作为军事医学的重要组成部分，军事预防医学必须适应这些新的态势，在理论与实践的结合上回答和解决现实的和未来发展的需求。

军事理论 新军事变革的军事理论变革要求军事预防医学"全面创新"，尤其是思想、观念和概念创新，需要一批面向未来、瞄准前沿、勇于探索的军事预防医学创新型人才，要以新军事变革的军事理论为牵引，从观念概念、组织体系、指挥方式、保障模式，到发展战略、装备技术、科学研究、信息化建设等全方位、各层次重塑军事预防医学体系。军事预防医学未来发展必须适应以能力为基础、以现代化为目标的军队质量建设要求，强化能力医学、作业医学，实现军事预防医学保障体系的适度规模、组织优化、指挥高效、精确卫勤、保障有力。根据战争空间拓展的"全维战争"的"全维防护"需求，建立适应陆、海、空、天、电磁等多维战场的保障能力。建立与特种部队建设、发展和作战相适应的保障体系。加速信息化建设进程，实现"全维、全程、无缝"保障。

武器装备 新军事变革武器装备发展的特征，是以信息整合为核心的系统性对抗能力提高，高技术作战平台大量增加，电子战系统更加完善，C^4ISR 指挥自动化系统功能增强，精确制导武器逐步成为主战杀伤摧毁性武器，夜战武器增多并广泛普及，战术核武器与核武器常规化，武器装

备机动性能增强，单兵综合武器装备系统迅猛发展，武器局部杀伤烈度增大，新概念武器不断出现并实用。新军事变革中武器装备的发展对军事预防医学的影响主要是人在军事系统中的地位更加重要，提高信息化军事作业效能成为重要问题，局部作业环境未知危害因素的评估和防护更加复杂，新的失能性、非致死性和心理武器及新概念武器的医学防护问题凸显，必须加强单兵医学救援与防护系统，提高军事预防医学机动伴随保障能力，重视军事预防医学战备信息基础建设。

体制编制 新军事变革的编制体制变革对军事预防医学影响，表现为军事对抗的能量形式已变成体能、技能、智能与人-机结合效能的综合对抗。要求军事预防医学工作者转变传统的以陆军卫生防疫防护为主的军事预防医学观念，加强海、空军预防医学及高技术兵种预防医学研究；建设模块化快速反应防疫防护保障分队；将卫生防疫防护装备研制纳入武器装备系统，以提高伴随保障能力；提高军队卫生人员的素质和战时保障水平；研究适应数字化军队建设的卫生防疫防护保障问题；建立军地一体化保障机制，强化军队的卫生战备与平转战能力。

(刘勇)

jūnduì gōnggòng wèishēng yìngjí

军队公共卫生应急（military public health emergency response）执行应对处置突发事件和安全维护等任务中，军队卫勤力量在军队卫生、卫生防疫、卫生防护和重大活动安全保障等进行卫生防疫防护专业应对处置和技术支援行动。

当今世界，军队参与本国、

地区，甚至是跨洲跨国的自然、疾病与中毒、事故灾难和社会安全等突发公共事件应对处置和医学救援，已经成为通行惯例。仅在21世纪最初的十余年间，就有2001年"炭疽粉末"事件、2003年SARS突发疫情、2004年印尼9.0级地震海啸、2008年中国汶川地震和2011年日本福岛地震等重大公共事件。军队疾病预防控制系统的公共卫生应急能力已经成为一个国家突发公共事件应对处置能力的重要组成。军队的疾病预防控制力量在执行公共卫生应急任务中，在核化生物质检验检测、突发事件现场卫生和消毒杀虫处置、灾害医学救援、国家重大事件卫生安保等都发挥了重要的无可替代的作用。在军队公共卫生应急行动中，军队疾病预防控制力量或配属任务部队，或作为独立行动分队参与公共卫生事件的应对处置，承担维护事发地公共卫生安全，保障相关人员基本卫生安全，支援支持事发地政府和民众快速控制危害因素，减少威胁，降低危害的任务；而且，军队的疾病预防控制力量也作为专业支援力量参与其他国家突发公共事件应对处置的支援和支持，为增进国家间友谊和合作，维护了地区和世界的安全稳定做出了不可磨灭的贡献。当重大事故、灾难发生时，军队参与公共卫生应急行动已经广泛接受和理解，彰显了军队在平时维护国家安全和社会稳定等非战争行动中的重要地位和重要作用。

应急机制 各国军队的公共卫生应急能力主要依托军队既有卫生防疫防护保障体系，在军队卫生、卫生防疫和卫生防护能力和人员编制体制的基础上拓展，以建制或抽组方式建有不同名称

的行动分队，或依托编制体制中的疾病预防控制机构力量，抽组形成野战卫生防疫队、核化生医学救援队等应急分队，与任务部队一同，或单独作为军队专业战斗队执行任务，坚持"统一指挥，分级负责；依法管理，快速反应；完善监测，预测预警；扎实基础，持续运行"的行动原则。

例如，美军国防部在陆军保健勤务部下设陆军卫生检验所和陆军环境卫生局，各军兵种编制的卫生防疫队、兽医卫生防疫队和陆军传染病研究所、传染病及过敏疾病研究所等都承担军队公共卫生应急任务。又如，俄罗斯在国防部卫生部内设有卫生防疫处，各军区（方面军）编设有卫生防疫所，医院内编有野战卫生防疫队承担军事预防医学应急任务，形成横向覆盖整个国土和军队行动区域，纵向形成初级检验、初步确认和最终检验确认能力衔接的实验室系统。进入21世纪，中国军队公共卫生应急能力建设进入新阶段，成为国家应急处置能力的重要组成，其主要任务是参与突发公共事件中影响人群健康与生存安全的因素检测确认、有毒有害因素控制与消除、危害后果处置及指导公众规避风险，国家重要事件和大型人群聚集活动的核化生安全保障与核化生事件应急救援。军队参与公共卫生应急行动时，与国家和地方公共卫生专业力量、医疗救治力量和公共安全管理部门紧密配合协同。中国人民解放军的公共卫生应急力量，在军委联合参谋部、各战区联合参谋部战勤局指挥下，军委后勤保障部卫生局协调组织下，以各级各类疾病预防控制机构和医疗救治机构为专业骨干，组成各级各类野战卫生防疫队、核化

生医学救援队参与现场处置。各级各类医疗救治机构形成的野战医疗救护队救治伤病员，疾病预防控制机构的野战卫生防疫队和核化生医学救援队等完成现场危害因素搜检和检验确认、现场污染消除和人群防护指导，各疾病预防控制中心和军事科学院军事医学研究院实验室和专家组承担危害因素检验确认和专家技术支撑任务。

应急能力构成要素　军队公共卫生应急能力要素，主要包括：①应急行动遵照执行的法规制度。包括国家法律法规和军队的法规、制度以及技术规范和标准。②应急行动的指挥机构与协调机制。军队指挥部门，统一调动、使用军队各级卫勤保障机构中的公共卫生应急力量，指挥应急力量与应急行动中的各方力量协同行动。③应急行动预案。预有制备的应对各种类型、不同性质和严重程度的突发事件。④信息监测与管理。军队公共卫生应急力量应急行动时获得事件相关信息机制、路径和方法，并能对在行动中开展监测检测，对获得信息能够进行分析、评估，明确信息报告程序、方式方法等报告要求，信息分析使用及公布的规定等。⑤应急力量落实。应急的组织机构、人员队伍、技术能力、装备用品和行动制度落实，包括各级各类野战防疫队和核化生医学救援队等应急力量，做到一旦接到任务能立即行动开展工作。⑥应急物质准备与保障。药品器械装备等应急物资有准备，采购、保障供应和更新维护制度健全，经费有保障。⑦伤病员救治。事件应急处置中伤病员救治的现场急救、转送力量和用具、急诊处置和住院治疗床位等预有准备，应急行

动时抽组医疗队、现场应急分队承担院前急救和现场救治中的分类和专科处置。⑧检验能力。检验能力、技术和用品材料预有准备，现场快速筛检和检验确认与实验室鉴别以及系统检验能力衔接配套，准备有符合要求的医学实验室和检验试剂和设备。⑨专家组支撑。专家组组织落实，专业构成合理，能为辅助决策和现场指导提供专业技术支撑。

中国人民解放军的公共卫生应急力量主要包括军委联合参谋部指挥下的各战区军兵种等大单位的疾病预防控制中心抽组的核化生医学救援队、野战防疫队、医学实验室和专家组，全军疾病预防控制中心抽组的野战防疫队、医学检验实验室和核化生等突发公共卫生事件应急专家组，以及军事科学院军事医学研究院抽组的核化生三防医学救援队、核化生物质检验确认实验室和应急专家组。各大单位的公共卫生应急力量是责任范围内的公共卫生应急的第一梯队，全军疾病预防控制中心和军事医学科学院抽组的应急力量是公共卫生应急的战略支援和支撑力量。此外，军队各军医大学、军兵种医学保障中心等机构也能调动人员力量参与军队公共卫生应急。

（马　静）

jūnduì jíbìng yùfáng kòngzhì jīgòu
军队疾病预防控制机构（military organizations of disease prevention and control）　军队中应用军事预防医学理论和技术，专门从事军队卫生、卫生防疫、卫生防护专业勤务保障机构的统称。此类机构是军队卫生勤务保障机构的组成部分，实施平时和战时军队卫生防疫防护保障，参与公共卫生事件应急处置。

为了实施军队卫生防疫防护保障，各国军队都编有名称各异的疾病预防控制机构，但各国军队疾病预防控制机构的管理和结构大体上相似。管理机构为后勤保障部门领导下的卫生勤务管理部门，负责战略对策、保障和应对处置的组织实施，人员队伍培训主要由专业的科研、教学机构负责，遂行保障主要由各级疾病预防控制机构和基层部队卫生防疫保障机构完成。例如，美国军队在陆军保健勤务部下设陆军卫生检验所和陆军环境卫生局，各级都设有承担遂行保障的疾病预防控制专职或兼职机构。俄罗斯军队国防部卫生部内设有卫生防疫处，各军区（方面军）编设有卫生防疫检验所，医院内编有野战卫生防疫队。

机构构成　中国人民解放军疾病预防控制机构由卫生行政管理机构、疾病预防控制专业机构、军事医学培训机构和军事医学研究机构构成。中国人民解放军卫生防疫机构的布局和组织体现了"统筹规划、整合资源，明确职责、提高效能，防治结合、健全体系"的原则，做到基础设施建设与完善运行管理机制相结合，疾病预防控制专业与广大官兵动员相结合，卫生防病防护与健康促进相结合，建制单位遂行保障与应急机动支援相结合。

卫生行政管理机构　中国人民解放军卫生行政管理机构，包括军委后勤保障部卫生局，战略支援部队战勤局，各战区陆军、海军、空军保障部卫生局，集团军/基地保障部卫生处，师、旅保障部卫生科和团保障部卫生股等，以及军委机关事务管理总局卫生局、军事科学院和国防大学管理保障部卫生处、国防科技大学供应保障处和武警部队后勤部卫生局等。

疾病预防控制专业机构　中国人民解放军的疾病预防控制专业机构大致上有三级。一级，即全军级疾病预防控制机构；二级，即各战区疾病预防控制中心，海军、空军和火箭军的医学保障中心；三级，即集团军及以下部队卫生保障机构，包括旅保障营卫生连、营卫生排，各级医院的疾病预防控制科，以及派驻门诊部和队属医院等。

军事预防医学培训机构　中国人民解放军军事预防医学培训机构主要有陆军军医大学、海军军医大学和空军军医大学和卫生员培训基地。军事科学院军事医学研究院、各疾病预防控制中心和特色医学保障中心也参与培训工作。

科学技术研究机构　中国人民解放军的疾病预防控制工作相关的科研机构，包括军事科学院军事医学研究院，各军医大学，空军、海军和火箭军特色医学中心，以及各级各类疾病预防控制机构。

主要任务　中国人民解放军军队疾病预防控制机构的任务主要包括以下方面：①贯彻执行国家和军队卫生战略和策略，研究卫生和防病对军队战斗力的影响和官兵个体卫生防病与和健康促进，维护部队战斗力。②调查掌握、分析研究部队及活动地域的军事医学地理信息，做好卫生流行病学侦察，为决策和部队提供预防医学保障预案和方案。③开展卫生监督和监测。包括饮水饮食及营养卫生、环境卫生、军事作业卫生、公共场所卫生等，同时对部队实施专业技术指导，以控制健康危害因素，减少伤病。④开展疾病监测，掌握传染病、食物中毒和突发公共卫生事件相关信息，依据国家、军队的卫生法规和国际公约条例，开展流行病学调查研究，查明病原体、传播途径和流行规律，评价预防控制对策措施效果，为军事预防医学保障决策提供参考，提高卫生防疫工作的科学性和针对性。⑤开展核化生武器危害医学防护工作，推广先进卫生防护理念和防护技术，指导部队做好核与放射、有毒有害化学物质和致病性微生物及毒素危害的个人和集体防护。⑥开展物理、化学和微生物的检验与鉴定，为卫生监督、疾病控制和突发公共卫生事件的应对处置和处置效果评价提供实验室依据。⑦开展健康教育，动员和指导官兵开展群众性卫生工作，提高卫生素质、生活和环境卫生质量。⑧承担军队平时和战时免疫接种和接种效果评价。⑨组织战备工作，抽组野战卫生防疫队和核化生医学救援队等机动分队，承担军事行动和遂行卫生防疫防护专业保障工作。⑩参加支援国家和地方的核化生突发事件的医学应急救援和重大活动的安全保障工作。⑪应用推广预防医学理念和先进技术，开展军事医学理论与实践的研究。⑫承担军队和国家要求承担的其他任务。

（马　静）

jūnshì yùfáng yīxué kēxué yánjiū

军事预防医学科学研究（scientific research in military preventive medicine）　运用预防医学、军事医学和卫生勤务学的理论和方法，探索军人健康和军队战斗力影响因素和保障策略和技术的研究工作。这项科学研究是预防医学应用于军队卫生事业的研究探索，是军事医学的重要组成和军队医药卫生科学技术研究的重要内容。其目的是发现影响军队行动和环境对军人健康和部队战斗力的因素及其规律，探索预防控制对策措施、卫生勤务保障所需物质装备和专业技术。

发展概况　军事预防医学研究随军队建设、武器装备、相关科学技术和军事医学的发展而发展。20世纪早期第一次世界大战前后，美国、法国和苏联等国陆续组建军事医学科学研究机构，开展科学研究，以战伤救治、军队卫生保障和军队传染病预防控制为主要内容，预防医学对于军队战斗力维护和战争进展的重要性已经突显。20世纪40年代，苏联在国防部卫生部成立医学委员会规划军事医学相关的科学研究工作，建有多个军事医学科研院所开展军事医学研究；美国设立陆军军医署研究发展委员会负责陆军医学研究的计划、实施、检查与监督，建立了过敏与传染病研究院等军队预防医学科研院所，并与国立卫生研究院、美国疾病预防控制中心等密切关联，开展理论、实验室、现场与人群相关的各层次水平的理论与应用研究。第二次世界大战期间，武器装备的发展，特别是常规武器现代化和大规模杀伤性武器的出现，新武器和新装备的使用规律、致伤机制、损伤特点、防护和救治的需求极大地推动和促进了军事医学的发展。21世纪，人类面临严重的新发传染病等各种突发的社会性公共卫生问题，特别是军事预防医学发展。

中国人民解放军军事医学科学研究的正式开展，可以追溯到20世纪50年代中华人民共和国成立初期，以1951年中国人民解放军军事医学科学院的组建为里程碑。1954年，中央军委批准成立了中国人民解放军医学科学技术委员会。1957年，中国人民解放军总后勤部卫生部设置科技处，军事医学科研单位、医学院校和各军区后勤部卫生部也先后设立科研管理机构或指定专人负责，形成了军事医学科学技术研究管理体系。军事预防医学理论和技术随着医学科学理论和技术，损伤与疾病的预防控制从"生物医学模式"转变为"生物-社会-心理医学模式"。随着中国人民解放军对军队卫生学、军队流行病学、防原医学、防化医学、防生物危害医学、军事卫生勤务学等理论与技术研究的全面展开，随着现代科学技术和医学模式的发展，预防医学更加紧密地与军事医学融合，军事预防医学学科逐渐发展。1997年经过中华人民共和国国务院学位委员会和国家教委正式批准设立"军事预防医学"为一级学科公共卫生与预防医学（学科代号1004）中的二级学科，军事预防医学的学科代号为100406。进入21世纪，军事预防医学科学研究工作更加重视向三军一体、联勤保障和平战结合、军民融合方向发展，研究成果已经并必将在军队卫生勤务保障和参与国家防灾救灾的公共卫生应急救援中得到更加广泛的应用。

研究内容　各国军队的军事预防医学科学技术研究工作的主要内容极为近似，主要包括：①军事斗争及军队的发展对军事预防医学保障的需求和军事预防医学保障理论与对策。②常规武器损伤防护与急救。③核与辐射、化学和生物武器的危害及防护理论，防护技术、装备、方法，以及重要核化生危害因子的检验确认。④激光、微波、次声等新武器的危害及防护理论，防护技术、装备和方法。⑤军队卫生与环境医学。⑥军队流行病学及传染病防治。⑦军事航海医学和潜水医学。⑧航空与航天医学。⑨军队卫生装备。⑩战略地区及军事行动地域的军事医学地理。⑪健康教育与军队医学心理学。⑫军事预防医学勤务法规标准和方案等。

军事预防医学研究涉及的学科众多，实际上是一个多学科组合而成的学科群。主要包括军队流行病学、卫生学与军队卫生学、环境卫生学劳动卫生与职业病学、营养与食品卫生学、少儿卫生与妇幼保健学、卫生统计学、卫生毒理学、卫生检验学、航海与潜水医学、航空与航天医学、核武器危害医学防护学、化学武器危害医学防护学、生物武器危害医学防护学、社会医学与卫生事业管理学、卫生法学等。从科学技术研究的角度，军事预防医学研究主要包括基础理论研究、应用研究与勤务研究三个类别。

研究机构　各个国家的军事预防医学研究有着不尽相同的体制，共性是或者在军队编制体制内设立各级研究工作的管理机构和专家委员会，或依托国家或民营科学研究机构开展工作。军队指挥管理系统中设立军事预防医学等研究项目规划和管理机构，建制的军队医学科学技术研究和保障机构承担对策理论与应用技术研究工作，同时还通过科研项目招标等方式，由有能力和资质的地方单位和人员辅助完成具体研究项目。

中国人民解放军军事医学研究院、各军医大学和军队医学教学机构，以及各军兵种医学保障中心、各战区（军区）的疾病预防控制中心等是军事预防医学科学研究的主体。

科研项目管理 各国军队的军事医学科学技术研究普遍采取项目指导，计划管理为主，结合招标的管理体制和方法，即重大和重点项目统一组织，下达指令性任务，组织多个单位和多个专业协同攻关；科学研究招标指南向社会公开，由军队和地方的单位和个人选题，经招标评审后组织实施；以及军队和地方的单位和个人提出项目申请，经过论证评审后立项实施。

中国人民解放军军事预防医学科学研究管理沿用军事医学科研管理体制和模式。1996年《中国人民解放军卫生条例》规定，总后勤部卫生部（现军委后勤保障部卫生局）在总后勤部司令部（现军委后勤保障部办公厅）的统一管理下，负责拟制军队医药科技的发展规划、计划、组织指导全军医药科学技术研究工作、管理研究项目进展和成果验收评奖。基本方法为：①科研合同制。卫勤管理机构下达指令性任务，研究方完成立项论证，然后签订科学研究合同书的契约管理，适用于应用性强的开发研究和保密项目研究。②科研招标制。使用方提出研究目标，面向军内外公开政绩研究方的办法，适用于无须保密内容的研究。具体方法为计划指导、公开招标、同行评议、鼓励协作、择优支持、行政决策。③科研基金制。中国人民解放军军事预防医学科学技术研究项目纳入军事后勤科学技术研究中的医药卫生科研项目进行管理。

（马　静）

jūnshì yùfáng yīxué péixùn
军事预防医学培训 （training on military preventive medicine）

军队培训卫生勤务人员、军医学校学员预防医学和卫生勤务理论、技术和工作方法的活动。军事预防医学培训是军队卫生勤务保障工作组织实施和专业技术能力培训的重要组成部分。

各国军队都将军事预防医学培训作为军队建设、战斗力保障和后勤保障队伍建设的重要工作，虽然在机构、组织和具体方法不尽相同，但可以概括为两个主要部分，卫勤指挥中军事预防医学组织指挥的培训和各项业务技能培训。

培训内容 预防医学保障指挥的培训使受训人员学习卫生勤务学的理论和基本知识，掌握必要的技能，丰富和完善卫勤保障的知识结构，提高预防医学保障工作实施所必需的卫勤管理和指挥能力。

卫勤保障指挥培训：军事预防医学保障行为是卫勤保障的重要组成部分，勤务指挥训练常采用理论讲课、课堂讨论、图上作业、沙盘作业、现场模拟和实地作业、实兵演练、电子计算机模拟、远程教学，以及函授与自学辅导等培训军事预防医学理论，保障指挥程序、指挥关系及指挥要点。

卫勤保障业务培训：按照军委总部批准的院校教学、部队训练和专业机构训练大纲，任务指令及保障工作需求编列培训计划，纳入本单位年度训练计划，或接受上级指令临时组织实施。

培训方法 军事预防医学培训主要包括院校培训、继续教育和在岗训练等主要形式，教学内容主要是卫生勤务保障指挥和卫勤保障专业。培训对象为部队基层卫生人员，中等和高等院校的在校学员、军队预防医学科研保障工作在岗人员等。培训方法有系统培训、专业培训、继续教育培训、专题集训以及岗位进修培训等。

此外，还有短期培训班、岗位进修和学术交流等方式开展继续教育；专题培训和专项技术培训等方式，贯彻卫生法规、技术规范和卫生标准，普及科学技术和专业技能。

培训机构 各国军队的军事预防培训机构设置和名称不尽相同，但主要都包括各类军队高等及中等医学院校，以及军队培训班等。中国人民解放军的军事预防医学培训机构包括陆军、海军和空军军医大学，培养高等及中等军事预防医学人才。分布在各战区的卫生员培训基地，培训部队基层卫生员。军事预防医学研究生培训在各军医大学和军事科学院的军事医学研究院。军事预防医学培训的主要课程包括卫生勤务、军队卫生学、卫生毒理学、流行病学、三防（核化生）武器医学防护等。

（马　静）

jūnduì wèishēng jiāndū
军队卫生监督 （military health inspection）

军队卫生行政部门对责任范围内的各单位执行卫生法规情况进行检察与督导，对违反卫生法规，危害健康情况进行处理的行政执法工作。军队卫生监督以保护军人健康和部队战斗力为基本目的，是军队中卫生勤务保障管理的重要工作，用行政执法的手段保护军人健康与安全的基本权利的行动，是国家卫生监督的重要组成部分。

目的与依据 各个国家军队卫生监督工作的目的都是督导部队落实国家和军队卫生法规、条令与条例等法规性文件，保障军队平战时饮食饮水卫生安全、卫生防疫和卫生防护措施落实和保障质量。军队卫生监督属于行政监督，遵循行政监督的原则和做法，同时卫生监督工作又是一项技术性很强行政执法工作，需要用规定程序和项目指标的检测数据展示事实，卫生检测与监测数据分析判断是卫生监督必不可少的技术手段和方法。军队卫生监督的基本依据是国家和军队卫生法律、条例、规定、办法、规程、规范、制度，以及这些法律、规范性文件规定执行的技术规范和标准。

监督机构 各国军队卫生监督机构不尽相同。中国人民解放军卫生监督的卫生行政执法机关是军队各级卫生行政部门，全军卫生监督工作归口军委后勤保障部卫生局管理。中国人民解放军的各级军队疾病预防控制机构和监测站（点）受卫生行政管理部门委托，具体实施卫生监督和监测工作。军队卫生监督的直接执行者是各级军队疾病预防控制机构和监测站（点）中有卫生监督工作资质的卫生监督员。卫生监督员按照专业分工开展监督工作，承担食品卫生监督、环境卫生监督、军事作业与训练卫生监督和传染病防治监督。卫生监督员在各级卫生行政部门的统一组织下，在疾病预防控制机构的具体管理下开展卫生监督活动。卫生监督活动中发现的各种违反卫生法规和不符合卫生标准的问题，由卫生监督员所在的疾病预防控制机构根据卫生监督工作记录和检测结果，通告被监督单位，督导其纠正和改进，向卫生行政部门提出行政处罚建议，卫生行政部门审核后依照有关法律法规和规章制度，对被查单位进行处理和处罚。

监督内容 中国人民解放军卫生监督工作主要包括：①新建、改建、扩建的居住与办公场所，食堂、饮用水供应等公共卫生场所，医疗卫生设施，放射性工作场所等的选址、设计和实际建筑情况。②产生粉尘、毒物、噪声、振动、辐射和排放有毒有害废水、废气、废渣的单位。③生活饮用水的水质，食品和饮食卫生、食品加工、流通卫生与安全等。④营区及工事环境卫生以及垃圾、粪便、污水、污物的无害化处理。⑤生产、使用放射性物质单位和放射性诊疗单位的卫生防护和废物处理。⑥训练伤、职业病和公害病的防治措施。⑦学校卫生，游泳池、礼堂、招待所、公共场所及服务行业等单位的卫生状况。⑧传染病及食物中毒等突发公共卫生文件。⑨医疗、科研和教学单位感染控制和三废处理。⑩医疗、教学和科研单位的实验室安全管理。⑪军事移动时的交通工具卫生状况等。

军队卫生监督性质可以归纳为预防性卫生监督和经常性卫生监督。①预防性卫生监督，指对军队单位新建、改建、扩建食堂、浴室等公共卫生设施，居住和办公建筑，放射性工作场所，军事训练场所，军事作业场所，各种工事等工程的选址和设计进行卫生审查和竣工验收，对食堂、服务中心及公共卫生服务单位核发卫生许可证等。预防性卫生监督的目的是从工程建设和设施配备的环节消除和最大程度降低危害人体健康的因素。②经常性卫生监督，是对投入使用、开展工作的饮用水供应、食品加工和供应、公共卫生服务单位，营区营房、训练场所等进行定期检查、不定期检查和巡回检查等，检查和考核其是否符合卫生要求、卫生标准及军队卫生法规的规定。经常性卫生监督的目的是发现问题，督导落实卫生要求，落实卫生标准和有关法规的规定。

（马　静）

jūnshì yùfáng yīxué bǎozhàng yù'àn
军事预防医学保障预案（contingency plant in military preventive medicine） 军队各级卫生管理部门根据可能担负的任务环境、卫生条件和安全威胁，预先拟定的保障达到任务目标的行动方案。预案的制订与准备是军队平时保障和卫生战备工作的一项重要内容。

军事预防医学保障预案的作用，是据此进行平战时的卫生保障、战备工作及突发公共事件军事预防医学应急工作。平时用于训练和战备工作的保障程序和专业技术训练、演练和执行任务时的协同，也用于参与突发公共事件公共卫生应急的训练、演练；任务确定后，根据预案实施卫勤保障，或修改完善纳入作战卫勤保障计划和方案。

预案种类 军事预防医学保障预案的种类和内容与作战方案、后勤保障方案和卫勤保障方案配套，经后勤主管首长批准，同时报上一级卫生管理部门审核备案。军事预防医学保障预案，根据预案的针对性，包括平时军事预防医学保障预案、平转战及战时军事预防医学保障方案和突发公共事件应急医学救援预案等种类。根据预案的内容和针对性，包括综合性预案、专项预案、本单位保障方案和现场保障方案等层次。①综合性预案：是从总体设定情景，明确行动方针、政策，组织结构及相关职责，行动、措施和保障等基本要求和程序，是应对各类平战时军事预防医学保障工作的总预案。②专项预案：是针对具体想定情景的方案，形式上可作为综合性预案的附件，行动程序和要求执行综合性预案的规定，并与之协调一致。③本单位保障方案：针对本单位的编制体制、专业能力、物质装备、后勤保障的具体岗位和任务制订。④现场保障方案：是针对具体情景，由本单位及相关单位协同制订，具体、明确、针对性强、可操作。现场处置方案应根据情景想定和风险评估逐一编制。例如，中国人民解放军卫生系统的突发公共卫生事件医学救援预案体系中的综合性预案是突发公共事件卫勤保障应急预案，专项预案包括核与辐射突发事件医学救援预案、化学突发事件医学救援预案、生物突发事件医学救援预案等，以及各单位保障预案等。

预案结构 以综合性预案结构为例，预案的基本结构和要素，至少包括以下 10 个部分，其中准备至保障措施是预案的主体和特色，体现预案的针对性、系统性和可操作性。

总则 预案总则，表述内容包括：①编制目的，简述预案的目的和作用等。②编制依据，写明预案编制所依据国家和军队法律法规、规章技术及技术规范和标准等。③适用范围，陈述预案适用的区域范围，以及情景的类型、事件级别等。④预案体系关系，陈述本预案与相关预案的关系，即与专项预案、现场预案等在组织协调、人员队伍、行动程序、物资保障和通信联络等的关联。⑤工作原则，简明扼要地说明相应工作的原则。

任务情景风险分析 任务情景概况，应陈述风险源及种类、重要目标、场所和周边情况等，必要时附说明性的图形图片。风险分析，陈述本预案行动主题应对风险及存在的危险源与风险分析结果，以及预案的启用。

组织机构及职责 组织机构及职责部分应明确：①组织体系，组织构架、相关单位及人员构成，行动时组织方式。②指挥机构及职责，指挥机构、人员和岗位。③组织、单位及人员职责等。需要时，给出结构图示。

准备 包括：①预案执行的准备各项工作，组织队伍、人员岗位、物资条件、值班、通信联络及预案启动。②监测与预警工作，监测方式、方法、监测数据信息的指标及分级，各级风险相关的应对行动。③预警条件、方式方法、发布范围和发布程序。④信息报告，内部和与上级单位的信息报告内容、要求和方法。

响应 陈述响应等级和响应程序，主要包括：①响应分级，约定情景及相应的相应等级。②响应程序，相应的指挥、职责单位和人员的行动、资源的调配、行动程序等。③响应结束，明确行动终止的条件、报批程序。④结束后行动，行动及后果处置情况的总结报告和后续行动意见。

信息管理 此部分主要明确应急响应和事件相关信息的管理与发布部门、信息种类、信息采集方式、报告规定和发布原则，事件信息应当由事故现场指挥部及时准确向新闻媒体通的信息通报等。

后期处置 陈述事件响应结束后，需要的后续行动及工作内容，包括处置总结、人员休整、物资更新补充、装备维护维修等。

保障措施 此部分应写明：①联络与通信保障，明确通信联系方式和方法。②队伍保障，明确方案执行的各种队伍，组建及集结方式。③物资装备保障，明确响应行动所需要的物资和装备类型、数量、性能和存放位置、管理及启用等内容。④经费保障，明确方案执行时的经费来源、使用范围和监督措施。⑤其他保障，包括交通运输保障、医疗保障等后勤保障等。

培训与演练 此部分应写明：①培训，明确对本单位人员开展的应急培训计划、方式和要求。如果预案涉及社区和居民，要做好宣传教育和告知等工作。②演练，明确应急演练的规模、方式、频次、范围、内容、组织、评估、总结等内容。

附则 主要包括：①术语和定义，预案涉及的术语进行定义。②预案的备案，本预案的报批及备案部门。③维护和更新，说明预案维护和更新的基本要求。④制订与解释，说明制订与解释部门。⑤预案生效日期。

附件 为非必要部分，根据需要设置。

预案实施与改进 军队各级卫生行政部门制订的军事预防医学保障预案，经本单位军政首长批准，送上级卫生行政部门备案；同时在卫勤保障工作中组织落实，并通过训练可能时组织桌面推演和实际操作演练，使相关人员知晓要求，掌握程序，熟悉装备，熟练掌握，做到需要时能按要求启动预案，迅速按照预案开展工作。预案制订发布后，原编制部门负责定期、不定期地对预案进行检查审视，根据任务和要求队伍组织与人员编成，专业技术和装备状况与发展进行必要的调整、补充和修订。修订后的预案重新审查批准，发布实施。

（马 静）

jūnduì wèishēng fǎguī

军队卫生法规（military health law and regulation）

军队制定的调整军队系统内部卫生工作关系的法律规范、章程、规范、制度和办法等具有法律规范性文件的总称。军队卫生法规是军队维护平、战时卫生勤务工作、军队卫生防疫防护保障和军队公共卫生秩序，规范军队卫生工作者行使权利和义务以及官兵卫生行为的重要依据和准则，对维护军队成员健康、确保卫生工作有序协调运行，提高和保护战斗力有重要意义。军队卫生法规是国家卫生法规体系的一个重要分支，也是军事法规体系的重要组成部分。

军队卫生法规范围有广义和狭义两种理解。广义的理解，则指军队执行的卫生法规，包括国家制定发布的卫生法律，还包括被授权的国家其他机关制定的从属于卫生法律的卫生法规和规章，和军队制定发布的卫生法规、制度和规范性技术文件。狭义的理解，则仅指军队制定批准发布的卫生法律规范性文件，包括军队制定的专门以医药卫生为主要内容的法规制度文件，也包括其他法规制度文件中有关医药卫生的条文。军队卫生法规制度文件的制定与发布旨在维护军队卫生工作最佳秩序，规范军队卫生勤务保障和军人健康维护工作相关的行为，保障医药卫生保健活动的正常开展，保障部队战斗力。

制定原则 中国人民解放军卫生法规制定遵循中华人民共和国卫生法"面向工农兵，保护公民健康""预防为主""依靠科学进步""中西医协调发展""动员全社会参与""国家卫生监督"的准则，以"预防为主，依靠科学，中西结合，全员参与，卫生监督，维护军人健康与部队战斗力"为制定原则。

法规类别 军队卫生法由法规制度和规范性文件构成军队卫生法规体系。根据法规调整的范围和效力包括军队卫生法规、军队卫生规章、军队卫生制度、军队卫生管理办法、技术规范和标准，以及指导手册等。根据法规调整的内容分类，军队卫生法规文件体系的调整内容涉及军队医药卫生工作的综合计划、疾病预防与控制、医疗与保健、药品器材采购供应、军队医药卫生科学技术研究、军队医学和卫生教育、军用兽医卫生保障、军人心理卫生保障、军队计划生育、卫生出版、卫生应急和卫生战备等各方面常态、应急态，平时与战时上述工作的组织计划、保障实施、培训演练、信息管理、国防动员等。

中国人民解放军已经建成行之有效的军队卫生法规体系。《中国人民解放军卫生条例》是军队卫生工作的基本法规，属于系统规范全军卫生工作的综合性法规，条例中总则、职责规定了军队卫生工作原则、相关机构和人员的职责，规定了军队卫生、卫生防疫、医疗保健、药材保障、医学训练、医学科学技术研究、卫生监督、卫生应急和卫生战备等各个方面的基本任务、工作关系和组织实施，还规定了军队卫生工作相关的奖励与惩罚等。军队卫生法规规定了军队医药卫生工作的综合计划、疾病预防与控制、医疗与保健、训练伤与职业病防护、药品器材采购供应，军队医药卫生科学技术研究、医学教育、军用兽医卫生保障、军人心理卫生、生育健康与管理、卫生出版、卫生应急和卫生战备等各个方面。法规制度调整内容的专业技术工作都有相应的规范性文件及军用卫生标准做依据和技术支撑。中国人民解放军与军事预防医学保障密切相关的军队卫生法规内容主要包括饮水、食品、饮食和营养等军队卫生保障工作，军事训练和职业病防护方面，高原、寒区、热区和沙漠、丛林环境行军和野营卫生，坑道等军事工事卫生，核化生武器医学防护及相关突发事件的医学应对，军队疾病预防控制工作，以及军队执行国家抗灾救援任务中的卫生工作等。

（马　静）

jūnyòng wèishēng biāozhǔn

军用卫生标准（military hygienic standards）

为保护军队成员的健康和战斗力，对军队卫生、卫生防疫和卫生防护卫生要求及保障工作，军队制定发布的卫生标准化文件。军用卫生标准是在根据军队实际情况，在执行国家卫生标准的基础上，针对军队单位及军队人员"与保护人体健康相关"的"重复性事务和概念所做的统一规定"，是保障军人健康，增强部队战斗力，在军队医药卫生领域标准化工作的技术依据。军用卫生标准的特征是"以科学、技术和实践经验的综合成果为基础"，具有科学性、先进性和实践的可靠性，与保护人体健康的有关部门和国家相关法规、标准协调一致。

标准分类 军用卫生标准是国防现代化建设中的重要技术政策、途径和技术基础工作，是提高后勤保障能力，保障军人健康，增强部队战斗力的重要手段。中国人民解放军从1983年开始军用标准化工作，军用标准包括国家军用标准和部门军用标准，国家军用标准的代号为GJB，部门军用标准按照部门有各自不同的代号。国家军用标准对国防科学技术和军事装备发展有重大意义而必须在国防科技、生产、使用范围内统一的标准。军用卫生标准属于国家军用标准范畴由全军标准化主管部门和后勤标准化主管部门管理批准，代号为 GJB；属于部门标准的军用卫生标准，代号为 WSB，指在军队后勤保障系统卫生在勤务保障活动、科学技术研究、疾病预防控制范围内统一的标准。属于部门标准范畴的军用卫生标准由军队卫生标准化主管部门管理批准。

标准属性 中国人民解放军军用标准一经发布，必须遵照执行，没有强制性和推荐性之分。军用卫生标准立项制定的依据是军队卫生工作和官兵健康、安全需求，符合《中华人民共和国标准化法》第七条规定"保障人体健康、人身、财产安全的标准"是"强制性标准"的规定。因此，军用卫生标准具有强制性特征，是卫生勤务保障、卫生监督和疾病预防控制、卫生教育、卫生应急和卫生战备的专业技术工作和保障活动的重要依据。

类别 中国人民解放军的军用卫生标准是中国人民解放军标准体系中的后勤标准系统中一个子系统。按照标准的专业属性，军用卫生标准体系包括军队卫生标准、卫生防疫标准、卫生防护标准、军用卫生装备标准、军队兽医卫生标准和术语等基础标准等，到 2016 年中国人民解放军已经批准发布并开始实施的，包括属于标准、军队环境卫生标准、军事劳动卫生标准、军队营养与食品卫生标准、军队防疫标准、放射防护及防原医学标准、生物战剂卫生防护标准、化学战剂医学防护标准、军事人员选拔与健

康促进标准等一百多项。

制定与批准 中国人民解放军的军用卫生标准化工作，军委后勤保障部卫生主管部门负责，由管理、科研和使用单位或个人提出建议，经过军队专业标准化技术委员会审查，按照军队医药卫生科学技术研究项目管理规定的程序和立项要求进行立项，下达任务，经标准化主管部门批准，以特定形式发布实施。

军队医药卫生标准化工作的日常工作办事机构是军用卫生标准化办公室，其技术骨干团队主要是 1989 年成立的军队医药卫生标准化技术委员会。军队医药卫生标准化技术委员会下设军队卫生技术标准化委员会、军队卫生装备标准化技术委员会、军用兽医卫生标准化技术委员会和军队卫生管理标准化技术委员会，参与制定军用卫生标准规划、标准体系表，审查标准研制和复审年度计划、审查标准草案和标准批准后的宣传贯彻工作。

贯彻实施 军用卫生标准是军队卫生法规中的技术法规，特别是法规规定执行的国家标准及军队卫生标准，是卫生勤务保障、卫生监督和疾病预防控制、卫生教育、卫生应急和卫生战备的专业技术依据。军用卫生标准一经发布，通过宣讲、专题培训和卫生督导等方式方法宣传贯彻。全军卫生机构和卫生人员在勤务保障活动、卫生应急和战备、科学研究和专业技术培训学习、宣传和贯彻执行相关的国家卫生标准和军用卫生标准，军队卫生监督工作中依据标准规定的程序和技术进行检查和督导。

军用卫生标准按照军用卫生标准化工作的管理规定，定期进行标准科学性和合理性的审查，

根据科学技术发展与具体需求，适时进行修订或予以废止。

（马 静）

jūnduì àiguó wèishēng gōngzuò

军队爱国卫生工作（military patriotic public health campaign）

中国人民解放军组织各单位和全体官兵开展的爱国卫生工作。军队爱国卫生工作在中国人民解放军爱国卫生运动委员会领导下，组织各部门协同、专业机构作骨干，全体官兵参与，振奋爱国精神，讲求卫生，营建文明卫生和健康生活与工作环境，增进健康质量，提升卫生安全水平，维护和提高战斗力。军队爱国卫生工作是国家和军队卫生工作的重要组成，是军队卫生工作的重要内容，军队全面建设和促进官兵健康的重要途径，军队爱国卫生工作与国家爱国卫生工作同步发展。

爱国卫生工作是具有中国特色大卫生行动，是由政府组织，各部门协同、专业机构为骨干、全体军民参与，运用先进的"大卫生"观念，讲求卫生文明，做好疾病预防控制、提高个人和群体的文明卫生素质、传统生活、环境卫生质量的一种有效的工作模式。

工作方针 军队爱国卫生工作执行国家爱国卫生工作方针。1989 年 3 月国务院《关于加强爱国卫生工作的决定》中进一步明确国家爱国卫生工作方针，为"政府组织，地方负责，部门协调，群众动手，科学治理，社会监督"。根据国家爱国卫生工作方针和军队实际，中国人民解放军爱国卫生运动委员会确定军队爱国卫生工作的基本方针为"党委领导，分级负责，部门协同，群众动手，科学治理，法制监督，常抓不懈"。

组织与职责　中国人民解放军军委设有全军爱国卫生委员会（简称爱卫会），团旅以上各级单位设爱国卫生工作委员会，营设爱国卫生工作小组。各级爱卫会是本级爱国卫生工作的议事和协调组织，日常工作由下设的爱卫会办公室承担。爱卫会主任一般由单位军政首长担任，副主任由司、政、后、装机关各一名首长兼任，军务、作训、管理、组织、宣传、财务、军需、卫生、营房等机关部门领导为委员。营和连设防病工作小组组织基层部队的爱国卫生工作。

军队各级爱卫会的职责，主要为：①组织贯彻国家和军队爱国卫生和疾病预防控制工作的方针、政策，并拟定实施计划和措施。②协调有关部门，将爱国卫生工作纳入本单位整体建设，提高环境和生活卫生质量。③发动广大官兵讲卫生、除四害、预防疾病、加强防护规避有毒有害因素的活动，创建健康军营。④落实健康教育和卫生宣传，提高官兵卫生素质、自我保健意识和个人防护能力。⑤开展群众性卫生监督，综合评价卫生、防病与防护效果，提高官兵身心健康水平。

军队爱卫会委员成员部门的职责，主要为：①军务部门，负责把卫生管理纳入部队行政管理，并负责公共场所卫生管理和检查评比。②作训部门，负责把健康教育纳入部队训练计划，做到人员、时间和内容三落实。③管理部门，按照卫生要求，组织落实浴室、理发室、生活服务中心、服务社、食堂及招待所等公共场所卫生管理、按照无害化的要求，处理营区垃圾、粪污。④宣传部门，把健康教育纳入宣传教育计划，协助卫生部门做好健康教育、

卫生防病教育和心理卫生疏导。⑤财务部门，将爱国卫生工作所需经费按照规定纳入单位预算，做好使用管理和监督。⑥军需部门，贯彻国家关于食品卫生法律法规，落实食品卫生和安全工作，搞好食堂布局和流程建设，抓好食品生产经营单位、农副业生产单位的卫生管理和家畜禽常见病防治。⑦卫生部门，做好除害灭病专业技术支持和指导；组织开展健康教育、卫生监督监测、疾病监测、传染病疫情和食物中毒的预防控制；筹措、提供卫生、防疫和防护所需的药品和器械。⑧营房部门，负责将部队生活卫生基础设施建设纳入营区建设规划；管理营区自备水源管理，配合卫生部门落实饮水卫生监测和必要的净化洁治；落实营区基本建设规划和施工的预防性卫生监督工作，保证伙房建设符合"生进熟出一条龙"，达到生熟分开、不交叉、不污染的要求；营区环境绿化、净化和美化。

起源与发展　爱国卫生运动始建于中华人民共和国建国初期，为改变旧中国和长期战争遗留的不卫生状况和传染病严重流行的状况，1952年1月又遭遇美国在朝鲜战场对朝鲜和中国军民施用细菌武器袭击的细菌战。1952年3月14日中央人员政府政务院决定，成立以周恩来总理为主任委员的中央防疫委员会。中国人民解放军各总部、各军区、各军兵种和部队团以上单位相继成立防疫委员会，后改称卫生委员会。1952年3月19日中央防疫委员会向全国人民发出反对细菌战的要求：①遇有敌机撒布昆虫异物，应立即报告所在地防疫机关，并应立即进行杀灭。②实行强制性的预防注射。③灭蝇、灭蚊、灭

虱、灭蚤、灭鼠，以及扑灭其他媒介动物，并实行火灭。④保护水源，加强自来水管理。⑤保持室内外及厕所整洁。⑥小贩及食品店的食品必须加玻璃罩。⑦宣传不食生冷食品。⑧遇有传染病人要严加隔离。⑨死于传染病的尸体应在当地深埋，不准外运，必要者应作病理解剖。⑩传染病患者排泄物及死者遗物应严格消毒或销毁。⑪严防敌人在地面放昆虫、放毒药。⑫普及卫生知识，发动群众订立防疫公约等。当时，人民群众把这项伟大的运动称之为"爱国卫生运动"。中共中央肯定了这个名称，并指示该运动的各级领导机构称为"爱国卫生运动委员会"。同年12月中央人民政府卫生部和中国人民解放军总后勤部卫生部在北京联合召开第二届全国卫生会议，总结爱国卫生经验，中国共产党中央委员会主席毛泽东为大会题词"动员起来，讲究卫生，减少疾病，提高健康水平，粉碎敌人的细菌战争"。同时，"卫生工作与群众性卫生运动相结合"正式成为国家和军队卫生工作的一项原则。经过60多年的发展，爱国卫生工作的成绩有目共睹，已经成为国际社会所推崇的政府资源、调动力和组织动员力，以行政管理、专业指导、发动民众三结合有效的落实社会大卫生观念和应对自然与人为疾病威胁的有效模式。活动方式从争当"无鼠害单位"等单项先进达标单位，发展到争创"卫生城（镇）"的综合发展，进入21世纪，正在促进爱国卫生工作规范化和创建国际先进理念的"健康城市"发展。

工作发展规划　军队爱国卫生工作坚持实行领导、群众和卫生人员三结合，充分调动广大卫

生人员和指战员的积极性，制定五年规划指导爱国卫生工作。1966年发布第一个全军爱国卫生工作规划，1979年3月发布第二个全军爱国卫生工作规划——《1979~1985年全军除害灭病规划》，1987年发布第三个全军爱国卫生工作规划——《1986~1990年全军除害灭病规划及后十年设想》，1991年发布全军爱国卫生工作的第四个规划——《一九九一年至一九九五年全军害灭病规划》，1996年3月发布第五个全军爱国卫生工作规划——《"九五"期间全军除害灭病规划》，2001年3月发布第六个全军爱国卫生工作规划——《"十五"期间全军爱国卫生工作规划》，2006年3月发布第七个全军爱国卫生工作规划——《"十一五"期间全军爱国卫生工作规划》，2011年3月发布第八个全军爱国卫生工作规划——《"十二五"期间全军爱国卫生工作规划》等，军队爱国卫生工作取得了明显成绩。军队爱国卫生工作具有里程碑性质的主题工作，包括20世纪60年代的"两管、五改"（即管水、管粪，改水井、改厕所、改畜圈、改炉灶、改造环境）；80年代的"五讲四美"（即讲文明、讲礼貌、讲卫生、讲秩序、讲道德，心灵美、语言美、行为美、环境美）；90年代初的军队爱国卫生工作要认真执行中央军委颁发的《军队基层建设纲要》《内务条令》和三总部《关于加强军队爱国卫生工作的决定》，开展"卫生营院"活动；1996年开始的创建"等级卫生军营"；2000~2010年连续两个五年规划组织开展"文明卫生军营"创建活动；2011年起组织开展"创建健康军营"的活动等。经过

几十年的发展，军队爱国卫生工作走出了一条以科学发展观为指导，坚持以人为本，以新使命、新任务为牵引，认真贯彻爱国卫生工作基本方针，继续以文明卫生建设为中心，以部队内外环境综合治理，生活设施配套建设，健康教育与健康促进为重点，按照"广泛参与，注重实效，综合施治，分类指导"的原则，服务于部队，服务于战备，以不断提高部队文明卫生素养、环境卫生质量、生活卫生水平和综合防病能力，增强部队凝聚力、战斗力为目的光辉道路。

主题活动 军队爱国卫生工作在日常工作的基础上，还以两个方面的主题组织开展工作。①军队特色主题及创建工作。例如，"两管五改"，创建"卫生营院""等级卫生军营""文明卫生军营"和"健康军营"等。②与国家同步的周期性主题工作。包括春季爱国卫生月活动、夏秋季卫生防病活动，以及无烟日、艾滋病日等卫生日及卫生防病专题活动等，体现了爱国卫生工作更适应群体的卫生安全、健康需求等特性，在工作中不断追求符合军队实际的解决问题和提升民族卫生素质的大卫生行动，提高生活与环境卫生质量，维护健康和战斗力。

工作考评 随着军队爱国卫生工作的发展，爱国卫生工作的检查与考评不断地提高其客观性、系统性、科学性和可操作性。从2001年3月第六个全军爱国卫生工作规划——《"十五"期间全军爱国卫生工作规划》开始，确立了爱国卫生工作新的考评思路和考评指标体系。以团以上爱卫会为考评单元，按照委员部门职责要求进行考评，定性定量指标相结合、现场查看与工作记录相结合、考评组检查与采样实验室

检验相结合、单位总结汇报与实地考察和人员抽查相结合、考察成果与工作组织实施过程验证相结合，确定了总分1000分、8个委员部门和爱卫会工作9个方面的考评指标。评分标准以爱卫会工作基本的15项任务评价为基础，根据部队实际情况和爱国卫生工作重点每五年进行一次适度调整，至今已经发展成为22项指标。考评指标体系和考评方法客观上成了各单位落实军队爱国卫生工作规划的牵引力，推动军队爱国卫生工作与国家爱国卫生工作一同更好更健康地发展。

(马　静)

hé-huà-shēng wǔqì shānghài
核化生武器伤害（injuries by nuclear, chemical and biological weapons） 战争中使用核化生武器所造成的人员伤害。由于核化生武器的极大毁伤作用，大规模使用核化生武器的战争不可能发生，现代战争通常是核化生威慑，特别是核威慑下的高技术战争，但不能排除由威慑到实战，在战争中直接使用这些特种武器的可能，特别是非对称作战中使用的可能。一旦发生使用核化生武器的战争，将发生大量核化生伤员。核化生武器主要有核武器、化学武器、生物武器，而核化生武器伤害包括核武器伤害、化学武器伤害、生物武器伤害。

(刘　勇)

hé-huà-shēng shìgù shānghài
核化生事故伤害（injuries by nuclear, chemical and biological incidents） 核化生武器在生产、运输、贮存或核化生设施在建造、使用过程中因各种因素导致泄漏直接造成人畜伤害或污染环境及间接造成人畜伤害。

造成原因 全球有多个国家具有核武器或核材料的潜在生产能力；部分国家拥有化学武器或正在研发化学武器；许多国家还宣布拥有生物武器研发计划；少数国家正在研发或已经生产了核化生等大规模杀伤性武器，并有可能流失到恐怖组织。此外，遍布世界各国的核化生设施（如核电站、化工厂、制药厂、生物实验室等）难以计数。

事故特点 ①发生突然：核化生事故，无论由人为原因或因自然因素影响而引发，其发生都是人们没有或难以预料。因为，当人们发觉可能在什么时间、什么地点、由什么原因而引发核化生事故时，就会千方百计地采取措施避免或阻止其发生。而一旦发生，都是出乎意料的，尤其是恐怖性核化生事件，更加难以猜测。②危害严重：核化生事故发生后，由于核化生强烈的毒害性，其危害后果较一般事故的危害后果更为严重。例如，1984 年印度博帕尔化学事故，造成了 3000 人死亡、5 万人失明、15 万人致残；1986 年苏联切尔诺贝利核电站事故，造成 31 人当场死亡，累计受害人员达 900 万人，经济损失达 120 亿美元；1993 年深圳市清水河危害化学品仓库爆炸事故，造成 18 人死亡、200 多人中毒，经济损失 2.5 亿元。③影响广泛：核化生事故发生后，由于核化生危害具有随风（水）向下风（水）方向扩散的特点，因此，其危害影响不仅发生在事故源点，还会扩散影响到下风（水）广大的空间或水域。例如，1984 年印度博帕尔化学事故，危害扩散范围达 60 平方公里，整座博帕尔城都被化学事故危害笼罩；1986 年苏联切尔诺贝利核电站事故，造

成周边 16 个国家和地区的空气和部分水源受到放射性扩散危害的影响；2005 年 11 月 13 日，中国石油吉化公司双苯厂发生的爆炸性化学事故中，有毒化学品泄漏造成松花江流域 140 多公里的河水受到污染，导致沿江多个城市居民多天不能饮用松花江江水。④危害持久：由于核化生危害在自然状态下不会短时间内失去其危害性，有些核化生危害持续的时间能长达几个小时、几十小时，甚至几年、几十年。例如，某岛 1943 年的炭疽杆菌污染，经过多次杀灭消毒，直到 1990 年才宣布人员可以安全上岛，危害持续长达 50 年之久；核放射性污染危害，由于无法对其实施去危或削弱其危害的处置，其危害能持续几十到几百年；化学危害通常也要持续几小时、几天、几十天甚至更长时间。⑤处置复杂：由于核化生有毒有害的物品种类多，每一种类的有毒有害核化生物品都有其特定的物化性质、对人员的伤害机制与伤害途径，必须进行特定的消毒消除、医疗救治、安全防护等针对性的处置方法。仅已发现的生物病毒、有害细菌、毒素就已达几十种之多，每年还会有新病毒或有害细菌产生；中国自产的化学品已达 45 000 多种，其中常见常用的有毒有害化学品就达 1000 多种。因此，当核化生事故发生时，如何在最短的时间内，选择最有针对性的技术措施，将危害缩小到最低限度，其应急处置工作是十分复杂的。

（刘　勇）

hé-huà-shēng cìshēng wēihài

核化生次生危害（injuries by nuclear，chemical and biological secondary） 核化生事故或袭击发生之后，若处置不当，破坏了

人类及自然生存的和谐条件，由此可导致一系列其他灾害。又称核化生次生灾害。许多灾害，特别是等级高、强度大的灾害事件发生以后，常常诱发出一连串的其他灾害接连发生，这种现象叫灾害链。灾害链中最早发生的起作用的灾害称为原生灾害；而由原生灾害所诱导出来的灾害则称为次生灾害。次生核化生灾难是指战时和平时核设施、化学设施和生物设施遭受攻击破坏后造成的核化生灾难性后果。灾害的过程往往是很复杂的，有时候一种灾害可由几种灾因引起，或者一种灾因会同时引起好几种不同的灾害。这时，核化生灾害类型的确定就要根据起主导作用的灾因和其主要表现形式而定。核化生次生危害的医学应急救援已经成为军事医学的重要问题。

（刘　勇）

hé-huà-shēng kǒngbù shānghài

核化生恐怖伤害（terrorist attacks by nuclear，chemical and biological injuries） 利用核辐射、化学和生物等有毒有害物质，针对公众进行的恐怖活动袭击所造成的伤害。核化生恐怖是指恐怖组织通过直接投放生化战剂和放射性物质，或破坏核化工业设施和有毒有害物质运载工具，引发严重的核化生危害，直接威胁国家安全和公众生命，引起社会动荡的一种恐怖活动方式。核化生恐怖袭击手段高技术化、多样隐蔽，防范和处置难度大。

核化生恐怖作为恐怖活动的一种重要方式，它不仅具有恐怖活动的一般特征，同时还具有其自身的特点，主要体现在以下几个方面。

使用隐蔽，防范困难 ①准备隐蔽、目标广泛，预防困难。

恐怖组织可利用合法开办的工厂、实验室等作掩护，秘密研制、生产核装置和生化战剂，准备隐蔽，具有很大的欺骗性。核化生恐怖袭击可针对党政军机关、标志性建筑、交通枢纽、涉外机构、公众聚集场所和政要人物等目标。大型建筑物的通风系统、地铁、供水系统、核化设施及核化物质装运工具等，更是核化生恐怖袭击优先选择的目标，袭击目标广泛，预防困难。例如，美国炭疽恐怖事件中，美国广播公司、国会、国务院、五角大楼等多个目标均发现炭疽杆菌袭击迹象。②使用方便、易于伪装，发现困难。生物、化学战剂不仅易于制造，而且便于隐蔽携带和使用。化学战剂外观与酒、水等饮用品相近，生物战剂可被冻干或制成胶囊，很容易装在玻璃、塑料等容器内带进目标区随手丢弃、放置。核化生物质需要用专门设备才能检测，通常不易被发现，其携带和使用具有隐蔽性。实施后有一定的反应时间，恐怖分子很容易伪装并逃离现场，发现困难，难以有效制止。例如，东京地铁沙林事件中，奥姆真理教就是用盛有沙林的塑料袋，同时对东京 3 条地铁线的多个站台和多列电车实施恐怖袭击，恐怖分子均顺利逃离现场。③方式灵活、手段多样，防范困难。核化生恐怖袭击方式具有很大的灵活性，选择余地较大。既可通过专门的投射工具直接使用核化生武器，也可间接袭击核化生设施；既可直接面对公众施放，也可通过水源、食品、中央空调系统或邮寄等施放；既可大量、多点同时投放，也可少量、单独使用。只要条件许可，可以随时、随处进行袭击。例如，炭疽恐怖事件中，恐怖分子将携带有炭疽杆

菌的白色粉末装入信件内，对美国、德国、英国等十几个国家实施生物恐怖袭击，防范十分困难。

危害严重，作用持久 ①杀伤威力大。直接使用核化生武器，散布核化生物质，以及对核化生相关设施实施破坏性恐怖袭击，均可造成大规模杀伤后果。例如，生物恐怖袭击多数是采用传染性致病微生物，在缺少严密防护的情况下很容易引起传染病流行，造成大范围污染；放射性尘埃、化学毒气在气象条件适宜的情况下可使目标区及下风方向较远距离的人群受到伤害，危害效应存在着不确定性和不可预见性。②危害途径多。核化生恐怖袭击可以通过多种途径使人员受到伤害。生化毒剂毒物可通过呼吸道吸入、皮肤渗透、食入、昆虫叮咬等方式对人员造成伤害；放射性物质可通过体外照射、体内照射、皮肤沾染等方式对人员造成伤害。特别是核化设施受到恐怖袭击后，往往伴有爆炸、燃烧等情况，受危害人员不仅可能受中毒和辐射伤害，而且还可受到除此以外的其他伤害，形成化学、辐射和其他形式的复合伤。核化生恐怖袭击除对人的肌体造成严重损伤外，对人的心理造成的伤害也是巨大的。核化生恐怖袭击后，往往会造成社会大范围的精神恐惧和混乱，在较长时间内出现人人自危的现象，严重影响正常的经济建设和社会秩序。③作用时间长。核化生恐怖危害时间持久，可对环境造成长期污染。放射性物质的半衰期长，能在几年、几十年甚至更长时间内起辐射伤害作用；化学毒剂构成的危害也能持续相当长的时间；多数生物毒物对各种条件有较强的抵抗力，在不同环境中可存活数天、

数月甚至数年。同时，许多核化生危害具有潜伏期，危害效应需长时间后才能显示出来。例如，放射性物质污染所引起的致癌、致突变作用需要在较长时间后才能显示出来，炭疽的潜伏期为 1~7 天，"非典"感染者的潜伏期为 10~15 天。核化生恐怖活动危害效应的持续性增大了危害后果的严重性。

处置复杂，消除困难 ①处置的技术性强。核化生恐怖的处理工作要求高、技术性强，需要有专业的技术装备和专门的专业分队。例如，为切断和控制放射性或有毒有害物质外泄，需采取各种工程技术手段；为鉴别确定和抢救治疗受害人员，需要使用特殊的医疗设备、专用的药品和技术手段；为检测确定污染危害的性质、程度和范围，需要使用宽量程、高灵敏度、高精度的核化生监测设备；为对污染区实施有效洗消，需要使用特殊的消毒剂；为使人员免受核化生危害，需要采取特殊的防护措施。②处置的整体性强。核化生恐怖危害发生后，需要采取封控现场、疏散公众、侦测检验、救治伤员、灭菌消毒等一系列措施，需要军队、武警、公安、卫生、财政、交通、民航、海关等有关部门的密切协调与配合，共同处置。处置的程序复杂，处置行动的整体性强。③处置的时效性强。化学毒剂，尤其是沙林、氢氰酸等一些速杀性毒剂，作用迅速，杀伤力强。例如，沙林毒剂的吸入毒性大，其半数致死剂量仅为 $100\mu g/(min \cdot L)$；杀伤作用迅速，生效时间仅为 1~15 分钟。一旦恐怖分子使用此类毒剂，若处置措施不及时，短时间内即可造成大量人员死亡，对处置行动的时

效性要求高。另外，多数生物战剂是传染性极强的致病微生物，恐怖分子一旦实施生物恐怖，若不及时加以控制，将很容易引起大范围的感染和疾病流行。

（刘 勇）

bùduì quánmiàn jiànkāng bǎohù

部队全面健康保护（military force health protection）

对军人健康进行全面的预防性维护和全生命周期的管理。此是军事医学领域新出现的一个重要概念。人是主要的武器系统，应该像对待任何武器系统一样，进行全面的预防性维护和生命周期管理，改变以往重"战救勤务"、轻"强健促进和伤病预防"的状况，强调"强健促进、伤病预防、战救勤务"并重，全面保护、再生和提高部队战斗力。"部队健康全面保护"重点强调人在武器系统中的重要性；心理与生理健康并重；军事医学是从兵源到军人离开军队后的全程医学；尽可能通过选兵、训练、技术和装备等措施减少军人对专用医疗支撑条件的依赖；军事医学更应重视群体而不是个体。

部队全面健康或称全维健康，不仅指世界卫生组织的生理、心理、社会健康标准，更是指军人健康的能力标准，即军人要具备完成作战任务所需的体能、技能、智能和效能。从军事医学角度看，军人的健康还可以理解为对恶劣战场环境的应激适应能力、对病原体的特种免疫能力和持续作战时高效的军事作业能力。战斗力标准是部队全面健康或全维健康概念的主要依据。要实现全维健康，必须以能力为军人的健康标准，做到体能、技能、智能与效能全面维护，预防保健与伤病医护身心并重，应激适应与作业能力提高结合，人机工效与环境适

应能力兼顾，强化自我保健和心理训练，重视战争综合征防治与康复。

（刘 勇）

bùduì jiànkāng cùjìn

部队健康促进（military force health promotion）

在部队开展健康的基础上，采取综合干预措施，保护和促进士兵身心健康的活动。从入伍新兵到退伍老兵乃至整个生命都健康，包括心理健康、身体健康和职业健康。促进健康，确保生存质量，加强部队抵抗疾病和伤害的能力，旨在培养超强体魄的士兵。拥有健康体魄是完成使命的必备条件，这样的士兵能抵抗疾病，不易受伤，能经受艰苦环境的严酷考验。

身体健康：包括心脏能力、肌肉能力与耐力、适应性、体格和敏捷性。在军事行动中展示军人的朝气和高水平的身体素质，必须采用科学有效的方法，指导健康达标。

心理健康：指将认知、行为、情感和精神健康结合在一起，帮助现役人员调节由于长时间训练、军事行动而造成的紧张应激。保持心理健康的主要策略包括早期确定高危人群，提供社会心理咨询，提高个人调节技巧和逐步形成适当的行为，更多地了解个人能力和集体能力，落实预防观念第一，充分利用集体资源。应重点加强所有军队成员的生活技能训练，包括在工作中和整个职业生涯中控制冲突和愤怒的能力，遵守行为规范，忠于道德规范和价值。进行有助于完成任务的特殊类型训练，包括应激和技能训练、疲劳的适应性训练、防止滥用特殊种类的物质、避免消沉、处理好家庭与社会的关系。

健康环境支持：包含个人、

家庭、单位，以及基础建设系统承担的义务，还包括职业环境健康系统对军事行动的支持。健康环境支持能使军人更好地履行职责，不必为自己和家人的安全、健康而担心。环境支持策略包含风险危害因素识别、有意的防控行为和一系列保障个人、家庭和社会需要的系统措施。环境支持也包括保持职业环境健康，需要辨认和控制物理、化学和生物的危险因素，使暴露危险最小化，维持人们在工作场所和普通环境中的健康安全，客观监控和共同预防工作场所及普通环境中危险的暴露程度。暴露监控结果为预防医学、临床医师和护士早期发现疾病提供客观基础。军队成员和单位领导要积极参与维护职业环境健康，并能在军事行动前的训练中获得关于识别和控制危害暴露的经验，在军事行动时充分利用这些经验。

（刘 勇）

bùduì shāngbìng yùfáng

部队伤病预防（military force injury prevention）

战前、战时和战后，对造成军事人员伤亡的各种因素进行预防的持续循环的行为。对于能明显影响军事人员健康的非敌方威胁，必须进行广泛连续的军事健康监测，包括收集、分析、客观记录确定暴露水平。伤病预防是指挥员增强部队战斗力的工具，是贯穿现役人员生命周期的根本性工作。

战前，好的健康状态可以控制环境和职业对健康的威胁，预防疾病的发生，有助于维持部队健康。有效的伤病预防战略，可减少偶然和普遍的伤病和残疾，保证人员完成任务的能力。战时，敌人和"整个"环境都对部队产生威胁，由于敌人威胁造成的多

数与战斗相关的人员伤亡，一般称为战伤减员；而由于周围环境威胁造成的人员伤亡称为疾病和非战斗减员。从以往战争看，疾病和非战斗减员占总减员的 3/4 或多于战伤减员。从历史经验看，预防疾病和非战斗减员主要集中在战时，要注重减少或消除食物、水、垃圾和昆虫引起疾病的风险，防护烧伤和冻伤，同时关注环境和职业暴露、战斗应激和非战斗因素所造成的减员。

预防伤病主要集中在两种类型威胁的防御。第一种是环境和职业对健康的危害，由复杂环境和军事行动因素组成，可能造成大量军队人员伤亡，而这些伤亡又是由疾病和非战斗伤引起的；第二种威胁是由敌方直接引起的，往往造成严重伤亡中的一小部分。①原则：预防伤病要求指挥人员和现役人员改变危险行为，利用预防医学工具和资源完成任务，达到减少或极少发生伤病的目标。成功预防伤病依赖于指挥员们履行其职责，进而维护和提高本单位的健康。军队卫生人员必须将重点放在人群的健康上，而不是放在个体健康上。控制疾病的办法要与信息技术相结合。②措施：建立保健医疗的连续系统是极其重要的。军人从入伍开始，贯穿整个军事生涯，到退休或离开部队都有自己的医疗记录（病历），包括每人在新兵训练期间，各次军事行动前的健康评估、军事行动期间和军事行动后的健康状况，特别注意快速传染的疾病不管是否源于自然，其暴发对军事医学造成的后果都是极其严重的。

（刘 勇）

zhànjiù qínwù

战救勤务（battlefield rescue）

利用新技术和机动性提高军队医疗机构的快速反应能力。伤病治疗主要包含分级救治中为稳定伤病不间断的基础治疗，随着即刻救治的开始，尽可能地将伤害降至最低点，不间断进行基础性预防，快速抢救疾病、非战斗伤员及战斗伤员，重点是要用少量的人力和物力提供医疗。新技术有纤维绷带和手持超声装置，使伤员在后送过程中不仅能检测出是否出血，而且还能止血。未来军事行动中将减少前线卫生人员数量，减轻救治平台重量，提高卫勤力量的救治能力、灵活性和机动性。

勤务需求 现代战争战救勤务需求：①灵活组织伤员救治阶梯。现代战争强调纵深打击，出现远距离交战的新趋势，使战场的前后方概念更为模糊。这种军事行动方式的变化使得伤员更加分散、流向更加不规则，以往分级救治、逐级后送的卫勤保障模式，需要重新认识，灵活把握。②应急支援保障需求增加。由于现代战争多采用联合作战、大范围机动作战、作战行动灵活多变，使伤员发生的规模和强度更加不确定，以往以定点保障为主的模式已不适用。要求各级卫勤力量必须具备应急支援保障能力，采取应对不同需求的灵活多变的组织形式。③强调特种损伤防护与救治。现代战争通常是在核、化、生武器威慑的背景下进行的。此外，未来作战行动中，人员还面临着激光武器、微波武器、粒子束武器、次声武器等一大批新概念武器和非致命性武器的威胁，卫勤力量除了应具备足够的自身防护能力外，还必须具备在特种战场上进行正常医疗后送的能力。

救治阶梯 战救勤务分为四个阶梯，分别为即刻救治、前方复苏手术、战区住院治疗和后送途中救治。

即刻救治 严重战伤的救治，最关键的时间就是在受伤后的 5~10 分钟，要求最先发现伤员的人员要实施即刻救治，稳定伤病员的伤情。包括几种不同的"即刻救治人员"，即自救、战场救生员、战地医生、战地医护兵、职责独立的医护兵、内科医生助手和内科医生，其中最关键的是战地医生和医护兵。未来战场，环境严重恶劣，部队高度分散、高度机动，伤病员需要技术熟练的战地医生和卫生员。

前方复苏手术 源于二战时期外科医生的创新，经过引入新的先进技术及长期的实践，前方复苏术已有了很大进步，前方手术技能使技术和外科手术得到广泛应用，从而增加手术初期的功效，减少不必要的死亡。新的前方复苏术观念对后勤和血液制品供应提出了新的需求，包括血液制品的再提供、储存、分配和使用。前方复苏术的目标就是要严格遵循手术规程，稳定伤员的伤（病）情，挽救肢体和生命，其重点是稳定伤员的伤情，然后用具有临床救治能力的后送系统将伤员后送，降低伤员的死亡率。

战区住院治疗 在分级救治中使用新研制的拥有标准配置的战区医院，战区医院为部队进驻时附加的、灵活的医疗单位，与后送、医疗报告、医疗情况认知系统完全联系在一起，作为一个整体，不间断地在最初治疗到确定性治疗中发挥作用。战区医院具有一定的可移动性，很容易实现战略撤离，一般位于战区运输中心附近，大致由三个相对独立的功能模块组成，即小型最初反应模块，能够到前方提供急救治疗；战区医院核心模块；机动突击模块，能够在短时间内独立地为伤病员提供医疗。战区医院能够在任何形势下提供不同作业形式的保障平台，减少战区卫生人员和物资的配备。

后送途中救治　伤病员在救治阶梯之间运送过程中的医疗救治，目标是确保伤员从伤病的地点到抵达确定性治疗机构途中都得到不间断的治疗。途中救治小组将会使用轻便的急救装备，从战场撤走伤势稳定的人员，保障情况稳定病人的后送平台到后勤和医药物资的支持，途中治疗小组必须要灵活、充分使用各种运送方式。即刻救治、前方复苏术和战区医院的全体医护人员应该确保病人已经做好后送的准备，能够遇见和排除后送过程中可能出现的问题，在条件允许的情况下，最大限度发挥临床能力、输送能力。在后送途中，治疗小组对病人进行不间断治疗，防止病情恶化。

救治种类　中国军队按照战（现）场急救、紧急救治、早期治疗、专科治疗、康复治疗五个救治种类进行分级管理。

战（现）场急救　为抢救负伤人员生命、改善伤病情况、预防并发症，在伤员的负伤地点附近采取的最初临时性救护。主要包括通气、止血、包扎、固定、搬运和基础生命支持六大技术。急救是分级救治的起点，直接关系到伤员的预后和后续治疗的效果。战时急救任务重，又往往是在敌火力和放射性沾染、化学染毒等直接威胁下进行。由连、营卫生人员的救护和广大官兵的自救互救共同完成。

紧急救治　为挽救伤员生命，防止伤病情况恶化，保证后送安全而采取的应急救治措施。它是对急救措施的补充和纠正，实质也是急救，只是比较专业化的初级急救。在战（现）场急救六大技术的基础上增加了检伤分类、不同伤病情况的专业急救处理，其中包括了一些简易手术治疗措施。通常由卫生士官和团以下单位军医在战（现）场或团救护所及相当救治机构完成。

早期治疗　在明确诊断基础上实施的正规救治，是以紧急救命手术为主的治疗环节，是一系列比较完善的紧急治疗措施，是在伤员救治过程中起着重要转机作用的环节。通常由师救护所及相当救治机构完成。

专科治疗　由专科医生在医院用专门技术手段对伤病员进行的确定性治疗，是在较稳定的环境中和完善的设备条件下进行的彻底解除伤病原因和生命威胁的根本性治疗，是在伤病员救治过程中起着决定性作用的环节，对提高治愈率、降低伤残率有重要作用。中国军队专科治疗通常由战略后方医院和配置在战役后方基地兵站的专科医院、分科较细的综合医院、征用指定的地方医院组织实施。此外，得到上级专科医疗队、手术队加强的野战医院，也可实施相应专科治疗。

康复治疗　在确定性治疗的基础上进行的，立足于改善生活和功能质量的完善性治疗。通常指在疗养院完成的功能恢复性治疗、训练和康复疗养，是在生命稳定条件下和伤病恢复期进行的治疗，指战伤救治工作的最后一个环节。此是"以人为本"思想的具体体现，它对战后出现的大量伤残人员的康复具有重要意义。

（刘　勇）

jiǎnyuán

减员（casualty）　军队参战人员因各种原因失去作战能力而离队所造成的人员损失。其中，因战伤、疾病和非战斗外伤而后送到一定救治机构的人员损失称为卫生减员，是卫勤部门的主要服务对象。现代战争卫生减员特点：①总体减员率下降。从战役角度分析，随着现代战争的总兵力投入减少、战役战斗时间缩短、兵力配置密度下降、武器不再以人员为重点攻击目标、人员防护装备取得长足进步并广泛应用于现代战争中，参战人员的总体减员率将呈下降趋势。②局部减员率上升。现代战争中，由于高技术武器，特别是精确制导武器的广泛应用，武器的射程更远、速度更快、精度更高、威力更大、可控性更强，使遭受攻击的局部地域减员率明显升高，从而发生大批伤员。另外，现代战争中由于后方城市遭袭的可能性增大，局部地域的平民减员也将大大增加。③减员的时空分布不确定。现代战争中，由于战场已无前后方之分，使得战争减员从空间分布上的前后方界限已不明显，可能先在战术地域发生，也可能先在战役后方发生。从减员的时间分布上看，战争初期往往不再是减员最多的阶段，而战争后期减员率却相对较高。

总减员　包括战斗减员和非战斗减员。

战斗减员　参战人员在战斗中所发生的减员。包括战斗中因遭受敌人各种武器袭击而发生的阵亡、失踪、被俘和离队的伤员。有的国家将作战中发生的冻伤伤员也列入战斗减员。阵亡是指参战人员遭受敌人武器袭击的现场死亡，或虽经抢救组救治但未送到一定救治机构之前的死亡。中国人民解放军规定，陆军伤员未送到团（旅）救护所之前的死亡，海军舰艇伤员未送到医院船或码头救护所之前的死亡，空军伤员未送到空军场站救护所之前的死亡，均为阵亡。有研究者认为，被敌人武器击中的负伤者，除因击中要害部位立即死亡者，大部分需要卫勤部门救治，前者即所谓阵亡，后者即所谓阵亡危险者。阵亡危险者在连、营救治机构救治无效阵亡者称Ⅰ型阵亡，在团、师救治机构救治无效者称Ⅱ型阵亡。失踪是指参战人员离队，经多方寻找仍下落不明者。伤员从广义上讲是指因物理、化学、机械等因素引起机体组织破坏、缺损、功能障碍，主要需外科救治的人员。战时，伤员主要是指参战成员遭受敌人各种武器袭击所致损伤和非战斗外伤引起的机体组织损害者，包括留队伤员和住院伤员两部分。作为卫勤统计的伤员是指负伤后离队并送到团以上救治机构救治者（并填写伤票）。哪一级救治机构将负伤者作为统计对象，各国军队因医疗后送组织和各级救治机构的编制、装备等不同而有差别。中国人民解放军规定，常规武器伤在团一级救治机构，核武器伤在早期救治机构，化学武器伤在团或早期救治机构；海军伤员在医院船或岸上码头救护所；空军伤员在场站救护所统计。

非战斗减员 与敌人武器杀伤和实施战斗无直接关系，是指因疾病、非战斗外伤等原因丧失作战和执勤能力而离队者，以及发生的意外死亡，造成参战人员减少。

卫生减员 参战人员因战伤、疾病和非战斗外伤而后送到一定救治机构的被救治者。包括战伤减员、疾病减员及非战斗外伤减员。他们不是一般的负伤和生病者，而是指负伤、患病后离开分队，并送到团以上救治机构救治的伤病员。它是计算卫勤工作量的主要依据。此外，尚有部分伤病员，因伤病情较轻不需离队，仍能继续参加战斗，此类伤病员称为留队伤病员，或随队伤病员。卫勤统计中的伤病员是指经过团救护所（或相当团一级的救治机构）进行医疗后送，根据伤票和病员登记统计的伤病员，不包括留队伤病员。

（刘 勇）

zhànshí yǐnshuǐ wèishēng
战时饮水卫生 （drinking water hygiene in wartime）

保证部队在战争或野外作训条件下饮水安全的一系列措施。水是人体的重要组成部分，水的生理功能主要是作为良好的溶剂促进体内物质代谢、调节体温及在器官内起润滑作用。饮水是人体内水的主要来源。军队作为一个特殊群体，劳动强度大、劳动作业环境恶劣，必须保证足量、清洁的饮用水。战时水源主要以地表水为主，容易受到污染，包括生物性污染（细菌、病毒、寄生虫、藻类及毒素等）、化学性污染（重金属、有毒化学品、农药等）和物理性污染（放射性）等；战时还可能存在核、化学、生物战剂污染和敌特分子投毒等。历史上由于饮水受到污染而影响部队战斗力，甚至导致战争失利的例子不胜枚举。因此，保障部队战时饮水卫生是保障军人健康和维持部队战斗力的重要手段。战时饮水卫生主要包括战时水源侦察、战时水质检验、战时水质净化和战时饮水消毒等内容。水质检验的目的是判断水质是否符合有关标准，是否适合战时饮用；水质净化和饮水消毒是保证饮水安全。

（李君文）

zhànshí shuǐyuán zhēnchá
战时水源侦察 （reconnaissance of water resource in wartime）

战时对水源进行的调查、检测和安全评估。通过水源卫生侦察可选择适合部队战时使用的水源、制订水源的利用与防护措施，根据水源水质制订净化消毒措施以保障战时饮用水的卫生学安全，保障部队战斗力。尤其是在敌人使用或有可能使用化学武器、生物武器或核武器的情况下，进行水源卫生侦察，具有特别重要的意义。

侦察内容 战时水源卫生侦察主要了解水源有无遭受物理、化学和生物性污染，水质是否符合饮用水源的卫生要求，以及水量是否充足等。具体内容包括水源周围的污染源调查、流行病学调查及水质、水量调查等。①水源周围污染源调查：内容包括水源周围是否存在污染源（如厕所、垃圾堆、牲畜饲养场所、医院、工厂、排污口、污水坑等），污染源与水源的关系（如污染源与水源的距离、污染源是否直接污染水源等），水源的构筑、使用与防护情况等。若在战时还需要注意是否存在核、化学、生物战剂污染区等。②流行病学调查：包括水源附近居民有无介水传染病（如霍乱、伤寒、痢疾、病毒性肝炎、钩端螺旋体病、腹泻、血吸虫病、人畜共患病等）、自然疫源性疾病、生物地球化学性疾病（如地方性氟中毒、砷中毒、碘缺乏病、大骨节病等），以及当地居民卫生状况和个人卫生习惯等。③水量调查：主要包括水源的数量、水源的水量，以及水量是否能满足部队需要。④水质调查：采用部队配发的水质检验装备对水源水质进行检测，包括水质细菌学指标（如条件不具备，可用消毒后余氯指标代替）、毒理学指标、感官性状指标和一般化学指标，必要时包括农药化学战剂指标和放射性指标。战时如果情况紧迫，且没有水质检验装备时，只能依靠水源周围地形和感官性状指标来决定水源是否可用。一般情况下，如果水中存在活的生物或小动物（如蝌蚪、小鱼等），则水源较安全。

结果评价　战时情况下，由于部队饮水期限较短，可按军队战时饮用水卫生标准对水源水质进行评价。评价内容包括水源周围卫生情况、水源防护和管理、水质状况（细菌学指标、毒理学指标、感官性状指标、一般化学指标、农药化学战剂指标和放射性指标）、水量是否充足、取用是否方便、水质净化消毒处理意见等，并写出评价报告交指挥部门参考。

（李君文）

zhànshí shuǐyuán zhǒnglèi

战时水源种类（types of water resource in wartime）　水源可分为降水、地表水和地下水三大类。特殊情况下，这些水源均可作为部队战时水源。

降水　包括雨水、降雪和冰雹等。降水水量无保证，中国降水分布受季节和地域影响很大，在部队平时供水中意义不大，但在战时或特殊情况下却有不可忽视的价值。中国人民解放军在历次战争期间，或到边远地区执行任务等，饮用雨水、冰雪水的事例很多。因此，了解降水的特征，因地制宜地利用降水，对保障部队战时和特殊条件下的给水具有重要意义。降水的主要特征是水质矿化度低，一般每升只有几个毫克，含有的杂质较少。边远地区、空气清洁的山区及乡村的雨雪水较清洁，杂质和细菌含量都很低。但由于降水过程中，水首先和大气接触，大气中的一些物质就会进入降水中。随着工农业污染的加重，尤其是大气污染，使得城市降水中杂质或细菌含量增加，水的 pH 值降低，有的地区已形成酸雨。当采用这类水源制取饮用水时特别注意要选择合适的水质净化和消毒措施，以确保制取的饮用水的质量。

地表水　主要包括海水、江河水、湖水、池塘水、溪流水和水库水等。其水质和水量受季节影响很大，且水质容易受到污染。因此，地表水浊度较高、含有的无机、有机污染物及微生物较多。地表水源（湖泊、水库、池塘水等）富营养化严重，水中可能含有藻类毒素等有毒有害物质，因此，以地表水为水源制取饮用水时，必须经过合适的净化消毒处理。海洋是世界上最大的水源，占全球水量的 97% 左右。由于海水含盐量高，味苦咸，不能直接饮用。但部队在紧急情况下或海岛作战时，海水也是一种后备水源，经适当处理（电渗析、反渗透等）后可以得到符合饮水标准的淡化水。

地下水　包括深层地下水（深井水）、浅层地下水（浅井水）、泉水等。地下水的储量是河水、湖水总量的几十倍。由于地下水经过土壤渗滤，水质良好，是一种理想的饮水水源。浅层地下水是中国广大农村最常用的水源，深层地下水常常被作为城镇或企业的集中式供水水源。中国人民解放军大多数集中供水水源也是深层地下水。但随着大规模开采地下水，致使其储量越来越少。战时条件下，利用浅层地下水为水源的情况较多。地下水水质一般较好，浊度低、有机物和细菌含量少，溶解氧少，溶解盐类含量高，硬度和矿化度高，经过加热或消毒剂消毒即可饮用。不过，由于受地域影响，某些地区地下水中一些无机成分含量可能过高或过低，如硝酸盐、亚硝酸盐、氟、碘、砷等，需要进行净化处理及消毒。

（李君文）

zhànshí shuǐyuán xuǎnzé

战时水源选择（selection of water resource in wartime）　对可作为战时水源的降水、地表水、地下水进行选择的原则和方法。战时水源选择的基本原则是在水源卫生侦察与评价基础上选择水质良好、水量充沛、取用方便和便于防护的水源。水源选择的顺序一般为深层地下水（或泉水）＞浅层地下水＞河水＞水库水＞池塘水。部队在战时或野营情况下，由于机动性强，给水净化消毒措施不完备，因此，尽量利用部队驻地原有的饮用水（水源），包括城镇集中式饮用水和农村分散式水源等。当这些水源的水量不能满足需要时，可考虑工农业供水水源，如农田的机井，或利用驻地的其他水源，如较洁净的地表水等。但选择新的水源时要考虑净化消毒能力，如部队只装备有消毒剂，则最好选择感官性状比较好的水源；若还备有混凝、过滤设备，则一般浊度较高的水源也可以利用。水源周围环境卫生状况良好，无固定污染源存在。选择水源还应遵循使用方便、便于管理、设备需要少、技术经济上合理等原则。此外，在缺水地区还可取用降水。

（李君文）

zhànshí shuǐzhì jiǎnyàn

战时水质检验（water quality detection in wartime）

根据军队战时饮用水卫生标准进行的水质物理化学指标、毒理学指标和细菌学指标检验。战时饮水卫生检验是部队战时和野外作业饮水安全的必要保障，但由于环境和条件的限制，战时水质检验主要采用水质理化检验箱和细菌检验箱在现场进行。该检验箱便携、检测技术操作简便、快速、准确，检测项目比标准要求少，但包含能反映水质安全状况的主要指标，如毒理学指标、细菌学指标和部分理化指标等。

（李君文 金 敏）

zhànshí shuǐzhì lǐhuà jiǎnyàn

战时水质理化检验（physical and chemical testing of water resource in wartime）

根据军队战时饮用水卫生标准进行的水质物理化学指标检验。它是执行水质标准、评价水质、保证供水质量的重要手段之一。

检测项目 战时水质理化检验依据饮水期选择不同的检测项目，其中，战时饮水期划分为短期和长期，短期为7天以内，长期为90天以内。

常规理化指标：分为六类，共25项。①对于7天饮水期，检测项目18项，包括感官性状指标4项（色、浑浊度、臭和味、肉眼可见物），一般化学指标2项（pH值、氨氮），毒理学指标3项（砷、汞、氰化物），农药及军用毒剂指标7项（有机磷农药、沙林、梭曼、VX、硫芥、路易斯剂、BZ）；放射性指标1项；消毒剂常规指标1项，即含氯消毒剂（游离余氯）。②对于90天饮水期，无需检测农药及军用毒剂指标，但检测项目仍为18项，包括感官性状指标4项（色、浑浊度、臭和味、肉眼可见物）；一般化学指标5项（pH值、总硬度、硫酸盐、氯化物、氨氮）；毒理学指标7项（砷、汞、氰化物、氟化物、铅、铬、镉）；放射性指标1项；消毒剂常规指标1项，即含氯消毒剂（游离余氯）。

非常规理化指标：①对于7天饮水期，检测项目3项，包括毒理学指标1项（微囊藻毒素-LR），消毒剂指标2项（臭氧和二氧化氯）。②对于90天饮水期，检测项目6项，包括毒理学指标2项（微囊藻毒素-LR，硼），一般化学指标2项（铁和锰），消毒剂指标2项（臭氧和二氧化氯）。

检测方法 战时水质理化检验采用适于现场和战时需要的WES-02型检水检毒箱。该检验箱不仅可以检测所有的战时水质理化项目，而且操作简便、快速、结果准确、简易便于携带，是部队在野战条件下实施饮水卫生保障不可缺少的条件。见检水检毒箱和军事医学卷的战时水质理化检验。

（李君文 金 敏）

zhànshí shuǐzhì xìjūn jiǎnyàn

战时水质细菌检验（bacterial testing of water resource in wartime）

根据军队战时饮用水卫生标准进行的水质细菌学指标检验。它是判断饮用水细菌学安全性的重要指标。

检测项目 包括菌落总数、总大肠菌群和大肠埃希菌。

检测方法 采用滤膜法进行水质细菌检验。

水中菌落总数的检验 菌落总数是指水样在营养琼脂培养基上有氧条件下37℃培养24小时后，所得1ml水样所含菌落的总数。方法：将1ml水样经过滤膜（0.45μm孔径）后，细菌被阻留在滤膜上，将滤膜贴在营养琼脂培养基上37℃培养24小时，通过膜上菌落计数得出1ml水样中的菌落总数。按照《军队战时饮用水卫生标准》（GJB 651）中饮用水水质卫生要求，每1ml水样中菌落总数不应超过100，菌落总数单位用"CFU/ml"表示。

水中总大肠菌群的检验 总大肠菌群是指一群在37℃培养24小时能发酵乳糖、产酸产气、需氧及兼性厌氧的革兰阴性无芽胞杆菌。方法：将100ml的水样通过孔径为0.45μm滤膜，然后将滤膜贴于含有乳糖的品红亚硫酸钠培养基上，37℃培养24小时后，计数具有一定特征的菌落（带金属光泽的菌落），即得水中总大肠菌群数。按照《军队战时饮用水卫生标准》（GJB 651）中饮用水水质卫生要求，每100ml中总大肠菌群不得超过1。

水中大肠埃希菌的检验 用滤膜法检测水中总大肠菌群阳性，将滤膜在含荧光底物（MUG）培养基上培养，能产生β-葡萄糖醛酸酶分解荧光底物释放出荧光产物，使菌落能够在紫外光下产生特征性荧光的细菌。方法：将总大肠菌群滤膜法有典型菌落生长的滤膜再次贴于含有MUG培养基的平板上，36℃±1℃培养4小时后，将平板置于暗处用波长为366nm、功率为6W紫外灯照射观察，计数边缘或背面有蓝色荧光产生的菌落，即为大肠埃希菌数。按照《军队战时饮用水卫生标准》（GJB 651）中饮用水水质卫生要求，每100ml水中大肠埃希菌不得检出。若水样中检出大肠埃希菌，则说明水体可能已受到粪便污染，存在发生肠道传染病的可能性，必须采取相应的消毒措施。

见军事医学卷战时水质细菌检验。

（李君文 金敏）

shuǐzhì xìjūn jiǎnyànxiāng

水质细菌检验箱（water test kit for bacteria）

部队卫生防疫人员平战时在实验室或野外条件下进行生活饮用水、水源水等微生物指标检测的装备，也是平战时进行水源选择、水质评价和水处理效果判断的重要工具。它具有携行方便，操作简单，结果准确等特点。

发展史 69型水质细菌检验箱是最早研制的水质细菌检验箱，它将无电源培养箱和实验用工具为一体，初步实现能在简陋、无电源的条件下甚至于野外完成检验的任务。此后，为了适应国家标准和野外现场应用的需要，88型和08型水质细菌检验箱依次被开发研制出来。

88型水质细菌检验箱 根据中华人民共和国国家标准《生活饮用水卫生标准》（GB 5749-85）和《军队战时饮用水卫生标准》（GJB 651-89）而研制的细菌学指标检验箱。它将检验试剂和检验器材与培养系统分开，由细菌检验箱和便携式恒温培养箱组成，可进行水中菌落总数、总大肠菌群的检验，必要时还可进行水中肠道致病菌（沙门菌属和志贺菌属）的检测，而培养箱为一小型手提箱，交直流电两用，箱体积29cm×20cm×19cm，有效培养空间13cm×12cm×10cm，重4.6kg，可以在10~50℃选择合适的培养温度。

08型水质细菌检验箱 军事医学科学院卫生学环境医学研究所根据修订的国家标准《生活饮用水卫生标准》（GB 5749-2006）和《军队战时饮用水卫生标准》（GJB 651-89）的要求而研制出的新一代水质细菌检验装备，由水质细菌检验箱（图）和可折叠便携式培养箱两部分组成。

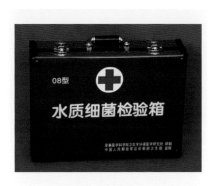

图 08型水质细菌检验箱
军事医学科学院卫生学环境医学研究所，王新为提供

主要功能 可进行菌落总数、总大肠菌群、耐热大肠菌群和大肠埃希菌4项水质常规微生物指标的检测及其培养。

菌落总数 在实验室内使用本检验箱并结合实验室条件，采用营养琼脂倾注法，而在野外现场则直接使用本检验箱中的滤膜法进行检测。

总大肠菌群 在实验室内和野外现场均使用滤膜法，符合国家标准《生活饮用水标准检验方法》（GB/T 5750-2006）。

耐热大肠菌群 在实验室内和野外现场均使用滤膜法，符合国家标准《生活饮用水标准检验方法》（GB/T 5750-2006）。

大肠埃希菌 在实验室内和野外现场均使用滤膜法，符合国家标准《生活饮用水标准检验方法》（GB/T 5750-2006）。

基本战术指标 采用铝合金材质，掀开提箱式结构。箱体体

积为49.5cm×38cm×14.5cm，重量约为7.5kg，具有一定的抗压坚固性。可折叠便携式培养箱为软式箱体，可折叠、重量轻、体积小、容积大、保温性能良好、采用4根支撑杆将软式箱体撑开，以确保培养箱的稳固。

（李君文 金敏）

jiǎnshuǐ jiǎndúxiāng

检水检毒箱（water test kit for toxic substances）

部队卫生防疫人员用于平战时进行水源选择、水质评价和水处理效果判断的重要工具，也是化学战时侦检饮用水和军粮是否染毒进行评价的检验装备。

发展史 检水检毒箱的雏形是研制于20世纪70年代的78-1型检水检毒箱，由全军大协作研制成功，主要采用玻璃管液体试剂进行比色检测；至80年代中期，由军事医学科学院牵头，沈阳军区军事医学研究所、第四军医大学等单位参加，共同研制出85型检水检毒箱，成为军队正式装备。该箱可检测项目24项，其中一般理化和污染指标17项，常见毒物3项，军用毒剂4项。该箱将液体试剂改为固体试剂并按照一次用量密封包装，操作简便、快速；同时，将玻璃器材改为塑料器材和检测管等简易剂型和包装。1997年，85型检水检毒箱和85型理化箱合并成WEF型检水检毒箱，检测项目在85型检水检毒箱的项目基础上增加了铅、铬、钡、硼、肉眼可见物5项检测项目，检测项目共计29项。2003年新研制的WES-02检水检毒箱通过后勤军工产品定型，并配发到师团级卫生防疫部门使用。

WES-02型检水检毒箱是由军事医学科学院卫生学环境医学研究所研制的新一代正式后勤装备

（图）。该箱在原有 WEF 型检水检毒箱的基础上，将检测系统设计为两种，一是目视比色进行定性、半定量检测；二是用仪器进行定量检测，并可自动显示被测物浓度（mg/L），提高神经性毒剂的检测灵敏度。检测内容设计为四个模块，可根据检测项目需要，携带任一模块、单元。检验箱轻便、易操作、快速，每项检测只需要 3~10 分钟完成（细菌指标除外）。

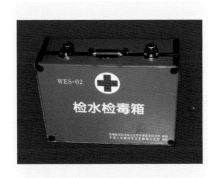

图　WES-02 型检水检毒箱
军事医学科学院卫生学环境医学研究所，欧国荣提供

主要功能　WES-02 检水检毒箱可快速检测项目 30 项，其中水中感官指标 5 项（色、浑浊度、臭、味、肉眼可见物），一般化学指标 9 项（pH 值、总硬度、硫酸盐、氯化物、硝酸盐氮、亚硝酸盐氮、漂白粉有效氯、氨氮、铁），毒理学指标 7 项（砷、汞、氰化物、氟化物、铅、铬、镉），细菌学指标 3 项〔菌落总数、总大肠菌群、余氯（游离余氯、结合氯）〕，军用毒剂指标 6 项（沙林、梭曼、VX、硫芥、路易斯剂、BZ）。

基本战术指标　检水检毒箱外形尺寸为 491mm × 351mm × 170mm，总重为 11.0kg。检测灵敏度达到或高于《军队战时饮用水卫生标准》（GJB 651-89）的规定。军用毒剂每项检测样品数目不少于 25 个，其他每项检测样品数目不少于 50 个。根据需要，可抽取几项检测管独立进行水质检测。

（李君文　金　敏）

zhànshí shuǐzhì jìnghuà

战时水质净化（water purification in wartime）

部队在战时条件下，应用水质净化的理论和技术，对所选定的饮用水源进行处理的措施。战时水质净化能及时地供给足够量的符合饮用卫生要求的水，以保障指战员的健康和部队战斗力。部队在战时要进行非常紧张繁重的体力和脑力劳动，会造成机体水分的大量流失，如不能及时补充饮水，势必影响指战员的身心健康，导致战斗力的下降。在不同的地理环境中，水源水会受到各种物质不同程度的污染；而现代化战争条件下，核化生战剂也会对水体产生污染，严重威胁指战员的健康和战斗力。因而做好战时水质净化工作，是军队饮水卫生工作的重要内容，对保障部队战斗力，有着最直接最现实的意义。

部队在野战条件下，很难找到符合饮水卫生标准的自来水。唯一有效措施是对饮用水源实施洁治、消毒，以确保军人健康。

净化工艺　战时水质净化技术主要以物理方法或物理化学方法为主，包括混凝沉淀、过滤等工艺。处理对象主要是水中悬浮物、胶体杂质、有害离子、有机污染物、核化生战剂污染、细菌、病毒、原虫等。

混凝沉淀是指在水源水中加入混凝剂，通过吸附、沉淀等物理化学过程去除水中的污染物。常用的混凝剂包括铝盐、铁盐和聚合氯化铝等。过滤是以具有孔隙的粒状滤料层或膜，截留水中的杂质从而使水获得澄清的过程，主要包括砂滤、膜滤等。

净水装备　由于战时部队所处的特殊环境和饮水供应的急迫性等特点，战时可采用集中式与分散式相结合的供水系统。净水装备要体现出系列化的特点，要针对不同建制规模的单位开发不同的净水装备。主要包括集中式供水、单兵净水装备、成建制单位净水装备、特殊环境中的水质净化装备及水的储备与运输等。

集中式供水是指在战时条件下，在一定区域内设立给水站，集中进行采水、净化、消毒和针对水中特殊污染物的去除等工艺，有计划地运送、分配给各部队饮用。单兵净水装备是指在战时条件下，适合指战员个人携带使用的水质净化装备，具有体积小、重量轻、多种净水工艺于一体、操作方便等特点。成建制单位净水装备是指针对不同建制单位的人数规模，采用各种净水工艺进行组合，保障建制单位人员获得足够量的安全饮用水的水质净化装备。特殊环境中的水质净化装备主要是指部队在战争中遇到各种极端给水困难的情况下，如干旱荒漠、海岛、核化生战剂污染等，采用恰当的净水工艺对受污染的水进行净化处理，从而保障指战员饮水安全的净水装备。水的储备与运输主要是指配水站和各种贮水、输水、运水器材。

（李君文　张　斌）

yězhàn jǐshuǐzhàn

野战给水站（field water supply station）

在野战条件下设置的有取水、净水、贮水、配水等设施及附属设备的集中式供水机构和场所。结合战斗部署，在一定区域内设立给水站，集中进行采水、净化、消毒和针对水中特殊污染物的去除等工艺，有计划地运送、分配给各部队饮用，是保证饮用水安全的有效措施。

设置 除符合军事原则外，应选在水量充足，水质良好的水源附近，水源周围50m内应无污染源，能方便地开展净化、贮存和分配工作，要尽可能地靠近第一线部队，有良好的进出道路。便于隐蔽和防护，一方面是要躲避敌方的侦察、袭击，即野战给水站建站通常应在便于隐蔽、便于施工的地区；另一方面给水站要避开自然危害较大的地区，尤其要避开洪水、泥石流、山体滑坡、雪崩等可能发生自然灾害的地段，以免对野战给水保障带来危害。根据高技术战争条件下对供水保障的时间限制既严格又短暂的特点，给水站地址要选择在易于施工的地点，以便于在规定的时间内尽快完成建站任务。

管理、运行与防护 各级野战给水站均应配备与供水量相适应的取水、净水、贮水和配水的器材设备和各种运水工具。供水时间分为全日连续供水和定时间断供水，集团军师以上单位应采用连续供水。各供水单位要建立严格的给水站卫生管理制度和详实的水源水质档案，并由专人负责管理和记录。保持管水人员稳定，定期进行技术培训，提高管水人员的技术素质和管理水平。取水点处要加盖房舍进行卫生防护，防止水源被破坏。对破损管道要及时维修、更换；安装完善的净化消毒设施；根据水源水质具体特点，采取相应的净化消毒工艺。在净化消毒装置的选型安装上应把好质量关，相应的技术部门要提前对所列装的各种设备的耐用程度和效果进行试验评估。

对已安装净化消毒装置的给水站，应加强使用、维修管理，以保障装置的正常运行。在给水站正常运行后，相关技术人员要依据国家或军用标准所规定的检测项目对对水质净化和特殊污染物去除效果进行评估，有现场检测技术条件的单位要定期进行现场取样检测，否则应在取样后迅速送交相关技术部门进行检测。消毒措施可采用安装消毒液发生装置在线消毒和投加消毒药剂两种，但都应储备一定量的固体消毒药剂以应对突发情况，并定期以国家或军用标准规定的指示菌为指标对消毒效果进行评估。

（李君文 张 斌）

yězhàn dānbīng jìngshuǐqì

野战单兵净水器（field drinking water purifier for single soldier） 在战时条件下，适合指战员个人携带使用的水质净化装备。由于现代战争中部队的高度机动，个人或小分队指战员需脱离后方供水系统的保障范围进行军事行动，无法携带大量饮用水，只能就地取水，若直接饮用来源不明、未经净化消毒处理的水，极易影响身体健康，导致战斗力下降。这就要求为他们提供无需外接能源、体积小、重量轻、携带方便、操作简单、能快速高效地去除多种污染物的净水装备。

主要净水材料 主要分以下几种：①吸附或交换材料。主要采用颗粒活性炭、活性炭纤维和离子交换树脂等。它们均具有发达的内部孔隙结构，比表面积大。活性炭材料对色、臭、味、有机物的吸附效果较好，而离子交换树脂对重金属离子和阴离子具有较强的交换能力。近年来研制成功的一些新型吸附材料则综合了上述二者的优点，对有机物和无

机离子都具有较高的吸附效率，但还没有被广泛地应用于野外给水系统中。②膜材料。膜过滤是一种较严格的物理分离技术。其主要作用机制为物理筛分、架桥、微粒相互堆挤、膜表面吸附等。依据所选用膜组件的过滤孔径，可保证稳定的出水水质。在单兵净水器中，主要应用微滤膜组件为其过滤核心部件，孔径在$0.01\sim10\mu m$，这其中又以有机膜和无机陶瓷膜的应用最为普遍。③消毒、杀菌与抑菌材料。除了传统的化学消毒药剂外，在单兵净水器中，还可采用载银活性炭、多碘树脂和合金滤料（如KDF滤料）等为消毒材料。前两种为传统杀菌抑菌材料，对其研究和应用较多；KDF滤料为新型材料，主要作用机制为与污染物进行电子交换产生的氧化还原反应，从而有效吸附截留水中的重金属物质，控制微生物及藻类生长。

主要净水工艺 有的是采用载银活性炭或活性炭与碘树脂联合，利用活性炭良好的吸附性能，对水中污染物进行吸附去除，再经消毒后饮用。该工艺流程简单、操作压力小、过滤精度低，只适用于较为洁净水体。有的采用活性炭与其他多孔滤材制成的过滤装置，经吸附过滤消毒后饮用；有的采用膜过滤，可以直接滤除细菌供饮用；有的采用多孔滤芯、载碘（或银）树脂和活性炭，组装成袖珍净水器，携带使用比较方便。

（李君文 张 斌）

yězhàn yǐnyòngshuǐ chǔlǐ zhuāngbèi

野战饮用水处理装备（field drinking water treatment equipment） 供野战条件下使用的各种类型机动净水装置。其主要装备对象为连级以上作战单位，为

其在脱离后方供水补给条件下获得足够量的安全饮用水提供保障。其基本要求是对水源适应范围广、净化速度快、装置轻便、操作容易、制水成本相比于常规工艺可适当提高。

主要净水材料 由于集中式野战饮用水处理装备可以拥有相对较大的体积并可接入外接能源（交流电、汽油、柴油等），因此在更为广阔的范围内选择和使用净化材料。上述野战单兵净水器中所用到的净水材料均可应用于此。除此之外，还可用到以下净水材料：①混凝剂与助凝剂，在应用混凝-沉淀工艺进行水质净化时要用到混凝剂和助凝剂。混凝剂有铝盐、铁盐等。铝盐是最常用的混凝剂，如明矾、硫酸铝及铝矾土、聚合氯化铝铁等。助凝剂是一类与混凝剂同时使用时能提高混凝效果的物质，助凝剂有的本身也有混凝作用，一般分为两类，一类调节或改善混凝条件的药剂，另一类是加大絮状物粒度、比重和结实性的药剂。最常用的是有机和无机高分子助凝剂，如活化硅胶、淀粉衍生物、藻朊酸钠、聚丙烯酰胺等，可有效促进絮凝物的形成，加速其沉降，提高混凝效果。②超滤、纳滤、反渗透膜组件，相比于微滤膜该类膜组件拥有更小的膜孔径，可去除水中大部分有机物和离子，因所需较大的跨膜压力，需要外接能源提供动力。

主要净水工艺 ①以混凝-沉淀-过滤-消毒为主的传统工艺。传统工艺主要以去除浊度（悬浮物、胶体等）和杀灭病原微生物为目的，已很难适应受有机物污染的水源水处理，存在出水浊度和有机物浓度超标等问题，因此通常在工艺后增加深度净化单元，如粉末滤料吸附、黏土吸附。消毒装置可采用次氯酸钠发生器等现场制备消毒药剂。各单元可分开独立或联合使用。②膜-混凝反应器：混凝可有效去除水中大分子量物质；膜分离可以保证出水的浊度及细菌总数达标，并且可大幅提高有机物的去除效果，用膜分离可以取代传统的沉淀、过滤工艺，因此二者组合具有互补性，而且还可能使装置具有体积小、简单、运行管理方便、出水稳定优良的优势。③膜-滤料吸附组合工艺：在饮用水的深度处理中，该工艺将滤料投加于膜反应器内部，针对不同的污染物质可有针对性地选择不同的滤料，而膜过滤截留作用又可以将所投加的滤料完全截留在处理单元内部，从而保证出水水质的良好，并且可以在系统内部设置曝气装置，利用滤料对膜表面的冲刷作用延缓膜污染。

（李君文　张　斌）

sānfáng tiáojiànxià jǐshuǐ

三防条件下给水

（water supply in nuclear, biological and chemical defense） 部队在战争中遇到饮水水源被核化生战剂污染的情况下，为保障指战员的饮水安全，采用恰当的净水工艺对受污染的水进行的净化处理。对受核化生武器污染的水原则上不能使用，只有在无法获得未受污染的水源时，才可对受污染的水进行净化处理，处理后必须经过检验，证明水质符合战时军队饮用水卫生标准方可饮用。

水中放射性物质的去除 可采用混凝、沉淀和过滤的方法去除水中大部分的放射性物质。在水中加入干净细土经一定时间的搅拌和静置后，检查合格，消毒后可饮用。在水中加个人饮水澄清剂（含活性炭、磷酸钙等物质），另加干净细土，搅拌和静置一定时间后，用毛巾过滤，可去除大部分放射性污染。如再加入极少量的硝酸银，则可提高对水中放射性碘的去除效果。中国人民解放军研制的"三防净水袋"，其基本原理与上述相同，再加上漂白粉和颗粒活性炭过滤袋，可去除铀裂变产物 60%～90%。再经离子交换树脂过滤，可获得较好效果。

水中化学战剂的去除 一般采用超氯-混凝-过滤的方法。该法可以对水中各种已知毒剂进行处理，消毒剂的用量要根据水中的毒剂性质和浓度而定。当水中的毒剂性质及浓度不明时，则可采用活性炭吸附-碱化-混凝过滤的方法。若已知是神经毒剂，则可用碱化-混凝-过滤的方法进行净化。

煮沸法是另一种简单的消除水中化学性战剂的方法。煮沸时应注意通风，最好在室外进行。针对神经性毒剂、硫芥、氮芥染毒水，可敞开煮沸；路易斯剂染毒水需先调水质至碱性，再加三氯化铁，并延长煮沸时间，取上清液饮用。氰类毒剂染毒水，应先调水至酸性，再煮沸。但煮沸法对失能性毒剂毕兹的去除效果不理想。

中国人民解放军研制的"三防净水袋"对化学性战剂也有很好的去除效果。

水中生物战剂的消除 水中生物战剂去除方法主要为煮沸与超氯消毒。煮沸消毒，一般细菌、病毒至少要煮沸 15 分钟以上，若是芽胞或毒素则应煮沸 60 分钟以上，才能饮用。若有葡萄球菌肠毒素污染，则煮沸法不适用。超氯消毒，采用含氯消毒剂，消毒

30 分钟后，游离余氯不得低于5.0mg/L。消毒后，加入硫代硫酸钠进行中和，以消除余氯的异味。若水质不良、浑浊或有机物、氨较高，应经预处理后再超氯消毒。

核化生战剂污染水综合消除法 当怀疑有两类以上战剂污染水时，可以采用下列方法：①中国人民解放军研制的"三防净水袋"。②综合处理法。氯消毒→氢氧化钠调 pH 值至 11→活性炭粉吸附→黏土吸附→硫酸亚铁还原→静置沉淀→上清液经活性炭和混合离子交换树脂过滤。③膜分离技术，既能有效去除水中的毒剂，又能去除水中放射性物质。不同的膜技术由于去除机制不同，所适用的水质及现场条件也不尽相同。

(李君文　张　斌)

zhànshí yǐnyòngshuǐ chǔ-yùn

战时饮用水储运 （drinking water storage and transportation in wartime） 包括配水站和各种贮水、输水、运水器材。战时供水是一个复杂的系统工程，需要各部门紧密配合，协调工作。配水站是专门贮水和配水的机构和场所。水由运水车或野战输水管送水。部队在前进的过程中，每隔一段距离（约数公里）设给水站一座，由水罐车把水送到各配水站。战斗地域向前推进，输水管道也随之向前延伸，建立新的给水基地。配水站常设置于用水部队的配置地域或行军路线休息地，并便于隐蔽、伪装和交通方便场所。站内配备有贮水设备、水泵、配水器材等，必要时还配备有净化、消毒或特殊处理设备。贮水除固定的贮水池外，多用橡胶、帆布、尼龙制成软体贮水设施。中国人民解放军各种型号的贮水设备如大至 6000L 的贮水罐，

小至 100L 的水袋。贮水设备需明确贮水期，并密切观察余氯指标以确保水质符合标准要求。运水设备有水槽车、拖式水槽车、也有人背的背水袋；也可以用胶管或玻璃钢管输水。所有贮水、运水、输水器材均应注意定时清洗、消毒。

(李君文　张　斌)

zhànshí yǐnshuǐ xiāodú

战时饮水消毒 （drinking water disinfection in wartime） 部队在战时采用物理、化学等方法将饮水中的肠道致病微生物杀灭到一定程度，防止饮用者发生肠道传染病的卫生保障措施。

饮水消毒技术归纳起来主要分物理法和化学法两大类。物理法是采用热、紫外线照射、超声波高频辐射等方法使微生物的蛋白质在物理能的作用下发生凝聚或使遗传因子发生突变而改变微生物的遗传特征，从而达到消毒目的；化学法则是利用无机或有机化学药剂灭活微生物特殊的酶，或通过剧烈的氧化反应使微生物的细胞质发生破坏性降解而达到消毒的作用。煮沸是一种安全而不改变水质的最好的消毒方法，但部队在机动或紧急情况下，不可能及时供应大量开水，因此，采用化学消毒剂进行饮水消毒便成为一种符合卫生要求而又较简便易行的方法。部队战时饮水消毒根据使用对象不同，主要有战时单兵饮水消毒和战时小分队饮水消毒。

战时饮水消毒是部队实施野战给水卫生保障的物质基础，是部队战时获取安全饮水的关键措施，是战时水质改善过程中最重要的一个环节。战时条件下由于水源、净化处理条件和设备等限制，必须采取应急处理方法，并要求简便、快捷、有效。战时所

有饮用水必须消毒，常氯量消毒法消毒接触时间要求至少 30 分钟，只有在时间充裕的情况下才能使用。战时紧急情况下，水源受到严重污染或发生消化道传染病流行或生物战时，为了缩短水处理时间并保证消毒效果，常采用超氯消毒方法，加入较大剂量消毒剂（正常消毒时消毒剂投加量的 5~10 倍）搅匀，消毒10~15 分钟，再按照余氯∶硫代硫酸钠 = 1∶3.5 的比例加入硫代硫酸钠脱去余氯即可饮用；加入一定量的维生素 C 同样可以中和余氯，采用炭或木炭过滤器也有一定的脱氯效果。

(李君文　尹　静)

zhànshí dānbīng yǐnshuǐ xiāodú

战时单兵饮水消毒 （drinking water disinfection for individual soldier in wartime） 部队在野外分散活动时，以单兵为基础采取的饮水消毒措施。部队在行军作战中，班、排或战斗小组活动多，机动性大，在这种情况下常会遇到污染水源，无法使用集中式水处理设备。因此，个人饮水消毒成为部队给水卫生中不可缺少的重要措施。主要使用各种饮水消毒剂在军用水壶内进行，或采用相应的个人饮水消毒器材。

个人饮水消毒剂 为适用战时单兵饮水消毒的需要，个人饮水消毒剂要求简便快速，崩解或溶解快，消毒效果可靠，安全无毒，不产生异臭异味，性能稳定，能较久储存而不失去消毒效果。

漂白粉 又称含氯石灰，学名次氯酸钙，也称次氯酸钙氯化钙的复盐，其主要成分是次氯酸钙 $[Ca(ClO)_2]$，有效氯含量为30%~38%。为白色或灰白色粉末，有显著的氯臭味，微溶于水。很不稳定，吸湿性强，在空气中

容易吸收水分和二氧化碳而分解失效，在阳光或热的环境下，也会分解失效。

漂白粉精 学名为无水次氯酸钙，为白色或灰白色粉末，有显著的氯臭味，性质比漂白粉稳定，无吸湿性，可以保存较长时间，但遇到水分或潮湿空气，能引起发热，起燃或爆炸。

69-1 型个人饮水消毒片 主要成分是氯溴三聚异氰尿酸，每片重约 30mg，其中含有效氯 1~2mg，溴 16~18mg。该片剂消毒快，效果好，密封防潮可储存 4 年以上。对符合饮用水水源标准的饮水，每军用水壶水加 1 片，摇匀 1 分钟，5 分钟后可饮用。由于卤素含量较高，消毒效果比较可靠，但消毒后的水有溴臭味。

81-1 型个人饮水消毒片 69-1 型个人饮水消毒片的改进型，消毒剂的臭味小，消毒效果较好。

双层个人饮水消毒丸 为解决饮水消毒片的臭味问题，中国人民解放军研制出了双层个人饮水消毒丸，其采用特殊的工艺将消毒剂和脱氯剂结合到一起。外层为二氯异氰尿酸钠，每丸含有效氯为 10mg 以上，内层为相应量的亚硫酸钠，两层用虫胶膜隔开。对于符合饮用水水源标准的水，每军用水壶水加 1 丸，振摇 1 分钟，放置 10 分钟后再次摇匀，即可安全饮用，并脱去多余的氯味。

双层个人饮水消毒片 该双层个人饮水消毒片其中一层是消毒片，主要成分为氯溴异氰尿酸（活性溴含量 80%）、树脂粉、无水碳酸钠等，其入水后可在 30~60 秒崩解。另一层为缓释性亚硫酸钠，以缓慢中和消毒后过量的卤素，从而实现既消毒，又无卤素异味的目的。

有机碘片 中国人民解放军曾研制有机碘消毒片，含三碘化二硝酸六脲铝 30mg。对于符合饮用水水源标准的水，每军用水壶水加 1 片，摇匀，10~15 分钟可饮用。有机碘片性能稳定，溶解性较好，但消毒后水中余留有碘味，其色味可用维生素 C 片去除。

碘酒或碘液 在紧急情况下也可以用 2% 碘酒或碘液（2g 碘加 1.4% 碘化钾）进行饮水消毒。此法简便，但可使水具有碘的颜色和气味，且遇淀粉会变成蓝色。可以用维生素 C 脱除异色、异味。

饮水消毒器材 主要为接触过滤性消毒器，即将碘、溴、银等消毒剂负载于不溶性载体上，如颗粒活性炭、离子交换树脂等而形成的接触消毒剂，水通过此消毒剂过滤而达到消毒的效果。

82-1 型个人饮水净化器 此净化器由一个接触过滤消毒管和一个半定量净水药品管组成。接触过滤管由滤水头、载银离子交换树脂、吸嘴组成，可除去水中悬浮颗粒和杀灭细菌。净水药品管有聚合氯化铝，管上有半定量出药孔，可消毒 100L 符合饮用水水源标准的水。

88-1 型个人饮水消毒管 由进水口、聚丙烯纤维（初级滤层）、载银树脂（一级净水介质）、载银活性炭（二级净水介质）和吸嘴组成。全长 18cm，重 20g，可消毒 380L 符合饮用水水源标准的水。能去除大肠杆菌、大肠杆菌噬菌体 f_2，并可除去部分金属毒物、农药、致癌物等。

89 型个人饮水消毒管 结构与 88-1 型个人饮水消毒管类似，内装碘树脂，全长 17.4cm，重 24g，可消毒 100L 符合饮用水水源标准的水。

个人饮水消毒管使用时要求原水浑浊度小于 15 度，否则原水需先经过处理，使用前需先用清水浸泡消毒管 5 分钟，将过滤介质泡胀，吸水时速度不宜过快，否则将影响效果。

（李君文 尹 静）

zhànshí xiǎofēnduì yǐnshuǐ xiāodú

战时小分队饮水消毒 （drinking water disinfection for team in wartime） 部队在野外分散活动时，以小分队为基础单位采取的饮水消毒措施。战时小分队饮水消毒可使用各种饮水消毒剂或器材，以及装备部队的各种大型净水设备。

饮水缓释消毒药械 该产品主要由缓释消毒片和缓释消毒器配套组成。其中缓释消毒片主要成分为二氯异氰脲酸钠（氯制剂）和硬脂酸镁（黏合剂）。缓释消毒器是一可随意调节多孔轴心的塑料圆桶装置，用于盛放缓释消毒片并控制有效氯的释放速度。适用于战时小分队的饮水消毒，也适用于边防部队和野外驻军以水井、水窖、储水、自供水为供水方式的饮水消毒。每吨水放入 25 片，可持续消毒 30 天左右，动态静态均可。既可确保消毒效果持久，又方便部队实际使用和管理。具有操作简单、使用方便、消毒效果可靠的特点。

电解水消毒器 该装置采用电解技术，江河湖海水等流经该消毒器，就能被消毒，出水无毒无味，达到国家相关的消毒标准。本发生器采用全自动化设计，使用时不需加药，不需前处理，也不需专门清洗和更换零配件，安装时串联在管网末端或水处理工艺终端，就像使用自来水一样方便。体积为 42cm×280cm×18cm，额定功率 300W，消毒液所含有效氯浓度可随水质和水量在 10~70mg/L 调节。

简易净水袋 其研制是在充分调研的基础上，考虑到小分队在战时条件下经常遇到的饮用水水源状况，为了尽量减轻小分队战时条件下的负重，利用已有的饮水澄清、消毒技术进行组合，从而通过混凝、沉淀、消毒的传统处理工艺，为战时条件下小分队饮水消毒提供有力保证，保障官兵饮水安全。

该套装置主要由净水袋、取水筒、折叠式搅拌装置、饮水澄清剂和饮水快速消毒剂 5 个部分组成，并通过折叠组装成一个体积为 20cm×20cm×15cm 的组装套，整体重量约 1kg。净水袋的最大容量为 50L，处理后水通过净水袋下部的取水口放出，取水口处装有简单的过滤装置。

在战时条件下，无需其他装置，就可以利用该净水袋通过混凝-消毒-沉淀的过程对野外浑浊水进行净化、消毒，处理后的水在感官性状和微生物学指标方面达到《军队战时饮用水卫生标准》的要求，保障处理后水在感官性状和微生物学指标方面安全。

在使用时首先先用取水筒向净水袋中加满待处理水，然后加入饮水澄清剂和饮水快速消毒剂快速搅拌 1 分钟，然后就势慢搅 1 分钟，静置 10 分钟后即可取水饮用。

（李君文 尹 静）

zhànshí kōngqì wèishēng

战时空气卫生 （air health in warfare）

部队在战争或野外作训条件下，对环境空气中各种有害因素采取的一系列防治措施。军队是执行战斗任务的武装集团，除了受人类生产、生活中普遍存在的大气污染外，还常常接触到军事环境中的空气污染物问题。战时由于任务紧迫、作业任务频繁、环境条件差，因空气污染造成非战斗减员、削弱战斗力的事例颇多。因此，了解战时空气卫生状况，研究战时空气污染物对指战员健康的影响，提出战时空气卫生防护措施与方案，对于保障官兵身体健康，提高部队战斗力都具有重要意义。战时空气卫生工作的基本任务就是研究和评价战时环境空气中各种有害因素对人员身体健康的影响，采取积极的防治措施，改善生存条件，预防和控制疾病的发生和流行，提高部队人员的健康水平、增强部队战斗力，保证各项战斗任务的完成。

（袁著革）

zhànshí kōngqì wūrǎn

战时空气污染 （air pollution in warfare）

在现代战争条件下，各种武器发射产生大量的以氮氧化物、一氧化碳、二氧化硫、烟尘等为主的污染物，对战时空气造成严重污染的现象。

来源 各种火炮、坦克武器的发射，助燃剂、推进剂的使用，凝固汽油弹、黄色与黑色炸药的爆炸，运输车辆的疾驶、飞机的飞行都会造成局部区域性的污染，再加上战争使大量房屋、森林、武器、设备等的焚毁，亦会散发出大量污染物。以海湾战争为例，以每天出动飞机 2000 架次，每天投下 4 万吨炸药，共 50 天计，飞机燃料与炸药排放的污染物为二氧化碳 110.5 万吨，一氧化碳 6 万吨，二氧化氮 2.6 万吨，甲烷 7.5 万吨，烟尘 55.3 万吨。科威特油井的燃烧一年将排放二氧化硫 835 万吨，烟尘 774 万吨，影响可达 750km 半径范围。燃烧的油烟大部分保留在对流层下部，即使距离火源约 200km 处，白天几如黑夜，白天最高气温可降低 10℃；距火源下风向 1000km 或更远处可发生严重酸雨、黑雪和光化学烟雾事件。此外，核战争时核爆炸形成细小的放射性颗粒随烟云上升至对流层以致达到平流层，放射性落下灰造成全球性污染可持续 3～5 年，给人类和生物造成极大危害。核武器爆炸，生成大量含放射性物质的气溶胶烟云和二氧化氮能形成光化学烟雾，可遮蔽大部分地区太阳光线，使气温下降 15～30℃，并保持较长时间，即所谓"核冬天"。核爆炸还可以破坏臭氧层，使紫外线辐射增强，使人类易得皮肤癌。战时的化学武器与生物武器污染大气同样严重。例如，发射一枚带有沙林毒剂的导弹，在中等气象条件下，对下风向危害达 2900 公顷。而一架飞机布撒 350L 的生物战剂，其污染面积就达 $2500km^2$。

危害 战时空气中有毒污染物进入机体后，能与机体组织发生生物化学或物理化学作用，从而引起正常生理功能的破坏，造成机体暂时的或永久的损害，严重者可引起死亡。危害可分为直接危害和间接危害。

直接危害 战时空气污染的直接危害一般是指急、慢性中毒。急性中毒是由于大量的环境毒物在短时间内进入机体所致，即一次大量毒物引起中毒。急性中毒往往造成大量的人员死亡。例如，20 世纪 80 年代中期的印度博帕尔毒气泄漏期和切尔诺贝利核泄漏期，几乎造成百里无人烟的悲剧；2003 年 12 月 3 日发生在重庆开县的井喷事故，剧毒气体硫化氢短时间内造成数百人出现中毒症状。空气中有毒、有害污染物低浓度、长期、反复对机体作用所产生的危害称为慢性中毒。慢性中毒是由于毒物本身在体内的蓄积（物质蓄积）或由于毒物对机体微小损害的逐次累积（功能蓄积）所致。慢性中毒的表现可以是特异性的，也可以是非特异性的。污染物与特定的生物学效应之间具有明显的因果关系，称为特异性中毒。而在低浓度污染环境中长时期生活所逐渐出现的机体生长发育迟缓、抵抗力降低、人群中慢性疾病的发病率和病死率增高等，则属于非特异性中毒反应。由于人工合成化学物质的大量涌现，环境中微量有毒污染物的持续性蓄积危害现象令人十分关注。这些有毒污染物在空气中虽然含量很低，但可以通过累积作用，在体内达到相当数量，对人体产生诸如遗传损伤、内分泌干扰、生殖毒性、神经毒性等多种生物学效应。

间接危害 战时空气污染的间接危害包括致突变作用、致癌作用和致畸作用。

致突变作用（mutagenecity）污染物或其他环境因素引起生物体细胞遗传信息发生突然改变的作用。凡能引起生物体遗传物质（染色体、基因、DNA）发生突变的物质，称为致突变物或诱变物。战时空气中常见的致突变物主要是化学物质，如苯并［a］芘、氯乙烯、甲醛、苯、砷等。某些物理因素和生物因素如电离辐射和某些病毒也具有致突变作用。突变是生物体发生癌变和畸变的重要机制之一。

致癌作用（carcinogenisis）污染物诱发恶性肿瘤的作用。癌症已成为严重威胁人类健康和生命的疾病。80%～90%的人类癌症与环境因素有关，其中主要是化学因素，约占病因的80%～85%。大气中的致癌物主要是多环芳烃类物质，其中以苯并［a］芘的致癌性最强。

致畸作用（teratogenisis）各种因素作用于妊娠母体，干扰胚胎的正常发育，导致先天性畸形的毒作用。遗传因素和环境因素都可引起胎儿畸形，多数情况下是上述两个因素的综合作用结果所致。凡具有致畸胎作用的各种环境因素统称为致畸物，包括化学因素、物理因素和生物因素。

防护措施 包括集体防护和个人防护。集体防护主要利用地下工事，并要求具有功率较高的过滤和通风设施。个人防护主要指物理防护，包括防护口罩和防护面具等。如果污染物中含有化学或生物战剂，则需采用药物防护和免疫防护。

（袁著萃 林治卿）

zhànshí kōngqì wūrǎnwù

战时空气污染物（air pollutant in warfare）

部队在战争或野外作训条件下，各种武器发射产生大量的对战时空气造成严重污染的物质。战时空气污染物种类很多，其中对人类健康威胁较大的有碳氢化合物（HC）、一氧化碳（CO）、氮氧化物（NO_x）、硫氧化物（SO_x）和颗粒物质（particulate）。在战争情况下，一些肼类化合物如肼、甲基肼和偏二甲基肼等在战时空气中的浓度也会很高。这些污染物被排放到大气中后，在一定条件下会发生各种物理和化学变化，并能生成一些新的污染物。人们将开始排放的污染物称为一次污染物，由于各种反应而生成的新的污染物称为二次污染物。

一次污染物 从不同污染源排出的物质，HC、CO、NO_x、SO_x 和颗粒物质等均是比较重要的一次污染物。一次污染物又被分为反应性和非反应性污染物两类。反应性污染物性质不稳定，在大气中常与某些其他物质产生化学反应，或者作为催化剂催化其他污染物产生化学反应。非反应性污染物性质稳定，不易发生化学反应或者反应速度很慢。根据一次性污染物在大气中的物理作用或化学反应的不同一般分为四种：①在大气污染物之间的化学反应（有时可在催化剂作用下发生）。例如，常温下，有催化剂存在时，硫化氢和二氧化硫（SO_2）之间可发生反应。②空气中颗粒污染物对气态污染物的吸收作用，或颗粒污染物表面的化学物质与气体污染物之间的化学反应。③气体污染物在气溶胶中的溶解作用。④气体污染物在太阳光作用下的光化学作用。

二次污染物 各种一次污染物在大气中互相作用或与大气正常组分发生化学反应，或者在太阳紫外线照射下发生光化学反应，而生成与一次污染物理化学性质完全不同的新污染物。二次污染物的毒性一般比一次污染物高，如三氧化硫、硫酸雾、硝酸雾、硫酸盐、硝酸盐、丙烯醛、过氧乙酰硝酸酯和臭氧等。常见的二次污染物硫酸雾（亦称硫酸气溶胶）就是通过一系列变化过程形成的。SO_2 在干燥空气中含量达 $2285mg/m^3$ 时，人还可以忍受，但形成硫酸雾后，其含量仅 $2.285mg/m^3$ 时，人即不能忍受，足见大气中的二次污染物对环境质量的影响之大。

（袁著萃 杨丹凤）

zǒng xuánfú kēlìwù

总悬浮颗粒物（total suspended particulate，TSP）

悬浮于空气中液体或颗粒物的总体。其中粒径小于 $10\mu m$ 的颗粒物又称为可吸入颗粒物（PM_{10}）。

来源　部分颗粒物来自污染源的直接排放，比如烟囱与车辆；另一些颗粒物则是由环境空气中硫氧化物、氮氧化物、挥发性有机化合物及其他化合物互相作用形成的。

健康危害　颗粒物的成分决定其危害。细颗粒的主要成分是硫酸盐、铵离子、氢离子、炭黑、二次复合有机物、烹调和燃烧产生的有机物；粗颗粒则主要由钙、铝、镁、硅、铁等矿物质，以及花粉、孢子、动植物残骸等原生有机物质组成。总悬浮颗粒物中，可吸入颗粒物更易于进入人体，在环境中滞留时间更长，且吸附的重金属和有毒有害的物质较多，因而对人体的危害更大。大量流行病学研究表明，可吸入颗粒物浓度的增加与疾病的发病率、死亡率密切相关，尤其是呼吸系统疾病及心肺疾病。已知的颗粒物对人体的危害主要包括以下几个方面。

对呼吸系统的影响　研究发现，可吸入颗粒物通过吸附的毒性成分引起肺组织生化成分改变及炎性因子的释放，诱发炎症。大气中可吸入颗粒物浓度的上升容易引起上呼吸道感染，使鼻炎、慢性咽炎、慢性支气管炎、支气管哮喘、肺气肿、尘肺等呼吸系统疾病恶化。另外，过多的可吸入颗粒物的沉积会损害肺部呼吸氧气的能力，使肺泡中巨噬细胞的吞噬功能和生存能力下降，导致肺部排除污染物的能力降低。

对心血管功能的影响　由颗粒物引起的心脏自主神经系统在心率、心率变异度、血黏度等方面的改变能增加突发性心肌梗死的危险。人暴露在高浓度可吸入颗粒物中，会增加血液的黏稠度和血液中某些白蛋白，从而引起血栓。

对免疫功能的影响　可吸入颗粒物具有免疫毒性，可以引起免疫功能下降。流行病学调查表明，长期暴露在颗粒物污染环境下，小学生的免疫功能受到明显抑制。动物实验也证实，颗粒物一方面可以影响局部淋巴结和巨噬细胞的吞噬功能，导致免疫功能下降；另一方面又可增加动物对细菌感染的敏感性，导致对感染的抵抗力下降。

致癌、致突变作用　有机物在不完全燃烧过程中会产生多环芳烃（PAH），排放的PAH可直接进入大气，并吸附在颗粒物，特别是直径小于 $2.5\mu m$ 的细颗粒物上。由于PAH具有致癌、致突变作用，因此对人体健康危害极大，其中代表物苯并［α］芘（BaP）具有很强的致癌性，能诱发皮肤癌、肺癌和胃癌。

颗粒物与矽肺　在施工、矿山作业中产生的可吸入颗粒物，含有二氧化硅、石棉，以及铅、汞、镉、铁等多种金属元素，对人体健康有明显影响。其特异性影响是肺尘埃沉着病（尘肺），长期吸入则会导致硅沉着病（矽肺）。其主要病理改变是矽结节样的纤维性改变，有透明性变的胶原纤维素之间和结节外周，可见到矽尘颗粒。矽肺晚期容易合并有肺结核、肺癌、肺心病等。

预防控制措施　①加强对颗粒物污染的监测，采用有效检测手段，研究不同来源颗粒物的特性，找出主要污染源，摸清颗粒物的分布特征。②开展颗粒物污染防治和清除技术研究，加强机动车特别是柴油机车的尾气净化技术及燃煤、锅炉等烟气颗粒物的净化研究。③加强生态系统建设，做好绿化规划和防护林防护，防止严重沙尘污染。④加强个人防护，使用防护用具等。

（袭著革　林本成）

èryǎnghuàliú

二氧化硫（sulfur dioxide）　无色而具有刺激性气味的气体。比重 1.4337，易液化，易溶于水。

二氧化硫是大气污染的重要成分之一，主要来源于燃料燃烧。燃煤、燃油炊事做饭、发电机发电及相关设备运转、火炮发射、电瓶室开放使用（通信所用电瓶）、其他火力发射等。

健康危害：二氧化硫易被湿润的黏膜表面吸收生成亚硫酸、硫酸。对眼及呼吸道黏膜有强烈的刺激作用。大量吸入可引起肺水肿、喉水肿、声带痉挛而致窒息。①急性中毒：轻度中毒时，主要表现有眼及呼吸道黏膜的刺激症状，如眼睛灼伤、流泪、畏光、咳嗽、结膜及咽喉充血等；严重中毒可在数小时内发生肺水肿；极高浓度吸入可引起反射性声门痉挛而致窒息。②慢性影响：长期低浓度接触，可有头痛、头昏、乏力等全身症状，以及慢性鼻炎、咽喉炎、支气管炎、嗅觉及味觉减退等。

预防控制措施：①应急处理。迅速撤离污染区人员至上风处，并立即进行隔离，尽快吸氧；眼睛损伤者可用生理盐水或2%小苏打溶液冲洗，以及可的松眼药水滴眼，疼痛明显者用1%丁卡因液滴眼镇痛；鼻塞者可用2%麻黄碱或1%氢化可的松加肾上腺素滴鼻；改善呼吸道功能，及时预防和治疗肺水肿。②预防措施。使用空气净化器，与其他有害气体的净化器一样有条件的场所应该使用空气净化器，一般均可消除到卫生标准以下。配备个人用防毒面具，在急性事件中，可以紧急使用，其方法如氮氧化物。

（裴著革 杨红莲）

dànyǎnghuàwù

氮氧化物 （nitrogen oxide，NO$_x$）

包括一氧化氮（NO）、二氧化氮（NO$_2$）、三氧化二氮（N$_2$O$_3$）和五氧化二氮（N$_2$O$_5$）等。作为空气污染物的氮氧化物常指 NO 和 NO$_2$。NO 为无色无臭气体，溶于水、醇和硫酸。在大气中容易与氧发生反应生成 NO$_2$，产生刺激作用。NO$_2$ 为棕红色气体，密度比空气密度大，易液化，易溶于水，有刺激性，毒性为 NO 的 3～4 倍。

氮氧化物可产生于含氮化合物燃烧和在高温下大气中氮和氧合成，工业和汽车废气，发电机的运行，火炮、火箭筒、火焰喷射器等武器的发射等。

健康危害：主要损害呼吸道。吸入初期仅有轻微的眼及呼吸道刺激症状，如咽部不适、干咳等。常经数小时至十几小时或更长时间潜伏期后发生迟发性肺水肿、急性呼吸窘迫综合征，出现胸闷、呼吸窘迫、咳嗽、咳泡沫痰、发绀等，可并发气胸及纵隔气肿。肺水肿消退后 2 周左右可出现迟发性阻塞性细支气管炎。NO 浓度高可致高铁血红蛋白血症。慢性影响主要表现为神经衰弱综合征及慢性呼吸道炎症。

预防控制措施：①应急处理。急性中毒后应迅速脱离现场至空气新鲜处，立即吸氧，及时观察胸部 X 线变化及血气分析。对密切接触者观察 24～72 小时。积极防治肺水肿，给予合理氧疗；保持呼吸道通畅，应用支气管解痉剂，肺水肿发生时给去泡沫剂如消泡净，必要时作气管切开、机械通气等；早期、适量、短程应用糖皮质激素，重症者为预防阻塞性细支气管炎，可酌情延长小剂量应用的时间；短期内限制液体入量。②预防措施。减少氮氧化物的产生，在坑道内施工、做饭和使用发电机时应注意排风，尽量少用点燃性原料（如煤油），多用电器（如红外炉）等；使用空气净化器，有条件的坑道应配备空气净化器，对有害气体污染重的场所定期启动，有明显的净化效果，减少对人员的影响；个人防护，使用个人防护面具，一般的防护面具均有效，也可使用纱布口罩浸泡碳酸钠。

（裴著革 杨红莲）

yīyǎnghuàtàn

一氧化碳 （carbon monoxide）

无色、无臭、无味、无刺激性的气体。分子量 28.01，比重 0.967。水中溶解度甚低，易溶于氨水。空气中含量达到 12.5% 时，遇明火可发生爆炸。

来源　战时可产生于舰艇、坑道等。舰船内燃机燃料燃烧不完全的废气、新油漆的氧化、机械油的分解和电器材料加热的分解物、炮火射击或炸药爆炸等。坑道内炊事做饭（燃油、气、煤）、武器发射、可燃性光源、坑道内发电等情况下可有一氧化碳产生而污染环境。

健康危害　一氧化碳进入人体之后会和血液中的血红蛋白结合，进而使血红蛋白不能与氧气结合，从而引起机体组织出现缺氧，导致人体窒息死亡。一氧化碳中毒症状表现在以下几个方面：一是轻度中毒，血中碳氧血红蛋白含量达 10%～20%。患者可出现头痛、头晕、失眠、视物模糊、耳鸣、恶心、呕吐、全身乏力、心动过速、短暂昏厥。二是中度中毒，血中碳氧血红蛋白在 30%～40%。除上述症状加重外，口唇、指甲、皮肤黏膜出现樱桃红色，多汗，血压先升高后降低，心率加速，心律失常，烦躁，暂时性感觉和运动分离（即尚有思维，但不能行动）。症状继续加重，可出现嗜睡、昏迷。经及时抢救，可较快清醒，一般无并发症和后遗症。三是重度中毒，患者迅速进入昏迷状态。初期四肢肌张力增加，或有阵发性强直性痉挛；晚期肌张力显著降低，患者面色苍白或青紫，血压下降，瞳孔散大，最后因呼吸麻痹而死亡。经抢救存活者可有严重合并症及后遗症。

预防控制措施　包括应急处理和预防措施。

应急处理　尽快使中毒者脱离现场，移至通风良好的地方；建立有效的气体交换，吸氧，加速一氧化碳排出；迅速建立有效的血液循环，维持生命功能；兴奋生命中枢，保护神经系统、促进苏醒；预防和控制感染。

预防措施　①加强宣传、普及一氧化碳的有关知识，尤其在不同作业环境有燃煤、燃气取暖、洞内做饭和发电时更应反复宣传，防患于未然。②严格执行卫生标准，对于坑道设计、火炮工事等除考虑战术性能外，应认真执行有关卫生标准，一旦超过标准应采取相应措施加以改进。③注意安全通风和局部排烟，对坑道内火炮发射、做饭时要做好排烟工作。④配备个人防护器具，普通防毒面具不能消除一氧化碳，应选用一氧化碳专用防毒面具。蛇管式防毒面具适用于工作岗位固定人员。氧气呼吸器是一种隔绝式氧气呼吸器，由小钢瓶供氧，适用于在极高浓度下的急救和短期作业使用。⑤建立经常监测制度和装备必须的急救药材。中国人民解放军各类坑道制定了一氧化碳卫生标准，即屯兵坑道环境卫生标准和其他坑道环境条件标准的限值，平时为 $10mg/m^3$，战时或密闭时为 $15mg/m^3$。

（裘著革　杨红莲）

guānghuàxué yǎnghuàjì
光化学氧化剂（photochemical oxidants）

在光化学反应中生成的臭氧、二氧化氮、过氧酰基硝酸酯等物质。臭氧（O_3）是光化学氧化剂的主要成分，含量占85%以上，常作为光化学氧化剂的代表。臭氧是氧的同素异形体。分子结构呈三角形，键角为116°，其密度是氧气的1.5倍，在水中的溶解度是氧气的10倍。臭氧是一种强氧化剂。

臭氧不是直接被排放的，而是转化而成的。汽车、燃料、石化等是臭氧的重要污染源，比如汽车排放的氮氧化物，只要在阳光辐射及适合的气象条件下就可以生成臭氧。

健康危害：低浓度的臭氧可消毒，但超标的臭氧则会危害机体健康。臭氧会刺激人的呼吸道，造成咽喉肿痛、胸闷咳嗽、引发支气管炎和肺气肿；造成人的神经中毒，头晕头痛、视力下降、记忆力衰退；对人体皮肤中的维生素E起到破坏作用，致使人的皮肤起皱、出现黑斑；还会破坏人体的免疫功能，诱发淋巴细胞染色体畸变，加速衰老。因此，臭氧和有机废气所造成的危害必须引起人们的高度重视。

臭氧浓度限值：《环境空气质量标准》（GB 3095-2012）规定臭氧浓度限值，1小时平均浓度限值，一级标准为 $160\mu g/m^3$，二级标准为 $200\mu g/m^3$。

预防控制措施：①使用清洁能源代替煤炭，减少粉尘及二氧化硫的排放，避免对大气的污染。②改革燃料、改进设备装置，控制汽车尾气的排放。③加强个人防护，使用防护面具。

（裘著革　林本成）

duōhuánfāngtīng
多环芳烃（polynuclear aromatic hydrocarbons，PAH）

含有一个苯环以上的芳香化合物。军事行动、交通运输和日常生活中大量使用的煤炭、石油、汽油、木柴等燃料，均可产生多环芳烃的污染。

毒性和致癌性：多环芳烃的种类很多，空气中发现多环芳烃约500种，其致癌活性各有差异，由于苯并［α］芘是第一个被发现的环境化学致癌物，而且致癌性很强，故常以苯并［α］芘作为多环芳烃的代表，它占全部致癌性多环芳烃的1%～20%。

苯并［α］芘是一种较强的致癌物，为间接致癌物，主要导致上皮组织产生肿瘤，如皮肤癌、肺癌、胃癌和消化道癌。随食物摄入人体内的苯并［α］芘大部分可被人体吸收，经过血液很快遍布人体，人体乳腺和脂肪组织可蓄积苯并［α］芘。人体吸收的苯并［α］芘一部分与蛋白质结合，另一部分则参与代谢分解。与蛋白质结合的苯并［α］芘可与亲电子的细胞受体和DNA结合，使控制细胞生长的DNA和相关酶发生变异，细胞失去控制生长的能力而发生癌变。

限值：《环境空气质量标准》（GB 3095-2012）规定苯并［α］芘24小时平均限值为 $0.0025\mu g/m^3$。

预防控制措施：①燃料必须燃烧充分，以减少多环芳烃的生成。室内加强通风换气，降低室内的多环芳烃量。②有条件的地方配备空气净化器，在污染重的场所定期启动，有明显的净化效果。③加强个人防护，使用防护面具。

（裘著革　林本成）

hánqū wèishēng
寒区卫生（hygiene in cold environments）

针对寒区自然地理气候环境中的有害环境因素对寒区官兵健康与军事作业能力的影响，所采取的使官兵免受或减轻其影响与伤害的卫生保障措施。其工作旨在增进军人健康、预防疾病、提高部队战斗力，为预防医学特殊环境卫生的组成部分。

从卫生学角度，习惯上将中国东北、华北和西北的北部归为寒区，寒区各地地理气象千差万别，其共同特点为气候严寒。中国寒区冬季长3～8个月，极端最低气温可达-50℃；降雪期长达4～8个月，积雪深数十厘米甚至1m；户外结冰期可达5个月，冰层厚数十厘米至1m，冻土层厚1～3m；寒潮入侵较频繁，大风夹雪极为寒冷。部队在严寒环境中从事训练、执勤、作战、国防施工、抢险救灾及非战争军事行动等任务时，可发生冷损伤及寒冷相关疾病；寒区往往形成不同的自然疫源地，防护不当可引起自然疫源性疾病，严重影响官兵健康和军事作业能力。因此，必须采取一系列的卫生保障措施。

发展史　寒区卫生的出现及发展，与预防医学的发展、武器更新、战略战术变革密切相关。在奴隶社会与封建社会，受生产力和兵器水平的限制，寒区卫生只是将民间医药经验用于军队疾病防治。真正科学意义上的寒区卫生出现于20世纪，是与寒区环境、寒区训练和作战紧密结合在一起的预防医学与临床医学科学的有机结合。第一次世界大战以来，新武器种类增多、杀伤手段多样化，多军兵种联合作战、部队快速机动、高技术对抗，战场空间及杀伤范围扩大，军队构成向技术密集型和智能密集型发展，使得战争与战区气候及气象条件的关系越来越密切，寒区气候环境因素对官兵健康和战斗力的影响日益增强，部队对寒区卫生保障的需求和依赖程度日益提高。这些变化使寒区卫生成为预防医学特殊环境卫生中相对独立的学科门类。

冷兵器及火器伤时代　中国很早已认识到寒冷对军人健康的影响并采取了相应的防护措施。《汉书·赵充国传》记有"将军将万余之众，不早及秋共水草之利，争其畜食，欲至冬，虏皆畜食，多藏匿山中，依险阻，将军士卒寒，手足皲瘃，宁有利哉"，提示汉代作战已考虑天时、地理对冻疮发病的影响。在防寒方面，1053 年宋仁宗下诏，将不耐寒的南方部队调至北方、将不耐热的北方部队调至南方，实施气候习服训练。明末清初的揭暄在《揭子战书》中提出"乘雪而袭，因雪而捣，皆乱不疑，必万有胜理，乃出也。……军宜聚处，饵热性之物，及热饮食而后行，不当数出，令受风寒；不然，寒甚倒人之血脉，在北地人有指堕体僵，颠殒不支者，可不畏哉"。清《皇朝续文献通考》的"兵制"就行军宿营卫生提出，作战时官兵"风日所暴，雨雪所侵，一或不防，摧折必甚。因此缓赴急赴，厥有定程，舍营露营，必遵成法，又军人奔走，致病之故，多由靴伤、鞍伤、冻伤、暍伤，应留心防此四弊"。在冷损伤及救治方面，公元前 4 世纪庄子《逍遥游》

记载用药防治冻疮皲裂。汉武帝时，屯田戍边西北的军队中配有御寒药"发寒散"。两宋时期的《虎钤经》记有军队冻瘃（冻疮）好发部位、原因及治疗方药，指出"士卒涉水蹈冰，蒙犯霜雪寒风，一切凌冻所苦，或失于饮食，肌体虚劳，故头目手足皲瘃也"。此后，《登坛必究》《武备志》《军中医方备要》及《行军方便方》都载有冻疮治疗方药。中外近代的一系列战争，包括拿破仑入侵沙皇俄国、克里米亚战争、美国内战、法国普鲁士战争、俄土战争、中日甲午战争、俄日战争、英布战争中均有大批冷损伤发生。例如，1812 年拿破仑率 61 万大军进军俄国，1812~1813 年冬季拿破仑军队无数士兵死于冷损伤，数以千计的伤员因战创伤与寒冷的共同作用致死。美国内战期间，1.5 万官兵发生冷损伤，其中重度冷损伤 1 千余例，许多人因冻伤致死。该阶段冻伤救治方法错误，如采用冷水浸泡、冰雪搓擦等方法治疗，导致损伤加重。

现代兵器时代　第一次世界大战以来的各次战争中均有冷损伤的发生。一战中，意大利军队冻伤伤员占伤员总数的 31.6%；11.5 万英军发生冷损伤，冻伤伤员占伤员总数的 3.8%。第二次世界大战的第一个冬季，25 万多纳粹德国官兵在苏联战场冻伤。1945 年 1.15 万美军冻伤、2.45 万美军患战壕足。若以冷损伤官兵50 天不能值勤计算，二战期间冷损伤造成相当于 1 个师的美军4.2 个月不能参战。冷损伤的高发病率及致死（残）率，成为驱动寒区卫生研究的动力。

战壕足是一战时期的主要冷损伤，对症治疗常导致功能丧失。爱丁堡大学提出，进入战壕前按

摩双腿，不穿紧身服装，执勤不得超过 2 天，战壕足伤员未治疗者不得行走、双足休息但不能加温。英军采纳上述建议后，战壕足伤员占住院伤员的比例由 1914与 1915 年的 33.97‰和 38.43‰，下降至 1918 年的 3.82‰。冻伤是二战时期的重要冷损伤。苏联基洛夫军事医学科学院和日军 731部队先后发现温水复温是治疗冻伤的最好方法。1947 年，美国富尔曼（Fuhrman）与克里斯蒙（Crismon）首次于《临床研究杂志》（J Clin Invest）报道温水快速复温治疗冻伤，5 年后美国军队将其定为冻伤法定治疗方法，禁止采用按摩、明火烘烤、冷水浸泡，冰雪搓擦等方法。1950 年，美国军队分析得出冷损伤发病与部队训练、指挥决策、战斗行动、疲劳、冷损伤史、种族、气象、气温、着装有关的结论。当环境因素与冷损伤发病率相关时，最显著的影响因素是战斗行动及使用掩蔽所与否，地形与作业轮换两因素接近显著；恶劣天气可能引起战壕足，发病率决定于战斗行动而非战场地形和作业轮换。20 世纪 60~70 年代是冻伤研究的黄金时期，人们采用抗凝疗法、高压氧疗法、交感神经阻断、改善血液循环、减轻炎症反应等方法治疗冻伤。基础医学研究的进展，对炎症、伤口愈合、再灌注损伤的了解越来越多，深化了有关冻伤病理生理学的认识。外军研制了一系列的寒区装备和卫生用品。例如，美国军队研制有显示高分辨率地图与气象数据的监测器，实时预测人与环境的关系；美国军队研制的"超人战斗服"数字化单兵作战平台，以激光保护头盔为信息中枢，通过内置的局域网络，经卫星信号监视士兵

身体状况，具有防护、隐形、治疗及通信等功能；加拿大国防与民防研究所研制的防寒食品，美国军队的冷气候口粮；美军第三代防寒服装、四季通用作战靴、伤员用单兵供暖器，苏联军队的"调温"型加热鞋垫；加拿大研制的直升机和急救车用野外冻僵复温系统。外军编有一系列的专著和手册，例如，美国军队的《军事医学教科书：特殊环境医学》《军事作业环境因素》《冷损伤预防和对策》《寒区单兵作业与生存手册》等。

中国人民解放军的寒区卫生

中国人民解放军自建军以来，十分重视寒区卫生保障工作。

红军时期　红军视卫生工作为保障工农群众和红军的健康运动，列为内务管理和政治教育的内容之一。陕甘宁根据地建立后，各部队针对国内战争向抗日战争转变及北方冬季的特点，重视疾病防治，开展防寒防冻、注意饮食、预防感冒的卫生防病教育。东北抗联官兵冬季用雪擦手以增强抗寒能力，条件允许时用猪油外涂防治皲裂。

抗日战争时期　八路军活跃的华北、西北地区冬季气温达-30～-20℃。各部队积极贯彻"着重预防"的方针，广泛开展防寒卫生教育，要求保护易冻部位、注意饮食、预防感冒，后送伤员严防冻伤。

解放战争时期　战争初期，由于缺少防冻经验、防寒装备与保障不足，夜间和风雪天行军作战、战斗激烈，后送伤员缺少防寒措施，中国人民解放军曾发生大批冻伤。例如1947年1月其塔木战斗冻伤八千多人，华北野战军二分院和六分院收治的伤员在后送时有8%～12%发生冻伤，重

度冻伤占20%。部队及时开展防寒教育，宣传防冻知识与经验。1948年2月，东北军区卫生部综合各部队经验制定的《卫生防疫条例》规定：①开展防冻教育。②行军前检查防寒装备，途中休息时活动手脚，宿营时用热水烫脚、烘干鞋袜。③搞好避风防寒。④抓好耐寒锻炼，调剂伙食增强御寒能力。⑤做好伤病员转运途中的保暖工作。各部队规定了伤员的后送指征，后送途中做好护理，供足饮水，冬季用炒麦麸（沙）袋或烧热砖为伤员保暖。西北部队要求每副担架备皮袄、皮袜子；华北、东北各兵站备有伤员保暖用棉被、棉手套、棉袜子。在冻伤治疗中，东北野战军三纵采用了快速复温法治疗冻伤；用冬青、茄秆、冻萝卜、大蒜苗等煮水温浴冻伤、预防感染，效果良好。东北野战军徒步行军进关正值寒冬，野战军卫生部提出预防冻伤、感冒的具体要求。

新中国成立后　1950年中国人民志愿军入朝作战发生大批冻伤，二次战役时冻伤发生率达14.9%，第九兵团22.1%的参战人员冻伤，重度冻伤占27.4%，严重削弱了部队战斗力。部队及时总结出一套防冻措施，加强防寒工作的组织、指挥与管理，开展防寒教育和耐寒训练，做好防寒物资保障和伤员防冻工作，使冻伤发病率下降至1.5%，且再无重度冻伤发生。1962年10月中印边境自卫反击作战中，中国人民解放军西段部队冻伤减员占总减员的21.16%，个别部队高达90%；东段部队冻伤占伤员总数的4.2%；战伤与冻伤之比为1∶1.02。针对发生原因，各部队积极预防，有的部队专门成立冻伤防治小组，宣讲冻伤防治知识，

提出进入阵地人员必带毛皮鞋、皮大衣、毡筒和皮帽，适时活动肢体、增强抗寒能力。加强巡诊，尽量做到早发现、早诊断、早治疗。此后，部队相继开展了急性高原反应、高原病和高原冻伤防治研究。

1969年中苏珍宝岛战斗后，中国人民解放军军事医学科学院成立了寒区卫生研究室，与军区医学研究所及寒区部队协作开展寒区卫生研究，取得了丰硕的成果。研制出治疗轻度冻伤的呋喃西林乳膏和治疗重度冻伤的中药复方制剂724冻伤膏；研制的口服冻伤预防药45号方用后起效快，提高肢端温度5℃，持续作用5小时，可作为急进寒区部队及静态作业时应急使用的冻伤预防药。创立的氯己定液多次温浸疗法治疗融化72小时内的重度冻伤有效，延长了救治时机；采用蝮蛇抗栓酶与磺胺嘧啶锌乳膏治疗重度冻伤使截肢率明显降低；提出重度冻伤治疗方案。制定了部队耐寒锻炼方案及冷习服评价标准，应用效果显著。开展了服装卫生学研究和服装卫生评价，保障了陆军与特殊军兵种被装供应及载人航天研究之需。探索了寒区军事生物气象学研究，用于指导耐寒锻炼、冷损伤预防及军事训练。在应用基础方面，研究了冻伤发病的内皮细胞与分子机制、高原冻伤发病机制与高原重度冻伤实验治疗方案，提出低氧与寒冷呈负交叉习服。冷损伤防治装备、防寒保暖措施与用品研究也取得显著成绩。20世纪60年代，总后勤部卫生部组织编写了《寒区部队卫生手册》，集中反映了寒区部队数十年的卫生工作经验。此后，相继编写了《部队人员防冻手册》《寒冷损伤防治手册》

《高原寒冷损伤防治手册》《寒区部队卫勤保障单兵手册》《寒区部队卫勤保障军医手册》《寒区部队卫勤保障指挥员手册》《寒区军事医学》等系列丛书与专著，普及寒区卫生防护知识。制定了国家军用标准《部队人员冷习服程度的评价》（GJB 1338-92）、《军人耐寒锻炼卫生规程》（GJB 2562-96）和《冻伤的分度、诊断及处理原则》（WSB 18-1999），发布全军实施。

研究范围 包括提高寒区部队军事作业能力和健康水平，防治冷损伤、寒冷相关疾病及自然疫源性疾病有关的医学基础研究、应用研究和卫生保障措施研究。

冷环境健康维护及冷损伤防治 寒区卫生保障的首要任务。包括：①研究寒区气象变化规律、环境因素侦检技术与模拟、环境冷强度评价与预警，在此基础上开展寒区军事生物气象学研究，以加强军事作业卫生监督，科学指导作训。②研究冷环境对人体生理功能的影响及人体对冷刺激的反应，加强防寒教育，提高官兵冷损伤预防水平。③研究冷损伤发病机制、诊治技术与方案、防治装备与后送，加强寒区自然疫源性疾病的防治。④加强冷习服机制、评价标准、训练方案、卫生监督及促冷习服措施研究，提高官兵防寒能力。⑤保障能量与营养素供应，加强防寒装备、防寒保暖措施与用品研究及科学使用，制定寒区卫勤保障的相关军标。

寒区营养卫生 研究冷环境对人体代谢的影响及寒区部队官兵的热能与营养素需求，研制寒区部队方便口粮及热饮热食，保证能量与营养素供应，以弥补寒区部队官兵代谢增强、作业时散热增多，体力消耗大，新鲜蔬菜供应短缺等不足。

寒区服装卫生 研究寒区官兵服装卫生学需求，使防寒军服轻、薄、暖、透气舒适，多层组合，大小适宜。研制辅助加热装置。教育官兵科学穿用防寒服装，使运动协调、动作灵活，提高官兵军事作业效率。

寒区给水卫生 冬季地表水及浅层地下水冻结，采集深层地下水较困难；冰雪化水水质易污染；低温条件下水的洁治消毒效果不佳；道路积雪结冰输送供水困难。研究采取相应措施解决饮用水供应与洁治难题。

寒区个人卫生 冬季室内活动多、人员相对密集，应搞好个人卫生，预防传染病、一氧化碳中毒与火灾。

寒区军事作业卫生 军事作业种类多，战时情况复杂多变，应根据作业现场情况审时度势，创造性地贯彻各项防寒措施。加强小远散部队的技能培训；掌握易冻人员、熟悉易冻时机，搞好作业安排和作训轮换。

研究方法 立足于现代医学发展前沿，采用预防医学的研究方法，将动物实验与人体试验相结合、实验室研究与现场研究相结合、宏观研究与微观研究相结合、理论研究与实验研究相结合、定性研究与定量研究相结合，采用生物-心理-社会医学模式，准确、精细地把握寒区环境因素的作用及其客观位置，充分考虑环境因素、心理因素与社会因素对寒区部队卫生保障的影响，提高研究层次。

（刘嘉瀛）

hánqū

寒区（cold environments） 按照世界气候带分区，从南极圈（南纬66°34′）至南极和从北极圈（北纬66°34′）至北极的区域内，无太阳直射，太阳照射严重倾斜导致地面获得的太阳辐射热极少，气候非常寒冷的地区。从卫生学角度，习惯将中国东北、华北和西北地区的北部归为寒区，该地区实际上处于世界气候带分区的中温带与寒温带，少部分地区处于暖温带。中国寒区东西横跨数千千米，地理气象条件千差万别，但冬季受西伯利亚和蒙古高原干寒冬季风的影响，其共同特点为冬季漫长气温低、寒潮侵袭频繁，降雪期长、积雪深，结冰期长、冻土厚，气候干燥。中国青藏高原地区为低氧与寒冷并存的青藏高原气候区。

中国寒区地域 可分为东北气候区、黄河流域气候区和蒙新气候区。

东北气候区 包括东北三省和大兴安岭东麓地区，西、北、东三面分别是大兴安岭、小兴安岭和长白山脉，海拔高度0.5~1km，是中国最冷、寒冷期最长的地区。大兴安岭地区10月至来年4月平均气温低于0℃，松花江、嫩江平原和长白山地区每年有5~6个月平均气温低于0℃。1月份该气候区平均气温低于-10℃，黑龙江流域低于-28℃，仅辽东半岛地区高于-10℃。连续5天平均气温低于10℃的时期称为冬季，东北气候区冬季长6~8个月，由南向北逐渐延长，极端最低气温-50~-20℃，牡丹江、哈尔滨、嫩江、黑河、呼玛等地最低气温曾低于-40℃，漠河最低气温曾达-52.3℃。该气候区结冰期长5~7个月，冻土层厚2~3m；降雪期长5~8个月，积雪厚20~60cm，个别地区可深达1m。

黄河流域气候区 位于北纬

33°~41°，包括青海高原以东、大兴安岭和阴山山脉以南、秦岭淮河以北地区，属温带气候，冬冷夏热。该气候区 1 月份最冷，月平均气温均低于 0℃，北部地区低于 -10℃。从南至北，冬季长 4.5~5.5 个月。冬季受西北季风和西伯利亚寒潮影响，时有气温骤降。2 月份以后气温逐渐回升，4 月份升至 10℃ 以上。该气候区冬、春、秋三季风沙大，气候干燥。

蒙新气候区　包括内蒙古自治区、河西走廊和新疆维吾尔自治区的天山南北地区，属极端大陆性气候，气候特点是干燥少雨（年降水量不及蒸发量的 1/20~1/10）、风大、沙暴多，夏热冬寒，气温日较差（指一天 24 小时内最高气温与最低气温相差的度数）大。内蒙古自治区东北部、新疆维吾尔自治区北部与河西走廊的冬季分别长约 8 个月、7 个月及 6 个月。该气候区 1 月份平均气温低于 -20~-10℃，内蒙古自治区的海拉尔、满洲里、锡林浩特，新疆维吾尔自治区的乌鲁木齐、伊宁、阿勒泰等地极端最低气温曾接近或低于 -40℃，免渡河及富蕴极端最低气温曾低于 -50℃。受西伯利亚寒潮的影响，冬季常有大风夹雪甚至暴风雪，天气极其寒冷。

气候特点　由于地理位置、地形及海拔高度不同，中国寒区各地的气候也不尽相同，但具以下共同特点，这些特有的气候因素综合形成寒冷环境。

气温低、寒冷期长　中国寒区越往北冬季越长，华北南部地区冬季长 3~4 个月，大兴安岭北部地区冬季长 7~8 个月，南北之间相差 4 个月。平均气温等于或低于 0℃ 的时期称为寒冷期，中国寒区的寒冷期一般长 4~6 个月，越往北越长。最冷 1 月份的月平均气温越往北越低，大兴安岭地区多低于 -30℃，黑龙江省大部分地区、吉林省北部、长白山地区、内蒙古自治区东北部和新疆维吾尔自治区阿勒泰地区多为 -20~-10℃，其余地区多为 -10~0℃，南北地区之间相差 20~30℃。

昼夜温差大、寒潮多　中国寒区大部分地区冬季日较差为 11~15℃，冷暖交替的 3~5 月可达 27~30℃；平均气温年较差（指一年内最热月份平均气温与最冷月份平均气温之差）多超过 40℃，为典型大陆性气候。昼短夜长、日照时间短是严寒的原因之一。来自西伯利亚、蒙古及新疆维吾尔自治区的寒潮（指冷空气活动使气温在 24 小时内下降 10℃ 以上，且当日最低气温低于 5℃）从西到东可横扫几百千米甚至几千千米，风速大、风向多变、常伴有降雪和霜冻，可使中国西北和东北地区气温分别降至 -30℃ 和 -40℃ 以下，华北一带降至约 -20℃。入侵的冷空气即使不形成寒潮，也会对寒区天气产生很大影响。1 月份西北风最强，最大风速可达 20m/s 以上。冷空气每隔三五天以至七八天入侵一次，形成"三寒四温"的气候特点。

降雪期长、积雪深　中国寒区北部 10 月至次年 4 月为降雪期，由北向南降雪期逐渐缩短，兴安岭地区降雪期长 8 个月，松嫩平原、长白山地区、内蒙古草原和新疆维吾尔自治区西北部为 6~7 个月，其余地区不足 5 个月。年实际降雪 20~80 天，由北向南逐渐减少，兴安岭地区年降雪 70~80 天，三江平原、长白山地区和新疆维吾尔自治区北部约 40 天，辽河平原 20~40 天，内蒙古草原和西北大部分地区不足 20 天。积雪期长 2~7 个月，自南向北越来越长，大兴安岭和黑龙江地区积雪期长 7 个月，新疆维吾尔自治区北部和辽河平原为 4~5 个月，南部地区 1~2 个月。积雪深 10~60cm，自南向北积雪越来越深，个别地区可超过 1m。

结冰期长、冻土层厚　中国寒区户外结冰期多在 5 个月以上，东北北部地区超过 7 个月。江河封冻期间，冰层厚达数十厘米甚至 1m 以上，冻土层厚 1~3m。积雪深、结冰期长、冻土层厚是气候严寒的重要原因。

绝对湿度低、相对湿度高　距离海洋越远、纬度越高、气温越低，则绝对湿度越低，中国寒区全年平均绝对湿度较低。低温条件下，空气中可容纳的水蒸气量明显减少，1 月份绝对湿度约 1g/m³，仅为 7 月份的 1/15。中国东北地区的降雪量较大，年降水量丰沛，相对湿度较高，冬季可达 70% 左右。沙漠戈壁地区，气候干燥，相对湿度较低，为干寒地区。

风速高、大风天数多　东北地区风速较小，松嫩平原、三江平原地区平均风速一般为 3~4m/s，长白山以东与小兴安岭地区平均风速不足 2m/s。内蒙古自治区的鄂尔多斯地区冬季多大风，最大风速 19m/s。新疆地区受天山、阿尔泰山、昆仑山及准噶尔盆地、塔里木盆地的影响，形成风多、风大的特点，北疆、南疆及东疆地区年平均风速分别为 2~3.5m/s、1~2.5m/s 及 4~5m/s，阿拉山口、老风口、百里风区、达坂城风口、三十里风区等地区每年 8~9 级大风日数可达 150 天，最大风速 38m/s。甘肃省西部地区年平均风速 2~3m/s，每年 7 级以上大风日平均 75 天，甚至达 100 天。

青藏高原气候区及气候特点

青藏高原气候区主要是指北纬 27°~40°、东经 78°~103°，平均海拔高度 5km 的地区，包括西藏自治区、青海省和四川省西北部。此外，甘肃省、新疆维吾尔自治区南部和云南省西北部也属于低氧与寒冷并存的地区。该地区的气候特点是气温低、气压低、湿度低、辐射强、多风、积雪时间长。

气温低、日较差大　青藏高原的气温随着海拔高度的升高而下降（海拔高度每上升 1km，气温下降 5~6℃）；随着纬度的增加，由南向北气温逐渐下降（如青海地区纬度每增加 1°，气温下降 1~2℃）。此外，地形、山脉走向、地面积雪等也影响气温。受上述因素的综合影响，青藏高原气温较低，11 月至翌年 4 月为冬季，平均气温不足-10℃，极端最低气温可低于-40℃。青藏高原植被稀少甚至无植被，太阳照射时地面吸热多而快，无太阳照射时散热也快，使得该气候区中午温度较高、早晚温度较低，气温日较差大，冬、夏季气温日较差可达 20~30℃，明显大于中国东部同纬度地区。

气压低、氧分压低　随着海拔高度升高、大气压逐渐降低。海拔高度 1、2、3、4、5、6km 处的大气压，分别为 89.6、79.3、70.5、61.6、53.8、47.2kPa，分别相当于海平面大气压的 88.4%、78.3%、69.6%、60.8%、53.1% 和 46.6%。大气中的氧分压与大气压成正比，青藏高原气压低，大气中的氧分压随之降低，使得人体肺泡气氧分压和动脉血氧饱

和度也随之降低。青藏高原大气压呈季节性变化，12 月至翌年 3 月，大气压最低，氧含量降低更明显。

降水少、湿度低　青藏高原地区年降水量 300~600mm，多集中在每年的 6~9 月，自东南向西北逐渐减少。该气候区风大、日照时间长，水气蒸发快。随着海拔高度逐渐升高，大气中水蒸气含量逐渐减少，绝对湿度降低，空气干燥。例如在海拔 1、3、5km 的高原上，空气中水蒸气的绝对含量仅分别为海平面的 68%、26% 和 11%，海拔高度 3km 以上地区的绝对湿度不超过海平面的 1/4。

太阳辐射与紫外线辐射强　由于青藏高原离太阳中心的距离近于平原，空气稀薄、干燥少云，对太阳辐射的吸收和漫射减弱，日照时间长，常年积雪地面对太阳辐射的反射作用，使该地区太阳辐射强度显著高于同纬度平原地区。太阳辐射中 5% 为紫外线辐射，青藏高原太阳辐射强使得该地区紫外线辐射也强。在海拔 4km 高原，波长 400nm、300nm 紫外线的辐射强度分别比平原增加 1.47 倍和 2.5 倍，导致单位时间内照射在暴露皮肤上的日光紫外线总量更大，更易引起皮肤和眼睛的损伤。

大风日数多、强度大　青藏高原是中国大风（风力 ≥8 级）日数最多、范围最广的地区，年平均大风日数 100~150 天，最多可达 230 天，为中国东部同纬度地区的 4~30 倍。地形与海拔高度影响大风日数：海拔高度 4.5km 以上、地形开阔、山脉呈东西走向的地区，全年大风日数达 150~230 天；海拔高度 3km 以下或山脉呈南北走向的地区，大

风日数较少。大风多集中在 12 月至翌年 5 月，尤其是 2~5 月，多见于每日 14~20 点，最大风速可达 28m/s，持续约 30 天。

积雪时间长、冰雹多　青藏高原各地秋、冬、春三季均有积雪，积雪日数随纬度和海拔高度不同而异，高纬度、高海拔地区积雪期长，反之则短。例如，青海省纬度较高的西宁和海拔最高的玛多的年积雪分别为 30 天和 100 天，地处雅鲁藏布江流域的则拉宗和拉萨全年积雪不足 10 天。最大积雪多见于秋、春季，积雪最深 0.4~1m。11 月至翌年 4 月突降大雪或暴雪可致交通中断、大雪封山，引起雪灾，为中国雪灾较多的地区。青藏高原地区冰雹日数多，比中国同纬度其他地区冰雹日数多十几倍至几十倍。从申扎、那曲、索县至清水河一带为多雹区，如那曲年平均冰雹日达 35 天。冰雹主要集中在 6~9 月，降雹多在白天，尤以 14~18 时为多。

（刘嘉瀛）

hánqū wèishēng bǎozhàng

寒区卫生保障（hygiene support in cold environments）

为保障寒区部队官兵健康、预防冷损伤及其他疾病而提供的卫生防病知识宣传教育，制订、落实平战时各项卫生防病措施与方案，指导、监督寒区部队膳食与饮水卫生，综合保障卫生防病后勤物资供给等工作。寒区部队各级领导对卫生保障工作要做到常教育、严监督、细检查、勤指导、早发现、早解决。周密制订平战时训练、行军、野营等军事作业中各项防寒制度和保障措施，严格督导部队贯彻落实。

防寒教育　寒区部队应有针对性地开展有关冷习服训练，防

治冷损伤、军事训练伤与常见病、野外生存知识等教育。防寒教育是提高寒区部队官兵尤其是新战士防寒知识水平、保障官兵健康、提高部队军事作业能力的重要措施。①了解寒区气象因素、军事作业因素与冷损伤、训练伤发生的关系及其规律，了解其临床表现和防治基础知识，开展自救互救基本方法训练，增强自我防范意识。②积极开展冷习服训练，教育官兵尽快熟悉冷环境，加强意志品质的养成，消除恐惧心理与麻痹思想，树立战胜严寒环境的坚定信念。③开展寒区军事作业基本知识、寒区野外生存基本知识和技术的宣传教育，并进行技术培训，使寒区官兵熟练掌握严寒条件下站岗、执勤、行军、巡逻、潜伏、野营、寒区睡眠、自救互救、防寒服装与装备使用、伤病员的雪地搜救与后送等多种基本技能，以科学态度和科学方法有效地规避冷损伤和训练伤，提高军事作业能力。

环境气象监测 基层部队可参照当地气象台（站）天气预报资料，结合军事防区的地形、地貌，对气温、风速等气象因素的实际影响做出评估；亦可用气温计、风速计、湿度计、气压计测定环境气温、风速、湿度和大气压等监测环境气象条件变化。寒区部队可构建现代化气象监测平台，自动测定环境温度、风速与风向、相对湿度、太阳辐射、大气压、降雪（水）量、积雪深度、能见度等多种气象指标，并进行数据采集、存储和传输，发布防区气象监测报告，对寒区作业环境的冷强度做出实时评估，为正确制订寒区军事作业计划、搞好卫生防护提供科学的指导。

冷习服训练 指导部队开展冷习服训练，具体原则与方法见冷习服训练。

寒区睡眠 睡前，抖动睡袋或被子使之蓬松，增加其中的空气含量，增强保暖；晨起后，抖动睡袋或被子排出潮气。入睡时勿用被子或睡袋蒙头，以防呼出的潮气弄湿衣被。在临时掩蔽所及无取暖设施室内睡觉时，只需脱下最外层衣服和鞋靴，穿长衣裤和袜子睡觉，可将并指手套套在双足上、把外衣垫在褥子下增加保暖。野外睡眠时，尽量使人体远离积雪覆盖的湿冷地面，在褥子下面多铺垫树枝、干草或睡垫，增强隔热、避免潮湿。必要时，可两人头足相对同睡一个被窝，用彼此体温增加保暖。睡前进食少量糖果或饼干可促进睡眠，排空大小便减少起夜次数。睡前，晾干潮湿衣服、除去鞋靴上的冰雪并从里面擦干，再次穿用前赶出靴内冷空气。有条件时可用油炉或火炉取暖。安装取暖炉前，须清除地面的冰雪或在炉下放置金属托盘，以防冰雪融化、火炉坍塌发生意外。用炉火取暖时，要防止煤气中毒与火灾。

寒区宿营 冬季野外宿营应选择便于自然伪装、防御作战、逃生，及附近有水源和柴火以利于饮水做饭的地带，但须避开风口和有雪崩、滑坡、坠岩危险及野兽经常出没的区域。搭建临时掩蔽所要符合坚固、防风、防雨雪及防寒等要求。临时掩蔽所首选帐篷，也可就地取材搭建树坑掩蔽所、单坡掩蔽所、雪墙、雪壕、雪房或雪洞，或利用天然地形地物如洞穴、岩石突出部等。尽量选择干燥地点，清除地面上的积雪与结冰。注意保持临时住所出口道路畅通，备好雪铲、扫帚、刀具等用具谨防夜间就寝后遭雪埋。进入临时住所前，需将帽子、衣服和鞋靴表面的积雪掸掉，以保持室内地面清洁干燥。保持临时住所通风良好，禁止在室内吸烟、饮酒。夜间起夜到室外如厕时，必须穿戴好防寒服装和鞋帽，防止感冒或冻伤。白天可将被褥放在阳光下晾晒，杀菌除湿、蓬松被褥，增强保暖。搞好临时宿营地周围的环境卫生，在远离住所和伙房处设立临时厕所，严禁随地大小便和丢弃生活垃圾；撤离时深埋垃圾、粪污，保护自然生态环境（具体内容可见野营卫生）。

防寒服装 服装是人体最直接、最有效的防寒装备。使用防寒服装应遵循隔热、分层、透汽和避免过热的原则。服装隔热性能取决于制作材料、质地、厚度、纤维结构中静止空气含量。材料、质地相同时，服装越厚、纤维中所含空气越多，隔热性能越好。服装分层通过多层组合及开口部位的科学防风设置等途径实现。穿多层宽松衣服，可增加各层衣服间的静止空气含量，提高保温效果，也便于从事高强度军事作业和频繁进出保温掩蔽所的人员随时增减服装调节保暖，避免过热汗湿。用透汽材料制作的服装便于汗液蒸发，保持干燥。湿衣服隔热性能降低，水分蒸发增加散热。内衣处汗水蒸发后，可在外层服装中凝结，使衣服笨重又不保暖，因此雨雪沾湿服装或内衣汗湿时应及时更换。洗衣时漂清洗涤剂，残留的洗涤剂易使衣服吸湿变潮。服装鞋帽大小要适宜，太小、太紧可导致血液循环障碍，促使冷损伤发生；太大不利于保暖。防寒服装应体现"轻、薄、暖"的现代设计理念，选择新型面料和絮料，既增强服装的保暖性和透汽性，又降低官兵负重量，减少体能消耗。

寒区饮食与饮水 环境气温每降低 10℃，人的摄食量增加约 5%，寒区人体的能量需求比温暖环境高 25%～50%，为此膳食要提供更多的能量和营养素。在冷环境中，人体对各种营养成分的需要量无明显变化，最好供应平衡膳食，淀粉类食物有助于重体力劳动，高脂饮食有利于促进冷习服建立、提高机体耐寒力。尽量供应热饮热食，每日至少供应一餐。无供应热饮热食条件时，也应尽量多进食，以防进食量不足。搞好炊事员个人卫生和炊事环境卫生，谨防发生传染病和食物中毒。在冷环境中饮水量不足更易诱发冻伤。寒区部队应建立定时统一饮水制度，每日至少饮水 3～4L，即使不渴也必须饮水，推荐早、中、晚餐及睡觉前各饮 500ml 水（半军用水壶）。为避免饮用水冻结，可将水壶挂在颈部放在衣服内，或放入大衣袖内保温。在野外寻找天然水源时，应选择水量充足、清洁、取水方便、远离污染源的水源，或采集冰雪化水饮用。应选择清洁、透明、杂质少的河段或水塘面采冰，选择远离居民区的天然积雪处采雪，雪一定要洁白。勿以未融化的冰雪替代饮用水，直接食用冰雪刺激口腔、浪费体热，还可引起肠道传染病。冰雪化水用布过滤后才能供炊事洗涤、煮饭使用，煮沸后方可饮用。

伤病员后送 冷环境加重伤员伤情，加速四肢伤情恶化和休克，若后送途中防寒不力可继发冷损伤和烧冻复合伤。应结合寒区特点，建立统一组织、指挥的伤病员后送体系。遵循"留两头送中间"的原则，轻伤员就地留治，危重伤员现场抢救，中度伤员尽快后送。坚持就近、就便、快速、安全、减少后送层次、缩短后送时间的后送方针。后送前注意收听、收看天气预报，尽量避开寒潮、暴风雪等恶劣天气。周密安排运力，短途可用担架、马车、爬犁、雪橇等人工或畜力后送；长途应以汽车、火车、空运等机动运力后送为主。长途后送沿途要设转运站，各站点间保持通信联络，以保证伤员途中休息、及时正常转接及得到继承性治疗。后送时，给伤员穿戴好防寒衣物，裹好并加固盖被，伤肢加用保暖套。可将暖水袋、输液瓶、水壶等灌装热水，或将热沙袋、化学产热袋、热砖头等用毛巾包裹后置于伤员双脚间加温取暖，但要防止烫伤。危重伤员后送时，必须派有经验的医务人员沿途陪护，必要时在途中实施救护，注意车速平稳、防止颠簸。后送途中，救援者如医护人员、担架员、司机等同样面临冷损伤的危险，也应采取防寒保暖措施，预防冷损伤。

寒区物资保障 做好寒区部队平时特别是冬季的平衡膳食供应，做好各类卫生防病与防寒物资如卫生防护用品、药品、被装、供暖设备与物资、野营装备、粮食与副食品等的采购、储存及发放等后勤供应工作，为寒区部队卫生防病、降低疾病发病率、减少非战斗减员、提高军事作业效率提供有力的卫生保障。

(刘嘉瀛 张延坤)

lěngyìngjī

冷应激（cold stress） 冷暴露时机体对冷刺激的一系列反应的总称。冷应激时，机体交感神经兴奋性增高，儿茶酚胺类激素分泌增多，使心率加快、心输出量增加、血压升高、呼吸加深、加快，糖原、脂肪等能量储备动员，为增加代谢产热提供氧和代谢底物的保障。与此同时，皮肤血管收缩、血流量减少，皮肤温度降低，使人体散热减少；随即出现的骨骼肌寒战，可使机体在短时间内大量产热，对抗机体散热增多。机体总的反应是增加产热、减少散热，进而维持机体的体热平衡和体温恒定，提高机体对冷刺激的承受能力。因此，冷应激是机体对冷刺激的一种有效的防御反应，但作用时间短暂。若冷刺激强度过大、时间过长，超过机体的应激反应能力，可引起冷损伤；而长时间、反复接受中等强度冷刺激，可使机体的冷应激反应逐渐减弱，最后建立冷习服或冷适应。

(刘嘉瀛 肖忠海)

lěngshìyìng

冷适应（cold adaptation） 寒带地区世居者，在冷暴露时代谢产热量增加、散热量减少、耐寒力及抗冻能力明显增强，对冷环境的耐受能力强且稳定，并产生生理、生化以至形态学等方面的特征性改变。对冷环境的耐受能力可以世代遗传。例如，世居极地的因纽特人、澳洲尚未着衣穴居的居民等，具有较强的耐寒、抗冻能力，且不易消退发生脱冷适应。

(刘嘉瀛 肖忠海)

lěngxífú

冷习服（cold acclimatization） 在生理耐受限度内，人体长时间（一般 4～6 周）反复接受冷刺激，可发生以冷应激反应（如心率、呼吸加快，皮肤血管收缩，寒战等）逐渐减弱，耐寒及抗冻能力明显增强的适应性改变。冷习服可延长人体户外作业时间，减少冷损伤的发生，或减轻冷损伤的程度。与世居寒带地区人群的冷适应不同，经过冷暴露训练而获得的冷习服的稳定性较差，不能遗传给子代，一般在人体脱离冷环境 1~3 个月后即消退，称为脱冷习服。人体既可随着季节变化在自然的冷环境中建立冷习服（又称冷气候习服），也可在模拟自然的人工冷环境（如人工低温舱）中建立冷习服。前者属于自然习服，后者属于人工习服。自然冷环境是大部分人和动物建立冷习服的环境条件；人工冷环境多用于试（实）验研究，便于精确控制冷暴露时的各种环境因素。部队实施的冷习服训练，是采用人工训练的方法加速自然冷习服形成的过程，因而冷习服训练兼有自然习服和人工习服的双重性质。由于人体冷暴露方式、冷刺激强度、冷暴露持续时间、着装、饮食、居住条件和个体自身的状态不同，冷习服的表现也各不相同。通常可分为以下四种类型：①代谢型冷习服，主要是通过增加产热减缓体温降低。②隔热型冷习服，主要是通过增强外周血管收缩及增加皮下脂肪层厚度减少散热。③肢端血管反应型冷习服，主要是增强外周的冷致血管舒张反应，以保持一定的皮肤温度。④神经系统型冷习服，主要是通过下调体温调定点，使得体温下降较多时才启动产热。通常各类型冷习服很难区分，同一个体常兼有不同类型的冷习服。

（刘嘉瀛　肖忠海）

xuèguǎn hánlěng fǎnyìng zhǐshù

血管寒冷反应指数（index of vascular response to cold exposure）

判断冷暴露时皮肤血管反应的指数。此指数可用于评价人体冷习服程度及冷习服训练效果，

1992 年由张是敬、姜在福提出。测定方法：受试者在 15~18℃ 室温下，着棉衣、裤静坐，全身无冷或热的不适感觉。用 20mm×30mm 医用胶布将热电偶温度计的测温极粘贴在左中指甲床中央近端 2mm 处的皮肤上，外涂薄层凡士林以防水湿。静坐 1 小时后，左手浸入 30℃ 水中 5 分钟，出水后擦干。再将左手中指浸入 0℃ 冰水中至第二指间关节近端，历时 20 分钟；取出擦干后再在室温下观察 5 分钟。测定左手中指浸冰水前的皮肤温度、浸冰水后每分钟的皮肤温度，测温精度为 ±0.2℃，并随时记录受试者的冷痛反应。按公式计算：

$$VRCI = 0.2(20 - X_1) + 0.11X_2 + 0.52X_3 + 0.17X_4$$

式中，$VRCI$ 为血管寒冷反应指数，无量纲；X_1 为在 0℃ 冰水中左中指皮肤温度初次开始回升时间，单位分钟；X_2 为在 0℃ 冰水中回升达到的最高皮肤温度，单位℃；X_3 为在 0℃ 冰水中第 5~20 分钟的平均皮肤温度，单位℃；X_4 为出冰水后在室温下第 5 分钟时的皮肤温度，单位℃。

根据血管寒冷反应指数数值及手指浸冰水时的冷痛反应，可将冷习服程度分为三级。①弱习服：血管寒冷反应指数<9.5，浸泡冰水时疼痛强烈，难以忍受，浸泡时间延长时由刺痛转变成痛麻。②中习服：9.5<血管寒冷反应指数<12.9，浸泡冰水时疼痛较轻，可忍受。③强习服：血管寒冷反应指数>12.9，浸泡冰水时无明显冷痛反应。如果冷痛反应程度与血管寒冷反应指数数值不一致，以血管寒冷反应指数数值为准进行判定。1992 年，中国人民解放军将血管寒冷反应指数纳入

评价冷习服程度的国家军用标准《部队人员冷习服程度的评价》（GJB 1338-92）。

（刘嘉瀛　杨丹凤）

lěngxífú xùnliàn

冷习服训练（training for cold acclimatization）

在一定时间内，有计划地、反复多次地接受一定强度的冷刺激，使人体代谢产热量增加、散热量减少、耐寒力增强，更加适应寒冷环境的训练。冷习服训练是中国人民解放军防冻工作的主要经验。驻寒区部队长期坚持冷习服训练，可延长官兵在冷环境中的作业时间，预防冷损伤的发生，减轻冷损伤的程度，减少上呼吸道感染等疾病的发生，从而提高部队在寒冷条件下的军事作业能力。

训练原则　冷习服训练必须按客观规律办事，遵循下述原则。

与部队现实情况有机结合　冷习服训练应与部队现有装备、作训大纲、操课制度等现状有机结合，以使训练能坚持不懈、持之以恒。官兵获得冷习服后，仍需坚持冷习服训练（每周至少3 次）直至气温转暖，以巩固冷习服训练的效果，防止脱冷习服。

足够的冷刺激强度　必须有可耐受的中等强度冷暴露，即冷习服训练一定要在对身体有明显冷刺激的条件下进行。

冷暴露与运动结合　严寒暴露配合运动，有利于促进组织代谢、改善血液循环，既能减轻冷暴露造成的不利影响，又能提高机体耐受的冷刺激强度，缩短建立冷习服所需要的时间。在寒潮突然袭来或风雪天时，应加强人体手、足、颜面、耳郭等末梢部位的活动和/或保护（如揉搓、按摩），即以动防冻。

循序渐进　组织冷习服训练

时，必须从整体出发，并照顾到不同耐寒力水平人员的情况。训练时的环境温度逐渐由高至低、训练强度逐渐由弱至强，体力负荷逐渐由小至大，训练时间逐渐由短至长，训练时应以不出大汗为度。

卫生监督 冷习服训练中，医务人员应加强卫生监督。

健康检查 训练开始前，对拟参训人员进行健康检查，心、肝、肾等脏器有器质性疾病者，免于训练。注意天气变化，防止发生感冒和冻伤。训练中患感冒、冻伤的人员，应待其康复后再进行训练。

照顾个体差异 官兵的籍贯、民族、入伍前居住地及职业、个人体质等不同，耐寒力也不同。对某些体质及耐寒力较差者，不应强求一致，要分组单独训练，待体质恢复后再融入大部队中。

做好防护 当气温不低于-10℃、风速不大于1m/s时，可以穿戴绒衣裤、绒手套、绒线帽与解放鞋进行训练；当气温低于-10℃、风速大于1m/s时，需注意保护耳部和颜面，戴棉帽。

保证饮食供应 训练期间，每人每日能量摄入应当不低于13 389kJ。

做好宣传教育 采取各种形式开展宣传教育，使官兵掌握冷习服训练的基本知识和方法。

训练方法 平原部队开展冷习服训练，常采用耐寒体育训练、局部冷水训练、冷空气暴露训练、综合冷习服训练等方法。驻高原部队使用时，应根据驻地海拔高度、环境气温、风速等情况，适当减小运动量，降低运动强度和冷暴露强度，缩短冷暴露时间。

耐寒体育训练 在冷环境中进行的体育训练，包括长跑、体操、球类运动、滑冰及滑雪等。对基层部队而言，跑步容易结合操课安排，训练条件要求简单，易于控制运动强度，不需要更多技巧，便于实施，易为基层部队选用。

训练安排 一般在10月下旬至11月上旬（约在农历霜降至立冬）期间开始，中国北方的气温多在-12.8~-5.5℃、风速2.0~4.4m/s，环境冷强度适中，训练效果较好。第1周运动量为每天跑3~4km，以后逐渐增加至每天跑5~7km，每周5次，持续2个月（至农历冬至或小寒）。早7~9点、晚5~8点时段车流量大，空气污染较重，尽可能安排在早操时间跑步。跑步中应采取慢-快-慢的节奏。

着装要求 训练时的着装视天气情况而定。长跑时宜适当减少着装，避免过热。当气温高于-10℃、风速不大时，可着绒衣裤、绒线手套、单帽、解放鞋训练；气温低于-10℃，特别是风速较大时，应增加着装，戴棉帽或面罩保护耳、鼻和面颊。

注意事项 运动量和跑步速度应逐渐增加。为避免过热出汗可逐渐减装，应先减下衣，后减上衣。跑步前先做2~3分钟预备活动热身；训练后及时恢复着装，防止感冒。在雪地中跑步时，速度宜减慢，防止跌倒摔伤，并应戴防护镜预防雪盲。

局部冷水训练 采用冷水洗手、洗脸、洗脚，或用冷水泡手、泡脚等方法，对人体末梢或暴露部位进行的冷习服训练。

训练安排 训练自秋季开始，每日早操后用5~10℃冷水洗手、洗脸，就寝前用冷水洗脚或冷水泡手、泡脚，每次10分钟、连续4~6周（至12月中下旬）。水温

低时，训练时间也不得少于2周。

注意事项 洗泡水温逐渐由高至低，洗泡部位逐渐由身体远端延伸至身体近端（如由面及颈、由手及肘、由脚踝及膝）。冷水浸泡时以洗为宜，不断活动手足，严禁静止浸泡。出水后迅速用干毛巾擦干，搓擦浸泡部位至发红、发热。有神经肌肉疾患、关节疾患及既往有冻伤史者，不宜做局部冷水训练。

冷空气暴露训练 即延长户外活动时间。

训练安排 静止不动时有冷感，而活动时不冷，为适宜的户外训练条件。当户外温度低于-10℃、风速2~3m/s时，训练效果最好。户外训练时间长短依天气条件而定，一般每日上下午共安排7小时，并适当减少着装，连续2个月或整个冬季。户外训练应安排非静止类的训练项目，不宜安排长时间静止作业，以免发生冷损伤。

注意事项 按规定着装。交替安排户内、外训练，每次户外训练时间不宜过长。户外活动时间最好避开餐前、饭后，尤其是剧烈户外运动后。

综合冷习服训练 在同一段时间内，采用两种或两种以上的方法进行冷习服训练，或以一种方法为主配合其他方法进行冷习服训练。常用的综合冷习服训练组合方案：①以早操时间30分钟长跑5km为主，同时每天早或晚用5~10℃冷水泡手10分钟，训练时间1个月。②以冷空气暴露训练为主，同时每天早或晚以5~10℃冷水泡手（或泡脚）10分钟，训练时间1个月。③以局部冷水训练为主，同时每天上、下午正课时间户外训练不少于3~4小时，训练时间1个月。

其他训练方法 可根据部队条件，采用冷水浴、冰雪擦浴、冬季行军野营训练和冬泳等方法。

冷水浴 主要影响心血管系统，可增强人体的冷应激能力。训练应自夏季开始，连续训练至冬季而不间断，避免在秋冬季节突然开始训练而人体无法适应。水温控制在10~16℃。冷水浴前，先使用湿毛巾擦身直至体表发热；然后手足、四肢先触水，头、颈、胸、背、腹、腰等部位后触水，边洗、边搓、边做大幅度运动。淋浴1~2分钟即可停止，用湿毛巾快速擦干，然后换干毛巾搓擦至皮肤发热。冷水浴时，人体的反应过程包括寒冷期（自觉全身发冷）、温暖期（感觉温暖舒适）及寒战期（出现寒战），应在出现寒战前结束冷水浴，以防冷损伤。冷水浴时，水温逐渐由高至低，淋浴时间逐渐由短至长，初次训练及体弱者可采用较缓和的冷水浴条件。发热与急性病患者不宜参加。

冰雪擦浴 冬季用冰雪搓擦身体。搓擦时，先擦双手、前臂，再擦上臂，而后擦上身，逐步用力搓擦直至皮肤发热、发红为止。本方法的冷暴露强度大于冷水洗手、洗脸。

冬泳 一般将长江流域或北纬30°以北，自11月上旬至翌年3月下旬的户外游泳活动称为冬泳；也有人将在气温低于0℃、水温低于14℃的户外环境中游泳称为冬泳。冬泳者应自夏季开始进行不间断地训练，以逐步适应气温和水温的变化。脱衣前，做适当活动使身体产生温热感；脱衣应缓，入水前先用冷水淋湿体表。游泳距离视水温而定，水温10~14℃时可游500~1000m，或游泳时间不超过20分钟，或不出现寒战；水温低于10℃时，游泳距离不宜超过200m或游泳时间不超过5分钟；水温低于5℃时，一般只游1~2分钟。出水后，迅速用干毛巾擦干、穿衣，然后再做适当运动，使身体末梢部位有温热感。参加冬泳者必须做体格检查，征得军医同意，并做好体能方面的准备。组织或负责单位应掌握水温、水深、河湖底部地形，搞好编组，做好医学保障准备，以便发生意外时进行自救互救。

（刘嘉瀛 杨丹凤）

hánlěng yǔ dīyǎng jiāochā xífú

寒冷与低氧交叉习服（cross-acclimatization between cold and hypoxia）

在寒冷与低氧两种环境因素分别先后暴露或同时暴露过程中，当机体对其中一种环境因素建立习服后，出现对另一种环境因素耐受能力的变化。机体对另一种环境因素耐受能力的变化称为交叉习服，耐受能力可增强、减弱或无变化，分别称为正交叉习服、负交叉习服或无交叉习服。例如，机体低氧习服后，其耐热、耐振动能力增强，耐寒力和抗冻能力降低，即低氧与热、低氧与振动呈正交叉习服，而低氧与寒冷呈负交叉习服。一般情况下，两种环境因素可分别先后暴露或者同时暴露。例如，机体在低氧环境中生存一段时间建立低氧习服后，严寒暴露时可见其耐寒能力降低，即低氧与寒冷呈负交叉习服；若人在高原寒冷环境中两种环境因素同时暴露生活6个月，机体先建立完全低氧习服，但耐寒力降低，低氧与寒冷同样呈负交叉习服。研究寒冷与低氧交叉习服不仅能促进学科发展，而且具有实际意义。

冷习服对机体耐低氧能力的影响 冷习服后机体的耐低氧能力降低，即寒冷与低氧呈负交叉习服。

冷习服后耐低氧能力降低的机制：①冷习服机体的显著变化是代谢产热增强、耗氧量增多。大鼠冷暴露1周基础代谢率增高20%，安静时产热量增加约30%，以减小冷暴露时体心温度降低幅度。代谢增强使冷习服机体耗氧量增多，但低氧环境限制了供氧，导致氧供求失衡；低氧诱导机体对去甲肾上腺素敏感性增强也加剧氧的供求失衡，导致耐低氧能力降低。②低氧对中枢神经系统的影响及低氧引起的代谢性酸中毒，直接或间接抑制下丘脑功能。低氧通过对体温调节中枢的作用，持续性抑制非寒战产热、暂时性抑制寒战产热，冷习服后增高的非寒战产热对低氧的抑制作用尤为敏感。抑制非寒战产热和寒战产热可减少耗氧量，但产热减少、体心温度下降，导致氧解离曲线左移、氧合血红蛋白释放氧减慢，加重组织缺氧，即低氧环境对冷习服机体不利。

低氧习服对机体耐寒力的影响 低氧习服后机体的耐寒能力和抗冻能力降低，即低氧与寒冷呈负交叉习服。

低氧习服加重高原冻伤组织损伤的机制：①在低氧环境中，缺氧刺激机体启动红细胞增生代偿机制，可使地处海拔5.3km高原的低氧习服者的动脉血氧饱和度接近平原人。血液为非牛顿流体，一定程度的红细胞增多对血液黏度无明显影响；当红细胞数增高至一定限度时，血液黏度急骤增高，使血液循环特别是微循环阻力增高，导致微循环障碍，心输出量降低造成组织供氧不足。红细胞过度增生导致组织特别是末梢部位组织缺氧，如在高原常见口唇、指端发绀。有学者发现，模拟海拔 6km 高原低氧习服大鼠血细胞比容、血液黏度及红细胞聚集指数增高，红细胞变形能力降低，即血液流变性恶化。大鼠双后足冻伤后，血细胞比容、血液黏度和红细胞聚集指数大幅度增高，红细胞变形能力明显降低。如果在低氧习服基础上再施加冷冻刺激，由于冻伤损伤内皮细胞，导致血浆外渗、血流淤滞、血液理化性质改变、血管活性物质释放，使血液流变性进一步恶化，其恶化程度明显重于平原冻伤和急性低氧冻伤大鼠。活体微循环观察可见，低氧习服中国仓鼠颊囊微循环血色暗红、血流速度慢、红细胞明显聚集；颊囊冷冻后微循环出现的血流淤滞、血栓形成、血管栓塞、弥散性血管内凝血及出血等改变，均较颊囊平原冻伤和颊囊急性低氧冻伤中国仓鼠更严重，进而使低氧习服中国仓鼠颊囊冻伤组织损伤更重。②与平原冻伤及急性低氧冻伤大鼠比较，低氧习服大鼠冻伤后血浆血栓素 B_2 含量升高、血小板数减少、凝血时间缩短等改变更明显，即低氧习服大鼠冻伤后血液高凝倾向更重。③低氧暴露机体的另一个代偿调节是循环血量重新分配。外周组织血液灌流量减少，以保证心、脑、肾等重要器官供血、供氧。低氧习服大鼠冻伤后，受冻局部皮肤温度及骨骼肌耗氧量均较平原冻伤和急性低氧冻伤大鼠降低，即局部组织循环障碍、血液灌流量减少。因此，低氧习服在使机体红细胞代偿增生的同时，导致血液流变性恶化、血液呈高凝倾向、外周组织血液灌流量减少及微循环不良；在此基础上，冻伤造成血管内皮细胞损伤，使上述改变进一步恶化，受冻组织严重缺血缺氧，冻伤组织修复愈合加困难，组织损伤更重。

寒冷、低氧同时习服对耐寒力与耐低氧能力的影响　长期在高原低氧与寒冷环境中生活可同时获得低氧和寒冷习服。世居高原藏族青年适应了高原寒冷环境，其血管寒冷反应指数明显高于移居高原 1~3 年的平原汉族青年；世居高原人在平原做全身冷暴露时，冷致血管舒张反应较强，能保持较高的体心温度和皮肤温度，耐寒能力比平原人好，表明世代在高原生活低氧寒冷适应后，无论在高原或平原耐寒能力都较强。在海拔 4520m 以上高原做强负荷运动时，世居藏族青年的动脉血氧饱和度仅轻度降低，而移居高原汉族青年的动脉血氧饱和度急剧下降；世居藏族青年的最大负荷功率和最大摄氧量亦明显高于移居高原汉族青年，提示低氧寒冷适应后耐低氧能力也增强。寒冷与低氧同时习服后，人体耐寒能力和耐低氧能力均增强的机制尚不清楚。

（刘嘉瀛　杨丹凤）

lěngsǔnshāng

冷损伤（cold injury）　寒冷及其他诱因共同引起的机体组织损伤。全称寒冷损伤。冷损伤是寒区冬季的常见病，战时往往成批发生，对部队军事作业能力的影响极大。

分类　冷损伤可分为全身性冷损伤和局部性冷损伤。全身性冷损伤即低体温（hypothermia），亦称冻僵或体温过低。局部性冷损伤可分为冻结性冷损伤和非冻结性冷损伤两类。冻结性冷损伤是损伤局部的组织温度低于组织冻结温度（-3.6~-2.5℃），组织发生冻结所致的损伤，即冻伤。非冻结性冷损伤是在 0~10℃ 湿冷环境中暴露所致，依据发病环境与临床表现不同，常见冻疮、战壕足和浸渍足。

致病因素　冷损伤的致病因素包括环境因素、个体因素、作业因素和冷习服因素。

环境因素　引起或诱发冷损伤的自然环境因素。①气温：低温是引起冷损伤的主要因素。湿冷环境暴露可引起非冻结性冷损伤，冷暴露时气温长时间低于组织冻结温度（-3.6~-2.5℃）可发生冻伤，长时间严寒暴露可引起低体温。②风速：风加速人体散热，风速越大人体散热越多，越易引起冷损伤。③湿度：雨、雪、出汗、涉水等可使服装、鞋袜潮湿，增加人体散热，是诱发冷损伤的重要原因。④海拔高度：海拔高度每上升 1km，气温降低 5~6℃，因此人在高原地区更易发生冷损伤。⑤辐射：夜间，尤其晴空时，人体向外环境的热辐射增多，成为散热的重要方式。

个体因素　与诱发冷损伤有关的健康状况、生活方式等因素。①疾病：患慢性病、营养不良、创伤、饥饿、过度疲劳者，抵抗力降低，易发生冷损伤。②既往有冷损伤史：患冷损伤危险性增大。③血液循环障碍：服装不适、鞋袜狭小、扎止血带时间过久，可造成血液循环障碍，引起冻伤。④防寒知识：缺少防寒知识及寒区生活经验，不了解冷损伤先兆症状，未能及时采取相应的预防措施，易导致冷损伤。⑤饮酒：乙醇扩张皮肤血管加速散热，抑制寒战减少产热，导致体温降低；饮酒后尿量增加，导致机体失水促进冻伤发生；饮酒后感觉迟钝、判断力降低，甚至醉卧野外，易引起冷损伤。⑥吸烟：香烟中的尼古丁使血管收缩、皮肤血流量减少，使冻伤易感性增大。⑦皮下脂肪：皮下脂肪隔热作用强，消瘦者患冷损伤的危险性较大。⑧年龄：中老年人环境适应能力降低，冷损伤危险性增大。

作业因素 与诱发冷损伤有关的作业状态、防寒装备因素等。①户外作业：严寒条件下长时间户外作业，或静止作业（如潜伏）时活动受限，增大冷损伤危险性。②接触过冷物品：身体直接接触过冷物品，如石块、燃油、金属物品等，可引起冻伤。③防寒装备：数量不足、损坏或保暖性差，易诱发冷损伤。④人造风：乘坐无篷车、船快速行进时，人体与空气的相对运动形成人造风，若无适宜防护则促进人体散热，易诱发冷损伤。⑤外涂伪装色：伪装色中的水分蒸发促进人体局部散热，且伪装色掩盖人体的肤色变化，难以及时发现冻伤早期症状，导致冻伤发生。

习服因素 冷习服可增强机体耐寒力。未冷习服及冬季缺少户外活动的人员，耐寒力低，易发生冷损伤。

（刘嘉瀛）

dòngshāng

冻伤（frostbite） 在冷环境（气温低于0℃）中暴露时，局部组织经冻结和融化过程引起的损伤。又称冻结性冷损伤（freezing cold injury）。寒区冬季的常见病，往往成批发生，战时尤为多见，对部队官兵健康和军事作业能力危害极大。加强防寒教育与管理、搞好医学监督及物资保障、落实防寒防冻措施、开展积极的耐寒锻炼可降低冻伤发病率。

流行病学特点 主要包括以下几个特点。

好发人群 各年龄段均可发生，以中青年人居多。男性多于女性，可能与男性户外作业多，酗酒、吸烟等有关。平时多见于嗜酒、精神障碍的成年男性。

发病季节与环境温度 冬季多发（11月至翌年2月），12月和1月最多，少数伤员冷暴露温度稍高于0℃，但有大风。暴风雪或寒潮袭来时，短时间内可有大批冻伤发生。

危险因素 着装不当可导致血液循环障碍、保暖不足或过热多汗，是冻伤主要诱发因素，车祸与车辆故障亦为冻伤发病的危险因素。外周血管与神经疾患，雷诺病，精神疾患，疲劳，既往有冻伤史者患冻伤的危险性大。严寒暴露时，外涂软膏及伪装色中的水分蒸发增加散热，可诱发局部发生冻伤。饮酒为诱发冻伤的重要原因，因其可使皮肤血管扩张，加速散热；抑制寒战，减少产热；尿量增多导致失水；感觉迟钝，判断力降低，忽视严寒的危险；昏昏欲睡，无法采取防护措施；降低血糖水平，易诱发体力衰竭。

冻伤部位与伤度 下肢最多见，其次为手和颜面部位。同一伤员可多个部位同时冻伤，同一冻伤肢体不同部位的伤度可不同。轻度冻伤多见、重度冻伤较少。

就诊时间和住院时间 因天气恶劣、交通不便，多数伤员难以及时就医。延迟就医的时间越长，损伤越重，需手术治疗及截肢者越多。伤员住院治疗时间差异很大，成人冻伤伤员平均住院66.6天。

外科治疗 首次手术在冻后1～59天（平均22.7天）实施，首次截肢在冻后10～80天（平均25.3天）进行。多数需1次手术，1/5冻伤伤员需做2～7次手术。下肢冻伤、感染及延迟就医是导致手术及截肢的主要原因。

并发症与预后 1/6～1/3冻伤伤员并发感染，使伤口延迟愈合、溃烂甚至全身感染。约1/3冻伤伤员入院时并发低体温，其中12%伤员的体心温度低于32℃。住院期间死亡率为1.3%～2.5%。延迟就医、感染是导致预后不良的主要因素。

临床表现 多见于末梢部位，足部最多见，其次为手、耳、鼻，面颊占一定比例，多两侧对称，少数为单侧冻伤。足部冻伤往往先于其他部位发生。组织冻结时血流停滞，皮肤苍白或呈蜡样灰色，触之冰冷僵硬，皮肤麻木无感觉，运动受限。融化后局部跳痛、刺痛或烧灼痛，皮肤充血呈红、暗红、紫红或青灰色，组织水肿；融化6～24小时出现浆液性或血性水疱，小水疱直径2～3mm，大水疱可覆盖手足及数个指趾背侧，感觉过敏、迟钝或消失。冻后2周，水疱干燥形成黑色痂皮，痂下为肉芽组织，感染时痂下积脓。重度冻伤或处置不当可见组织坏死。冻后1～6个月，肢端干性坏死后自行脱落，或感染形成湿性坏疽。

分度与诊断 按中国人民解放军总后勤部卫生部军用标准《冻伤的分度、诊断及处理原则》（WSB 18-1999）进行。

冻伤分度 依临床表现和预后，分为Ⅰ、Ⅱ、Ⅲ、Ⅳ度，即四度分类法。Ⅰ度冻伤伤及表皮层，皮肤红或微紫红色，稍肿胀，轻度疼痛及灼痒感，约1周自愈。Ⅱ度冻伤伤及皮肤全层，皮肤红或暗红，明显水肿，疼痛较重；有较大浆液性水疱，疱壁薄、疱液橙黄清亮、疱底鲜红。无感染时水肿逐渐减轻，水疱干燥形成较薄痂皮、脱痂后痊愈，病程约

2周。Ⅲ度冻伤伤及皮肤及皮下组织，皮肤紫红或青紫色、明显水肿、温度较低、感觉迟钝；散在厚壁血性水疱，疱底暗红，局部渗出较多；可见皮肤与皮下组织坏死形成较厚痂皮，脱痂后形成瘢痕。Ⅳ度冻伤伤及皮肤直至肌肉、骨骼等深层组织，皮肤紫蓝或青灰色、中度水肿、温度低、感觉丧失，肢体疼痛；厚壁血性小水疱，疱液咖啡色、疱底污秽，严重时无水疱，局部渗出多；冻区逐渐干燥变黑，最后脱落形成残端，若感染则形成湿性坏疽甚至气性坏疽，危及生命，病程2~3个月。

Ⅲ、Ⅳ度冻伤难以鉴别且早期治疗相同，有学者将Ⅲ、Ⅳ度冻伤合称Ⅲ度冻伤，即三度分类法。为方便冻伤诊断和治疗，米尔斯（Mills）等将Ⅰ、Ⅱ度冻伤统称为浅表冻伤（轻度冻伤），将Ⅲ、Ⅳ度冻伤统称为深部冻伤（重度冻伤）。

诊断 依据冷暴露史、组织冻结-融化后的临床表现做冻伤诊断，一般无困难。临床上多根据冻区融化后24~72小时的症状、体征做回顾性诊断。早期正确判定冻伤伤度和范围，特别是肢端坏死脱落或截肢的界线比较困难。冻伤后一般4~5天才能确定是轻度或重度冻伤，重度冻伤后约45天才能确定坏死分界线及最适截肢部位。冻伤伤度早期诊断的辅助医学影像学方法有：①红外热像图法，可了解冻区代谢和血液循环状况，便于判断冻伤伤度和范围、疗效及预后。②锝-99m骨扫描术，可评估软组织和骨骼微循环，判断坏死程度，以便治疗及评估预后。③磁共振成像/磁共振血管造影术，可观察阻塞血管及其周围组织的图像，精确确

定组织缺血范围。伤员就诊时，若冻结部位皮肤呈绛红或灰蓝色，提示冻-融-再冻损伤；冻区融化后3~5天干瘪皱缩，多为冻-融-再冻或过热复温损伤。

治疗 轻度冻伤只要正确复温、外涂1%呋喃西林乳膏，防止患部外伤、感染，卧床休息、抬高患肢即可取得较好疗效；重度冻伤应视具体情况采用综合疗法，单一疗法难以取得满意疗效。

现场救治 迅速确诊并判断伤情，重度冻伤伤员应尽快后送，难以确定伤情者按重度冻伤处理。

保暖 尽早脱离冷环境，移至温暖避风处，采取保暖措施。清醒、头部无创伤者可给热饮。

局部复温 若无法及时后送、受冻部位仍冻结且复温后无再次冻结危险时，应做温水快速复温，此法组织保留多、功能恢复好、见效快，是救治重度冻伤的最有效方法。方法：将受冻肢体浸泡在40~42℃水中，直至冻区融化、冻肢趾（指）端皮肤红润，一般需20~30分钟。浸泡时，水面应高出冻区2~3cm，不断搅拌，保持水温恒定，水温过高（超过44℃）或过低不利于组织存活。为避免烫伤，添加热水时先移出受冻肢体，严禁使用明火直接加热容器，冻肢不得接触容器壁。不易浸泡的冻伤部位，如颜面、耳部，可用42℃湿毛巾热敷。若鞋靴与患部冻结在一起，应连同鞋靴一起浸泡，直至鞋靴融化后将其剪掉，不可强行脱下。复温时鼓励伤员活动伤肢促进血液循环，但禁止按摩、揉搓局部。复温中冻区感觉恢复时出现剧痛，可口服布洛芬、吲哚美辛等镇痛，仍不能缓解者可给予镇痛药。复温后，外涂1%呋喃西林乳膏或5%磺胺嘧啶锌乳膏约1mm厚，

无菌纱布包扎。

尽快后送 若冻区仍冻结，一般主张立即后送医院复温治疗，以避免现场复温后出现冻-融-再冻损伤及冻区融化后机械损伤，冻-融-再冻损伤不可逆，尚无有效救治方法。后送途中做好保暖。冻足未融化者如无其他伤病，可步行一段路去就医不会加重损伤，但禁用融化冻肢行走。

其他复温方法 无后送及做温水快速复温条件时，可采取其他方法复温。①利用体热复温：例如，将冻伤手指置腋下或腹部复暖，将冻伤脚踝置他人腹部复暖，用温暖的双手捂住面颊复暖，直至受冻部位痛感恢复，预后不如温水快速复温。②自发融化复温：在室温下盖棉衣被、睡袋等，使受冻部位自然融化。在救援、等待后送或后送途中，常见局部温暖使冻区融化引起的自发融化复温。此法复温速度明显较慢、复温所需时间明显较长，预后不如温水快速复温和利用体热复温。

禁用的复温方法 ①严禁采用冷的方法缓慢加温受冻组织的方法，即延迟复温，如冰雪搓擦、冷水浸泡、捶打按摩等。此法可导致严重组织丢失。②严禁用温度过高的外加热源复温冻伤的方法，即过热复温，如使用篝火、炉火等明火烘烤，或使用汽车发动机、柴油发电机废气等干热热源烘烤，或浸泡热水等。此法可使冻伤部位再添烧伤，使伤情复杂化，加重组织损伤。

医院治疗 重点是确定伤情、复温、抗感染、改善循环、加强护理，开展辅助治疗，促进组织修复与功能恢复。

确定伤度与并发症 详细询问伤员受冻时的气温、风速、冷暴露时间、着装等，以判断伤情。

无法判断伤情时按重度冻伤处理。做全身体检，如有低体温、骨折、颅脑损伤等需先行处置；不需其他紧急处理时，立即做复温治疗。

复温 冻区仍冻结者立即做温水快速复温。并发低体温者先做全身复温，待体心温度回升至35℃，再做冻伤肢体复温。冻区融化者做氯己定液多次温浸疗法，对融化72小时内的冻伤疗效显著，延长了冻伤特别是重度冻伤后的救治时机。此法中温度与药物协同作用，可预防或减轻感染、改善血液循环、清除坏死组织、促进组织修复、加速组织愈合。方法是用40℃、1‰氯己定液浸泡冻伤部位20~30分钟，每日2次，连续6天。浸泡时，液面高出冻伤部位2~3cm，保持浸泡液温度稳定，不断搅拌勿使药物沉淀（醋酸盐较盐酸盐溶解度更大些）；患肢做搅水动作或屈伸指趾，促进功能恢复。有条件时使用漩流浴，既有利于药物浓度和水温均匀，也可使溶液不断冲洗患部、清除脱屑和痂皮，提高疗效。不易浸泡的部位可用40℃、1‰氯己定液浸湿毛巾热敷。浸泡后拭干，外涂1%呋喃西林乳膏或5%磺胺嘧啶锌乳膏，无菌包扎。如无氯己定，可使用40℃、1‰新洁尔灭溶液温浸。浅表冻伤外涂1%呋喃西林乳膏即可。

防治感染 感染是冻伤的主要合并症，严重影响预后。除深部感染及漩流浴不能清除的感染外，一般不主张预防使用抗菌药物。重度冻伤常有骨骼、软骨的无菌性创面，需注意无菌操作、防止继发感染。冻-融-再冻及合并创伤时多有严重感染，应密切观察、及时处理。重度冻伤伤员应当依据标准方案做破伤风预防接种。

改善血液循环 此是减轻组织损伤、防止组织坏死的重要措施。①扩张血管：复温后静脉滴注低分子右旋糖酐扩张血容量，减轻血液淤滞。可用丁咯地尔或萘呋胺舒张血管；用妥拉唑林舒张血管、阻断交感神经，缓解血管痉挛性疼痛；用尼卡地平和5-羟色胺S2受体阻断剂酮色林扩张血管，抑制血小板聚集；用布洛芬抑制血栓素A_2合成。香烟中的尼古丁使血管收缩，故严禁冻伤伤员吸烟。②溶栓治疗：蝮蛇抗栓酶具有降低血黏度、去纤、抗凝、溶栓作用，可明显改善重度冻伤的血液循环，促进损伤修复和功能恢复。组织纤溶酶原激活剂/肝素治疗可明显减轻组织损伤、减少截肢。

加强护理与局部治疗 医护人员应耐心解释病情，消除伤员焦虑感，增强治愈信心。重度冻伤治疗需数周至数月，需加强局部护理。询问伤员主观感觉，检查冻区皮肤色泽、肢体水肿、组织坏死等。护理动作轻柔，防止水疱破溃、创伤与感染。卧床伤员抬高患肢促进血液回流，以减轻水肿、增强局部抗感染能力。保护受冻肢体，当运动可能造成创伤时，应限制活动。严禁手足（指趾）冻伤融化的伤员行走或做手部活动，以免水疱破裂、创伤与感染。尽早开始康复训练，循序渐进。上肢冻伤者锻炼手指，避免手小关节畸形及功能丧失；下肢冻伤者做伯格（Buerger）运动，促进功能恢复。

辅助治疗 复温后局部疼痛程度随冻伤伤度、水肿及感染情况而异，活动肢体、理疗、做漩流浴可减轻疼痛。剧痛时是否采用交感神经阻断或交感神经切除术观点不一。高压氧治疗可增强红细胞流变性，增加冻区营养性毛细血管数、减轻水肿、改善氧合，有学者建议将其作为重度冻伤的辅助疗法。抗氧化剂维生素C和维生素E可用于冻伤治疗。

全身支持疗法 重度冻伤需住院治疗。给予高蛋白、高热量饮食，补充维生素和微量元素。鼓励伤员饮水，维持水、电解质和酸碱平衡及血液循环。给氧提高动脉血氧饱和度。

外科治疗 原则：①冻伤晚期再使用。冻后早期手术易导致局部组织严重损伤、增高感染概率。②严格无菌操作。③尽可能保留活组织，切除坏死组织，以防继发感染，甚至发生败血症、气性坏疽危及生命。

创面处理与清创移植 ①水疱：无感染时不需处理。水疱压力过大或限制运动时无菌抽出疱液；水疱破裂、疱皮紧贴创面时保留皮肤。感染时剪去疱壁，消毒后外涂1%呋喃西林乳膏、5%磺胺嘧啶锌乳膏或2%硫酸新霉素乳膏1mm厚，每日1次，无菌包扎。②清创：感染无法控制是早期清创的唯一指征。散在皮肤坏死做早期削痂植皮，组织坏死液化的创面可多次清创。③切除死骨和坏死组织，以防继发感染。④皮肤修复术：冻后不同时期，依据病情做中厚皮片移植、血管蒂皮瓣移植或网孔皮肤移植，减少瘢痕与感染。⑤重点修复术：截肢后数月至数年，修复以前手术缺陷，完善残肢功能。

骨-筋膜室综合征 重度冻伤并发症之一。筋膜间隔内压升高，临床表现为冻伤部位剧痛、感觉减退、显著水肿、脉搏弱，温水快速复温和全身支持疗法无法使之缓解。应切开筋膜减压，延误手术可造成严重后果。

截肢 ①原则：尽量保留尚有生机的软组织。②时机：气性坏疽与湿性坏疽是早期截肢的唯一指征。一般应在肢端完全木乃伊化、坏死组织分界线清楚后再做截肢手术，过早截肢易误将活组织切除，且组织水肿时创面不易愈合。③截面高度：在坏死组织分界线近端 1.5～2.5cm 处截肢，尽早消灭创面、保留功能。

预后与后遗症 轻度冻伤预后良好，无明显后遗症。重度冻伤、冻-融-再冻、延迟治疗等多预后不良。重度冻伤若早期积极治疗，约80%的Ⅲ度冻伤预后良好；Ⅳ度冻伤常需截肢，处置得当可不截肢，但遗留不同程度伤残。冻伤造成的皮肤损伤可致瘢痕，局部感觉异常或缺失，多汗、少汗、皮脂分泌减少；皮下组织破坏可致隔热不良；肌肉损伤可致挛缩、粘连；骨损害可致关节炎，骨骺破坏可使指、趾生长停止甚至致残。后遗症遇冷加重，可持续数周、数月至数年，多采用对症或支持疗法治疗。

(刘嘉瀛)

fēidòngjiéxìng lěngsǔnshāng

非冻结性冷损伤 （non-freezing cold injury，NFCI） 长时间湿冷环境暴露所致的以外周组织冷损伤为主的综合征。包括冻疮、战壕足和浸渍足。双足是最易患病的部位，严重威胁冷环境中作业官兵的健康和军事作业能力。肢体血液循环受限引起的血流量减少使病情加重。损伤病变早期可逆，长时间冷暴露后损伤不可逆。

发病机制 NFCI发病机制极为复杂，各种因素相互关联，冷暴露可影响发病机制中的部分因素或全部因素，最后导致NFCI。

血管与循环病理学 冷暴露后外周血管收缩，此后出现冷致血管舒张反应，冷暴露肢体血管交替收缩和舒张可持续数小时。长时间冷暴露时，冷致血管舒张反应常减弱或消失，引起外周血管持续收缩，是NFCI发病的早期机制。

血管活性物质 冷暴露刺激外周循环中去甲肾上腺素释放增多，摄取和代谢减慢。外周血液循环中的及交感神经末梢释放的去甲肾上腺素均使血管平滑肌长时间强烈收缩，导致皮肤血流量减少，造成组织损伤。其他神经递质和肽类递质在冷致血管收缩中可能起着更重要的作用。

冷诱导缺血 外周皮肤血流量减少是NFCI的特征。冷暴露时内皮损伤，毗连内皮细胞的接合点开放，白细胞与血管壁黏附，血细胞聚集导致血流阻断，微血管收缩、血流减少导致组织缺氧引发损伤。

神经病理学 神经功能紊乱及其后出现的外周神经和交感神经损伤是重度NFCI的常见症状，但损伤神经纤维的大小、有无髓鞘及其与冷损伤易感性的关系尚有不同观点。神经损伤机制尚不清楚，神经损伤程度可能决定于冷暴露程度及持续时间，冷暴露时全身处于清醒抑或麻醉状态。

应激 如战斗应激是NFCI发病的重要因素，战争环境与冷暴露相互作用促进NFCI发生，导致官兵战时更易发生冷损伤。战斗环境引起急性应激和长时间应激，导致外周特别是肢体血管收缩；战斗应激引起的出汗与血管收缩共同作用，导致易患NFCI的手足远端温度降低。

再灌注损伤 抑制活性氧生成的制剂可减轻NFCI，提示缺血-再灌注损伤是NFCI发病的重要机制。

临床表现 发病早期患部肤色苍白、无感觉、皮肤浸软、轻度水肿、无冻结，不能触及脉搏搏动，不能活动。复暖后肤色仍苍白、无感觉、无脉搏。数小时后，偶尔24～36小时后明显充血，严重烧灼痛，肢体近端感觉恢复而远端未恢复，可有水疱。发病8小时后仍不能触及脉搏者多为严重深部伤。伤后第2周除烧灼痛外，可出现剧烈间歇闪电性痛。晚期常多汗，可有明显多汗区域，易引起水疱、皮肤浸软及真菌感染。临床上可分为四个阶段，各阶段持续时间不同，相邻阶段的症状和体征交融在一起不能明确区分。

第一阶段——冷暴露中 冷暴露过程中开始第一阶段，冷暴露温度为0～20℃，冷暴露时间长短随冷暴露环境条件的不同而异，可由不足1小时至1周。最重要的诊断标准是感觉消失，最常见的症状为局部完全麻木，这与受冷的外周部位在严寒中的先兆感觉截然不同。本体感觉丧失，伤员步态笨拙、蹒跚。尽管手部可患此病，但此病几乎只发生在足部。开始时受累肢体皮肤呈亮红色，此后转为苍白，甚至白色。该阶段不痛、不肿。

第二阶段——冷暴露后 脱离冷环境后，于复温中或复温后立即进入第二阶段。该阶段持续时间短暂，大多仅数小时，个别病例持续数日。特征为缺血组织再灌注早期外周血流量小幅增加，受累肢体肤色由白色变为淡蓝色斑点状；自觉冷、麻木，肢体感觉和运动功能丧失，伤员不能行走或保持平衡。有时可见肢体水肿，常不能触及外周动脉搏动。

第三阶段——充血阶段 受

累肢体血流量增加、充血，持续数日至数月，通常 6~10 周。该阶段突然出现，患部红亮、发热，水肿明显，可见浆液性或血性水疱。受累肢体感觉恢复，特征为持续剧痛，夜晚疼痛加重可致失眠。足 NFCI 疼痛部位在足底，横跨跖骨底部。解热镇痛抗炎药不能使之缓解，注射吗啡罕能镇痛，但局部麻醉可使疼痛完全缓解。受累肢体脉搏搏动有力。外力撤去后，外力压迫趾（指）尖留下的白色持续数秒而非迅速消失。某些神经肌肉功能缺失，出现肌肉无力。

第四阶段——充血后阶段 持续数周、数月甚至数年，有些人则伴其余生。该阶段缺少明显的体征。炎症反应减轻、患肢温度降低，60% 以上伤员患肢远端仍冷，冷敏感性增高，伴血管持续收缩。冷暴露后 70% 伤员呈持续性疼痛，可为主要症状。持续、明显的感觉丧失少见，少数重伤员可见水肿，热暴露及情绪激动时可引起多汗。重伤员可有干性坏疽，可出现冻伤的所有后遗症。

分度 有两种分度方法。韦伯斯特（Webster）分类法依据伤后 2~3 天足部的临床表现，分为最轻、轻、中和重度 NFCI；昂戈里（Ungley）分类法依据伤后 7 天感觉丧失区的分布，分为 A、B、C 和 D 级。两种方法彼此吻合，可判断预后。

最轻度 NFCI 或 A 级 伤后患部充血，轻度感觉变化持续 2~3 天，伤后 7 天无异常体征或感觉丧失。一般可很快恢复行走，1~2 周内恢复作业能力。偶尔遗留冷敏感性增高。

轻度 NFCI 或 B 级 伤后 2~3 天仍有水肿、充血和明显的感觉变化。伤后 7 天足底及趾尖感觉仍消失，持续 4~9 周。水肿、神经痛和充血分别持续 1~3 周、2~4 周及 3~7 周。无水疱及皮肤丢失。半数伤员遗留多汗和/或冷敏感后遗症。行走时如疼痛不加重，伤员可行走。恢复军事作业能力常需 3~4 个月。

中度 NFCI 或 C 级 伤后 2~3 天可见水肿、充血、水疱，皮肤呈花斑样。第 7 天，足背、足底及足趾触觉仍消失，振动觉与位觉减弱，足部肌肉轻瘫、萎缩。水肿持续 2~3 周，疼痛、充血可持续 14 周。部分水疱剥脱，深部组织无丢失。多数伤员遗留多汗及冷敏感后遗症，部分伤员因残疾而不能继续服役。

重度 NFCI 或 D 级 伤后 2~3 天出现重度水肿、渗出和坏疽。第 7 天全足感觉丧失，肌肉瘫痪、萎缩，损伤常延伸至足以上部位。肢体自行离断可造成深部与浅部组织丢失，坏疽是常见危险。组织水肿持续 3~7 周，充血、疼痛可持续 4 个月。康复所需时间长，康复后留有残疾，罕能继续服役。

救治 患病时感觉消失，但伤员不易察觉。故应先检查是否患此病，疑似者与确诊者应送医院救治。后送途中须保护伤肢，避免机械损伤及受冷，足 NFCI 伤员不能行走。后送途中患肢自行复暖时出现剧烈疼痛，可予药物治疗。入院后，伤员在温暖病房内卧床休息，使患肢处于舒适温度下。此病病情发展缓慢，至少需 1 周病情才能恢复或进行评价。

合并低体温或冻伤 长时间冷暴露可并发低体温和/或冻伤。低体温伤员要尽快全身复温，冻伤伤员要尽快实施温水快速复温，而 NFCI 伤员则要缓慢复温患肢，复温方法的差异增加了治疗困难。

由于低体温威胁生命安全，应调整与全身复温有关的治疗，先于 NFCI 实施。并发冻伤时应实施综合治疗。

复温 伤员离开湿冷环境后，患肢可自行复暖，不需做主动复温。温水快速复温与伤部按摩均加重组织损伤。

防治感染 做破伤风预防接种。皮肤浸软及溃疡增加感染概率，可用干敷料疏松包扎，保护患部。勿使水疱破溃，破溃的水疱需包扎，以防感染。破溃水疱疱液、溃疡面及坏死区分泌物应做细菌药敏试验，一旦感染立即用敏感抗菌药物治疗，深部感染应选用厌氧菌及假单胞菌属敏感的抗菌药物，如氨苄西林或亚胺培南。

补水 冷暴露超过 1 天常有冷利尿导致的脱水，脱水症状明显时应尽快补水。用温液体补水对稳定生理过程、维持适宜血流、调节冷诱导所致液体转移具有重要作用。

镇痛 此病的疼痛症状常可持续至晚期。使用解热镇痛抗炎药或镇痛药效果不佳。1980~1981 年，奥克利（Oakley）认为晚上使用奎宁盐治疗疗效好，但有人认为无效。1982 年以来，英军的标准治疗是睡前服用盐酸阿米替林，如服药后疼痛缓解又复发则需增加药量。伤肢应置于舒适温度下，用干燥疏松辅料包裹患部，吹冷风可缓解充血处的烧灼痛。承重时剧痛影响行走可达数日至数月。为减轻疼痛、避免机械损伤，在水肿完全消除、皮肤浸软及溃疡痊愈前，禁用患肢承重站立与行走。足趾干性坏死者，如行走不引起双足其他部位损伤，则可行走。

理疗 有条件且病情允许，

可早期开始理疗并持续至晚期。大腿、踝关节和足部的运动有益治疗。

交感神经切除术 以手术或药物方法阻断局部交感神经支配，治疗冷敏感性增强和持续性疼痛，机制不明。交感神经切除术可短期改善局部血液灌流、减轻冷敏感性增强，部分伤员疼痛明显缓解。一般6个月后症状和体征恢复至治疗前状态，无持续性临床治疗作用。

预防 长时间冷暴露是NFCI发病的必需条件，可伴或不伴潮湿和/或应激暴露。因此，做好冷暴露防护是预防NFCI的首要措施，同时也要重视潮湿和战斗应激的影响。

搞好服装防寒 适宜的防寒服装可保持身体温暖，特别要注意保护四肢以维持手足温暖。服装大小应适宜，鞋靴袜子尤其如此，足部血流受限必将加速NFCI的发生。

加强营养、严防脱水 严寒暴露时，营养不良及中度脱水促进NFCI发生，应加强营养，保证饮水。

防止过度疲劳 官兵特别是指挥官，应了解地形地貌所致的体力应激，避免过度疲劳促进NFCI发生。保证充足睡眠，及时缓解疲劳。

加强冷损伤防治知识宣传和医学监督 军医应注意与军事作业、特别是与战斗应激有关的因素对NFCI发病的影响。开展冷损伤防治知识宣传，使官兵掌握此病的临床表现及防护知识。必须在湿冷环境中作业时，每8小时至少要检查、护理足部1次，以早期发现症状，预防此病发生。疑患此病时，应立即检查并使双足复暖，在足部复暖并恢复正常

感觉前不要匆忙穿鞋袜。足部复暖后如仍无感觉，是患NFCI的证据。穿防水靴时，注意保持足部干燥，足部潮湿后应尽快擦干、按摩足部使之复暖，并换干鞋袜。暂无干鞋袜更换时，则应不断活动足趾与脚踝。

开展冷习服训练 NFCI易感性的个体差异极大，与个体血管寒冷反应性强弱有关，能保持局部血流畅通和较高皮肤温度的人对NFCI的易感性低。开展冷习服训练可增强耐寒力，在湿冷环境中不断活动手足可促进四肢血液循环，减少NFCI发病危险，对既往有冷损伤史者尤其重要。

后遗症 此病恢复慢。若4~5周内患部有轻触痛或刺痛感觉，提示神经损伤可逆，很少有持久后遗症；若6周后患部仍无触觉，提示神经元退化，损伤需更长时间才能改善，且可遗留持久后遗症。伤员常有残疾，最常见足趾及足前部组织丢失，锤状趾畸形，踇趾屈位畸形，多汗，自发性疼痛或足承重时疼痛，冷不耐受。

(刘嘉瀛)

dòngchuāng

冻疮（chilblain） 寒冷季节出现的末梢部位皮肤局限性淤血性红斑性疾病。此为最常见的非冻结性冷损伤。初冬或早春季节长时间反复0~10℃湿冷环境暴露后发生，可持续至气温回暖后才痊愈。冻疮的原发病变为慢性真皮血管炎，不造成永久性损害，但冬季易复发。自主神经功能紊乱、肢端血液循环不良、手足多汗、缺少运动、营养不良等常为冻疮发病诱因。冻疮常见于人体末梢和受挤压部位，最常见于手指和足趾，其次为手足边缘、足跟、耳垂、耳郭边缘及鼻尖处。患部皮

肤肿胀，呈大小不一、界限不明显的红色或紫红色淤血性红斑，按压时褪色，压力去除后红色或紫红色缓慢恢复，触之柔软、冰冷，可有大小不等的结节。严重时可有水疱，水疱破溃后形成浅表溃疡，感染时呈化脓性炎症，愈后留有色素沉着或萎缩性瘢痕。患处温暖时感觉灼热、痒、疼痛甚至刺痛。根据冷暴露史，临床表现，初冬及早春发病、冬季易复发的特点进行诊断。治疗重点在于护理，关键是：①脱离湿冷环境，换干燥、洁净、舒适的鞋袜、手套，使患部保持温暖、干燥。②每日用温水浸泡患部后，外涂1%呋喃西林乳膏或2%硫酸新霉素乳膏，包裹保暖。但不宜烘烤受冻部位。③勿使水疱破裂。④理疗。无感染时，脱离湿冷环境5~7天可自愈，治疗可加速痊愈。冻疮重在预防，年年复发者，秋末春初需加强局部防湿保暖。

(刘嘉瀛)

zhànháozú

战壕足（trench foot） 下肢长时间暴露在0~10℃湿冷环境如战壕或防空洞中，站立不动或少动所致的以深部组织血管神经损伤及无菌性炎症为主的非冻结性冷损伤。又称湿冷病。此病陆地作战时多见，主要累及足和小腿。早期症状为自觉双足冷、麻木、僵硬，行走困难，足和足趾肤色发白，类似于长时间在水中浸泡；病情发展则见双足剧烈疼痛、肿胀，皮肤呈淡红、蓝或黑色，可有水疱、渗出或出血。根据湿冷环境暴露、肢体下垂病史及临床表现进行诊断。疑似伤员与确诊伤员须后送医院治疗，关键是尽早治疗，局部保暖，预防感染，镇痛，减少并发症。应抬高患肢，不能用伤肢行走，不能揉搓或按

摩患肢（见非冻结性冷损伤）。血栓机化可致闭塞性脉管炎、骨骼肌变性坏死或蜂窝织炎，重者病变部位萎缩、组织坏死、溃烂，延误治疗往往导致截肢。须加强冷损伤防治知识教育和医学监督，密切观察、早期发现，早期治疗。

（刘嘉瀛）

jìnzìzú

浸渍足（immersion foot） 下肢长时间浸泡在 0～10℃ 冷水或泥浆中静止不动，局部血液循环障碍引起的非冻结性冷损伤。冬季多发，多见于海员、水手和海军指战员。此病病程缓慢。开始时足部潮红而后苍白、肿胀，足部疼痛、麻木、沉重感，以足底部为重，足背动脉搏动减弱或消失。复温后患肢红肿，足背动脉搏动明显，弥漫性灼痛不断加剧，后转为发作性刺痛，受热加剧、遇冷缓解；可有水疱或血疱，皮内出血或皮下出血，表皮剥脱或浅表坏疽，重者可出现肌萎缩。此后炎症反应逐渐减轻，皮肤冰冷，重者有组织坏死、脱落。根据长时间在冷水或泥浆中浸泡、缺少运动的病史，以及临床表现可以确诊。治疗可参照冻疮和战壕足，关键是早期治疗，局部保暖，预防感染，减少并发症（见非冻结性冷损伤）。患部对寒冷和负重较敏感，疼痛、多汗等症状可持续数年。

（刘嘉瀛）

dītǐwēn

低体温（hypothermia） 体心温度低于 35℃ 所致的全身性冷损伤。又称冻僵或体温过低。救治不及时可导致死亡。

分类 按发生性质可分为事故性低体温、继发性低体温和人工低体温。

事故性低体温 意外事故所致体心温度低于 35℃，包括冷空气暴露引起的陆地型低体温和冷水浸泡引起的浸泡型低体温。

陆地型低体温 常见于冬季地震、暴风雪等自然灾害条件下及极地探险、冬季登山、滑雪等意外事故时；部队多见于冬季作战、暴风雪突袭、户外作业迷路等情况下。诱发因素：①低温与大风加速散热，是引起低体温的主要因素。②雨雪沾湿衣服增加散热，促进低体温发生。③着装不当、保暖不足，导致散热过多。④长时间静止不动，导致代谢产热不足。⑤未利用掩蔽所休息取暖，躲避风雪。⑥严重外伤、失血。⑦饥饿、疲劳导致能源储备耗竭、代谢产热不足。

浸泡型低体温 多见于飞机、船舶失事引起的海难，车辆倾覆落水、滑冰落水等情况下，人体在冷水中散热极快，代谢产热不足以代偿散热，低体温迅速形成。

继发性低体温 患代谢异常、营养不良、脑卒中、败血症、严重烧伤或创伤、药（毒）物中毒等疾病时，机体体温调节能力减弱，轻度冷暴露即可引起继发性低体温。老年人活动少、产热少，发生低体温的危险性较大；新生儿、早产儿体重/体表面积比值小，体温调节机制不完善，常有低体温倾向。

人工低体温 人为采取某些措施所致的低体温，如临床低温麻醉。

分度 低体温伤员的临床表现、救治措施及死亡率随体心温度下降程度而异，临床上依据体心温度将低体温分为轻（32～35℃）、中（28～32℃）、重（低于 28℃）度。合并创伤时，低体温伤员死亡率增高，轻、中、重度的分度标准分别为 34～36℃、

32～34℃、低于 32℃。

临床表现 无特异性。体心温度开始降低时，伤员表现兴奋，代谢率增高，心率加快、血压升高、呼吸频率和通气量增大，外周血管收缩、四肢温度下降，寒战增强。轻度低体温伤员意识多存在，时有表情淡漠、嗜睡、孤僻等症状，剧烈寒战，发音不清，脉搏、呼吸加快。中度低体温伤员多呈半昏迷状态，寒战多消失，出现定向障碍、木僵、行为怪异等，呼吸与脉搏减慢、血压降低，心律失常增多。重度低体温伤员可见昏迷、瞳孔散大、对光反射消失，呼吸与脉搏微弱，心动过缓、室颤或心脏停搏，皮肤冰冷，肌肉关节僵硬。体心温度降至 20℃ 时可致死。不同体心温度时的临床表现可因年龄、健康状况、冷暴露强度与持续时间不同而异。实验室检查，轻度低体温可有呼吸性碱中毒，中、重度低体温可有代谢性与呼吸性酸中毒；血清淀粉酶活性、血糖含量及血细胞比容增高，白细胞、血小板计数减少；凝血障碍；血清电解质含量异常。胸部 X 线检查可见吸入性肺炎或肺浸润。

诊断 先判定伤员有无低体温，再分型。依据冷暴露史、临床检查和体心温度进行诊断。轻、中度伤员临床表现不明显，应使用低读数体温计（读数可达 20℃ 以下）测定体心温度，以免漏诊。不同体心温度时伤员的临床表现见表 1。

鉴别诊断 与内分泌疾病、药（毒）物中毒、严重创伤以及血管病变等引起的继发性低体温鉴别。

分型 有利于治疗。①急性低体温：快速冷暴露所致，伤员能量储备尚在，产热能力较强，

见于登山、滑雪事故及冷水浸泡者，若无溺水、窒息，获救后自发复温多无困难。②亚急性低体温：代谢产热不足以代偿连续缓慢散热，能量储备逐渐耗尽所致，如登山掉队者。获救后即使轻度冷暴露也可使体温继续下降甚至致死，适当给予热量就有望恢复。③亚慢性低体温：老年人、营养不良者因长时间冷暴露缓慢出现的低体温，如骨折老人冬季在无适宜供暖的室内静卧，数日至数月内体温正常，某种意外可导致低体温。④慢性低体温：多种生理异常所致的体心温度长时间低于正常，应注意有无败血症、内分泌疾患、药（毒）物中毒、乙醇中毒等。⑤间歇性低体温：体温调定点低于正常导致低体温间歇发作，可持续数小时至数日。

治疗 分为现场救治和医院治疗。

现场救治 旨在营救伤员、检查伤情、保暖与救治、快速后送。询问受伤史、检查伤情、测定体心温度，据此进行诊断、分期和救治。

野外现场分期 迅速判断病情，正确分期（可按瑞士高山医学会分期法，见表2），实施救治。Ⅳ期伤员表观死亡但可救治，Ⅴ期伤员救治无效。Ⅳ、Ⅴ期伤员鉴别要点见表3，血钾含量是判定伤员存活与否的主要依据。

救治原则 Ⅰ期伤员进掩蔽所保暖，给予热饮热食，鼓励活动。疑有诱发低体温的隐匿性疾病应后送治疗。Ⅱ期伤员进掩蔽所保暖，有咽反射者进热饮热食。无脊柱伤者取侧卧位，保持呼吸通畅，后送重症监护病房（ICU）救治。Ⅲ期伤员尽快后送ICU救治，保暖、建立静脉通道、保护气道、主动复温、维护血流动力

学稳定。Ⅳ期伤员立即实施心肺旁路复温直至恢复。有多名伤员时，依据病情和救治条件，优先后送重伤员。

保暖 脱离冷环境，在温暖室内脱掉湿衣服，用毛毯等包裹保暖，避免风雪侵袭。

复温 为救治关键。中、重度伤员是否做野外现场复温观点不一，但须防止体心温度进一步降低。

后送 医师决定伤员就地治疗或立即后送。后送前补充血容量，包扎伤口、固定骨折肢体。后送途中做好保温，以防加重病情及冻伤，减少车辆颠簸，防止外伤。

医院治疗 维持生命征稳定、以正确方法及时恢复伤员体心温度，是救治低体温、降低死亡率的关键。

内科急救治疗 采取一般内

表1 不同体心温度时伤员的临床表现

体心温度（℃）	症状与体征
36	心率、呼吸加快，血压升高，代谢率增高，四肢温度下降
35	寒战最强、代谢加快，构音障碍、思维迟钝、工作笨拙
34	反应迟钝，意识开始模糊，发音困难，呼吸加快，血压正常
31~33	意识模糊、表情淡漠，昏迷，瞳孔扩大，运动失调，寒战多消失，血压不易测得
28~30	意识丧失，肌肉僵硬，脉搏、呼吸缓慢，心输出量减少，开始出现心律失常，易发生室颤
27	随意运动消失，对光反射、深反射及浅反射均消失
26	酸碱平衡严重障碍
25	深昏迷，室颤，脉搏、血压测不到，呼吸极微弱，可见肺水肿
21~24	角膜反射消失，最易发生室颤
20	心搏活动最低，脉搏仅为正常的20%
19	脑电活动消失
18	心脏停搏

表2 低体温伤员的野外现场分期

分期	临床表现	体心温度（℃）
Ⅰ	清醒，寒战	32~35
Ⅱ	昏昏欲睡，无寒战	28~32
Ⅲ	无意识，有生命征	24~28
Ⅳ	无生命征，表观死亡	13~24
Ⅴ	因不可逆的低体温致死	<13

表3 Ⅳ、Ⅴ期低体温伤员鉴别要点

分期	临床特征	心电图特征	体心温度（℃）	血钾含量（mmol/L）
Ⅳ期	无生命征，胸部可压缩	室颤	>13	<12
Ⅴ期	无生命征，胸部不可压缩，腹部硬	心收缩不全	<13	>12

科急救治疗的措施，严密监测生命征，供氧，维持血流动力学稳定，恢复水、电解质及酸碱平衡，防治并发症，处置隐匿性疾病。

复温　复温方法有被动复温法、主动体表复温法和主动体心复温法。

被动复温法是无外加热源，依靠伤员自身的代谢产热恢复体心温度的复温方法，又称自然复温，适用于救治意识清醒、既往身体健康的轻度低体温伤员。优点是无创伤、凡有保温物品之场合均可立即启动复温。方法是将伤员移至温暖室内，脱掉湿冷衣服，用温热棉被、毛毯等包裹保暖，减少散热；保持手足冷却，以刺激伤员产热特别是寒战产热；给予温热饮料，鼓励伤员活动增加产热。复温速度每小时 0.5 ~ 1.0℃，复温需 24 ~ 36 小时。

主动体表复温法是外加复温热源直接在体表处加热复温，特点是复温由外而内、由体表至体心，适用于既往身体健康的轻、中度低体温伤员。常用方法：①将毛巾包裹的加热袋等置颈部、腋下、腹股沟处复温，注意防止局部过热引起烫伤，复温速度可达每小时 2℃。②伤员躯干浸泡在40℃水中复温，不断搅拌维持水温均匀，适用于无创伤的轻、中度低体温伤员。伤员全身皮肤呈粉红色时出水，将全身擦干、用毛毯包裹平卧休息。浸泡时伤员的寒战几乎立即停止，这不是复温结束的指征。复温时严禁浸泡四肢，以免引起低血容量休克、加重体心温度后降、诱发室颤。复温速度可达每小时 2 ~ 4℃。③救援者仅穿内衣，与伤员在同一个睡袋或被窝中，靠身体接触使伤员复暖，两名救援者同时对一名伤员加温效果更好。此法为

轻度体表加温，有作者认为实际价值不大，不推荐使用。④伤员有有效的灌注节律时，可将43℃湿热空气吹入低体温伤员的加温外套中使之复温，复温速度可达每小时 1 ~ 2℃，操作安全简便，可供伤员后送途中及医院救治时使用。

主动体心复温法是外加复温热量直接作用于低体温伤员体心部位使之复温。特点是复温由内而外、由体心至体表，适用于重度低体温伤员复温。常用的技术方法有呼吸道复温法、体腔灌流复温法、体外血液循环复温法。①呼吸道复温法：伤员经面罩自主吸入或经呼吸器正压吸入42 ~ 45℃湿热空（氧）气，可有效终止呼吸道散热，复温速度可达每小时 0.5 ~ 1℃。此法安全简便、无创伤，适用于轻度低体温伤员，也可作为中、重度低体温伤员的辅助复温方法。②热灌流复温法：腹膜透析复温法使用40 ~ 42℃透析液做腹膜透析，复温速度可达每小时 1 ~ 3℃，需监测伤员血钾、血糖水平。此法操作简便，不加重心血管负荷，可用于重度低体温伤员复温。连续胃灌流复温法和连续结肠灌流复温法，方法简便。一次灌流200 ~ 300ml 灌流液，反复灌流复温速度可达每小时 1 ~ 2℃，需做好灌流液进出体积的记录。闭合胸腔灌流复温法需做胸造口术，将两根大孔径引流管插入一侧胸腔，经上管无菌注入 40 ~ 42℃灭菌生理盐水，经下管抽出，复温速度可达每小时 5 ~ 7℃。适用于重度低体温伤员，也可与其他复温方法联合使用救治心脏停搏的低体温伤员。纵隔灌流复温法与直接心脏灌流复温法适用于无自主血液灌注的低体温伤员，疗效

接近腹膜透析复温法。③体外血液循环复温法：常用的有血液透析复温法、连续动-静脉循环复温法、体外静脉-静脉循环复温法、心肺旁路复温法，适用于重度低体温伤员。血液透析复温法系在血液透析过程中体外加温低温血液使伤员复温的方法，可纠正电解质和血气平衡紊乱，复温速度可达每小时 2 ~ 3℃，适用于伴有可透析药（毒）物中毒的低体温伤员。采用经皮动、静脉穿刺技术插入股动脉与股静脉导管，借助伤员自身的动脉血压（连续动-静脉循环复温法）或机械泵（体外静脉-静脉循环复温法）驱动血液在体外流经热交换器加温使低体温伤员复暖，复温速度可达每小时 7 ~ 10℃，适用于合并创伤的低体温伤员。心肺旁路复温法以机械泵驱动旁路血液流经热交换器加温、氧合器氧合后回流至伤员体内，可确保血液氧合及灌流，为伤员提供血流动力学支持，复温速度可达每 5 分钟 1 ~ 2℃，但技术设备条件要求高。

预后　年龄、健康状况、身体冷却速度与冷暴露持续时间，创伤、出血、休克等合并症，血钾水平，复温方法及救治措施等均影响预后。尚无证据表明体心温度高低与预后有直接关系。年轻、身体健康的事故性低体温伤员，如果无合并症死亡率低；老年低体温伤员若有合并症或并发症，死亡率可达 90%；溺水或窒息后的低体温伤员预后很差。

（刘嘉瀛　刘　卫）

rèjiāohuàn

热交换（heat exchange）　人体与外环境之间以热能形式进行的能量交换。人体与外环境之间时刻都在进行能量交换，有些能量转化为机械功，而大部分则是

以热能的形式进行的。人体代谢产热生成的热量向外环境散发，以保持体热平衡和体温恒定。当代谢产热与散热不等时，人体将通过自主性体温调节和行为性体温调节，重新建立热平衡，来维持体温恒定，这对维持人体正常代谢和生理功能十分重要。

体热平衡　机体代谢产热与散热保持相对平衡的状态称为人体的体热平衡，简称热平衡。体热平衡可用体热平衡方程式表示：

$$S = M - E \pm R \pm G \pm C$$

式中，S 为机体热平衡值，S 大于零表示机体获得热量、体热蓄积、体温上升；S 小于零表示机体散失热量、体温下降；S 等于零表示机体处于热平衡状态。M 表示代谢产热量，总是正值。E 为蒸发散热交换量，总是负值。R 为辐射热交换量，G 为传导热交换量，C 为对流热率，三者均可以是正值或负值。

如果机体自身的产热及从环境中获得的热能与散失的热能不相等，就会造成热的储留或丧失，造成人体与环境之间的热平衡失衡。热平衡失衡的人体将通过体温调节中枢增加产热或散热，直至恢复热平衡，因此热平衡失衡只是暂时的。严重冷应激超过人体体温调节能力时，人体的产热量及从外环境获得的热量明显少于散热量，将造成体热丧失、体温降低，人体局部或全身温度降低超过一定范围时，可导致冷损伤甚至死亡。

代谢产热　在新陈代谢过程中，人体内营养物质不断地进行生物氧化，释放能量，即代谢产热。人体代谢过程中 50% 以上的能量以热的形式释放，用于维持体温；其余部分以化学能形式释放。机体的产热量主要来源于基础代谢，食物特殊动力作用和肌肉活动所产生的热量。基础代谢是在清醒且极端安静状态下，不受环境温度、精神紧张、肌肉活动和食物等因素影响时的能量代谢，是人体产热的基础。机体安静状态下的产热量一般比基础代谢高 25%，这是维持姿势时肌肉收缩所致，男子产热量约为 7.11MJ/d，女子约为 6.27MJ/d。中等强度体力活动每日产热 12.54MJ。交感神经兴奋去甲肾上腺素释放增多，或甲状腺素、肾上腺素、雄激素等分泌增多均可使代谢增强，产热增多。

环境温度的影响　安静时，人体代谢量在一定环境温度范围内呈现最低值，该温度范围称为温度中性区，其上、下限分别称为上临界温度和下临界温度。环境温度低于下临界温度时散热增加，机体代谢增强以增加产热、保持体温恒定。人类下临界温度较高（约 10℃），在冷环境中主要通过增加产热保持体温，具有一定的产热型耐寒能力。冷暴露时机体散热增多，在中枢神经系统的调节下，通过寒战产热和/或非寒战产热增加产热，维持体温恒定。

寒战产热是机体在冷环境中快速代谢产热的重要机制，未冷习服者冷暴露时以寒战产热为主。寒战时，骨骼肌的伸肌群和屈肌群同时出现不随意的周期性收缩，屈肌和伸肌同时收缩消耗的能量基本不做外功而全部转变为热，使产热明显增多，即寒战产热。寒战产热量可达基础产热量的 3~4 倍，最大寒战产热可达基础产热量的 6 倍。冷暴露后即可出现寒战，随着体心温度下降寒战逐渐加剧，体心温度约 35℃ 时寒战最剧烈，体心温度再降低时寒战逐渐减弱，降至 33℃ 时寒战大部分停止。人体的寒战产热计算如下：

$$M_{shiv} = [155.5 \times (37 - Tc) + 47 \times (33 - Ts) - 1.57 \times (33 - Ts)^2] \times (\%BF)^{-0.5}$$

式中，M_{shiv} 表示寒战产热，单位 W/m^2 体表面积；Tc 表示体心温度，单位 ℃；Ts 表示加权平均皮肤温度，单位 ℃；$\%BF$ 表示体脂百分数，无量纲。体脂百分数的计算公式为：体脂百分数 = （495÷体密度）－450。体密度的计算公式为：体密度 = 1.1714 - 0.063log_{10}(s) - 0.000406Yr，式中，s 表示 Σ（肱三头肌、肱二头肌、肩胛下、髂骨上）体脂厚度，单位 mm；Yr 表示年龄，单位岁。

冷暴露时，冷习服者的寒战明显减少，以非寒战产热完全或部分替代寒战产热，机体耗氧量增加、产热量增加，但肌电活动增加不明显。冷暴露增强寒战产热及非寒战产热的机制尚不明了。

运动的影响　机体安静时以内脏器官产热为主，产热量占总产热量的 50% 以上；而活动时以骨骼肌产热为主，剧烈运动时肌肉产热可占总产热量的 90%。骨骼肌的活动强度稍有增强，机体的产热量即急骤增加。轻度运动时的产热量可比安静时增加 3~5 倍，剧烈运动时可增加 10 倍。

寒冷条件下代谢产热的限速因素　为底物的代谢和/或利用，而不是 O_2/CO_2 运载能力或线粒体的氧化能力。人半裸体安静状态冷暴露（10℃，风速 1m/s）时代谢产热增加，糖、脂肪氧化分别增加 588% 和 63%，蛋白质氧化无明显变化。寒冷条件下，人体51%的供能来自糖氧化，血糖和肌糖原利用加速，肌糖原含量可能是代谢产热的限制因素。冷暴露时贮存脂肪的脂解明显增强，血浆非酯化脂肪酸和甘油含量增高，脂类氧化及非酯化脂肪酸转化增强。

散热 在新陈代谢过程中，人体产生的热量不断从皮肤、呼吸道、泌尿道、消化道等部位散发到外环境中，即散热。约85%的热量经皮肤散失，而且皮肤散热量受体温调节机制调控，表明皮肤在体热平衡中起重要作用。约14%的热量从呼吸道散失，1.5%的体热随粪、尿散失，这部分散热在总散热量中所占比例小，且不受体温调节机制调控。皮肤散热量取决于皮肤温度与环境温度之间的梯度差，以及皮肤有效散热面积。在冷环境中，皮肤血管收缩、动-静脉吻合支关闭，皮肤血流量骤减、温度下降，皮肤散热量减少。皮肤的热量通过以下4种方式发散到外环境中。①传导散热：指机体的热量直接传给较冷接触物的散热方式。机体深部组织的热量以传导方式或经血液循环传到皮肤，继而再传给与皮肤接触的较冷物体，如服装、武器、劳动工具等。正常情况下，机体通过较冷固体接触物传导散热一般仅占总散热量的约3%。传导散热量的多少取决于皮肤与接触物的温度差、接触物的热导率、接触面积等。温度差越大、热导率越高、接触面积越大，散热量就越多。②辐射散热：人体以热射线的形式将体热传给外界的散热方式。人体向各个方向辐射散热，周围物体也将热射线传给人体。在21℃环境中，人裸体时约60%的热量通过辐射方式

散失。辐射散热量的多少取决于皮肤温度与环境温度的梯度差、皮肤的有效散热面积及物体的颜色等因素。皮肤温度高于环境温度时，温度梯度越大、有效散热面积越大，散热量就越多。③对流散热：指机体与体表的流体（空气、水）交换热量的一种散热方式。机体经辐射和传导加热体表的空气，使其密度较周围空气低，从而上升，带走体表释放的热量；体表处形成较低的气压，由人体周围温度较低的空气填补，如此循环往复使对流散热持续不断。对流是传导散热的一种特殊形式。④蒸发散热：体表的水分汽化时吸收体热的散热方式。在正常体温条件下，体表每蒸发1g水可使机体散发2.4kJ热量。当环境温度等于或高于皮肤温度时，蒸发是机体唯一有效的散热方式。

体热含量：人体组织所含总热量。人体组织的比热为$3.473kJ/(kg \cdot ℃)$，可根据体温、体重和体表面积计算体热含量。在气温适中环境中：

$$H = (0.67 \times Tc + 0.33 \times Ts) \times 3.473 \times 体重(kg) \div 体表面积(m^2)$$

在严寒环境中：

$$H = (0.5 \times Tc + 0.5 \times Ts) \times 3.473 \times 体重(kg) \div 体表面积(m^2)$$

式中，H表示体热含量，单位kJ/m^2体表面积；Tc表示体心温度，单位℃；Ts表示平均皮肤温度，单位℃。影响体热含量的因素为冷暴露程度与持续时间、冷习服（适应）能力、体力活动（劳动作业）强度、防寒装备使用等。

人体冷暴露时散热增多，如产热不能代偿散热则体热含量减少，体热含量的负平衡称为热债，

计算公式为：

$$热债(kJ/m^2) = 体热含量_2 - 体热含量_1$$

式中，体热含量$_1$表示冷暴露前的体热含量，体热含量$_2$表示冷暴露后的体热含量。单位时间内的热债称为热债率，单位为$kJ/(m^2 \cdot h)$。

体温 评价人体与环境热交换最有意义的生理指标。冷暴露时观察加权平均皮肤温度和体心温度，并且用于计算平均体温和热债。

加权平均皮肤温度 皮肤温度系指体表某个部位皮肤的温度，又称体表温度。皮肤温度下降的主要原因是皮肤血管收缩、血流量减少，其下降幅度与冷暴露强度一致，下降幅度越大感觉越冷。皮肤温度降低使体表与外环境间的温度梯度减小、散热量减少，有利于保持体温恒定，具有重要的体温调节作用。由于各部位几何形状不同、皮下脂肪与肌肉厚度不同、皮肤血管密度不同，导致不同部位的皮肤温度差异较大。为反映整体皮肤温度的变化，通常采用多点测定法加权计算，即将人体体表划分为头、躯干、上肢、下肢等区域，各区域选一个或几个代表点测量皮肤温度，将测定结果乘以该部位占体表总面积的百分比（即加权系数），即为全身的加权平均皮肤温度，简称平均皮肤温度。常选用12点法、9点法、8点法或6点法进行测定，如12点法的测定公式为：

$$Ts = 0.0611T_{头} + 0.0809T_{上臂} + 0.0641T_{前臂} + 0.0493T_{手} + 0.1328(T_{胸} + T_{腹})/2 + 0.1631(T_{背1} + T_{背2})/2 + 0.2463(T_{股1} + T_{股2})/2 + 0.1329T_{小腿} + 0.0695T_{足}$$

式中，Ts表示加权平均皮肤温度，单位℃；$T_{头}$、$T_{上臂}$……$T_{足}$

表示在各代表点测得的皮肤温度，单位℃；式中系数表示各代表点的加权系数，无量纲。

体心温度 又称体核温度，即身体内部温度。人体体心温度相对稳定，最适体心温度约37℃，体心温度变化超过1℃即可明显影响脑体作业能力，低于35℃即为低体温。尽管体内各器官代谢水平不同，其温度差别不超过1℃。体心温度常以直肠温度、鼓膜温度或食管温度表示，直肠温度应用最多（36.9~37.9℃）。测温时食管温度探头插入食管达心脏心耳高度，直接反映体心血液温度，因此是体心温度测定的金标准，但插入食管温度探头有可能刺激心脏诱发室颤。直肠温度变化滞后于体心温度变化，且易受下肢回流血液温度和探头放置位置（如探头插入太浅或插入粪便中）的影响，测定时伤员暴露面积较大增加散热。鼓膜温度与食管温度相关性良好，测定时只需翻起帽耳将探头插入外耳道中，暴露面积小，建议野外现场测定鼓膜温度而不测直肠温度。人体脏器功能及酶活性对温度变化非常敏感，体心温度下降对机体的影响远比皮肤温度下降的影响严重，尤其是对心、脑功能的影响，体心温度降至35℃时，可出现剧烈寒战及思维迟钝、构音困难，降至30℃时多数人意识逐渐丧失，可出现心律失常。

平均体温 在冷环境中，皮肤温度与体心温度差异较大，前者总是低于后者，二者均不能反映真实的整体温度。平均体温指在一定条件下，身体不同部位温度的平均值。平均体温多用于科研领域，计算方法为：

$$Tb = \alpha \times Tc + (1 - \alpha) \times Ts$$

式中，Tb 表示平均体温，单位℃；Tc 表示体心温度，单位℃；Ts 表示加权平均皮肤温度，单位℃；α 表示人体深部组织在全部组织中所占比例，$(1-\alpha)$ 表示表层组织在全部组织中所占比例。

环境温度的变化影响人体深部组织和表层组织在全部组织中所占的相对比例。在气温适中环境中，外周血管调节反应较小，计算公式为：

$$Tb = 0.67 \times Tc + 0.33 \times Ts$$

在严寒环境中，外周血管完全收缩，皮肤温度较低，计算公式为：

$$Tb = 0.5 \times Tc + 0.5 \times Ts$$

（刘嘉瀛 颜培华）

gāoyuán lěnghuánjìng rèjiāohuàn

高原冷环境热交换 （heat exchange in cold and high-altitude environments）

在高原寒冷条件下，人与外环境之间的热能交换。此环境下的热交换也遵循热平衡方程式（见热交换）。高原环境的主要特点是低气压、低氧、低温、低湿度、大风、强辐射等，对人体蒸发、对流、传导与辐射4种散热途径均有明显影响。同时，高原环境空气中氧分压降低，可造成机体供氧不足，使人体代谢产热量减少。上述变化使得人体在高原寒冷环境中的热交换具有以下特点。

代谢产热减少 高原低氧使人体代谢率降低、产热减少。如在海拔7440m，人体最大耗氧量为1.41L/min，约相当于在海平面时的40%；即使人体能以最大耗氧量的50%~60%坚持长时间劳动，其产热量（502kJ/h）也远低于散热量。因此，人在高原寒冷环境中的热交换，更易出现热

的负平衡，引发冷损伤。

蒸发散热增加 高原环境气压低、湿度低，使皮肤蒸发散热量明显增加，这是高原蒸发散热的特点。皮肤最大蒸发能力的计算公式为：

$$Emax = 16.5hc \times (Psk - Pdp) \times (101.3/Pb)^{0.45}$$

式中，$Emax$ 为皮肤最大蒸发能力，单位 W/m²；16.5 为蒸发散热系数与对流热传递系数的当量比值，单位℃/kPa；hc 为对流热传递系数，单位 W/(m²·℃)；Psk 为皮肤温度下的饱和水汽压，单位 kPa；Pdp 为空气绝对湿度，单位 kPa；101.3 为海平面大气压，单位 kPa；Pb 为高原大气压，单位 kPa。

此公式中，影响皮肤最大蒸发能力的主要因素是空气绝对湿度 Pdp 和气压校正系数 $(101.3/Pb)^{0.45}$。高原环境空气绝对湿度低，使 $Emax$ 增大，水分更易蒸发。高原的大气压随海拔高度上升而降低，如其他条件不变，按 $(101.3/Pb)^{0.45}$ 计算，人体在海拔高度 3、4、5 和 6km 处的 $Emax$ 分别比在海平面时的 $Emax$ 增加 17.6%、25.3%、32.7% 和 40.9%，即随着海拔高度升高，体表水分更容易蒸发。人体在高原低氧、低温环境中肺通气量增大，空气干燥易于水分蒸发，使呼吸道蒸发散热增多，这是高原蒸发散热的又一特点。人在海拔4540m时的呼吸道散热量占总散热量的21%，明显高于在平原时的比率（18.3%）。水与热量的大量丢失，可引起脱水和热债（见热交换），易引起冷损伤。

对流散热增多 环境气温、风速和大气压决定人体周围边界层空气隔热值（Ia）的大小，影

响对流散热的强度。高原对流散热的计算公式为：

$$C = hc \times (Ts - Ta) \times (Pb/101.3)^{0.55}$$

式中，C 为对流散热，单位 W/m^2；hc 为对流热传递系数，单位 $W/(m^2 \cdot ℃)$；Ts 为体表温度，单位 ℃；Ta 为环境气温，单位 ℃；Pb 为高原大气压，单位 kPa；101.3 为海平面大气压，单位 kPa。

此公式中，影响皮肤对流散热的主要因素是环境气温、风速和气压校正系数 $(Pb/101.3)^{0.55}$。高原环境的低温和大风，明显减低空气边界层的保温作用，随着气温的降低和风速的增大，使人体体表与环境之间的温度梯度增大，对流散热增强。与平原环境相比，其他条件一定时，高原低气压环境下空气密度与导热性降低、Ia 增加，使对流散热减弱。按 $(Pb/101.3)^{0.55}$ 计算，人在海拔 3、4、5 和 6km 处的对流散热分别比在海平面高度的对流散热减少 17.9%、24.1%、29.2% 和 34.2%。由于高原低温和大风因素起主要作用，使得对流散热成为人在高原的主要散热方式之一。

传导散热增多 高原作业或活动时，体力消耗大，服装、鞋袜易被雨、雪、汗沾湿。水的导热率约为静止空气的 240 倍，使沾湿服装的传导散热剧增。高原气温低、风速大，鞋靴接触地面及躺卧时铺垫过薄，均可导致传导散热增多。

辐射热交换增强 高原空气稀薄透明度好、晴天多、日照时间长，使得太阳辐射强度较高。例如，青海高原和西藏各地年总辐射量分别为 489～581kJ/cm² 与 585～794kJ/cm²，明显高于同纬度的长江下游（460～502kJ/cm²）

和华南地区（502～543kJ/cm²）。高原白昼太阳辐射强有利于人体保温，但高原低温与大风减弱甚至抵消太阳辐射的增温作用；高原夜间晴空时，人的热辐射强度增大、散热增多，夜间露宿和作业时更应注意防寒。

（刘嘉瀛　颜培华）

huánjìng lěngqiángdù

环境冷强度（environmental cold stress） 各种气象要素综合作用造成环境的寒冷强弱程度。人体的寒冷感觉程度与散热率有关，所以环境冷强度也是指冷环境使人体散热冷却的效率。

影响因素 在冷环境中，环境冷强度主要取决于环境气温的高低；风速、湿度、太阳辐射和海拔高度也是影响环境冷强度的基本要素，其中任何一项的改变都可增加或减少机体的散热，引起环境冷强度的变化。

气温 通常以环境气温的高低衡量外界的冷热程度。气温是影响机体散热的主要因素，是判断环境冷强度最重要的指标，气温越低环境冷强度越强。一般以环境气温 10℃ 作为"冷"的上限，环境温度低于 10℃ 即为冷。

风速 风破坏人体表面相对静止的空气保温层、扰乱衣内静止空气层，使人体体表与外环境之间的温度梯度增大，加快对流散热。服装被雨、雪、汗浸湿时，风也加速蒸发散热。环境气温低于皮肤温度时，风速越大，人体散热越快、越多，风对人体的致冷作用越强，即环境冷强度越强。如气温 -15℃、风速 6m/s 时的冷强度，相当于无风、气温 -30℃ 时的寒冷程度。风速在 1～8m/s 时，风对人体散热的影响最大；风速超过 18m/s，风的致冷作用不再增加。

湿度 大气中的水汽来自水面及动、植物水分的蒸发。水与汽通过蒸发和凝结过程相互转变，在产生云雾雨雪等气象变化的同时，伴随着热量的吸收与释放，进而影响气温。高湿度时，太阳的热辐射易被空气中的水汽吸收，间接影响环境冷强度。人在湿冷环境中作业时，衣服和人体体表的水分降低服装的隔热性能，使传导散热增多、保暖性降低；水分蒸发也导致大量散热，有风时蒸发散热更多。因此，湿度影响低温环境的冷强度，湿度越高，散热越多，人体的寒冷感越强。

太阳辐射 对大气的直接加温作用很小，主要是使地面和物体温度增高，加热地表的空气层，通过冷热空气对流影响环境气温。不同的季节与地域、昼夜变化，均影响太阳辐射的强度和作用时间，对气温的影响也不同。太阳辐射也直接影响人体与环境间的热交换。太阳辐射作用于人体皮肤表面和服装表面，使皮肤和服装温度升高，具有增温作用，人体感觉温暖；然而阴天及夜间无太阳辐射，人体体表温度高于环境温度时，人体的辐射使体表散热、衣服遮盖处皮肤的温度下降，也使深部组织散热。人体的辐射越强，人体的寒冷感觉也越强。

海拔高度 海拔高度每升高 1km，环境气温下降 5～6℃，所以高原气温低于同纬度平原地区，加之高原地区大风长年不断，加速人体散热。随着海拔高度的逐渐升高，空气密度逐渐减小，对流散热系数随之减小，使人体散热减少；同时高原的太阳辐射作用增强，白昼人体获得的热量增多。由于后者的影响相对较小，所以随着海拔高度的逐步升高，使得环境冷强度逐步增强。

评价 环境温度是环境冷强度的主要决定因素，风速对环境冷强度有较大影响，一般多根据环境温度和风速评价环境冷强度。太阳辐射对环境冷强度也有相当大的影响，有的环境冷强度评价指标也包括辐射因素。海拔高度通过影响气温、风速和太阳辐射间接影响环境冷强度，因此已包括在上述评价因素内。评价方法尚未将环境湿度影响涵盖在内。

风冷指数（wind chill index, WCI）又称风寒指数，系赛普尔（Siple）和帕斯尔（Passel）根据模拟试验提出，在不同气温和风速条件下，人体裸露体表每小时每平方米散热的千焦数。计算公式为：

$$WCI = 4.184 \times (10\sqrt{V} + 10.45 - V) \times (33 - Ta)$$

式中，WCI 表示风冷指数，单位 $kJ/(m^2 \cdot h)$；V 表示风速，单位 m/s；Ta 表示气温，单位℃。

使用温度计和风速计分别测定环境温度和风速，即可根据上式计算风冷指数，但该公式不适用于风速大于18m/s的条件下；还可根据环境温度和风速，从下图中查找风冷指数。美国军队根据风冷指数等级确定了冻伤危险性的三个界限，即 $WCI < 5858kJ/(m^2 \cdot h)$ 或 $WCI < 1400kcal/(m^2 \cdot h)$ 时，冻伤危险性小；$5858kJ/(m^2 \cdot h) \leqslant WCI \leqslant 8368kJ/(m^2 \cdot h)$，或 $1400kcal/(m^2 \cdot h) \leqslant WCI \leqslant 2000kcal/(m^2 \cdot h)$ 时，冻伤危险性较大；$WCI > 8368kJ/(m^2 \cdot h)$，或 $WCI > 2000kcal/(m^2 \cdot h)$ 时，冻伤危险性大，以此作为冷环境下军事训练的防护指南。

等价致冷温度（equivalent chill temperature, ECT）与该环境气温、风速对裸露体表的散热作用相当的微风（风速<2.2m/s）环境的气温。计算公式为：

$$ECT = 33 - 0.01085WCI$$

即：

$$ECT = 33 - 0.04539 \times (10\sqrt{V} + 10.45 - V) \times (33 - Ta)$$

式中，ECT 表示等价致冷温度，单位℃；WCI 表示风冷指数，单位 $kJ/(m^2 \cdot h)$；V 表示风速，单位 m/s；Ta 表示气温，单位℃。

由该式可看出，有风环境的致冷作用相当于更低气温的无风环境的致冷作用。使用温度计和风速计分别测定环境气温和风速，即可代入上式计算或从下表中查出等价致冷温度，也可使用环境冷强度监测仪测定。根据与等价致冷温度对应的冻伤危险性大小及从事的作业种类，可确定预防冻伤应采取的措施。

相当温度（equivalent temperature, Teq）与有风环境的寒冷程度相当的无风环境的气温。计算公式为：

$$Teq = Ta + [(Ta - 36)/10] \times V$$

式中，Teq 表示相当温度，单位℃；Ta 表示气温，单位℃；V 表示风速，单位 m/s。使用温度计和风速计测定环境气温和风速，即可根据公式计算。

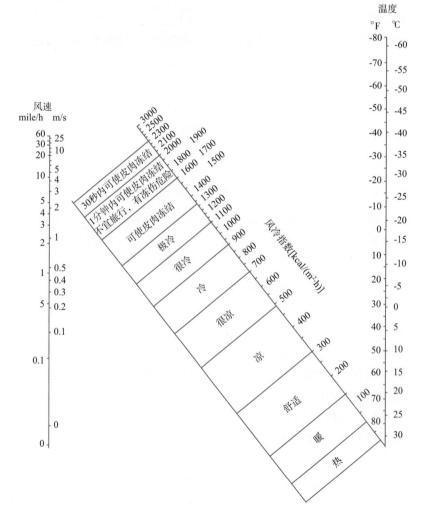

图 风冷指数测算（1kcal＝4.184kJ）

表　以等价致冷温度表示风冷的作用

风速		气温（℃）										
m/s	km/h	5.0	0.0	−5.0	−10.0	−15.0	−20.0	−25.0	−30.0	−35.0	−40.0	−45.0
		等价致冷温度（℃）										
微风	6.4	5.0	0.0	−5.0	−10.0	−15.0	−20.0	−25.0	−30.0	−35.0	−40.0	−45.0
2	7.2	4.5	−1.0	−6.0	−11.0	−16.0	−21.5	−26.5	−31.5	−36.5	−41.5	−47.0
3	10.6	1.5	−4.0	−9.5	−15.5	−21.0	−26.5	−32.0	−37.5	−43.5	−49.0	−54.5
4	14.3	−0.5	−6.5	−12.5	−18.5	−24.5	−30.0	−36.0	−42.5	−48.5	−54.5	−60.5
5	18.0	−2.5	−8.5	−15.0	−21.0	−27.5	−34.0	−40.0	−46.5	−52.5	−59.0	−65.5
6	21.0	−3.5	−10.5	−17.0	−23.5	−30.0	−36.5	−43.0	−49.5	−56.0	−62.5	−69.5
7	25.3	−5.0	−11.5	−18.5	−25.5	−32.0	−39.0	−45.5	−52.5	−59.0	−66.0	−72.5
8	28.8	−6.0	−13.0	−20.0	−27.0	−34.0	−41.0	−48.0	−54.5	−61.5	−68.5	−75.5
9	32.3	−7.0	−14.0	−21.0	−28.5	−35.5	−42.5	−49.5	−57.0	−64.0	−71.0	−78.0
10	36.0	−7.5	−15.0	−22.0	−29.5	−37.0	−44.0	−51.5	−58.5	−66.0	−73.0	−80.5
11	39.6	−8.5	−16.0	−23.0	−30.5	−38.0	−45.5	−53.0	−60.0	−67.5	−75.0	−82.5
12	43.1	−9.0	−16.5	−24.0	−31.5	−39.0	−46.5	−54.0	−61.5	−69.0	−76.5	−84.0
风速超过18m/s时，致冷作用几乎不再继续增加		危险小（皮肤干燥且受冷时间少于5小时），但防护不当仍有危险			危险较大（裸露皮肉可能在1分钟内冻结）				危险很大（裸露皮肉可能在30秒内冻结）			

战壕足及浸渍足可在本表的各条件下发生

静阴温度（still-shade temperature，Tss）　与一定环境条件下的散热速度相同的，无风、无辐射热交换时的气温。计算公式为：

$$Tss = Ta - M \cdot W/0.11 + R \cdot Ia/0.11$$

式中，Tss 表示静阴温度，单位℃；Ta 表示气温，单位℃；M 表示代谢产热率与蒸发散热率之差，单位梅脱（met）；W 表示风引起的边界层空气隔热值的降低，单位克罗（clo）；R 表示服装表面吸收的太阳辐射率，单位met；Ia 表示边界层空气隔热值，单位clo。方程中，$M \cdot W/0.11$ 为风降温值，单位℃；$R \cdot Ia/0.11$ 为太阳辐射增温值，单位℃，这两个数值均可以从相关的图中查出。方程中所用单位，1met = 209kJ/（m²·h），即50kcal/（m²·h），该数值表示人体穿着隔热值为1clo的服装、在温度适宜（21℃）室内静坐时的代谢率。

边界层空气隔热值 Ia 的计算公式为：

$$Ia = 1/(0.61 + 1.9\sqrt{V})$$

式中，V 表示风速，单位 m/s。

1980 年，麦克哈蒂（MacHattie）和库恩（Kuehn）研制出静阴温度计，用于测定。

（刘嘉瀛　肖忠海）

dīwēncāng

低温舱（low temperature chamber）　用于生物学与医学研究，在有限空间范围内人工模拟干冷或湿冷环境的实验设施或设备。依用途不同，可分为动物实验低温舱和人体试验低温舱。

用途　动物实验低温舱的用途：①建立冷暴露动物模型，观察冷暴露对动物生理、生化、病理、病理生理学的影响。②建立冷损伤动物模型，用于研究冷损伤发病机制及防治药物的药效评价。③建立冷习服动物模型，研究冷习服机制，评价加速或促进冷习服药物、助剂的效用。

人体试验低温舱主要用于冷环境对人体的影响及其对策研究，包括：①低温生理学与低温医学试验研究。②寒区装备、服装、辅助加热措施与卫生用品的检查鉴定。③评价人体冷习服、冷适应能力，评价冷习服训练方法，开展人体耐寒训练。④评价增强人体耐寒力的药物、功能食品与助剂的作用；评价加速或促进冷习服的药物、助剂的作用。

结构与配套设施　主要结构包括舱体、操纵台、动力设备、舱内设施等部分。

舱体　一般用砖、钢筋、水泥、保温材料，或钢框架、钢板与保温材料制作人体试验低温舱，以钢框架、钢板与保温材料制作动物实验低温舱，舱体大小、形状依需要而异。低温舱一般由主舱、缓冲舱和监控室构成。主舱是试验舱；缓冲舱又称过渡舱，位于主舱之前，是试验期间在维持主舱温度基本不变的条件下进出主舱的通道。主舱与缓冲舱均需降温设备。主舱与缓冲舱之间、缓冲舱与监控室之间均经隔热舱门相连。舱壁上有采取防雾措施的观察窗，供舱外工作人员观察舱内情况。舱壁上的连接孔道供输送生理监测设备、气象监测设备及其他仪器仪表的导线使用。

操纵台 主要有微机程控系统，显示舱内温度、湿度、风速等指标的显示屏，摄像监控显示屏及录像设备，通话设备，时钟，报警装置，信号灯等。

动力设备 包括制冷系统、调湿系统、热辐射系统、制风系统等。

制冷系统 以一定速度降温，使舱内温度达到试（实）验要求并保持恒定。降温方法系利用制冷压缩机将低温低压的气态制冷剂压缩成高温高压的液态制冷剂，再通过水冷却系统使液态制冷剂降温。当液态制冷剂喷入舱内排管蒸发器时膨胀蒸发，吸收热量使舱内空气降温；或先使空气降温，再将冷空气吹入舱内，达到降温目的。通过舱内温度传感器测定的温度，控制液态制冷剂喷入排管蒸发器的速度，实现制冷自动控制，保持舱内温度恒定。

调湿系统 利用加湿器满足舱内试（实）验所需湿度要求。

热辐射系统 利用热辐射器或红外线灯模拟太阳辐射。

制风系统 调控带扇叶的变频电机转速，人工模拟不同的风速。

冷却系统 利用冷却塔冷却循环水，以降低液态制冷剂温度。

舱内设施 除配备开展相应试（实）验的设施，如用于人体运动功能研究的自行车功率计、用于各类服装保暖性能评价的暖体铜人外，舱内还应当配置以下设施。

温度、湿度传感器 用于测定舱内温度和湿度。

通信系统 用于监控室与主舱的通信联络。

摄像系统 供监控室工作人员了解舱内受试者情况。

主要性能指标 程控低温舱应满足以下主要技术指标。

微机自动控制 可在微机控制下，按照预先设定的指标，实现试（实）验全过程舱体运行的自动控制。

温度 舱内温度范围 - 50 ~ 20℃，误差±1℃，舱内各点温度均匀。

相对湿度 达到 20% ~ 95%，误差±5%。

舱内风速 0.5 ~ 7.0m/s。

最大热辐射 2510kJ/（m² · h）。

终止程序系统 试（实）验过程中遇有停电等意外时，可以自动中断降温程序，应急灯自动接通。如果停电时间过长，不能维持舱内温度恒定，应终止试（实）验。

安全措施 所有工作人员必须严格按程序操作。设计试验时，必须确定人体相应指标的耐受限度，达到预警数值时应密切观察；达到耐受限度，例如受试者直肠温度降至 35.5℃ 或足趾温度低于 5℃、且持续观察温度不回升时，必须停止试验。试验后，可给受试者饮用热姜（红）糖水，避免受试者受寒。试验中，避免裸露体表直接接触舱壁等冷金属，以防冻伤。电线要妥善绝缘。试验

后舱内结霜（冰）应予解冻、拭干，以防潮湿损坏舱体或造成微生物污染。

（刘嘉瀛）

rèqū wèishēng

热区卫生（hygiene in hot environments） 针对热区自然地理气候环境中的不良因素对官兵健康与军事作业能力的影响，所采取的使官兵免受或减轻其影响与伤害的卫生保障措施。热区卫生工作旨在增进热区官兵的身心健康、预防疾病、提高部队战斗力，为预防医学特殊环境卫生的组织部分。

中国疆域辽阔，地理复杂，不仅南方炎热，东北、西北、华北和西南等许多地区的夏季都十分炎热。长江以南的东南沿海的福建、广东、海南、广西、浙江、台湾，以及江苏南部、云南南部和西南部海拔在 1500m 以下的谷地统称为热带地区，气温常年较高，寒暑差异较小，大部分地区有 7 个多月平均相对湿度在 80% 以上，年降水量大，还有雷暴多、台风频袭的特点。另外，中国新疆、青海、宁夏、甘肃、内蒙古、陕西及东北等九省的沙漠地区占全国沙漠总面积的 85%，这些沙漠地区夏季是中国真正的干热气候地带，徐州、郑州、西安一线以南的湘桂内陆、江淮流域、秦岭以南地区系热带、亚热带干热气候，夏季虽较短，其炎热程度超过沿海湿热气候。部队在热带地区作业、执行作战任务或军训时会受到热区各种复杂的气候条件和地理环境的影响，极易发生中暑、热带传染病及其他热相关疾病，严重影响官兵的身心健康和军事作业能力。采取军队热区卫生防护保障措施可有效地预防官兵的热有关疾病、增进健康、

提高军事作业能力。

发展史 中国对如何预防酷暑所致疾病的发生在军事著作中多有记载，如《揭子战书·暑战》中即提出"暑气能生疾疫，毋使久暴日中，为日暴则常饵辟暑药而疾战敌。为日暴当竣日盛，盔甲烙手，乃出。盖寒瘵则阳气衰，暑盛则阳气痿，力靡可克也"。

严重热损伤是降低热区部队作业能力、造成战时非战斗减员的主要原因。热损伤是指由于热环境及其他诱因导致机体的损伤或疾病，通常包括晒伤、热疹及中暑等。其中中暑是急症，可大批人员同时发生。中暑分为先兆、轻症和重症中暑，重症中暑包括热痉挛、热衰竭和热射病。热射病是一种致命急症，预后较差，病死率达 30%～50%。恶劣高温天气下进行强体力劳动，中暑发生率急速升高，可严重制约部队的军事行动。20 世纪中暑发病率最高的是在美索不达米亚战争中，热病伤亡几乎使英军全军覆灭。仅 1917 年夏季就有 6242 例和 896 例英国和印度籍热损伤患者入院救治，死亡率分别为 8.4% 和 10%。1942 年英陆军在印度因热衰竭入院的人数达 17.5‰，中暑入院人数为 2.2‰，二者总死亡率约为 1‰。美陆军在二战期间（1942～1945 年）入院的热病患者 35 398 人，死亡 238 人；热衰竭的入院率是 0.7‰，病死率为 0.2‰；中暑的入院率是 0.07‰，但病死率为 10%。美军侵越期间热损伤的日发生率为 5.4‰，是造成美军作战效能降低的一个主要原因；据英军估计，来自寒区未经热适应锻炼的部队即参战，中暑减员率至少将有 50%。

第二次世界大战以后的半个多世纪以来，所发生的局部战争几乎全部是在特殊环境地区，如热带丛林地区的越南战争，在沙漠所进行的两伊之战及海湾战争。在未来的战争中，虽然武器装备不断更新，部队的素质不断提高，但特殊作战环境因素的影响始终存在。野战生存能力是军队各种作战能力的基础，而军事环境医学研究的开展则是野战生存能力的重要保障。外军十分重视热区卫生学的研究。例如，美军从 20 世纪 60 年代开始对热应激、机体热损伤等问题开展了系统研究；非常重视新武器装备（如舰船、飞机等）军事作业环境，对人员热应激、健康状况及作业能力的评价；建立了完善的热伤亡报告体系，能有效监控部队热损伤及热伤亡的发生情况；形成了热应激指导标准、热伤亡管理处置标准、评价热应激的生理压力指标、热习服指导手册、中暑相关军医手册、热气候伤员及损伤诊治流程指南等一批实用性成果；由美海军医学研发部为执行"沙漠风暴"行动的战士提出了水盐代谢推荐量、中暑预防指南等，为作战部队适应沙漠干热环境，完成作战任务提供了有效的卫勤保障。

在热区执行任务，最大的问题就是面临热的问题，中国南方驻军进行军事训练时易发生热损伤、中暑，严重者可危及生命，有的部队中暑年发病率高达 3.7%。中暑的程度与环境高温、劳动强度、缺水缺盐以及个体习服和健康状况等因素不同程度组合的影响密切有关。平时中暑多为散发，重症热射病少见。但行军作战和越野竞赛则重症增多。昆明军区某部两个军工连在 5 月份运送弹药和伤员中，往返 5 公里 4～6 小时，1 天内发生中暑 46 例。广西某部每次越野赛都发生 10 多例中暑患者需住院抢救，有两次各 1 例死亡。特种兵和海空军的暑热问题引起关注。据报告，在气温 34～36℃ 时，炮身温度最高达 48℃，炮身二次辐射热对炮手的影响更严重。另外，中国热区有多种虫媒传染病，如疟疾、流行性乙型脑炎、丝虫病、登革热等，其中以疟疾威胁最大。中国军队历来十分重视对疟疾的防治，20 世纪 60 年代完成了热区疟疾分布和主要传播媒介的军队流行病学调查，70 年代中期以后，研制了青蒿素及其各种制剂，为疟疾的防治开辟了新的途径。1979 年，中国军队推广预防疟疾的"管、挂、穿、吃、擦、灭"综合性六字措施，效果较好。据统计，1994～2001 年，中国热区部队疟疾的年发病率均控制在 0.5‰ 以下。

国际形势风云突变，国际战略格局发生重大变化。中国军队的防御任务势必从"近海"防御走向"深蓝海洋"防御。在热区执行特种军事任务和热区作战或非战争军事行动的可能性大增，如联合军事演习、军舰互访、维和行动、国际救援、境外反恐、护航、缉私、打击跨国犯罪集团等。随着中国军队新时期战略重点的南移，将涉及大批人员常驻和快速入驻热带地区，在高温、高湿、强紫外线环境下参加高强度、远海岛礁或渡海作战以及岛屿防御等任务；同时由于新武器、新型军事装备的涌现以及新的作战模式，人工热环境数量倍增，特定的微小气候环境如防化服、密闭舱室，后者包括海军舰艇、潜艇、坦克、战斗机、装甲车、电子侦察、雷达车和电磁干扰车辆等密闭舱室环境也是常见高温作业环境，部队在热区生活、训练或作战将面对一系列卫生学问题亟待解决。

研究范围 与提高热区部队军事作业能力和健康水平，防治中暑、热带传染病及其他热相关疾病有关的基础研究、应用研究和卫生保障措施。主要研究热区环境对军事作业能力的影响和疾病的卫生防疫，旨在探讨官兵个人卫生与卫生宣教、流行病学与传染病防治、致病因素与环境和热应激的相关性及发生、发展规律等。

热环境健康维护及中暑防治 中国军队以中暑预防和提高热区部队作业能力的综合措施为主，开展了提高部队热适应能力和作业能力综合措施的研究；制定热区水盐需求量、劳动强度、环境热强度评价标准；研制了热强度测试仪；制定热环境劳动卫生系列军标。研究中暑群体预警系统和个体预警器；筛选防暑药物和抗疲劳制剂；编写中暑防治手册和重症中暑急救方案。

热区饮水卫生 开展野战条件下多功能饮水净化、消毒措施与安全性评价研究，包括单兵多功能净水器研究、水和食品卫生理化快速检验方法、装置及标准物质研究、水和食品致病微生物污染快速检验方法及装置研究、分级式净水挂车、野战条件下多功能饮水净化消毒措施及安全评价、新型检水检毒箱和小型净水装置的研究。

热区营养与食品卫生 注重特殊功效食品研究，开展军用口粮和强化食品、提高士兵作业效率的营养措施，部队特殊营养保障措施，包括部队急需的提高热适应能力、改善体能和脑功能及增强夜视能力的功能食品或营养剂等的研究；特殊军事环境因素对营养影响的研究；提高体能、心理应激能力以及维持部队在紧急状态下生存的营养配方的研究；特殊功效食物成分和军用口粮以及部队野战供膳系统的研究等。

热区个人防护 对符合热区卫生要求的官兵服装的研究；个人冷却系统、单兵防暑降温装备的开发研究。

基础研究 致热适应因子的研究；中枢性体温调节机制的研究；热习服、热耐受、热损伤发生本质及脑损伤与脑保护对策的研究；热习服形成的生物标志物，筛选耐热基因和热损伤关键分子靶点的研究。

研究方法 随着分子生物学、细胞生物学、基因技术的飞速发展，后基因组学、蛋白质组学、代谢组学和生物信息学的研究将成为热区卫生研究的重要手段；研制先进侦检设备如生物芯片、生物传感器，药物开发等为热区卫生保障提供有力支持；卫星遥感技术、全球定位系统、医学地理信息系统等先进手段可用于热区传染病的监测和预测预报研究；开发便携式掌上型基因芯片，可进行战场生物战剂和传染病的快速侦检；多抗原、多时期的联合疫苗将用于热有关疾病的预防和诊治中。同时还要坚持宏观和微观、人群和动物实验、现场和实验室、定性和定量等相结合的原则，并将中西医结合、中药现代化等先进技术和理论运用到热区卫生研究中，使热区部队卫生保障在研究方法和研究层次上不断更新，发展出具有中国特色的热区部队卫生保障体系。

(邹　飞)

rèqū

热区（hot zone） 中国南北回归线之间的地带，地处赤道两侧，位于南北纬 23°26′ 之间的热带，特点是全年高温，变幅很小。按照中国暑热气候特点，大体上可分为湿热气候和干热气候两大类。

湿热气候 包括长江以南的东南沿海的福建、广东、海南、广西、浙江、台湾，以及江苏南部、云南南部和西南部海拔在1500m 以下的谷地，统称为热带地区，其湿热气候的主要特点有以下几点。

气温高、热期长、辐射强 气温常年较高，寒暑差异较小。热带地区最冷月（1、2 月）平均气温在 15℃ 左右，最热月（多在7、8 月，云南在 4、5 月）平均气温在 28℃ 左右，极端最高气温在 35~43℃，夏季（每 5 天平均气温高于 22℃）超过半年（4~10 月），春、秋季（每 5 天平均气温在 10~22℃）将近半年，部分地区无冬季（每 5 天平均气温低于 10℃）或不明显。太阳辐射强度夏季一般在 4.184J/（cm²·min）左右，南方有些地区午间可达5.439~6.276J/（cm²·min），最高达到 6.276~7.113J/（cm²·min）。1 天之内气温变化受太阳辐射影响很大，故午间（10~16 时）最为闷热，而日较差通常不超过10℃。有些地区一日气温随晴雨升降较明显，海南、云南南部低谷地带和台湾南部有"四季皆是夏，一雨便成秋"之说。南海诸岛则终年高温，如西沙群岛最冷月（2 月）平均气温为 22.9℃，最热月（8 月）平均气温为29.5℃，年较差不到 7℃。

雨水多、湿度大 大部分地区有 7 个多月平均相对湿度在80% 以上，年降水量在 1000~2000mm，台湾、海南和广东是降水量最丰富的地区。有些地区全年仅分旱、雨二季，一般 10 月至翌年 3 月为旱季，4~9 月为雨季。雨季中有 1/3~1/2 天数下雨，下雨时间大致一定，如海南中南部多在午后 13~15 时。有的地区雨季降水量最多占全年降水量的 80%~90%，以 6~9 月雨水最多（台湾东北部多集中于 12 月至翌年 3 月），在此期间，气候多变，晴雨不定，阵雨较多。

雷暴多、台风频袭　全年雷暴天数为 80~100 天，海南、雷州半岛、台湾南部等高雷区可多达 130 天，主要集中在 5~10 月。台风常年平均为 9.7 次，多发生在 5~11 月，7~9 月是台风登陆的盛期，约占全年总数的 80%。台风登陆时强度达 12 级（强台风），11~8 级（台风）和 7~6 级（热带低压）约各占 1/3，每次台风侵袭一般持续 3~5 天，往往带来暴雨，有时一天内降水量可达 100~200mm，造成洪水泛滥，还可引起气温骤降。以海南、广东（合占 61%）和台湾（占 25%）受侵最频繁，而台湾和海南受害最重。

干热气候　中国沙漠分布于新疆、青海、宁夏、甘肃、内蒙古、陕西及东北等九省，面积为 $130.8 \times 104 km^2$，占全国总面积的 13.6%，主要集中在乌鞘岭和贺兰山以西，占全国沙漠总面积的 85%。这些沙漠地区夏季是中国真正的干热气候地带。徐州、郑州、西安一线以南的湘桂内陆、江淮流域、秦岭以南地区系热带、亚热带干热气候，夏季虽较短，其炎热程度超过沿海湿热气候。7、8 月平均气温超过 30℃，湘南和四川盆地达 34℃，极端最高气温可达 41~44℃（如长沙、衡阳、武汉、宜昌、重庆、南京、南昌、九江等地）；且风速较小，而相对湿度仍在 50% 左右，故这些地区

乃是中国夏季的酷热中心。其主要特点如下。

气温高、日照长、太阳辐射强烈　6~8 月盛暑季节平均气温超过 30℃，荫处最高气温达 44℃以上，戈壁沙漠上超过 50℃，沙面上层超过 70~75℃，沙漠下垫面接近沸点。太阳辐射在 5~8 月平均每天达 $2192.5 J/cm^2$，午间最高常达 $6.695~7.113 J/(cm^2 \cdot min)$。日照时间长达 17 小时以上。时有冷热剧变，日较差可达 50℃左右，因而沙漠气候有"朝穿皮袄午穿纱"之谚语。

湿度小、雨量少、蒸发大　3~8 月平均相对湿度低于 40%，夏季可低至 5%~13%。年降水量为 19~200mm，5~8 月平均每月仅 2.8mm。蒸发量则为降水量的 100~500 倍，因而极为干燥。

烈风多、风力大　一年之中平均风速为 1~3m/s，且常刮烈风，风力在 8~10 级以上（风速 17~28m/s），5~7 月最多。由于气温高，气候干燥，出汗量赶不上蒸发量，所以这种烈风不仅无助于促进对流、蒸发散热，反而加重干燥酷热作用，增强烘烤焚烈之感。

地形、土壤、植被、水面等地理条件对气候有重大影响　例如，云南南部、海南和台湾中南部的山岳丛林地区气候，还有林外热、林内凉、山下热、山上凉、晴天热、雨天凉、白昼热、夜间凉，以及茅草山午间特别闷热等特点。林内气温比林外低 5~10℃，山高每增加 100m 气温下降 0.5~1℃，昼夜温差可在 10~20℃，故有"朝春、午夏、黄昏似秋、深夜似冬"之谚语；丛林内相对湿度经常在 90% 以上，雨夜接近饱和。山谷地带无风日占 40%~60%，山腰有山风和谷风，

但风速较小，风向不定。水网稻田地区和海岸岛屿地区树林不多，其气候主要特点是太阳辐射强烈，气温日较差较小，水面蒸发大，相对湿度常达 80%~90%，但气流较大，特别是海岸、岛屿午后和晚间海风增大。盆地丘陵地区遍及热区各省，约占总面积的 70% 以上，其气候则随地势起伏、植被情况而异，一般最高气温较高、日较差较大、气流小，夏季常受海上暖气团北上的影响，形成热浪式的非常潮湿的闷热气候。中国素有"火洲"之称的吐鲁番盆地，周围高山环绕，中部低凹在海平面以下，这种高低悬殊的地形，兼之浩瀚戈壁的砂海砾滩、丘梁起伏、水面稀罕、植被绝少，构成强烈的辐射聚合，盆地内高热不能向外传导，空气如一团死水，造成中国夏季最高的酷热干燥气候。砾石比热极小，受太阳辐射而温度急剧升高，太阳降落后温度就急剧降低，因而沙漠戈壁地区比其他地区气温的日较差大。中国炎热气候的以上特点，要求人员进驻炎热地区时，必须针对当地的自然环境特点，做好防暑和其他卫生防病工作。

军事作业环境的气象特点
部队在热带地区作业时，除受自然环境因素的作用外，同时还会受到特定的微小气候环境之影响。例如，坦克及装甲运输车四壁是钢铁构成，因而是良好的导热体，随外界气温的变化而变化。热环境中，车辆由于传导了外界高气温、接受了日光的辐射热，加之驾驶中内燃机散发出的热量，车内气温常高于外界气温。夏季车内的一般气温在 40℃以上，有时甚至可高于 50℃，尤其是车壁的温度更高，因而形成正辐射，使机体受热更甚。在雷达与电子对

抗部队、快速反应部队中的通信与干扰车内作业人员，以及车辆运兵过程中的乘员亦可受到类似上述的影响。防化兵穿着不透气的防化服，在体表与服装之间形成的微小气候环境，不利于体热放散，极易发生中暑。快速反应部队具有快、难、险、重等特点，即反应速度快、动作难度大、行动危险多、作训强度大、任务重，他们在执行作战任务或军训时会遇到热区各种复杂的气候条件和地理环境。此外，炮兵、施工和生产部队等同样会受到热区各种不利气象因素之影响。

（邹　飞）

rèhuánjìng

热环境（thermal environment）　气温、气湿、气流和辐射热的综合影响，可引起人体过热或体温过高的环境。

在寒冷和温和地区气温超过32℃、炎热地区超过35℃；或气温在30℃以上、相对湿度超过80%；或通风不良而存在的热源散热量超过83.7kJ/（m^3·h）；或辐射热强度超过4.2J/（cm^2·min），都属于高温劳动范畴。热环境军事劳动卫生主要是探讨部队在热气候环境下从事军事劳动时，高温和军事劳动作业强度对指战员的复合影响及其防护对策。部队在炎热气候条件下训练、施工、行军、作战和生产劳动时，特别是部队进驻热区的初期以及急行军、追击等情况下，往往可引起失能和中暑，严重影响部队的战斗力和各项任务的完成。

热环境中的气象条件（包含微小气候）主要包括气温、气湿、气流、热辐射等。

气温　环境中空气温度，用干球温度的读数来表示。所谓干球温度计是指测温时温度计感温部位的表面是干燥的。生产环境中气温高低主要取决于大气温度，同时也受生产过程中的热源（如各种炉、窑、加热的物体、化学反应等）、太阳辐射和人体散热等影响，这些因素均可使气温上升。

气湿　空气中所含水汽的多少，通常以相对湿度表示。相对湿度30%以下称为低气湿，80%以上称为高气湿。高气湿主要来自水分的蒸发和蒸汽的排放。高气湿环境在纺织、缫丝、印染、造纸、制革、屠宰及潮湿的矿井等作业场所可见。

气流　空气流动的速度。气流的方向可以是垂直的，也可以是水平的。在水平方向流动时形成了风，其流动的速度称为风速，通常以"m/s"来表示。生产环境的气流大小除受环境风力影响外，还受车间内热源所形成的对流气流、通风设备送风或吸入气流，以及物体机械运动所形成的气流影响。

热辐射　物体因本身的温度因素而以电磁辐射的形式向外散发的能量成为热辐射。热辐射主要是红外线和部分可见光，它不直接加热空气，但可使周围物体加热，称之为辐射热。太阳和车间内热源被称为第一辐射源。吸收第一辐射源能量而变热的物体可成为第二辐射源。当周围物体表面温度超过人体体表温度时，周围物体向人体发射热辐射使人体受热，称为正辐射；反之，人体体表温度高于周围物体表面温度，人体则可向周围物体辐射散热，称为负辐射。热辐射的强度以每分钟每平方厘米被照射表面接受多少焦耳（J）热量表示[J/（cm^2·min）]。

作业环境中的气象条件除了随外环境气象条件改变而变动外，还受作业场所的生产设备、生产情况、热量多少与分布、生产场所建筑结构、通风设备等诸多因素影响。因此，作业环境气象条件具多变性，即不同地区、不同季节生产环境气象条件变异很大。即便在同一作业场所同一工作日内的不同时段、不同地点，气象条件都可存在明显差异。

（邹　飞）

rèqiángdù píngjià

热强度评价（hot stress evaluation）　应用各种生理指标、气象参数、热应力指数对环境温度、湿度、风速、热辐射等因素影响人体热散发强度进行的评价。

评价指标　常用的热强度评价指标有生理指标；气象参数；热应力指数等，如干球温度（Td）、湿球温度（Tw）、黑球温度（Tg）、三球温度指数（wetbulbglobe temperature，WBGT）、热强度指数（HSI）、预计4小时出汗率（P_4SR）和皮温、体温、心率等。

有效温度　人体在温度、湿度和风速的综合作用下产生的热感觉指标。适当地改变温度、湿度和风速的组合，可以产生相同的热感觉，这是有效温度的基础。以风速为0，相对湿度为100%时的空气温度度数作为有效温度的度数。例如，温度为17.7℃，相对湿度100%，风速为0时，有效温度即以此时的气温17.7℃表示。改变气温、气湿和风速的组合，其综合作用下所产生的热感觉（如气温22℃，相对湿度70%、风速0.5m/s，或气温25℃、相对湿度20%、风速2.5m/s时的热感觉）与气温17.7℃，相对湿度100%，风速为0时所产生的热感觉相同时，则均用有效温度17.7℃表示。

有效温度是根据受试者进入各种不同气温、不同相对湿度、不同气流速度的房间后立即产生的温热感觉而制订的。例如，将空气温度（Td）改用Tg，则所得的有效温度称为校正有效温度，它考虑到了辐射的影响。

干球温度　暴露于空气中而又不受太阳直接照射的干球温度表上所读取的数值，即用普通温度计测得的湿空气的正常温度。干球温度计温度通常被视为当时气温的温度，并且它是真实的热力学温度。

湿球温度　暴露于空气中而又不受太阳直接照射的湿球温度表上所读取的数值，即温度计水银球包裹有含水棉芯，并有一定流速的空气吹过棉芯时，该温度计所指示的温度。又称热力学湿球温度。Tw是标定空气相对湿度的一种手段。

黑球温度　包括了周围的气温、热辐射等综合因素，其温度的高低，在医学上间接地表示了人体对周围环境所感受辐射热的状况。它是一个体感温度，在相同的体感之下可比空气温度高2~3℃。如果采用辐射传热的话，设计温度可降低2~3℃。Tg在冬季制热时可以利用室内上层温度比较高的原理修正2~3℃。但是，Tg不方便检测。需要在房间内安装一个15cm直径的黑球温度计。

三球温度指数　用来评价高温车间环境的气象条件，它综合考虑空气温度、风速、空气湿度和热辐射四个因素，由黑球、自然湿球、干球三个部分温度构成，可方便地应用在工业环境中，以评价环境的热强度。它是用来评价在整个工作周期中人体所受的热强度，而不适宜于评价短时间内或热舒适区附近的热强度。美

国和一些欧洲国家用此法评价高温车间热环境气象条件已有多年，ISO国际标准化组织也从1982年起正式采用此法作为标准（ISO7243）。WBGT指数的计算方法如下。

在室内和室外没有太阳辐射热时：

$$WBGT = 0.7Tnw + 0.3Tg$$

在室外有太阳辐射热时：

$$WBGT = 0.7Tnw + 0.2Tg + 0.1Td$$

式中，Tnw 为自然湿球温度，单位为℃；Tg 为黑球温度，单位为℃；Td 为干球温度，单位为℃。

热强度指数　为保持人体热平衡所需的蒸发散热量与环境容许的皮肤表面最大蒸发散热量之比，是衡量热环境对人体处于不同活动量时的热作用的指标。HSI用需要的蒸发散热量与容许最大蒸发散热量的比值乘以100%表示。其理论计算是假定人体受到热应力时：①皮肤保持恒定温度35℃。②所需要的蒸发散热量等于人体新陈代谢产热加上或减去辐射换热和对流换热。③8小时期间人的最大排汗能力接近于1L/h。当HSI=0时人体无热应变，HSI>100时体温开始上升。此指标对新陈代谢率的影响估计偏低而对风的散热作用估计偏高。

评价意义　在气温、气湿、气流和热辐射等四因素中，虽然气温对机体的热调节起重要的作用，但其他因素对机体热调节也有相当的作用。因此在评价热强度时，不能仅根据气温或其他任何一个因素来评价，而须采用包括各种因素的综合指标来评价。

综合指标可分为四类。第一类是根据环境因素测定而制订的，如Tw、Tg等。Tw表示气温和气湿综合作用的结果；Tg表示气温、辐射和气流速度综合作用的结果。这类指标没有考虑到机体的反应，很少单独使用而常作为其他综合指标的组成成分之一。第二类是根据主观感觉结合环境因素测定而制订的，如有效温度、校正有效温度、逗留当量温度、当量温度、风冷力、不适指数、当量暖指数等。第三类是根据生理反应结合环境物理因素而制订的，如湿黑球温度（WGT）、P_4SR 等。第四类是根据机体与环境之间热交换的情况而制订的，如热强度指数、热应激指数等。

中国湿热地区中暑的发生大多集中在6~8月，7月和8月上旬是高峰；在1天之中以午间患者数最多。当环境气温超过34℃或Tw超过29℃、Tg超过50℃、湿干球温度超过28℃、WBGT超过31~32℃、WGT超过30~31℃、HIS超过10，干热沙漠地区Td超过40℃，或Tg超过56℃、HSI超过120（表1）时，应适时地向指挥员建议调整训练强度和工休时间；P_4SR，对已热习服的男青年所能耐受的生理上限为4.5L。1991年中国人民解放军总后勤部颁布《湿热环境中军人劳动耐受时限》（GJB 1104-91）（表2），部队应参照执行。如果口腔温度超过38℃，脉率超过140次/分甚至160~170次/分，或有中暑先兆症状时，应立即至阴凉处休息，采取散热降温和补充水盐等措施。在热气候下穿不透气防护服活动时，应在测定的WBGT值上增加6℃，因而耐热时间要减少一半。

表 1　用于热强度评价的物理学指标

环境状况	指标名称	生理上限值
湿热环境	干球温度	39℃
	湿球温度	29℃
	黑球温度	50℃
	干湿球温度指数	28℃
	三球温度指数	32℃
	湿黑球温度	31℃
	热强度指数	110
干热沙漠环境	干球温度	40℃
	湿球温度	56℃
	热强度指数	120

表 3 中的体温是以肛温（直肠温度）和口腔温度表示的。但实际应用中多以腋温表示，因其测定较方便实用，只是所测结果要比肛温约低 1.5℃。故据此可以提出腋温的三级生理限值分别为 37.0℃、37.5℃、38.0℃，供实际应用时参考。

（邹　飞）

rèhuánjìng cèliáng

热环境测量（measurement of thermal environment）　对热环境气象因素气温、气湿、风速和热辐射的测量。

步骤和方法　热环境气象因素的测量主要有室内（微小气候）和室外测量，室外测量比较容易，可参照室内测量。

在调查作业环境一般情况的基础上，简明绘出设备、工作地点及门窗位置的平面图，注明测定地点；根据作业过程、热源的布置和作业建筑物的特征，主要选择人员工作地点进行气象条件的测定。检查人员的休息条件及休息时生理功能的恢复情况，还应在休息地点测定。测定一般应在距离地面约 1.5m 处进行。若作业地点热源分布不均匀时，则应在不同高度、不同方位分别进行热辐射强度的测定；根据作业特点、劳动情况和调查目的选定测定时间。调查作业环境气象条件对人体的影响时，应于不同季节进行室内外气象条件的测定。一般可在夏、冬两季进行测定。若专门调查炎热季节高温作业对人体的影响时，则只需在夏季进行测定。至于炼钢、铸造等气象条件变化较大的作业环境，一年四季均应进行测定。测定一般不应少于 3 天，并须注意测定日期的代表性。每天测定的时间和次数，按作业特点而定。作业过程较均衡、气象条件较稳定的环境，可在一个班开始时测 1 次，中间测 2 次，下班前再测 1 次；而在作业过程呈周期性变动、气象条件变化较大的环境，则应按生产过程多次测定，如铸造时的加料、熔炼、浇铸和开箱等，应分别进行测定。若有条件最好于早、中、

表 2　不同环境热强度和劳动强度时的耐受时限

环境热强度（℃）			生理安全上限			耐受上限		
WGT	WBGT	Tnw	中度劳动	重度劳动	极重度劳动	中度劳动	重度劳动	极重度劳动
32	33	28.5	<3	1	停止作业	3	2	停止作业
31	32	28.0	3	1.5~2	停止作业	4	3	1
30	31	27.5	4	3	1	不限	4	2~3
29	30	27.0	不限	4	1.5	不限	不限	4
28	29	26.5	不限	不限	2~4	不限	不限	不限
27	28	26.0	不限	不限	不限	不限	不限	不限

Tnw，为自然湿球温度

表 3　热环境作业者体温、心率和出汗率的三级生理限值

指标名称	生理安全上限	耐受上限	耐受极限
直肠温度（℃）	38.5	38.9	39.4
口腔温度（℃）	37.4	37.9	38.3
心率（次/分）	145	162	174
出汗率（g/h）	900	1000	1100

晚三班中每小时测 1 次，以便动态观察生产地点气象条件的变化规律；测定作业环境气象条件时，需对室外气象条件进行测定，借以比较并评价室内外气象条件的差别；测定气温、气湿、风速、热辐射强度等应在同一时间、同一地点进行；若评定各种人员工作时间的气象条件，以便改进劳动组织等，必须进行作业时间测定，记录他们在一个班中各项生产操作的时间，所受热辐射作用的时间、部位和强度，并计算加权平均值。同时测定生理指标及询问主观感觉；每次测定后，应将各项测定结果填入气象条件测定记录表内，注明当时的生产情况、周围环境的变动，以及隔热、通风措施的使用情况，以便在分析、评价时有所依据。

测定内容 包括气温、气湿、风速和热辐射强度的测定。

气温的测定 测定气温通常采用普通干湿球温度计或通风温湿度计。干球温度计所示温度即为气温。通风温湿度计适用于有热辐射的作业间。

普通干湿球温度计 ①构造原理：湿球温度计的球部包有纱布，纱布下端浸泡在盛水杯中；另一支为普通干球温度计。②测定时注意事项：有热辐射存在时，不宜使用本温度计；使用前须检查水银（酒精）柱有无间断。若有间断，可利用离心力、冷却或加热的方法使之连接起来；测定时，应将温度计悬挂，不要靠近冷、热物体表面，并避免水滴沾在温度计上，以免影响测定结果；观察时，要避免接触球部和呼气对温度计的影响；温度计固定在测定地点，5 分钟后进行读数。读数时，眼必须与液柱顶端成水平位置，先读小数，后读整数。

通风温湿度计 ①构造原理：两支温度计的球部（一为湿球，另一为干球）分别装在镀镍的双金属风筒内，可反射大部分的热辐射，外管以象牙环扣接温度计，以减少传导热的影响。风筒与仪器上部的小风机相连，当小风机开动时，空气以一定的流速（一般为 4m/s）自风筒下端进入，流经干、湿球温度计的球部，以消除外界风速变化而产生的影响。②测定时注意事项：除上述注意事项外，应用钥匙将小风机的发条旋紧，小风机开动后，将仪器悬挂在测定地点，3~5 分钟后读数，测毕，待风机停止转动后，仪器方能平放。

气湿的测定 常用的仪器有普通干湿球温度计和通风温湿度计，有时也可用自记湿度计。测定注意事项如前，在向湿球加水（最好用蒸馏水）前，应检查纱布是否已陈旧而影响其吸水性，如需更换时，应采用薄而稀的脱脂白纱布或棉线针织品。纱布应紧贴温度计球部，以一层为宜，不可有皱褶，加水后应手压气泡使充分湿润。按规定时间测定后，先后记下湿球和干球温度数，查专用表，求得所测的相对湿度。

风速的测定 常用的仪器有卡他温度计、翼状风速计、杯状风速计和热球式电风速计及电子风速仪。翼状和杯状风速计使用简便，但其惰性和机械摩擦阻力较大，只适用于测定较大的风速。热球式电风速计介绍如下。

构造原理 热球式电风速计是一种能测低风速的仪器，其测定范围为 0.05~10m/s。它是由热球式测杆探头和测量仪表两部分组成。探头有一个直径 0.6mm 的玻璃球，球内绕有加热玻璃球用的镍铬丝圈和两个串联的热电偶。

热电偶的冷端连接在磷铜质的支柱上，直接暴露在气流中。当一定大小的电流通过加热圈后，玻璃球的温度升高。升高的程度和风速有关，风速小时升高的程度大；反之，升高的程度小。升高程度的大小通过热电偶在电表上指示出来。根据电表的读数，查校正曲线，即可查出所测的风速（m/s）。

使用方法 ①使用前观察电表的指针是否指于零点，如有偏移，可轻轻调整电表上的机械调零螺丝，使指针回到零点。②将校正开关置于断的位置。③将测杆插头插在插座上，测杆垂直向上放置，螺塞压紧使探头密封，"校正开关"置于满度位置，慢慢调整"满度调节"旋钮，使电表指针指在满度位置。④将"校正开关"置于"零位"位置，慢慢调整"细调"两个旋钮，使电表指针指在零点的位置。⑤经以上步骤后，轻轻拉动螺塞，使测杆探头露出（长短可根据需要选择），并使探头上的红点面正对着风向，根据电表读数，查阅校正曲线，即可查出被测风速。在测定若干分钟后（10 分钟左右），必须重复以上③、④步骤一次，使仪表内的电流得到标准化；测毕，应将"校正开关"置于断的位置。

注意事项 本仪器为一较精密的仪器，严防碰撞振动，不可在含尘过多或有腐蚀性气体的场所使用；仪器内装有 4 节电池，分为两组，一组是三节串联的，一组是单节的。在调整"满度调节"旋钮时，如果电表不能达到满刻度，说明单节电池已耗竭；在调整"粗调""细调"旋钮时，如果电表指针不能回到零点，说明三节电池已耗尽；更换电池时，将仪器底部的小门打开，按正确的方向接上；仪器维修后，必须重新校正。

热辐射强度的测定　热辐射强度是指单位时间内单位面积所受到的热辐射能量，其表示单位为 $J/(cm^2 \cdot min)$。生产场所中的热辐射可能来自一个方向，也可能来自几个方向。因此，热辐射强度有定向辐射强度和平均辐射强度之分。前者用单向热电偶辐射热计测定，后者用黑球温度计测定。

单向热电偶辐射热计　构造原理：单向热电偶辐射热计的正面为棋盘形黑白相间的小方块，即热电堆部分。它是由串联在一起的 240 对康铜丝热电偶组成。在它们上面贴有一层铝箔，在铝箔上与热电偶热端相应处还涂上一层烟黑，形成黑白相间的小方块。当热辐射作用于热电堆部分时，由于烟黑和铝箔的辐射吸收率不同，就在这 240 对热电偶上产生一个热电动势，与辐射强度成正比。因此，用毫伏计测出热电动势后，即可求出热辐射强度。仪器上的毫伏计已经过换算、校对，故其读数直接表示热辐射强度。本仪器对热辐射的反应快，受气流的影响不大。测定范围为 $0 \sim 15cal/(cm^2 \cdot min)$、$0 \sim 10cal/(cm^2 \cdot min)$ 或 $0 \sim 2cal/(cm^2 \cdot min)$，$1cal = 4.184J$。

使用方法与注意事项：测定前，调整电表机械零点螺丝，使指针指零，然后接下"调零"开关，旋动"零点调整"旋钮，使指针指零，根据辐射热源的情况，适当按下"2cal"或"10cal"档；测量时，将敏感元件（热电堆部分）之插头插入仪器南板的插孔内，打开前盖板，对准辐射热源方向，偏差不超过5，经 3 ~ 5 秒

钟，待电表指针稳定后读数；测毕，将前盖关好，拔下插头，放入仪器盒内，按下开关于"断"的位置；使用时，防止仪器受振和撞击，勿使热电堆表面的铝箔和烟黑受损；当调整"零点调节"旋钮，指针不能达零点时，则应更换电池，正负极切勿接错。

黑球温度计　构造原理：系由一个空心钢球和一支温度计组成。钢球是用约 0.5mm 厚的铜皮制成，球直径 150mm，上部开孔（16mm），用软木塞塞好；温度计（0~150℃水银温度计）通过软木塞插入球心。铜球外表面用煤烟熏成黑色。

使用方法与计算：测定时，将黑球温度计悬挂于测定地点，经 15 分钟待温度计读数稳定后记录结果。并测定同一地点的气温和风速，再按下式计算平均热辐射强度。

$$E_m = 4.9\left[\left(\frac{Tg+273}{100}\right)^4 + 2.45\sqrt{V}\,(Tg-Ta)\right] \div 600$$

式中，E_m 为平均热辐射强度，单位为 $cal/(cm^2 \cdot min)$；Tg 为黑球温度，单位为℃；Ta 为气温，单位为℃，V 为风速，单位为 m/s。

（邹　飞）

gāowēn zuòyè

高温作业（work in hot environment）

在高气温或同时存在高气湿或热辐射的不良气象条件、湿球黑球温度指数超过规定限值进行的作业劳动。又称热区作业。按其气象条件的特点可分为三个基本类型。

干热作业：又称高温、强热辐射作业。例如，坦克乘驶员与从事微波、雷达通信人员的常规作业；冶金工业的炼焦、炼铁、

轧钢等车间；机械制造工业的铸造、锻造、热处理等车间；陶瓷、玻璃、搪瓷、砖瓦等工业的炉窑车间；火力发电厂和轮船的锅炉间等。这些生产场所的气象特点是气温高、热辐射强度大，而相对湿度较低，形成干热环境。

湿热作业：又称高温、高湿作业。其气象特点是高气温、气湿，而热辐射强度不大。高湿度的形成，主要是由于生产过程中产生大量水蒸气或生产上要求车间内保持较高的相对湿度所致。例如印染、缫丝、造纸等工业中液体加热或蒸煮时，车间气温可达35℃以上，相对湿度常达90%以上。潮湿的深矿井内气温可达30℃以上，相对湿度达95%以上。如通风不良就容易形成高温、高湿和低气流的不良气象条件，即湿热环境。

夏季露天作业：夏季的农田劳动、建筑、搬运等露天作业，除受太阳的直接辐射作用外，还受到加热的地面和周围物体二次辐射源的附加热作用。露天作业中的热辐射强度虽较高温车间为低，但其作用的持续时间较长，加之中午前后气温较高，形成高温与热辐射的联合作业环境。

如表所示。

（邹　飞）

gāowēn zuòyè jītǐ biànhuà

高温作业机体变化（change of human body during work in hot environment）

热环境从事繁重的军事劳动时，辐射散热和对流散热发生困难，散热只能依靠蒸发来完成。在高气温、高气湿条件下工作时，不仅辐射散热、传导和对流散热无法发挥作用，而且蒸发散热也受到阻碍，从而引起一系列的生理热应激反应。主要表现为体温调节、水盐代谢

表　热区作业类型及其气象特点

类型	作业	气象特点
干热作业	坦克乘驶员与从事微波、雷达通信人员的常规作业 冶金作业：炼钢、炼焦、轧钢 机械行业：铸造、锻造、热处理 陶瓷、玻璃、搪瓷、砖瓦等行业：炉窑车间 轮船和火力发电行业：锅炉间	气温高、热辐射强度大，相对湿度较低
湿热作业	印染、缫丝、造纸行业：液体加热或蒸煮车间 机械行业：酸洗、电镀 屠宰车间、潮湿矿井	高温、高湿、热辐射强度不大
夏季露天作业	农业劳动、建筑、搬运、筑路	气温高、太阳辐射强度大，可能存在二次热辐射（被加热的地面与物体）

和心血管系统、消化系统、神经内分泌系统等方面的变化。这些变化在一定范围内是机体对高温军事劳动的代偿性反应，但在超过机体调节适应的生理限度时，则将影响机体健康，甚至引起中暑等热性疾病。

高温影响　医学研究表明，环境温度与人体的生理活动密切相关。人体最舒适的环境温度在20～28℃，最理想的温度是15～20℃，此环境中人的记忆力强，工作效率高；温度在4～10℃时，发病率较高，在4℃以下时，易生冻疮，发病率更高。环境温度高于28℃时，人们就会有不舒适感。温度再高就易导致烦躁、中暑、精神紊乱；人体在30℃时身体汗腺会全部投入工作；气温高于34℃，并伴有频繁的热浪冲击，还可引发一系列疾病，特别是心脏、脑血管和呼吸系统疾病的发病率上升，死亡率明显增加。37℃以上的高温对人体的蛋白质有一定的破坏。若人体温度达到40℃以上，生命中枢就会直接受到威胁。高温对机体可造成直接影响和间接影响。

直接影响　人体是经过大脑的中枢神经来指挥正常活动的，体内产生的热量和散发的热量基本上相等，体温一般保持在36.5～37℃，人体的散热，除了通过呼吸、大小便外，主要通过皮肤层散发热量。高温天气的出现，导致人体的热平衡被破坏而产生中暑和其他疾病。所以气象上就把当日最高气温大于或等于32℃时定为高温天气。高温天气分为高温炎热天气和高温闷热天气两种。当日最高气温大于或等于35℃，相对湿度在60%以下称为高温炎热天气；当日最高气温大于或等于32℃达不到35℃，相对湿度在60%以上时称为高温闷热天气。在这样的天气情况下，人体的汗水来不及从皮肤中排泄出去，热量难以发散，感觉非常难受。

间接影响　一是自然界的升温为蚊子、苍蝇提供了更好的滋生条件，为病原体提供了更佳的传播环境，有利于传染病的流行。二是高温可加快光化学反应速率，从而提高大气层有害气体的浓度，进一步伤害人体健康。城市的"热岛效应"还会使城市每个地方的温度并不一样，而是呈现出一个闭合的高温中心。在这些高温区内，空气密度小，气压低，容易产生气旋式上升气流，使得周围各种废气和化学有害气体不断对高温区进行补充。在这些有害作用下，高温区的居民极易患上消化系统或神经系统疾病，此外，支气管炎、肺气肿、哮喘、鼻窦炎、咽炎等消化道疾病人数也有所增多。所以，在炎热的夏季，特别要注意气象部门发布的高温和湿度预报，以便做好防高温工作；还应该充分利用高科技手段，创造舒适环境，来保证人体健康需求。

高温对心血管系统的影响　高温作业对机体心率、血压、血液分配、心电图等均有影响。

心率　在炎热气候条件下劳动，机体为适应散热和供氧的双重需要，要求心脏提高输出量。当体温升高0.9℃时，心输出量增加60%。心输出量取决于心率和每搏输出量。高温作业时，心每搏输出量常因热作用而减少，主要借增加搏动次数来补偿。心率的增加与热强度、劳动强度直接相关，故心率是评价高温劳动者心血管系统紧张度的重要指标。

机体单纯受热时，心率平均增加20%～40%，而高温和热辐射下增强劳动，对心血管系统的影响更严重。例如，夏季强行军时，心率可超过160～170次/分，冲锋演习可达180～200次/分以上。心率很高时，由于舒张期缩短和冠脉流量不能满足心肌活动需要，特别是出汗量超过4L的强劳动，则会引起血液浓缩和黏稠度增高，每搏输出量将更加降低，以致心输出量反而降低。

通常心率应保持在生理安全上限 145 次/分上下，活动停止后 1 分钟和 5 分钟应分别降至 125 次/分和 100 次/分；耐受上限为 162 次/分，此时机体已处于不适应状态，应适当减轻体力活动强度；耐受极限为 174 次/分，则应暂停体力活动，或增加休息次数和时间。此外，直立姿势和肌肉活动无力时，下肢血液缺乏，静脉回流减少，限制了心输出量，易引起眩晕和昏厥；活动后静坐位休息时，血液阻留下肢，减少静脉回流，反射引起心率加快，可发生恢复期 3 分钟心率超过 106 次/分以上的"反常恢复曲线"，此是恢复不良的反映。

血压 在高温作用下，末梢血管紧张度降低，血压稍降。高温劳动的血压变化，则视体力活动的升压因素对高温的降压因素的拮抗结果而定。强体力活动超过高温作用，则收缩压升高，舒张压变化不大或稍下降，因而脉压趋向于增加。

高温劳动时，如心率和收缩压显著升高，是机体不适应的表现。高温劳动强度过大或时间过长，使体温过度升高、血压下降，反射性引起心率显著加快。由于静脉回流减少，中心血管和心脏充盈降低，使每搏输出量减少，以致血压不能恢复，表明血压已低至不能继续劳动的水平。动物实验表明，体温达 41℃ 时，心肌收缩力受抑制；超过 42℃，心输出量突然锐降，引起急性循环衰竭和组织缺氧。

血液重新分配 在热环境里劳动，循环系统处于高度紧张状态。机体为适应散热和供氧的双重需要，体温调节中枢在内、外热刺激的作用下，引起皮肤血管的交感神经活动减弱，内脏血管的交感神经活动增强，其支配心脏的神经末梢释放儿茶酚胺类物质（如肾上腺素、去甲肾上腺素、多巴胺等）作用于心脏的 β-受体，使腺苷酸环化酶活力增强，心肌细胞的 cAMP 增加。因此，皮肤血管网高度扩张，内脏血管收缩，血液重新分配，循环血量仍相对不足，心脏活动增强，心肌收缩频率和强度增加，糖原分解加快，使心肌生能和耗能都加强，心肌耗氧量增加，提高了心输出量，使大量血液流入体表，皮肤血流量高达 4.2L/min，甚至可达 11L/min，体内蓄热通过血液迅速向体外发散。高温下汗腺活动增强，并释放激肽原酶，将血浆 α_2-球蛋白中的激肽原转变为缓激肽，其舒血管作用也是皮肤血管网扩张的重要原因。因而高温劳动时，心脏收缩的强度、频率、每搏输出量和每分输出量均增加。

心电图 人体受高温作用后，心电图显示心肌相对缺氧、T 波倒置、S-T 段压低，偶可见 P 波增宽、P-R 间期延长、T 波和 R 波电压增高以及室性期外收缩等。中国军队的战士在热区夏季行军 4 小时后，心电图单极心前导联的 S-T 段普遍有轻度压低现象。长期在热环境里劳动，心脏经常处于紧张状态，久之可产生心脏生理性肥大，心电图呈现窦性心动过缓或过速、窦性心律不齐等，高血压患病率在 10% 左右。

高温对呼吸功能与能量代谢的影响 热环境劳动的应激反应，引起呼吸频率和肺通气量增高，以利于气体交换和肺蒸发散热。气温在 25～35℃ 时，能量代谢略降；超过 35℃ 时，能量代谢随气温升高而增高。当肛温从 37℃ 增至 42℃ 时，肛温每升高 1℃，代谢率增加 10%～20%。

若体温过高，超过了体内酶类所需的适宜温度，酶的活性就要降低，此时代谢率也要下降。因酶类本身是由蛋白质所组成，当温度过高时，酶的活性不但不会相应升高，反而可因蛋白质的变性而降低。急性热暴露动物的肛温从 37℃ 升高到 42℃ 时，耗氧量增加 40%，而当体温超过 42℃ 时，耗氧量则迅速下降。说明体温过高会影响代谢率。有学者还观察了体温过高对肝线粒体能量代谢的影响，发现体温过高可使线粒体发生损伤，出现氧化磷酸化的解偶联和 ATP 浓度降低，造成体温过高恶性循环。

此外，在急性热暴露动物实验中还观察到糖与脂肪代谢的改变，如肝脏、骨骼肌、心肌糖原含量降低，血糖升高，脂肪总量和脂肪酸总量下降。中暑患者的血糖也有增高现象，说明体温过高可促使分解代谢增加。

高温对神经内分泌系统的影响 神经内分泌系统调控着机体内环境及其与外环境的统一。热应激时，机体通过神经活动和激素分泌而产生调温效应，内分泌活动也可对下丘脑体温调节中枢发挥负反馈调节作用。在高温、热辐射环境劳动时，中枢神经系统先兴奋、后抑制，或因缺氧使皮质功能发生改变，或因体温调节中枢兴奋而产生负诱导使其他中枢抑制过程加强。动物实验发现，随着体温的升高，神经兴奋性突触后电位的幅度明显减弱，当体温 37℃ 时刺激神经元的膜电位为 241.50μV，39℃ 时降至 157.00μV，41℃ 降为 95.70μV；

同时神经突触反射的潜伏期越加延长,兴奋性持续下降,当抑制过程占优势,条件反射的潜伏期延长,味觉敏感阈增高;视觉-运动反应的潜伏期随环境温度升高和热暴露时间延长而延长,且恢复较慢。因此,出现注意力不集中,测验错误次数增多,肌肉活动能力降低,动作的准确性和协调性差,反应迟钝和疲乏、失眠等现象,且易引起意外伤害事故。在热区高强度作业,尤其在战斗应激影响下,有的人可引起心理和精神创伤。轻度为易激惹,复杂记忆力下降,睡眠障碍;严重时头痛、沮丧,甚至丧失劳动和作战能力,应就地休息,采用说服、鼓励等心理疗法,一般可以康复。

中国军队报道,热体力负荷时肛温达39℃和心率达175次/分以上时,血清皮质醇(CS)和醛固酮(ALD)分别增高57.6%和138.6%;高温作业者尿中17-羟皮质酮(17-OKC)和17-酮类固醇(17-KC)含量也显著升高;醛固酮的增加主要是血管紧张素Ⅱ和ACTH升高所致,同时糖皮质类固醇激素增加,可使醛固酮代谢清除率明显减少;高温抑制促甲状腺素(TSH)分泌,血清甲状腺激素分泌降低。高温体力劳动后,血清三碘甲腺原氨酸(T_3)含量升高50%以上,而甲状腺素(T_4)变化甚少,T_4/T_3比值降低。热劳动时垂体-性腺轴的变化与肾上腺皮质激素的变化相反,血清睾酮(T)含量和T/CS比值分别下降30.9%和53.7%。急性热暴露时交感肾上腺髓质系统功能加强,慢性热衰竭时肾上腺髓质激素儿茶酚胺(CA)不足,故儿茶酚胺是热应激的主要指标,是促进热习服的重要机制,

其抗热应激作用可能与维持心血管对儿茶酚胺的反应性有关,儿茶酚胺大部分分解代谢为香草扁桃酸(VMA)经尿排出,热习服后尿中VMA适度增加。长期高温作用下,生长激素分泌减少,催乳素、性激素则增加,故热带居民身材比较矮小,性成熟较一般地区为早。

高温对消化系统的影响　热应激时,交感肾上腺系统广泛兴奋,消化系统功能呈抑制反应。机体血液重新分配,引起消化道贫血;而大量排汗和氯化物的损失,使血液中形成胃酸所必需的氯离子储备量减少。因此,高温劳动时消化道分泌减弱,唾液、肠液,尤其是胃液分泌减少,分泌的潜伏期延长而分泌期缩短;唾液淀粉酶、胰酶、肠酶活性和胃液酸度(游离酸与总酸)降低,胃黏液蛋白减少;胃的收缩和蠕动减弱,对固体食物排空减慢,对水排空加速;小肠运动抑制,吸收营养物质(如糖、蛋白质等)的速度减慢;同时,口渴、脱水抑制食欲中枢和大量饮水冲淡胃液等,均可引起高温劳动者的食欲减退并造成消化不良,以致胃肠道疾患的发病率增高。中国军队研究表明,高温体力活动时饮0.1%盐水达到出汗量的70%左右,劳动后唾液分泌量减少11%,唾液淀粉酶活性单位升高269%;而饮等量淡水时则相反,唾液分泌量升高23%,淀粉酶活性则下降57%。

高温对生化与免疫功能的影响　在高温环境中,血清转氨酶(SGOT、SGPT)升高;血清中乳酸脱氢酶同工酶(LDH)和磷酸肌酸激酶(CPK)的测定,发现前者明显升高,后者变化不明显。说明血清中LDH_5的变化反映了

热对肝脏的损害情况。机体受热后如血液浓缩超过2%~4%时,肝脏相对缺血、缺氧,肝细胞膜通透性增加,肝功能降低引起血清胆固醇酶比值降低,并抑制肝糖原合成。此外,醛缩酶和α_1-抗胰酶等在机体受热后也有不同程度的增高。

高温环境下发现汗液中丙氨酸、精氨酸等十多种氨基酸的含量显著地升高。热带地区居民汗液中氮、尿素氮、氨氮、肌酐氮含量亦增加。研究发现生物细胞在受到热刺激后,热应激蛋白合成增加。调查发现,钢厂高温作业工人血中乳酸、丙酮酸及二者比值均升高。血中甘油和游离脂肪酸、酮体、β-羟丁酸含量也有增加。出汗失水使血液浓缩,单位体积的红细胞及血红蛋白增多,血液的黏度增高。短期暴露于高温下,血糖、血钙可增高。如果暴露时间过长,则可引起血糖、血钙、碱储的下降,血液pH亦有降低的趋势,动脉血氧饱和度可减少1/4,而静脉血氧饱和度则增加到极高的水平。

在热负荷影响下,血浆总蛋白和白蛋白、球蛋白浓度均有所增加,而γ-球蛋白等5种球蛋白组分则明显降低。热应激早期,巨噬细胞功能显著升高,但很快随受热时间延长递降。淋巴细胞免疫功能也出现了同样的时相性应激反应。这个过程可能受到包括神经递质、激素以及免疫活性物质等的制约。因此,高温对机体免疫功能的影响机制是与环境温度、湿度和体热状况有关,且受神经内分泌系统的影响。

高温对泌尿系统的影响　热环境下肾血流量平均减少51%,肾小球滤过率下降21%,对尿素、菊淀粉、对氨基马尿酸盐(PAH)

清除率明显下降；如在热环境中进行体力活动时，还可进一步下降。肾脏是机体调节酸碱平衡的重要器官，主要通过吸收钠和排出酸性物质来调节，当一个劳动日出汗量达 5L 以上时，可丢失水和电解质，引起酸碱平衡失稳，并且组织缺氧，乳酸增多，碱贮备下降，酸性物质排出减少，而引起代谢性酸中毒。由于尿液浓缩，尿量减少，肾脏负荷大，以及高热状态对氧的需要增加等，均可导致肾缺氧，有时可出现轻度肾功能不全，尿中有蛋白、管型、酮体、红细胞、白细胞乃至发生血尿。

（邹　飞）

gāowēn zuòyè tǐwēn tiáojié

高温作业体温调节（regulation of body temperature during work in hot environment）人体在中枢神经系统和内分泌的调控下，通过心血管系统、皮肤、汗腺和内脏等组织器官的协同作用，维持着产热和散热的动态平衡。

在高温下劳动，人体的体温调节主要受气象条件和劳动强度的复合影响。首先，热刺激皮肤温热感受器，感受器由兴奋而转化为神经冲动，传至下丘脑体温调节中枢；同时，外环境的附加热和劳动时机体产生的热使血液加温，通过血液循环直接加热视前区－下丘脑前区（PO/AH）中枢性温热感受器（下丘脑前区存在热敏神经元、冷敏神经元和不敏感神经元），此时热敏神经元放电频率明显增加，冷敏神经元则明显减少，导致散热中枢兴奋，引起心输出量增加，内脏血管收缩，皮肤血管扩张和汗腺分泌增强等反应；同时，产热中枢受到抑制而减少产热，使体温保持在正常范围。

热紧张与过热　热敏神经元的感受"温阈"在 37℃ 左右，该阈值称为体温调定点。当皮肤受到过热刺激时，调定点下移，中枢温度达 36.6℃ 即可出汗。但体温调节恒定的能力有一定限度，安静状态时，体温调节的极限为气温 31℃、相对湿度 85%，或气温 38℃、相对湿度 50%；在从事大强度的军事劳动或受到强烈的热辐射时，体温调节的极限还要大大降低。机体产热和接受外界附加热之和超过了机体的散热能力和空气的冷却力时，即造成体内蓄热或过热，出现不同程度的体温升高。因此，体温升高是体温调节紧张的重要标志。在军事劳动后，体温升高在 1℃ 以内（肛温低于 38.5℃ 或口温低于 37.4℃）可认为是正常范围的波动，有利于人体的散热。一般休息 30 分钟体温即可恢复。如果超过正常范围，则表示机体过热。通常当环境气温超过 35℃，尤其是 38℃ 时，体温超过正常范围的人数就增多。体温过高将破坏机体内环境的稳定，影响军事劳动能力。因此，在确定人体热负荷的最高耐受值时，一般以体温作为人体耐热阈的生理指数。

热负荷评价　军事劳动的生理安全限值口温为 37.4℃、肛温为 38.5℃，耐受上限值口温为 37.8℃、肛温为 38.9℃，而耐受极限值口温为 38.3℃、肛温为 39.4℃；肛温高达 39.5℃ 以上时，便预示出汗率和皮肤传热量不再上升，将面临生理危象或生理功能受损。热环境下静态受热的耐受肛温较低，有人认为是 38.4～38.6℃。而长跑、马拉松等剧烈运动时，肛温常达到 40～41℃，甚至 42.5℃，并不一定发生生理危象或中暑。体力活动使

体温升高 2.5℃ 左右，对大多数人体功能影响不明显，机体还会有许多有利的变化，如白细胞增高，单核吞噬系统功能包括吞噬作用、抗体生成、肝脏解毒作用等增强，若代谢不过大，还能加速组织物质交换和提高机体抵抗力。肌肉温度升高在一定范围内也伴有功能提高，能以更快速度和更大力量收缩，提高体力活动能力。中国军队研究发现，高温对免疫功能的反应具有明显的时相性，热强度过高或受热时间过久引致体温过高时，会呈现免疫功能失调而免疫抑制加深。

皮肤温度是反映高温气象条件对人体综合作用和体温调节的敏感指标，一般躯干为 31～34℃，四肢较低，相差不超过 4℃。高温劳动时，体内产生的热量由血液传至体表，皮肤温度升高，皮肤温度与环境温度之差增大，有利于辐射、传导、对流散热。若外界气温过高和辐射热的直接作用使皮肤温度迅速升高，则皮肤散热作用势必减弱；若皮肤温度升高到接近或高于血液和内脏温度时，则体热放散受阻。通常平均皮肤温度超过 34℃ 时，就会产生过热感。由于汗液蒸发和气流影响可冷却体表，此时皮肤温度便不能真正反映机体的热负荷状况。

体温的动态变化可显示体温调节强度和机体的总热负荷状况。若高温下穿戴核、生物、化学防护服进行军事活动，短时间内皮温迅速升高至接近体温，并与体温并行地变动，这时的体温就完全反映机体的热负荷状况。若穿着冷却服进行大强度军事劳动时，体温可升至 38.5℃ 以上，而平均皮肤温度降至 29～30℃，除自感"稍热"外，余无不适感。所以人体受热时的耐受能力，不仅取决

于体内的热负荷状况，在很大程度上取决于体表的热负荷状况。因此，有人主张用平均体温37.7℃为生理安全上限，以38.5~38.8℃和相应的积热指数（body heat storage index，BHSI）272.0~355.6kJ/m²，或生理紧张指数（physiological strain index，PSI）4.5作为人体耐热极限的客观指标。PSI 3.0~3.6为热习服战士的耐受上限。在穿不透气防护服作业时，蒸发散热作用失效，皮肤温度升高可超过肛温，以致在接近衰竭状态时肛温和心率尚在耐受上限以内，此时可按平均皮肤温度上升与肛温相交点为耐受上限。中国军队军报道，在干球温度31.7~34.3℃、黑球温度35.6~42.9℃，防化兵只能耐受30~44分钟行程2.3~4.1km，即达到热负荷限度，此时肛温39.6℃、平均皮温37.5℃、平均体温38.9℃、BHSI 338.5kJ/m²、心率159次/分、出汗量0.956L、PSI 4.8。各参数的计算公式为：

平均皮肤温度（℃）
= 0.07额温 + 0.05手背温 + 0.5胸温 + 0.18股温 + 0.20腓温（5点法）

平均体温（℃）
= 0.67肛温 + 0.33平均皮肤温度

$BHSI$（kJ/m²）
$$= \frac{体重（kg） \times 0.83}{体表面积（m^2）} \times 平均体温增$$
值（℃）× 4.1841

PSI = 最终心率（次/分）/100 + 肛温增值（℃）+ 出汗率（L/h）

（邹 飞）

gāowēn zuòyè shuǐ-yán dàixiè

高温作业水盐代谢（water-electrolyte metabolism during work in hot environment）高温环境中作业时，人体在神经-体液-内分泌网络的调节下，保持水和氯化钠等无机盐的摄入量和排出量的动态平衡，并维持体内含量相对恒定。

水和营养物质流失 热环境军事劳动时，由于排汗可丧失大量水分，每人每天出汗量为4~8L，极少数可在10L以上。普通行军出汗量每小时为0.6~0.7L，烈日下行军最高每小时可超过1.5~2.0L。出汗量的多少主要取决于热强度和劳动强度的高低（表）；同样的热强度和劳动强度时，湿度越大、出汗越多。故出汗量可作为人体受热程度和劳动强度的综合指标。中国劳动者在热环境中从事体力劳动，4小时出汗量的生理安全上限为3.6L，3小时以上最大劳动强度的出汗率不超过1.1L/h，一个劳动日出汗量6L为生理最高限度。气温增高是刺激汗腺分泌的重要因素，它对下丘脑发汗中枢的驱动因素主要是加温血液的直接影响，或反射性刺激皮肤感受器。

劳动时单凭口渴感饮水只能补充排汗失去水分的一半左右，所以劳动后常有体重减轻和不同程度的脱水。当机体失水达原体重2%以上时，即为脱水，稍有口渴感；至3%时，即开始影响工作效率，出汗率明显降低，并有口渴、少尿等反应；超过6%，则脉搏增快、体温升高，人处于疲惫状态，口渴明显，尿量少于400ml/d，尿比重大于1.035；失水达体重的15%~20%，可因渗透压过高而昏迷、死亡。汗液是低渗性液体，固体成分占0.3%~0.8%。其中电解质占绝大部分，主要是氯化钠（0.1%~0.5%）和多种常量和微量元素；还有蛋白质和生物活性物质（水溶性维生素、17酮类固醇等），以及与血液化学成分相同的物质（尿素氮、氨氮、肌酐氮、葡萄糖、乳酸等）。中国军队的战士夏季行军汗盐浓度波动于0.08%~0.63%，其摄盐量一般为10g~20g/d，高温军事劳动日的排盐量可达20g~25g，甚至更高。中国军队研究发现，热区战士夏季训练时每升汗液中平均钠、氯、钾、钙、镁、磷浓度分别为87、85、6.8、1.6、0.4、0.9mmol；汗液中微量元素有铁、铜、锌等16种，还可有碘、硒、氟、铝等。高温下着全身式防毒服作业时，全身汗液中钠、钾、钙、镁、铁、铜、锌浓度则分别为113.0、12.3、0.8、0.9、0.027、0.005、0.035mmol/L；每升汗液中氨基酸总量为10 855μmol，其中必需氨基酸占21%，非必需氨基酸占79%。前者以赖氨酸最高为1039μmol，蛋氨酸最低为50μmol；后者以丝氨酸最高为2774μmol，胱氨酸最低仅5μmol；维生素B₁为452μg/L，维生素B₂为312μg/L，维生素C为3330μg/L。热习服后汗中上述成分浓度绝大多数有明显降低。

表 气象条件与劳动强度对出汗量的影响

工种	劳动强度	平均气温（℃）	平均气湿（%）	一个工作日出汗量（L）
钳式吊司机	轻	39.6	57	3.0
均热炉工	中	34.1	59	3.6
冶炼工	中	36.8	49	5.7
采煤工	重	31.4	93	5.6
夏季露天搬运工	重	32.0	66	5.8

水盐调节机制 机体在水盐丢失的同时，通过神经、内分泌的调节来保持水盐代谢平衡，其调节器官主要是肾脏。肾血流量减少和少尿是急性热应激的早期反应。高温下劳动，水分主要经汗腺排出，经肾脏排出量则由平时占 50%~75% 而降为 10%~15%。由于出汗丢失的水分比盐分多，可导致高渗性脱水，使血浆渗透压升高，刺激位于下丘脑的渗透压感受器，引起视上核和室旁核分泌抗利尿素，通过下丘脑-垂体束神经纤维输送至垂体后叶，垂体后叶贮存的抗利尿素就释放至血液，作用于肾脏远曲小管和收集管上皮细胞的受体，激活细胞膜上的腺苷酸环化酶，使 ATP 分解成 cAMP，通过 cAMP 从而加强了肾小管对水分的重吸收；同时，升高的渗透压和组织外液容量的减少均可刺激下丘脑的饮水中枢，传至大脑皮层产生口渴感而主动饮水，使渗透压和血容量得以恢复。大量出汗和脱水缺盐等减少细胞外液容量的因素，使循环血量减少，肾动脉压下降，入球动脉被牵引程度减弱，球旁细胞增强肾素的分泌，引起血浆血管紧张素 II 浓度升高，刺激肾上腺皮质球状带分泌醛固酮；高热引起动脉压下降以及高温、强烈辐射热均可引起醛固酮分泌增加，在气温 41℃ 时比常温下要高 10 倍，醛固酮使肾小管加强对钠和水的重吸收，降低汗液中 Na^+ 的浓度，起到保钠排钾和增强抗利尿素对肾小管的作用，但不能防止铜和锌丢失。大量出汗时每天可丢失钾超过 100mmol，尿钾排出量比常温下增加 2 倍多。缺钾引起醛固酮分泌减少，又可使钠的排出量增加。醛固酮通过肾 Na^+、K^+、ATP 酶，还可能通过调节细胞膜钠、钾通路调控尿液钠、钾含量。目前还证明，高温劳动时，心房肌细胞分泌的心钠素（ANF）可直接控制肾小管对电解质的重吸收。

机体对水盐代谢的调节有一定限度。当 24 小时尿量少于 800ml，尿盐低于 5g 或 8 小时劳动尿盐低于 2g，清晨第一次尿液的盐浓度低于 2g/L，则表示补水不够、体内缺盐。研究表明，细胞内脱水补水效果好，而补盐差，细胞外脱水则反之。为此，高温脱水需同时补充水和盐。

（邹 飞）

rèshìyìng

热适应（heat adaptation） 世居或长期在热环境中生活和劳动者的热耐受能力比非世居者或短期进入热环境者强的环境生理学现象。机体对热环境的适应是经过若干世代的适应性作用，对热气候条件已建立起来的非常巩固的协调关系。其适应性的建立不仅限于生理功能水平，而且在机体的外形、器官结构也发生了适应性变化，如皮肤的颜色、汗腺的分布和密度、汗腺对温度的敏感阈值等，使得热适应者具有良好的散热功能。

生物体能够感受环境因素的变化，并通过自身多系统生理机制的调节，保持内环境的相对稳定，适应其外环境的变化。当动物体置身于湿热环境中，机体的各系统均会发生相应的适应性调节，从而产生对热的适应，这种适应性可因其自身的永久性和遗传性的差异，分为热适应和热习服。实质上，二者均属于机体对环境热刺激的一种保护性反应。热适应具有可遗传的特点，即使脱离温热环境一段时间后，这种对热的适应能力仍然存在；热习服与热适应最显著的差异是机体离开热环境后会发生脱习服。脱习服的速度因习服的程度和个体健康状况而异。多数在最初 1~2 周尚能较好地保持，而后消退，并可在 1~2 个月完全丧失已获得的热习服。而体温调节的适应性特征如汗液分泌机制、水盐代谢平衡等的消退则发生较慢。

（邹 飞）

rèxífú

热习服（heat acclimatization） 在生理耐受限度内，人体在热刺激的反复长期作用下逐步建立的，生理紧张状态获得暂时性改善，耐热能力提高的一系列生理、心理、行为、形态方面的适应性改变。热习服具有产生、巩固、减弱和脱失等特点。热习服者一旦脱离热环境一段时间，已获得的热耐受能力可逐渐低至习服前水平，即出现脱习服现象。

热习服的产生需要一定的发生、发展和实现的过程。根据机体在热习服过程中的生理反应特征，可将热习服形成过程分为三个阶段。第一阶段，原始反应期。其主要特征是机体对热的一种原始的反射性反应，这是一种非特异性的连续反应。一方面，心血管系统功能处于极大紧张，皮肤血管运动的调节达到最大，而汗液分泌机制尚未参与反应。另一方面可导致机体水、电解质和酸碱平衡紊乱，并可引起脑组织供血不足和缺氧，使人产生自觉不适症状，有可能发生热性疾病。第二阶段，代偿适应期。在反复的热作用下，机体强化了神经、体液对热的平衡调节，各系统器官之间产生了代偿适应性生理功能改变，建立起新的特异性综合条件反射。其明显特征是心血管系统的稳定性得以提高；汗液分泌机制进一步加强；肛温和心率的增加幅度进行性降低；自觉症状减轻。第三阶段，调整巩固期。各项适应性功能趋于完善，新的机体热反应动力定型建立和巩固。该阶段的突出特征是机体的汗液分泌机制进一步提高；循环机制及各种生理机制较第二阶段更加协调和稳定；已能够在热环境中正常生活和劳动。

影响热习服的因素：①膳食，低热量的膳食有助于热习服。②水分，适当补水可提高耐热能力，突然或逐渐失水则会延缓热习服形成的速度。③盐摄取，低盐摄入可延缓热习服的形成，或不能产生热习服，但高盐摄入也不加速热习服的发展速度。④体质，体格健康者习服过程发展快，保持热习服的能力较好。⑤疲劳与失眠，过度疲劳、失眠等均能中断或延缓热习服过程。⑥高湿热锻炼，是超强刺激，有人认为影响汗液蒸发，破坏热习服。

（邹　飞）

rènàishòu

热耐受 （heat tolerance）

人体耐受热作用的能力。即人在热接触的一定时间内，虽然出现热不舒适和生理应激紧张，但并未出现生理危象或生理受损，这一热耐受限度称为热耐受安全限度。通常以热耐受时间来评价人的热耐受能力。

确定热接触者在热环境中必须终止接触的指标，一般认为应当以先兆中暑的症状出现作为终止热接触的判断指标。不少学者提出，在主诉的基础上，人肛温达 $39.0 \sim 39.5℃$、心率达 $160 \sim 180$ 次/分，定为终止热接触的判断指标。此外，皮温灼痛阈约为 $41℃$，灼痛主诉可耐受限为 $45℃$，灼伤阈则为 $58℃$；平均体温一般

为 $38.5 \sim 38.8℃$；人体蓄热量的耐受限值为 $6.3kJ/min$，蓄热量＝ $[0.97 \times$ 体重（kg）/体表面积$] \times$ 平均体温增加值/热接触时间；出汗率为每小时达到 $1L$；热耐受时间可作为评价热耐受能力的尺度，但其热耐受时间依其机体热负荷大小和气象条件而定。

影响热耐受能力的因素主要为气象因素，其中以气温、热辐射起主导作用，空气湿度和风速也有一定的影响。其次为非气象因素，如劳动强度、衣服阻热程度，以及年龄、性别、身体素质、健康状况等个体因素的影响。热适应与否亦很重要。

（邹　飞）

jíxìng rèzhìjíhuàn

急性热致疾患 （acute heat-related illnesses）

因体热平衡失调，水、盐代谢紊乱，血液循环衰竭或因阳光直射头部导致脑膜、脑组织损伤所引起的急性过热性疾患的总称。又称中暑或环境热病。中暑是热环境下劳动和体育竞赛中常见的急症。

2017 年苏磊等的研究中指出，国外重症中暑病死率为 $40\% \sim 70\%$，中国为 40% 以上。中暑发病与环境高热、体力活动强度、脱水缺盐程度及机体习服与健康状况等因素不同组合的综合影响有密切关系。老年人体温调节功能和心血管功能差、皮肤汗腺功能减退；年幼者出汗反应能力低下，容易发生中暑。

中暑的分型：2002 中国修订的国家标准《职业性中暑诊断标准》（GBZ 41-2002）将中暑分为轻症中暑与重症中暑。其中，重症中暑包括热射病（包括日射病）、热痉挛和热衰竭三型。根据中暑发生的流行病学特征及临床表现，又将中暑分为生产（职

业、劳累）性中暑（在高温环境下，从事强体力劳动者的中暑）和生活（居民、非劳累）性中暑（受热浪袭击的年老体弱者的中暑）。

中暑的发病原因主要包括环境温度过高、体力活动强度过大、水盐丢失过多、着装难以透气散热、体质状况较差等。而其诱发因素则为出汗功能受阻碍、循环功能不全、热适应障碍、热负荷增加等。

（邹　飞）

rèjìngluán

热痉挛 （heat cramp）

在干热环境条件下劳动的人，出汗过度，随汗液排出很多氯化钠（NaCl），发生肢体和腹壁肌肉痉挛的高温中暑现象。患者体温并不升高。补充食盐水即可缓解。

发病机制　患者过度出汗，水盐代谢紊乱，特别是盐的过量损失，致使细胞外液渗透压降低，水转移至细胞内，肌肉细胞过度稀释发生水肿，引起中枢神经系统的神经冲动和肌球蛋白溶解度减小而导致肌肉痉挛。通常失盐 $10g$ 以上即可发作；与钾、钙、镁的代谢也有关。体力强壮、高度热习服的人，汗盐浓度虽随习服而降低，但出汗率高时汗腺对钠重吸收减少，致汗盐浓度明显增高，故习服的人出汗量大丢失的盐更多，更易发病。

临床表现　主要表现有严重的肌痉挛伴有收缩痛，故称热痉挛。但也有不少患者不发生肌痉挛。症状逐渐出现，如易疲劳、全身乏力、头晕、头痛、易激惹、食欲减退，或有恶心与呕吐、体重减轻。工作结束或休息时发生阵发性肌痉挛。肌痉挛以四肢、咀嚼肌及腹肌等经常活动的肌肉为多见，尤以腓肠肌最为多见。

痉挛呈对称性，时发时愈。重者疼痛剧烈，发作时伴有精神紧张、大声喊叫、辗转不安，常呼之不应，似乎神志丧失，面容呈痛苦表情；严重发作时酷似精神病急性狂躁发作；腹肌、平滑肌和膈肌受影响时，可类似急腹症表现。体温多正常，出汗功能正常，脉搏可增快。少数可能有晕厥发作，几秒钟即过去。

诊断 主要表现有严重的肌痉挛伴有收缩痛。肌痉挛以四肢、咀嚼肌及腹肌等经常活动的肌肉为多见，尤以腓肠肌为最多见。痉挛呈对称性，时发时愈，轻者不影响工作，重者疼痛甚剧。体温多正常。此外，热痉挛多见于高温环境从事体力劳动而有大量出汗的年轻人，而年老体弱者因不能从事剧烈劳动，故发生热痉挛者反较少见。实验室检查有低钠血症、低氯血症和肌酸尿症。

治疗 每小时给含盐 1~2g 的盐水，总补盐量为 10~15g；也可酌给咸菜、咸鱼等；若饮盐水有困难，可静滴 NaCl 溶液或 5% 葡萄糖 NaCl 1000~1500ml；发作时，可口服 1.5%~3.0% 的盐水或输 NaCl 溶液 1000ml。让患者在阴凉通风处休息，全身肌肉放松，并按摩痉挛部位的肌肉；过度换气造成血钙过低者，可酌给 10% 葡萄糖酸钙或氯化钙 10ml 静脉缓注；若患者精神紧张、烦躁不安时，应给予镇静剂，如肌内注射地西泮 10mg；若痉挛不止时，肌内注射苯巴比妥钠 0.1g，或口服 10ml 8% 水合氯醛溶液，辅以针刺合谷、承山、足三里、内关等穴。

预防 加强健康教育，重视健康检查，重视和加强作业人员的耐热锻炼，开展热预习服锻炼等。炎热气候条件下的卫生防护措施：生活保障，合理饮水，适当补盐、电解质、维生素；加强高温作业人员的营养；保证睡眠防止过劳；合理安排体力活动；采用物理方法防暑降温，如遮阴、通风、洒水等；加强个人防护；重视环境检测；注重沙漠热损伤的防护；重视热带地区常见传染病的预防。

(邹 飞)

rèshèbìng

热射病（heat stroke） 因高温引起的人体体温调节功能失调，体内热量过度积蓄，引发神经器官受损的中暑现象。

发病机制 一般公认是身体内部加外部的热负荷超过了身体的散热能力，使身体过热所致。出汗率过高很快会引起汗腺疲劳或衰竭，其结果是体温升高；由于过度换气，二氧化碳呼出增多，血液二氧化碳减少，pH 值增高，使皮肤血流量和出汗量减少；而代谢的增强和汗腺功能的减退，更加速了体热的蓄积。脑干中的下丘脑周围体液温度升高，使下丘脑体温调节、血管舒缩和出汗中枢等功能发生障碍，影响了它对交感神经对控制皮肤血管舒张和排汗的调节，随着排汗减少，体温不可控制地急剧升高。体温超过 41~42℃，皮肤血流量减少一半；血浆、脑脊液中环核苷酸含量增高，而视前区-下丘脑前部中环核苷酸含量下降；动物肝线粒体出现氧化磷酸化的解偶联，ATP 降低，解偶联可能使能量不能以 ATP 形式储存，而以热量散发。但体温过高超过了体内酶类所需的适宜温度，其活性即降低，代谢率也下降；脑组织损伤时，耗氧量也降低，而氨含量增加。若体温过高达 41.7~43.3℃，并持续一定时间后，热调节机制就不能使身体排出更多的热。持续高热使中枢神经系统损伤变为不可逆转，甚至汗腺本身受到严重损伤，还可能伴有肝、肾、心、肺损伤和凝血障碍等的改变。心血管系统代偿功能转向失调时，心输出量急骤下降，发展为循环衰竭。

热射病的病理生理学可能发生部位是细胞膜和钠泵。热提高了细胞膜对钠离子的通透性，刺激了钠泵增加额外的能量消耗。细胞热损伤首先是膜稳定性丧失，细胞膜中磷脂酶 A_2（PLA_2）活性增高使膜的流动性和 β 受体密度降低，而热应激本身激活交感-肾上腺系统促使受体与激素间的动态平衡失调，最终导致细胞调控机制的障碍。临床上几乎有一半中暑患者有低血钾症，实验性缺钾动物在高温下运动效率明显降低，可导致体温过高和横纹肌溶解，对体温过高的易感性增加。此外，体温过高时，体内有害代谢产物的形成，从胃肠道吸收的内毒素、内生致热原的释放和组织缺氧、代谢性酸中毒及其相互影响等，对中暑的发生发展过程均起到一定的作用。总之，热射病主要是高热对细胞有害作用的结果，体温越高，持续越久，组织损害越严重。

临床表现 典型的临床表现为高热、无汗和昏迷。中暑高热患者常在高温环境下工作数小时后发生；老人、体弱和有慢性疾病患者常在夏季气温持续高温数天后发生。前驱症状有全身软弱、乏力、头晕、头痛，食欲缺乏、恶心、出汗减少等。发病原因不同，临床表现也有所区别。生产（职业）性的约半数以上起病急骤。患者在高温作业从事重体力劳动一段时间后，忽然感到全身不适，发热、头痛、头晕、神志迟钝，或忽然晕倒、神志不清，或有恶心、呕吐、心前区不适等。血压、心电图多正常。继而体温迅速增高达41℃以上，出现嗜睡、谵妄和昏迷。皮肤干热，无汗，呈潮红或苍白，周围循环衰竭时出现发绀。脉搏加快，脉压增宽，血压下降，可有心律失常、心肌损害的表现。生活性的见于年老、体弱和有慢性疾病的患者，一般为逐渐起病。前驱症状不易被家人发现，过一二日症状加重，出现神志模糊、谵妄、昏迷，或有大小便失禁，体温达 40～42℃。脉搏往往在 130 次/分以上。血压可能下降或升高。可有心力衰竭表现，如呼吸困难及发绀。尽管起病原因不同，两者病情进一步发展，可有呼吸节律改变，早期快而浅，后期呈潮式呼吸；四肢和全身肌肉可有抽搐；瞳孔缩小，后期散大，对光反应迟钝或消失；可出现休克、心力衰竭、肺水肿、急性肾功能衰竭、脑水肿和弥散性血管内凝血。日射病见于烈日下露天作业工人或农民，患者初感头痛、头晕、视物模糊、耳鸣、恶心、疲乏无力，体力不能支持劳动，继而头痛剧烈、呕吐、烦躁不安、意识朦胧、谵妄、昏迷，头部温度常较体温为高。检查时见面部潮红发热，体温略有升高，脉快，呼吸增快，全身大汗。

诊断 典型的临床表现为高热、无汗和昏迷。中暑高热患者常在高温环境下工作数小时后发生，老人、体弱和有慢性疾病患者常在夏季气温持续高温数天后发生。先驱症状有全身软弱、乏力、头晕、头痛、恶心、出汗减少。继而体温高达 41℃以上，出现嗜睡、谵妄和昏迷；皮肤干热，无汗，呈潮红或苍白，周围循环衰竭时出现发绀。脉搏加快，脉

压增宽，休克时血压下降，可有心律失常。呼吸快而浅，后期呈潮式呼吸，四肢和全身肌肉可有抽搐，瞳孔缩小，后期散大，对光反应迟钝或消失。严重者可出现休克、心力衰竭、肺水肿、脑水肿、肝肾功能衰竭或弥散性血管内凝血。实验室检查有白细胞总数和中性粒细胞比例增高，蛋白尿和管型尿，血尿素氮、血清谷丙转氨酶、乳酸脱氢酶增高，酸中毒，轻度低钠血症、低钾血症，心电图可呈现各种心律失常和S-T段压低、T波改变等不同程度的心肌损害。日射病属热射病的特殊类型。患者初感头痛、头晕、耳鸣、恶心，继而头痛剧烈、呕吐、谵妄、昏迷，头部温度常较体温为高。

治疗 救治原则必须快速而有效的降温，同时抓紧抗休克、防治合并症。作业现场发生中暑患者，尽量做到就地抢救、就地降温。

物理降温 如用冷湿毛巾湿敷头、颈部，甚至用冰帽、冰枕，用冷水或冰水加少量酒精敷擦全身直至皮肤发红，同时扇风以加速散热；体温过高可在头、颈、腋窝、腹股沟等浅表血管区放置冰袋，身体裹上冷湿被单再扇风，环境降温或移入空调车、空调病室则效果更好。

药物降温 常采用吩噻嗪类药物氯丙嗪降温，并可用哌替啶或地西泮等以控制寒战。应用氯丙嗪25～50mg 加入500ml 溶液中静脉滴注，在 1～2 小时内滴注完毕，必要时可重复使用，在降温过程中，必须加强护理，密切观察体温、血压和心脏情况，一旦肛温下降至38℃左右即停止降温措施，以免发生虚脱。

纠正水和电解质紊乱 应按

病情适当补充水盐量，静脉滴注不可过快。热射病时严重失水和电解质紊乱较少见。因此，除非有明显脱水现象，不宜大量输液，以免发生肺水肿、脑水肿。

防止休克 脉细弱者应立即注射中枢兴奋剂，并给予升压药物，维持收缩压在 90mmHg 以上。对重症患者应及时给予氧气和预防继发感染。

预防 加强健康教育，重视健康检查，重视和加强作业人员的耐热锻炼，开展热习服锻炼等。炎热气候条件下的卫生防护措施：生活保障，合理饮水，适当补盐、电解质、维生素；加强高温作业人员的营养；保证睡眠防止过劳；合理安排体力活动；采用物理方法防暑降温，如遮阴、通风、洒水等；加强个人防护；重视环境检测；注重沙漠热损伤的防护；重视热带地区常见传染病的预防。

（邹 飞）

rèshuāijié

热衰竭（heat exhaustion） 在高温环境劳动的人，出现血压下降、脉搏呼吸加快、大量出汗、皮肤变凉、血浆和细胞间液量减少、晕眩、虚脱等症状的血液循环功能衰竭。患者的体温正常。

发病机制 由于高热引起外周血管床扩张，但不伴有内脏血管收缩，流经皮肤、肌肉的血流量大大增加，加上大量出汗导致机体水盐大量丢失，引起血液浓缩、黏稠性增加，同时体力活动增加的肌糖原代谢产生使肌细胞内形成高渗性，使水分进入细胞内，从而使有效循环血容量明显减少。机体为了促进散热，心输出量大大增加，使心血管系统的负荷加重，散热效率降低，以致脑部供血暂时性不足或心血管功能不全、周围循环衰竭。体质差

或对热不习服的人和老年人，血管舒缩调节迟钝均容易发病。若一直保持正常饮食，且不加区别地补盐，也可是盐分过多所致。人在热环境里劳动经常发生换气过度，使中心体温升高，这种升高与呼吸频速增加额外能量消耗无关，而与换气过度伴发血液二氧化碳减少和 pH 值升高，导致皮肤血流量减少和出汗率暂时性降低有关。此时机体不缺水盐，而存在明显的呼吸性碱中毒。所以热应激引起严重的换气过度，可能是造成热衰竭的另一个重要的原因。

临床表现 起病较急，先有眩晕、头痛，继之口渴、胸闷，可突然昏倒。检查可见患者面色苍白，皮肤冷汗，脉弱或缓慢，血压偏低但脉压正常。其临床表现与典型的血管迷走性晕厥发作相似，亦可说明其发病机制与血管舒缩的调节有关。本型也常是热射病或热痉挛的过渡表现。当病况持续时间较长而未及时处理，患者可由于缺水或缺盐比例不同而发生下列任一种临床表现：①脱水为主的热衰竭，即大量出汗而未及时补充水分，失水超过失盐，细胞外液渗透压升高而致细胞脱水。患者有口渴、虚弱、烦躁及判断力不佳，甚至有手足搐搦，肌肉共济失调。②失盐为主的热衰竭，由于高温环境下大量出汗后仅补充水分使失盐超过失水。虽有足够水分但缺乏盐的补充，患者表现为眩晕、头痛、烦躁、恶心、呕吐、腹泻、软弱无力、昏倒或短暂神志不清，面色苍白、皮肤冷汗而无高热，脉搏细弱、血压偏低、肌肉痛性痉挛。缺水性热衰竭与缺盐性热衰竭症状相似，不宜区别。但是前者口渴明显，后者无口渴而呈极度疲劳。

诊断 常发生在老年人及未能热适应者。起病较急，先有眩晕、头痛，突然昏倒，平卧并离开高温场所即清醒。患者面色苍白，皮肤冷汗，脉弱或缓，血压偏低但脉压正常。其临床表现与典型的血管迷走性晕厥发作相似。实验室检查血液浓缩，有低钠血症、低钾血症。

治疗 将患者置于阴凉通风处平卧，头稍放低，双腿抬高以促进血液回流；根据体温升高的程度给予适当的降温措施（参考热射病的降温措施）；予饮 0.1%～1.0% 盐水 1000ml；严重虚脱或不能进食时，可静滴 5% 葡萄糖氯化钠溶液 500～1000ml；神志不清或呼吸困难者给予苏合香丸（孕妇慎用）或生脉散；嗅闻 10% 氨水或芳香氨醑液，皮下注射安钠咖注射液；若补液后血压仍低于 90mmHg，可使用升压药。

预防 加强健康教育，重视健康检查，重视和加强作业人员的耐热锻炼，开展热预习服锻炼等。炎热气候条件下的卫生防护措施：生活保障，合理饮水，适当补盐、电解质、维生素；加强高温作业人员的营养；保证睡眠防止过劳；合理安排体力活动；采用物理方法防暑降温，如遮阴、通风、洒水等；加强个人防护；重视环境检测；注重沙漠热损伤的防护；重视热带地区常见传染病的预防。

（邹　飞）

mànxìng rèzhìjíhuàn

慢性热致疾患（chronic heat-related illnesses） 热对人体长期慢性作用所产生的疾患。又称慢性中暑、慢性热损伤。除长期的热直接作用所致的疾病外，亦包括热的长期作用所引起的人体生理功能障碍；长期在高温下劳动，体力消耗较大而造成的衰弱；因热的作用使机体抵抗力降低而诱发的其他疾病；由于机体的热应激而加重原先存在的疾病等。

人在热环境下长期（几个月、几年甚至终生）工作和生活，可能因热的远期慢性作用而使健康受损。然而这是否是一个人正常衰老的退化过程，抑是其长时间持续生理热紧张反应所带来的健康影响。即使是后者，其病因也是很复杂的，除了以热为主要作用因素外，尚有其他众多的（如生产上和生活上）因素经常与热起着协同作用，使机体产生远期效应，而以种种表现反映出来。症状和体征可能与热直接有关，也可能是间接的关系。

病因 慢性热致疾患发病原因是多方面的，首先是夏季气候炎热；其次是高温作业的劳动条件及强体力劳动和不合理的作息制度；最后是生活中的各种原因，如睡眠不足、饮食不当，以及自身原因如体质不佳、对高温作业尚未适应等。

临床表现 慢性热致疾患症状多有以下几种。

胃肠功能障碍为主症 因高温下消化器官的血液供应减少，以致消化功能减弱。有的人在出汗和口干时，大量地饮用冷水，从而消化功能减弱，食欲缺乏，易引起腹泻，后者可进一步促进水盐丢失。

以维生素 B_1 不足症状为表现 可从夏季开始，全身乏力，特别是下肢乏力，并出现轻度水肿。低血压者每到夏季血压越发降低，并因疲倦而工作效率极差。

对热气候和高温作业不适应表现 例如，白种人移居热带发生慢性热障碍时，多有神经症状。

进入高温作业场地时，往往会出现一种所谓不适应生产场所的症状，如虽无特殊原因，但却总觉得身体疲倦、食欲缺乏、睡眠不佳，而导致胃肠功能障碍，体重逐渐减轻。有时出现头晕、头痛等神经症状。检查结果，往往有血压增高、脉搏增快、自主神经功能紊乱等症状。

分类　慢性热致疾患要明确划分是比较困难的。根据病因将慢性热疾患分为三类。

第一类慢性热致疾患（热区居民型）　主要发生在热气候地区的居民中（表1）。白种人移居热带时可出现慢性热损害，以神经系统症状为主，青年工人有时可出现不适应某作业的非特异症状，如头晕、头痛、失眠、食欲缺乏、体重下降等，检查可见血压升高、脉率增加、自主神经功能失调等体征和出现热带性嗜睡及暂时性热疲劳。热带疲劳亦称为暂时性热疲劳。军事人员在热带或沙漠逗留4~7个月后常发生无汗性热衰竭。临床上已证实，久居热带者肾浓缩功能较差，常有多尿现象，使用垂体后叶素无效，此与肾小球滤过率降低、肾血流量减少、钾缺乏等有关。高温影响尿pH值，尿可滴定酸及胺排泄量增加，特别在限制饮水后更为突出。高温下剧烈体力活动更可引起高尿酸血症及高尿酸尿，能导致尿酸性肾病及尿酸结石。热水肿主要是四肢肿胀，特别是脚和足关节处，一般发生在初次进入热带地区的未热习服者，若习服形成，水肿会自行消退。

第二类慢性热致疾患（生理功能失调型）　在长期高温作业过程中，人体反复受高温和劳动负荷双重作用致生理功能失调的结果。例如，长期高温作业后，

可出现胃肠道疾病、贫血、心肌损害、高血压、性功能减退或对肝脏的影响等。

表1　第一类慢性热致疾患（热区居民型）

热带地区	沙漠地带
皮肤疾病频发	肾结石
失眠，易患小伤小病	缺水性热衰竭
精神、神经功能病（热带性嗜睡）	
缺水性热衰竭	

这一类疾患的临床症状和异常表现（表2），是否为某一或同一热病的特有症状，或由于热接触的程度和时间不同而发生的不同疾病，尚不清楚。时间相同的热应激，可引起不同的人发生不同的慢性热病，这与个人的体质因素和其以往的病史有关。高温作业工人在工作了几个月或几年后可出现表2所列的一些疾病和特有的症状。这些慢性病患者皆是对热适应者，但不适于重体力劳动。长期负荷过重，可出现心血管等疾病，以及乏力、兴奋、眩晕、恶心等症状。高温作业工人增加摄盐量可引起肌肉细胞中钾的消耗，因而减弱肌张力和工作能力。长期进盐过多，对血压有影响。有学者研究发现，某钢铁厂从事高温作业的336人，主要工种为炉前工、连铸工、浇钢工等，高血压检出率为42.0%，高血压检出率明显高于对照组的23.9%。但是钢铁厂的高温作业工人高血压患病率在不同文献中不一致，有调查显示患病率为

12.23%。轮船锅炉工比其他船员心血管疾病的发生率要高，应考虑这是长期持续热接触引起循环系统损害的征象。尽管许多工人在早期便由于高血压病而离开高温作业岗位，但仍出现随高温工作时间延长，高血压患者增多的现象。高血压患者的耐热力显著降低。

心脏代偿功能失调的患者，对高温特别敏感，特别对湿热气候难于耐受，而且在极热气候中死于冠心病和心绞痛发作的病例显著增多。高温作业多年之后，最易受影响的是心血管系统，慢性热衰竭可在高温作业经过几个月发生（表2）。2016年张丽研究发现，某电器制造企业高温作业工人732人的心电图总异常率为23.50%，高于对照组其中，高温组作业工人心电图窦性心动过缓、心电轴偏移、窦性心律不齐、传导阻滞发生率也明显高于对照组。长期在高温环境下劳动，心血管系统经常处于紧张状态，久之可使心肌发生生理性肥大，也可转为病理状态。高温对心肌的耗氧量、心输出量及自主神经功能均有一定影响，且认为心动过速或过缓，只能看成是高温作业对心血管系统的功能影响。

人在高温环境下，由于大量出汗引起氯化钠丧失过多而造成血液中氯离子储备量减少，导致胃液酸度降低，同时引起体内水分丧失，需要饮进大量水分来补充，也会稀释胃酸。又由于高温的直接作用，外周血管舒张，内脏血管收缩，血液的重新分配，

表2　第二类慢性热致疾患（生理功能失调型）

高温作业几个月后	高温作业几年后
慢性热衰竭，症状有头痛、胃痛、失眠、易激怒、心动过速、眩晕、恶心	高血压、性欲减退、性功能障碍；心肌损害；消化器官非恶性疾患血红蛋白过少

引起消化道贫血。加之唾液及其他消化液分泌减少，胃肠蠕动受到抑制。调查发现某钢厂高温组胃液的量、上皮细胞、食物残渣、pH 值、幽门螺杆菌、八叠球菌阳性率及总的指标阳性率均明显高于常温组；高温组胃液指标阳性率与高温作业工龄之间存在正相关关系。高温作业工人非恶性的消化系统疾病高于心血管系统疾病，其直接原因可能是包括外周血管舒张和代偿性的内脏血管收缩功能，随着接触高温作业工龄的增加而减弱和抗病能力下降。但需强调的是，在分析热的直接作用时，还需要考虑能引起胃肠道疾患的热暴露强度和持续时间。

有关高温对肝脏的影响已引起重视。在热环境下劳动，肝糖原与脂类分解代谢增强，肝脏负荷加重；因内脏血管收缩，肝脏血流量显著下降，肝组织细胞缺血缺 O_2，肝功能降低。2018 年张世安等研究发现，大鼠暴露于高温高湿环境进行运动，与常温常湿环境运动相比，肝脏组织病理学改变更加明显，血清中丙氨酸氨基转移酶（ALT）和门冬氨酸氨基转移酶（AST）水平以及白介素 IL-1β 和 IL-18 水平均高于正常对照组。至于长期高温作业对于肝脏的慢性影响，有待进一步观察和研究。

另一个健康问题是高温作业对性功能的影响。有学者认为摄盐后会引起性功能障碍，其实更可能是长期热接触直接引起的。2017 年高俊涛等研究发现，与正常对照组比较，高温暴露组大鼠的扑捉潜伏期显著延长、扑捉次数显著减少；精子相对计数明显减少；精子畸形率和死亡率明显增加。这些实验结果虽然不能直接外推到人，但是今后以人为对象的研究中很可能揭示出人体生殖功能对热的作用是很敏感的。

高温对健康的慢性损害机制是长期高温作业过程中体内维生素的不断消耗，使得维生素慢性不足而导致体力衰弱，慢性肾上腺皮质功能低下的表现为特征的热衰竭，主要症状有全身倦怠、食欲缺乏、消化功能障碍、体重减轻、失眠、轻度头痛等，并提出了处理办法，除对症治疗外，要加强营养。慢性热损伤者除消化症状外，主要出现精神改变，如思维能力下降、健忘、思想集中能力减弱、易激惹等。慢性热致疾病患者，虽然进水充足，仍会出现慢性缺水状态，除体重下降外，尚可看到血中残余氮物质相对增高，其原因与内分泌障碍有关，特别应注意甲状腺和肾上腺皮质功能的改变。

第三类慢性热致疾患（后遗症与急转慢型）　急性热致疾患所造成的后遗症（表 3）。例如，热痉挛后，肌肉疼痛、僵硬、活动能力下降；长期慢性热作用引起的汗腺上皮化与堵塞，发展成为热性皮炎等。有些人在急性热致疾患（热痉挛除外）发病之外，多半终生减弱了耐热能力。患皮疹之后耐热力减弱，只是排汗能力下降所致。在高温、高湿（闷热）环境下劳动，汗液不能自由大量蒸发，汗腺管易于堵塞或分布在一定部位的汗腺停止分泌汗液时，亦易发生皮疹。由于上述病变使得排汗能力下降，在环境温度稍一升高时，就难以耐受，且有中暑危险。热射病之后，可后遗脑、肝、肾及其他器官不可逆的细胞损伤。细胞损伤的严重性，主要取决于中暑的严重程度，特别是中暑时发生过热的持续时间和深部体温升到最高值的时间。

（邹　飞　罗炳德）

rèhuánjìng wèishēng fánghù
热环境卫生防护（health protection in hot environment）

按热环境条件、劳动特性，因地因时制宜地采取的综合性卫生防护措施。热带地区气候炎热、地理复杂，加之各种类型的体力活动，不仅容易出现中暑，且易多发其他疾病。

加强组织领导，做好防暑教育　部队进驻热区或每年暑季之前，应结合训练、施工、生产和战斗任务，制定防暑计划；做好防暑降温设备的添置、检修，补充必需的防暑药品、器材；对基层卫生人员进行业务培训，提高防治中暑能力。大力开展防暑教育，使每个指战员都了解热环境的特点及其对人体的影响，能识别中暑先兆症状，具有采取适当措施防止中暑发生和进行简易急救能力，掌握中暑的易发时机：新入热区和热浪侵袭时，进行强体力活动而未采取适当防暑措施；在无风、高温、高湿环境里持续

表 3　第三类慢性热致疾患（后遗症与急转慢型）

急性热致疾患	慢性后遗症
刺热	耐热力下降，汗腺功能障碍，出汗能力下降
皮疹（痱子）	
热痉挛	耐热力下降，肌肉疼痛、僵硬，活动能力下降
热衰竭	耐热力下降，慢性热衰竭表现
热射病	耐热力下降，各种器官细胞损伤，特别是中枢神经系统、心、肾、肝

进行训练而未适当休息；烈日下长时间靶场射击和操场训练；追击、冲锋、抢占高地和滩头；晴天行军通过茅草丛、峡谷、沙漠或建筑群稠密的城市；行军时穿未洗过的新衣服、负荷物覆盖体表过大或穿防化服；午间行军、沥青公路行军、持续爬山、强行军；马拉松或越野竞赛。总之，要加强健康教育；把防暑工作变为广大指战员的自觉行动，自报互报、群防群治。

加强耐热锻炼，增强抗热能力 耐热锻炼是一项行之有效的基本防暑措施。寒区、温区部队进驻热区，或热区部队每年夏初和进行大的行动之前，应组织部队进行耐热锻炼。

开展热预习服锻炼 采用非高温环境条件下进行体力锻炼的方法，使未热习服的锻炼者的耐热能力显著提高，这种提高耐热力的现象称为热预习服。由于军事行动的需要，有时温寒区部队须快速调入热带地区执行任务，在北兵南调之前应进行热习服锻炼，以免突然进入热带，部队发生大批中暑而影响其战斗力。在环境气温不太高的情况下，战士穿戴军用雨衣经过 11 天的连续锻炼后，其热应激反应明显减小，耐热能力显著提高。故穿雨衣锻炼的这种方法在加速机体热习服方面，其效果是明显的。建议部队在北兵南调或生活在常温地区者们需要快速进入高温高湿地区工作或训练之前运用此法。

及时合理补充水盐 水是预防热损伤的"战术武器"。热环境下军事劳动过程中应注意及时合理补水、合理补充食盐、合理供应耐热保健饮料（见热区水盐补充）。

合理安排体力活动 体力活动，特别是军事体力活动，其时间应根据气候、人员的体质状况及作训的需要进行安排。为获得最高的作训效率且减少中暑发生率，下述原则应考虑：①到热区的头几天，活动量或体力锻炼的时间相对少一些，然后逐渐增加，以便形成热适应。②特定的情况不允许对军事活动时间计划进行修改外，应将强度大的军事活动安排在较凉爽的清晨或夜晚进行。③在炎热条件下，应尽可能避免在阳光照射下的活动。若军事行动所必须如烈日下野外长期潜伏、拉练和急行军等，可采用遮阴、通风、洒水等措施。

采用物理方法防暑降温 ①遮阴：以伪装圈或湿毛巾遮盖头部，伪装圈应做得大一些、厚一些，既能遮盖头部，又能遮盖两肩和胸背。帐篷或车辆顶棚及其外围可用草席、树枝、杂草等搭伪装棚。②通风：可解开第一、第二个衣扣，折起衣袖，并注意选择宽松衣服，以利于空气对流。部队休息、宿营地点选阴凉通风处。③洒水：帐篷、车辆顶棚及周围、坑道口、猫耳洞周围等可洒水降温。

晒斑的防护 晒斑的预防方法是利用遮挡阳光的掩体和衣服，使用含有对氨基苯甲酸或其衍生物的防晒洗剂，以及限制连续暴露的时间。白皮肤者应特别小心。

沙漠热损伤的防护 ①合理着装：为减少辐射受热，在沙漠中不能赤身裸体。应穿着浅色宽松衣服，戴伪装帽等遮蔽头部。②补足水盐：沙漠热环境中，因随意饮水只能补充失水量的 2/3。故必须加量饮水。气温在 37℃以下时，每小时应饮水 600~900ml，每日补充 20g 氯化钠，同时补钾、钙，有条件时应供给足量的冷开水。③加强卫生监督，保护指战员体力。在条件允许的情况下，午间（11~15 时）应尽量减少体力活动。④利用垂直温差减少受热：沙漠中不同高度平面温度差异很大，如当地表温度 76℃时，地上 1m 高处温度为 50℃，2m 高处为 38℃，地下 1.5m 深的地洞内只有 17℃。有条件时应构筑半地下掩蔽工事，以降低环境热强度。

加强个人防护 防热用个人防护用品包括头罩、面罩、眼镜、衣裤和鞋袜等。冷却式头盔可产生凉快的感觉，降低头颈部皮温，提高蒸发散热效率，降低中枢体温。防热服装应具有隔热、阻燃和透气等性能，水冷服、通风服多连有一根水管或风管，只适用于固定工作场所。高温、强辐射热场所在采用了一定的隔热、通风后，仍无明显改善，或无法采用降温措施的高温、强辐射热场所，或特殊情况下如突发事故、窑炉的检修等，以及存在明火、熔融飞溅物的环境，加强个人防护就显得重要。个人防护首先要求操作者对自己的工作环境和高温对象应熟悉、了解并且具有一定的专业知识；然后是会正确地选择和使用个人防护用品，如制冷式头盔、二氧化碳冰帽、半导体冷却帽、水冷却式头盔、防热面罩和防热服等（见热环境个人防护）。

加强健康检查与医学监督 夏季训练或参加高温劳动之前，应做好预防性健康检查。对患有心血管疾病、持久性高血压、活动性肺结核、实质性脏器疾病、贫血、中枢神经系统器质性疾病及慢性病初愈者，应酌情适当安排；对体弱、肥胖、广泛性皮肤病、多汗、近期患过中暑、负荷过重、夜间执勤睡眠过少、新战士等，应列为重点观察对象，适当予以照顾。卫生人员要深入班排、现场，针对容易发生中暑的时机、环境和对象，加强医学监督，可根据评价热强度的指标进行卫生监督。

减少受热产热、防止机体过热 露天作业时应防止头部暴晒，宜穿宽松透气、浅色导热系数小并对潮湿渗透性好的布料服装；有强烈热辐射时，则以浅色、稍厚和透气性好的白帆布制成的全身服装为佳；行军时戴伪装圈，劳动时戴草帽。若地点较固定，可在现场设置简易凉棚。舰艇、轮船的锅炉间，装甲车、挖土机的热源和热表面，可用湿麻布隔热，顶棚加盖树枝、洒水或搭芦席棚。帐篷、阵地、营舍可洒水降温，注意通风，并用树枝、青草伪装遮阴。适当调整训练、劳动组织和时间，合理排活动强度和工休时间。尽量在1天的最热时间午休，保证每天8小时睡眠。行军、劳动时允许敞领、挽袖、卷裤腿，背包覆盖面积不超过背部的1/3，以利散热。可用湿毛巾敷盖头、颈部；在休息时用凉水洗脸、擦澡、冲凉，利用可能的条件使机体充分散热和休息。对重点对象和承担艰巨任务的战士可试用防暑药物，如六一散（行军散）、复方安乃近、大剂量维生素C、香薷散和7604复方（氯丙嗪、麻黄碱制剂），以及中草药凉茶等。

保证睡眠，防止过劳 居住处（特别是坑道、工事或猫耳洞等）要保持干燥通风；执行各种军事任务时要合理分工；战时应及时消除官兵的紧张心理。条件允许时，可服用抗疲劳饮料及有关药物。训练与战斗间歇应组织安排好洗澡。在条件特别困难时，

可在睡前用湿毛巾擦干汗水，更换短裤，保持皮肤清洁，防止湿疹、痱子和癣病等。注意改善休息点和营舍的防暑降温条件，使部队及时得到更好的休息和睡眠。

预防传染病 由于热带地区，尤其是阵地环境条件差，气候炎热，易发生多种疾病及传染病的流行，各级领导及医务人员应特别予以重视，并采取相应措施，预防疾病的发生和流行，确保训练或参战人员的身体健康。

（邹 飞）

nàirè duànliàn

耐热锻炼（heat tolerance exercise） 寒区、温区部队进驻热区，或热区部队每年夏初和进行大的行动之前组织和耐受热环境的锻炼。耐热锻炼是一项行之有效的基本防暑措施。

基本原则 根据中国军队的研究，可归纳如下。

循序渐进 热强度由低到高，活动量由轻到重，使锻炼强度从小到大，逐步提高，反复锻炼，持之以恒。锻炼强度的大小，一般以锻炼过程的心率和体温不超过机体耐受上限为宜，仅在必要时可接近或超过耐受极限，如防化兵高湿热锻炼，锻炼肛温平均达到39.2℃，较之38.8℃的热习服水平高。

足够的锻炼强度 在生理耐受限度以内，只有足够的锻炼强度才能使机体受到足够的热刺激，以便获得高水平的热习服。锻炼强度包括热强度、劳动强度和持续时间，三者不能相互替代，但可以相互调整。

适宜的锻炼周期 每次锻炼时间最好1.5~2小时，每天1次，锻炼周期1~2周，总锻炼次数不少于6~12次。

反复巩固提高 在获得热习

服后，应继续锻炼，每周仍需有不少于2~3次的巩固性锻炼，才能不断巩固和提高热习服水平。若中断锻炼或离开热环境，会产生脱习服。脱习服后，重新锻炼获得热习服的时间可缩短。

加强卫生保障 脱水缺盐、过度锻炼、睡眠不足、营养缺陷和热量不足等能延缓和破坏热习服的形成，在锻炼过程应防止这些情况发生。

基本方法 依锻炼的特异性与非特异性，方法有所区别。

特异性锻炼 包括自然热气候锻炼和人工热环境锻炼。锻炼因子中有热刺激的直接作用，热习服比较完全。自然热气候锻炼，通常可在每天较热时间内进行锻炼，以气温在31~37℃为宜。可采用行军、负重行军、球类或其他较重的体力活动等方式；以热气候条件下越野和长跑锻炼效果较好，越野与行军联合锻炼效果更好，且有利于巩固和提高习服水平、防止脱习服。人工热环境锻炼，非热区部队可以浸浴（水温40~41℃）15分钟，或浸浴后继续在热环境下停留30分钟，也可提高耐热能力。不要采取仅侧重于锻炼肌肉力量的活动，如俯卧撑等。要坚持热中炼、动中炼。中国军队研究表明，耐热锻炼效果的大小，与每次锻炼时间的长短、锻炼时肛温上升的幅度和锻炼天数等单项参数相关不密切，而与这三项参数的综合值——有效积温指数（effective temperature accumulation index，ETAI）的大小密切相关，ETAI是指锻炼期间各天锻炼的肛温上升幅度（℃）与持续时间（小时）的乘积之和。

非特异性锻炼 包括体力锻炼和缺氧锻炼。体力锻炼可引起体温升高和机体缺氧，增强心肺

功能和有氧代谢能力；缺氧锻炼乃基于中暑过程中发生继发性缺氧的机制，且缺氧和高温因子在机体适应各类紧张的生理防御功能中，具有互相制约互相依赖的作用。非特异性锻炼主要是间接作用，热习服不完全。所以体力锻炼活动量要适当提高，也以能增进速度和耐力的越野和长跑锻炼效果较好，锻炼周期要延长至6周才能获得类似于短期在热环境中锻炼的热习服水平。也有学者报道，缺氧锻炼比特异性耐热锻炼的效果还好；通气不足锻炼也可提高机体的耐热能力。

（邹 飞）

rèqū shuǐ-yán bǔchōng

热区水盐补充（water and salt supplementation in hot zone）

为热环境下军事作业人员补充水盐的措施。热环境下劳动时，因排汗可丧失大量水分，每人每天出汗量为4~8L，极少数可在10L以上。热环境下一般体力活动时出汗量每小时为0.6~0.7L，烈日下最高每小时可超过1.5~2.0L。出汗量的多少主要取决于热强度和劳动强度的高低；同样的热强度和劳动强度时，湿度越大、出汗越多。中国劳动者在热环境中从事体力劳动，4小时出汗量的生理安全上限为3.6L，3小时以上最大劳动强度的出汗率不超过1.1L/h，一个劳动日出汗量6L为生理最高限度。机体失水达原体重2%以上时，即为脱水，稍有口渴感；至3%时，即开始影响工作效率，出汗率明显降低，并有口渴、少尿等反应；超过6%，则脉搏增快、体温升高，人处于疲惫状态，口渴明显，尿量少于400ml/d，尿比重大于1.035；失水达体重的15%~20%，可因渗透压过高而昏迷、死亡。因此，

为高温作业人员合理供给水盐，不仅能保证水盐代谢平衡，且对改善全身功能状态都有重要意义。

及时合理补水　作业前喝足水。一般认为饮水（饮料）的温度以15~20℃为宜，天然水温也可。人体以口渴与否来决定喝水，往往不能充分补充实际的失水量。以过量饮水为好，即每次饮水时除满足口渴感外，再尽量多饮一些。在夏季高温作业时，一个工作日需增加饮水量3~6L，在必要时甚至需要更多。例如，中等劳动强度在中等气候条件时为3~5L，强劳动在气温及辐射热强度特别高时为5L以上。但饮水量太多，非但无益，反而增加心脏、胃肠道和肾脏的负担。饮水过多，超过了肾脏的稀释尿液的能力，水分潴留于体内不能充分排出，将发生水过多或稀释性低钠血症，甚至会引起水中毒，出现头晕、呕吐等症状。因此，饮水方式要科学，一次饮水不要太多，禁止暴饮。在剧烈运动之后首先休息几分钟，然后适量饮用凉开水，最好在水中稍加一点盐，以补充体内盐分损失。为做到多次少量饮水，供水装置应尽可能接近工作地点，以使工人饮水方便。为防止因口渴而暴饮，可先啜一口水漱口，使口腔黏膜湿润，缓和口渴感后则可避免快速饮水。

合理补充食盐　高温下劳动时，由于大量出汗，同时丧失一定量的氯化钠（随汗排出的盐量一个工作日可能>20g）。若不及时补充，势必引起机体缺盐，造成

细胞外液钠离子浓度降低，因而影响水分在体内的潴留，致使摄入的水分迅速经肾脏排出，细胞外液容量减少，血液浓缩，从而加重心脏和肾脏的负担。若缺盐过多可严重损害劳动者的作业能力。高温作业过程中所丧失的盐分最好在同一天内从饮料（包含适量的盐茶等）和食物中补足。一般劳动情况下每人每天摄盐15~20g已够。若天气酷热，劳动强度大，每日出汗量超过5L，可增补至20~25g。摄盐适当有利于血液中水盐潴留。一般可在饮食中补给，每餐有汤，汤菜可酌情稍咸。热区作业人员可携带咸菜、咸鱼、咸干粮，也可携带含盐0.1%~0.15%的清凉饮料和盐汽水（食盐1~1.5g、柠檬酸2g、甜味素0.1g、蔗糖适量、水1L），或清凉盐粉、盐片、油炒盐。但供水不足时，不应额外补盐。补盐过多不仅增加口渴感和恶心、推迟最大出汗量的时间，甚至使血清钠升高至危险水平，还可引起体内钾总量进行性损失，钠、钾、氯、钙和磷酸根排出增加，以及心血管损伤。此外，还应注意合理补充钾盐、镁盐、钙盐和微量元素、维生素及其他活性物质等。但从实际意义出发，损失的无机盐一般能由合理的膳食来补充。高温作业中食盐需要量及补充方法也须根据出汗量来确定，但如同补充水分一样只能根据失盐的波动幅度估计一个合理的大概的补盐范围。下表仅供参考。

注意事项　为高温作业工人

表　高温作业中食盐需要量及补充方法

全天出汗量（L）	全天食盐需要量（g）	摄入及补充方法
3以下	15	膳食
3~5	15~20	膳食，少量含盐的饮料
5以上	20~25	膳食，较多的含盐饮料

选择饮料时，要求饮料应经过试验确证是可口和止渴的。对市售饮料应当采取审慎的态度。应当选用正式饮料厂生产、经政府卫生部门批准、卫生质量有保证的、由天然原料配制而成的、高温作业工人需要的并含有适量无机盐和水溶性维生素的饮料。那些未经卫生部门严格检验、卫生质量没有保证的饮料或纯系由糖精、香精和人造色素配制而成的饮料皆不宜选用。此外，咖啡、红茶、含咖啡因的饮料、苏打汽水、未稀释的果汁、牛奶等有不良的副作用，均不适用于高温作业饮料。在饮料的配制、冷却、运输及供应的过程中，必须加强卫生管理，指定专人负责，饮料制作人员应经体检合格，严防污染，确保饮料的清洁卫生。

(邹 飞)

rèhuánjìng gètǐ fánghù

热环境个体防护 (personal protection in hot environment)

利用个体防护用品的阻隔、封闭、吸收、分散等的作用，保护人体的局部或全身免受热环境侵害的措施。

高温、强辐射热场所在采用了一定的隔热、通风等后，仍无明显改善，或无法采用降温措施的高温、强辐射热场所，或特殊情况下如突发事故、窑炉的检修等，以及存在明火、熔融飞溅物的环境，加强个人防护就显得重要。个人防护首先要求操作者对自己的工作环境和高温对象应熟悉、了解并具有一定的专业知识，然后正确地选择和使用个人防护用品。防热用个人防护用品包括头罩、面罩、眼镜、衣裤和鞋袜等。冷却式头盔可产生凉快的感觉，降低头颈部皮温，提高蒸发散热效率，降低中枢体温。防热

服装应具有隔热、阻燃和透气等性能，制冷服、通风服多连有一根水管或风管，只适用于固定工作场所。

制冷式头盔 由于头颈部有丰富的表皮血管，且头皮并无缩血管的神经，甚至在极冷的环境下，该部位血管也经常扩张着。故有相对大量的血液供应头部，而使头部皮温高于全身各部分，这些都是有利于散热的因素。前额对局部冷却特别敏感，冷却这部分可产生"凉快"感觉。

二氧化碳冰帽 用液态二氧化碳充入用腈纶纤维做保护层的特制帽内形成干冰，由此可产生制冷作用。

半导体冷却帽 用半导体制冷器和特殊的绝缘、导热和隔热等新材料与技术制成的半导体冷却帽，有制冷温度低、可调节、制冷速度快（1.0～1.5分钟）、工作稳定、使用简便、耗电量小等优点。

水冷却式头盔 由适合头部外形的八块柔软氯丁橡胶组合成的水冷衬，其中有一系列平行间隔1cm左右的薄壁管道，由两个分支管供水和排水。各片氯丁橡胶连接成一个平均的水流网，冷水从颈部流入，分两侧向上流到头顶，再回到颈部的出口。头盔中水温为 $10℃±0.5℃$，流量为 $0.66L/min$。整个水冷衬装入头盔内盖住了头颈部和颞部。戴此种冷却式头盔在热环境中从事重体力活动，腿部出汗率显著下降，肛温、心率和肺通气量较低，受试者主观感到舒适。

防热面罩 玻璃熔炉热修工在抢修炽热的炉衬时，往往受高气温（42℃）和强烈热辐射［超过 $63J/(cm^2·min)$］的作用，脸部暴露部分烤灼难受，无法坚持

劳动。且熔炉温度高达 2000℃，其辐射光谱中除长波红外线，还有短波红外线和可视线，紫外线亦开始出现，如不加以防护，长期可引起红外线白内障及其他眼部损害。

该罩是采用有机玻璃经真空镀上金膜制成，透光率紫外线为 0～6%，红外线为 1.5%～4%，可见光（500～550nm 黄光）为 20%～22%。因此透过面罩视物呈淡色，亮度稍降，可见程度较好。工人戴后灼热感较其他镜片好，面罩的有机玻璃片是附在轻便帽式头盔上。这可使面罩远离眼面部而少受汗水雾气的影响，同时视野较大，便于热修工操作。

防热服 高温防护服用于高温或强辐射热场所的个人防护。这类防护服选料要求是导热系数小、隔热效率高、防熔融飞溅物粘着和阻燃，服装则要求宽大又不妨碍操作。

白帆布防护服 通常用于电焊工、炉前工及其他接触高温、明火作业的工种。它用天然植物纤维织物，如纯棉白帆布、麻白帆布制作，约 0.6mm 厚，具有隔热、易弹掉飞溅火星及熔融物、耐磨、扯断强度大、透气的特点。纤维是透热的，热辐射能进入纤维内转换为热能，致使防热服内温度升高。纺织品的隔热性能与其厚度成正比，密度高的比密度低的传热要快，故它对辐射热的遮挡效率要低于石棉布防护服，一般在 70%～90%。该防护服料有两个品种，白帆和白帆布衬呢。后者对辐射热的遮挡效率要高于前者。

石棉布防护服 用石棉纤维与少量（约 10%）棉纤维捻织的布料制作，呈白色，厚度为 1.5～2.0mm。温度在 250℃以下

的作业场所可直接作用操作，温度达 250℃ 以上烫手并发生燃烧；于 800℃ 内续烧 1 小时，失重小于 32%。石棉布防护服主要起隔热作用，对热辐射遮挡率大于 90%，具有良好防热作用，但使用时要严防石棉尘浸入。

铝膜布防护服 简称铝服。铝膜布呈银白色、反射率高、隔热性能好、耐老化、防火。铝膜布防护服适用于强辐射热条件下如各种炉前工、炉窑抢修工和消防等一时无法改善劳动环境而须付出生理变化高度紧张的体力劳动场合的使用。铝膜布分为两种，一种是在基布上镀铝，常用的基布有胶布、丝棉布、涤纶布等；另一种是将极薄的铝膜以氯丁胶粘合在不起明火的棉、绸或石棉布表面，再用涤纶薄膜敷涂保护。它对可见光的反射率为 80% 左右，对热辐射遮挡效率大于 95%，而且耐高温、耐老化。铝膜布防热服的特点：①对热反射率高、透过率少。在相同的辐射源作用下，铝服的反射作用明显优于普通防热服。与白帆布厚棉衣裤等普通防热服比较，铝服的外表面温度比棉服显著为低。在 20 分钟以内，其内表面温度也基本稳定，而棉服则继续升高。穿铝服时，其外表、内表、间层温度与皮温之差，均比穿棉服为低，说明其传热量小，故铝服的隔热效果比棉服好。②透气性能差，影响通过汗液的蒸发。蒸发率则比着棉服者低，表现出铝服的透气性差，与不透气的橡皮服类似。实际应用中，早期虽可使体温、皮温、心率降低，氧消耗降低，耐受时间延长，但由于出汗率增加，汗的蒸发又很小，久之则导致机体蓄热，表现为体温、皮温、脉搏的显著增高，机体处于极其紧张

状态。故只能短期应用或间歇使用。③表面光滑，易于清洗。④难以着火，比较安全。

克纶布工作服 用一种耐高温酚醛制作。这种服料的特点是耐高温，长期使用时能耐 150℃，短时间使用时能耐 200℃；遇火焰不易燃烧，亦不熔化，仅炭化，炭化后呈原状，不收缩变形，仅失重 35%~40%；并有较好的耐腐蚀性能，长期浸入盐酸不溶化、不变形。

通风服 用能耐一定温度的塑料或橡胶布制作，为密闭型结构，新鲜空气由送风装置送入人体各部，以消除对流热和辐射热。设计中应优先保证穿着人员头部、四肢部位的送风量。送风管应具有耐压、通气阻力小的特点。

制冷服 一种高温作业人员防暑降温的有效装备。在高温作业中穿用此服装，能显著提高工作效率，延长工作时间，保障高温作业人员的健康。品种有液体制冷服、干冰制冷服、半导体制冷服等。设有冷源或动力装置。制冷服包括制冷背心和制冷帽，两者可联合使用，也可以单独使用。各有与其配套使用的制冷装置。后者分携带式和固定式两种，均用冰水做冷源，借以通过管道带走人体表面热量，达到显著降温效果。该装备具有体积小、重量轻、功耗小、无噪声、穿着舒服、携带方便和散热大的特点。特别是以电做能源的半导体制冷服优势显著，有着更广泛的应用前景。

（邹 飞）

rèhuánjìng mónǐcāng

热环境模拟舱 （hot environment-simulating cabin） 在小空间范围内人工制造湿、热，模拟热环境的大型实验设备。又称高

温舱或人工热气候室。用于研究热环境对机体的影响及其防护，也可用于复合因素如湿热、噪声、振动、有害气体等对人体的综合作用及其防治措施的研究。热环境的实验模拟主要是通过热环境模拟舱来实施。热环境模拟舱设备相当完善或能完全模拟热气候环境的舱室。

用途 热环境模拟舱的用途很广，主要包括：①对部队人员（含陆、海、空及特种部队人员）进行耐热能力的检测，以便选拔出适宜于热环境条件下从事特殊工作的人员。②对部队人员进行热环境生理训练和热暴露体验，并可对适应性锻炼后的耐热效果进行标准化的舱内评价。③进行耐热锻炼。为了提高机体的耐热能力，可以在干球温度 35~38℃、湿球温度 30~33℃、相对湿度 60%~80% 条件下反复锻炼 10~14 天，每天 2 小时，机体可获得对热的适应性，如在气温不太高的地区，其部队人员需要紧急进入热区前的高温舱锻炼。④观察动物在舱内热暴露过程中的生理、生化、病理生理学等方面的变化及其规律。⑤对防治中暑、抗疲劳、提高机体耐热能力等方面的中、西医药物进行效果评价，以及有效复合制剂的高温舱内筛选。⑥防暑降温装备，如化学冰袋、化学背心、制冷头盔、冷却服等研制过程中的物理性能测试和制冷效果评价。⑦动物模型的建立：中暑或中暑休克动物模型，中暑内毒素血症动物模型，中医温病学暑热的动物模型，野战外科学的湿热环境火器伤动物模型等。⑧进行湿、热、噪声、振动等复合因素对机体综合作用及其防护措施研究。

结构与配套设备 热环境模

拟舱的组成主要可分为舱体、动力设备、输送管道、操纵台、仪表系统和计算机程控系统等。

舱体 一个绝热室，一般是用砖、钢筋、水泥（用于人体实验的大舱和小舱）和钢框架与薄钢板（只用于动物实验的小舱）制成，外形各异，大小不等。舱体内壁四周、天花及门用夹心硬质绝热泡沫板（厚约 75mm），表面材料为彩色钢板（有的舱体全部是用厚的彩色钢板构成），以达到隔热、不出汗的目的，且舱体要予以屏蔽。依据用途不同，舱内空间可大可小，最大的舱内可容纳几十人，最小的舱只能满足做动物实验。一般由主舱、过渡舱和监控室三部分组成。主舱和过渡舱之间由密闭绝热门相隔。主舱与监控室之间安装双层玻璃（观察窗），舱体壁必须有供舱内外传递东西的传递口，连接舱内外的通气管道，气象与生理监测设备的导线孔，以及仪表信号导管和实验结束后的排气系统等。

舱内的配套装置 舱内装有温度与湿度传感器，以分别感应温度、湿度；通过控制生物效应灯的数量及灯架高度来调节辐射强度；配备电动运动跑车、自行车功量计等进行高温运动定量研究；利用舱内振动装置、噪声和有害气体发生装置研究复合因素对人体和动物的影响；此外，亦可加装舱内影视播放、摄像监视系统，以及主舱与监控室之间的通信联络等设备。

动力设备 主要包括：①电加热管加热，以达到实验所需的各种热强度。②热式加湿器，满足舱内的湿度要求。③冷冻机，主要作用是冷却除湿兼调温作用。④可调压式送风机，根据实验需要向舱内送风。⑤生物效应灯，其作用是调节光照度，模拟太阳的辐射强度。

输送管道和控制台 舱体通过输送管道分别与加热器、加湿器、冷冻机和送风机等相接。舱内加温、加湿程度与送风量等由安装在控制台上的开关控制。高温舱操纵人员通过开关调节来控制舱内湿、热、风速、辐射等气象因素，以满足实验所需的气象条件。控制台上除有各种操纵开关外，尚有信号装置、通风设备、温湿度和辐射热仪表等。高温舱的控制系统除有一套手动装置外，更为理想的是由微机按给定的程序控制（自动化控制）舱内的各种气象条件，这样的高温舱使生物学实验的条件控制得更精确、更理想。此外，高温舱物理参数的测试和生理指标的记录装置亦可根据需要加装。

主要性能指标 程控高温舱应满足以下主要技术指标。

运行时间要求 全自动计算机程控高温舱，其运行要求能连续稳定工作 1 周或更长一段时间。

气象条件应达到的范围 干球温度 20～70℃、湿球温度 15～60℃、相对湿度 30%～100%、黑球温度 20～80℃、舱内平均风速 0.5～2.5m/s 可调，各点均匀。

温、湿度波动度 单点要求在±0.3℃，9 点要求在±1.5℃，相对湿度 2%（单点）、多点为 6%～10%；要求高温舱内的气象因素能在 30 分钟内达到实验所需的条件。

舱内实验的安全措施 为保障热环境模拟舱内人体实验的安全性，必须遵守以下安全措施：①应由高温舱管理和维修人员认真检查、检修高温舱及其配套设备，使之处于良好工作状态以避免运行过程中发生意外。②应由具高温医学知识、熟悉高温舱及其构造原理与使用规定的科技人员主持高温舱实验。③实验前应制订具体实验计划，参加实验的所有工作人员按其分工做好充分的准备工作。④实验主持者还应跟受试者说明实验的大致程序和具体要求，以便得到受试者的配合。⑤高温实验前最好进行一般性体格检查，若有下列情况者不宜做高温实验，如主诉感觉不良或睡眠不好；心电图异常或心血管器质性疾患；胃肠道或上呼吸道急性炎症，发热；病后尚未完全恢复；皮肤疾患如痱子、晒斑或皮肤烧伤后广泛性结疤以及汗腺缺乏者；有下丘脑、脑干和颈部脊髓损伤者；肌肉持续产生代谢热或由生物学差异所致的易感性较高等。⑥在实验过程中，实验主持者应严密观察舱内的受试者，不能离开工作岗位，以免发生意外。主持者和医生可用通话装置与受试者随时取得联系，定时询问其主观感觉，观察其行为与动作（精神状态及协调动作、面部表情、皮肤色泽、出汗情况等）变化，注意其回答问题的反应速度与准确性等。分工各项生理指标记录的人员应及时、准确地报告各项指标的变化情况，以便主持者和医生随时掌握受试者的身体状况。若条件许可，也可通过摄像系统直接对舱内人员进行观察；终止热暴露的安全指标：当受试者肛温达到 39.5～40℃或心率 180～200 次/分，且主观感觉头痛、头晕、视物模糊、胸闷，甚至出现恶心、呕吐等症状时，应立即终止热暴露实验，以确保受试者的安全；在做高温实验前应准备好中暑的急救药品和器材，并要制定出抢救的预案。进行抢救时，应根据不同情况，积极采取相应措施。

运行模式 主要模拟湿热环境与干热环境。

湿热环境模拟 湿热环境的气象特点是气温稍高，气湿较高或甚高，而热辐射强度不大。在工业上，主要是生产过程中产生大量水蒸气或生产上需要保持较高的相对湿度所致，如造纸、缫丝、印染等工业中液体加热或原材料蒸煮时，车间气温可达35℃以上，相对湿度常高达 80% ～90%。纺织厂由于生产工艺要求，车间内保持较高的相对湿度，气温亦在 30℃以上。这类作业环境就成为湿热环境。部队深井煤矿作业或地下隧道施工环境由于煤层产热和空气压缩热，以及矿内的水分蒸发，可使气温高至30℃以上，相对湿度达95%以上，加之通风不良，就形成高温、高湿和低气流环境，亦即湿热环境。高温、高湿也可见于穿防化服的防化兵、穿隔热工作服的熔窑热修工，由于这类服装极不透气，汗液蒸发后不能外散，很快使衣下间层空气趋于饱和，且气温升高，衣下间层则形成湿热的微小气候。自然界或自然所形成的各种热气候环境是相当复杂，且千变万化。为了使实验研究工作的方便进行，常需要限定某些气象条件，如气温、气湿、气流和辐射强度等，这只能在人工制造的模拟舱室内实现。利用热环境模拟舱可以模拟不同的湿热气候环境，以便进行相关的实验研究。

干热环境模拟 干热气候环境一般分为：①一般干热气候环境，气温为 28～35℃，相对湿度为 60%左右的气象条件。人在该气候条件下从事同等强度的体力活动时，其体热平衡情况基本一致，只是由于温度上的一些差异，机体可出现不同的热调节反应。②高干热气候环境，气温为40～45℃，在干热沙漠地区气温会更高，相对湿度 40% ～ 50%（沙漠地区有时会更低）的气象条件。人在该气候下无论是安静或劳动时，均处于蓄热状态，且劳动强度越大，蓄热程度越高。据测定，这类高温作业地点夏季黑球温度一般都在 70℃左右，而使其相对湿度降低，夏季相对湿度多在 40%（30%～50%），个别可低至 20%（12%～28%），以致高温、强热辐射作业场所就成为一个干热气候环境。

工业中的干热环境又可依据其气象条件的特征细分为高干球温度与低辐射热、低干球温度与高全向辐射热、低干球温度与高单向辐射热、高干球温度与高全向辐射热、高干球温度与高单向辐射热。部队在干热沙漠地区训练或作战，所面临的干热气候条件更加恶劣，对士兵身体健康的影响更为严重，故应重视其防护。利用热环境模拟舱同样可模拟不同的干热气候环境，从而克服了自然气候多变，气象条件难以控制的困难。

（邹 飞 罗炳德）

gāoyuán wèishēng

高原卫生（hygiene in high-altitude）

针对高原各种环境因素对官兵健康与军事作业能力的影响，所采取的维护官兵健康，提高高原官兵脑体作业效能和对高原环境习服能力的技术、对策和措施。高原卫生工作旨在防止各种高原不良环境因素对机体的损伤、增进高原官兵健康、提高高原部队战斗力，为预防医学特殊环境卫生的组成部分。

地理学上，把海拔 1000m 以上，地势平缓，起伏不大的地区称为高原。经医学研究确认，海拔2500m 以上的地区可因高原缺氧引起的特发性疾病发生，而且随海拔的增高，发病率逐渐增加，所以，医学上把 2500m 以上的高原称为"医学高原"。中国 2500m以上的地区主要在青藏高原。青藏高原是世界上海拔最高、面积最大的高原，主要包括中国的西藏和青海地区，面积约 240 万平方公里，海拔主要在 3000 ～5000m，个别地区超过 6000m，平均为 4500m。

高原低氧、寒冷、强紫外线、大风、干燥、多自然疫源性病原体等因素，可引起急慢性高原病、高原常见病和部队作战、训练、生活、战备时的系列卫生学问题，严重影响官兵健康和制约军事作业能力。因此，必须采取一系列的卫生保障措施。

发展史 公元前 320 年亚历山大穿过高山到达印度的征战过程中，认为大气的不稳定（气候的严酷）是其遇到的最大危险。公元前 37 年至前 32 年，汉成帝时的大将军武库令杜钦曾详细报告了军队在通过今阿富汗境内克里克山口（海拔 4827m）和乌鲁拉巴山口（海拔 4200m）时所遭遇的困难，此后他还建议不派专使去阿富汗，理由是必须穿过大头痛山和小头痛山，这些山这样命名，是因为它们使人头痛、头晕及呕吐。清军在进驻西藏时也认识到，西藏山高地险，气候恶劣，易患瘴疠，须精明强干人员，方足取胜。上述记载中可以看出，古代即认识到高原气候严酷，人员进入易患高原病。

1888 年英军第一次入侵西藏，因高原气候和藏胞抵抗而受阻。1950 年，中国军队某部沿青藏线进藏时，有数十人死于急性高原病。20 世纪 60 年在藏北平叛中，发生数百例高原肺水肿，病死率达 1%～5%，个别分队的高原肺水肿病死率高达 28%。1990～1991 年调查空运进藏新兵中急性高原病的发生率为 54.3%～100%（海拔 3000～4507m），其中有 10%～20% 完全失去战斗力。印军报道，当部队快速进驻 4000m 以上高原时，有 50%～80% 的人员基本上失去作业能力和工作效率。在战时高强度的军事对抗中，高原环境对部队的威胁更大。1962 年印军进犯中国边界时有一支 2000 人的未经高原适应锻炼的部队在 3000～5000m 高原作战中，前 3 天因急性高原病而失去战斗力者有 840 人，占 42%，1/8 的士兵甚至经过 2 周以后仍不能参战，很多士兵包括 1 名将军因急性高原病而死亡。自 1985 年以来，印巴在 5000m 以上地区的军事冲突中，80% 的伤病员是由急性高原病引起的。随着世界范围内新军事变革的兴起，武器装备的升级换代和信息化条件下的作战样式对军人作业能力及对各种作业环境的适宜性均提出了更高的要求，加之对军人全维健康和全域作战能力的重视，军事医学正从伤病医学向能力医学发展，高原环境下的军人健康维护和能力促进正日益成为中国军队和外军的研究重点。

研究内容 外军和中国军队都十分重视高原军事医学的研究。20 世纪 50 年代以后，美国、印度、巴基斯坦、法国、英国等国军方相继成立了专门的高原医学研究机构，研究急性高原缺氧对士兵生理机制的影响和如何提高部队在高原的生存能力和战斗力。研究的内容包括高原病的发病机制和防治药物，预防急性高原病

和提高高原劳动能力的方法，进入高原后的劳动作业效率的变化、影响因素及提高作业效率的营养和预习服措施，高原缺氧对士兵精神、心理的影响及预防措施，高原睡眠障碍防治措施、高原冻伤的机制与防治措施，高原卫生装备和高原卫生勤务等多个方面，制定了相应的高原卫生技术手册。

中国军队在 1950 年进军西藏的同时就开展了有关高原军事医学的科学研究，随后分别在有关的科研单位、院校和高原部队医院相继建立了专门的研究机构，从神经内分泌、血液动力学、血液流变学、呼吸生理学、细胞生物学和分子生物学等多学科角度研究了高原环境因素对机体功能代谢和结构的影响，急慢性高原病的发生机制和高原劳动能力降低的机制；探讨了高原习服机制及促进习服的措施；研究了高原特殊环境中部队的营养需求；开展了西藏中印边境地区的自然疫源性疾病和相关医学生物传媒流行病学调查；开展了高原地区寒冷冻伤流行病学、高原战士耐寒能力、高原冻伤发病机制及防治措施的研究；研究了高原地区战创伤的特点、规律和救治措施；研究了部队进驻高原卫勤保障与组织指挥；制定了一批相关的规定和国家军用标准；研制了一批高原卫生装备、高原病防治药物和促高原习服营养素和药物；研究了针对高原的适应性训练方案；制定了高原部队科学用氧方案与标准，上述工作为维护高原部队指战员的健康，提高部队在高原的战斗力做出了积极贡献。

研究范围 与提高高原部队军事作业能力和健康水平，预防急慢性高原病和高原常见病有关的高原环境卫生、高原营养卫生、

高原劳动卫生相关医学基础研究、应用研究和卫生保障措施研究。

高原环境卫生 研究高原大气环境状况与健康、高原营舍卫生、高原水源卫生特点与平战时饮水卫生保障措施，研制相应的水质改善方法和净水器材。

高原营养卫生 研究高原低氧寒冷环境对人体代谢的影响及不同海拔、不同劳动强度高原部队的热能与营养素需求，制定相应的营养素标准，研制抗缺氧、防治急慢性高原病与维护提升作业能力的功能性营养素。

高原劳动卫生 研究高原特殊环境对劳动者脑体作业能力与健康的影响及其规律，探讨维护和提高进驻高原部队人员、常驻高原部队人员、高原特殊军兵种作业人员等的作业能力和健康水平的各种卫生学防护对策。

研究方法 立足于生物-心理-社会医学模式和现代医学理念，采用预防医学的研究方法，将动物实验、人体试验、流行病学研究相结合，在宏观上探讨高原环境因素对军人健康和作业能力影响的时间分布、空间分布和人群分布规律，明确环境因素与效应的相关性、密切程度和因果关系，在微观上应用生理、生化、病理、分子生物学、基因组学等手段，阐明高原环境因素对机体作用的性质、特点和机制。

(高钰琪)

gāoyuán

高原（plateau） 海拔 500m 以上，地势平缓，山势起伏较小，而面积又比较辽阔的高地（平坝）。其以较高的海拔区别于平原，以完整的大面积隆起区别于山地。高原的本质特点是，地势相对高差小而海拔相当高。地球上陆地的平均海拔为 875m。海拔

在1000m以上的山地、高原占陆地面积的28%以上，海拔2000m以上占11%以上，海拔3000m以上占2.5%左右。

高原自然环境特殊。随着海拔高度增加，大气压逐渐降低，大气中氧分压降低，肺泡气氧分压降低，致使动脉血氧分压（PaO_2）、动脉血氧含量（CaO_2）和动脉血氧饱和度（SaO_2）降低，引起组织、细胞缺氧。人体的动脉血氧饱和度主要取决于动脉血氧分压，PaO_2与氧饱和的关联曲线为"S"形，海拔在3000m以下时，随着海拔高度升高，动脉血氧分压降低，但SaO_2降低的幅度相对较小。在海拔3000m高度，空气中氧分压降低，引起PaO_2低于60mmHg，致使SaO_2及CaO_2显著减少，导致人体组织、细胞缺氧，可引起各种急、慢性高原病（见高原病）。当海拔高度超过3000m时，轻微的PaO_2下降即可引起SaO_2显著降低。海拔3000m以上高原的低压低氧可引起人体明显的生物学效应，容易发生高原病，所以海拔3000m通常被认为是医学上高原的分界线。在海拔2500～3000m地区也可发生高原病，所以国际上也有人主张以海拔2500m作为医学上高原的临界点。海拔在3000m以上的高原占全球陆地面积的2.5%左右。在中国，海拔3000m以上的高原约占中国国土面积的1/6。

发展史 医学高原的概念源自于人类在高原的社会实践。公元前320年亚历山大穿过高山到达印度的征战过程中遭遇了严酷气候的危害。公元前33～前7年汉成帝时的大将军武库令杜钦曾谏议：若派使臣去宾（克什米尔），先要翻越皮山（喀喇喀什山口和喀喇昆仑山口），然后穿越

"大头痛山"和"小头痛山"（西藏高原），使人头痛、头晕、呕吐，沿途充满危险。《卫藏通志》记载："互合大山，山大而峻，路艰难行。康熙五十九年，云南官兵三百余名，在山上宿营一夜尽死……"1792年，尼泊尔派兵侵犯西藏，战败后在降书中称"去年抢扎什伦布寺，回来时雪山上染瘴气死者二三千人"。当时人们把高原病称为瘴、瘴气、瘴病、烟瘴、药瘴、葛苍、水土不服等，并认为它与高原气候异常、寒冷、阴寒凝结等有关。1540年瑞士医生格司特在攀登皮拉图斯山时记述了高山反应的症候。1739年比利加提出高山对人、畜的影响，来源于"空气稀薄"和"毒气扩散"。人类在长期的实践中逐渐认识到高海拔地区环境因素可影响人体健康和劳动能力。1853年，沙哈尔（Shachur）第一个假定高山反应的发病原因与空气中氧分压降低有关。1878年保罗·贝尔特利用低压室进行动物实验，结果证明缺氧是动物致死的原因。1918年施奈德（Schneider）把长期连续缺氧所致的反应，称为高山病。1951年英国登山队在珠穆朗玛峰下的门龙拉（海拔5486m）设立账房实验室，研究确定了氧气含量对登山速度的影响。至此，人们认识到高原低氧是影响人体健康和劳动能力的重要因素。20世纪60年代以后，世界许多国家如美国、加拿大、日本、德国、秘鲁、英国、印度等开始了高原低氧对人体健康的影响研究，并设立了专门的研究机构或联合组织，广泛地开展各项研究活动和举办讨论会。中国在高原医学领域的研究始于20世纪50年代。1950年解放军进军西藏，这是人类历史上最大规模从平原向高原

迁移活动。解放军在进驻高原过程中，遇到了诸多因高原环境带来的健康与卫勤保障问题，为解决这些问题，部队开始了高原医学的研究，随后分别在有关的院校、科研单位和高原部队医院相继建立了专门的研究机构，探讨高原环境因素对人体结构、功能的影响、机制及其高原病的发病特点、规律和机制等，探索相应的防护措施。

类型 依据海拔高度和高原低压缺氧对人体健康和劳动能力影响的程度，可将高原分为：①中度高原（1500～3000m），平原人进入该区域一般无不良反应，仅出现呼吸和心率加快等生理反应，SaO_2在90%以上，一般不发生高原病。②高原（3000～4500m），多数人出现明显的缺氧反应，SaO_2低于90%，容易发生高原病。③特高高原（4500～5500m），SaO_2低于80%，机体出现严重的缺氧反应，高原病的发病率显著升高。④极高高原（5500m以上），SaO_2低于70%，可发生意识障碍等危险情况。一般认为，5500m是人类生活的极限高度。

按高原面的形态可将高原分几种类型：一种是顶面较平坦的高原，如中国的内蒙古高原；一种是地面起伏较大，顶面仍相当宽广的高原，如中国的青藏高原；一种是分割高原，如中国的云贵高原，流水切割较深，起伏大，顶面仍较宽广。

按照高原的起源和随后受侵蚀的历史可分为以下几种：一是构造高原，它们是沿边缘断层系统隆起，地形面与地层面相一致的高原地形，这样的高原具有一个比较陡峭的边和一个徐缓倾斜的地面，包括非洲大部分、阿拉

伯半岛和印度次大陆。二是山间高原，为包围在山系以内的高原，包括中亚细亚的大部分、西藏、四川的一部分和蒙古、安纳托利亚、亚美尼亚和伊朗等地区。三是由坚固的岩石构成的高原，火山爆发喷出大面积玄武岩熔岩流造成了许多高原，如爱尔兰北部的安特里姆玄武岩高原、美国西北部的哥伦比亚-蛇河流域、衣索比亚及印度德干高原的西北部等地区。

气候特点 见高原环境。

(高钰琪 袁超 田怀军 刘运胜)

gāoyuán huánjìng

高原环境 （high-altitude environment）

海拔 2500～3000m 以上地区中，影响人类生活和生产的各种外部条件的总和。其概念源于人们在高海拔地区的生活和生产过程中，认识到高海拔地区各种自然和社会因素的特殊性及其对人们生活和生产能力的影响，为了方便描述和研究这些因素对人体健康的影响而逐渐形成。高原环境的分类包括自然环境和社会环境，是环境与健康研究的重要领域。

高原自然环境特点 高原自然环境与平原相比较有其特殊性，主要表现在以下方面：①低压低氧。大气压力随高度增加而降低，组成大气的各种气体的分压，亦随高度增加而降低。其中对人体影响最大的是氧气分压降低，大气氧分压降低将导致人体肺泡内氧分压降低、动脉血氧饱和度降低，当血氧饱和度降低到一定程度，即可引起机体组织、细胞供氧不足，出现缺氧症状，如头痛、头晕、记忆力下降、心慌、气短、发绀、恶心、呕吐、食欲缺乏、腹胀、疲乏、失眠、血压改变等。②寒冷、风大、干燥。相对于平原地区，高原的气温普遍较低。一般情况下，气温随着海拔高度的升高而逐渐下降，海拔每增高 100m，气温下降约 0.57℃，但随纬度、季节、风向等因素不同，呈现较大差异。寒冷可以促进人体产生热量，增加氧气的消耗量，加重人体缺氧的情况。寒冷还可以降低人体呼吸道的抵抗力，引起皮肤血管收缩，回心血量增加而加重心脏负担。不仅如此，寒冷还可引起人体肺血管收缩，引起肺动脉高压。大部分高原受大陆性气候影响，气温较低，最冷月平均温度为-10℃以下，最热月平均气温为 10～17℃，极端低温可达-41.8℃。年较差小，日较差大是其典型特点，因而有"年无炎夏，日有四季"。气流速度也随海拔增加而加大，高原的风大，常见 50km/h 的阵风，其风速、风力和风向随地形变化而变化。风是高原寒冷的一个重要附加因素。空气中水蒸气含量随高度增加而降低，因而海拔愈高空气愈干燥。例如，在海拔 3000m 时空气中水蒸气含量仅为海平面的 1/3，一般在海拔 2000m 时，绝对湿度仅为海平面的一半，海拔 6000～7000m 时的绝对湿度不超过海平面湿度的 3%～5%。低湿度的环境容易降低人体的适应能力和抵抗能力，引起呼吸道黏膜损伤。③高原日照时间长，紫外线辐射强。由于空气越稀薄，所含尘埃和水蒸气越少，大气透明度越大，太阳辐射的透过率大大增加，而且海拔越高，空气越稀薄，大气中的尘埃少，空气的透明度相应增大，被吸收的太阳射线就少，太阳射线中的紫外线也随之增强。通常情况下，海拔每升高 100m，紫外线的强度比在海平面的水平增加 3%～4%。强烈的紫外线照射，会引起日光性皮炎和高原晒斑，紫外线作用于中枢神经系统，还能引起头痛、体温高等症状。此外，高原电离辐射也较大，在海拔 3000m 处，一年辐射量约为平原的 3 倍，是高原又一对人体健康不利的因素。

高原社会环境特点 ①高原地区人烟稀少、民族众多。中国高原地区是一个多民族集居的地区，人口在 100 万以上的有藏、回、蒙古、维吾尔、苗、彝、满等民族。每个民族有自己的文化特点和习俗。②高原地区的文化卫生教育事业相对落后于内地，虽然自 1949 年以来，高原地区的文化教育蒸蒸日上，现已建立起完整的大、中、初教育体系，农村普及小学教育已达 100%，并且所有的学校都推广普通话、民族语言双语教学。但由于历史的原因，高原地区的文化卫生教育事业仍然相对落后于内地。③交通是制约高原地区发展的瓶颈问题。以青藏高原为例，由于地形复杂，气候严寒，虽然逐年修筑公路便利汽车运输，还通了青藏铁路，但在广大的高原上，交通仍然远落后于内地。许多传统的运输方式仍然被沿用。④宗教信仰在青藏高原地区盛行，以中国青藏高原居民为例，藏民主要信奉藏传佛教，其所以在这里盛行，和青藏高原的特殊地理环境分不开。

(高钰琪 田怀军 刘运胜)

gāoyuán zuòyè

高原作业 （operation in high-altitude）

在高原环境下为完成生产、学习、军事训练等任务而布置的活动。

分类 依据作业特点可分为高原脑力作业和高原体力作业。高原环境的低压低氧、低温、低湿、高蒸发、强辐射等因素，可导致生产、学习、训练、劳动、作战等高原作业能力下降，海拔越高，作业能力下降愈明显。即使已经完全习服了低氧环境的高原移居者甚至高原世居者，其高原作业能力也低于条件相同（或相似）的平原人，或者他们自己在平原的水平。这是因为随海拔高度增加，动脉血氧饱和度下降，机体组织、细胞供氧量下降，有氧代谢产能不足，故所能承受的作业强度亦下降。高原环境对脑力作业能力的影响主要表现是思考问题迟钝，精神不易集中，记忆力下降，注意力分散，情绪不稳定，脑、眼、手协调性降低等。

注意事项 为了保证健康及维持较好的作业能力，高原作业时要特别注意防治高原病的发生，为此，要重视以下三项工作。

进行健康筛查 确保没有高原禁忌证，如各种器质性心脏病，慢性肺功能不全，癫痫及严重神经衰弱，严重胃肠道疾病，肝肾功能不全，严重上呼吸道感染，严重内分泌系统疾病如糖尿病、甲状腺疾病等。

做好作业卫生防护 作业防护工作内容广、工作要求细致，防护内容：①卫生教育，对作业人员讲清高原环境特点、对人体的影响和可采用的防护措施，使作业人员做好心理准备。②依据海拔高度和作业任务制订科学合理的工作计划，控制劳动强度。一般海拔每增加1000m，作业强度增加一个级别，每日净作业时间和休息时间均要相应变化。若在3000~4000m，连续工作时间应小于6小时，4000m以上连续工作时间应小于4小时，4000m以上劳动周期不超过6个月，工作1年以上，应到低海拔地区休息2~3个月。③加强作业环境监督，防治作业环境有害因素对作业人员的危害。低氧环境下，人体对作业有害因素的耐受能力降低，同剂量的有害因素在高原可产生较为严重的健康危害。④加强营养，确保作业人员的能量供应。可依据作业特点和高原人体物质代谢特点，制订相应的膳食供给方案。⑤加强日常卫生监督，做好疾病预防工作。建立合理的作息制度，及时消除疲劳，定期体检，做到疾病的早发现、早诊断、早治疗。

关注作业人员的脱适应问题 随着人们健康意识增强，人们和相关科学家对高原脱适应越来越关注。所谓高原脱适应即指从高海拔地区返回低海拔地区、从缺氧状态进入氧饱和状态产生的以疲倦、乏力、嗜睡、胸闷、头晕、食欲减退、腹泻等为主的症状。规律的生活、充足的睡眠、适宜的锻炼可以有效缓解脱适应症状。

（高钰琪 田怀军 郑善军）

gāoyuán yīxué

高原医学（high-altitude medicine）
研究机体在高原低氧环境中的生理适应规律以及各型高原（山）病的发生机制与防治措施的学科。又称高山医学。

简史 高原医学属于环境医学和特种医学的范畴，它的兴起是随着人类认识和征服高原大自然的斗争而逐步发展起来的。早在汉成帝时代，武库令杜钦就已知道去阿富汗、克什米尔及印度河上游等地区要经过青藏高原的"大头痛山""小头痛山"，会出现浑身发热、脸色苍白、剧烈头痛、头晕及呕吐等症状，这是世界上对高原病的最早记述。16世纪以来，随着登山探险、传教及帝国主义列强的殖民扩张，人们对高原环境及高原病的认识逐渐增多。1648年，人类首次证明高原大气压低于平原大气压。1739年，比利加等人提出高山对人、畜的影响源于"空气稀薄"和毒气扩散。19世纪后，人们对高原及高原病的认识逐渐进入了实验研究阶段。1853年，沙丘尔（Schachur）首次提出，人到高原后出现的症状与氧分压降低有关。保罗·伯特（Paul Bert）首次采用减压舱模拟高原环境，观察到低气压、低氧是产生高原病的根本原因，吸氧可以改善高原低压低氧引起的症状。进入20世纪以来，随着登山运动的蓬勃开展，加之由于人体生理学和有关大气物理学研究的发展，极大地促进了人们对高原低氧环境健康效应的认识，同时对高原病的发病机制、病理生理、临床症状及预防和治疗原则也日趋科学，使高原医学成为一门独立的学科。1928~1942年，蒙热（Monge）比较系统的观察描述了慢性高山病的临床表现。随后，国际上相继在低压舱模拟高原环境和高原现场组织开展了"珠峰行动1""珠峰行动2""珠峰医学考察"等大规模综合考察研究，在高原生理和医学考察中取得重大成果。

20世纪50年代，中国人民解放军进军西藏，这是历史上首次大批平原人进入高原的行动。在这一伟大实践过程中不可避免地遇到了如何保障进驻高原官兵健康的问题。为解决这些问题，中国人民解放军第七军医大学等单位在国内率先开展了高原生理学、高原卫生学和高原临床医学的系统科学研究，并于1959年底召开的军队学术会议上提出了高原病的分型方案，为高原病的研究奠定了基础。20世纪60年代后，中国相继成立了多家高原医学研究机构，在高原生理反应与习服机制、藏族高原适应机制、高原病发病机制与防治措施、高原劳动卫生等多个领域进行了系统深入研究，取得多项成果，为保障广大高原军民的健康和高原地区的建设发展做出了巨大贡献，尤其是在举世瞩目的青藏铁路建设的医学保障中创造了十余万建设大军高原病零死亡的奇迹，标志着中国的高原医学研究水平进入了世界先进行列。

研究对象　主要以世代居住在高原和从平原移居至高原地区的人群为对象，重点研究平原人进入高原环境后的生理习服机制与促习服措施、高原世居者对高原环境的遗传适应机制、高原病的发病机制与防治措施、高原环境对其他各种伤病发生、发展、转归的影响及对策、高原生殖医学、高原劳动卫生学，以及利用高原环境促进能力增强的运动医学等。

研究方法　主要包括以下几种方法。

高原现场观察　深入研究人体对高原习服适应机制的基础，是要了解高原移居者和高原世居者的生理表型特征，只有在高原现场进行深入细致的观察研究才能获得真实的第一手资料。

流行病学　在严格设计的基础上，系统进行高原病及高原地区其他疾病的流行病学研究，是从宏观和微观世界中探讨高原病发生的原因、条件、发生发展和转归的特点规律，有效预防和治疗高原病和其他疾病的重要方法和手段。

临床观察　深入研究高原病及高原地区其他疾病的发病机制、患者功能、代谢的改变，以及防

治措施的效果，必须在不损害患者健康和权益的前提下，进行必要的临床检查和临床研究。

模拟高原环境研究　高原环境影响人体的主要环境因素是低压低氧，采用低压舱可以精确模拟不同海拔高原的低压低氧环境，便于严格控制实验条件，同时可以借助各种先进的生物医学技术手段，深入揭示高原环境对机体的影响和机制，以及科学评价各种防治（救治）措施的效果。

动物实验　由于许多有关疾病和功能损伤的实验研究不能在人体中进行，将动物暴露于高原或低压舱模拟高原环境中，复制高原病或高原低氧损伤模型，进而进行精准的实验研究是高原医学的重要研究方法。

细胞和分子生物学方法　随着医学科技的发展和深入，对高原病和高原低压低氧生物学效应的研究已从整体、器官和细胞水平深入到了分子和基因水平。因此，借助现代生命科学的一切先进技术方法，无疑有助于从微观层面揭示高原低压低氧生物学效应的本质。

同邻近学科的关系　高原医学主要关注高原特殊环境中的医学问题，必然涉及基础医学、临床医学、预防医学等各个学科领域。由于高原环境影响机体的最主要环境因素是低压低氧，因此，高原医学与航空航天医学、潜水医学、高压氧医学、运动医学等众多学科具有必然的内在联系，这些学科的研究成果相互之间具有重要的借鉴作用。

应用和有待解决的重要课题　虽然，高原医学的研究取得了长足进展，但仍然有许多问题需要迫切需要研究，包括高原世居者适应高原的分子遗传机制，高

原病的遗传易感性，高原病的分子机制，高原环境对生殖、发育、衰老等生命过程的影响，高原环境对脑认知功能的影响及机制，在不脱离高原环境的条件下有效防治各种高原病、特别是慢性高原病的措施，有效提高高原劳动能力的措施，等等。

（高钰琪　张　钢）

gāoyuán jūnshì yīxué

高原军事医学（high-altitude military medicine）　研究高原自然环境和社会条件等因素对部队成员健康影响及平战时高原部队卫生保障特点和规律，研究高原地区军队成员及军事活动的医学保障的综合性学科。高原军事医学的研究目的是解决高原环境中平时和战时条件下部队的实际医学问题，以保障部队人员的健康，提高在高原环境下的生存能力和战斗力。

简史　高原军事医学是军事医学与高原医学相结合的一个新的学科领域。虽然直到21世纪初才明确提出高原军事医学的概念，但是关于高原军事医学的实践却由来已久。

1912年普卢塔赫（Plutarch）在描述公元前320年亚历山大穿过高山到达印度的征战过程中遇到的危险和遭受的创伤，其中最大的危害还是缺少必要的后勤补给和大气的不稳定（气候的严酷）。公元前32年，杜钦（汉成帝时的大将军武库令）即已认识到如遣使去阿富汗、克什米尔及印度河上游等地区，沿途充满危险，理由是"越过皮山山脉以后，必须穿过大头痛山和小头痛山、赤土、身热之阪，这些山这样命名，是因为它们使人头痛、头晕及呕吐"。其中述及的皮山是和田与大头痛山（西藏高原）中间的

喀喇喀什山口。《卫藏通志》记载："互合大山，山大而竣，路艰难行。1720年，云南官兵三百余名，在山上宿营一夜尽死……"1792年尼兵犯藏，福康安进兵尼泊尔，途中因士兵不服水土，退守边界。尼泊尔人的投降书中写到："去年抢扎什伦布寺时……，回来时雪山上染瘴气而死者二三千人"。清军远征西藏时认识到，西藏山高地险，气候恶劣，易患瘴疠，须精明强干人员，方足取胜。从上述记载中可以看出，当时即认识到高原气候严酷，人员进入易患高原病（当时称为瘴、瘴气、瘴疠等），主要表现是头痛、头晕、气喘，若是在高山宿营，加山大雪、寒冷等因素则可造成大批人员死亡。1888年英军第一次入侵西藏，因高原气候和藏胞抵抗而受阻。

1950年，中国军队某部沿青藏线进藏时，有数十人因急性高原病而牺牲。1960年在藏北平叛中，发生数百例高原肺水肿，病死率达1%～5%，个别分队的高原肺水肿病死率高达28%。1990～1991年调查空运进藏新兵中急性高原病的发生率为54.3%～100%（海拔3000～4507m），其中有10%～20%完全失去战斗力。印军报道，当部队快速进驻4000m以上高原时，有50%～80%的人员基本上失去作业能力和工作效率。在战时高强度的军事对抗中，高原环境对部队的威胁更大。1962年印军进犯中国边界时一支2000人的未经高原适应锻炼的部队在3000～5000m高原作战中，头3天因急性高原病而失去战斗力者有840人，占42%，1/8的士兵甚至经过2周以后仍不能参战，很多士兵包括1名将军因急性高原病而死亡。

以上大量事实说明，高原环境对部队的人员健康和军事作业能力都有很大影响。外军将领曾明确指出："在高原地区作战，决定战争胜负的主要因素不是来自敌方的武力威胁，而是恶劣的高原环境本身。"高原环境对部队和军事行动的影响是多方面的，包括人员、武器、装备、后勤等，其中对人员的影响尤为重要。虽然现代军队的武器装备不断更新，部队素质不断提高，而稀薄的空气、寒冷的温度和复杂的地形共同形成的高原特殊环境将始终存在，对部队官兵和军事行动的影响也将始终存在。

因此，中国军队和外军都十分重视高原军事医学的研究。中国军队在1950年进军西藏的同时就开展了有关高原军事医学的科学研究，随后分别在有关的院校、科研单位和高原部队医院相继建立了专门的研究机构，从神经内分泌、血流动力学、血液流变学、呼吸生理学、细胞生物学和分子生物学等多学科角度研究了高原环境因素对机体功能代谢和结构的影响，急慢性高原病的发生机制和高原劳动能力降低的机制；探讨了高原习服机制及促进习服的措施；研究了高原特殊环境中部队的营养需求；开展了西藏中印边境地区的自然疫源性疾病和相关医学生物传媒流行病学调查；开展了高原地区寒冷冻伤流行病学、高原战士耐寒能力、高原冻伤发病机制及防治措施的研究；研究了高原地区战创伤的特点、规律和救治措施；研究了部队进驻高原卫勤保障与组织指挥；制定了一批相关的规定和国家军用标准；研制了一批高原卫生装备和高原病防治药物；研究了针对高原的适应性训练方案。上述工

作为维护高原部队指战员的健康，提高部队在高原的战斗力做出了积极贡献。20世纪50年代以后，美国、印度、巴基斯坦、法国、英国等国的军方相继成立了专门的高原医学研究机构，研究急性高原缺氧对士兵生理功能的影响和如何提高部队在高原的生存能力和战斗力。研究的内容包括高原病的发病机制和防治药物，预防急性高原病和提高高原劳动能力的方法，进入高原后的劳动作业效率的变化、影响因素及提高作业效率的营养和预习服措施，高原缺氧对士兵精神、心理的影响及预防措施，高原睡眠障碍防治措施、高原冻伤的机制与防治措施，高原卫生装备和高原卫生勤务等多个方面，制定了相应的《高原技术手册》。

研究范围　其主要学科包括：①高原生理学，研究高原环境下机体各系统、器官和组织功能、代谢变化的特点和机制，是高原医学的基础学科。②高原病理学，研究高原地区待发病和常见病发生机制和发生发展规律和转归的学科。③高原疾病学，研究高原环境下特有疾病（急、慢性高原病）和常见疾病的特点、规律、发病机制、诊断及防治的学科。④高原野战外科学，研究高原地区野战条件下战创伤发生发展规律、特点、机制及救治的学科。⑤高原军队流行病学，根据部队人群的健康特点及高原地区疾病发生的危险性，研究平战时高原部队中疾病（特别是传染病）的发生、传播、流行规律及防疫措施，以预防、控制和消灭部队传染病的学科。⑥高原军队卫生学，研究高原特殊环境下军队的营养卫生、劳动卫生和环境卫生等问题，实施医学防护、卫生保障和

卫生评价，以增强军队成员身心健康，维护与提高高原部队战斗力和作业效率的学科。⑦高原军事医学地理学，研究高原地理环境与高原部队成员健康和卫生勤务保障的关系，探求地理环境对军队医疗卫生方面的影响和军事医学以及军队行动中运用地理条件的规律的学科。⑧高原卫生勤务学，研究高原条件下卫生勤务规律，运用组织管理和医学技术等综合措施，提高部队战斗力的学科。

研究方法　高原军事医学的研究必须根据本学科的特点和任务，采用和借鉴现代生物医学、高原医学和军事医学等多种学科的研究策略与方法。

平时与战时相结合　中国军队进驻高原部队平时条件下高原病的发病率较以往显著降低，但1980年以来，印巴在高原地区多次战争的实践说明，在战时条件下，高原病和高原冻伤的发病率会显著升高，是部队非战斗减员的首要原因，严重影响部队的战斗力。因为战时环境的改变和部队官兵身体及心理状况不同于平时，精神紧张、身体疲劳、饮食住宿条件差等多种因素使官兵身体抵抗力降低，除了诱发和加重高原病以外，还会使冻伤和许多平时不多见的疾病的发生率显著升高。战时受环境和条件等诸多因素的限制，使得对战创伤和疾病的救治更为困难。因此，高原军事医学的研究必须坚持平时与战时相结合的原则，在注重平时卫勤保障研究的同时，应当加强对战时卫勤保障预案和相应技术措施的研究，为保障"打得赢"作好卫勤斗争准备。

理论研究与应用研究结合　理论是指导实践的基础和依据，应用是对理论研究成果的实践检验。高原军事医学的根本任务是维护高原部队指战员的健康和部队的战斗力，是实践性和实用性很强的学科。因此，高原军事医学的研究必须坚持以高原部队的实际需求为牵引，理论研究与应用研究相结合。以理论研究作为应用研究的先导，通过应用研究使理论研究的成果得以验证、升华和体现。但应加强勤务与技术的结合，及时对高原军事医学的理论研究成果进行整理归纳和总结，转化为对部队有实际指导意义的规定、规范、要求、方案（预案）和标准，以及与之配套的方法、药品、器材和装备等具体措施，以形成现实保障力。

实验室研究和现场研究结合　高原军事医学的主要研究对象是活动在高原特殊环境中的军队成员，通过科学严谨的高原现场研究，包括临床观察，可以获得大量宝贵的第一手资料，不仅可以发现问题，为实验室的研究提出问题，而且可以对实验室的研究成果进行现场验证和效果评价。但高原现场的研究受很多因素的限制，难以深入。而实验室中的研究有利于严格控制实验条件，可以采用动物、组织和细胞模型，借助各种先进的生物医学技术手段，深入揭示高原环境对机体的影响和机制，以及科学评价各种防治（救治）措施的效果。因此必须坚持实验室研究和现场研究结合，相互补充，相互促进，以全面提高高原军事医学的研究水平。

此外，高原军事医学的研究还强调宏观研究与微观研究结合，整体水平研究与系统、器官、细胞、分子和基因水平的研究相结合，动物实验与临床观察相结合，只有对各方面的研究结果和资料进行综合分析，才能得到可靠的结论。

同邻近学科的关系　高原军事医学是高原医学与军事医学相结合的一个新的学科领域，高原医学是其基础，是军事医学在高原特定环境中的应用和体现，是高原医学在军队中的应用和拓展。高原环境属于特殊环境，因此，从学科性质上讲，高原军事医学也属于特殊环境医学领域。高原特殊环境的医学和卫生保障涉及医学的各个学科领域，既有各个学科的一般问题，也有各个学科在高原特殊环境下的特殊性，因此高原军事医学是多学科交叉的新型边缘学科。从学科体系的构成来看，涉及高原基础医学、临床医学、预防医学和卫生勤务学等方面的内容。

应用和有待解决的重要课题　高原军事医学是一门新的学科，加强高原军事医学的研究与实践，有效提高高原部队成员健康水平、野战生存能力和部队战斗力对于保障"打得赢"，巩固国防、维护国家主权和领土完整具有十分重大的军事意义。但其发展时间较短，仍有大量的基础和应用问题亟待解决，包括如何更为有效地促进部队成员对高原特殊环境的快速习服，使之能够在进入高原短期内即可胜任高强度军事斗争的需要，如何更为有效地维护、提高常驻高原部队成员的健康和脑、体军事作业能力，如何更为有效地在高原现场救治重症高原病患者和战时创伤伤员，如何更为有效地组织、实施好平战时高原部队的卫勤保障，等等。

（高钰琪　田怀军　张钢）

gāoyuánbìng

高原病（high-altitude disease）

人体从平原进入高原，或由海

拔较低高原进入更高海拔地区时，对低氧环境的习服不良而发生的特发性疾病。又称高山病。高原病是人体对高原低压低氧不适应，导致机体病理生理上的一系列改变而引起的各种临床表现的总称，其主要特点有：①在高原环境发病。②致病因子主要是高原低压性缺氧，上呼吸道感染、疲劳、寒冷、精神紧张、饥饿、妊娠等为发病诱因。③低氧性病理生理改变是其发病机制的基础和临床表现的根据。④脱离低氧环境则病情一般呈好转甚至痊愈。

高原病依发病急缓分为急性和慢性两大类，急性高原病指进入高原数小时至数日内发生的高原病，依其严重程度分为轻型和重型。急性轻型高原病又称急性高原反应；急性重型高原病包括高原肺水肿和高原脑水肿两种类型。慢性高原病指抵达高原后半年以上方发病或原有急性高原病症状迁延不愈者，少数高原世居者也可发病。中国将慢性高原病又分为高原衰退症、高原心脏病、高原红细胞增多症、高原血压异常（包括高原高血压和高原低血压）、混合型慢性高原病（即心脏病与红细胞增多症同时存在），国外未作上述分型。

病因及发病机制　高原的特点是空气稀薄，大气压低、氧分压低。海平面温度 0℃ 时，大气压为 101.2kPa，大气氧分压为 21.2kPa，正常人肺泡气氧分压为 14kPa，动脉血氧分压（PaO_2）为 13.3kPa。海拔增加至 3000m 时，大气压降至 77.3kPa，大气氧分压为 14.7kPa，肺泡氧分压为 8.26kPa，PaO_2 和动脉血氧饱和度明显下降，人体即产生缺氧现象，高原缺氧是引起高原病的病因。

病理生理　人从平原进入高原，为适应低氧环境，各系统需要进行一些适应性改变，但每个人对高原缺氧的适应能力有一定的限度，过度缺氧和对缺氧反应迟钝者可发生适应不全，即高原病。高原适应不全的速度和程度决定了高原病发生的急缓和临床表现。

神经系统　大脑皮质对缺氧的耐受性最低，这是由于大脑代谢旺盛、耗氧量大。急性缺氧时，最初发生脑血管扩张、血流量增加、颅压升高，可出现大脑皮质兴奋性增强，有头痛、多言、失眠、步态不稳。以后呼吸加快、加深、心跳加快，心输出量增加。后者是对缺氧的一种代偿性反应。缺氧持续或加重时，脑细胞无氧代谢加强，ATP 生成减少，使脑细胞膜钠泵发生障碍。细胞钠和水潴留，发生脑水肿，出现嗜睡、昏迷、惊厥，甚至呼吸中枢麻痹。

呼吸系统　吸入低氧空气后 PaO_2 降低，可刺激颈动脉体和主动脉体的化学感受器，出现反射性呼吸加深、加快，从而增加了通气量，以及肺泡和动脉血的氧分压。过度换气使 CO_2 呼出过多，导致呼吸性碱中毒。适应力良好可通过肾多排出 HCO_3^- 以纠正碱中毒趋向。急性缺氧可使肺小动脉痉挛，肌肉型细动脉中层平滑肌增厚，结果肺循环阻力增高，肺毛细血管网静脉压明显提高，毛细血管通透性增加，血浆渗出而产生肺水肿。此外，肺泡壁和肺毛细血管损伤、表面活性物质不足、血管活性物质释放紊乱和炎症反应都可参与肺水肿的发生。

心血管系统　心率加快是进入高原后最早出现的改变之一，也是刺激颈动脉体和主动脉的化学感受器所致。心率加快可增加心输出量。急性缺氧时，体内血液进行重新分布，心、脑血管扩张，血流量增加；皮肤、腹腔器官，特别是肾血管收缩，血流减少。这种血液重新分布有利于保证生命器官的血液供应，具有代偿性意义。缺氧时冠状动脉扩张这种代偿作用有一定限度，严重和持久的缺氧将造成心肌损伤。长期移居高原者，肺动脉阻力持续增加，导致肺动脉高压。肺动脉压力适度增高本来可改善低氧条件下肺的血液灌注，但持续增高可使右心负担过重而发生高原心脏病。红细胞增多可增加血液黏度而加重心脏负荷。缺氧可使血中儿茶酚胺增多，垂体升压素和促肾上腺皮质激素分泌增加，并通过肾素-血管紧张素-醛固酮系统活性增强等使血压升高。有些人因长期缺氧而心肌受损，以及肾上腺皮质功能因长期受缺氧刺激而转变为功能低下，以致出现收缩压降低，脉压变小。

造血系统　进入高原后出现的红细胞增多和血红蛋白增加，是对缺氧的适应性反应，急性缺氧时，主要是刺激外周化学感受器，反射性地引起交感神经兴奋，储血器官释放红细胞，缺氧时糖无氧酵解增强，乳酸增多，血 pH 下降，氧解离曲线右移，还原血红蛋白增多，促使 2,3-双磷酸甘油酸（2,3-BPG）合成增加，降低血红蛋白与氧的亲和力，使氧易于释放给组织，低氧血症使红细胞生成素（EPO）增多。EPO 促进骨髓红细胞系统增生，并增加红细胞数和每个红细胞内血红蛋白量，这样会提高血液的携氧能力，但红细胞过度增生，如血细胞比容大于 60% 时，血液黏稠度增高使血流缓慢，可引起循环障碍。

临床表现 在到达高原后数小时或一两天内，发生严重的头痛、头晕、疲乏、烦躁、失眠、心悸、气短、胸部闷胀、食欲缺乏、恶心呕吐、腹胀腹泻、视物模糊、耳鸣、鼻出血、手足发麻或双手抽搐等，症状轻重因人而异。一般经1周左右症状逐渐消退，但也有持续较久或迁延成慢性高原病的。

辅助检查 血尿常规检查、心电图检查、肺功能检查、X线检查、血气检查、胸部CT检查、头颅CT或磁共振检查、血流动力学检查、脑电图检查、肝肾功能检查、眼底检查、脑脊液检查等有助于诊断。

诊断和鉴别诊断 诊断高原病应具备的条件：①进入高原，或由低海拔地区进入更高地区后发病。②急性高原病症状随海拔的增高而加重，转入到海拔较低的地区而缓解，氧疗有效。③慢性高原病移至内地治疗大多有效。④除外有类似症状的其他疾病。

不同类型的高原病应与下列疾病鉴别：①晕车，在进入高原前即有晕车史，无缺氧症状。由高原返回低海拔区症状并不减轻，停止乘车后症状好转。②左心衰竭肺水肿，无高原反应的前驱症状。有原发性心脏病史、体征及心力衰竭的诱因，氧疗效果差。③其他有昏迷的疾病，体检发现偏瘫时应高度怀疑脑血管意外；有头部受伤者考虑颅脑外伤；发热者考虑感染性疾患。病前有毒物接触史者考虑中毒。既往有肺、肝、肾糖尿病、高血压、癫痫病史者考虑有关疾病。实验室检查可辅助诊断。④真性红细胞增多症，常有脾大和白细胞、血小板增多。⑤其他器质性心脏病、动脉粥样硬化性心脏病。老年患者

突然发生左心衰竭，心电图和血清心肌酶测定有特殊变化。风湿性心脏病，有二尖瓣狭窄征。肺源性心脏病，出现右心衰竭，有慢性支气管炎合并阻塞性肺气肿病史。

转归与预后 高原反应症状消退后，再次登上更高地区可能再发。高原肺水肿及时治疗，预后良好。高原脑水肿愈后，少数患者短期内可有头痛、记忆力减退。高原心脏病伴有肺细小动脉硬化，即使转到平原，也难完全恢复正常。高原红细胞增多症患者转到平原后，一般在1~2个月逐渐恢复。

预防 见急性高原病、慢性高原病。

（高钰琪 张 钢 周其全 罗勇军）

jíxìng gāoyuánbìng

急性高原病（acute high-altitude disease，AHAD）

由平原进入高原，或由高原进入更高海拔地区时，机体急进暴露于低氧环境后在数小时至数天内产生的高原特发性疾病。急性高原病分为急性轻型高原病、高原肺水肿和高原脑水肿。

病因与发病机制 发病根本原因在于高原低气压引起的机体缺氧。随着海拔升高，空气逐渐稀薄，大气压降低，特别是大气中的氧分压降低使肺泡气氧分压也降低，弥散入肺毛细血管血液内的氧量也将减少，血氧饱和度下降，造成人体供氧不足，即出现缺氧症状，发生急性高原病。急性高原病的发病率与上山速度、海拔高度、居住时间以及体质等有关。

临床表现 有下列表现之一或一种以上者应考虑此病：①有头痛、头昏、恶心呕吐、心慌气短、胸闷胸痛、失眠、嗜睡、食

欲缺乏、腹胀、手足发麻等症状，经检查不能用其他原因解释者。评价症状的程度主要依据头痛和/或呕吐的程度（轻、中、重度），并结合其他症状。②休息时仅表现轻度症状如心慌、气短、胸闷、胸痛等，但活动后症状特别显著者。③有下列体征者，如脉搏显著增快、血压轻度或中度升高（也有偏低），口唇和/或手指发绀，眼睑或面部水肿等。④经吸氧，或适应1~2周，或转入低处后上述症状或体征明显减轻或消失者。⑤高原肺水肿或者高原脑水肿患者出现相应的症状。

诊断 询问病史时应注意以下内容：①接触高原的状况，是初次进入高原或回到平原居住一段时间后重返高原，或从高原至另一更高处。②发病地区的海拔高度。③从进入高原到发病经历的时间。④发病有无明显的诱因，如登高速度过快、体力活动过大、寒冷或气候改变、饥饿、疲劳、失眠、晕车、情绪紧张、上呼吸道感染等因素。⑤病后有无经吸氧或转往低处（3000m以下）病情自然好转史。⑥进入高原前或发病前有无类似症状发作。

预后 轻型患者无特殊治疗，多数人在2~3天后，症状自然减轻或消失。对症状持续甚至恶化者需要酌情处理，对轻型者要减少活动量，适当休息；对中、重度急性轻型高原病患者应卧床休息，吸氧和对症治疗。对精神紧张，心理不稳定者，需要给予心理治疗，解除顾虑和恐惧。急性轻型急性高原病者可以继续留在高原，但要密切观察。对高原肺水肿、高原脑水肿患者应积极治疗，并酌情下送至低海拔地区。

预防 ①进行高原自我防护知识教育，多喝水，多休息，进

入高原初期避免高强度运动。给予高维生素、高碳水化合物、适量蛋白的清淡饮食，保暖，预防感冒。②加强对高原的适应性锻炼，包括登高速度的限制；阶梯行进；进入高原后体力活动循序渐进等。

（高钰琪　张　钢　周其全　罗勇军）

jíxìng qīngxíng gāoyuánbìng

急性轻型高原病（acute mild high-altitude disease）　机体由平原进入到高原地区（海拔3000m 以上的地区）或久居高原进入到更高海拔地区，在数小时内发病，出现头痛、头晕、心悸、胸闷、气促、乏力、食欲缺乏、睡眠障碍，重者出现恶心、呕吐、发绀、少尿或血尿等症状的综合征。又称急性高原反应（acute mountain sickness）。一般无特殊重要体征，常见有呼吸深快，心率加快，面色苍白，肢端发凉，少数患者血压轻度异常、颜面和/或四肢水肿，经过在高原短期适应或对症治疗，症状及体征显著减轻或消失，机体可迅速恢复正常。

病因及发病机制　急性轻型高原病的发病率与海拔高度有关，在海拔 2500～3000m 高度仅有少数人发病，而在海拔 4000～5000m 高原，多数新来高原者可能发病。一般来说，进入高原海拔高度越高，急性高原病的发病率越高，临床症状也越严重；冬季进入高原，其发病率明显高于夏季，这可能与冬季高原严寒气候有关。急性轻型高原病通常发生于进入高原 6 小时以后，在 12～96 小时其发病率达到高峰，其发生是与缺氧时机体液体潴留及体液重新分配有关。此外，高海拔、过度的体力劳动、精神情绪过度紧张、寒冷、上呼吸道感染、饮酒、过饱、水盐摄入不当，以及劳动与休息制度的不当等是发病的诱因。

低氧血症是急性轻型高原病发生的直接原因，心、肺功能不全在造成患者低氧血症时起主要作用。另外，高原缺氧时水、电解质代谢障碍引起的钠水潴留在急性轻型高原病的发生中亦起重要作用。大多数学者认为体液潴留，脑水肿及颅内压升高、睡眠时低氧血症及心功能不全等因素在急性轻型高原病发生中起重要作用。

临床表现　依据此病的发生频率，依次为头痛、头晕、气促、心慌、恶心、食欲缺乏、呕吐等症状，患者一般无特殊重要体征。体征是心率加快、呼吸加快，血压轻度异常，颜面或四肢水肿、发绀等。

辅助检查　包括心电图检查，心脏结构、心功能及血气改变，肺功能检查。

诊断　主要依据病史和临床表现综合诊断，其诊断标准为进入高原（海拔 3000m）或由高原进入更高地区发生的一系列症状及体征，经过在高原短期适应或经过对症治疗，其症状及体征显著减轻或消失。此外，还可以对急性轻型高原病在症状体征进行评分（表1、表2）。

转归与预后　经过休息、吸氧、服用利尿剂和对症治疗，一般都能在短时间内缓解，甚至完全恢复健康，不留任何后遗症。极少数严重的急性轻型高原病患

表1　急性轻型高原病症状分度及评分

症状	分度	评分
头痛		
1. 头痛不明显，无痛苦表情，不影响日常活动	+	1
2. 头痛较轻，有痛苦表情，口服一般镇痛药物明显好转，不影响日常活动	+	2
3. 头痛较重，有痛苦表情，口服一般镇痛药物有所缓解，影响日常活动	++	4
4. 头痛较重，卧床不起，口服一般镇痛药物无效	+++	7
呕吐		
1. 每日呕吐一次，以胃内容物为主，口服止吐药物后明显，影响日常生活	+	2
2. 每日呕吐 3~4 次，最后呕吐物为胃液，口服止吐药物后有所缓解，影响日常生活	++	4
3. 每日呕吐 5 次以上，卧床不起，一般止吐药物无效	+++	7
其他症状		
头晕、恶心、心慌、气短、胸闷、视物模糊、失眠、食欲缺乏、腹胀、腹泻、便秘、口唇发绀、嗜睡、手足发麻	各记 1 分	

表2　急性轻型高原病分度及标准

分度	标准
基本	总计分 1~4 分
轻度	头痛（+），或呕吐（+），或总计分 5~10 分
中度	头痛（++），或呕吐（++），或总计分 11~15 分
重度	头痛（+++），或呕吐（+++），或总计分 16 分以上

者若未及时救治则有可能发展成为高原脑水肿。

预防 ①保持良好心态。②防寒保暖，进高原前避免上呼吸道感染。③进入高原后，前2天避免剧烈活动及做重体力活动。④阶梯适应。⑤在平原地区经常性的从事体育锻炼。⑥药物预防作用，如最常用的有乙酰唑胺、地塞米松、人参、刺五加、党参、异叶青兰及红景天制剂等。治疗时，注意休息，吸氧，对症治疗。

（高钰琪　周其全　张　钢　罗勇军）

gāoyuán fèishuǐzhǒng

高原肺水肿 （high-altitude pulmonary edema，HAPE）

初入或再次进入高原者中，少数人因低氧加之某种诱发因素，引起肺动脉压突然升高、肺血容量增加、肺循环障碍、微循环内液体漏出至肺间质和肺泡而引起呼吸困难、频咳等一系列症状的高原特发病。

此病是急性高原病的一种严重类型，多发生于海拔4000m以上地区。国外报道最低发病高度为2280m，国内为2261m。此病起病急，进展快，变化急骤，大多在上高原初期发病。以一周内发病者为多，3天内发病率最高。发病者多为未经过习服的平原人首次进入高原或已习服者由较低海拔进入更高海拔地区，亦可见于久居高原者或高原世居者进行超负荷体力活动，或在低海拔地区居住一段时期后重返高原者。此病经及时治疗后可于短期内康复，不影响继续留居高原，如处理不当将导致不良后果。高原肺水肿患病率国内外报道相差较大，一般为0.5%~10%。患病率的高低与进入高原的海拔高度、速度、季节、人员的身体素质和劳动强度等均有重要关系。此病各年龄组男女皆可患病，但以青壮年男性最多见。

病因 高原肺水肿的发生主要取决于海拔高度、环境温度和机体的适应情况。海拔高、寒冷和高原习服不良是高原肺水肿发病的三个基本条件，前二者是外界条件，后者是内在因素。在任何单一条件下不一定发病，两个条件同时存在时其发病亦不高，当三个条件均具备时，则发病率明显增高，若同时有其他诱因存在，则发病率可更高。未经严格健康检查随意进入高原，各种器质性心血管病，或呼吸道、肝、脑、肾等器质性病变未被发现，以及营养不良、低蛋白血症等，无疑也是高原肺水肿的重要诱发因素。

发病机制 高原肺水肿的发生与高原低氧密切相关，其发病机制尚未完全明了。有学者认为肺水肿发生的基本机制有三个因素，即肺毛细血管内压力增高、肺毛细血管通透性增加、肺血容量增多。其中，肺毛细血管内压增高和肺毛细血管通透性增加是此病发病的中心环节。

病理改变 发生在肺、肺动脉干。两肺可有显著的充血水肿，并有局限性肺不张和/或轻度代偿性肺气肿。切面镜下见肺毛细血管扩张，内有红细胞淤积，血管周围出血。

临床表现 呼吸困难、发绀、咳嗽、咳大量白色或粉红色泡沫痰，双肺或一侧肺出现湿性啰音。早期大多出现剧烈头痛，呼吸困难，持续性干咳，随着病情发展咳泡沫样痰，初为白色或淡黄色，后即变为粉红色，量多者从口鼻涌出。

辅助检查 包括血常规检查、X线表现、心电图、血气肺功能、血流动力学改变。

诊断及鉴别诊断 根据1995年中华医学会第三次全国医学学术讨论会推荐的五条高原肺水肿的诊断标准如下：①近期进入高原（一般指海拔3000m以上）出现静息时呼吸困难，胸闷、咳嗽、咳白色或粉红色泡沫痰，患者全身乏力或活动能力减低。②一侧或双侧肺野出现湿啰音或喘鸣，中央性发绀，呼吸过速，心动过速。③胸部X线可见以肺门为中心向单侧或两侧肺野呈片状或云雾状浸润阴影，常呈弥漫性、不规则性分布，亦可融合成大片状阴影。心影多正常，但亦可见肺动脉高压及右心增大征象。④经临床及心电图检查排除心肌梗死，心力衰竭等其他心肺疾患，并排除肺炎。⑤经卧床休息，吸氧等治疗或转入低海拔地区，症状迅速好转，X线征象可于短期内消失。诊断时要与急性呼吸窘迫综合征和肺炎进行鉴别。

转归与预后 高原肺水肿发病急，起病突然，若不早诊速治，常可危及生命。若治疗及时、合理，一般0.5~2小时可见效；体温和血常规检查，一般3~5天恢复正常；咳嗽和咳吐白色或粉红色泡沫痰在2~3天消失，胸部X线改变多在治疗后迅速消失。高原肺水肿的预后取决于能否早期诊断，及时治疗，以及医疗条件、病情轻重、是否存在并发症、是否及时后送等。

预防 包括低氧耐受性训练，健康检查、控制易感人群进入高原，预防呼吸道感染，控制活动量，药物预防。

（高钰琪　周其全　张　钢　罗勇军）

gāoyuán nǎoshuǐzhǒng

高原脑水肿 （high-altitude cerebral edema，HACE）

人体急速进入高原或从高原迅速进入更

高海拔地区时及久居高原者在某些因素（如过度疲劳、上呼吸道感染、剧烈运动、精神剧变、寒冷、饮酒等）的诱发下导致机体对高原低压性缺氧不适应，脑缺氧引起的严重脑功能障碍，出现严重的神经精神症状甚至昏迷和/或共济失调的高原特发病。此病属急性高原病种最严重型之一。

此病具有如下基本特征：①显著的低氧血症。②明显而严重的神经系统异常表现，如剧烈头痛、恶心、频繁呕吐及脑皮质功能紊乱或意识障碍，可出现生理反射异常及病理反射。③脑脊液检查有压力升高>1.76kPa，蛋白可有轻度增加。④可见眼底视网膜和/或视盘水肿，可有渗出，点状或火焰状出血，中心静脉淤滞。⑤脑电波异常。⑥头颅 CT 可见脑水肿征象，MRI 可提升蛋白质含水量增加。⑦病理检查均可见脑水肿存在，大脑表面及脑膜血管明显扩张充血，脑实质高度水肿，散在灶性出血及脑软化等。

该病的发生与性别、年龄无明显关系，一年四季均可发病，但在秋冬春季节较高，其发病最多的海拔高度多在 3700～4500m。高原脑水肿发病率虽不及高原肺水肿高，但其起病急骤，病情危重，常合并高原肺水肿、严重感染、心力衰竭、多系统器官功能衰竭及并发脑出血等，病死率高。

病因 高原缺氧是高原脑水肿发生的根本原因，但其发生常因下列因素诱发。①急性高原反应：高原脑水肿发生之前常有急性高原反应症状。②感染：特别是上呼吸道及肺部感染，可增加机体耗氧量，加重缺氧而诱发高原脑水肿。③过劳、剧烈运动：使机体氧耗量增加，加重缺氧而诱发高原脑水肿。④情绪异常、

精神过度紧张、恐惧、悲愤、极度愤怒等使代谢增加，耗氧量增加，同时交感神经紧张性增强，都易发生高原脑水肿。⑤气候恶劣、寒冷，以及大量饮酒、发热等均可加重缺氧而诱发此病。⑥各种降低肺功能的肺心疾患及影响造血系统的疾病，都可削弱机体对缺氧的适应能力而易发此病。⑦个体差异：有不少高原脑水肿患者在发病前无明确诱因，在平原用吸入不同组合氧及二氧化碳气体的方法测试人体外周化学感受功能，发现曾有多次严重高原反应者对低浓度氧及二氧化碳的通气反应能力呈显著降低，表明他们不能很好通过呼吸系统进行代偿的个体差异，这可能是发生高原脑水肿的主要诱因。⑧登高的速度：急速登高时，机体的适应能力还尚未充分发挥，易致缺氧症。⑨海拔高度：海拔愈高，大气压及氧分压愈低，愈易发病。随着海拔的增高，高原脑水肿的发病率逐渐增高。

发病机制 高原脑水肿的发病机制还不完全清楚，可能与以下环节有关：①脑血管扩张，脑血流量增加，脑循环流体静压升高，引起液体外渗。②缺氧使脑组织能量代谢紊乱钠泵功能障碍，脑细胞内钠水潴留。③缺氧损伤血管内皮，血管通透性增高。④氧自由基的作用。⑤缺氧导致神经递质的改变。

病理变化 肉眼观察，脑膜与脑实质血管及静脉窦充血，脑回变平，脑沟变浅，可出现各型脑疝。光镜下见神经细胞呈缺血缺氧性改变，细胞变性，胶质细胞浸入，出现嗜神经细胞现象或卫星现象。临床突出表现是意识丧失（昏迷），患者在发生昏迷前，常常有一些先兆症状和体征，

如头痛加剧、呕吐频繁等。随着病情的进一步加重和发展而进入昏迷。昏迷期症状突出的表现为意识丧失，对周围一切事物无反应，呼之不应，问之不答。绝大多数为轻度昏迷，昏迷时间较短。

辅助检查 包括血液常规检查、尿常规检查、肾功检查、电解质检查、血气分析、脑脊液检查、眼底检查、心电图检查、胸部 X 线检查、头颅 CT 检查、脑电图检查。

诊断及鉴别诊断 根据 1995 年中华医学会第三次全国医学学术讨论会推荐的高原脑水肿的诊断标准如下：①近期抵达高原后发病，一般在海拔 3000m 以上发病。②神经精神症状体征表现明显，有剧烈头痛、呕吐、表情淡漠、精神忧郁或欣快多语、烦躁不安、步态蹒跚、共济失调表现。随之神志恍惚、意识蒙眬、嗜睡、昏睡以致昏迷，也可直接发生昏迷。可出现肢体功能障碍、脑膜刺激征和/或锥体束征阳性。③眼底检查，可出现视盘水肿和/或视网膜出血、渗出。④脑脊液压力增高，细胞数及蛋白质含量无变化。⑤排除急性脑血管病、急性药物或一氧化碳中毒、癫痫、脑膜炎、脑炎。⑥经吸氧、脱水剂、皮质激素等治疗及转入低海拔地区症状缓解。鉴别诊断时此病应与其他原因引起的神经精神症状和昏迷加以鉴别，如颅内感染性疾病等。

转归与预后 高原脑水肿患者经积极救治，绝大多数能获痊愈，不留后遗症。高原脑水肿患者昏迷时间愈长，并发症愈多，则预后不佳。

预防 在进入高原前应全面地健康筛选；临进入高原前 2～

3 周，应加强耐氧训练；进入高原前 1~2 天，应注意休息；乘车进入高原最好是进行阶梯式进入，行进途中注意保暖，避免受凉和感冒，应充分休息，防止疲劳。刚进入高原环境，应加紧休息，此外卫生部门加强宣传教育，医务人员应加强巡视；药物预防。

（高钰琪　周其全　张钢　罗勇军）

mànxìng gāoyuánbìng

慢性高原病（chronic mountain sickness，CMS）

长期生活在海拔 2500m 以上高原的世居者或移居者，对高原低氧环境习服不良或逐渐失去习服而导致的主要表现为红细胞增多、血红蛋白增高的临床综合征。血红蛋白（Hb）增高，女性 Hb ≥ 190g/L，男性 Hb ≥ 210g/L。患者移居到低海拔地区后，其临床症状逐渐消失，如果再返回高原则病情复发。中国将慢性高原病分为高原衰退症、高原红细胞增多症、高原心脏病及混合型慢性高原病等 4 个亚型，国外则将高原红细胞增多和高原慢性低氧所致的循环、呼吸、精神神经系统症状统称为慢性高山病或蒙热病（Monge 病）。

病因与发病机制　与同海拔高度的正常人相比，慢性高原病患者的红细胞数，血细胞比容及血红蛋白浓度显著增高，而且出现各种临床症状。红细胞增生过度使血液黏度增加、血流缓慢甚至小血管内微血栓形成，导致氧运输能力减弱，同时因患者的红细胞 2,3-双磷酸甘油酸（2,3-BPG）浓度异常增高使血红蛋白氧解离曲线显著右移，血液在肺部摄氧能力减弱，动脉血氧饱和度进一步下降。显著肺动脉高压是慢性高原病的另一特点。根据第六届国际高原医学和低氧生理学术大会颁布的慢性高原病诊断标准，高原肺动脉高压是指生活在海拔 2500m 以上地区的成人和儿童，对高原环境不适应的一种临床症状。

临床表现　有头痛、头晕、心慌、气促、恶心、呕吐、乏力、失眠、视物模糊、嗜睡、手足麻木、唇指发绀、心律增快等，其他症状和体征则视类型不同而异。所有患者都有不同程度头痛、头晕、记忆力减退、疲乏、气促和心悸、睡眠障碍、食欲减退等症状。查体多见口唇及面部手指发绀，可见结膜及面部毛细血管轻度扩张。平均肺动脉>30mmHg 或肺动脉收缩压>50mmHg，右心室肥大，有中度低氧血症，无红细胞增多症。高原缺氧是发生肺动脉高压的根本原因，长期持久的肺动脉高压使右心负荷加重、右心肥厚及衰竭；同时低氧性肺血管收缩及肺动脉高压，可使肺小动脉发生形态学改变，血管中层平滑肌增殖从而管腔狭窄、肺循环阻力增大。缺氧引起的肺动脉高压及肺血管形态学改变的机制很复杂，它包括神经体液、化学介质、离子通道等因素参与。

诊断及鉴别诊断　见高原红细胞增多症。

转归预后　高原红细胞增多症患者一旦发病，在高原环境中不能自愈，并逐渐出现神经、心血管、呼吸、消化系统等多器官损害，尤其容易合并血栓性疾病和胃肠道溃疡疾病。

预防　长期生活在高原地区的人群中，慢性高原病发病率随海拔高度增加而增加。为预防和减少慢性高原病的发生，良好的生活习惯非常重要。吸烟、肥胖、睡眠呼吸暂停、慢性疾病及重体力劳动均为危险因素。

（高钰琪　张钢　周其全　罗勇军）

gāoyuán hóngxìbāo zēngduōzhèng

高原红细胞增多症（high-altitude polycythemia，HAPC）

高原低氧引起的以红细胞过度代偿性增生为主要特征的临床综合征。其发病率与海拔高度、性别及个体差异等有关。在 3000m 高原地区的发病率约为 2%，4000m 以上高原地区则高达 35% ~ 70%。男性患病率高于女性，脑力劳动者发病率较高。

病因与发病机制　高原环境下红细胞数和血红蛋白适度增高可以提高血液的携氧能力，改善组织氧供。但红细胞的增生超过一定限度时，如血细胞比容超过 50% ~ 52% 后，血液黏稠度明显增大会对机体造成危害。高原红细胞增多症的发病机制尚不完全清楚，可能与低氧时机体促红细胞生成素（EPO）的水平增高有关。除 EPO 外，性激素、促肾上腺皮质激素、多种免疫因子也可协同 EPO 刺激骨髓造血。另外机体对造血原料，如铁、维生素 B_{12}、叶酸等的吸收和利用情况，也可能影响发病过程。

病理生理　凡加重久居高原人群低氧血症的病理生理因素均可引起高原红细胞增多症的发病，包括海拔高度的增加；长期低氧暴露时呼吸中枢及外周化学感应器对低氧敏感性降低所导致的肺通气量不足；呼吸浅快、潮气量小、无效通气增加导致的肺泡换气功能障碍；夜间睡眠周期性呼吸和呼吸暂停；红细胞增多引起血液淤滞，使肺泡和组织气体交换发生障碍等。

临床表现　高原红细胞增多症的血液学特点是红细胞数、血红蛋白浓度、血细胞比容增高。血液流变学特征表现为血容量增多，血黏度增加，血流阻力升高，血流缓慢。临床患者呈"多血貌"，表现为皮肤、黏膜和指端青紫，并出现心悸、胸闷、呼吸困难、头痛、头晕、失眠、多梦、记忆力下降、腹胀、消化不良、胃肠道溃疡出血等症状。

辅助检查　主要依靠血液学检查。

诊断及鉴别诊断　凡在高原地区（2500m 以上），女性血红蛋白≥190g/L，男性血红蛋白≥210g/L，出现或不出现相关临床症状，并排除真性红细胞增多症、原发性通气障碍疾病引起的继发性红细胞增多症，即可诊断为高原红细胞增多症。

转归与预后　高原红细胞增多症患者一旦发病，在高原环境中不能自愈，并逐渐出现神经、心血管、呼吸、消化系统等多器官损害，尤其容易合并血栓性疾病和胃肠道溃疡疾病。

预防　养成良好的生活习惯，戒烟酒，注意休息，合理膳食等措施有利于此病的预防。

（高钰琪　李　鹏　蒋春华　罗勇军）

gāoyuán xīnzàngbìng

高原心脏病（high-altitude heart disease）

急、慢性缺氧直接或间接累及心脏引起的肺动脉高压为基本特征，并有右心室肥厚或右心功能不全的一种独特类型的心脏病。高原心脏病是慢性高原病的一种类型，可分为儿童和成人高原心脏病。此病易发生在 3500m 以上高原，多为慢性经过，个别初进高原者特别是儿童可以急性或亚急性发病。急性或亚急性患病者，以显著肺动脉高压引起的右心室扩大和充血性右心衰竭为特征，而慢性患病者以右心室后负荷过重所致的右室肥厚为主的多脏器损害。高原心脏病以缺氧性肺动脉高压、左右心

室心肌纤维变形、坏死瘢痕形成和以右室增大为主的心脏增大、功能障碍，甚至发生心力衰竭为主要特征。

病因与发病机制　缺氧是高原心脏病的基本原因。国内学者多数认为，低氧性肺动脉高压的形成和肺小动脉壁的增厚或结构改建是高原心脏病发病机制的中心环节，低氧对心肌及传导系统的直接损害、右室负荷过重对左室的影响也是高原心脏病发病的重要环节。

临床表现　在平原地区无心血管及呼吸系统慢性病，移居高原后逐渐或突然出现心慌、气促、胸闷、乏力、头痛、头晕、劳力性呼吸困难、心悸、疲乏等症状，最终发生右心衰竭。急性高原心脏病多为儿童，急速进入高原后短期（多在 2 周内）发病，有明显的咳嗽、气促、烦躁不安、呼吸困难、夜啼不眠、拒奶等表现，常伴呼吸道感染。

诊断及鉴别诊断　①高原发病，一般在海拔 3000m 以上。②临床表现主要为心悸、胸闷、呼吸困难、无力、咳嗽、发绀、P2 亢进或分裂，重症者出现尿少、肝大、下肢水肿等右心衰竭症。③肺动脉高压，征象表现以下四项：心电图，心电轴右偏及明显右心室肥厚；超声心动图，右室流出道≥33mm，右室内径≥23mm；X 线胸片，右肺下动脉干横径≥17mm 及或右肺下动脉干横径与气道横径比值≥1.10；心导管，肺动脉平均压≥25mmHg。无肺动脉压测定时，需具有两项以上可诊断。④排除其他心血管疾病，特别是慢性阻塞性肺疾患、肺心病。⑤转至海拔低处病情缓解，肺动脉高压及心脏病损逐渐恢复。

通常需要与以下疾病鉴别：①先天性心脏病。高原地区先心病特别是动脉导管未闭的患病率很高，而且易与儿童高原心脏病混淆，但动脉导管未闭的收缩期杂音粗糙而传导，X 线检查多有肺门舞蹈。②肺心病。肺心病和高原心脏病在某些方面极为相似，在鉴别上有一定困难。但前者有慢性咳嗽史，肺通气功能显著异常，而后者的肺功能基本正常。③原发性肺动脉高压。此病少见，病情进行性加重，脱离高原环境病情不缓解。

转归与预后　高原心脏病的转归与预后与病程长短、病情轻重，以及治疗是否及时有效，密切相关。早期或轻症患者经治疗或转平原后，心脏形态学改变和功能不全可完全恢复正常；少数重症患者恢复欠佳，即使转到平原治疗，也难以完全恢复。

预防　①劳逸结合。②注意营养。③适当体育锻炼。④防治上呼吸道感染。⑤做好高原病的监测，必要时可以服用药物进行预防，如复方丹参滴丸、硝苯地平等药物。

（高钰琪　张　钢　袁志兵　罗勇军）

gāoyuán gāoxuèyā

高原高血压（high-altitude hypertension）

平原人移居高原后的体循环血压改变以血压升高为主要表现的综合征。此病是慢性高原病的一个临床类型，为高原移居人群的多发病和常见病。凡在低海拔地区血压正常，进入海拔 3000m 以上高原后，因高原低氧，通过血管收缩反射或由于交感神经活性亢进，心输出量增加，致血压持续上升，舒张压在 95mmHg，收缩压在 160mmHg 或以上者，并伴有高血压症状，即为高原高血压。

发病机制 ①高原低氧、寒冷及精神紧张等刺激颈动脉窦和主动脉体化学感受器，使交感神经兴奋，致使周围血管阻力增加、心率上升，血压上升，同时肾上腺髓质系统兴奋，分泌儿茶酚胺增多，也促使血管收缩，外周阻力增加，血压上升。②高原低氧引起机体血液重新分布，肾血流量下降，激活肾素－血管紧张素－醛固酮系统，使血压升高。③久居高原红细胞增多，引起血液黏稠度增加，可使外周血管阻力增高，引起血压上升。

临床表现 主要症状为头痛、头晕、心悸、胸闷、气短、乏力、耳鸣、口干、易激惹、多梦、失眠等，可伴有面部及肢体麻木，消化道症状如恶心、呕吐、食欲缺乏也常见。主要体征包括血压增高，收缩压≥160mmHg，舒张压≥95mmHg。约57.53%的高原高血压症患者有心脏体征，左右室均有不同程度增大。肺动脉第二音亢进和/或分裂（多属高原低氧因素所致），主动脉第二音增强，心尖部可闻及Ⅰ～Ⅱ级收缩期杂音。眼底检查视网膜动脉痉挛变细，心电图及X线检查右心肥大。

诊断 高原高血压的诊断标准：①一般系居住在海拔3000m以上地区的移居者，发病年龄多较轻，移居高原前无高血压史。②移居高原后，血压升高高于160/95mmHg，收缩压或舒张压单项增高即可。③返抵平原后血压自行下降，而重返高原后血压又复升高。④排除原发性高血压病和其他原因引起的继发性高血压。

预后 高原高血压患者合并心、脑、肾等重要脏器损害少，一般预后较好。部分治疗效果不理想及一些重症患者宜转入低海拔地区，其血压在不同时间内均可恢复至正常水平。但是，当长时间的高原高血压状态已引起器质性病变后，即使再返回低海拔地区，自行恢复仍十分困难。

预防 ①对高原高血压应向患者进行高原卫生教育，以消除精神过度紧张，积极配合治疗。早期轻症患者，注意适当休息，防寒保暖，避免烟酒，低盐饮食，配用一些镇静剂，血压多可下降。②高原高血压的治疗原则与原发性高血压不同，后者一旦确诊，必须坚持终身治疗，不能间断降压药物；而高原高血压首先是调整中枢神经，促进人体对低氧环境的适应，注意劳逸结合，加强精神心理卫生的"自我保健"，血压多可自然下降。

(高钰琪 张 钢 周其全)

gāoyuán dīxuèyā

高原低血压（high-altitude hypotension）

平原人移居高原后的体循环血压改变以血压降低为主要表现的综合征。移居高原前血压正常，进入高原后血压降至收缩压低于90mmHg，舒张压低于60mmHg，主要以收缩压降低为主，并排除内分泌疾病及周围血管疾病所引起的症状性低血压，即为高原低血压。高原地区除少数人可发生高血压外，久居和世居高原者平均血压值是偏低的。高原世居人低血压较移居人少见，且多为25岁以下的青少年。移居人低血压无年龄差异。高原地区低血压可以发生于移居高原后的第1年内，但移居高原时间越长，发病率越高。一般轻度的血压降低，不需要特殊治疗。但急速进入高海拔地区后出现的严重患者需要及时转至低海拔地区，转运时给予吸氧并注意保持脑部的血液供应。对于在高原居住时间较长的高原低血压患者，其症状已影响日常工作、生活，亦应给予适当的治疗。对于低血压的治疗，目的不在于使血压上升，主要在于减轻临床症状。

发病机制 高原低血压症发生机制尚不十分清楚，可能与肾上腺皮质功能低下、血管平滑肌松弛、心输出量减少、自主神经功能紊乱、肺动脉高压时反射性地引起体循环低压等因素有关。

临床表现 高原低血压的主要症状为头晕、记忆力减退、乏力、视物模糊、心慌，多数患者在登山、跑步、下蹲突起时加重。也有表现为运动后血压升高，部分患者还表现肢体发麻、胸痛、头痛、气促、食欲缺乏等慢性高原衰退的症状。脉搏多在60～80次/分。收缩压低于90mmHg，舒张压低于60mmHg，脉压差多缩小。以肺动脉瓣第二音大于主动脉瓣第二音和肺动脉瓣第二音分裂为多见。

辅助检查 如胸透、心电图、眼底检查等有助于诊断，未见特殊改变。

诊断 ①多在海拔3000m以上发病。②在平原血压正常，抵达高原后血压逐渐降低，血压≤90/60mmHg，收缩压或舒张压单项降低即可。③只有低血压综合征，常见症状有眩晕、头痛、头重、耳鸣、容易疲劳、衰弱感、不安、注意力不集中、工作能力减低、易出汗、四肢冷感、肩僵硬、失眠甚至晕厥等症状。④返抵平原后血压自行上升，而重返高原血压又复下降。⑤排除其他原因引起的继发性低血压。

预后 高原低血压常有波动，多在疲劳后加重，休息后好转，一般不需要住院。长期观察，预后良好。个别病程长，治疗效果差，不能坚持日常工作的，可转至平原地区，一般不需要治疗血压即可恢复正常。

预防 ①初入高原主要休息，保证足够睡眠。②久居高原的人，注意经常体育锻炼。

（高钰琪 张 钢 周其全）

gāoyuán shuāituìzhèng

高原衰退症 (high-altitude depression disorder)

由于移居者对于高原低氧环境适应不良，产生了一系列脑力及体力衰退的现象。

病因 长期高原缺氧是高原衰退症发病的主要原因。高原衰退症患者一部分是急性高原病迁延所至；另一部分是机体长期处于高原缺氧环境，且已成功适应高原，但在一些诱发因素的刺激下，机体难以适应而出现高原衰退，这些诱因包括长期劳累，过度吸烟，酗酒，高度精神紧张等。这些因素的共同点是均能使机体缺氧加重。

发病机制 机体移居高原后，在高原缺氧的刺激下，通过神经体液的调节，使其内环境逐渐达到新的平衡，并保持相对稳定状态，临床上无任何症状和体征，属于适应良好型；相反，机体通过长期不间断的调节过程，内环境始终不能保持相对稳定状态，而出现一系列的功能失调现象，即发生高原衰退。长期高原缺氧是高原衰退症发病的主要病因，但缺氧如何引起高原衰退的机制仍不十分清楚。一般认为与神经、内分泌功能失调和微循环障碍及免疫功能低下有关。长期高原缺氧导致机体组织细胞代谢障碍，进一步影响细胞功能和结构，最终导致组织、器官功能减退，可能是其主要机制。

病理变化 主要表现为长期慢性缺氧导致的神经组织结构的改变，主要包括神经元、胶质细胞和白质及间质改变。

临床表现 包括脑力和体力衰退两方面的症状。脑力衰退症状表现为头痛、头晕、失眠、记忆力减退、注意力不集中、思维判断能力降低、情绪不稳定和精神淡漠等，少数患者可出现昏厥。体力衰退症状表现为心悸、胸闷、食欲减退、餐后腹胀、大便稀溏、体重减轻、疲乏无力、劳动及工作能力降低、性功能减退、月经失调等。主要表现为血压降低、脉压缩小、脱发、牙龈出血、牙齿脱落、指甲凹陷、间歇性水肿及肝脾肿大等。

辅助检查 包括血常规及尿常规检查、血气分析、心电图、胸片、心脏B超等。

诊断 包括：①生于久居海拔3000m以上的移居者或长期逗留海拔5000m以上的人员。②具有脑力衰退和体力衰退的正常。③伴随症状有血压减低、脱发、指甲凹陷、间歇性水肿、轻度肝脾肿大等。④不伴有红细胞增多和显著肺动脉高压。⑤排除其他功能性和器质性疾病。⑥病程迁延，呈波动性，但逐渐加重，出现持续性进行性衰退，转至相对较低海拔处或平原地区后，症状逐渐减轻或消失。

高原衰退症的临床表现多无特异性，临床上易与一些具有类似表现的疾病混淆，如神经衰弱、血管性头痛、功能性消化不良、甲状腺功能减退、肾上腺皮质功能减退、神经官能症等。诊断此病时应特别注意高原移居史，转至相对较低海拔处或平原地区后症状逐渐减轻或消失。

预后 高原衰退症患者在平原生活一段时间后，可完全恢复，甚至再次返回高原亦不复发，因此预后较好。但是那些返回高原仍复发者，特别是症状较重的患者，最好到海拔较低的地区生活和工作。

预防 包括养成良好的生活习惯、适度的体育锻炼、避免过度疲劳及精神紧张、定期脱离高原环境。

（高钰琪 周其全 张 钢）

gāoyuán dòngshāng

高原冻伤 (plateau frostbite)

机体在高原环境中受低温侵袭使局部或全身发生的冷冻损伤。冻伤亦称冷伤，是由于局部组织热量丢失造成组织冻结，以及冻结融化后的二次损伤共同作用的结果。高原环境气候严寒，寒冷季节长，冻伤更为多见，为高原地区常见病之一。

病因及发病机制 高原地区气候寒冷，若御寒不良、长期静止或环境潮湿，加上机体抵抗力低下及其他特殊因素（如对寒冷敏感者、血管硬化或末梢循环不良者），常易发生高原冻伤。在低温条件下，热量的快速散失，体温下降，机体对于寒冷的应激作用，致使末梢血管收缩而减少了血流量，造成组织缺血、缺氧，如不能及时纠正，便会发生组织坏死。高原低氧条件下，组织供氧减少及外周血管收缩，可加重组织损伤，因此伤情一般较重。

病理生理 可分为两个阶段：①冻结状态及其诱导的变化，包括细胞间隙及细胞内冰晶形成造成的细胞结构破坏、蛋白质变性、细胞内外pH值变化、细胞脱水、蛋白结合水丢失、细胞膜崩解及通透性异常、酶蛋白失活、毛细血管超微结构损伤、肌细胞线粒体损伤等。②融化过程中和融化后的变化，包括血液循环淤滞血小板聚集、毛细血管床中红细胞聚集、血管树中出现白色血栓，小血管阻塞，明显的组织水肿，血栓形成，骨-筋膜室压力增高，等等。

临床表现 冻伤后常表现为皮肤发凉、弹性消失、苍白、僵硬，运动障碍，感觉消失。伤肢复温解冻后，收缩痉挛的末梢血管扩张，微血管血液淤滞，广泛渗出形成水肿，终至坏死。临床常见干性坏死，出现在肢体负荷受压最明显部位，以趾球、脚踝及手指掌面为多。依冻伤损害程度可分为四度。Ⅰ度冻伤，伤及表皮层；Ⅱ度冻伤，伤及真皮层；Ⅲ度冻伤，伤及皮肤和皮下组织；Ⅳ度冻伤，伤及肌肉、骨骼等深层组织。

辅助检查 通常采用医学影像学方法，如普通 X 线、激光多普勒血流图、红外热像图、磁共振、锝-99（^{99}Tc）骨扫描术。

诊断及鉴别诊断 主要依据高原地区冷暴露史与临床表现，结合影像学检查做出诊断。脚冻伤应与脚底干裂、足底溃疡、糖尿病等引起的足部坏疽相鉴别。

转归与预后 主要取决于冷损伤的程度和治疗情况。Ⅰ、Ⅱ度冻伤预后最好。高原重度冻伤大都预后不良，如果伤员早期住院，经过积极治疗，80%～85%的Ⅲ度冻伤预后良好。Ⅳ度冻伤常需截肢，如处置得当虽可避免，但仍会遗留伤残，如皮肤菲薄与裂口、小关节变形等。冻伤愈后，80%的伤员对冷敏感，但是随着时间的延长会逐步减弱。高原冻伤合并骨-筋膜室综合征时预后极差。

预防 依冻伤的寒、湿、静三个基本因素，常采取以下预防措施：①加强防冻教育。②注意保暖。③衣服袜子保持干燥。④建立低氧寒冷习服。⑤提高自身抵抗力。⑥做好防静宣传。⑦严格管理、落实防寒措施。

（高钰琪 周思敏 高文祥）

xuěmáng

雪盲（snow blindness） 积雪表面反射的阳光所引起的视力减弱或暂时性失明的现象。常发生于雪后天晴，在雪地上行走及劳动时，强烈的光线透入眼内，经过晶状体的聚焦到达视网膜黄斑部，造成组织热灼伤而至视力下降的一种急性光源性眼病。在高原地区，由于日光强烈，加上冰雪的反射，光辐射的强度比低海拔地区大，易发生雪盲。

病因及发病机制 光透过眼球间质时发生屈折，在黄斑区形成焦点，被黄斑区色素上皮吸收转变成热能，向黄斑区深部及周围扩散，而至黄斑区损伤。

病理生理 早期脉络膜充血，重症灼伤黄斑区水肿、出血，数日后黄斑区水肿消退，数月后出现退行性变，多数患者仅有灰白色或黄白色小萎缩斑，暗点及视物变形症状亦逐渐消退，少数患者最后形成黄斑囊性变性甚至穿孔。在高原上，强烈的紫外线经积雪反射入眼后，可导致角膜、结膜灼伤，引起急性炎症。

临床表现 常双眼发病，自觉双眼刺痛、灼痛、畏光、流泪、睁眼困难，有眩光感，视物模糊，继之眼前出现黑影、畏光、光幻觉及单色盲或多色盲（红、黄、绿），严重者眼痛剧烈难忍，甚至暂时失明。数天后，有的出现视物变形，视力下降至 0.5 左右，也有降至 0.1 以下者。视野常有中心暗点，有的为绝对性，有的则为相对性，暗点的位置常偏向一侧。检查可见结膜充血，角膜上皮缺损，在眼底的黄斑区，早期脉络膜可呈暗褐色，中心凹反光仍保持清晰；重症灼伤可见黄斑区水肿凸起，呈灰白色，中心凹反光消失，有的有小出血点；数日以后，黄斑区水肿减退，出现少数黄白色小点，绕以色素斑点；数月后出现退行性变，多数患者仅有灰白色或黄白色小萎缩斑，中心暗点逐渐消退。

辅助检查 常用眼底镜检查。

诊断及鉴别诊断 主要依据雪地上行走及劳动史，结合临床表现和眼部检查可以做出诊断。常需要与机械性眼外伤、非机械性眼外伤相鉴别。

转归与预后 多数患者症状在 24 小时至 3 天内逐渐消退，少数患者最后形成黄斑区囊性变性甚至穿孔，遗留永久性视力障碍。

预防 为了防止雪盲的发生，应使用特制的防护镜。常用防护眼镜有两种，一种镜片内含氯化亚铁，可以将热吸收；另一种镜片是冕玻璃与暗绿色玻璃之间夹入一张很薄的透明金片而组合的眼镜，金片可将98%的光反射出去，可见光的透射率是75%。生活在高原地区的藏民在雪地骑马行路时，常将自制的狐皮软帽围到眉部，使帽檐上密密的细毛遮挡瞳孔的前方，而通过间隙仍可看到道路，可以免除或减少光线的直射。当然，在雪地上长时间活动时，避免直视路面，也能减轻损害。而在高原上最好每人配备一副防护眼镜，在户外活动时，常规佩戴。

（高钰琪 周思敏 谭小玲）

gāoyuán xífú

高原习服（altitude acclimatization） 平原人或动物进入高原后，机体在神经-体液调节下，为在高原低氧环境中具有较好工作和生活能力，在解剖上或生理上产生的一系列可逆的、非遗传的代偿适应性变化。

平原人移居高原后，机体对高原环境所出现的代偿适应性反应是逐步发生的，表现为器官水平的适应性反应及组织、细胞水平的适应性反应。进入高原初期，机体的适应性反应主要表现为呼吸、循环和血液系统的功能亢进，出现低氧通气反应、肺血管收缩、心率加快、红细胞和血红蛋白生成增多等。这些变化的目的是提高对氧的摄取和运输，其特点是发生迅速，但代偿能力有限。长期高原居留后，习服反应表现为组织、细胞对氧的利用增强，如毛细血管增生，肌红蛋白增多，线粒体数量增加和氧化磷酸化功能增强，以及通过相关基因的表达提高组织、细胞对缺氧的耐受能力。对大多数人来讲，进入高原低氧环境后，通过上述代偿能够取得对高原环境的良好习服，从而在高原环境正常工作生活而无不适症状。但有一部分人，进入高原后上述代偿性生理反应过于强烈或不足，而发生习服不良，从而出现各种急慢性高原病。

影响因素　影响习服效果的因素很多。①个体因素：一般来讲，体力充沛、经常运动的青壮年对高原低氧的习服能力要强，而心肺功能较差的人不易习服。②海拔高度：人类可习服的海拔高度约为 5200m 以下，超过 5300m 就很难习服。③登高速度：进入高原的速度越快，习服越差，阶梯登高有利于高原习服过程。④气候条件：高原地区气候恶劣，特别是寒冷使外周血管收缩，机体耗氧量增加，可降低机体的习服能力。⑤高原居留时间：一般需要在高原生活数天至数月以上

才能达到较好的习服状态，而海拔越高，需要越长的时间。⑥营养状况：高糖、高蛋白、低脂肪并辅以多种维生素的饮食，有利于提高机体对高原的习服能力。⑦劳动强度：进入高原后的劳动和锻炼强度应循序渐进，注意劳逸结合及延长睡眠时间，有助于机体建立习服。⑧精神心理因素：进入高原前，进行针对性的健康教育，使人们消除紧张、恐惧情绪可提高对高原的习服能力。

习服评价　机体对低氧环境的习服是一个渐进的、逐步建立和完善的过程，一般可分为初步习服、基本习服和完全习服。初步习服是指进入高原 7 天以上，高原反应症状基本消失，安静状态下呼吸、脉搏明显下降并且接近基本习服的范围，血压基本恢复，轻度劳动作业后无明显不适。基本习服是指进入高原 1 个月以上，安静状态下呼吸恢复至 16～20 次/分，心率恢复至 50～90 次/分，收缩压稳定在 90～130mmHg，舒张压稳定在 50～90mmHg，红细胞计数及血红蛋白增加到一定数量后已趋于稳定，中等劳动作业后无明显不适，体力劳动能力（最大摄氧量、1000m 跑成绩）达中等以上水平〔按国家军用标准《高原士兵体能评价》（GJB 2559-96）中的规定〕。完全习服是指进入高原 6 个月以上，红细胞计数及血红蛋白稳定于正常水平，重度劳动作业后无明显不适，体力劳动能力达到良好以上水平。

促习服措施　促进高原习服的措施包括有阶梯习服、适应性训练、预缺氧、药物、营养与高原耐缺氧食品等。其中阶梯习服复合适当锻炼是促进高原习服最有效的措施。阶梯习服和适应性

训练需要一定的时间才有效果，预缺氧训练需要有低压舱等设备条件，而药物预防简便易行，但各种药物的促习服效果尚存在争议。已有研究报道的具有促高原习服作用的药物有乙酰唑胺、红景天、复方党参、高原Ⅳ号、黄芪茯苓复方、异叶青兰、唐古特青兰、多花黄芪、冬虫夏草、刺五加等。

（高钰琪　李鹏　黄缄）

gāoyuán shìyìng

高原适应（altitude adaptation）

高原上的人群或动物种系的结构或功能在产生任何变化之后对高原环境条件能自行调整的过程。又称低氧适应。高原适应是机体在整体功能上对高原低氧环境产生良好的全面适应，而且作为生物学性状固定下来，经过遗传机制传给子孙后代。

适应过程　随着在高原居留时间延长，机体可发生一系列代偿适应性变化，逐步适应高原低氧环境。机体对高原低氧环境的适应过程可分为四步：第一步，机体通过氧感受及其信号转导机制感受到环境氧分压降低。第二步，发生急性低氧反应，如通气增强、心率加快等。第三步，发生慢性低氧反应，如通气减弱、心率减慢、红细胞增多、毛细血管增生等，即低氧习服或称高原习服。第四步，以上氧感受、信号转导，以及急、慢性低氧反应，在自然选择的作用之下，有的可以通过遗传因素代代相传长期固定下来。

高原适应过程存在着时间依赖性。因此一般居住高原历史久远者比居住历史短者具有更好的适应性。藏族人世界公认对高原低氧适应最佳的人群。这种适应能力的本质是由于长期自然选择

的作用，使得遗传物质发生了改变，从而在基因水平上获得了对高原低氧环境强大的适应能力。

适应表现 研究表明，高原世居人群对低氧环境的适应主要表现为以下几个方面：①气体交换效率高。世居高原藏族人和移居高原汉族人相比，其胸围和肺体积更大，肺容量、肺活量和残气量也更高，有利于提高肺的通透性和动脉氧分压。平原人移居高原初期，低氧通气反应（缺氧引起的通气增强）敏感，久居高原者低氧通气反应迟钝。②低氧肺血管收缩反应钝化。低氧引起的肺血管收缩虽然对维持合理通气血流比值有一定积极意义，但易引起肺水肿和增加右心负荷进而导致右心衰。研究发现，世居高原藏族肺动脉压力和阻力显著低于移居汉族和其他高原世居者。③红细胞增生反应不明显。世居藏族的血红蛋白浓度比同一海拔的移居汉族和安第斯高原居民低10~40g/L，世居藏族的这种较低的血红蛋白浓度，可能是由于他们呼吸功能较强，缺氧程度较低，低氧红细胞生成敏感性迟钝有关。④高原劳动能力较强。人类高原劳动能力表现为随海拔的升高而逐渐降低，但是高原世居者在低氧环境中表现出比移居者更好的劳动能力，研究发现，随着运动负荷的增加，高原世居者在反映氧传送和利用及器官血流量的生理指标上明显强于移居者，这可能是他们在高原低氧环境下劳动能力较强的主要原因。⑤胎儿生长发育情况较好。新生儿出生体重随海拔高度的增高而下降，平均海拔高度每升高1000m，新生儿出生体重下降100g，其中移居高原汉族新生儿出生体重随海拔高度下降的幅度最大，安第斯人

次之，而世居藏族最小。

高原适应的遗传基础可能涉及氧代谢相关的很多环节，尚不完全清楚。因为依据高原适应的生理表型有成百上千的基因产物参与其中，已有研究表明线粒体DNA、肌红蛋白基因、低氧诱导因子-1基因、血管紧张素转化酶基因、纤维蛋白原基因等可能参与高原适应过程。

高原世居者与已习服于高原环境的移居者下到平原后，也会出现一系列功能和代谢的改变，即所谓"脱适应"。"脱适应"既包括高原移居者返回平原后的脱习服，也包括高原世居者进入平原后所发生的一系列功能、代谢和结构的改变。对于移居者来讲，在习服高原低氧环境的过程中，机体从整体、系统、器官、细胞和分子水平会发生一系列改变，当返回平原后，这些改变又要重新调整，逐渐失去高原习服能力，并伴随出现嗜睡、反应力和记忆力减低、脉搏减慢、食欲增加、乏力、头晕、胸闷、心慌等症状。对于高原世居者，还没有证据说明其移居平原后会因不适应于平原环境而发生严重疾病，但可以出现血红蛋白含量和血细胞比容降低、通气量降低、心率减慢和心排量增高等。

（高钰琪 李 鹏 黄 碱）

dīyācāng

低压舱 (hypobaric chamber)

人工模拟高原低压环境的大型实验设备。又称气压舱。它可用于研究低气压与缺氧的影响及其防护措施。低气压缺氧环境对人体的影响是高原医学、航天航空医学等领域研究的重点内容，也是平原移居者移迁西部高原地区所面临的主要困难之一，同时也是登山运动员和爱好者所需克服的

困难之一。1874年，法国生理学家保罗·伯特（Paul Bert）最先创立了应用低压舱进行人体和动物高空生理研究的实验方法，其原理是启动真空泵将舱中空气抽出，形成低气压低氧分压环境。随着中国航空航天医学、高原军事医学、运动医学的发展，低压舱的应用前景越来越广泛。

结构和原理 低压舱主要由舱体、供电系统、真空系统、供氧系统、停电保护系统、给排水系统和电脑控制系统组成，其原理是通过调节真空泵抽气系统的抽气量与进气量的比例来实施舱内压力的上升与下降，到达模拟海拔高度的效果。海拔高度上升时抽气量大于进气量，致使舱内压力下降，高度维持时抽气量等于进气量，高度下降时抽气量小于进气量，在模拟不同低气压条件的同时，应保证舱内充分的通气量。

低压舱的舱体结构一般为长方形，由钢板焊接而成，包括联成套间而各有一个气密门的主舱和过渡舱，舱壁上有递物舱、观察窗。主舱是主要的实验场所，过渡舱是低压实验进行期间进、出主舱的通道，可在主舱内保持低气压条件下，供有关人员进、出和紧急救援之用，主舱和过渡舱分别设置独立的减压系统。低压舱可由计算机自动操作和人工机械操作控制，自动控制系统具有数据存储、报警和打印功能，人工机械操作系统可应对如停电、电机失控等突发事件。舱内配有清晰的摄像、监控系统及对讲系统和电话。控制操纵台设有0~10 000m数字式气压高度表和（0±50）m/s上升下降速率表。舱内所有的环境指标，包括大气压、氧分压、氧含量、CO_2含量、舱

内温度、湿度等均可实现实时监控和自动记录。

分类 根据承担载体的不同，低压舱可分为载人低压舱和实验动物低压舱。根据低压舱模拟环境温度的不同，可分为常温低压舱和低温低压舱。中华人民共和国国家质量监督检验检疫总局、中国国家标准化管理委员会2011年颁布了国家标准《载人低压舱》（GB/T 27513-2011），规定了载人低压舱的材料、设计、制造、试验方法和标志、包装、运输、贮存的要求；该标准适用于舱内介质为空气、最高气压高度不大于10 000m（26.50kPa）用于医学研究、治疗、仪器与装备高原环境试验、航空训练、低氧训练健身的单人和多人低压舱。

性能特点 载人低压舱的气压高度升、降速率在0.5~10m/s范围内可调，最大高度升、降速率不大于20m/s，为适应长时间实验需要，舱内应配置有卫生间、淋浴设施和折叠床铺，在工作状态下新风量每人不小于30m³/h，CO_2含量 < 0.1%，噪声不超过（50±5）dB(A)。

实验动物低压舱的气压高度升、降速率在1~10m/s可调，最大高度的升、降速率不大于20m/s，舱内配置有NH_3监测传感器、自动给料、饮水系统和自动冲洗系统，在工作状态下，新风量应≥100m³/h（标态），CO_2含量<0.5%，噪声不超过（56±3）dB(A)。

常温低压舱，也可以称为低温低压高原环境复合模拟舱，可以模拟海拔0~10 000m任意海拔高度。升降速度在1.5~20m/s连续可调。温度可以控制在12~28℃，湿度40%~70%，噪声不超过5（0±5）dB(A)，CO_2含量小

于0.1%。低温低压舱的主要特点是在模拟高原低压低氧环境的同时，准确调控环境温度，即该舱在模拟0~10 000m海拔高度的任一海拔高度时，温度可调控在-25~28℃。

注意事项 ①使用低压舱进行缺氧实验时，应预先制订计划，内容包括上升高度（根据缺氧程度计算）、升降速度、停留时间（急性还是慢性）、上升人数及实验观察项目等。②低压舱减压后，要承受很大的外部压力，实验中应注意安全，保障实验期间的供氧、供电、供水，预先制订应急预案。③对参加实验人员进行体检，凡患有心脏病、癫痫、失眠症、呼吸道疾病者均不宜参加低压舱缺氧实验。此外，像中耳炎等咽鼓管通气功能不良的人员也不宜参加低压舱缺氧实验。④低压条件对许多医学仪器提出了特殊要求，进行实验设计时应当多加注意，以免影响实验数据的准确性。

（高钰琪　刘福玉　袁　超）

hángkōngbìng

航空病（aviation diseases）

航空飞行中的环境因素如气压变化、低压性缺氧与加速度变化等超出人体耐受范围，导致人体的特殊疾病或病症。常见航空病包括高空减压病、肺气压伤、航空性中耳炎、航空性鼻窦炎、变压性眩晕、晕机病、加速度性晕厥、缺氧性晕厥、加压呼吸性晕厥等。高空飞行中的特殊环境因素如气压、低压性缺氧与加速度等会对飞行人员的身体造成包括航空病在内的各种影响。上升高度、高空停留时间、上升或下降速率、特殊环境下的活动强度等外部因素，与航空病的发生率密切相关。人体的年龄、体重、体质、心理

因素及训练情况对航空病的发生也有一定影响。

病因及发病机制 气压与加速度的变化、低压性缺氧是航空病的主要发病原因。高空减压病、肺气压伤、航空性中耳炎、航空性鼻窦炎与变压性眩晕，属于气压损伤性航空病，病因主要是气压变化。

高空减压病 氮气泡是原发因素，氮气泡压迫和刺激局部组织，或成为气栓与血液成分发生相互病理生理反应，导致相应组织、器官或全身性损害。在脂肪较多而血循环较少的组织中存在较多氮气泡；在脂肪少而血流通畅的组织中，氮气泡多在血管内形成栓塞。气泡聚集在皮肤，可引起瘙痒、灼热感或大理石样斑纹等皮肤症状；在肌肉骨骼系统，主要引起疼痛或活动障碍；对于神经系统，大多损害在血流灌注较差的脊髓；多量气体栓塞存在血循环中，可引起心血管功能障碍，严重者并发低血容量性休克。脂肪栓子或其与气栓或血小板栓等形成的复合栓子，可能引起神经系统等重要系统的损伤，严重的可以引起脑水肿与肺水肿，甚至可引起休克和死亡。

肺气压伤 飞机座舱发生迅速减压时，肺内膨胀的气体不能及时排出，肺内压升高超过一定压力阈限值，最终引起肺组织的损伤。

航空性中耳炎 中耳咽鼓管功能不能适应外界气压（主要是飞机下降过程中）的骤然变化，不能平衡中耳内外气压，使中耳腔呈负压状态，导致中耳损伤，出现耳痛、耳闷、中耳腔的积液或积血、鼓膜充血甚至破裂等。

航空性鼻窦炎 飞行上升或下降（主要是下降）时外界大气

压力发生骤然变化，使得鼻窦口阻塞，窦腔内负压增加，引起鼻窦气压性损伤，出现鼻窦黏膜充血、渗出、出血或血肿以及局部疼痛等。

变压性眩晕　飞行上升或下降时外界气压骤然变化，如果飞行人员咽鼓管通气功能不良或者采用捏鼻鼓气，会导致中耳腔内突然形成相对高压或两侧中耳压力不对称，刺激迷路引起一过性前庭反应，导致短暂眩晕发作。

晕机病与加速度性晕厥　病因主要是加速度的变化。飞行过程中，人体受到超过前庭器官承受限度的各种加速度刺激，引起自主神经一系列不良反应与症状，发生晕机病；在持续性正加速度作用下，脑的水平动脉压降低，脑血流减少，导致急性脑组织缺血缺氧，导致突然意识丧失，即发生加速度性晕厥。

加压呼吸性晕厥与缺氧性晕厥　主要病因是急性高空缺氧。由于急性高空缺氧或作为抗荷措施进行加压呼吸时，气压降低使胸内压增高，静脉回心血量和有效循环血量减少，或引发血管迷走反应，导致脑供血不足，发生脑缺血、缺氧，环境缺氧更加重脑组织的缺氧症状，发生加压呼吸性晕厥。缺氧性晕厥主要由单纯缺氧所致。

其他　飞行人员常因气压降低发生高空胃肠胀气症状；由于人类的视觉与前庭觉局限，加上特殊的环境因素，飞行员可发生飞行错觉。如果人体迅速暴露在19 000m以上的高度，体内水分会迅速形成大量水蒸气而使皮下组织肿胀，即发生体液沸腾。

临床表现　①高空减压病：轻度可出现皮肤瘙痒、刺痛、蚁走感、烧灼感、斑疹，关节轻度疼痛，下降高度或返回地面症状消失。中度患者有肌肉关节疼痛明显，出现屈肢症，返回地面后症状不能完全消失。重度患者可出现下列一种或多种表现：a. 肢体瘫痪或出现视觉、听觉、神经系统损害、昏迷等；b. 胸骨后疼痛，呼吸困难（气哽症）；c. 休克；d. 猝死；e. 减压性骨坏死。②肺气压伤：轻度可出现胸部不适、胸痛、咳嗽等呼吸道症状，经数小时或数天可以自愈。中度患者肺组织表面挫伤或撞伤，X线检查肺部有斑片状阴影。重度患者可出现下列一种或多种情况：a. 咯血；b. 呼吸困难；c. 意识丧失；d. 肺出血、肺间质气肿或气胸。③航空性中耳炎：患者出现耳内堵塞感、耳鸣、耳痛、听力下降、眩晕等。临床检查可以表现为鼓膜充血内陷、鼓室积液或鼓室积血，严重时还可出现鼓膜破裂或混合性耳聋。④航空性鼻窦炎：鼻窦黏膜充血、渗出、出血或血肿以及局部疼痛，重者可导致鼻窦区疼痛难以忍受且有流泪和视物模糊等情况。⑤变压性眩晕：患者在飞行下降过程中出现短暂眩晕和眼震，严重者眩晕持续时间较长（>5秒），或伴有神经性耳聋、前庭功能异常。此外，晕机病的症状主要是恶心、呕吐、头晕等。

辅助检查　采用多普勒气泡检测仪，在症状未发生前及时在心前区大血管内发现流动气泡；磁共振检查可见到高空减压病脊髓损害的部位；低压舱耳气压功能和鼻窦气压功能检查，用于航空性中耳炎、航空性鼻窦炎和变压性眩晕的诊断。此外，X线或CT可作为航空性鼻窦炎等的辅助检查手段。

诊断及鉴别诊断　确切的飞行环境因素暴露史是首要依据，结合临床症状和体征表现及相应的辅助检查结果，方可进行诊断。诊断时要注意与有类似症状的飞行中发作的普通疾病相鉴别，如诊断鼻窦气压伤或航空性鼻窦炎时要注意与慢性鼻窦炎相鉴别，诊断变压性眩晕时要注意排除内耳疾病所导致的眩晕，诊断加速度性晕厥时要注意排除其他原因所导致的空中晕厥。

高空减压病　首先应该详细询问飞行高度（特别是8000m以上），高空减压或大气压力降低是否超过50%；检查临床症状，进行全面体检，询问主诉。重点检查四肢大关节处是否疼痛及疼痛特点。分析是否具有高空减压病的特征性症状，应注意排除缺氧过度换气、高空胃肠胀气、肺气压伤等其他因素所导致类似症状；分析影响发病率的因素，如既往低气压暴露史、患者的年龄与体重、低气压暴露前和暴露中的体力活动情况等。最后，用各种方法诊断皆有困难时，高压氧治疗有效，亦可作为确诊的依据。

肺气压伤　根据高空迅速减压后出现胸痛、肺组织损伤等表现，可诊断肺气压伤。患者有胸部不适、胸痛、咳嗽等呼吸道症状，或者有肺出血、咯血、肺间质气肿、气胸、纵隔气肿或皮下气肿，甚至呼吸困难、意识丧失。

航空性中耳炎　依据在飞行下滑或低压舱下降过程中，或者发生高空迅速减压时，出现耳痛、听力下降等症状，检查发现鼓膜充血、中耳腔积液、听力下降，或者鼓膜破裂等可做出诊断。

航空性鼻窦炎　依据在飞行下滑或低压舱下降过程中，或者高空迅速减压后，出现鼻窦区疼痛等症状，检查发现鼻窦有渗出、出血等可做出诊断。注意排除慢性鼻窦炎。

晕机病 飞行过程中发生头晕、恶心、呕吐、出冷汗、面色苍白等自主神经反应，而停止飞行后症状消失，可做出诊断。

晕厥 ①加速度性晕厥：在强度过大或持续性正加速度暴露过程中发生晕厥，正加速度作用减小或停止后意识很快恢复；检查发现患者有加速度耐力不良，或未正确采取抗荷措施。②缺氧性晕厥：5000m 以上急性高空暴露时出现意识丧失，供氧后意识很快恢复；缺氧原因为飞机座舱减压、未正确使用供氧装置或供氧装置故障，要注意鉴别是否存在过度换气、吸氧反常效应等。③加压呼吸性晕厥：发作时先有头昏、视物模糊、恶心、面色苍白、出冷汗等先兆症状，随即心率减缓、血压下降，直至意识丧失。停止加压呼吸后，意识立即恢复。地面加压呼吸试验提示耐力不良。要注意三种晕厥的鉴别，并排除其他原因引起的空中晕厥。

转归与预后 ①高空减压病一般可治愈，极少遗留后遗症。极严重的高空减压病可发生猝死或减压性骨坏死与神经系统损伤等后遗症。②肺气压伤轻度可自愈，中度或重度患者一般可治愈，少数严重患者治疗后可能遗留肺功能障碍、肺大疱等后遗症。③航空性鼻窦炎一般可治愈；航空性中耳炎一般可治愈，少数严重者可能遗留听力下降或丧失。④缺氧性晕厥，缺氧程度较重，意识丧失时间较长，恢复后可能遗留脑缺氧后遗症。⑤变压性眩晕、晕机、加压呼吸性晕厥等病症，一旦消除发病原因，症状立即消失。

预防措施 ①采用通风式密封增压座舱。②预先进行吸氧排氮。③服用一些预防性药物。④航空病易感性预测。⑤做好飞行人员健康体检工作，发现与治疗诱发航空病的其他疾病。⑥控制重复暴露的间隔时间。⑦飞行上升、下降过程中注意采用正确的咽鼓管主动通气动作，飞行员平时还应进行咽鼓管通气功能训练。⑧一旦出现航空病症状，应及时下降高度，以减轻疾病严重程度。

（高钰琪 罗 红 田怀军）

jiǎnyābìng

减压病 （decompression sickness） 机体在潜水、沉箱、高压氧治疗等高气压环境下暴露一定时间后离开，或高空飞行时由于外界气压降低幅度过大、速度太快，溶解于机体内的惰性气体（氮气为主）来不及排出体外而在组织和血液中形成气泡，气泡直接或间接的损伤作用所引起的全身性疾病。减压病是潜水、沉箱、隧道等高气压作业中较常见的疾病，故曾称潜水病或沉箱病。减压病发生在高空飞行时，称高空减压病。根据发病缓急可分为急性和慢性减压病（急性减压病与减压性骨坏死）。在减压后短时间内或减压过程中发病者为急性减压病，其常见的特征为疼痛或神经系统症状。缓慢演变的缺血性骨或骨关节损害为减压性骨坏死，主要发生于股骨、肱骨和胫骨。绝大多数患者症状发生在减压后1~2 小时，减压愈快，症状出现愈早，病情也愈重。如果严格遵守减压规则，可以做到不发病。减压病是一种全身性疾病，损伤可以累及皮肤、肌肉、骨骼及神经系统，甚至循环与呼吸系统等。皮肤以瘙痒及皮肤灼热最多见，部分可见大理石样斑纹、皮下出血、水肿等症状。约90%的病例会出现肢体疼痛。如果内耳、鼻窦等感官受累可产生内耳眩晕综合征、神经性耳聋、鼻窦炎等。重症患者，有神经、循环或呼吸系统受损，可产生头痛、眩晕、运动失调、偏瘫、截瘫、四肢感觉及运动功能障碍等症状。

病因及发病机制 当机体暴露于压力下降的环境时，机体组织内的气体（主要是氮气）会从组织中逸出。若减压速度过快，氮气来不及排出体外，便在机体组织内形成气泡，从而导致减压病。减压症可发生在下列几种状况：①潜水员急速上浮，或长时间潜水、深潜后没有进行减压停留。②未有加压设施的飞机升空时。③飞机的座舱增压失效时。④潜水员于潜水后马上搭乘飞机。虽然飞机进行了加压舱，但座舱压力若未能维持在海平面的压力时亦会发生减压症。⑤工程人员从加压后排除地下水的沉箱或坑道出来时。⑥太空人进行太空漫步，或舱外活动时，而宇航服内的压力较舱内压力低时。这些状况都会使溶在身体组织内的氮气逸出，在体内形成气泡。氮气泡通过直接的机械作用，使组织变形或断裂、阻塞血管或产生疼痛；通过气血界面的生化反应，启动凝血系统，或使机体释放血管活性物质引起休克等症状；氮在脂肪中的溶解度约为血液中的5 倍，脂肪栓子或其与气栓等形成的复合栓子更加重此病。环境压力大幅下降、重复暴露、长时间的高海拔滞留、受伤病史、肥胖、减压后进行激烈运动、饮酒、心房中隔缺损等都是发生减压病的风险因素。

病理生理 在减压病的发病机制中，气泡是原发病因。在脂肪较多而血循环较少的组织中，如脂肪组织、外周神经髓鞘、中枢神经白质、肌腱和关节囊的结缔组织等，脱氮困难，易形成氮气泡。除了血管内的气泡外，氮气泡往往聚积于血管壁外，挤压周围组织和血管，并刺激神经末梢，甚至压迫、撕裂组织，造成局部出血等症状。在脂肪少而血流通畅的组织中，氮气泡多在血管内形成栓塞，阻碍血液循环。气泡还可引起血管痉挛，导致远端组织缺血、水肿及出血。此外，由于血管内外气泡继续形成，造成组织缺氧及损伤，细胞释放出钾离子蛋白水解酶等物质，进而可产生组胺及5-羟色胺，这类物质主要作用于微循环系统，致使血管平滑肌麻痹，微循环血管阻塞等，同时也进而降低了组织与体液中氮气的脱饱和速度。股骨、肱骨、胫骨等长骨内黄骨髓含脂量高，血流缓慢，减压时会产生多量气泡，由于骨骼是一个不能扩张的组织，气泡便直接压迫骨骼内的血管；骨骼营养血管内也有气栓与血栓，容易造成局部梗塞，最终引起减压性骨坏死。

临床表现 减压病常表现为皮肤、肌肉、骨骼及神经系统的症状，此外，还可发生循环与呼吸等系统的损害。急性减压病，轻度患者仅出现皮肤症状，中度主要发生于四肢大关节及其附近的肌肉骨关节痛，重度患者则将出现神经、呼吸或循环系统损伤症状。减压性骨坏死，主要表现为股骨、肱骨、胫骨或其关节的损伤及变形，严重者可有关节疼痛及活动障碍。①皮肤症状：以皮肤瘙痒与灼热最多见。瘙痒可发生在局部或累及全身，以皮下脂肪较多处为重，主要是气泡刺激皮下末梢神经所致。由于皮肤

血管被气泡栓塞，可见缺血（苍白色）与静脉淤血（青紫色）共存，呈大理石样斑纹。大量气体在皮下组织聚积时，也可形成皮下气肿。②屈肢症：大多数患者会出现肢体疼痛。轻者有劳累后酸痛，重者可呈搏动、针刺或撕裂样剧痛。患肢保持弯曲位，以求减轻疼痛，故称屈肢症。疼痛部位在潜水作业者以上肢为多，沉箱作业则下肢为多，高空减压病多发生在四肢关节或其周围肌肉等深部组织。局部检查并无红肿和明显压痛。如果出现减压性骨坏死，累及骨关节面时，能引起关节明显疼痛和活动障碍。③神经系统症状：因脊髓的血流灌注较差，减压病对神经系统的损害多在脊髓，特别是在供血较少的胸段。临床可发生截瘫，四肢感觉及运动功能障碍，以至尿潴留或大小便失禁等。若不及时进行有效治疗，病变可长期存在。由于脑部血液供应丰富，脑部病变较少。但若脑部血管被气泡栓塞，可产生头痛、眩晕、呕吐、运动失调、偏瘫，重者昏迷甚至死亡。特殊感官受累可产生内耳眩晕综合征、神经性耳聋、复视、视野缩小、视力减退等。④循环及呼吸系统：血液循环中有多量气体栓塞时，可引起心血管功能障碍，如脉搏增快、黏膜发绀等，严重者可并发低血容量型休克。淋巴管受侵，可产生局部水肿。若大量气体在肺小动脉及毛细血管内栓塞时，可引起肺梗死或肺水肿等。⑤其他：如当大网膜、肠系膜以及胃血管中有气泡栓塞时，可引起腹痛、恶心、呕吐或腹泻等。

辅助检查 采用多普勒气泡检测仪，可在发生症状前及时在心前区大血管内发现较大直径

（约30μm）流动气泡，对部分阳性病例有诊断参考价值。磁共振检查可见到脊髓损害的部位。用X线片检查以常规辅助减压性骨坏死的诊断。

诊断及鉴别诊断 高气压作业后，由于体内气泡引起的临床表现，经综合分析并排除其他原因所引起的类似疾病，方可诊断。①首先应该详细询问低气压暴露史，有潜水作业、沉箱作业、特殊的高空飞行史，且未遵守减压规定，并出现氮气泡压迫或血管栓塞症状和体征者，均应考虑为减压病。②分析发病经过，询问主诉，检查临床症状，进行全面体检，重点检查肢体是否疼痛，以及疼痛的特点。③分析影响发病率的因素，这对诊断有重要参考意义。如是否反复受低气压影响，两次或多次低气压暴露的时间间隔；患者的年龄，体重（肥胖情况），低气压暴露前、暴露中体力活动情况；骨、关节创伤史等。④有高气压作业史、多数还有急性减压病史；X线检查见到主要发生于肱骨、股骨和/或胫骨的骨或骨关节坏死表现，经综合分析，并排除骨岛等正常变异和其他骨病，可诊断减压性骨坏死。⑤对疑难病例，应作诊断性加压以明确诊断。

此病疼痛症状须与一般外伤和炎症相鉴别，以及与其他潜水疾病如肺气压伤、急性缺氧、氧中毒及氮麻醉等鉴别清楚。减压性骨坏死需与骨岛、长骨骨髓钙化等正常变异和髋骨关节病等骨病鉴别。

转归与预后 此病经过正确治疗，治愈率很高。但如果延误了治疗，或发病时病情严重，有时可导致死亡或留下后遗症。较多见的减压病后遗症有脊髓损伤

和减压性骨坏死。

预防措施 ①正确选择减压方法、严格遵守减压规则是预防此病的根本措施。②进行作业人员就业或定期体检。③养成良好卫生习惯，建立合理生活制度，保证合理营养。④一旦出现高空减压病症状，应及时下降高度。

（高钰琪 罗 红 田怀军）

zhùzhā huánjìng wèishēng

驻扎环境卫生（station environmental hygiene and sanitation）

针对军队驻扎环境的特殊性，运用军事预防医学相关理论与方法，研究和评价部队驻扎环境中各种外界环境因素对军人健康及生存的影响规律，提出相应的卫生学要求，以便采取各种措施避免有害因素、利用有益因素，以保证军人生存和健康、维护军人作战能力的卫生学实践。驻扎环境卫生是军队卫生工作的重要组成部分。

军队平战时的生活环境也叫驻扎环境。军人是特殊的群体，具有较强的流动性，因此军队驻扎环境是多种多样的，如坑道、阵地、野营、帐篷、雪窝、战场、演练场、救灾区、高原等特殊环境，涉及的环境因素也极为复杂。有些情况下军队的驻扎环境就是作业或战斗环境，如坑道、阵地、战场等。驻扎环境影响健康的因素按其属性可分为物理性、化学性、生物性三类。物理因素主要包括气象条件、微小气候、噪声、振动、非电离辐射、电离辐射等。环境中化学因素成分复杂、种类繁多。自然环境中天然存在的各种无机及有机化学物质，绝大部分是人类生存和健康所必需的，但也有一些天然物质不利于人类健康，如地质结构中过量存在的砷、氟等元素及其化合物。对人类健康威胁最严重的是各种人工合成的化学物质。生物因素主要指环境中的动物、植物、微生物，以及它们产生的各种具有生理活性的物质，其中与人类健康关系较为密切的有细菌、真菌、病毒、寄生虫和一些变应原（花粉、真菌孢子、尘螨、动物皮屑等）。驻扎环境中影响健康的因素以空气、饮用水、食物、土壤、服装装备等为介质作用于机体。

不同驻扎环境的卫生学要求见营区卫生和野营卫生。

（舒为群）

yíngqū wèishēng

营区卫生（camp hygiene and sanitation）

针对部队营区环境的特点，运用军事预防医学相关理论与方法，研究和评价驻扎环境中各种外界环境因素对军人健康、军事训练及军事作业能力的影响规律，提出相应的卫生学要求，以便采取各种卫生学措施避免有害因素、利用有益因素，以维护军人军事作业能力、保障军人健康的卫生学实践。营区卫生包括营区规划卫生、营舍卫生、营区绿化、营区污物处理学要求、营址选择卫生学要求、营舍的卫生学、营房的设计和建筑、营区的绿化、营区污物处理、公共场所卫生等。军医应经常进行卫生指导、监督和参与管理。

营区是部队进行基本军事训练、工作学习、文化娱乐和生活休息的场所。官兵大部分时间都在营区内生活，营区卫生条件好坏直接影响官兵的健康。因此，创造良好的营区卫生环境与适宜的训练、生活居住条件，是保障官兵健康，预防疾病的重要措施，也是中国军队现代化建设的重要内容之一。

（舒为群）

yíngqū guīhuà wèishēng

营区规划卫生（camp planning of hygiene and sanitation）

从卫生学的理论出发，结合部队任务和经济状况，把营区各组成部分合理地布置在一定区域内，并为部队人员创造良好的训练、学习、生产条件和生活环境所应遵循的卫生学要求。营区规划是对营区的办公区、训练区、生活区、仓库区、生产区、绿化区等地进行科学规划，以适应部队人员训练、生活和生产活动的需要。

营区规划卫生要尽可能创造良好的居住和训练条件，提供良好的小气候与合理的日照，保证指战员身体健康，提高训练水平。在建筑营舍时应注意实用、经济、卫生，在可能条件下，顾及建筑的美观，并有适当的地区进行绿化。营区规划卫生包括营址的选择、营区布局、营舍的朝向、形式、间距要求等内容。

营址选择 选择营址时应详细调查对营区规划影响较大的当地环境状况，以便充分利用有利自然因素，避免不良环境因素对军人居住、生存及健康的影响。应重点考虑的因素：①安全第一。一是战略上的安全，即能满足快速采取军事行动的要求，又便于部队的防护；二是自然灾害防护方面的安全，选择无强风、山洪、泥石流、地震等自然灾害威胁的地区；三是流行病学方面的安全，营址应选择无地方病、自然疫源性疾病、无严重的工业和农业生产导致的污染发生的地区。②有无水源。此是确定营址的重要条件。没有自来水水源时，营区必须修建自备水源。此时应首先选择水量充足、水质良好、便于防护的地下水，尤其是深层地下水。要注意清除可能的污染源。至少距离环境污染源 1.0～1.5km 以上，并尽可能在其上风向。选择江河水时，应将取水点设在城镇和工业企业的上游，并建立卫生防护带。③环境卫生，有利健康。从卫生学要求上，理想的营区要地势较高，易于排水，向阳干燥，通风良好；土壤的性质和卫生状况也有密切关系。疏松干燥的土壤在需氧菌的作用下，能够促进土壤自净，并容易渗透雨雪水，使营区的地面干燥，卫生状况良好。因此，在选择营区内的居住区用地时应注意土壤的性状，地基土壤宜砂性或砂性黏土。地下水位在房屋基底部 0.5m 以下，土地污染情况及放射性本底值应符合卫生要求。

营区布局　营区通常包括指挥领导机关和训练地区、宿舍区、武器和车辆技术装备场所、文化娱乐场所、生活和各种服务部门、仓库区及道路与绿化场地。此外，营区还应考虑雨水排除和污水处理设施。卫生队或医院污水、猪圈污水、粪便污水均应有无害化处理措施。应有符合卫生规范的垃圾处理场所。绿色植物有调节空气成分、防尘、净化有害气体、减少噪声、改善小气候的作用。在营区规划时，应充分注意利用这种自然因素，尤其是在东北、华北、西北地区的营区。为防风沙，宜在风沙吹来方向建筑围墙，种植防护林。

从配置上，指挥领导机关为主要建筑，应建于营区中心位置，其余房舍应根据用途和联系，配置在适宜的位置上。按卫生学要求，有污染产生的场所，如车库、厨房、公共厕所、猪圈、垃圾处理场、污水处理站等均应与办公和生活建筑保持一定的距离，并设置于下风侧。在营区总面积中，

建筑面积不宜超过 15%～20%，其余 80%～85% 应用于修筑道路、操场和绿化等。

营区建筑　中国幅员广大，气候复杂。中华人民共和国建设部在《建筑气候区划标准》GB 50178-93）中将全国划分为七个建筑气候区，对各区的建筑提出了基本要求。例如，第四建筑气候区的气候特征是长夏无冬，温高湿重，气温年较差和日较差均小；雨量丰沛，多热带风暴和台风袭击，易有大风暴雨天气；太阳高度角大，日照较小，太阳辐射强烈。因此该区建筑物必须充分满足夏季防热、遮阳、通风、防雨要求；还应注意防暴雨、防潮、防洪、防雷电；某些地区还应注意防热带风暴和台风及盐雾侵蚀等。

营舍的朝向、间距与形式要求　应以满足适宜的日照和通风，方便活动，不受干扰，安全防火为原则。

朝向　选择的原则是使营舍在冬季能获得尽量多的日照，夏季能避免过多的日照并有利于自然通风。中国绝大部分地区在北纬 45°以南，南向房屋夏季日照时间短，冬季日照时间长，而北、东北、西北向夏季日照较多，东、西向则日照夏季多而冬季少。因此，从日照角度考虑，营舍朝向宜尽可能选择坐北朝南或东南。而且中国夏季多东南风，冬季多西北风，有利于夏季通风。另外，应将主要房间如办公室、卧室朝南，而将辅助房间如厕所、储藏室设在北面。只有医院手术室需采光均匀宜在北面。在夏季较热地区，营舍的长轴最好与夏季主导风向垂直，以形成穿堂风改善室内微小气候。在寒冷地区则应考虑营舍长轴与寒风方向成小于

45°。当按风向、风速选择朝向与按日照朝向选择有矛盾时，则以当地具体条件和重要的卫生要求为主。例如，北方冬季较冷，室外活动较少的地区，营舍朝向选择以日照为主；而夏、秋季较热，冬季有一定室外活动地区，则选择朝向时以炎热季节通风为主。

间距　营舍之间的距离，主要应根据日照、通风等卫生条件与建筑防火安全要求来确定。除此以外，还应考虑环境噪声和光线干扰，绿化、道路及室外工程所需要的间距以及地形利用、建筑空间处理等问题。一般以前排营舍高度的 1.5～2 倍来考虑。若营舍前作为分队集合场所，间距应有 20m。

形式　为便于部队活动和采光、通风，士兵宿舍最好为单层行列式。风沙严重地区可采用周边式。宿舍一般不宜超过三层。楼梯、走廊、门均应有一定宽度，以便人多集中行动。

(舒为群)

yíngqū lǜhuà

营区绿化（camp afforestation）

植物有放氧、吸毒、除尘、杀菌、减噪、防风沙、蓄水保土、净化水质、调节微小气候及对有害物质监测等多种作用，因此营区绿化对改善环境质量有重要作用。中国规定民用住宅小区的绿化率不得低于 30%，集中绿化不得低于 10%。部队营区亦应参照此要求实行。

营区的绿化宜因地制宜，根据营区的自然条件，可采取点与面结合，平面与主体结合。除建筑物、操场、道路外，一切空地尽可能加以绿化。利用草坪、花坛、花园、果园、小片树林、行道树、塘边树、营舍墙面、斜坡岩壁垂直绿化等结合配置，形成

一个绿化系统。营区周围为防风或防噪声可以种植几米宽的高大乔木林带。办公楼、宿舍前可种植花草、矮小灌木。高大树木应与房屋保持一定距离以免影响采光和通风。道路两旁种植一两排树冠大的树木以形成林荫道。炎热地区可在营舍墙壁上种植攀缘植物，平顶营舍亦可在屋顶上种植花草以遮阳隔热。

为尽快发挥绿化的卫生效果，应选择树冠大、枝叶繁茂、生长、发芽快、落叶晚的树种，如榆树、洋槐、杨树、柳树、榕树、梧桐树等。靠近城镇的营区选择抗污染的花木如悬铃木、女贞、泡桐、大叶黄杨、臭椿等。医院可多种些花卉及能产生杀菌物质的树木如松、柏、樟树。家属区、幼儿园不应种植有毒的花木。为结合生产亦可种植果树、中草药等。

(舒为群)

yíngshě wèishēng

营舍卫生 (barrack hygiene and sanitation)

从卫生学的理论出发，结合部队任务和经济状况，对营区宿舍各部分的卫生学要求。营舍即军人住房，是营区内供军人休息和睡眠的场所。洁净、舒适、安全的营舍环境对军人健康十分重要。

基本卫生要求 ①应有适当的空间和面积，有利于通风、采光和活动，尤其是紧急情况下人员的行动。②微小气候适宜。必要时可采用通风、降温、采暖、隔热等设备。③光线充足，自然采光和人工照明能基本满足视功能的生理要求。④空气清洁，有适当的通风换气。⑤环境安静，能保证休息和睡眠。环境噪声白天不得超过 50dB (A)，夜间不得超过 40dB (A)。⑥卫生设备齐全，便于环境清洁和个人卫生。

卫生规模 营舍卫生规模是指根据卫生要求确定的容积、净高、面积和进深等。

居住容积 营舍居住容积是指每个士兵所占有的居住空间大小。居住容积大小关系到室内微小气候、空气清洁度和生活方便程度。居住容积是以每人每小时呼出二氧化碳 (CO_2) 量、居室换气次数和 CO_2 容许浓度计算出来的。空气中 CO_2 浓度达到 0.07% 时，敏感者已有所感觉。据此，居室中 CO_2 浓度的卫生要求不应超过 0.07%，即不应超过 $0.7L/m^3$。再结合室外空气中 CO_2 的浓度、每人每小时呼出的 CO_2 量及室内自然换气次数推算，则居室容积以 $25 \sim 30m^3$ 为宜。但是，中国《住宅居室容积卫生标准》(GB 11727-1989) 规定，全国城镇住宅居室容积卫生标准可暂定为 $20m^3/$人。中国军队居住容积以不小于 $10 \sim 15m^3$ 为宜。

净高 营舍净高是指从地面到天花板的高度，较高有利于采光、通风和室内微小气候的改善，较低有利于冬季保暖。中国《住宅设计规范》(GB 50096-1999) 规定居室净高为 $2.4 \sim 2.8m$，局部净高不应低于 2.1m，且其面积不应大于室内使用面积的 1/3。中国军队营舍南方净高不宜低于 2.8m，北方不宜低于 2.6m。采用双层床时，净高最好能达到 3.4m。

面积 居住面积是由居住容积和净高决定的。中国城市一般为 $4 \sim 6m^2$，中国军队营舍居住面积规定士兵为 $4.7m^2$，技术院校学员 $7m^2$。两床间距为 0.8m，最低不少于 0.5m。房间不宜过大，以班或排为单位较好。

进深 室内进深是指开设窗户的外墙内表面至对面墙内表面的距离，它与室内采光和换气有关。进深大的居室中，离外墙远的地点空气停滞不动，换气困难。室内采光在靠近窗户处得到的照度最大，离窗 $2 \sim 2.5m$ 处，照度显著下降。窗户越高，窗户上缘距天花板越近，直射光和散射光越容易深入室内。室内进深与地面至窗上缘高度之比称室深系数。室深系数在一侧采光的房间不应超过 $2 \sim 2.5$，两侧采光的房间不应超过 $4 \sim 5$。

通风换气 营舍的通风换气可以将营舍内污浊的空气与室外新鲜空气交换，同时也有调节温度与湿度的作用。其方法有自然通风和机械通风两种方式。自然通风主要通过门、窗、通风孔等进行空气交换，主要有温差通风与风压通风。温差换气是室内外温度差而产生的室外冷空气的进入。温差越大，通风量亦大。风压通风是风向营舍吹来时，在营舍向风面形成正压，风从门窗进入，而在营舍侧面及背风面则形成负压，将室内空气吸出。机械通风是利用风扇、抽风机、排风扇等机械造成空气流动。机械通风可以和采暖、降温、去除有害气体相结合。

采光和照明 合理的采光照明，可使视觉功能和神经系统处于舒适状态，可提高工作效率，防治近视。营舍的采光和照明可来自于自然光线和人工照明。

自然采光 自然光线的生理效应是人工光线所不能代替的，营舍最好是通过窗户直接采光。室内的自然照度至少需要 75lx，才能基本满足视觉功能的要求。室内自然采光状况常用采光系数和自然照度系数来表示。采光系数系指采光口有效采光面积 (一般指玻璃面积) 与室内地面面积之比 (也称窗地面积比)。一般宿舍为 1/10 ~ 1/8，办公室、教室 1/8 ~ 1/6，辅助性房屋 1/12 ~ 1/10。营舍自然采光还受窗外阻挡物的影响，必须考虑投射角与开角，如图所示。投射角是指室内工作面的水平线与工作面至窗上缘连线形成的夹角，投射角不应小于 27°。开角是指工作面至窗上缘与室外遮光物上端的连线所形成的夹角，开角不应小于 4°。

自然照度系数指室内水平面上散射光的照度与同时在室外空旷处散射光的水平照度的百分比。最小自然照度系数（室内最暗的工作点的自然照度系数）在一般宿舍、办公室、病房要求为 0.5，教室、阅览室、实验室、治疗室为 1.0，手术室、口腔科、分娩室为 1.5，浴室、厕所、楼梯、走廊等为 0.3。自然照度系数能反映当地的光气候、采光口（大小、位置、朝向）和室外遮光物等的影响，是比较全面的指标。

人工照明　应符合以下卫生要求：①照度足够。在卫生上 50lx 基本上可满足视力要求（一盏 25W 电灯距工作面 0.5m，照度为 50lx），最适宜为 100lx。②照度均匀。在工作面上或室内各点照度要均匀，以免眼睛频繁适应引起视觉疲劳。整个室内最暗点与最亮点的照度之比应在 0.25 以上。③避免眩目。视野中不应当出现光源或发光体。④照度稳定。光源亮度必须稳定，不晃动。⑤光谱接近日光。边远地区分散小分队，野营时缺乏电力，可用煤油灯、豆油灯和蜡烛等点燃性光源，缺点是光线弱，易晃动，能产生有害气体。可加反射镜，勤擦灯罩、安装简易滤烟器等保证光源质量。

温度调节　中国南北方气候相差较大，北方冬季寒冷，南方夏季炎热，需分别采取采暖和降温的措施，才能使营舍保持适宜的温度。

采暖　基本卫生要求：①温度与湿度适宜，并在时间与空间上分布均匀。②采暖设备不应有污染物产生。③采暖设备应使用方便，无潜在安全隐患。采暖的方式有集中式及分散式两种。集中式采暖常用热水采暖和蒸汽采暖。集中式采暖室温均匀且易调节，热效率高，燃料经济，不会污染空气，便于集中管理。分散式（局部）采暖常用手段有火盆、火炉、火坑、火墙等，适用于分散营舍、边防哨所或短期临时性取暖。设备简单经济，但易污染空气，室温不均匀、燃煤不经济以及烟道堵塞。应特别注意房间的通风换气，以免发生一氧化碳中毒。

降温　在营舍设计时，合理选择朝向，选用导热性差的建筑材料，中留空气层，门窗对开或对侧开窗以利于穿堂风，屋顶设隔热层和设遮阳等措施以减少太阳辐射照入或传入室内。也可加强绿化，如在营舍周围种植树木、营舍垂直绿化等。有条件时可设置空调、电风扇等进行机械通风。

防潮与防噪声　造成营舍潮湿的原因很多，如地下水位高、墙基无防潮层、住宅内积水、建筑材料吸湿性大、门窗无雨挡、采暖不足及日常生活等。因此，应针对原因采取相应防潮措施。例如，营舍外设排水沟，降低水位，排除积水；墙体与基础交接处设防潮层，墙壁外抹水泥砂浆；抬高室内地坪高度，室内外地面差不少于 30cm；防止屋顶漏水及雨雪从门窗侵入；加强冬季采暖；等等。

营舍的噪声可通过门窗、通风管道从空气中直接传播，或通过固体介质如楼板、墙壁传播。防止噪声，首先在营区规划时应将产生噪声的场所如训练场、车库等设在离办公楼、宿舍区较远地方，并用绿化带将之分开。在营舍建筑上采用隔声量高的墙壁，加厚双层墙中空气层，使空气厚

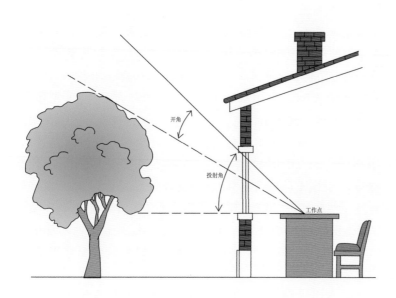

图　投射角和开角

度大于 1.5cm。楼板采用隔层，在两层间充填轻质吸音材料如木屑、煤灰渣等。有特殊要求的房间用夹板门和双层窗。

室内微小气候的卫生要求

室内（建筑物内）由于围护结构（墙、屋顶、地板、门窗等）的作用，形成了与室外不同的室内气候，称为室内微小气候，包括气温、气湿、气流和热辐射（周围物体表面湿度）四种气象因素，它们综合作用于人体，影响人体的体温调节。微小气候变动超出一定范围后，可导致机体体温调节紧张。如果长期处于紧张状态，就会影响许多系统（如神经、消化、呼吸、循环等系统）的功能，降低机体抵抗力，增加患病率。若温度过高，会引起体热增加，达到一定程度就会发生中暑；而温度过低，新陈代谢速度减慢，有甚者会发生冻伤。湿度过高，则影响热量的排出，增加体热，加速体内热蓄积；湿度过低，则会造成口干舌燥、咽部不适、头晕等。室内的微小气候要能保证大多数人的机体热平衡，不使体温调节功能长期处于紧张状态，能有良好的温热感觉和正常的工作效率。中国 2003 开始执行的首部《室内空气质量标准》（GB/T 18883-2002）对室内微小气候以及新风量提出了卫生要求，规定夏季空调室温 22～28℃，相对湿度 40%～80%，空气流速不大于 0.3m/s；冬季采暖室温 16～24℃，相对湿度 30%～60%，空气流速不大于 0.2m/s。新风量每人不低于 30m³/h。

（舒为群）

yěyíng wèishēng

野营卫生 （field camp hygiene and sanitation） 在野营期间对营地选择、营地卫生、生活管理

训练、撤离野营营地的清理及回营房时的卫生整顿，实施卫生监督，开展卫生防疫和救治伤病的卫生工作。野营是指部队离开了固定的营房，在野战条件下或是近似野战条件下进行军事训练、演习、抢险救灾，以及执行紧急特殊任务时的临时性居住场所。由于生活设施缺乏，受地理、气候和自然疫源地等不良环境影响大，在战斗、训练紧张，体力消耗大，物资供应不足时，往往给卫生防病工作带来很大困难。所以，应因地制宜地做好野营条件下的卫生保障工作。

部队在野营期间，不但任务重、劳动强度大、物资条件差，而且流动性大。随着野营地的转移，指战员经常遭受各种地理、气候、地区流行病等不良外界环境因素的影响。为保障野营部队人员的健康，顺利完成任务，卫生部门应根据部队的实际情况和任务，制订野营卫生计划。军事部门、后勤部门、卫生部门互相配合，做好野营流行病学侦察与防治，组织好野营前各项卫生防疫准备工作。野营卫生工作包括野营地选择、野营宿舍及其卫生学要求、特殊地区野营、野营污物处理等内容。

（舒为群）

yěyíngdì xuǎnzé

野营地选择 （selection of camping site） 在符合军事战术及野营训练要求的前提下，根据野营的方式、时间、季节气候条件和环境卫生状况等情况全面分析，权衡利弊确定野营的地点。部队卫生人员在参加营地侦察时，应从卫生学的要求提出建议。一般要注意以下几点。

卫生流行病学侦察 一般应从以下五个方面调查。①水媒传

染病流行病学调查：了解水源附近地区以往是否发生过水媒传染病，流行特点如何，目前有无肠道传染病的发生和流行，发病情况及与水源的关系如何等。②有毒有害物质污染水源及其中毒的调查：了解因水源受污染而发生的人、畜、植物急慢性中毒的情况。③与水有关的地方病和常见病的调查：了解水源附近地区居民与水有关的地方病和常见病的发病情况。④居民生活卫生状况调查：了解环境卫生、个人卫生状况，水源的利用、保护情况，有无水源卫生管理制度及执行情况等。⑤战时敌人使用生物战剂的调查：要仔细观察有无可疑迹象，是否有大量密集的昆虫、动物和可疑物质。

通过上述侦察，形成卫生流行病学侦察报告交给指挥部门以供军事行动参考。要尽量避开自然疫源地，在万不得已时，要采取特殊的防疫措施后才能进驻。

选择原则 军事野营地点的选择，应遵循以下原则：①安全第一。首要考虑的是人员装备的安全性与隐蔽性，有便捷的撤离路线；还要避开具有恶劣气象和环境自然灾害隐患的地方。要选择在地势较高而干燥、地下水位较低、阳光充足、空气新鲜、蚊虫较少、坡度不大的山坡上，以利雨水排除。注意防避雪崩、滚石，以及突如其来的山洪、涨水和泥石流，靠近河川营地位置要高于历年河道洪水上涨最高记录的位置，避免发生意外事故。周围不应有沼泽地带，要远离各种污物处理场和工矿区。②靠近水源和燃料，适当靠近公路和军事运输线，以便于生活必需品的补给。③营地要有足够的面积。营区面积要适宜野战营舍的展开，

防止过分密集而促使卫生状况的恶化。④营地布局要符合卫生学的要求，对厨房、厕所、污染处理场和停车场等，要与野战营舍保持足够的距离，并注意风向和地势的影响。通常，夏季时湖泊附近和通风的山脊、山顶是较为理想的设营地点，但不宜在高树下，以防雷电击伤。冬季时，向阳避风处、森林和灌木丛是理想的设营地，但要注意防火，防有害昆虫、动物的袭扰。还应避开山口和风口，以及易被积雪掩埋的地点，如崖壁的背风处，因为在这种地形上，风很快会吹起大量的雪将帐篷或遮棚埋没。

(舒为群)

野营宿舍

yěyíng sùshè

野营宿舍（field camping accommodation） 由于宿营地气候的不同，野营宿舍的适宜种类及卫生要求也有差异。中国军队野营宿舍有以下种类。

移动板房 部队野外居住时间较长时，可选用移动板房。该设置地面铺木板、油毛毡或用水泥抹平，有防潮、防暑、防寒作用，门窗较大通风采光较好，是野外较理想的居室。市售移动板房基本采用钢骨架构件进行镀锌处理，结构稳定可靠，屋面采用结构防水设计，不需另做任何防水处理，平战时都比较适用。

制式帐篷 部队装备的制式野战营舍，具有使用寿命较长、造价较低、便于部队在机动作战条件下运输携带的优点。中国军队有适用于不同地区的制式帐篷，如寒区的84型班用寒区帐篷、SNZ93-10班用棉帐篷、99型四人棉帐篷等，具有保暖、抗风、抗积雪载荷的特点；热区适用的有81型班用单帐篷、81型六人单帐篷、95型便携式5人单帐篷等。

除以上制式帐篷外，在行军作战中，还可以利用雨布搭成人字形帐篷，以避风雨。

架设帐篷要选地势较高且干燥的地点，夏季要在通风阴凉之处，冬季要选向阳避风之处。架设帐篷的地面用干土垫高10cm，要修平踏实，清除周围的杂草，帐篷四周要挖排水沟。帐篷之间要保持适当距离，一般前后至少5m，左右相距2.5m。夏季应拉大间距，以利通风；冬季可适当密集，以利保暖。帐篷内居住人员密度要适宜，晴天要掀开门窗换气。有条件时最好在帐篷内架设板铺；睡地铺应铺稻草，要定期曝晒。不要在帐篷内洗衣、晾衣物，以保持干燥。热区夏季为了防日晒，可在帐篷顶上覆盖稻草、树枝等，可以改善帐篷内的微小气候。要随时注意保持帐篷内的清洁卫生。

固定简易营舍 在野外，可因地制宜搭建形式多样的栖身场所，以保障战士的生存与健康。可参考的形式有：①茅屋。这是利用弓形钢板或就便器材搭制的较好的野战营舍，在防热、防寒、防风、防雨雪的性能上，均优于帐篷，适于比较长期的居住。在热区常就地利用竹木做梁架，搭成顶部两面斜坡或一侧斜坡草房，四周设有通风良好的门窗，顶上覆盖茅草，屋内架设高铺，具有防暑热、防风雨的效果。在寒区和冬季，通常可用竹木做支架，顶上覆盖茅草，搭成两面斜坡形的茅屋（图1）或圆形茅屋。茅屋四周应埋于地面下，前后用草帘、木料、泥土、雨布等堵实，以便保暖。为了防雨，茅草屋顶的厚度应不少于20~25cm，斜坡的角度宜超过45°。有些地区，也可利用高粱秸捆，搭成简易的小

窝棚。②风障。这是一种最简单的临时性营舍。埋两个立柱，即可搭成一面挡风的屏障（图2）。寒区冬季可把斜坡埋在地下，三面挡实，有利于抵御风寒；热区夏季，可把四周敞开，或搭成草棚，以挡日晒，而有利于通风。还可以利用雨布、芦席等其他就便器材，搭成简易棚帐，以避风雨。③平台。在热带地区，为了部队能够离开潮湿的地面睡觉，可用树木、藤、竹、茅草等材料，搭成高1.5m的平台（图3）。利用原有树木，白天可以遮挡太阳，晚上可以挂蚊帐防蚊。④雪窝。寒区冬季可以构筑雪窝。宜选避风处，先用柔软树条编成架子，再搭上带叶的树枝，然后盖一层20~30cm厚的雪，垒成雪窝后，

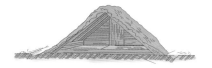

图1 斜坡型茅屋

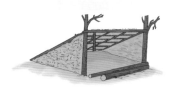

图2 防风屏障

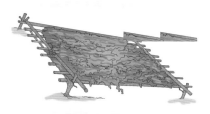

图3 平台

要洒水，使雪团更紧密地冻结在一起。或在雪地先向下掘出积雪，将冻雪割成大雪块，块块叠加，向颈部缩小，构成锥状体。顶上空隙（锥尖）用切成内小外宽的斜边体封顶。因雪中含有空气，有保暖作用，住人后加上人体散热，可使雪窝内外的温差达 10℃以上。

（舒为群）

tèshū dìqū yěyíng

特殊地区野营（field camping in special area）

部队在寒区、热区、高原、沙漠等特殊地区条件下进行军事训练、演习、抢险救灾，以及执行紧急特殊任务时的临时性居住场所。中国幅员辽阔，各地自然环境相差极大，不同地区野营时面临的卫生学问题有所不同。

寒区野营 中国寒区是指中国北部的冬季干寒地区，包括东北、华北和西北北部、青藏高原等地区。人体对低温有一定的耐受能力，但严寒和冷风能在几分钟内使暴露部位发生冻伤。因此，寒冷和冰冻造成体温过低是威胁生命安全的主要因素，寒区野营的重点是做好防寒保暖，预防感冒、冻伤，预防虫媒传染病。在居民点内宿营，一般防寒保暖条件较好。但进驻民房时，一定要进行消毒和灭虱工作。居民点外野营，要选避风向阳的地方。山谷、洼地，有利于避风。森林内野营，能御风寒，又利于隐蔽和取用木材及燃料，但要注意防火、防有害动物和昆虫。帐篷等临时营舍内，可用火炉、火堆取暖，较长时间野营最好采用地火龙，挖一个深坑（0.8m），炉子放在坑内，沿地面筑一个斜坡烟道，保温效果好，但要预防漏烟和一氧化碳中毒。要注意搞好野营的个人卫生，督促战士每晚用热水洗脚，每 7～10 天争取洗一次澡，实在困难时可用热水肥皂进行全身擦澡，更换内衣。若发现生虱现象，要及时采取灭虱措施。

热区野营 热区环境特点为地理环境复杂，气温高、热期长、日辐射强、湿度大、雨量多，有害昆虫动物多。热区野营应注意防中暑和危险动物侵袭。①防中暑主要从两个方面入手：一是减少受热、产热，促进散热。若野营地要选择在地势高、干燥、排水通风良好的地方或寻找其他阴凉处休息，以防烈日暴晒，行走活动的时间应尽量安排在清晨和傍晚，保证足够睡眠。二是开展耐热锻炼，提高机体耐热能力。②热区露营要避免有毒动物如蛇、蝎子、蜈蚣、蜘蛛、蚊虫的侵袭，要注意预防虫媒传染病的发生。在丛林活动时，要穿高腰鞋、袜子和长裤，并把裤腿扎紧，放入鞋套中，这样可有效防止蛇、蚊虫叮咬。也可在衣服、被褥上喷洒防蚊液、花露水、风油精，可有效驱赶蚊虫。若惊动毒蛇，不要惊慌，可保持原地不动，慢慢地拿出手巾等物品抛向别处，将蛇的注意力引开；若遇毒蛇攻击，可用树枝、石块或者利器猛击其头部将其打死。在热带丛林中行走时务必要携带照明和急救装备，点燃的火把可以赶走猛兽；宿营时，把青树枝、艾叶、青蒿、干橘子皮等放置在火堆上产生烟雾可以驱赶蚊虫。

高原野营 高原寒冷、低氧、气候多变，一般卫生条件较差，通常选居民点外野营。在有条件时，经当地政府同意，可短期借住寺庙，或在寺庙和居民点附近的"林卡"（园林）宿营较好。野营地应选在地势平坦、土质干燥、避风处；夏秋温暖季节，注意避开冰川、山洪地带，要清除营地周围 20～30m 的杂草，最好在主要风向一侧筑防风墙。注意预防高原适应不全症的发生，要和寒区野营一样，做好防寒保暖和野营卫生，预防虫媒传染病。

沙漠野营 沙漠地区气候特点为雨量少、水蒸发量大，气温高、昼夜温差大，风沙大、沙尘暴频繁，水源和食物稀少，动植物种类也相对较少，定位和行走难。沙漠中，威胁生存最大的因素是急性脱水、紫外线和红外线过量辐射造成眼睛和皮肤的损伤和危险动物的侵袭。沙漠野营要尽量减少体力活动，减少出汗量。沙漠里尽量着白色或者浅色的衣服、帽子，不仅能够隔断外界的热空气，又可防止热辐射，切忌头部暴晒。沙漠野营所携带的饮用水往往有限，应设法寻找自然界的水源，可根据生长植物的地方和有动物活动的地方寻找地下水源。沙漠里形形色色的仙人掌是天然的水库，其他植物有霸王树、野葫芦、凤凰棕榈等。沙漠野营还要防沙暴，沙暴来临之际应停止行进，背向风沙伏在地上。

（舒为群　陈济安）

yěyíng wūwù chǔlǐ

野营污物处理（waste treatment in field camp）

野营地粪尿、污水及垃圾的收集和卫生处理。按照卫生学要求处理野营污物，改善环境卫生，可有效地预防野营环境传染病和寄生虫病的传播和流行，是保证野营部队健康、完成野营训练任务的重要措施之一。

便坑的构筑：①便坑的位置，在宿营地点，为避免军民混用厕所，野营应构筑便坑作为临时厕所。便坑应设在营区的下风向，距住处不少于 15m，距厨房、食堂和水源 50m 以外。②便坑的形式，一般挖 30～60cm、宽 25cm、深 1m 的粪坑，坑间距 50cm，挖坑数以 15 人～20 人有一坑位计算。挖出的土堆于坑后。就地取材架搭便坑顶棚和设围，围外四周挖排水沟。

粪便的处理：便后用坑后的堆土掩盖，粪便堆积距坑口地面 20～60cm 时，以土埋实，其上堆约 50cm 高的土堆，易地另挖便坑。每天要对便坑进行药物灭蝇除蛆。有肠道传染病的患者，须单独挖坑，每日进行消毒。

垃圾的处理：收集垃圾的地方应选择在宿营区下风向，距厨房、水源和营舍 50m 以外的地方。每个连队挖一个垃圾坑，垃圾堆至约 3/4 时，覆盖 20～50cm 的土夯实。与传染疾病有关的垃圾，应及时焚烧，消毒后掩埋。

污水的处理：野营污水主要包括厨房污水（洗刷餐具、洗米、洗菜等）和生活污水（洗脸、洗脚、洗衣水）。野营时应重视污水的收集并进行无害化处理。一般用渗坑法处理野营污水，一个连队挖一个 1m³ 的污水渗坑，宿营时间长，也可挖 2 个污水坑交替使用。应在远离水源的地方构筑渗水坑，地下水位应在 2.5m 以下，避免污水积留。渗坑或渗沟内垫一层碎石，碎石层上垫一层稻草、树叶、树枝等滤材，滤材应 1～3 天清除更换一次，污染滤材掩埋或烧掉。

（舒为群　陈济安）

zhèndì wèishēng

阵地卫生（battle field hygiene and sanitation）　针对阵地环境的特殊性，运用卫生学及相关学科的知识和技术，研究和评价阵地环境中物理、化学和生物等有

害因素对工作效率和健康的影响，采取相应的卫生技术措施减少危害，改善生存条件，预防和控制疾病发生或流行，提高健康水平，保障人员战斗力的卫生学实践。

阵地是指部队进攻或战斗时，为消灭敌人、保存自己和取得战斗胜利，根据战略战术的要求预先构筑成工事的作战地区。一般依据构筑形式分为掩蔽型工事和暴露型工事：掩蔽型工事有坑道、永久性碉堡、避弹所、指挥所、救护所等；暴露型工事有散兵壕、战壕、交通壕和简单掩体等。依据构筑性能分为野战工事和永备工事两大类：野战工事分为掩体、猫耳洞、水滴状水泥工事和简易防炮工事等；永备工事主要指各种类型的地下坑道，有连营屯兵坑道、指挥坑道、通信枢纽、炮兵（导弹）坑道、地下医院等。阵地是战时一线指挥员生活和战斗的场所，由于任务频繁、条件较差、情况特殊，持续作战时对指战员的卫生保障难以顾及，往往造成大量非战斗减员，直接影响部队的战斗力。做好阵地卫生工作是军队卫生防疫的重要任务之一。

不同阵地环境的卫生学要求可见坑道卫生、掩蔽型工事卫生、暴露型工事卫生、特殊地域阵地卫生、战时阵地卫生和战场尸体处理。

（舒为群　陈济安）

kēngdào wèishēng

坑道卫生（tunnel hygiene and sanitation）　部队在进驻坑道期间根据坑道的环境特点，为保证指战员健康和旺盛战斗力所做的卫生工作。坑道是战争中为有效杀伤敌人、安全保护自己而建造的永久性工事。它不仅是战斗、训练的场所，也是部队日常生活、

宿营以及战时或特殊情况下救治伤病员的重要场所。坑道被覆严密坚固，即可防护常规武器对人体的损伤，又能有效地防护核化生武器的袭击。坑道多穿入山腹、深入地下，周围岩石与土壤形成的围护结构，使密闭坑道的内部气温稳定，冬暖夏凉。

坑道的结构通常分为主体与头部两大部分。主体是坑道的主要部分，包括房间和通道。头部分为头部工事与颈部。头部工事包括出入口、火力点、观察所等；颈部是头部工事和坑道主体的连接部分。坑道内通常筑成若干弯曲部分，如有 3 个以上出入口时，就产生坑道分支。根据分支长短和作用不同，又分为主坑道和支坑道。在一条坑道内，筑有许多房间，房间配置有办公室、休息室、电台间、动力间、储藏室、贮水库、坑道内厨房、厕所等。通道则是各房间及坑道头部之间的联络通道。为了防护核化生武器的袭击，在坑道入口必须设有消波室、滤毒通风装置，防止和消除冲击波和滤除有害物质，洗消间可在外界染毒情况下，对进驻人员进行洗消时使用。

由于坑道结构的特点，容积有限，通风不良，当有多人聚集及活动时，会产生一系列卫生问题，如空气的污染、潮湿、照明不足、供水困难、食品容易变质、粪污处理不便等。

坑道卫生工作的主要任务：①熟悉坑道环境的特点，掌握坑道内部微小气候及空气成分变化的基本规律及其对人体的影响，做好坑道内微小气候调控及除湿防潮御寒工作。②了解坑道内空气质量状况，进行有效的通风、空气净化及再生工作，以降低二氧化碳浓度，维持基本的氧浓度。

③为满足进驻人员在工作、战斗与生活上基本需要，做好坑道内贮水和贮粮工作，同时做好相应的卫生监督。④合理选择和配置坑道内照明光源，减少烟尘污染。⑤监测工事内机器及武器（如火炮）使用时的污染产生情况，控制噪声、硝烟、粉尘、电磁辐射等的污染。⑥妥善处理排泄物及生活垃圾，做好卫生学监督管理工作，防止传染病发生和流行。⑦在核化生武器袭击条件下，建立部队进驻坑道的卫生管理制度。

（舒为群　陈济安）

坑道微小气候 kēngdào wēixiǎo qìhòu

坑道微小气候（tunnel microclimate）　坑道环境的温度、湿度和风速三个主要因素。坑道微小气候的状况，主要取决于所处的地理位置、构筑深度及当地的地质等条件。外界气候的变化可对坑道微小气候产生一定影响，但作用甚小。

无人进驻的备用坑道，当长期密闭时，内部气温基本上维持在一个较为稳定的水平，不受或很少受外界气温的影响。坑道内气温高低与同等深度的土壤温度有密切的关系。坑道深度越深，土壤温度变化越小。长期处于密闭而又无人居住的备用坑道，尽管外界气温不断变化，而坑道内气温一年则能保持在一个较为恒定的水平。夏季坑道内气温低于外界，冬季则高于外界，当人进入坑道之后，会有冬暖夏凉的感觉。进驻时坑道气温的变化与进驻人员的多少及通风量的大小有关。一般情况下，进入的人数越多或通风量越小，气温上升越高。

无人居住的备用坑道，内部潮湿的高低因坑道所处的地区及季节的不同而有差异，特别是与坑道口是否密闭关系密切。南方坑道相对湿度高，长期密闭，变化不大；北方坑道湿度低于南方，如密闭门长期敞开，坑道内湿度年变化差别较大。有人居住的坑道，内部湿度的高低依进入人数及通风情况的不同而有所差别，与进驻前的湿度也有密切关系。

自然通风时，坑道内风速大小取决于坑道本身的结构（包括坑道的长短和各出入口的分布位置）及外界气流（包括风速与风向）等条件，坑道开口的多少及其分布位置对坑道内部气流的形成影响很大。坑道处于机械通风时，内部风速的大小及其分布情况与通风量及通风方式直接有关。

（舒为群　陈济安）

坑道空气污染 kēngdào kōngqì wūrǎn

坑道空气污染（tunnel air pollution）　坑道空气中因物理因素、化学因素及微生物因素导致的污染。其中化学因素占主要部分，主要来自人员进驻后呼出的二氧化碳；此外还有人员排泄物散发的臭气、炊事作业、点燃性光源、动力间散发的气体，以及枪炮发射产生的大量有害气体等，其中主要是一氧化碳、氨、硫化氢、二氧化硫、氮氧化物、挥发性有机物等污染。坑道物理因素污染主要包括颗粒物、氡气、噪声、微波、电离辐射、电磁辐射污染等方面。坑道微生物污染主要有各种细菌、真菌和病毒等。

二氧化碳污染是坑道通风不良和密闭时经常遇到的问题，随着二氧化碳浓度的增加，氧含量亦会下降。一般情况下，坑道内二氧化碳浓度的升高与人员进驻数量、劳动强度的大小、照明光源的种类、能源机器的多少，以及其他原因如食品腐败等有关。健康人在坑道内长期居住时二氧化碳浓度不能超过1%，人员安静生活时二氧化碳浓度限值为3%（亦称生理上限或安全上限），二氧化碳最高浓度限值为5%（亦称生理极限或耐受上限）。

消除坑道内空气污染的卫生措施主要包括通风换气、空气再生和加强坑道卫生管理。在不密闭的情况下，可借助各坑道口之间的风压及坑道内外温差进行自然通风。当外界遭到核化生武器袭击时，可将外界空气经过消波装置，再经过过滤吸收装置，然后送入坑道。也可采用密闭循环通风，即利用坑道内回程空气。当通风换气难以做到时，可以采用空气再生办法，消除二氧化碳、补充氧气。坑道内灯火自行熄灭或部分人员出现头痛、头晕、气喘时开始撒布生石灰可有效去除二氧化碳。氯酸盐氧烛、过氧化物再生氧板等再生氧装置可在消除二氧化碳的同时快速补充氧气。

（舒为群　陈济安）

坑道照明 kēngdào zhàomíng

坑道照明（tunnel lighting）　为使人员在深入地下的坑道内便于行动所采取的照明措施。一般坑道内的通道平均照度应不低于8lx，进行视力作业时平均照度多不低于30lx；卫生坑道的手术台上至少应有200lx的照度。为了减少出入坑道对视觉明暗适应的负担，在可能条件下，夜间照明由内向外逐渐降低，白天由内向外逐渐增强。

可采用电灯、电池灯、手电筒等电源性照明或者马灯、带罩煤油灯、无罩煤油灯、汽灯、植物油灯、蜡烛等点燃性光源的照明。电灯照明是坑道的理想光源，亮度大，不耗氧，不污染空气，能在密闭低氧条件下应用。电池灯具有与电灯同样的优点，且不用动力电源设备，适于战时使用。

点燃性光源来源容易，使用简便，缺点是光照度低，耗氧多，产生二氧化碳和烟尘。为减少烟尘提高亮度，可对点燃性灯具加以改进，如对煤油灯改为加滤烟罩煤油灯和扁口煤油灯，对马灯改为单向或双向聚光反光灯。

（舒为群　陈济安）

kēngdào fángcháo

坑道防潮 （ tunnel moisture proofing）

为消除坑道潮湿所采取的各种措施。坑道内通常比较潮湿，南方坑道相对湿度多在90%左右或更高，北方坑道多在60%~80%，夏季不论南方还是北方坑道，相对湿度往往都在95%以上。人员在坑道内长时间停留时应注意防潮，以减轻进驻坑道人员的不适感。

潮湿原因 坑道构筑不良、被覆不好而产生的渗水、漏水，坑道内外温差所形成的凝结水，人员进驻后呼出的气体，以及潮湿衣物表面蒸发水分等因素都会造成坑道潮湿。通常被覆坑道的渗、漏水能使坑道的局部地段潮湿，坑道内外温差所形成的凝结水能造成整个坑道潮湿。呼出水蒸气的多少与进驻人员的劳动强度有关。就餐、洗漱等生活废水处理不当、蓄水池管理不善也可加重坑道内潮湿。

潮湿对人体的影响 坑道潮湿可使进驻人员精神上和生理上均有不舒适的感觉。坑道潮湿能破坏人体正常体温调节。一般情况下，夏秋季坑道壁的温度比较低，成为较强的负辐射源，潮湿坑道壁的热容量及导热性都较大，将从机体夺走过多的热，是类风湿疾病发病诱因。坑道内外会形成较大的温度差，如果在出入坑道时不注意增减衣物，很容易患感冒、上呼吸道感染等疾病。

防潮方法 一般可采用冷却通风、排水堵漏、隔潮吸湿、化学除湿、加强生活管理等方法消除坑道潮湿。①冷却通风：主要作用在于减少热空气进入坑道后产生凝结水，利用冷却通风道的坑道壁表面温度低，坑道外热空气进入通风道的预冷段，再经连接风道进入弓字形通道，使空气与通道壁充分接触并冷却成凝结水，最后经排水沟流入集水坑。②排水堵漏：对渗水和漏水，要采取有效的排水和堵漏措施。在构筑坑道时，其地面应具有一定的坡度、并构成鱼脊式路面。通道地面两侧修筑排水沟，可排除积水和生活废水。沟上加盖，防止水分蒸发。③隔潮吸湿：在构筑坑道或进驻坑道前，可采用隔潮材料如木丝板、纤维板、偏氯乙烯涂层覆盖于坑道壁或加顶棚。地面垫高后铺油毛毡和地板隔潮。对坑道内潮湿，亦可用海草或海水浸湿晾干的稻草、山草、水泥袋纸、报纸等进行吸湿。④化学除湿：可将除湿剂装填在机械通风系统中和局部挂、吊在坑道内使其吸收空气中的水分而达到除湿的目的，常用的化学除湿药品有活性炭、硅胶、活性氧化铝、氯化钙、钙镁吸湿剂等。⑤加强生活管理与体育锻炼对做好防潮除湿具有重要意义。冬季和初春及深秋季节坑道外气温较低，空气比较干燥，在注意保温的前提下，可经常打开防护门，使干燥空气进入坑道，降低内部湿度。夏季外界气温较高，除保证必需的通风换气外，尽量减少入口，关闭备用出入口；不要随地泼水，凡盛水容器一律加盖；要经常晾晒被褥、草垫、粮食及装备，防止受潮霉烂。进驻坑道人员要积极参加体育锻炼，增强机体抵抗力，提高身体素质，同时应注意劳逸结合，避免过度疲劳和精神过度紧张。

（舒为群　陈济安）

kēngdào jǐshuǐ wèishēng

坑道给水卫生 （ water supply hygiene in tunnel）

针对坑道内所需生活用水所采取的卫生措施。坑道内如能找到内部水源或有漏水部位与地下潜水相连时，最好在坑道内打井，这样既可以解决防潮问题又可以贮水备用，且水质良好，水量充足，取用安全，无污染威胁。当坑道内无水源时，应当修筑贮水池；贮水池大小和水量应根据坑道大小、战术要求及进驻人数而定；贮水池应深入地下或半地下，远离厕所；其结构应构筑坚固，不漏水、不渗水，四壁与底面光滑易洗刷，灌水口应设木门或用木盖密闭加锁；取水口安装水龙头，接水的地面要设暗排水沟，以利随时排出积水。在水源紧张情况下，可用各种容器贮水如缸、桶、箱、罐、坛等。

灌入贮水池的水在灌入前要进行水质检验，对不符合饮用水卫生要求的水要先进行洁治消毒处理。贮水容器和运水工具在使用前要清洗干净，消毒后才能使用。贮水入池后，常用超量氯消毒；消毒后测定余氯并进行细菌检验，如符合饮用水卫生要求，可以贮存备用。同时要加强坑道贮水管理的制度化，专人负责，加盖上锁，保证水源安全。要定期观察水的变化和检验水质，贮水后2~3周检查一次，水质稳定后可3~5个月观察一次。禁止个人水杯、饭碗、脸盆、水桶等不洁净容器直接从贮水容器中取水，尽量使用坑道外水，保存和节约贮水以备急用。

（舒为群　陈济安）

坑道粪污处理 （treatment of excrement and urine in tunnel）

kēngdào fènwū chǔlǐ

有效降低坑道内粪便中生物性致病因子数量、使病原体失去传染性的处理过程。坑道内粪污若不妥善处理，将会污染坑道内空气、滋生蝇蛆、传播疾病，做好坑道内粪污处理显得尤为重要。坑道内常用的厕所有坑道内深坑厕所、坑道内冲水厕所和坑道内便桶抽气厕所。坑道内深坑厕所，是厕所建在坑道内的永久性的深坑，粪污直接贮在粪坑内，除设有抽气孔外，在入口处可设门防止臭气逸出；坑道内设冲水厕所，深挖大便槽沟，用水泥砌成，并设有蹲位与地下污水管相连，直通坑道外粪便渗井。在便池旁设污水缸，将平时使用过的生活污水贮在缸内，大便后用此水冲走粪便；坑道内也可设便桶抽气厕所，根据进驻人数设置便桶，将便桶放入事先挖好的坑内，四周罩以木板箱或筑成水泥槽，上面搭蹲位木板，木板上留入粪孔并加盖，使便桶密封起来。便桶应坚固、易洗刷，或涂漆防止腐烂。厕所内设抽气管用抽气机将臭气抽到坑道外。

坑道内最好用有盖尿桶收集尿液。在尿桶内事先加入一层福尔马林溶液和废机油，尿后自然封闭。亦可因地制宜用各种桶罐，上方开口放一漏斗，漏斗上放一乒乓球，小便时浮起，尿液流入后将口堵死，尿臭不易逸出。

坑道内粪污的除臭可采用活性炭、砂土、炉灰、石灰覆盖以隔绝臭气的传统方法，还可以使用3：1石灰木炭除臭剂、除臭净、332除臭剂、甲醛油混合除臭剂以及紫外线除臭法。

（舒为群　陈济安）

掩蔽型工事卫生 （hygiene in tunnel fortifications）

yǎnbìxíng gōngshì wèishēng

部队在进驻掩蔽型工事期间根据其环境特点，为保证指战员健康和旺盛战斗力所做的卫生工作。掩蔽型工事指建于地下的各种防御设施，分为军用及民用两类。军用掩蔽型工事主要为各种地下坑道；民用的有四种，一是私用的，即私人住宅、居民小区房屋的地下室，一般可容纳 7~50 人；二是公用的，如地铁、隧道，医院、仓库的地下设施等，可容纳上百人甚至几千人；三是重要部门专用的，主要指邮政、通信、广播电视等地下防空设施；四是用于国家机要、文物馆、档案馆等地下防空设施。

掩蔽型工事由防护层和支撑结构组成，主要用于抵抗炮弹的爆破作用，削弱核武器的综合杀伤。掩蔽工事的入口处，应设置防护门或防护密闭门。有防毒通道的工事，应在通道内设置密闭隔墙和密闭门，以防化学毒剂或放射性物质侵入掩蔽室。重要部门的掩蔽工事应设置过滤装置，如防御细菌战剂气溶胶的工事，还应设高效过滤通风系统和洗消设备。

掩蔽型工事多在地下或半地下，内部气温比外界气温稳定，气温在寒冷季节比露天工事高。但掩蔽工事内寒冷、潮湿、负辐射对作战人员的健康仍有影响，必须因地制宜地采取防寒采暖措施。掩蔽型工事内采暖方法可用空调、暖炉、电炉、煤炉等，并设烟道排烟，避免暴露目标。掩蔽型工事内若无条件取暖，可在泥土地面上铺木板，两壁或隔墙加木板层，以提高地面、墙壁表面温度，减少负辐射的影响。掩

蔽型工事的主要卫生学问题可见坑道卫生。

（舒为群　陈济安）

暴露型工事卫生 （hygiene in open fortifications）

bàolùxíng gōngshì wèishēng

部队在进驻暴露型工事期间根据其环境特点，为保证指战员健康和旺盛战斗力所做的卫生工作。暴露型工事也称为露天工事，主要有掩体、战壕、堑壕、交通壕、散兵壕及猫儿洞等，具有防御枪弹和弹片对参战人员的杀伤，并能削弱原子武器杀伤作用。堑壕、交通壕的结构深而窄，能够避免光辐射烧伤，减轻冲击伤和核损伤。猫儿洞系在堑壕崖壁、兵器掩体崖壁上挖成的单人或双人洞状掩体，跨度小、抗力大，具有明显的防护作用。暴露型工事构筑上除应满足战术要求外，尽可能做到排水防潮、防寒保暖、防暑降温和妥善处理粪污。

暴露型工事的主要卫生学问题是潮湿、寒冷和粪便、污物及个人卫生处理等。战士在露天工事值勤，常发生上呼吸道感染、多种皮肤病、关节炎、浸渍足和战壕足等疾病。在卫生学上主要应注意：①预防浸渍足和战壕足，在寒冷潮湿条件下的战斗人员，要做到三防，即防寒（服装要宽松、保暖、不透风，特别注意手、足、耳的保暖）、防湿（要保持鞋袜干燥、湿了勤换）、防静（静止时肢体应不时地活动，避免久站不动）。②注意个人卫生。野战防御工事居住条件差，长期防守部队要及时轮换休整，组织教育部队加强日常卫生整顿，夏季部队可就地取材构筑简易的淋浴设备。③做好饮水与饮食卫生。前沿阵地尽量利用当地水源，为防止敌人投毒应保护好水源。如果没有

可利用水源应修建水泥贮水池或利用就便器材贮水，也可利用塑料布、篷布等收集雨水，以备缺水时饮用。阵地上水质主要改善措施是澄清与消毒。条件允许应尽量供应开水。防御作战，由于受特殊条件制约，指战员食品供给往往没有可靠保障，各级卫生人员必须指导炊事员作好阵地食品卫生工作。严禁食用腐败变质食品；缴获食品必须经检验合格方可食用；罐头食品用前检查，并一次用完；严禁食用不认识的野菜、野果和蕈类。有条件时每日应送三次热菜、热饭，条件不允许时，可送两次，中间可用军用干粮、罐头或其他糕点补充。原则上不食用剩菜、剩饭。

（舒为群　陈济安）

tèshū dìyù zhèndì wèishēng
特殊地域阵地卫生 （battle field hygiene in extreme region）

部队在进驻寒区、热区、高原等特殊地域期间根据其环境特点，为保证指战员健康和旺盛战斗力所采取的卫生工作。中国幅员辽阔，最东端在黑龙江和乌苏里江的主航道中心线的相交处，最西端在帕米尔高原附近，东西跨经度超过60°，东西相距约5000km；最南端在曾母暗沙、最北端在漠河以北黑龙江主航道的中心线上，南北跨纬度约50°，南北相距约5500km。横跨五个气候带，即热带气候、亚热带气候、暖温带气候、中温带气候、寒温带气候、高原气候，其中尤以热区、寒区和高原最为特殊。由于国家安全和军事战略的需求，有大量的官兵部队在这些特殊地域驻守，阵地卫生也有一定的特殊性，可见寒区阵地卫生、热区阵地卫生和高原阵地卫生。

（舒为群　陈济安）

hánqū zhèndì wèishēng
寒区阵地卫生 （battle field hygiene in cold area）

部队在进驻寒区阵地期间根据寒区的环境特点，为保证指战员健康和旺盛战斗力所采取的卫生措施。中国寒区面积约4.174×10^6km，占中国陆地面积43.5%，包括东北大部、内蒙古自治区、河北北部、宁夏和甘肃北部、新疆维吾尔自治区北部和西北部等。寒区的气温低，长年平均气温低于10℃，冬季漫长，降雪期和结冰期长，积雪和冻土层厚。

卫生学问题　寒区阵地卫生要注意寒区环境可能带来的卫生学问题，如呼吸道传染病、虫媒传染病容易在场所拥挤、卫生条件差的情况下传播；用火取暖容易发生一氧化碳中毒、烟雾刺激及火灾等；野外作业易发生滑坠外伤及雪盲。而人体的生理调节能力有一定限度，当寒冷强度或寒冷暴露时间超过人体的生理调节功能时，则将产生寒冷损伤，简称为冷伤。寒冷损伤是寒区冬季的常见病，主要包括冻疮、战壕足、浸渍足、冻伤和体温过低。一旦发生冷伤，要将患者迅速脱离寒冷环境，转移到防风保暖处，利用一切可能的手段加以保温，有条件的可采用温水（38~42℃）快速复温，也可将手或足伸入自己或同伴的腋下、腹股部、胸前，靠体部热量进行复温。如果情况允许，尽量后送，但要注意保温和防止外伤。

卫生工作　在寒区作业的官兵要加强对寒冷环境的习服训练，在低温环境下进行一定时间、一定强度的活动，以及反复多次的寒冷暴露以提高人体对寒冷环境的耐受能力，体育锻炼、冷水锻炼、冷空气锻炼等反复均可单个

或联合采用。加强寒区环境的卫生防护措施包括：①组织管理。入冬以前，要对部队进行思想教育，树立战胜严寒的信心，同时还必须进行寒冷环境与健康的科学知识教育，消除对严寒的恐惧心理，掌握防护方法，同时还要充分做好防寒的物质准备。②防寒保暖。当外界温度低至7℃时应考虑采暖。在寒冷季节从事室外作业时应配备防寒服、鞋、帽、手套等，服装要避免潮湿，手足不可束缚过紧，以免影响血液循环。保持鞋袜、衣服干燥。作业过程中应防止过热，可减少衣服层次，适当打开开口部，注意劳动节奏，以免大量出汗弄湿衣服，以防止汗液蒸发后在外层衣服中凝结而使水分集聚。野外宿营地选择除从战术上考虑外，应选干燥、向阳、避风的场所，注意避开坠岩、雪崩等危险地区。在没有特殊防护的情况下不能在寒冷潮湿的环境中睡眠。③做好卫生监督。根据部队的任务做到早准备、早发现、早治疗，卫生人员应制订卫生预案，并深入现场进行卫生指导。对体弱、急性病、伤员、有冷伤病史、外周神经或外周血管疾病，以及心、肺等慢性病患者应根据具体情况安排勤务，并进行重点监护。在耐寒锻炼过程中，习惯性冻伤（冻疮）者不能参加冷水锻炼，锻炼过程中发生感冒、冻伤者应暂时停止锻炼。

（舒为群　陈济安）

rèqū zhèndì wèishēng
热区阵地卫生 （battle field hygiene in hot area）

部队在进驻热区阵地期间根据热区的环境特点，为保证指战员健康和旺盛战斗力所采取的卫生措施。热区环境指年最热月平均气温高于或等

于25℃的地区，包括干热环境和湿热环境。中国干热气候区域主要在徐州、郑州、西安一线以南的湘桂内陆、江淮流域、秦岭及其以南地区，这些地区夏季较短，但其炎热程度却超过沿海湿热气候，是中国夏季的酷热中心；湿热气候区域主要在长江以南的东南沿海，如浙江、福建、广东、广西、海南、台湾等省份。

卫生学问题 因热区阵地环境的特点可能带来的卫生学问题：①阵地污染因素多。温度较高地区敌我双方尸体容易腐烂，导致阵地空气污浊，对指战员身心健康影响极大。②高温潮湿。热区阵地兼具高温及高湿，相对湿度多在80%以上，不仅影响个人卫生，还易诱发中暑、腰腿痛、皮肤病及疲劳。③阵地往往缺水或水质不良。山岳林地虽然溪流纵横，但水质污染严重，战士饮水十分困难。④食物中热能供给不足，热食难以保障。

卫生工作 热区阵地卫生工作包括以下方面。①加强对炎热环境的习服训练，防止中暑发生。具体措施包括：a. 卫生准备工作。在进入夏季之前，加强宣传教育，使干部战士能识别可能发生中暑的环境和时机，以及中暑先兆，具有防止中暑的基本技术技能。结合部队的任务做好物质准备，筹备足量的各种急救药品、防暑降温器材和设备，对基层卫生人员进行业务培训等。b. 开展耐热锻炼，提高耐热能力。c. 合理补充水盐可以提高机体的耐热能力，防止中暑的发生。d. 加强营养，合理膳食。在保证营养供给的基础上，还应注意膳食制度、烹调技术、就餐环境、进食时间和三餐热量的合理安排。e. 科学安排军事活动，防止疲劳。f. 减少吸热产热，促进机体散热，注意遮阴、通风、洒水降温和个人防护。g. 搞好卫生监督，有先兆中暑时，应立即采取措施进行处理。②保持阵地环境卫生。平时注意环境的清洁整理，特别是排泄物的卫生处置，减少污染源；战时应及时处理敌我双方尸体，减少空气污染。③做好饮水饮食卫生工作。积极寻找水源，对饮用水必须洁治消毒后才能提供战士饮用。食物尽量多元化，保障热食供应。

（舒为群 陈济安）

gāoyuán zhèndì wèishēng

高原阵地卫生（battle field hygiene in highland） 部队在进驻高原阵地期间根据高原的环境特点，为保证指战员健康和旺盛战斗力所采取的卫生措施。中国是一个多山的国家，海拔在3000m以上的高原地区约占全国总面积的1/6，主要集中在西藏、新疆和青海地区。高原环境具有大气压低、氧分压低、日照长、太阳辐射强、电离辐射强、气温低、风大、干燥、空气离子化程度高等气候特点。

卫生学问题 高原阵地卫生要注意高原环境可能带来的卫生学问题：①低氧作为高原主要自然环境因素，可引起一类高原特发性的疾病，即高原病，是由于人体对高原低压性缺氧不适应，导致机体发生一系列病理生理改变而引起的各种临床表现。高原病是高原地区的常见病和多发病，对高原居住者健康和高原部队战斗力造成严重影响。高原低氧对人体健康的急性影响表现为急性轻型高原病、高原肺水肿和高原脑水肿；高原低氧对人体健康的慢性影响表现为高原红细胞增多症和高原心脏病。②高原气温低，温差大，气温变化剧烈。当气候发生急剧变化时，身体不能立即做出相应的反应，从而导致疾病发生或使病情加重，因而在高原地区易发生感冒、咽炎、肺炎等呼吸系统疾病，同时亦易患急性心肌炎、高原性心脏病和风湿热、关节炎等疾病。高原地区太阳辐射强，在室外作业时，容易受到太阳辐射的伤害，引起视觉疲劳甚至热损伤。高原环境中紫外线辐射强，对人体健康影响较大，尤其有积雪存在时，因反射作用使得紫外线更强。角膜和结膜吸收紫外线后，引起眼部损伤，发生雪盲（即急性角膜炎和结膜炎）。紫外线可作用于眼睛晶状体，引起晶状体浑浊，使得高原地区的白内障发病率显著高于低海拔地区。此外，长期紫外线暴露还能引起皮肤干燥和炎症，形成色斑；损伤细胞的弹性纤维，使皮肤失去弹性而加速衰老。太阳镜、大檐帽、草帽是较好的太阳辐射防护用品，能够有效地防止太阳辐射对眼睛的损伤。减少皮肤裸露和在裸露部位涂抹防晒霜可以有效防止紫外线对皮肤的损伤。

卫生工作 在高原作业的官兵要加强对高原环境的习服训练与卫生防护，人员在进入高原后，机体承受低氧刺激，其反应逐渐减弱，此即是高原习服的形成，这一过程需要一定的时间，一般3周至3个月可基本完成。在进入高原环境之前，通过人为的方式，也可促进人员的高原低氧习服。①健康体检：通过健康体检，避免敏感个体进入高原环境，或针对健康状况有的放矢，可以大大降低高原反应的发病率，最大限度降低高原低氧对健康的危害。②心理准备：良好的心理状态和健康的情感可以坚定克服困难的信念。在正确认识高原环境对人体健康影响的基础上，保持乐观向上的情绪，可以消除紧张、恐惧心理，也能在尽可能短的时间内取得对高原环境的习服。③体力锻炼：在进入高原前进行综合性体育锻炼，以提高人体的心肺功能，可有助于机体对高原低氧的习服。一般适应性体育锻炼应在1个月之前开展，具体锻炼方法可根据地形条件和任务采用如负重行军、负重登山及适当的体育活动，以缓和的中等强度为主，避免剧烈竞技运动。④阶梯性习服：在进入预定的高度之前，人们先在较低的高原上停留一定时间，使机体习惯于这一高度的环境后，再到中等高度的地区停留一定时间，最后再到达预定的高度。⑤模拟低氧训练：在有条件的地方，可以采用人工低压舱进行模拟低氧训练。周期性地在一定模拟高度的低压舱中停留，时间为0.5~3小时，每次间隔1~3天，如此反复多次后，机体即可发生一系列与高原环境下相类似的变化，所产生的习服能力在训练结束后18~25天才会逐渐消失，但不会完全消失，再次受到低氧刺激时，对低氧的习服能够迅速重建。⑥预防性药物：凡是能提高机体抗缺氧能力、减少或减轻急性高原病发生的药物，均有利于促进高原习服。药物预防简单易行，见效快，但效果不如适应性体育锻炼肯定。

(舒为群　陈济安)

zhànshí zhèndì wèishēng

战时阵地卫生（battle field hygiene in wartime）　部队战争状态下进驻各型阵地期间根据各阵地的环境特点，为保证指战员健康和旺盛战斗力所做的卫生工作。

战时阵地卫生工作具有以下特点：①条件艰苦，各项卫生防疫措施落实难度大。现代战争通常是高科技引导下的海陆空多维立体化战争，战况瞬息万变，军队往往需要进入寒区、热区、高原、沙漠、海岛等复杂地域执行任务，这些地域气候恶劣，地形多样，给各项卫生防疫措施的落实带来了极大的困难。②现代化战争形式多样化，救治任务复杂而艰巨。现代战争武器的多元化，使得伤病员病情复杂多变，给诊断和治疗带来了巨大的困难。高强度的军事作业、高度精神紧张、高体力消耗，机体抵抗能力严重下降，使作战人员在心理上和生理上都承受着极大的负荷。加上阵地医疗卫生条件差，使卫生防护救治工作的开展更趋于艰巨。③环境复杂，传染源进入部队途径多，易引起传染病的暴发和流行。由于军事行动的需要，部队往往需要进入自然疫源地作业，兵员的补充、部队的调动、战俘和归俘的进入，以及敌人施放的生物战剂，再加上战时阵地卫生防疫设施简陋，正常卫生制度不易坚持等，易引起传染病的发生和流行。④防疫机构和设施易遭受破坏，影响防疫效能的发挥。现代化武器射程远、杀伤力大、侦查与遥控制导能力强，致使阵地卫生设施易遭破坏，卫生机构和人员易遭袭击，严重影响防疫效能的发挥。

不同战时阵地环境的卫生学要求可见坑道卫生、掩蔽型工事卫生、暴露型工事卫生、特殊地域阵地卫生和战场尸体处理。

(舒为群　陈济安)

zhànchǎng shītǐ chǔlǐ

战场尸体处理（corpse disposal in battle field）　战时，敌我双方进行激烈的阵地争夺战，双方阵亡人员多。战场尸体对地面、空气、水源、环境的污染极为严重。阵地上尸臭可影响参战人员的食欲，甚至发生头晕、恶心等反应。由于尸体腐烂、苍蝇滋生，又是传染病传播的媒介。水源如被尸体污染，则将影响战场上可利用的水源。对阵地上尸体的及时处理具有很重要的卫生意义。

战场尸体处理的主要任务，妥善处理中国军队烈士遗体，合理安排埋葬或火葬使尸体无机化；清除敌军尸体；及时消除尸臭。尸体的无机化过程是尸体处理应当考虑的基本原则。对尸体埋葬的环境、掩埋的深度、坟丘的高度等均须加以考虑。战场尸体的处理方法主要有土葬法和火葬法，处理过程中应注意除臭处理。

土葬法　首先进行战场搜索、收集、登记中国军队烈士遗体，经过伤口缝合包扎，穿上新军装，装入塑料或白布袋内，然后送往指定处理地点。其次要选好墓地，墓地要选择地下水位低，土壤通气性能好，不积水的干燥地段；要远离水源和阵地生活区。尸体包裹在有条件情况下首选统一制作的裹尸袋；可因地制宜选用逝者生前使用的被褥等进行包裹；尸体高度腐烂时在裹尸袋内要加棉织物吸收液体，并适当喷洒漂白粉或其他消毒除臭剂；尸体的包裹要尽量严紧结实。由于战时各项工作繁忙紧迫，往往找不到合乎卫生学要求的墓地，特别在战斗紧张进行时，可利用重磅炮弹坑、战壕或反坦克壕作墓穴。一般情况下，埋葬尸体可不进行消毒处理。每一具尸体所占最小面积为 $0.6m \times 2m$（$1.2m^2$），尸体应至少掩埋在地面1m以下，墓底必须高于地下水位0.5m以上。墓地应远离水源100m以上。还要照顾到观瞻，并适时填土栽花、植树与种草等。处理尸体的工作人员，必须穿工作服，戴橡皮手套，作业终了用消毒液洗手。必须远地搬运尸体时，要用防水布遮盖车厢。防水布要盖住车厢边缘，事后用3%苯酚或5%来苏尔消毒担架和防水布。

火葬法 火葬对于尸体的无害化比较彻底，还有助于预防战场疾病流行。在战场上对尸体的火葬，应就地取材，因地制宜实施。焚烧的燃料可用汽油、煤油、煤焦油、干树枝、木柴等。焚烧方法，可就地挖成棱锥状坑，坑的每个角里设通风管道，距离坑底约80cm的高处安放2~3根炉条，在坑的一侧挖小沟通向炉条；炉条上先铺干树枝或干柴并洒上汽油或煤油，摆上尸体，尸体上再放浸过汽油或煤油的干树枝。一般经过12小时可使尸体烧成灰烬。

尸体除臭 尸体腐败会散发出对人嗅觉有不良刺激作用的气体，所以要注意消除尸臭。消除尸臭的方法主要有：①利用芳香类化合物及焦木酸等物质的强烈气味掩盖臭气，或用樟脑、桉油等植物油中和臭味。②利用活性炭、滑石、硅胶等吸附臭气物质或用表面活性剂吸收除臭。③戴除臭口罩，使用空气清新器、小型脱臭装置和除臭机进行除臭。④通过化学除臭剂与臭气的成分发生化学反应使其成为挥发性低的无臭物质。可以利用二氧化氯的碱性水溶液除去厕所、垃圾场等的臭气；含月桂酸酯、甲基丙烯酸酯、丙烯酸钠等有效成分的除臭剂，对硫化氢、硫醇、氨的消除效果较好；马来酸及其衍生物对硫醇、硫化氢也有较好的除臭效果。中国军队研制的821-1型除臭剂，以1:30~1:20的浓度，直接洒在尸体上，臭味可立即减轻。

（舒为群 陈济安）

jūnshì láodòng shēnglǐxué

军事劳动生理学（military work physiology）
用实验的方法观察在平战时军事劳动和劳动环境对军人劳动能力的影响，探讨对机体各器官、系统功能影响的规律，促进机体生理功能恢复，增强体质和提高劳动能力的学科。军事劳动生理学是生理学的一个分支，是军事医学重要组成部分。

简史 军事劳动生理学是随着人类社会的发展而逐渐形成和建立起来的。在长期的军事劳动实践中，人们逐渐积累了适宜训练、适量睡眠和充分给养与军事劳动能力关系方面的经验。17世纪，血流动力学、生物氧化和能量代谢的发展，进一步为军事劳动卫生的形成奠定了理论基础。1786年，俄国军队卫生学家巴赫拉赫特（Bakherakht）在他的著作中阐述了军事劳动时休息、劳动强度、睡眠等军事劳动生理学问题对维护部队战斗力的作用。第二次世界大战以后，科学技术迅速发展，尤其是生物科学理论和技术的发展，使劳动生理学的理论体系不断完善、实验技术不断更新，也促使了军事劳动生理学的发展。美、苏、英和加拿大军队等相继开展了大量的以增强军人作战能力和工作效率为目的的军事劳动生理学研究。1957年中国军队在上海军事医学科学院成立了军事劳动生理学研究系，专门从事航空、航天和航海作业时的生理学问题研究。各大军区、各兵种、各军医大学也相继建立与军事劳动生理学相关的研究室和教研室，主要研究训练、行军、营养、高原、寒区、热区、电磁辐射等与军人劳动能力的关系，以及增强军人体质和抗疲劳措施。翻译和出版多部有关军事劳动生理学专著。

研究内容 ①影响军人劳动能力的限制因素，包括骨骼肌的结构与功能，能量物质的代谢和运动组织细胞的能量转化，氧的摄取、运输和利用等相关系统的功能状态，以及神经、内分泌系统的调节作用等。②营养素与提高军人军事劳动能力的关系，包括劳动时营养素的需要量，劳动时热能消耗与劳动效能，特殊营养素与提高军人劳动能力的关系等。③适宜的军事作业强度、时间、频率、睡眠与连续劳动能力的关系。④军事作业环境对军人劳动能力的影响及防护，包括军事劳动环境中冷、热、高压、低压、激光、电磁辐射和战斗应激等因素影响军人劳动能力的规律、机制和防护措施。⑤军事体育训练与提高军人劳动能力的关系，包括军人劳动能力的极限与潜力，训练适应机制，最佳训练方案等。⑥军事劳动疲劳的发生发展规律，导致疲劳的因素及作用机制，延缓疲劳发生和促进疲劳消除的措施等。

研究方法 ①观察方法：观察和记录军人在不同作业环境下，从事不同种类军事劳动时的生理反应，揭示军事劳动时人体功能活动的特征和生理反应变化规律，各功能系统之间的相互关系，以及作业能力与环境的关系。②实验方法：利用实验动物，在整体、器官、细胞和分子水平上进行实验研究。例如，利用细胞分离和培养技术、生物电子学技术、超微量测定、电子显微镜、组织化学和同位素技术等，阐明军事劳动时有关器官、组织功能活动的原理和生命活动的基本变化规律。

同邻近学科的关系 属于军队卫生学，是军事劳动卫生和生理学的交叉学科，军事医学的重要组成部分。

应用及有待解决的重要课题
现代科学技术的发展不仅改变了现代军事劳动的状况，也为军事劳动生理学开辟了新的研究领域，平战时一定劳动条件下从机体反应评定劳动条件对机体的影响，进行归纳和评定，用于军事劳动设计。为增强军人体质和心理承受能力，提高军人对特殊或极端环境的适应和生存能力，探求高技术武器装备与人体功能的关系等，是未来军事劳动生理学研究的主要方向。

(陈景元 骆文静 沈学锋)

réntǐ gōngxiàoxué

人体工效学（human ergonomics）

研究人–机器设备–工作环境系统中三者相互作用及合理结合，使设计的机器和环境系统适合人的生理、心理特点，达到在生产中提高效率、安全、健康和舒适目的的学科。又称人类功效学。由于理解和研究的侧重点不同，各国和不同专业对人体工效学采用了不同的名称，如人机学、人机控制学、人体工程学、人机工程学、人类因素学、工效学等。现在多数人称之为人体工效学。

简史 早在 1881~1900 年，美国人泰勒（Taylor）提出如何有效利用工作时间的问题，开始从管理工程学方面进行提高工效研究工作。期间，交战各国纷纷研制新式武器，设计人员研究如何使武器（工具、机械设备）与人的能力限度和特性相适应，从而产生了人体工效学。战后，人体

工效学在各国得到广泛应用和发展。1960 年，国际人类工效学学会（International Ergonomics Association，IEA）成立。1976 年在国际标准化组织内成立了人类工效学标准化组织。中国 1980 年后发展很快，1989 年正式成立了中国人类工效学学会，从事组织和开展人体工效学的学术交流活动，1991 年成为 IEA 的正式会员。

研究内容 ①工作环境对作业者的影响及保护作业者安全、健康、舒适，减少疲劳和提高工作效率的措施。②人体劳动过程中的生理变化，确定合理的劳动强度与限量。③工作疲劳与工作效率、生理节律、轮班作业等的关系，确定合理的工休制度。④作业的适应性，如职业选拔、训练等。⑤特殊作业，如监视、检查、流水作业等优化设计。⑥最佳操作方法和影响人体识别反应的各种因素，以提高准确性，减少误差，使作业简便、省力、准确与可靠。⑦人–机系统的可靠性及人–机与环境的联系，使各种显示器、控制器能适应人的感觉与操作，保证人–机系统的安全。⑧事故的人–机分析，研究事故的预防和险情的控制，以及报警系统的设计等。⑨制定人类工效学标准。⑩工作场所的合理设计，如改善工作面照明条件，满足视觉要求；控制工作场所中有害因素，如噪声、振动、粉尘、有害气体等，使其达到无害的程度。

研究方法 利用人体科学、心理学、生物科学、系统工程、控制理论、电子学、工程学、劳动卫生学、统计学等理论和技术，采用本学科独特的方法，如问卷调查、观察、测量、模拟和模型实验法、计算机数值仿真法、分析法等手段，进行实验室微观模

拟实验研究和现场作业环境的人体测量的宏观研究，研究人体动静态数据、作业行为、反应特征、心理、生理变化和作业过程存在问题，差错、事故原因；利用人体测量数据库和工效学数据库，进行计算机模拟实验；运用数学和统计学方法找出各变量之间的相互关系，以便从中得出正确的结论或有关理论。确定"人–机–环"三者之间的内在联系规律、特点，设计出最符合人操作的机器，最适合的手动工具，使用最方便的操纵器，最醒目的控制盘，最舒适的座椅和最适宜的工作时间和工作环境等。

同邻近学科的关系 人体工效学是职业卫生与职业医学的一个分支，以解剖学、心理学、生理学、人体测量学、工程学等学科的理论知识为基础，是劳动卫生的重要组成部分。

应用及有待解决的重要课题
随着科学技术的发展，脑力劳动的比重在不断增加，尤其在尖端技术领域（核电站、太空工作等），人–机系统变得越来越复杂，如何提高人的适应能力，在信息交换和数据处理工作方面的人体工效学问题，将越来越受到重视。另外，随着人们对生活质量要求的提高，人体工效学研究正在向生活领域的需要发展，如生活消费品的设计、室内环境设计、汽车驾驶、体育运动方面的人体工效研究也将越来越多。

(陈景元 骆文静 沈学锋)

pílǎo

疲劳（fatigue）

机体在一定环境条件下，由于长时间或过于繁重、紧张的劳动（体力或脑力）而引起的作业效率暂时降低的生理心理现象。这是机体的正常生理反应，起预防机体过劳的警告

作用。主观的疲倦感并不一定是机体疲劳，有时工作不繁重，由于缺乏认识和兴趣，积极性、自觉性不高，实际上未疲劳，主观上却有明显的疲倦感。相反，有时虽无疲倦感，但机体确已进入疲劳状态，例如在战斗紧张关头，可以数日不眠而不感到疲倦，其实机体已处于疲劳状态。

类型 虽然对疲劳研究已有百年历史，但对疲劳的分类仍没有统一的认识。一般按疲劳的临床表现可分为全身性疲劳、个别器官疲劳、智力性疲劳和技术性疲劳。

全身性疲劳 多见于繁重的体力劳动后，表现为全身肌肉、关节酸痛、疲乏和嗜睡等。这是因为每当人体持续长时间、大强度的体力活动时，肌肉持久或过度收缩，会产生乳酸、酮酸、二氧化碳（医学上称为疲劳素）等酸性物质。如果这类酸性物质在肌肉内积贮过多，就会妨碍肌肉细胞的活动能力，自觉浑身酸痛难受。疲劳素进入血液循环，运行全身，会进一步刺激中枢神经系统，使人体产生疲乏无力及烦躁不安的感觉，对工作失去兴趣。全身性疲劳可分为全身的、局部的、中枢的、外周的等类型。疲劳按程度可分为轻、中和重度疲劳。轻度疲劳稍事休息即可恢复，属正常现象。中度疲劳有疲乏、腿痛、心悸的感觉。重度疲劳除疲乏、腿痛、心悸外，尚有头痛、胸痛、恶心甚至呕吐等征象，而且这些征象持续时间较长。全身性疲劳常因活动种类不同而产生不同的症状。一旦出现全身性的疲劳，首先要考虑健康水平是否降低。在锻炼过程中，则应考虑改变锻炼项目，调整锻炼强度，必要时还应暂停锻炼，进行休整

观察或及时就诊，以查明原因。

个别器官疲劳 又称局部肌肉疲劳，常发生在仅需个别器官或肢体参与的紧张作业，如抄写、打字等，表现为手指屈曲功能减退。它与全身性疲劳的区别主要在于疲劳发生在局部，一般不影响其他部位的功能。局部肌肉疲劳的机制是肌肉活动过程中组织缺氧、乳酸等代谢产物蓄积、糖原耗竭和血糖降低，引起肌肉、器官消耗和恢复过程的失调，从而发展为疲劳，并可增加大脑皮层细胞的疲劳，而皮层细胞的疲劳降低了中枢神经对组织器官的调节能力，可加速肌肉和器官的疲劳。

智力性疲劳 持续而紧张的脑力劳动所引起，主要是第二信号系统活动能力减退，表现为头晕、全身无力、嗜睡或失眠、易激惹等。其中最典型的是阅读书刊、撰写文章、思考问题、设计图纸等作业引起的疲劳。但是它也牵涉到第一信号系统活动。例如，雷达观测员注视荧光屏上的影点而不断寻找目标是第一信号系统的活动，但当其找到目标而加以地域测量时，第二信号系统就开始工作了。有效解除智力疲劳的方法主要是停止紧张的思维活动，充分休息，使大脑恢复正常状态后再投入工作。具体方法：①开展体育锻炼不仅可以使大脑放松，而且通过运动，能促进血液循环，使大脑供血充足。②注意脑、体劳动形式交替转换，在脑力劳动过程中，穿插一定时间的体力活动，不仅可以使紧张的大脑放松，而且对提高工作效率也大有帮助。③不同性质的脑力劳动形式交替转换，在从事单一的脑力劳动中穿插另一性质的脑力劳动，可以降低疲劳。如工作

间隙读读报纸，有防止智力疲劳作用。

技术性疲劳 多见于脑力劳动和体力劳动并重、神经精神紧张的作业，如驾驶员、收发报员，除全身乏力外，腰酸及背痛颇为常见。其表现要视劳动时体力和脑力参与多少而异。例如，运输兵汽车驾驶员疲劳时除全身乏力外，腰酸腿痛颇为常见；而无线电发报员则以头晕、嗜睡或失眠等多见。

表现 疲劳是机体内部能量的耗减和工能最佳状态的改变。从生理学角度理解疲劳现象是比较直观的，它是一种主观的体验，能从主诉中被表达出来，可以把疲劳的体验归为以下几点。①无力感：疲劳往往被体验为力量不足。在活动中，原来可以完成的动作现在觉得无力完成，似乎"力量已经用尽"。②注意力不集中：觉得萎靡不振、反应迟钝、思想不能集中在当前应完成的任务上。同时，注意的转换和分配也失去应有的灵活性，原来的工作能力再也无法保持下去。③感受能力下降：各个感觉分析器的感受性下降，而感觉阈限升高。④运动能力失调：疲劳往往体现在运动和动作方面，疲劳时往往觉得自己变得很笨拙，在完成简单的或复杂的动作时，觉得几种动作无法很好地配合，"手脚不听使唤"。随着疲劳程度的增大，动作往往变得反常，错误数目增加。⑤记忆出现障碍：对过去的事难以回忆，对眼前的事难以记住。例如，可以继续读书，但不知读的是什么；可以继续谈话，但往往前言不搭后语。⑥思维障碍：由于传导性下降，思维变得刻板。或者由于注意力涣散，思维变得失去中心，漫无边际。⑦活动动

机变性：例如，开始参与一项目的性很强的任务时兴致勃勃，但随着疲劳的体验增强，就会变得很不耐烦，活动动机可以由自觉地承担某种责任而变为应付差事。⑧意志减退：由于思维和动机的障碍，可引起意志力的薄弱，无法继续坚持工作。⑨欲睡：当疲劳体验达到很高程度时，往往出现睡眠欲望，这是一条警戒线，在这时应当睡眠，以防止各种事故和精神的崩溃。这时的睡眠欲望是极强的，甚至在各种状态下都可以睡着，不管是站着、坐着或是在走动着，都可以进入睡眠。

判定指标　科学判断疲劳的出现及其程度，对合理安排军事训练和生产劳动，有很大的实际意义。判断疲劳的方法很多，常用的客观评定疲劳的指标如下。

生理学指标测定　①心率测定：心率随劳动强度的加大而增快，是一项敏感指标，也是判断体力活动状况的一个重要指标。运动后即刻脉率达 160 次/分，表明有疲劳存在；一般保持 130~160 次/分为宜。恢复期心率也能判断机体负荷情况和疲劳程度，即在活动停止后 3 分钟内，测定每分钟前 30 秒心率，训练良好的人，在大强度体力活动停止后，恢复期心率低，恢复到原水平也快。②肌力测定：疲劳时背肌力、握力均可以下降。③生物电测定：疲劳时心电图 S-T 段向下偏移，T 波可能倒置；肌电图肌电振幅增大，频率降低；脑电图中 θ 波明显增多。④神经系统功能测定：膝跳反射阈值疲劳时增高，反应时延长。⑤感觉器官功能测定：皮肤空间阈（两点辨别）增加；视觉闪光融合频率降低。

运动医学检查　最大摄氧量（VO_{2max}），反映机体吸入氧、运输氧和利用氧的能力。人体疲劳时，运输、利用氧能力和能量转移、利用能力降低。定量负荷试验（PWC_{170}），反映机体在定量劳动负荷下，处于稳定状态的体力劳动条件，心率达到 170 次/分时的劳动功率，人体疲劳时，作功能力明显降低。有研究显示，中国健康男性青年的 PWC_{170} 值为（923±116）kg·m/min，（151±19）W；健康女性青年为（718±91）kg·m/min，（118±15）W，接近或低于下限者意味过度疲劳。

（陈景元　骆文静　沈学锋）

guòdù píláo

过度疲劳（over-fatigue）

全身性疲劳长期得不到完全恢复，使大脑皮层功能受到破坏，神经-体液调节功能紊乱，各器官、系统功能状态发生异常变化的状况。过度疲劳产生的原因有生理因素、心理因素、生产环境因素和社会因素。主要表现：①注意力分散，不能充分关心和全神贯注于工作对象。②动作节律失调，行动迟慢，不准确。③工作能力下降，无法按规定的要求继续工作下去。④体力劳动者出现记忆障碍，脑力劳动者思维过程受损。⑤食欲减退、体重减轻。⑥意志衰退，工作士气低落，自我控制能力减退，心理障碍的指数上升。⑦引发婚姻和家庭矛盾。⑧睡眠要求强烈，甚至在任何姿势下都能入睡。过度疲劳不仅使劳动能力急剧降低，工作效率明显下降，而且对工作本身也是十分有害的，以致加速了事故险情的发生。

预防措施：加强经常性的锻炼；合理组织军事训练和劳动的强度；重视每个士兵的具体情况，做到区别对待；科学安排训练和休息的时间间隔，注意劳逸结合；改善训练和劳动环境条件，减少和消除各种不良因素影响；宣传训练和劳动的生理卫生知识；加强医学监督；改善伙食和搞好卫生保障。

过度疲劳关键在于早期发现，及时治疗，如在过度疲劳的早期，只要调整工作条件，减低工作强度，注意休息，增加睡眠，即可得到纠正。如果未能在早期发现，病情有了进一步发展，必要时应减轻训练强度或停止训练，调整生活制度，进行温水浴、按摩和医疗体育如太极拳、气功等，并根据病情进行药物治疗如维生素 B_1、维生素 B_6、维生素 B_{12}、维生素 C、葡萄糖、ATP 及镇静剂等。经过正确处理，过度疲劳轻者一般 2~3 周可愈，重者需 2~3 个月，严重者往往需要半年以上的时间。

（陈景元　骆文静　沈学锋）

zhàndòu píláo zōnghézhēng

战斗疲劳综合征（combat fatigue syndrome）

长时间超负荷军事劳动作业和精神持续高度紧张所引起的机体反应综合征。主要症状表现：轻者睡眠不佳、食欲缺乏、头晕无力、表情淡漠；重者可出现体重明显下降、失眠、发抖、多汗、幻觉、步行困难，甚至完全丧失战斗能力。随着高新技术在军事领域的广泛应用，未来战争更具有突发性，战争环境更加恶劣，战斗人员在战斗应激等复合因素的作用下，机体长时间处于高负荷状态，心理素质下降，内环境紊乱，势必影响部队战斗力和作战任务的完成。因此，对于战斗疲劳综合征的研究已经成为当今军事医学研究的重要课题。

发生原因：①激烈持久的战斗。军事人员体力消耗巨大，容易造成肌肉暂时性疲劳。②精神持续高度紧张。参战期间，军事指挥员和战斗员的视觉、听觉长时间处于高度紧张状态，容易发生用脑过度或视觉、听觉疲劳。③气候环境恶劣。在沙漠地区的高温、高蒸发、强热辐射引起的极大热负荷和饮水供应不足；亚热带地区的高温、高湿引起的中暑和在高原地区的低氧环境带来的高原反应等，对作战人员身体和心理都会造成不良影响，容易发生疲劳。④营养不良。作战时的正常膳食规律打乱，后勤供应困难，使机体能量、蛋白质、新鲜蔬菜供应不足，身体抗病能力下降，也易引起疲劳。⑤休息和睡眠不足。连续的作战和夜间值勤，可造成机体睡眠觉醒节律的紊乱，导致睡眠紊乱、缺乏和丧失。⑥作业分散、单调。在防御作战中，一线作战人员分散值勤，相对独立，任务单调，但责任重大，容易发生疲劳。

预防措施：战斗疲劳综合征往往不是由单一因素引起的，而是由体力、脑力和心理等综合因素造成的，因此，可以采取综合的预防措施。例如，战前制订预防战斗疲劳的方案，进行有关知识的宣传；进行战前思想动员，保持高昂的作战热情，干扰和打击敌方的宣传工具，积极进行反心理战；科学组织和实施平时的体能训练；进行适应作战地域气候环境的模拟训练和实战演习；尽量改善阵地上的值勤和居住环境；保证有足够的休息和睡眠时间；必要时采取前方作战值勤和后方休整定期轮换制度；改善给养条件，保证野战条件下的膳食供应，尤其注意饮用水和维生素的补充；有条件时给予能够增强体质和适应能力、预防和延缓过度劳累的营养制剂，必要时可服

用兴奋剂；开展适宜的娱乐活动也能起到消除疲劳的作用。

（陈景元　骆文静　沈学锋）

jūnshì yìngjī

军事应激（military stress）军事环境条件下，军队人员所发生的生理、心理和情绪反应。当人体受到外界刺激时，机体通过交感-肾上腺髓质轴和下丘脑-垂体-肾上腺皮质轴的激活，各类激素释放，出现非特异性全身性反应。适度的应激是人体在军事作业或训练活动时所必需的觉醒准备，具良性作用。当应激源（stressor）超过一定水平，可由良性作用转入不良应激，个体反应出现不适度。不适度的结果是损害生理和心理功能，造成工作效率下降，生活质量降低，甚至导致心理和生理障碍，即发生了应激障碍。部队在平时训练及参与战争与非战争军事行动时，部队官兵心理负荷非常大，必须具有很强的应激耐受力，所以，抗应激能力的高低在很大程度上决定部队的战斗力。因此，世界各国都把军事应激作为军事预防医学和军事心理学的重要研究内容。

（陈景元　骆文静　沈学锋）

zhàndòu yìngjī fǎnyìng

战斗应激反应（combat stress reaction，CSR）在敌我双方交战的情况下，战斗人员出现的心理、生理和行为反应。在战时条件下，战斗应激反应是军事应激的一种常见表现。特点是发病快、症状急、病程短、易治疗、预后好，大部分治疗在师救护所以前的医疗救治机构完成，多数治愈士兵可重返前线。战场上每一个参战人员都会出现战斗应激反应，参战人员出现的适度的精神紧张可以使军人更好地发挥自身的体能、技能和智能，有利于提高作

战效率。但过度的、异常的战斗应激反应不但影响战斗人员的技术操作和减弱部队的战斗力，也是部队战时减员与影响士气的重要因素。过度的应激反应者，心理过程可发生紊乱，心理活动部分或全部失调，反应程度可分为三个层次：①智力、感知觉和运动能力失调。表现为认识范围狭窄，思维障碍，信息加工速度变慢，记忆模糊，逐步丧失思维创造能力和随机应变能力；接着运动功能失调，表现哭笑、战栗、惊叫、逃跑、姿势反常、语音语调改变，动作不协调，以至失去理智和自制力。②意志和精神失调。表现为军人的顽强性、主动性减弱，出现多疑、悲观或无组织、无纪律、不执行命令等现象。③精神病态表现。

类型　美军和以色列军队将战斗异常应激分为三大类型。①急性战斗应激反应：指军人在参加战斗后数小时内出现强烈的异常情绪反应。表现是不愿意离开安全地带，左顾右盼，不停地检查自己的武器装备；对命令理解能力下降，呼吸表浅快速，目瞪口呆；稍重者，在受到攻击时不知道隐蔽自己，也不去帮助战友；再重者，出现盲目、过度的动作，甚至出现惊厥，木僵样麻痹等。②慢性战斗应激反应：指军人在中等强度战斗条件下，经历数周、数月对峙时出现的心理、行为的异常改变。早期表现是战斗技能和忍耐力下降，过多的牢骚和埋怨，脱离群众、孤独，常伴有烟酒和药物的滥用；重者表现思维、动作缓慢，呆若木鸡等。③创伤后应激反应：指个体受到急性应激源袭击后数天或数周后出现的一系列肾上腺素能神经过度兴奋或激醒反应，如警觉过度、

焦虑、易惊、睡眠障碍、强迫思维等。这些症状不太严重时，大多数人不用就医可自然恢复。

处理 有三条主要处理原则。①靠近前线：尽可能接近战斗地区。②及时处理：对出现战斗应激反应症状的伤员尽早诊断、治疗。③鼓励不歧视：让伤员理解治疗目的，期望返回部队。据外军调查，运用三原则处理，可在短时间内使 60% ~ 90% 的战斗精神病员归队参战。

预防原则 ①加强模拟情境的应激训练内容。②加强官兵心理健康教育。③树立积极信念，增强必胜信心。④提高基层军官领导水平和组织纪律作用。⑤改善阵地环境，加强后勤保障。

（陈景元 骆文静 沈学锋）

jūnshì xùnliàn yīxué

军事训练医学 （military training medicine）

研究与军事训练有关的医学问题，并应用现代医学的基本理论和技能对军事训练进行监督和指导，防治训练损伤及其相关疾病，以求达到降低训练伤病的发生率、致残率，提高复训及抗伤病能力为目的的学科。它是军事医学的一个重要分支，是军事训练科学与医学相结合的一门交叉性边缘学科。

简史 军事训练导致的躯体损伤是影响部队人员健康和训练任务完成的重要因素，成为军事医学和训练医学的重要研究课题。为适应新时期军事战略方针，保障和提高部队战斗力，20 世纪 80 年代末中国军队成立了全军训练伤防治研究中心，开展对训练伤防治的研究并取得许多重要成果。为系统、广泛深入、持续开展研究，将军事医学与训练医学有机融合，形成了一门新型学科——军事训练医学。军事训练医学是军事医学向能力医学发展演化的必然结果，研究成果的应用对维护军人军事作业能力有重要意义。

研究内容 军事训练伤及其相关疾病的防治是军事训练医学实际应用的主要内容和研究范畴，是和平时期军事医学所面临的重要课题，涉及内容包括军队体能建设科学研究，训练伤流行病学调查，训练伤防治措施，以及训练心理学问题等。

研究方法 ①流行病学研究：针对不同军、兵种不同训练条件下的致伤危险因素的调查分析，为探讨训练伤的发生规律和寻找有效的预防措施奠定基础。②基础研究：在流行病学研究基础上，针对训练伤发生机制开展的研究，是进一步提高对训练伤发生危险因素认识、探索防治关键环节的重要手段。③预防、诊断及治疗措施研究：应用多学科理论与方法开展的训练伤综合防治研究。涉及运动医学、生物力学等手段开展的预防措施研究；中医、中药、针灸、康复医学等手段开展的防治研究等。

同邻近学科的关系 军事训练医学是一门综合科学，与基础医学、临床医学、预防医学、康复医学、运动医学和军事医学等多学科密切相关。

应用及有待解决的重要课题 随着武器装备的不断更新与发展，军事训练内容、训练程度、训练技巧要求更高、更规范，军事训练中因训练直接引起的躯体损伤已成为影响部队人员健康和训练任务完成的重要原因，军事训练医学问题显得更为突出、更为专业化，军事训练医学已经成为现代化军队建设进程中一个十分重要的研究课题。军事训练心理学研究、运动系统组织结构功能重塑改建与损伤防治研究、特殊环境下训练模式研究、传统医学及康复医学在训练伤防治中应用研究，都是军事训练医学面对的重要课题。

（钟 敏）

jūnshì xùnliàn

军事训练 （military training）

军事理论教育和作战技能训练的活动。军队和平时期的基本实践活动和中心工作，在国防和军队建设中居于战略地位。它伴随着战争的出现而产生，随着战争和武器装备的发展而发展的，是提高部队战斗力的根本途径，是做好战争准备的关键环节。基本任务是学习军事理论、战略战术和军事技术，研究和了解有关国家的政治、经济、军事、军队编制、武器装备和作战特点等，熟悉作战区域相关的地形、水文、气象及其对作战行动的影响，演练作战的组织指挥和协同动作，培养军人坚强体魄，严格组织纪律性和英勇顽强的战斗作风。目的是提高军队的军事素质和战斗力，随时能执行作战任务。搞好军事训练，对部队建设具有极大的推动作用，对军心士气具有巨大的鼓舞作用，对敌对势力具有强大的威慑作用，对赢得战争主动权具有重要的意义。

（陈景元 骆文静 沈学锋）

jūnshì tǐnéng xùnliàn

军事体能训练 （military physical training）

为使军人在身体活动中表现的能力得到提高而进行的一系列训练项目的练习过程。军事体能的提高是保持机体健康、军事作业能力、适应能力的基础，科学的体能训练是军人获得体能的最佳方法。随着现代化战争需求，对军人体能素质提出三大方面要求：人体的最基本的体能要求，即基础体能要求；与兵种特殊专业、特定作战任务紧密联系的特殊能力要求，即专业体能要求；在基础和专业体能的基础上，与智能、技术、战术有机结合的综合应用能力要求，即综合体能要求。因此军事体能训练包括了三个方面。

基础体能训练　每一名军人必须接受的训练，并且必须达到相应的训练考核标准，主要目标是强化军人各项基础身体素质，包括力量、耐力、速度、柔韧、灵敏协调等。新兵入伍体能训练属于基础体能训练。耐力素质是军人体质的基本素质，是军人从事军事活动的基本要求，耐力训练包括了有氧耐力训练（如3000m 跑）和无氧耐力训练（400m 全程跑）。力量素质是军人体质中的首要素质，是军事体能训练中的重要任务之一，包括引体向上、俯卧撑、仰卧起坐、腿部跳动等训练内容。肌耐力是肌肉在静力作业或动力作业中长时间保持肌肉紧张而不降低其相互作用能力，是军人体能训练的重要内容。柔韧性是人体关节部位的活动幅度，受肌肉的长度、关节结构、肌腱和韧带等软组织伸展能力的影响。柔韧性是机体跑、跳、投等活动的基础，柔韧性训练可减少训练伤的发生，常用的柔韧性训练方法是静态伸展训练，包括肩部四周回转练习、背部伸展练习、躯干伸展练习等训练内容。速度素质是军人快速运动的能力，包括反应速度、动作速度、位移速度，其训练方法多种多样，如100m 跑、投弹练习、原地高抬腿练习等训练内容。同时根据性别、海拔高度，各军兵种专业等条件的不同，可适当选择训练的内容，考核标准要求也有所区别。

专业体能训练　军队中各军兵种具有的不同专业、不同武器装备，以及执行不同作战任务，作为不同专业兵种人员，必须具备特殊的体能素质。专业体能训练就是对各专业兵种人员的这种特殊体能素质要求进行专门化训练的过程，从而达到各专业体能训练的考核标准的要求。主要目标：①使专业军人精细操作，熟练掌握各种武器装备，使武器装备在各种战场条件下最大限度地发挥其效能。②使军人适应各种特殊环境下的作战需求，维持生存，保存战斗力。例如，渡海登岛作战中训练内容主要包括游泳、抗眩晕等；高寒平原作战训练内容主要包括滑雪、滑冰、冷水浴等训练；数字化作战训练内容主要包括抗大脑疲劳、神经-肌肉协调、抗干扰等。

综合体能训练　基础体能和专业体能与智能、技能及军事技战术的有机结合和综合运用能力训练，是军人体能成分中更具实战意义的要素，也是现代化高技术战争对现代军人体能素质要求的重要内容之一。基本内容包括定向越野、昼夜 24 小时极限拉练、野战生存等。国际军体理事会组织领导下的军事五项竞技运动，即步枪射击、障碍赛跑、障碍游泳、手榴弹投准和投远及越野赛跑，不仅是综合体能的体现，更是衡量各国军队战斗力的一种标志。

（陈景元　骆文静　沈学锋）

shìbīng tǐnéng píngjià
士兵体能评价（physical assessment of soldiers）　用物理、化学方法测量和综合评价在运动实验中人体呼吸、循环、骨骼肌系统消耗氧和产生能量大小的能力，以及测量人体力量、速度、爆发力和耐力的水平。军事运动能力或体能训练效果评价，可采用综合指标评价和单项指标评价。

军事体能训练效果评价可分为个体体质的评价和群体体质的评价，又可分为单项指标评价和综合指标评价两类。单项指标评价是将单个指标测量结果与标准值比较，确定优、良、差，如100m 跑、3000m 跑、立定跳远、立定手榴弹掷远、引体向上、俯卧撑 6 个单项项目测量结果分别与国家军用标准《士兵体能的测量和评价》（GJB 1337-92）中"运动能力评价标准"比较，评定出每项指标的优、良、中等、较差和差。综合指标评价是将计量单位不同的单个项目测定值进行标准化运算，计算出"标准分"，再将个体的各个单项"标准分"，依一定的权重计算后相加，计算出个体体质指数，依据国家军用标准《部队健康综合评价》（GJB 2125-1994）中"部队个体和群体体质评价标准值"的标准值进行比较，确定个体 1~5 级的体质水平。评定结果可以反映单个士兵身体发育、生理功能、身体素质的综合的、相对稳定的特征。群体体质指数的评价方法与个体体质指数的评价方法类似，所不同的是前者采用的是部队个体体质的平均数，计算结果与群体体质指数标准值进行比较，确定群体体质 1~5 等级水平，见表 1。

表 1　部队个体和群体体质评价标准值

评价等级	个体体质指数	群体体质指数
1	>63.5	>58.5
2	57.5~63.5	54.5~58.5
3	43.5~57.4	46.5~54.4
4	36.5~43.4	42.5~46.4
5	<36.5	<42.5

综合指标评价 综合评价指标有最大摄氧量、定量负荷试验 PWC170 和体质指数。

最大摄氧量（maximal oxygen uptake，VO₂max）机体在进行有大量肌肉群参加的长时间激烈运动中，心肺功能和肌肉利用氧的能力达到极限水平时，单位时间内机体所能摄取的氧量。反映了机体吸入氧（呼吸系统功能，包括气管、肺功能等）、运输氧（心血管系统功能，包括心输出量、血红蛋白含量、毛细血管密度等）和利用氧（肌肉系统功能，包括肌红蛋白含量、线粒体含量、酶活性等）的最大有氧代谢能力，是一项反映机体劳动或运动能力的综合指标。VO₂max 可用绝对值或相对值表示。绝对值是指机体在单位时间内所能吸入的最大氧量，用 L/min 表示。相对值是单位时间内每千克体重吸入的最大氧量，用 ml/(kg·min) 表示，后者适宜进行个体间比较。人体有计划的锻炼后，VO₂max 可提高 10%～20%。长时间停止锻炼，VO₂max 可出现下降。VO₂max 的测定方法有直接法和间接法。

直接法 采用连续的或间歇的递增负荷强度，让受试者运动至力竭时的耗氧量。具体方法是让受试者在运动场跑步或在实验室利用运动器械（跑台或自行车功量计），进行逐级递增负荷运动，同时收集呼出气体，使用气体分析仪直接测量摄氧量。判断受试者是否达到 VO₂max 的标准，当以下情况中出现任何 2 种情况时可确定为 VO₂max，如心率>180 次/分；呼吸商>1.10（呼吸商是指在一定时间内人体释放的二氧化碳和所消耗的氧的容积比）；摄氧量随运动强度增加出现平台[相邻两次负荷摄氧量的差别在 2ml/(kg·min) 以下]或下降；受试者精疲力竭，不能保持规定的运动负荷。

间接法 主要利用一般健康人在一定年龄范围其最大心率是相近的；耗氧量与心率呈线性关系为基础，通过测量运动后心率变化数据，代入计算式，推算出 VO₂max。中国国家军用标准《士兵体能的测量和评价》（GJB 1337-92）中，采用了适合中国士兵的 VO₂max 间接测量方法，属于亚极量踏阶负荷实验，用心率和体重推测 VO₂max。该方法要求台阶高度 0.4m，踏阶速度 22.5 次/分（以完成一次上、下台阶运动算一次）。踏阶速度用节拍器控制。每次运动 5 分钟，测定踏阶 4.5～5 分钟期间的运动心率（运动中测定，停下前测定完）。实验完毕按下式计算出 VO₂max，根据表 2，中国士兵 VO₂max 的评价标准，确定出士兵劳动和运动能力的不同等级。

$$VO_{2max}(L/min)$$
$$= 10^{(0.438621 - 0.002626 \times 运动心率 + 0.006238 \times 体重)}$$

或

$$VO_{2max}[ml/(kg \cdot min)]$$
$$= 10^{(0.438621 - 0.002626 \times 运动心率 + 0.006238 \times 体重)} \times$$
$$1000 \div 体重$$

表 2 中国士兵最大摄氧量的评价标准

评价等级	VO₂max [ml/(kg·min)]
优秀	>53
良好	50～53
中等	44～49
较差	40～43
差	<40

定量负荷试验（PWC170）受试者在定量负荷下，身体功能动员起来，心率为 170 次/分时的稳定状态条件下，单位时间内所做的功率。它是研究心血管循环-呼吸系统生理负荷的运动试验。PWC170 测定方法有直接法和间接法两种。由于直接法测定较为复杂，需时较长，通常采用间接测定的方法。间接测定 PWC170 的原理是运动过程中，心率和功率在一定的负荷范围内（相当于心率在 120～180 次/分）呈直线关系。依据这一相关关系，令受试者完成 2 次或 2 次以上不同负荷的运动，第一次负荷使心率达到 120 次/分左右，第二次负荷使心率尽可能接近 170 次/分。通过 2 次负荷的功率及负荷后的 2 次稳态心率，代入公式就可以推算出心率为 170 次/分时机体所做的功。运动负荷可用踏凳、自行车功率计、跑台等设备进行。该项指标虽然仅仅记录了 2 次运动负荷时所表现的心率，但它是反映机体心血管功能和呼吸功能的综合指标。

二级台阶踏凳运动负荷试验：采用高度为 0.25m 或 0.4m 的踏凳，视受试者心功能情况选用其中一种高度做踏凳负荷运动。如果选用 0.4m 高踏凳，踏速则为 30 次/分，每人踏凳 2 次，每次运动 5 分钟，之间休息 5 分钟。测定运动至 4、5 分钟的稳态心率、计算功率。

心率（f）的测定方法：与 VO₂max 测定相同。

功率（N）的计算方法：功率（kg·m/min）= [体重（kg）× 台阶高（m）×每分钟上下台阶数]×4/3。

负荷试验后，将所测得的 N_1、N_2、f_1、f_2 的数据代入以下公式求算出 PWC170，根据表 3 确定出综合体现机体心血管和呼吸功能的优、良、差水平。

表3 中国士兵 PWC₁₇₀ 的评价标准

评价等级	PWC₁₇₀（kg·m/min）
优秀	>1300
良好	1151~1300
中等	876~1150
较差	770~875
差	<770

$$PWC_{170} = N_1 + (N_2 - N_1)\left[(170 - f_1)/(f_2 - f_1)\right]$$

式中，N_1、N_2 为第一和第二次负荷的功率，以 kg·m/min 表示；f_1、f_2 为第一和第二次运动负荷的稳态心率，以次/分表示。

体质指数 人体的质量，它是在遗传性和获得性的基础上表现出来的人体形态结构、生理功能、心理因素等综合的相对稳定的特征。通常用形态发育、生理功能和运动能力指标进行评价，因此能反映军人综合体力劳动运动能力。体质指数计算方法是将测定的体重、最大摄氧量、引体向上、胸围、100m 跑、心功能指数、立定跳远和3000m 跑等8项指标，用 T 标准分法，将计量单位不同的项目或指标进行标准化计算，使具有不同性质的指标和量值能相互比较，与综合评价标准比较，确定优、良、差，见表4。

表4 中国士兵体质评分标准

评价标准	体质指数
优秀	>62.7
良好	62.7~56.0
中等	56.1~43.5
较差	43.4~37.9
差	<37.9

体质指数
$$= 0.11(T_1 + T_3 + T_4 + T_6) + 0.13T_7 + 0.14(T_2 + T_5) + 0.15T_8$$

式中，T_1 为体重，T_2 为最大摄氧量，T_3 为引体向上，T_4 为胸围，T_5 为 100m 跑，T_6 为心功能指数，T_7 为立定跳远，T_8 为 3000m 跑等项目的 T 分值。T 分值计算方法如下。

$T = 20(X - M)/SD + 50$（适用于测量值越大成绩越好的指标）
$T = 20(M - X)/SD + 50$（适用于测量值越小成绩越好的指标）

式中，X 为各指标实测值，M 和 SD 分别为中国士兵体质抽样调查的各项指标均值和标准差，见表5。

表5 中国士兵体质指标参数的均值和标准差

项目	M±SD
体重（kg）	59.0±5.2
最大摄氧量[ml/(kg·min)]	46.7±4.7
引体向上（次）	10.9±4.4
胸围（cm）	84.9±3.9
100m 跑（秒）	14.6±1.2
心功能指数	7.4±3.1
立定跳远（m）	2.1±0.1
3000m 跑（秒）	782.9±108.4

注：心功能指数为测量受试者安静时心率（P0）和运动（按每秒1次节律蹲起30次）后恢复期第1分钟和第2分钟的前15秒心率（P1、P2），按计算式计算，指数越小越好。心功能指数 = （P0+P1+P2-200）/10

单项指标评价 将单个指标测量结果与标准值比较，确定优、良、差。单项评价指标可采用 1992 年 6 月总后勤部卫生部颁布的《士兵体能的测量和评价》（GJB 1337-92）和 2006 年 11 月中国人民解放军总参谋部颁布的《中国人民解放军军人体能标准》（C-QJ-2006）中的有关项目。

士兵运动能力评价标准 在 GJB 1337-92 的士兵运动能力评价标准中，规定的单项评价指标有主要反映力量的项目如立定跳远、引体向上和俯卧撑，主要反映速度的项目如 100m 跑，主要反映爆发力的项目如立定投弹和反映耐力的项目如 3000m 跑。根据对士兵的测定结果，可以分别评价士兵的力量、速度、爆发力和耐力的优、良、差，见表6。

军人体能标准 《中国人民解放军军人体能标准》（C-QJ-2006），是现役军人的达标标准。标准由总则、通用体能标准、入伍训练体能标准、飞行人员体能标准和附录 5 个部分构成。其中通用体能标准中分基础性体能项目和专业性体能项目标准两部分。在基础性体能项目中有俯卧撑、仰卧起坐、10m×5 往返跑和 3000m 跑 4 项不同年龄段的标准要求，其中，对年龄 25 岁以下官兵的达标

表6 士兵运动能力评价标准

评价项目	优秀	良好	中等	较差	差
100m 跑	<13 秒 00	13 秒 00~13 秒 99	14 秒 00~15 秒 20	15 秒 21~16 秒 00	>16 秒 00
3000m 跑	<10 分 43 秒	10 分 43 秒~11 分 39 秒	11 分 40 秒~14 分 15 秒	14 分 16 秒~15 分 20 秒	>15 分 20 秒
立定跳远（m）	>2.40	2.32~2.40	2.08~2.31	1.97~2.07	<1.97
立定投弹（m）	>46.0	42.1~46.0	34.0~42.0	30.0~33.9	<30.0
引体向上（次）	>16	14~16	8~13	5~7	<5
俯卧撑（次/分）	>50	50~40	39~28	27~22	<22

要求，相当于国家军用标准《士兵体能的测量和评价》（GJB 1337-92）中"士兵运动能力评价标准"的良好或中等水平要求；在专业性体能项目设立了测试力量、速度、耐力、柔韧灵敏、游泳、搏击、攀爬、跨越障碍和抗运动病9个类别的39个运动项目的标准，并且对不同年龄段的标准要求也是不同的。新的军人体能标准借鉴外军经验，把年龄、性别作为调节训练难度强度的重要参数，体能考核项目着眼实战需要，符合实战的训练内容，便于不同军兵种和专业的部队官兵有针对性地开展体能训练，全面提高体能素质。

（陈景元　骆文静　沈学锋）

dānbīng fùhè

单兵负荷（individual soldier load）

单个士兵为保证作战、生活所必须穿着和随身携带的物资装备。单兵负荷按作战任务可分为：①战斗负荷。部队在执行战斗任务时的负荷，通常包括武器、弹药、钢盔、铁锹、卫生器材、着装、雨衣、水壶、干粮袋（一日份）、防毒面具、挂包、洗漱用具等。②行军负荷。部队接受战斗任务离开营房时的负荷，包括战斗负荷、备用服装、睡具、背囊、一日份口粮等。③全装负荷。部队在战斗过程中乘车行动时的负荷，包括被服装具，当季全套单兵装备，战时单兵负荷品种、数量，临时由部队自行确定。在行军单兵负荷重量中，军械重量占60.0%，军需占25.8%，卫生防化器材及其他占14.2%。现代各国军队都在设法研制和发展重量轻、野战性能好、防护能力强的单兵装备，尽量减轻单兵负荷量，以保证士兵有良好的作战状态。在高技术条件下的单兵对装备、负荷、智能的要求将有所提高，根据作战任务需要增加防弹服装、冷却背心、光学/红外瞄准具、视觉显示器、抗强电磁干扰通信设备等，不仅提高了单兵防护力和生存力，而且使单兵具有更快的反应速度，更猛烈的火力，更强的环境适应性。

（陈景元　骆文静　沈学锋）

dānbīng fùhèliàng

单兵负荷量（individual load carriage capacity）

在常温、高温和战斗状态下的单个士兵携带武器、生活用品的适宜重量和最大容许重量。在现代战争中，步兵仍然是非常重要的战斗力量，因此各国军队对于单兵装备，从武器到装备均在不断地进行研究使之现代化、野战化、轻便化。长期以来单兵负荷过重一直是各国军队难以解决的问题，在现代战争中，为了加强部队的机动性和加强士兵的战斗力，减轻单兵负荷成为一个非常紧迫的问题。而减轻单兵负荷，需要一个单兵负荷标准。国外对单兵负荷标准研究已久，通常认为，适宜的单兵负荷量，为所负重量占体重的35%左右（约20kg）；最大负荷量一般不应超过体重的45%（约26kg）。

20世纪60年代初期中国军队曾对热区部队行军速度与单兵负荷问题进行了系统研究，研究结果认为，行军速度5km/h时，以负重20kg为适宜；6km/h时，以负重15kg为适宜。

单兵负荷量标准　为了科学地确定单兵战斗装备和后勤装备的负荷量，综合国内外研究成果，1986年由中国人民解放军总参谋部、总后勤部批准发布《中国人民解放军单兵负荷量标准》（GJB 113-86）表1。标准提出了不同战术条件和不同行军速度情况下单兵负荷量。负荷量标准分三种情况，即一般温度条件下行军、高温条件下行军和战斗状态。一般温度条件指行军或战斗期间平均气温低于30℃，高温条件指行军或战斗期间平均气温等于或高于30℃。温区部队单兵负荷量基本符合标准，但寒区部队单兵负荷大大超重。

单兵适宜负荷量应根据行军速度的不同而调整，行军速度增加，负荷量应适当减少。不同行军速度的适宜负荷量计算公式：负荷量（kg）= 28.77 - 1.82×行军速度（km/h）。计算几种行军速度的负荷重量，见表2。高温条件

表1　单兵负荷量标准

条件	最大容许负荷量（kg）	适宜负荷量（kg）
一般温度条件下行军	25	20
高温条件下行军	20	15
战斗状态	16	—

表2　单兵不同行军速度的适宜负荷重量

行军速度（km/h）	适宜负荷量（kg）
4.0	22
4.5	21
5.0	20
6.0	18
7.0	16

下负重行军的适宜负荷量应按其计算值再减去 5kg。

高原地区单兵负荷标准 高原低氧分压对负重行军的士兵所负重量和行军速度影响较大。为了使大多数士兵行军后不出现"重度疲劳感"，1996 年中国军队针对高原低氧特点，研究制订出高原单兵平战时徒步行军时的适宜负重标准《高原单兵适宜负重量和行军速度》（GJB 2560-1996）。标准规定了在高原环境不同海拔高度单兵适宜的负重量和行军速度。在海拔 3100～5200m 高原上和路面坡度不大于 3°条件下，单兵不同负重的适宜行军速度，见表 3。在海拔 3100～5200m 高原上行军途中，如遇道路坡度变化，在需要保持原负重量不变时，坡度每增加 3°，单兵原适宜行军速度递减约 0.5km/h。每日适宜行军 6 小时，每行军 30 分钟，最好休息 10 分钟。

（陈景元 骆文静 沈学锋）

jūnshì xùnliànshāng

军事训练伤 （military training injury）
参加军事训练直接导致参训人员的组织器官功能障碍或病理改变。简称军训伤。

致伤因素 训练伤发生与训练强度是否合适、训练方法是否合理、训练计划是否科学，以及参训人员身体素质、训练场地安全性和训练科目有密切关系。超强度训练、没有科学施训、训练中缺乏保护或保护不当等都是导致训练伤高发的原因。

训练强度 超训练负荷是训练伤发生的主要原因。训练负荷包括了每次训练强度、训练持续时间、训练频率等。训练负荷强度越大，训练伤发生率越高。步兵中，特种兵训练负荷强度最大，训练伤发生率为 50%～60%，而后勤兵的发生率在 10% 以下。一般每天训练时间在 7～8 小时，训练时间对训练伤的发生率影响不大，当训练时间在 8 小时以上，训练伤的发生率随时间的增加而增高。加班加点训练是导致训练伤高发的重要原因之一。在一定范围内，增加运动强度对提高运动效果是有益的，运动强度与运动效果的变化呈直线正相关；但当运动强度超过了某个水平，随着运动强度增加，训练效果不再有明显提升，相反训练伤发生的危险性呈直线上升，这种过度的训练也被称为"无效训练"。

训练方法 不恰当的训练方法会增加训练伤发生率。遵循训练的科学规律，训练难易程度"从简单到复杂"，训练负荷量"从小运动量到大运动量"，训练科目"交替循环训练"等原则，坚持训练前热身、训练后放松等方法，可大大减少训练伤的发生。训练前的热身运动和训练后的放松运动往往容易被忽视，是导致训练伤发生的原因之一。热身运动可以提高中枢神经系统的兴奋性，克服机体功能活动的生理惰性，为正式练习做好准备。热身运动能增加肌肉中毛细血管开放的数量，提高肌肉的力量、弹性和灵活性，同时也可以提高关节韧带的功能，增强韧带的弹性，使关节腔内的滑液增多，防止肌肉和韧带的损伤。训练后正确的放松作用有助于消除肌肉疲劳，防止局部负担过重而出现训练伤。

训练计划 若训练计划安排不合理则会增加训练伤病发生。例如，训练强度安排不当造成机体负荷过大，训练太过频繁造成休息不够引起过度疲劳，训练科目安排交叉不够造成局部疲劳积累等，均是引起训练伤的诱因。训练计划应符合运动生理学的基本原则，符合军训大纲要求，并根据地区、部队、兵种、季节等特点，科学组织安排，而不应脱离训练大纲，随意增加训练难度和强度。

训练科目 不同科目对身体各部位的负荷及技术动作的要求不同，造成的损伤各有其特点。长跑和负重行军时，由于着鞋不适易致踝部扭伤；内裤穿着不适可致大腿内侧或会阴部擦伤；技术不熟练、场地、设施状态欠佳等条件下，可发生各种外伤。队列训练时，正步、跑步训练时，膝关节曲伸频率高、着地用力大，易发生肿、痛，超负荷训练时，可发生跖骨、胫骨的应力性骨折。

表 3 高原单兵适宜负荷重量与行军速度（km/h）

海拔高度（m）	适宜负重（kg）					
	10	14	18	22	26	30
3100	6.0	5.6	5.2	4.7	4.3	3.8
2400	5.6	5.1	4.7	4.2	3.8	3.4
3700	5.1	4.7	4.2	3.8	3.3	2.9
4000	4.7	4.2	3.8	3.3	2.9	2.4
4300	4.2	3.8	3.3	2.9	2.4	2.0
4600	3.8	3.3	2.9	2.4	2.0	1.5
4900	3.3	2.8	2.4	2.0	1.5	1.1
5200	2.8	2.4	1.9	1.5	1.0	0.5

投弹训练时，准备活动不足、动作不正确时，易造成肩、肘等关节软组织伤和关节脱位，甚至发生肱骨骨折。射击训练时，持续时间过长的稳定性练习或挂砖练习，易导致腰、肘局部肌肉疲劳。战术基础或越障训练由于手掌支地，腕部着力，可造成腕舟状骨骨折。中国军队大样本调查表明，队列训练中长时间走正步，器械体操训练中跳马、双杠倒立、单杠大回环，以及 5km 和 10km 越野、500m 超越障碍、投弹训练等科目易发生训练伤，其中以 500m 超越障碍和器械体操发生率最高。受伤部位以四肢为主，下肢多于上肢，其次为腰部受伤。

个体内在因素 年龄、性别、身体发育情况、身体素质、肌肉力量、柔韧性、协调性、关节灵活性和稳定性等均与训练伤发生相关。身体素质不好，肌肉力量不够，柔韧性协调性缺乏的受训者在训练中往往因动作要领掌握不好，引发不协调甚至错误的动作，因通常会违反身体结构和运动时的生物力学原理，所以极易导致肌肉、骨骼、软组织损伤。个人缺乏训练伤防范意识和方法，不科学参训，也容易增加训练伤发生危险性。

其他因素 训练管理是保证训练计划有效实施及达到训练目标的基础。通过训练过程的科学管理如训练计划管理、训练场地安全性管理、施训过程管理、参训人员健康教育管理等可以减少训练伤发生的诸多危险因素，同时对提高训练效果有积极的促进作用。

诊断 军事训练伤诊断的主要依据是伤史采集、专科检诊及辅助检查三项内容，并以前两项为主。中国军队《军事训练伤诊断标准及防治原则》是根据训练伤发生特点，引用国际疾病分类（ICD-9）的原则制定的。其适用于陆军、海军、空军陆勤部队在军事训练中的伤（病）诊断及分类。此原则明确规定，必须因伤（病）导致停训 1 日以上，诊断方可成立。实施分类及诊断应由营卫生所以上卫生单位的医师（士）执行。具体原则包括：①根据临床表现、致伤原因，结合临床专科及一些辅助项目的检查，由营卫生所以上医疗卫生单位的医师（士）诊断。②按伤情及医学处理原则应给予停训休息的。二者结合诊断方可成立。一个完整的诊断内容应包括对伤病的性质、部位和病理形态的认识，也包括对致病因素、功能状态和全面身心健康的判断。在训练伤诊断时，应强调主要是依据受伤史、专科检查及特殊检查来作出判断。

分类 根据诊断，可将军事训练伤（病）分成三大类。第一类软组织损伤，包括擦伤（主要指皮肤）、挫伤（主要指肌肉，包括拉伤）、撕裂（脱）伤（肌肉、肌腱、皮肤，不包括伴有骨质的损伤）、下腰部损伤（急性、慢性等损伤，包括腰椎间盘脱出症等）、炎症（腱炎、肌纤维组织炎、滑囊炎及滑膜炎）。第二类骨关节损伤，包括骨折（急性、疲劳性骨折）、扭伤（主要指关节）、脱位。第三类器官损伤，包括头、胸、腹部及眼、耳、鼻、口腔等器官损伤。

预防 军事训练伤直接影响军队的训练和出勤，损害参训官兵的健康，影响军队的作战准备过程，从而影响战斗力生产，所以军事训练伤的预防不仅是医学问题，还是重要的军事问题。抓好以防治训练伤病为重点的训练卫勤保障工作，对保证军事训练质量和效果，提高训练水平，增强部队战斗力，都具有十分重要的意义。训练伤的防治应采取三级预防的原则：一级预防即采取各种措施，避免训练伤的发生；二级预防即早发现，早诊断，早治疗；三级预防即降低训练伤的致残率。

遵循训练的卫生学原则 即全面训练、循序渐进、最大运动量、劳逸结合、经常持久、区别对待，科学合理。

全面训练 军事训练科目中，既要有耐力训练，又要有速度力量训练，使战士的身体素质（力量、速度、耐力、灵活性和柔韧性等）得到全面的发展和增强，同时还要重视跑、跳、趴伏、格斗、射击、刺杀、投掷等军事动作技能的培养。全面训练可使人体各器官功能获得全面的动员，身体素质得到全面发展，各系统功能和结构得到普遍的改善。

循序渐进 此原则应贯穿于整个训练活动中，训练内容的安排、训练强度的掌握、训练频率的调节，都应符合循序渐进的卫生学原则，即训练时强度由轻到中，动作由简单到复杂，频率由低到高，内容由个别到综合，以使受训者逐步学习和掌握动作要领和技能。循序渐进的训练过程需要合理的安排和科学组织，有计划、有秩序地进行，避免随心所欲的蛮干。

最大运动量 此条是训练中的重要技术原则，必须建立在循序渐进的基础之上。只有达到一定疲劳的训练，才能获得良好的训练效果，机体的工作能力才能有效提高。具体要求为训练运动量递次增大，达到疲劳的程度，借助睡眠休息等获得恢复，再训练至疲劳，然后又休息恢复，使机体对疲劳的抗性逐步提高，再训练，再提高，循环往复。

劳逸结合　人体在训练或运动一段时间之后，身体必然会出现疲劳，已经疲劳的身体，经过适当的休息，疲劳可以消除，工作能力又会恢复，甚至提高，这是一个正常的生理现象。但是如果疲劳了而又得不到及时充分的休息，继续进行训练，则会因疲劳的积累而导致过度疲劳。过度疲劳是生理向病理的移行过程，在军事训练中应当避免。在整个训练过程中，休息是必要的措施，应该合理安排训练和休息，注意劳逸结合。在大运动量训练科目之间，可适当安排中、小运动量的训练科目，这样既可使动作技能得到多次重复练习和纠正动作的机会，还可以起到积极休息的作用。

经常持久　动作技能的形成和熟练掌握需要经过多次重复练习，已经掌握的动作技能还需要不断进行锻炼才能巩固，所以只有坚持经常持久的训练，才能收到良好的训练效果。如果中断练习，已经掌握的技能可以消退。而且心血管和呼吸系统等功能的改善、增强，和骨骼肌的功能的增强，都不可能通过短时间的训练实现，必须长时间坚持。

区别对待　人体的个体差异是客观存在的，在训练过程中应实事求是地从每个参训战士的具体情况出发，随时掌握战士的体质状况、健康状况、领悟理解能力及已经达到的训练水平，遵循区别对待的卫生学原则，开展针对性训练。对新兵和病后初愈战士的训练，更应区别对待。

科学合理　预防训练伤发生的重要环节之一。训练计划要求在完成规定的军事训练任务的前提下，既保证训练质量的达标，又要最大限度地降低训练伤发生率。军训伤的发病原因很多，但绝大多数都与组织计划不严密，训练缺乏科学性有关。因此，在作训前，应按照军事训练条例和军事训练大纲的要求结合部队实际情况，制订出一套科学合理的训练方案。例如，根据参训者的文化、健康、心理等综合素质合理安排训练内容、时间和强度，体现由易到难，强化循环，练兵与理论学习交替的训练规律；结合不同的气候特点如热区、寒区、高原等，使训练计划既能适应人体生理心理承受力，又符合部队训练要求。科学制订训练计划和严密组织实施，不仅可以有效地克服训练中容易致伤的内外因素，降低训练伤发生率，而且还可以大幅度地提高训练质量和效果。

加强卫生学和医学监督，做好卫生医疗保障　在训练前、训练期间，对参训人员及训练过程进行卫生学和医学监督，做好卫生医疗保障是训练伤防治的重要环节。

开训前健康检查和健康教育　对参训群体和个体的身体素质、体能条件尽可能做到正确评估。必要时可进行开训前的体能测试，以便在开训后能有效进行军事训练的健康保护，科学地指导和监督训练的进度和强度。特别在大运动量或高技巧训练前应对人员进行身体状况检查，对患有急慢性病者应暂时停训，积极接受治疗，控制带伤、带病参训，对有伤未愈、失眠、神经衰弱、感冒等症状的参训人员和发育畸形者如高弓足、扁平足等人员进行重点保护和观察。心理疏导对降低训练伤发生率起着不可忽视的作用。开训前，应对全体参训人员进行训练心理状态的调查和评价，开展心理训练和卫生教育，加强心理平衡的引导，培养健康的心理，并有针对性地对人格、情感、性格等有障碍的参训者进行个别辅导和纠正，施训中予以重点关注和医学监督。心理健康教育在新兵基础训练中尤为重要，可以提高新兵心理调节能力，使其增强信心，克服紧张心理。军训部门与卫生主管部门协作，开展军事训练防伤知识的科普教育，提高连队主官的认识水平，增强在训练中的防伤及自我保护意识，并形成良好的自防群防氛围。

军事训练现场卫生监督　军事训练计划组织实施的过程中，军队医务人员要深入训练场，了解参训人员身体健康状况并监督施训过程的科学性。例如，每次训练后及时了解掌握参训人员的不良反应，及早发现问题并采取正确医疗手段给予处治。训练过程中发生的心理问题，卫生人员要及时发现并进行心理咨询和思想疏导，确保参训者能以饱满的情绪和稳定的心态投入到训练中去。卫生监督还包括对施训期间训练场地、设施、器材装备的管理和维修工作的监督，以保持训练场地设施及器材设备的完好率，及时发现军事训练中可能出现的安全隐患，提出改进措施并监督整改。例如，队列训练场地一般应保持平整、坚实、无杂物，并具有一定湿度；训练器材、障碍物应安放牢固，高低适宜。

合理休息和营养　休息是消除军事训练疲劳最主要途径之一，合理休息是要注意休息方式和休息时间。休息方式包括积极休息和消极休息。积极休息，亦称交替休息。积极性休息是促使未完全投入活动的肌肉运动，引起新的兴奋灶对原来已兴奋并处于休息状态的中枢加深抑制。当积极性休息活动停止后，大脑皮质形成的负诱导解除，从而使指挥劳动肌群做功的中枢兴奋性提高。积极性休息还有脑干网状结构和交感肾上腺系统的参与，激活皮层中枢使作业能力迅速恢复。生理学认为，积极休息比消极休息使工作效率恢复快 60% ~ 70%。消极休息，又称安静休息，重体力活动包括大强度的军事训练一般采取这种休息方式，如睡眠、静坐、静卧等。良好的睡眠环境，充足的睡眠，尽可能按时睡眠，是消除疲劳的前提和保证。训练中每天至少要保证战士睡足 6 小时以上。训练时休息时间要根据训练强度和训练过程中体能的动态变化，适时安排。休息最好在进入疲劳期之前，即所谓的"超前"休息。"超前"休息是对疲劳产生的"预先控制"，防疲劳于未然。短暂的训练休息，不仅不会影响训练者体能潜力的发挥，还会消除即将开始积累起来的轻度疲劳，使训练者产生适应性，将接下来的训练能力水平提到一个新高度。

军训体力消耗大，应注意各类营养素的供给，保持能量供销平衡。各类营养素供给以膳食供应为主。膳食能量及营养素供给量参照《军人营养素供给量》（GJB 823A-1998）标准执行。在寒区、热区、高原等特殊环境下进行军事训练，膳食营养素供给要求有一定调整，可参照相关标准执行。膳食供应中除了保证碳水化合物、脂肪与蛋白质的足够供应外，维生素、矿物质的供应也应保证。超强度的军事训练和体力负荷，蛋白质的供应应量足

质优，蛋白质供应占总能量 13% ~ 15%，优质蛋白质应占总蛋白的 30% ~ 50%；在蛋白质氨基酸中应有充足的牛磺酸、支链氨基酸和谷氨酸供应。

（钟 敏）

jūnshì xùnliàn wèishēng jiāndū

军事训练卫生监督 （hygienic supervision for military training）部队在训练中卫生人员在安全卫生方面进行的监督指导工作。军事训练是提高部队军事技术、战术、战斗力和增强体质的经常性措施。广义的军事训练包括各军、兵种的战术、技术训练和军事体育训练。由于军、兵种的不同，训练的项目不同，环境不同，条件不同，因而所涉及的安全卫生问题性质各异，内容不一。为了很好地进行军事训练卫生监督工作，卫生人员既要掌握训练的一般卫生要求和常见损伤，又要掌握训练的救治原则与防护措施。

训练一般卫生要求 军事训练卫生的共性要求主要有：①制订计划。根据部队训练课目、时限、季节、官兵体质、训练场所、环境条件、物资保障等情况，订好卫生防病计划。尤其是要从卫生学的角度体现全面训练、循序渐进、劳逸结合、区别对待的训练原则。②深入检查。训练开始前，卫生人员应会同有关人员对训练场所的安全保障措施、训练器械设备的情况、环境卫生条件等进行检查，保证训练期间受训官兵的安全与卫生。③健康摸底。卫生人员对参加训练的人员进行必要的体格检查，掌握其体质及健康情况。对不适于参加训练的人员，应建议另予安排或加强医学观察。④现场监督。训练期间，卫生人员应到训练现场，检查监督执行安全规定，进行必要的卫

生监测，及时提出建议，并预备有急救用品，随时处理伤员。卫生人员尤其要注意发现疲劳征象，防止因过度训练而产生过度疲劳。⑤卫生宣教。卫生人员对于军事训练中所涉及的安全卫生问题，应当经常进行卫生宣传教育，使执行安全规定及卫生防病要求成为广大受训官兵的自觉行动。

专项训练科目卫生要求 ①负重行军：穿鞋不合适，易致踝部扭伤；内裤穿着不合适，可致大腿内侧或会阴部擦伤。因此，应在长跑、拉练前指导官兵选择适合的鞋子和内裤，以避免或减少腿脚和会阴的损伤。②队列训练：正步、跑步训练时，膝关节屈伸频率高、着地用力大，易发生肿、痛；超负荷训练时，可发生跖骨、胫骨的应力性骨折。因此，加强设施管理，队列训练场地保持平整、坚实；提高训练的科学性，训练前做好准备活动；训练中按动作要领操练；训练结束时做好整理活动等，可避免下肢的劳损。③投弹：动作要求身体各部协调，突然用力将弹投出。如果挥臂动作不正确，用力过猛，则容易造成一次急性损伤或慢性损伤，常见者为肩扭伤、拉伤、韧带撕裂及肌肉损伤，甚至关节脱位、肱骨骨折。发生损伤或骨折的原因有事前准备活动不足、没有掌握好投掷技术，以及身体疲劳等。投弹训练中卫生监督的任务在于严格执行军训部门的有关规定，做好安全防范工作。投弹训练前应有 5 ~ 10 分钟的准备活动。训练中要认真纠正不正确的姿势和动作，及时安排休息，做好伤患急救的准备工作。④射击：在采取立姿用步枪或手枪对固定靶进行射击训练时，可因持续时间过长，身体某些部位持续

的静力肌紧张，引起慢性疲劳损伤。冬季在寒冷或潮湿的地面长时间卧位射击，可引起关节痛、腹痛或冻伤。因此，加强平时的一般身体锻炼，特别是腰肌和上肢的肌力锻炼；避免单一姿势练习的时间过久也是很重要的。⑤战术基础或越障碍训练：手掌支撑地，手腕部着力，可造成腕舟状骨骨折。因常在伤后 2～4 周才呈现骨折的 X 线征象，易漏诊。因此，应加强宣传训练的科学性，避免急躁冒进，对体弱人员重点检查和监督。⑥其他：如刺杀、武装泅渡、山地滑雪、军事演习、行军野营等各有其特殊卫生问题。卫生人员应当熟悉这些训练的特点和军训部门的规定，在安全和卫生方面采取必要的措施，以保障广大官兵的健康，圆满地完成训练任务。

（陈景元　骆文静　沈学锋）

jūnshì zuòyè yīxué

军事作业医学（military operational medicine）

研究军事作业过程中有害环境因素影响军人作业能力与健康的规律，提出医学防护措施的多学科交叉的前沿新学科。此学科是关于军人军事作业能力的医学监测、维护与提高的军事医学分支，属于能力医学的范畴。随着新军事变革的迅猛兴起和战争样式的深刻变化，如何提高与保障军人在日益信息化的作战环境、数字化的作战模式、高技术化的武器系统中的军事作业能力，已成为军队现代化建设面临的崭新的挑战。

军事作业（military occupation）是指军人实施军事行动或进行军事活动所需要的能力。包括体力作业能力（体能）、脑力作业能力（智能）、武器操作能力（技能），以及"人-机-环"结合

效能等，武器装备只有同军人的作业能力有机结合，才能构成机动力、杀伤力、信息力、防护力，进而形成综合战斗力。因此，军事作业能力是构成军队战斗力的核心要素。

体能、智能与医学关系密切。技能的提高主要依靠军事训练，人机结合效能的提高则要依靠"人-机-环"系统工程。

简史　军队历来重视军人的体力和运动能力，将其作为从军的必要条件，在中国春秋时对一般士兵体格强弱就有了一定的标准，即能否穿着甲胄进行军事行动，能者称为"胜衣"，不能者叫"不胜衣"。战国时代，各国选拔步兵、车兵和骑兵等都已经有了较高的体能标准。新中国成立后，中国军队有明确的士兵体能测量与评价标准（GJB 1337-92），主要采用有氧能力、肌力、体力、劳动能力和运动能力等指标进行评价。美军不仅有详细的体能检测项目、标准及评定方法，还有周密的体能锻炼训练指南，指导军人科学合理地保持和提高体能。

与体能相比，智能由于难以综合定量评价和定义，在历史上看对参军的智能要求比较低。随着军队的高技术化和大量新的武器装备使用，军队开始重视对智能的要求。美军认为智能就是脑力作业能力，它包括了信息认知能力、心理操作能力、应急适应能力和觉醒保持能力等几个方面，运用视科学、应急神经生物学、心理社会应激研究、睡眠生理学等措施来维护和提高军人的脑力作业能力。美军是最早提出"军事作业医学"的国家，并且在 1987 年由美陆军医学研究与物资部提出"military operational medicine research program"，目的是建

立针对各种应激压力的有效对抗措施，最大化维持和提升士兵体能、效能和健康。经过 30 多年的研究取得了显著的成就，尤其是在极端环境条件下军事生理模型的构建、战斗条件下效能增强或维持药物、睡眠与军人效能关系以及军事应激与心理学方面，为军事医学发展积累了丰富的研究方法和科研成果

中国军队还没有明确的脑力作业能力评价标准，在国军标"部队健康综合评价"（GJB 2125-94）有"心理操作能力"的评价，它是指以运算能力、数字编码、目标瞄准、注意广度等方面的指标来进行判断。中国军队军事作业医学的研究起步比较晚，整体科研基础和实力比较薄弱，现有的关于部队作业医学的研究，绝大部分集中在"伤"和"病"的层面，而与作业能力维护和提升相关的系统性研究少见报道。向能力医学的转变还远远不够。

研究内容　主要研究对象包括军人作业环境中有害因素的控制、人-机-环境系统效率的发挥、对极端环境因素的适应、连续高强度作战体能的保障等。重点是监测与评估军队职业与环境有害因素的健康效应，研究军事作业有害因素健康危害效应的发生机制，从危害监测、危害治理、医学防护等不同角度提出综合防治方案。

研究方法　由于军事作业医学的综合性和复杂性，因此，研究必须采取复合、融合的技术方法来推进，主要是建立模型，开展相关的基础研究，进行人体验证，从环境、心理、装备、能力和体能等多方面进行研究。美军将军事作业医学研究分为神经心理应急能力研究，环境医学与生

物能学研究系统危害研究三大领域，计划从装备、技术、勤务三个角度，针对军人在军事行动和训练环境中遇到的应激源与威胁，依靠专用器材、食品、药品、睡眠、组织管理等手段，提供及时的、现实的生物医学解决方案，力求达到保护、维持和增强军事作业能力健康的目的。美军的研究模型包括心理学模型，代谢模型，损伤模型以及在其基础上进一步整合建立综合的士兵能力模型，用于计划任务、战斗模拟、装备设计，生理监测信息解读和人机界面实现。

同邻近学科的关系 军事作业医学是军事医学领域的一个应用性学科，包括体力作业能力（体能）、脑力作业能力（智能）、武器操作能力（技能），以及"人-机-环"结合效能等，所涉及的学科多，跨学科范围广，因此它同许多学科都有交叉。在环境损害因素与有毒有害因素损害方面，它同环境医学、职业医学和毒理学均有密切的相关。在体力增强和营养改进策略方面，与军事营养医学有密切的关系。在脑力作业能力方面，它与神经科学、认知科学均有密切的关联。在"人-机-环"结合等方面，与士兵能力、环境、生理模型的融合，重要军用设备与人的相互适应，参战人员的生理状态监测等均有关联。所以，军事作业医学的发展依赖于其他学科的发展，并且将这些学科的最新知识和进展进行集成，并用于提高军人军事作业能力上。

应用及有待解决的重要课题 外军及中国军队均高度重视军事作业医学，主要是基于以下的原因。

高技术军兵种的迅速发展对

维护与提高军人军事作业能力提出了更高的需求。随着新军事变革和科技革命的不断推进，陆军规模不断缩小，技术密集型的军兵种比例增大，海空军和战役战术导弹部队、电子战部队和数字化部队、航天部队等已成为发展的重点，这些部队的作战环境、作战样式、脑体负荷已发生极大改变，由此对军事作业及相关卫勤保障提出了更高的要求。航空航天环境中的超重、失重、幽闭、辐射、噪声、振动，以及与此相关的精神紧张、高度应激、认知障碍会严重影响飞行安全。导弹部队阵地和坑道作业特殊环境中除潮湿、闷热、空气质量差等自然环境影响外，导弹推进剂、新型功能材料、噪声、核辐射、大气污染颗粒物、各种有害气体等多种复合因素对官兵身体健康影响极大。新型舰艇（航空母舰、核潜艇等）和新一代战机（五代机、舰载机、大型运输机、远程轰炸机）等面临的长航时、跨时区等新问题，以及由此可能带来的慢性疲劳、抵抗力降低、睡眠障碍、营养保障等也急待研究和解决。

战争样式和战场环境的复杂性和快速改变对保障军人军事作业能力提出了更大的考验。军人作为执行战斗任务的武装集团，必须面对极端恶劣的生存环境、精神高度紧张及高强度军事脑体作业，承受着复杂而强烈的应激负荷。完成高科技军事任务的复杂性、遂行多样化任务的突发性及未来战斗环境的激烈性，导致军人军事作业能力损伤具备相当的普遍性，它们的效应已超过武器装备不利或伤病减员给作战部队带来的影响。军事作业环境危害主要导致军人亚健康比率迅速

增加、长久会导致作业能力显著下降，多种慢性病发生率升高致军人健康受损。因此，维护和提高军人作业能力，已成为保障打赢现代化战争的重大需求。

武器装备和技术的更新换代对军人军事作业能力提升提出了更新的期望。武器装备和科学技术的日新月异快速发展，对武器和技术的操作者和掌控者如何保持良好的心身状态，维持良好的人机工效提出了更高的要求。从适应未来信息化条件下的作战特点出发，必须要从军人的科学选拔、训练及健康维护着手，发展有效的军人健康功能状态监测系统，以维持和提升军人在现代化战争高度紧张、超强负荷条件下保持优秀的综合功能状态。同时，针对军队特殊作业环境及相关因素的复合作用，如高原、高寒、高温、高湿、有害气体、噪声、摇摆、振动、电磁辐射、致病微生物等多种因素下人机工效学角度出发，研究和分析相应作业环境的物理、化学及生物学卫生评价标准，同时指导装备设计中人居环境适居性、人机适配性、生活保障设施等问题提供有用的理论和技术支撑，从而指导从源头上提高军事作业人员生活质量，改善作业环境，保证有效提高作业能力和维护军事作业人员健康。

（曹 佳）

jūnshì zuòyè huánjìng

军事作业环境（military operation environment） 军人在平战时所从事作业的环境。世界战略格局的变化和科学技术的发展，高新技术和高科技材料在军事领域中的应用越来越多，军事作业的模式已从力量型向力量智力型转化，作业效率越来越多地取决于知识的获取和利用，军事作业

的激烈性、突然性、紧张性空前提高。军事作业环境呈现很大的变化，作业环境的多维化，作业区域界线淡化和威慑力增强，使军事作业环境越来越复杂，作业环境中有害因素越来越多，危害也越来越大。在这种环境下作业，军人承受着巨大的心理负荷，军事作业和作业环境对军人生存、适应和驾驭武器装备的能力提出了新的要求，对军事作业医学的研究提出了新的挑战。

军事作业环境除自然环境外，人工环境的数量不断增多。在人工环境中，传统的战壕或坑道作业环境依然存在，各种相对独立的人工环境随武器装备类型和数量的增加而倍增，如新型飞机、坦克、装甲车和潜艇内的密闭人工环境，光电子对抗战场、导弹发射场的人工环境，航天飞机座舱等环境。

(陈景元　骆文静　沈学锋)

jūnshì zuòyè nénglì

军事作业能力 (military work capacity)

军人在从事劳动过程中，完成特定工作的能力，或在不改变作业的质量指标的条件下，尽可能长时间地维持一定作业水平的能力。军人的作业能力可通过测定单位作业时间的劳动效率、成绩优劣和成果的质量来直接衡量，还可通过测定军人的某些生理生化指标（如握力、耐力、视觉运动反应时、脉率、血乳酸等）的变化来判断。

影响因素　影响军事作业能力的主要因素有平战时的环境因素、工作条件、工作性质、社会因素、心理因素、个体因素、锻炼和练习程度、疲劳与否等。人体作业能力是不断变化的，如何尽可能地在较长时间内维持较高的作业能力与工作效率，不损害

军人的健康，是军事作业医学研究的重要课题。

分类　可以分为体力作业能力和脑力作业能力。

体力作业能力　机体在稳定状态的体力劳动条件下，心率达到 170 次/分时的劳动功率（简称 PWC_{170}）。人体体力劳动能力与呼吸系统的通气功能、循环系统的氧输送功能和骨骼肌对氧的利用功能有关。因此，体力劳动能力是机体各种功能活动的综合体现，可以用定量负荷试验（PWC_{170}）和最大摄氧量（VO_{2max}）等方法进行体力劳动能力评价。体力劳动能力是有高低变化的，主要与遗传因素、个体发育、后天锻炼程度、生理与健康状态等有关，主要取决作业过程中能量的供给、转移和利用。人类的劳动能力是脑力和体力劳动相结合的生产活动过程，在社会发展低级阶段时，体力劳动所占比例大，随着社会的发展，脑体劳动比例会发生变化。

脑力作业能力　以中枢神经系统活动为主的劳动方式完成特定工作的能力，又称信息性劳动能力。军事劳动中的指挥员、特种兵作业都要进行繁重而紧张的脑力劳动。

脑力劳动过程中的生理变化特点：①脑的氧代谢较其他器官高，安静时为等量肌肉需氧量的 15～20 倍。葡萄糖是脑细胞活动的最重要能源，平时 90% 的能量都靠糖分解来提供。但脑细胞中贮存的糖原甚微，只够活动几分钟之用，主要靠血液运输的葡萄糖通过氧化磷酸化过程来提供能量。因此，脑组织对缺氧、缺血非常敏感。②脑力劳动可使心率减慢，但特别紧张时，可以造成心跳加快，血压上升、呼吸稍加快、脑部充血而四肢和腹腔血流

减少。③脑力劳动时，血糖一般变化不大或稍增高；对尿量没有影响，对其成分也影响不大，仅在极度紧张的脑力劳动时，尿中磷酸盐的含量才有所增加；对汗液的量与质，以及体温均无明显的影响。对脑力劳动、神经系统紧张作业时，中枢神经系统所进行的极为精细复杂的活动而引起的机体调节适应现象，尚未深入研究。脑力劳动工作效率的高低与职业环境有密切关系，良好的环境可使劳动功效持久而不易劳累，否则易发生疲劳而使工作效率降低。

影响脑力劳动作业的环境因素：噪声与音乐的高低；室内环境基本色调的强烈与柔和情况；自然光线或人工照明的照度的大小；室内空气温度、湿度、气流状况，新风量多少和有无空气污染物等。

评价方法：脑力劳动的作业能力有极大的个体差异，其劳动能力的评价也比较复杂，评价指标一直难以确定，以往的研究多用文字描述，未能准确定量，因此评估往往模糊。现多采用心理行为测量（数字译码试验、目标追踪试验、提转敏捷试验），它是当前军内脑力劳动疲劳研究常采用的方法之一。其中，数字译码试验和目标追踪试验主要反映人体思维分析、学习记忆、心理稳定性和反应的敏捷度等行为效应的变化，并予以量化表达；提转敏捷试验反映大脑提取记忆信息和指挥手的准、快运动的速度和协调性，以反映脑力劳动精确状态。脑力劳动是复杂的神经系统活动，作业能力容易受环境因素干扰和个人情绪影响，人类对脑力劳动负荷的认识远远不及体力劳动，因此，对脑力劳动作业能力

的评估方法，虽然还有生理学测量和主观测量方法，但因概念不明确，不易判断或反映面狭窄、代表性弱的问题，尚处于研究阶段。

（陈景元　骆文静　沈学锋）

jūnshì tǐlì láodòng qiángdù

军事体力劳动强度（labour intensity at military physical work）

军人在军事活动中的体力消耗及体力劳动紧张的程度。各种劳动所需要消耗的能量，随劳动的性质、时间而有所不同。能量消耗、最大耗氧量、心率、肺通气量与体力劳动强度显著相关，是评价体力劳动强度的重要指标。

分级标准　中国人民解放军总后勤部卫生部根据军人作业特点，研究并颁布了《军事体力劳动强度分级》（GJB 1336-92）。军事体力劳动强度等级划分主要是按照人体能量消耗率划分成轻、中、重、很重和极重五个级别，见表1。在实际工作中，如无条件测定能量消耗率时，亦可用心率或肺通气量划分强度等级。该标准适用于以体力活动为主的军事劳动，其他劳动作业也可参照执行。标准中有关参数互相换算式如下：

心率（次/分）
$= 52.9668 \times$ 氧耗量$（L/min）+ 57.5554$

肺通气量（L/min）
$= 10^{[0.3776 \times 氧耗量(L/min) - 0.9891]}$

能量消耗率（kJ/min）
$= 20.9271 \times$ 氧耗量$（L/min）- 0.0786$

与其他标准的区别　中国军队军事体力劳动强度分级依据和标准，与国家颁布的体力劳动强度分级不同，与军队营养卫生学中的劳动强度分级方法也不同。国家1997年颁布的《体力劳动强度分级》（GB 3869-1997），是以工矿为主的劳动者，每天8小时

劳动为基础，根据劳动时间率（工作8小时/天）和能量代谢率计算劳动强度分级指数，根据指数大小将体力劳动强度划分为四个级别，见表2。

人体营养需要量与人体劳动能量消耗和生理基础代谢能量消耗有密切关系，中国营养学会在2005年5月修订中国居民每日膳食中营养素供给量标准时，以成年男子为例（体重63kg），将成年男子劳动强度按能量供给量分为五个级别，见表3。

在中国军队营养卫生学中，为了评价军人某种劳动强度下的军人营养需要量，部队科研工作

者测定了不同兵种、不同训练任务时的陆勤人员热能实际消耗量，在《军人营养素供给量》（GJB 823A-1998）标准中，按陆勤人员的热能消耗量，将劳动强度分划为轻、中、重和极重劳动四个级别，表4。

（陈景元　骆文静　沈学锋）

jūnshì zuòyè wēihài yīnsù

军事作业危害因素（military occupational hazards）

在平战时军人劳动作业环境和作业过程中存在的可能危害军人健康的各种因素。这些有害因素能够引起军事人员急、慢性中毒，物理损伤，感染性疾病及心理健康损伤

表1　军事体力劳动强度分级标准

评价指标	强度等级				
	轻	中	重	很重	极重
能量消耗率（kJ/min）	≤12.5	12.6~23.0	23.1~33.5	33.6~44.0	>44.0
心率（次/分）	≤89	90~116	117~142	143~169	>169
肺通气量（L/min）	≤16	17~25	26~39	403~60	>60

表2　体力劳动强度分级

劳动强度级别	劳动强度指数
I	≤15
II	~20
III	~25
IV	>25

表3　中国成年男子劳动强度分级

级别	劳动能量供给量（MJ）
极轻度	10.0
轻度	10.9
中度	12.6
重度	14.2
极重度	16.7

表4　中国军队陆勤人员劳动强度分级

劳动级别	热能消耗量（MJ）	训练强度类别
轻度劳动	10.88~12.55	以室内训练为主（上课、出操、站岗、报务、雷达操作等）
中度劳动	12.55~14.64	以营区训练为主（刺杀、投弹、瞄准、队列训练、高炮基训等）
重度劳动	14.64~16.74	以野营训练为主（步兵拉练、高炮靶场训练、坦克行车训练等）
极重劳动	16.74~18.83	以平战时体力超常的劳动为主（攻防战斗演习、奔袭、抢修工事等）

等健康危害，称之为军事职业性损害。对军人健康的影响主要取决于有害因素的性质、个体易感性、接触机会、接触方式、接触水平（强度）和时间。

根据接触有害因素的性质，军事作业环境中的有害因素可包括物理因素（高低气压、噪声、振动、微波、激光、电磁辐射、电离辐射、重力变化等）、化学因素（有毒气体、刺激性气体、窒息性气体、炸药、粉尘、致敏、致癌、致畸、致突变物质等）、生物因素（军人作业环境中可能存在的微生物病原体、寄生虫、医学动植物等）。根据军兵种和军事任务的不同，军事作业环境中的有害因素可包括特殊军事作业环境因素（寒冷、酷热、高原、低压、沙漠、地下空间作业环境等）、特殊军兵种军事作业环境因素（导弹、炮兵、装甲兵、电子对抗、航空、航天、航海、潜水）等。

军事作业环境有害因素的识别和判定，其方法和依据主要有以下三个方面。①临床病例观察：对病例或一系列发病患者进行观察，这是分析和探索作业环境有害因素的传统方法，它可以作为作业环境有害因素识别和判断的起点和线索。②实验室研究：主要包括动物实验和体外测试系统，体外测试系统又包括器官水平、细胞水平和分子水平等。实验研究是识别和判定作业有害因素潜在的健康损害及其损害性质的有效手段，对于阐明致病机制具有非常关键的作用。③军队流行病学调查：主要以军队人群为研究对象，采用有关流行病学的理论和方法，研究作业环境有害因素及其对健康的影响在人群中的流行和分布。分析、判断所接触的

环境与职业性损害的因果关系。在未来战争中，军事劳动作业将更加重视高科技武器装备的作业环境与人体的适应，进一步研究军事作业环境有害因素急性损伤的生物标志物及个体防护措施，建立监测军事作业环境有害因素和军人定期的健康检查的制度。

（陈景元　骆文静　沈学锋）

jūnshì zuòyè huánjìng wùlǐxìng yǒuhài yīnsù

军事作业环境物理性有害因素（physical hazards in military operation environment）

军事作业环境中存在的物理性的可危害作业者健康、影响作业效能的因素。此类有害因素可来自特殊自然环境和人工环境。

特殊自然环境主要指热区、寒区、高原、沙漠等特殊环境，在这样的自然环境下开展军事训练、演习、执行各种军事任务、作战行动时，高温、高湿、热辐射、低温、低气压等环境因素可对作业者健康、作业效能造成影响，甚至导致疾病。例如，部队进驻热区的初期，以及急行军、追击等情况下，往往可因高热的作用引起作业效能下降甚至发生中暑等急性热性疾病，影响部队的战斗力和各项任务的完成。东北、华北和西北地区是中国的主要寒带，这些地区大多地处边疆，具有重要的战略地位和经济地位，部队在极端严寒的气象条件下面临的主要卫生学问题是发生冻伤，尤其在饥饿、疲劳、野外作业，或作业持续时间较久、夜间长途行军、御寒设备不足或鞋袜不适等情况下，冻伤往往急剧增多，甚至成批发生，造成非战斗减员，对部队战斗力影响很大。中国的高原地处边陲，和多个国家接壤，边境线长达数千公里，国防和军

事地位十分重要。高原低压、缺氧、寒冷、强太阳辐射等对人体健康产生很大影响，除了可直接引起各种高原病和明显降低部队的军事作业能力以外，还可影响多种疾病在高原的发生发展。

军事作业的人工环境主要指作业者所处的人工舱室环境，如坦克装甲作业舱室、雷达操作舱室、舰艇和潜艇舱室、飞机舱室等，也包括武器和装备在使用过程形成的局部作业环境，如火炮发射作业环境，激光武器、电磁武器作业环境等。这些环境中由于装备的运行和武器的使用常常产生包括噪声、振动、电磁辐射、激光、超重、失重、加速度等在内的物理性有害因素，会对作业者健康和作业效能带来影响。

军事作业过程中要重视对作业环境中各种有害因素进行识别、判断和控制，做好必要的防护措施以达到维护作业人员健康和作业效能的目的。同时还应关注军事作业过程中产生的不良因素对健康和作业效能的影响，如军事劳动、训练组织不当，工作节奏变化过快，工作过程过度紧张，强迫体位作业，作业强度过大或脑、体作业分配不当等，以便制订和采取综合措施维护军人健康。

（钟　敏）

zàoshēng

噪声（noise）

干扰了人的睡眠休息、交谈思考，给人以烦恼感受和造成听觉危害时的声音。人耳能够感受到的声音频率在$20 \sim 20\,000Hz$，这一频率范围的声波称为可闻声波。噪声是在可闻声范围内的声音。正常人感音的灵敏程度依频率不同而异，人耳对频率在$1000 \sim 4000Hz$的声波最敏感。武器及某些军事装备在使用过程中产生的噪声称为军事

噪声。

分类 噪声按照其来源可分为机械性噪声、流体动力性噪声、电磁性噪声。机械性噪声是在机械的撞击、摩擦、转动过程中产生的噪声，如舰船上主机、副机、齿轮变速箱及轴系等机械设备运转所引起的振动、撞击噪声，坦克运行过程中由于发动机运转履带碾压、摩擦、撞击产生的噪声。流体动力性噪声是气体压力或体积的突然变化或流体流动所产生的声音，如舰艇上遍及全舰船的通风、空调系统的进气、排气产生的气流动力噪声，空气压缩机、通风机、锅炉排气放水、汽笛等发出的声音。电磁性噪声是电机中交变力相互作用而发生，如发电机、变压器等发出的嗡嗡声。根据噪声随时间的分布不同，噪声又可分为连续性和间断性噪声。坦克、飞机、舰艇、交通车辆、发动机、通信设备等持续运转可产生连续性噪声。连续性噪声又可分为稳态性噪声和非稳态性噪声。稳态噪声是指在一个较长时间内，其声音连续不断，而且其声音强度相对稳定，声压级波动一般不超过 5dB。非稳态噪声的噪声强度随时间而有起伏波动，声压级变化大于 5dB。非稳态噪声中的脉冲性噪声通常是突发的高强噪声，声音的持续时间小于 0.5 秒，间隔时间大于 1 秒，声压级的变化大于 40dB。武器发射，炮弹、炸弹、火药爆炸可产生脉冲噪声。脉冲噪声常伴有冲击波，这两个物理因素的联合作用可加大对人体的危害。

声音的计量 声波在空气中传播时，引起介质质点振动，使空气产生疏密变化，这种由于声波振动而对介质产生的压力称为声压，可以看作垂直于传播方向上单位面积所承受的压力。声压的单位用帕（Pa）或牛顿/米²（N/m²）表示，$1Pa = 1N/m^2$。声压大则音响感强，声压小则音响感弱。能引起正常人耳声响感的声压称听阈声压或听阈，为 $2 \times 10^{-5} N/m^2$。当声压增大至人耳产生不适疼痛感时，称痛阈声压或痛阈，为 $2 \times 10 N/m^2$。由此可知，从听阈到痛阈的声压值相差达 100 万倍。因此用声压的绝对值表示声音的强弱很不方便；加之人耳对声响强度的感觉量与声强的对数成比例。故将声压取对数量级来表声音强弱，称声压级（sound pressure level，SPL），其单位为分贝（decibel），缩写为 dB。声压级的计算公式为：

$$SPL = 20 \lg P/P_0 (dB)$$

式中，SPL 为声压级（dB），P 为被测声压（Pa 或 N/m²），P_0 为基准声压（2×10^{-5} Pa 或 N/m²）。

通常以 1000Hz 纯音的听阈声压作为基准声压级，定为 0dB，则痛阈声压级为 120dB。因此，声压级将相差 100 万倍的声压范围缩小为 0~120dB。

声音的频程和频谱分析：可闻声的频率范围宽广，从最小至最大有 1000 倍之差，不利于实际的测量和分析。为便于应用，将宽广的声频由低到高排列成为连续的频率谱称为声频频谱。整个频谱可划分成若干个频段，称频程或频带，常用的有倍频程。倍频程是指两个相邻频率之比是成倍数的关系，即 $f_{上} = 2f_{下}$，以其中心频率表示该段频程（表）。为了解声源各频率声音的频率组合特性，评价噪声源的危害性和有效控制噪声，通常可测量倍频程中心频率 63~8000Hz，共 8 个频段倍频程的声压级，以倍频程作横坐标，以声压级作纵坐标，绘制出噪声测量图，从而对噪声源的频率属性和强度进行综合分析，评价噪声的影响，此过程称之为频谱分析。例如，在相同强度条件下，声源以高频为主的噪声比以低频为主的噪声给人的烦躁和厌烦程度为大；人对窄频带噪声比对宽频带噪声敏感。

表 倍频程中心频率和频率范围

中心频率（Hz）	频率范围（Hz）
31.5	22.5~45
63	45~90
125	90~180
250	180~355
500	355~710
1000	710~1400
2000	1400~2800
4000	2800~5600
8000	5600~11 200
16 000	11 200~22 400

人对声音的主观感觉 人对声音的感觉与频率和声压级有关，不同频率和声压级的声响，给人的主观响度感觉不同。为此把频率与声压级两个物理参数根据人耳的感音特性联系在一起，定出主观声响感觉的物理量，称响度级，单位为方（phon）。方值的确定方法是以 1000Hz 纯音的声压级作基准，其产生的响度级既为声压级对应的值。例如，1000Hz 纯音 40dB 产生的响度感觉为 40phon。若以 1000Hz 纯音的声压级作基准音，与其他不同频率的纯音比较，当产生与基准音有同等的响度时称等响。根据大量的实验与统计结果，应用与基准音比较产生等响效应，可得出从听阈至痛阈范围内各频段等响的响

度级，由于同一条曲线响度级都是相等的，故称等响曲线或称等感觉强度曲线，声学中称弗莱休-蒙森（Fletcher-Munson）曲线（图）。等响曲线图是根据测试年龄18~25岁大量青年听力的平均值得出的，每一曲线表示同样的响度级，彼此之间相差为10phon。最上面的等响曲线为痛阈曲线，最下面一条为听阈曲线。从等响曲线可以看到人耳对声音的基本感受特点，是人耳对高频声（1000~6000Hz）敏感，对低频声音不敏感。

（钟 敏）

zàoshēng jiànkāng wēihài

噪声健康危害（noise hazards）

噪声对人体健康造成的影响。噪声对人体健康的危害与声响的性质、强度、接触时间有关，造成的影响是全身性的，既可以引起听觉系统的变化，也可以对非听觉系统产生影响。这些影响的早期主要是生理性改变，长期接触比较强烈的噪声，可以引起病理性变化。

听觉外效应 噪声对非听觉系统的影响称为噪声的听觉外效应。主要表现在神经系统、心血管系统、内分泌和对心理行为的影响等。长期单调的噪声可使多数人出现神经衰弱综合征，如易疲劳、头痛、头晕、睡眠障碍、注意力不集中、记忆力减退等一系列症状。高频噪声可引起血管痉挛、心率加快、血压增高等心血管系统的变化，长期接触噪声可能导致心血管异常发生率增高，高血压发病率增高，心电图ST段与T波异常率升高。长期接触噪声还可引起食欲减退、胃液分泌减少、肠蠕动减慢等胃肠功能紊乱的症状。噪声对生殖功能和胚胎发育都有一定的影响，职业性强噪声可能会影响人的生育力或性冲动，男工可出现精子数量减少、活动能力下降，女工可出现月经异常，100dB（A）以上强噪声可明显增高妊娠恶阻及妊娠高血压综合征的发病率。噪声可使肾上腺皮质功能紊乱，免疫功能降低，接触噪声时间越长变化越显著。噪声对心理影响主要表现为使人烦躁、易激惹，甚至无故暴怒。噪声的干扰，易导致疲劳提早发生，使操作者精力不集中、反应迟钝、差错率增加和工作效率减低。噪声的掩蔽效应，往往掩盖一些危险信号的声响示警，易出现事故。强噪声对视觉器官也有影响，包括视觉运动反应时间延长，对蓝绿光的视野扩大，对金红色光的视野缩小，视锥细胞光感受性下降，视力清晰度与噪声暴露强度呈负相关等。

对听觉系统的影响 此是噪声危害评价及噪声标准制订等的主要依据。噪声对听觉系统的损伤需要一定的噪声强度和接触时间，同时也是由生理反应到病理改变的发展过程。长期接触较强烈的噪声引起听觉器官损伤的变化，一般是从暂时性听阈位移（temperary threshold shift, TTS）逐渐发展为永久性听阈位移（permanent threshold shift, PTS）。

TTS是指人接触噪声后引起听阈提高，脱离噪声环境后经过一段时间，听力可恢复到原来水平，包括听觉适应和听觉疲劳。听觉适应是短时间暴露在强烈噪声环境中，感觉声音刺耳、不适，停止接触后，听觉器官敏感性下降，对外界的声音有"小"或"远"的感觉，听力检查听阈可提高10~15dB，离开噪声环境几分钟之内可以恢复。听觉疲劳是较长时间停留在强烈噪声环境中，引起听力明显下降，离开噪声环境后，听阈提高超过15~30dB，需要数小时甚至数十小时听力才能恢复。一般在十几小时内可以完全恢复的属于生理性听觉疲劳。随着接触噪声的时间继续延长，如果前一次接触引起的听力变化未能完全恢复又再次接触，可使

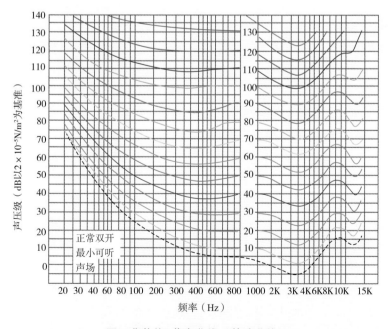

图　弗莱休-蒙森曲线（等响曲线）

听觉疲劳逐渐加重，听力不能恢复而变为PTS。

PTS是在强噪声长时间作用下，内耳感音器产生不可逆的损伤，导致听阈提高听力水平下降且不能完全恢复。扫描电子显微镜可以观察到发生PTS时有听毛倒伏、稀疏、脱落，听毛细胞出现肿胀、变性或消失等病理变化。PTS包括听力损失和噪声性耳聋。听力损失指长期处于过强噪声环境中，听力疲劳难以恢复，损伤逐渐累积，导致在高频（3K、4K、6K）任一频段听阈位移大于30dB，即听力曲线在3000～6000Hz出现"V"形下陷，但听阈位移未累及语频，此时患者主观无耳聋感觉，交谈和社交活动能够正常进行。听力损失是噪声性耳聋的早期指征。噪声性耳聋指当听力损失持续发展，高频听力下降明显，同时语言频率的听力也受到影响（500、1000、2000Hz三频段听阈损失算术平均>25dB），并伴有主观听力障碍感和语言交谈能力出现障碍。噪声性耳聋属中国法定职业病，其诊断的依据应包括强噪声的职业接触史，耳鸣症状和自觉听力下降，电测听的听力下降资料，工作现场的卫生学资料，同时应排除其他致聋原因（中耳炎、药物、老年聋、外伤等）。听力下降25～40dB为轻度耳聋；41～55dB为中度耳聋；56～70dB为重度耳聋；71～90dB为严重度耳聋；>90dB为全聋。火炮发射或爆破等军事作业过程中形成的强脉冲噪声和冲击波的复合作用，使外耳道气压瞬间达到峰值，强大的压强可引起中耳和内耳混合性损伤，导致急性听力减退或丧失，称为爆震性耳聋或爆震性声损伤，可表现为鼓膜充血、出血或穿孔，基底膜损伤，严重时可致听骨链骨折，甚至同时伴有脑震荡，并可因前庭受到刺激而伴有眩晕、恶心、呕吐等症状，听力检查严重障碍或完全丧失，多见于舰艇的炮兵、火箭兵、导弹发射兵等兵种。

影响因素　噪声性质、强度和频谱特性，暴露时间和方式，作业环境中其他有害因素联合作用，机体健康状况和个体敏感性及个人防护措施等均会影响噪声对人体健康造成危害的程度。噪声强度大、频率高则造成的健康危害大，脉冲声的危害高于稳态声，窄频带噪声高于宽频带噪声。接触噪声时间越长危害越大，持续接触方式的危害高于间断接触，缩短接触时间有利于减轻噪声的危害。作业环境中的振动、高温、寒冷和毒物可加重噪声危害。例如，在舰船舱室内除噪声外还存在着振动、摇摆、冲击、微波、核辐射、温湿度变化、各种有害气体或有害物资等多种有害理化因素，因此舰艇噪声环境对舰员健康造成的危害会表现得更为复杂，全身性的非特异性的影响会更明显。有听觉系统疾患者或对声音敏感的人，更易受噪声损害。

(钟　敏)

zàoshēng fánghù

噪声防护（noise protection）

通过消除、控制噪声源，控制噪声传播，采取个人防护等手段以减少噪声污染，保护和改善作业环境，保障作业人员健康的措施和过程。

控制措施　消除、控制噪声源是噪声危害控制的根本措施。采用无声或低声设备代替高噪声的设备，如无声液压机的应用；将噪声源移到作业场所外；提高机器的精密度，减少摩擦和撞击；合理配置声源，避免高、低噪声源的混合配置等都是消除、控制噪声源的常用方法。为减少噪声在介质中的传播，常采用吸声、消声、隔声、减振的方法。

吸声　原理是利用多孔吸声材料，声波传播过程中进入吸声材料后，在材料的细孔或缝隙内引起空气振动，振动时产生的摩擦阻力和黏滞阻力，促使声能转化成热能，从而降低噪声强度。常用吸声材料属多孔、透气物质，如玻璃棉、矿渣棉、泡沫塑料、毛毡、麻纤维、吸声砖等。吸声材料对高频噪声的吸声效果较好，而对低频噪声的效果相对较差，因低频噪声波长较长，可产生绕射，减弱了对其的吸声效果。

消声　主要用于降低空气动力噪声。允许气流通过，又可减少噪声转播的装置，通常称消声器。优良的消声器应具备下述性能：①消声能量大，噪声衰减明显。②空气动力性好，阻力损失小。③结构性能优，抗腐蚀、坚固耐用、体积小。消声器按消声原理可区分为阻性消声器、抗性消声器、阻抗复合消声器、小孔和多孔扩散消声器等。

隔声　采用屏蔽物降低声音在空气介质中的传播，是噪声控制中常用而有效的措施，如隔声墙壁、门窗可以阻挡室外噪声的传入。

阻尼与隔振　舰艇、潜艇、坦克装甲舱室内的噪声多由机械振动引起并经固体介质传播，对这种来源声音的防护要采用阻尼与隔振的方法。阻尼是利用强黏滞性的高分子材料，涂于金属板材之上，使板材弯曲振动能量转换成热能而耗损。隔振则是防止振动的机械与其他刚性结构相连接，如使其与弹簧、胶垫等弹性物连接，降低振动的传递而减弱噪声。隔振要求隔振系统的固有频率远远低于机械振动系统的频率，避免产生共振作用。对隔振材料要求有耐压、耐高温、耐潮、耐腐蚀的性能。

个人防护　对作业现场的噪声控制不理想或特殊情况下高噪声作业，个人防护是保护听觉器官的最主动和有效的措施。个人防护主要通过佩戴耳防护器实现。耳防护器的基本要求：①具有较高的隔声值。②佩戴舒适，无明显胀痛感觉。③对外耳道及耳部周围皮肤无有害刺激。④在高噪声环境中不降低语言联系的可懂度。⑤使用方便，便于清洗和保存。⑥价钱便宜，牢固耐用。

护耳器按其工作原理可分为主动型和被动型两大类，按结构形式可分为耳塞、耳罩、头盔和通信耳机四大类。通常把具有防护功能的通话耳机称为抗噪声通信耳罩，并列入耳罩类。耳塞是插入外耳道的护耳器，它造价低，便于普及。优良的防噪声耳塞应在 250～8000Hz 倍频程范围内，隔声值平均超过 20dB，并对语言清晰度无明显影响。耳塞的种类很多，但按其制作方法可分为予模型耳塞、捏制型耳塞和耳模型耳塞。耳罩是将整个耳郭封闭起来的听力保护装置，由罩壳、罩垫和弹性头弓组成，要求连续佩戴 2 小时耳壳不产生明显压迫疼痛感，构造上应不影响钢盔、眼镜等物的佩戴。耳罩内充填吸声材料，罩壳用硬质 ABS 工程塑料或聚碳酸酯材料制成，罩垫则用塑料、软橡胶或皮类包封制成。耳罩的隔声性能一般优于耳塞。耳罩的隔声原理可利用限幅和滤波技术，通过对一定分贝以上的声音进行限幅和对一定频率范围

的声音进行滤波而达到防护效果。有源抗噪声耳罩（又称有源抗噪声耳机）是利用耳机主动发出的声音抵消声罩内残余的低频噪声，从而可弥补传统耳罩对低频段降噪不足的缺点。专业用有源抗噪声耳罩可针对特定声源和特定使用岗位而设计，往往在耳罩中引入通信系统。噪声防护与通信相结合是耳罩发展的趋势。抗噪声头盔是将整个头部罩起来的防护用具，一般由盔壳、内衬垫、耳罩等组成，常在头盔中引入通信系统，因而结构复杂、体积大而笨重，佩戴不舒适，使用不方便。但由于它具有很高的隔声量，中高频隔声值可达 40～50dB，不仅能防气导噪声，还能衰减骨导噪声对内耳的损伤，同时可防头部撞击，可在特殊的军事作业环境中使用。

（钟　敏）

zhèndòng
振动（vibration）　质点或物体在外力作用下沿直线或弧线围绕平衡位置（或中心位置）作来回往复或旋转运动。

分类　根据振动作用于人体的部位和传导方式，将振动分为全身振动和局部振动。全身振动指工作场所或座椅的振动，由人体足部或臀部接触，通过下肢或躯干传导至全身的振动。如在交通工具（汽车、火车、船舶、飞机）上接触的振动。局部振动又称手传振动或手臂振动，指手部接触振动工具、振动的机械设备，振动通过手臂传至全身。最常见的是使用风动工具（如气锤、风铲、凿岩机）、电动工具（如电钻、电锯、电刨等）和高手旋转工具（如砂轮机、抛光机等）。军事作业中常常接触到振动，如武器射击时，装备启动时，车辆、

舰船和飞机的驾驶，履带式自行武器的行驶，炸药与弹头的爆炸等都可产生振动。据测试，坦克在起伏路地域开进时，乘员要接受每小时 700 次的颠簸振动；而直升机的舱室内振动比一般固定翼飞机明显，且振动持续作用占整个飞行时间的 90% 以上；在使用高射速的机枪时，高频振动通过手、肩等接触部位扩展到全身；而战斗机驾驶员在高速飞行中可能感受到全方位的颠簸、摇摆、旋转等复合振动。

基本参数　描述振动物理性质的基本参数有振动的频率、位移、振幅、速度和加速度。频率指单位时间内物体振动的次数，单位是赫兹（Hz）。位移指振动体离开平衡位置的瞬时距离，单位为 mm。振动体离开平衡位置的最大距离称为振幅。速度指振动体单位时间内位移变化的量，单位为 m/s。加速度指振动体单位时间内速度变化的量，即速度对时间的变化率，以 m/s^2 或以重力加速度 g（1g = 9.81m/s^2）表示。位移、速度、加速度均是代表振动强度的物理量，其中反映振动强度对人体作用关系最密切的是振动加速度。

卫生学评价指标　由于振动对人体健康的影响是振动位移、速度、加速度联合作用及其与机体相互作业的结果，因此振动卫生学评价常用的物理量多采用振动频谱、共振频率和 4 小时等能量频率计权加速度有效值。振动频谱是影响振动对人体作业的重要因素之一。20Hz 以下低频率大振幅的振动主要影响前庭和内脏器官；40～300Hz 振动对末梢循环和神经功能的损害较明显。作业环境中大多数振动有复杂的频率成分，因此需要对振动的频谱特

性进行分析以了解振动频谱中振动强度的分布特征，便于更准确地评估振动对人体的危害并为制订防护措施提供依据。物体在外力的激发下，可产生一定频率的振动，该频率称为物体的固有频率。给物体加一个振动（称为策动）时，如果策动力的频率与物体的固有频率基本一致时，物体的振幅达到最大，该现象称为共振。物体共振时因其从外界的策动源处获得最多的能量，故可使其振动强度最大。人体各部位也有固有频率，人体接触振动物体时，如果策动力的频率与人体固有频率范围相同或相近，可引起共振，从而加重振动对人体的影响。振动对机体的影响与振动频率、强度和接触时间有关。为便于比较和进行卫生学评价，中国以 4 小时等能量频率计权加速度有效值作为人体接振强度的定量指标，即在固定接振时间 4 小时原则下，以 1/3 倍频带分频法将振动频谱中各振动加速度有效值乘以相应的频率计权系数（根据不同频率对机体的效应，设定各频段的计权系数），所得到的加速度有效值表示人体接振强度。

（钟 敏）

zhèndòng jiànkāng wēihài

振动健康危害

（vibration hazards） 适宜的振动有益于身心健康，具有增强肌肉活动能力，解除疲劳，减轻疼痛，促进代谢，改善组织营养，加速伤口恢复等功效。但长时间接触大强度的振动可影响作业人员多个器官系统的生理功能，影响健康，导致作业效能降低。预防振动对作业能力和健康的影响，是军事作业卫生保障工作的重要内容。

全身振动对机体的影响 主要表现在以下方面。

对神经系统的影响 振动引起的神经损害，可能首先侵犯交感神经和痛觉神经。严重的振动可导致人体疲劳感、睡眠障碍、食欲减退、肌肉酸痛、头晕、焦虑、虚弱等不适表现。动物实验和临床观察都表明，振动可引起原发和继发的中枢神经功能异常，先兴奋后抑制。脑电波检查，早期出现每秒 4～7 次的慢波（θ波），可能与脑贫血有关，此后可出现每秒 25 次为主的快波，快波的波幅大小和出现频率与疾病程度呈平行关系，并随治疗而好转。有学者认为纺锤形快波的出现，是振动危害的特有表现。振动所致空腔脏器的共振易导致自主神经功能紊乱，使腺体分泌和酶活性减弱，产生胃肠道疾患。4～8Hz 的中等强度振动，因胸、腹腔共振导致呼吸不畅，使人感到十分不适。振动可以通过直接的机械干扰和对中枢神经系统的作用引起姿势平衡和空间定向障碍，影响听力、发音、手眼配合和注意力集中，造成疲劳而导致作业能力下降甚至丧失。振动的加速度还能引起前庭器官的壶腹嵴纤维细胞和耳石膜的退行性变，致使前庭功能兴奋性异常，又由于内脏的反射，可出现自主神经症状，如脸色惨白、出冷汗、恶心、呕吐、头痛、头晕等。平时内分泌自主神经系统和自主神经血管系统功能较弱的人，对全身振动更为敏感。

对心功能的影响 振动导致窦性心动过缓、ST 段下移、心室高电压、右束支传导阻滞较多见，此类症候的出现被认为是长期暴露于全身振动导致心肌缺血的结果，但也有持异议者。

对脊柱的影响 对大量接振作业者的检查发现，振动所致疾患中脊柱疾患居首位，其次为胃肠疾患。接振工人的腰椎 X 片证实，可出现腰椎骨刺形成、唇样增生、骨桥形成等病变；动物实验发现，接振家兔可出现腰脊骨膜增生、增厚，椎间隙变窄，椎体关节面边缘不清等。

对听力的影响 振动能造成耳蜗听觉细胞受损，使耳蜗螺旋神经节细胞发生萎缩性病变，导致听力的语言频率损伤，以 125～250Hz 低频音损伤为主，这是振动与噪声造成的声损伤的主要差异点。振动过程往往同时有噪声产生，振动与噪声同时作用于人体，可加重对听力的损害。

对消化系统的影响 全身振动可使胃肠道蠕动增加，收缩加强，胃液分泌功能和消化能力改变，肝脏的解毒功能和代谢功能发生障碍。调查证明，全身振动的作业工人胃酸分泌过多、慢性胃炎、溃疡病、肝炎等消化道疾患的患病率较高。

对内分泌的影响 有研究报告指出，振动病患者血清中缓激肽含量减少而苯甲酰精氨酸乙酯酶活性增高，这一变化对毛细血管的结构、功能和血流速度可产生不良影响。振动还可引起肾上腺髓质分泌儿茶酚胺增多，甲状腺功能低下，尿中羟脯氨酸含量增高等。

运动病 全身振动可引起运动病。运动病又称晕动病，是人员在车、船或飞机等交通工具上，由于颠簸、摇摆或旋转等任何形式的加速度运动，刺激人体的前庭器官，而出现的一系列急性反应性症状的总称。此病主要由于不同方向的振动加速度反复过度刺激前庭器官所致。患者先有疲劳感、精神不振、面色苍白、出冷汗等，继之可出现眩晕、恶心、呕吐。部分患者伴有视物模糊、血压下降、眼球震颤。呕吐严重者可发生水与电解质紊乱，甚至休克。前庭器官敏感者易于发生此病。此外，情绪紧张、过度疲劳、身体虚弱、过饥或过饱，以及交通工具内空气不佳等也是此病的诱发因素。

局部振动对机体的影响　早期以神经系统的改变为主，继之为局部微循环和骨-关节系统的影响。

末梢神经感觉障碍　振动引起的神经损害常以多发性神经炎的形态出现，有类似"手套"或"袜套"型感觉障碍，其中手麻、痛、僵、无力的主诉出现较早，伴有痛觉、振动觉、触觉、温度觉的感觉障碍。表现为痛觉反应迟钝，严重者可消失，部位多见于手指末端，重症者手腕、足部甚至颜面出现痛觉减退。痛觉的减退呈多发型神经炎或节段型分布，减退程度是手指>手背>手腕；痛觉减退往往早于白指发生之前出现。长期接触局部振动，也可引起接振者手指部位出现振动感受阈值、两点分辨觉和深度觉阈值提高。局部振动危害越重，阈值提高越明显，冷水试验后更显著。多个国家已将痛觉和振动觉检查及5℃冷水浸泡2分钟再检查的比较结果列为振动病诊断的必查项目。

对血管及血流动力学影响　血管和血流动力学改变是局部振动对人体影响的最明显效应之一，尤其是肢端动脉的痉挛，出现白指现象（雷诺现象），是振动病的典型表现。具体表现：①皮肤温度变化，局部振动可致手部尤其是手指皮肤温度降低，冷水负荷试验表现为皮温恢复速度减慢即恢复时间延长，表明有末梢血管

功能障碍。②甲皱微循环变化，局部振动可引起甲皱毛细血管形态、流态和功能改变，表现为管襻模糊、排列混乱、数量减少，异形管襻增加显著；管襻中血流速度减慢、流态呈粒流或不清晰、渗血的管襻数增多。血管造影可发现手和前臂部动脉管腔有不同程度的变窄甚至闭塞。

对骨骼-肌肉系统的影响　手部肌肉萎缩，多见于鱼际肌和指间肌；手握力和手指捏合力下降；肌电图异常，呈现正锐波和纤颤波；可发生肌纤维颤动和疼痛。40Hz以下的大振幅冲击性振动可引起骨和关节改变，主要发生在指骨、掌骨、腕骨和肘关节，可见骨质疏松、脱钙、囊样变（空泡样变）、骨皮质增生、骨岛形成、骨关节变形及无菌性骨坏死等变化。局部振动亦可导致颈椎和腰椎的唇样增生、椎体扁平的改变。

局部振动病　长期接触强烈振动工具而引起的以肢端血管痉挛、上肢骨及关节骨质改变和周围神经末梢感觉障碍为主要表现的疾病，发病部位多在上肢末端，其典型表现为发作性白指。振动病亦称职业性雷诺征。中国已将振动病列为职业病。振动病的发病随工龄增长而增加，发病工龄又因工种而异。

发病因素　导致局部振动病的危险因素主要有振动工具的频率、振幅和加速度，在频率相似的条件下，振幅和加速度越大，危害越重，发病越快。工作日内的接振时间越长，发病潜伏期越短。寒冷是促使振动病发生的因素之一，冬季或寒区接振，易促进发病。被作用物的硬度越高，反作用力越大，会使发病增多。

临床表现　①末梢神经、末

梢循环、末梢运动功能障碍引起的症状。振动性白指（vibration-induced white finger, VWF）是末梢功能障碍中最典型的症状，也是诊断局部振动病的主要临床依据。其特点是一过性或发作性的手指发白，变白部位一般是由指尖向近端发展，进而波及全指，界限分明，形如白蜡，或出现苍白、灰白和发绀，严重者可扩展至手掌、手背。好发部位以中指最多见，其次是无名指和示指，拇指和小指较少见。双手可对称出现，也可在受振动作用较大的一侧首先发生。发作季节多首发于冬季，严重时其他季节也可发病，但在冬季更频繁。手部受冷，特别是全身受冷时，白指易发作。发作时常伴有手麻木、发僵等症状，加温可缓解。每次发作时间不等，轻者 5 ~ 10 分钟，重者20~30分钟。白指消失后，可继续出现发绀和潮红，多伴有手胀等不快感，后逐渐恢复正常。发作次数随病情加重而逐渐增多。作为手部症状，除白指外，麻、痛、胀、凉、汗、僵、颤的症状较常见，而且多为白指发生前的早期自觉症状。②中枢神经系统或能障碍引起的症状。振动病患者头痛、头晕、睡眠障碍、记忆力减退、全身乏力、易疲劳、耳鸣、抑郁感、性欲减退等神经衰弱症状也较常见。此外，手掌多汗也是振动病突出的症状之一，反映交感神经功能亢进，与外界气温无关。③骨关节系统症状。振动病患者腰背痛，手腕、肘、肩关节疼痛等主诉较多，主要是骨刺的形成、变形性骨关节病、骨质破坏，以及颈、腰椎增生所致。例如，压迫和刺激尺神经，使尺神经完全麻痹时，可出现手部肌肉萎缩，甚至出现"鹰爪

手"。④其他系统症状。心血管系统方面可有心慌、胸闷、心律失常、脉搏过缓、血压升高等；消化系统方面则可出现上腹痛、消化不良、食欲减退等主诉较多。

诊断 振动性白指一旦出现，治疗和恢复都比较困难。因此，早期诊断都集中在出现振动性白指以前的"亚临床期"，其参考指标包括：①从事手臂振动作业，现场调查证明其劳动条件有发生局部振动病的可能性。②有手麻、手胀、手痛和/或手指关节变形等局部症状。③冷水负荷试验表明指温明显降低，并经 30 分钟仍未恢复至冷试前水平。④指端痛觉、振动觉、深度觉、两点分辨觉和压指试验五项检查中有三项或三项以上异常者。⑤甲皱毛细血管镜检查，管襻数目在每毫米 6 支以下，异常管襻在 75% 以上，管襻长度在 100μm 以下，或仅有点状管襻，血流流态呈粒流或断流。⑥正中神经或尺神经传导速度、感觉传导速度、远端运动潜伏期、远端感觉潜伏期检查有两项或两项以上异常者。对于非白指患者的诊断应同时具备以上条件。

处理原则和治疗 就业限制，脱离振动作业，增强体质，对症治疗等。发生局部振动病后，对能加剧症状的其他振动作业应加以限制，如症状较重，则应停止所有振动作业，甚至一般劳动作业。物理疗法和运动疗法可以通过温热作用和运动，改善和促进血液循环，改善神经系统功能，尤其是提高副交感神经的兴奋性。物理疗法有紫外线疗法、超短波疗法、运动浴（在 38~40℃ 温水中做适当的运动）、石蜡疗法、温泉疗法等。运动疗法有徒手体操、柔软体操、太极拳、球类运动等，在医生指导下进行。药物疗法主要用末梢血管扩张药，如交感神经 α 受体抑制剂盐酸妥拉唑林、二氢麦角碱；交感神经 β 受体兴奋剂异克舒令；血管平滑肌麻醉剂烟酸；交感神经中枢抑制剂利血平、苯酰胺诱导体等。中医疗法可用活血化瘀、舒筋活络、镇静镇痛类药物。对骨关节明显变形并影响功能者，可做矫形手术治疗。治疗过程中应加强营养，给予各种维生素和 ATP，适当休息，注意身体保温，戒烟等。

（钟　敏）

zhèndòng fánghù

振动防护 （vibration protection）

通过控制振动源，控制振动传播，加强个人防护等手段以减少振动危害，保护和改善作业环境，保障作业人员健康的措施和方法。

全身振动的防护 ①采取技术革新，重视工效学设计，通过减振、隔振等措施，减轻或消除振动源的振动，是预防振动健康危害的根本措施。例如，改进车辆的防振系统，可减轻车体的颠簸和缓解振动。适宜的座椅倾斜度可缓解或减轻人体对振动的传播，90°~100° 的座椅远较倾斜度大的座椅传播振动严重。对履带式坦克或装甲运兵车等装备，可以改进其弹簧装置，安装减振器，在机件结构间采用橡皮、塑料制的各种衬垫，以减少车体的振动，同时可起到降低噪声的效果。乘员的座椅如采用弹性良好的软垫，可以缓冲振动对机体的影响。②通过研制和实施振动作业的卫生标准，限制接触振动的时间和振动强度，可有效保护作业者健康，是预防振动危害的重要措施。中国尚未制订全身振动卫生标准，实际工作中可参考国际标准化组织发布的《全身振动评价标准》（ISO2631）执行。该标准以保护作业者健康、作业能力及作业条件的舒适为目标，根据人体对 1~80Hz 全身振动响应的实验数据，制定了垂直和水平全身振动加速度的三个界限，即承受极限，疲劳-减效界限和引起不适的界限。③提高人体在振动环境中的适应性是预防振动危害的主动措施。通过一般体能训练提高身体素质，通过针对性抗晕训练提高机体的抗晕能力，通过专业技术训练加强在振动环境中专业操作的持久耐力，提高在振动环境中的作业能力都是有效的适应性训练方法。

局部振动所致振动病的防护 ①正确掌握振动工具的使用方法，合理配备和使用个人防护用品如防振手套等。正确把握振动工具的方法是轻握手把以减少反作用力，对振动工具握力加大时，因肌肉收缩，软组织张力增强，更有利于振动传播。将握把部分用垫布、棉垫或弹性材料包裹，既可减振，寒冷时还可起到防寒的作用。振动工具应有支架，避免以躯体作支架进行操作。改单一接振操作为接振与不振作业兼容的作业方式或轮换方式。寒冷季节室外作业时，应有保暖休息室和防雨雪设备，戴减振保暖的手套。振动工具手把柄保持在 40℃ 以上，可显著降低振动病的发生。接振者宜每 2 小时用温水（40~60℃）浸手 10 分钟，可改善手部血管的舒缩状态及指-手关节因操作呈现的僵硬状态，有助于振动性白指的预防。②接振人员的健康管理，包括就业前体检、健康教育、作业中健康监护等措施。就业前健康检查中发现有以下职业禁忌证者不宜从事使用振动工具的作业：中枢神经系统器质性疾患；明显的自主神经功能失调；血管痉挛或肢端血管痉挛倾向的疾患；心脏疾患和高血压；胃及十二指肠溃疡；神经炎或多发性神经炎；有神经功能障碍的运动器官疾病。作业过程中定期健康检查便于早期发现问题，及早调离。条件许可时经常进行健康理疗。职业卫生教育和职业培训有利于作业者掌握正确的工具使用方法及防护措施和方法，做好个人防护措施。

（钟　敏）

diàncí fúshè

电磁辐射（electromagnetic radiation）　电场和磁场的交互变化产生的电磁波向空中发射或泄漏的现象。过量的电磁辐射就造成了电磁污染。

来源　电磁辐射源可以分为自然电磁辐射源和人工电磁辐射源。自然电磁辐射源主要来自雷电、太阳黑子活动、宇宙射线等；人工电磁辐射源主要有各类无线电设备、工业、科学和医疗设备等，如通信发射台站、卫星地球通信站、雷达系统、电视和广播发射系统、微波和卫星通信装置、移动电话机和无线对讲机等，射频感应及介质加热设备如射频电热器、高频热合机，射频及微波医疗设备、各种电加工设备、大型电力发电站、输变电设备、高压及超高压输电线、地铁列车及电气火车，以及大多数家用电器等都是可以产生各种形式、不同频率、不同强度的电磁辐射，可以说所有的用电器都会产生电磁辐射。

分类　电磁辐射可按其波长、频率排列成若干频率段，形成电磁波谱，包括有高频电磁场、微波、红外线、可见光、紫外线、X射线和伽马射线等。

高频电磁场　电磁辐射波谱中频率较低、波长较长的频段，其频率范围为100kHz～300MHz，相应的波长为3km～1m的电磁波，包括长波、中波、短波和超短波。生产环节其接触机会可见于高频感应加热，如金属熔炼、热轧工艺、钢管焊接等，使用频率在300kHz～3MHz；还可见于高频介质加热，如高频胶合、塑料热合、布菜与电木粉加热、粮食干燥与种子处理等，使用频率在1～100MHz。

射频辐射　高频电磁场和微波构成了射频辐射，所涵盖的频率范围在100kHz～300GHz，相应的波长范围为3km～1mm。射频辐射的辐射区域可分为近场区和远场区，其划分界限是以离开辐射源$2D^2/\lambda$（D为辐射源口径，λ为波长）的距离，$2D^2/\lambda$距离之内为近场区，反之则是远场区。近场区又以$\lambda/2\pi$（$\lambda/6$）为界分为感应场和辐射场。感应场指在辐射源波长的1/6范围之内，该场内电场强度与磁场强度不呈一定比例关系，其场强大小需分别用电场强度（V/m）和磁场强度（A/m）描述。因高频电磁场的波长较长，所以其作业人员多处于感应场内工作。辐射场其范围在辐射源波长的1/6范围之外，该场区内所有的电磁能量基本上均以电磁波形式辐射传播，电场强度与磁场强度呈比例关系（E=377H），电场与磁场的运行方向互相垂直，并且都垂直于电磁波的传播方向，该场区场强的大小通常用功率密度来表示，其单位为毫瓦/平方厘米（mW/cm²）、微瓦/平方厘米（μW/cm²），或时间功率密度毫瓦·小时/平方厘米（mW·h/cm²）。微波接触者的实际操作环境都处在距离辐射源

波长1/6范围之外（最长的微波波长为1m，其1/6波长范围是16.7cm。）的辐射场区。

红外线　波长介于微波与可见光之间的电磁波，波长在770nm～1mm，可分为长波红外线（波长3μm～1mm，远红外线）、中波红外线（波长1400nm～3μm）及短波红外线（波长760～1400nm，近红外线）。凡温度高于绝对零度（-273℃）以上的物体，都能发射红外线。自然界的红外线辐射源以太阳为最强。在生产环境中，主要红外线辐射源包括熔炉、熔融状金属和玻璃、烘烤和加热设备等。

紫外线　波长范围在100～400nm的电磁波。太阳辐射是紫外线的最大天然源。紫外线是位于日光高能区的不可见光线。依据紫外线自身波长的不同，可以将紫外线分为三个区域，即短波紫外线、中波紫外线和长波紫外线。短波紫外线简称UVC，波长200～280nm，可以引起皮肤癌。中波紫外线简称UVB，波长280～320nm，极大部分被皮肤表皮吸收，皮肤可以出现红肿、水疱等症状，严重者可以引起皮肤癌。长波紫外线简称UVA，320～400nm，对衣物和人体皮肤的穿透性远比中波紫外线要强，可达到真皮深处，并可对表皮部位的黑色素起作用，从而引起皮肤黑色素沉着，使皮肤变黑。

电离与非电离辐射　量子能量<12eV的电磁辐射不足以引起生物体电离，称为非电离辐射（nonionizing radiation，NIR），如射频、红外线、可见光、紫外线均为非电离辐射。电磁辐射中能使受作用物质发生电离现象的辐射称电离辐射。它可由不带电荷的光子组成，具有波的特性和穿

透能力，如 X 射线、γ 射线和宇宙射线；而 α 射线、β 射线、中子、质子等属于能引起物质电离的粒子型电离辐射。电离辐射来自自然界的宇宙射线及地壳岩石层的、钍、镭等放射性元素，也可来自各种人工辐射源。与职业有关的辐射类型主要有五种，即 X 射线、γ 射线、α 粒子、β 粒子和中子。放射性矿物的开采、冶炼和加工，医学上加速器、X 射线、γ 射线的应用，工业和军事领域核反应堆、核电站、核武器的建立和应用等都有接触电离辐射的机会。电离辐射以外照射和内照射两种方式作用于人体。外照射的特点是只要脱离或远离辐射源，辐射作用即停止。内照射是由于放射性核素经呼吸道、消化道、皮肤或注射途径进入人体后对机体产生作用。在接触电离辐射的工作中，如防护措施不当，违反操作规程，人体受照射的剂量超过一定限度，则能发生有害作用。电离辐射可引起急慢性放射病和远后损害效应，包括血液系统疾病，诱发肿瘤，遗传损伤效应等。

（钟 敏）

wēibō fúshè

微波辐射 （microwave radiation）

波长为 1m~1mm，频率为 300MHz~300GHz 电磁波产生的辐射。微波是从射频的频率范围内（10kHz~300GHz）划分出来的电磁波，又可区分为分米波（1m~1dm 称超高频 UHF）、厘米波（10cm~1cm 称特高频 SHF）、毫米波（1cm~1mm 称极高频 EHF）。微波辐射在一定的条件下具有拟光、拟声、拟热的特性。当微波的波长远小于物体的几何尺寸时（如建筑物、舰船、飞机、导弹等），它具有与光相似的特性，基本呈直线传播，对障碍物的反射性较强，据此可制成反射性甚窄的天线系统，用于雷达、卫星捕捉信息和目标。微波波长愈短或频率愈高，出现的取向、共振热效应愈大，微波致热可使吸收微波的物质内外同时受热。微波波长和物体的尺寸具有相同的数量级时（如测试设备、实验室等），它具备和声波相似的特性。例如，传输微波能量的金属波导管形似声学中的传声器；喇叭天线有如扬声器，用作微波源的电磁能传输，可见于医疗设备。微波广泛应用于导航、测距、探测雷达和卫星通信等方面，在工、农业上主要用微波加热干燥粮食、木材、橡胶及其他产品，医学可用于微波理疗、微波热凝固治疗等。微波的量子能量为 10^{-5} ~ 10^{-2} eV，远较引起组织电离所需的 12eV 电离阈限能量低百倍以上，所以微波辐射不能将构成机体的基本元素碳、氢、氧、氮等原子中的电子轰击出轨道而产生离子对，不具有电离作用，故微波辐射是非电离辐射。

微波生物效应 微波辐照生物体后，被吸收的微波使生物体产生的生物学改变，称为微波生物效应。一般而言，电磁辐射的生物学效应与电磁波波长成相反关系，波长短，频率高，生物效应明显。因此在射频辐射范围，生物效应从大到小的顺序是微波>超短波>短波>中波>长波。微波辐射场强愈大，作用时间愈长，生物效应越明显。微波的生物效应主要有热效应和非热效应。

微波热效应 当生物体受到一定强度的微波辐照且微波能量被组织吸收后，引起受照生物体组织温度升高，若温度升高过多或持续时间过长，则可引起一系列生理、生化和组织形态学的改变，如酶的灭活、蛋白质变性、生物膜通透性或激素形成方面的改变，进而导致组织细胞损伤的效应。微波有很高的加热效率，其致热作用原理与普通热源的加热方式不同。普通热源加热主要靠受热物体内部热分子与冷分子之间的热对流和交换，热量是从靠近热源部位传至远离热源部位，热效率与受热物体的热传导率有关，受热物体内部不可避免存在温度梯度，存在受热不均匀。微波致热是从空间直接向物体辐射，在电场作用下，受热物体内极性分子的正负电荷重新分布，朝电场方向做向相反方向运动，使分子发生极化作用成为偶极子。由于微波电磁场是个交变的电磁场，其方向变化很快，使得偶极子发生快速取向作用，在取向过程中，偶极子可与周围分子（粒子）发生碰撞、摩擦而产生大量的热。频率很高的微波还能促使组织的带电胶体颗粒、电解质离子形成谐振，与周围介质产生快速振荡摩擦而产热，因而吸收微波的物质是内外同时受热，热效率高。

微波非热效应 当生物体反复接受低强度微波作用后，体温虽未发生明显上升，但中枢神经系统、心血管系统、免疫系统等可受到影响，而这种影响在采取其他均匀加热方法并不能重现，难以用热效应解释，故称非热效应。非热效应亦可被视为存在着的没有明显温度升高的生物效应。非热效应所需的微波辐射功率水平通常都大大低于热效应所需的功率，而且热效应的出现并不能排除非热效应的同时存在。非热效应机制尚不清楚，可能与电效应、磁效应及化学效应等有关。

微波计量及其影响因素 微

波引起的生物效应的大小，与生物体吸收微波能量的多少有密切关系。功率密度仅表示微波源辐射强度，并不能完全代表生物体吸收转化的能量，为确定生物体实际吸收的电磁能量，通用的计量方式是采用比吸收率（specific absorption rate，SAR），指生物体每单位质量吸收的电磁波功率，单位为 W/kg。SAR 大小与微波源的特性、受照组织特性和受照时间等因素有关。微波源特性指微波源的场强、频率、辐射波形等物理参数特征。场强越高，传递到生物组织的能量越高，被生物组织吸收的能量越多，产生的生物效应越明显。微波生物效应还有明显的频率窗特征，即不同频率微波，组织对其的吸收量、吸收速度等不同，产生的生物效应可能完全不同。通常，频率越高的电磁波被组织吸收的量越大，在组织中的穿透深度越浅。同一组织，微波辐照的频率不同，穿透深度随频率增加而减少。不同生物组织，由于组织密度、导电率、比热等生物学特征参数不同，对微波能量的吸收有很大差异。在微波源参数一致的情况下，不同组织对微波能量吸收各异，其中皮肤、肌肉、血液组织对微波吸收量相对较骨骼、脂肪多。从理论上分析，微波能量吸收越多，生物效应越明显。但实际的效应观测中发现，皮肤、肌肉、血液组织虽然易吸收微波能量，但并不是产生生物效应最敏感的组织，其原因主要与这些部位有丰富的血流有关。充分流动的血液可作为冷却剂带走过多的热量，减轻组织热效应。肌肉血流量丰富，故四肢耐受微波辐射的剂量量大大超过其他部位的辐照剂量。缺乏足够血流的组织器官，尤其是睾丸和眼晶状体，则易受过热的危害。

对健康的影响　一定强度的微波辐射可能对机体神经系统、生殖系统、心血管系统等造成一定的健康危害。职业人群流行病调查和动物实验均证实，中枢神经系统是受微波辐射影响最敏感的部位之一，长期接触微波可对神经系统造成影响，常出现头晕、失眠、多梦、疲乏、健忘等非特异性神经衰弱综合征，神经反射检查可有亢进或抑制，脑电图检查慢波增多，可有幻听或幻视。职业流行病学调查发现，长期从事通信业的工作者患老年性痴呆的发生率较对照组明显增高。大鼠 Y 迷宫试验表明，在 $6mW/cm^2$ 微波照射后，动物行动迟缓、逃避反射错误率增加、攻击行为下降、探究性行为降低、警戒性辨别行为低下，其中脉冲微波对行为的影响比连续微波更为明显。睾丸因解剖结构血运量甚小，散热困难，对微波热效应敏感。当睾丸局部温度>35℃时，精子的产生和活动度明显降低。微波辐射可使性功能减退。微波辐射对心血管系统的影响主要为血管迷走神经先兴奋后抑制，表现为阵发性头痛、血管痉挛而引起胸闷或心前区疼痛。心电图可见房室传导阻滞、S-T 段下降、T 波低平、QRS 波增宽，血压可先升高后降低。大强度微波辐射可能造成眼伤害。实验证明微波场强在 $100mW/cm^2$ 的作用剂量可引起眼部急性损伤，造成微波性白内障。在数十微瓦低场强的微波辐射下，可引起晶状体浑浊，颗粒增加，出现视觉疲劳、眼不适等症状，但不影响视力。人体的功能十分复杂，而对微波生物效应的研究还欠深入，有很多研究结果来自实验动物，以之外推于人必须慎

重。而且微波所致的临床表现多属非特异性，因此微波生物效应的研究还有待深入进行。

防护　减源防护、时间限制防护、距离防护、屏蔽防护和个体防护，是防护微波辐射的主要方法。

减源防护　通过技术措施，减少辐射源向空间辐射直接作用于接触者的辐射剂量。在实际工作中了解辐射源的电磁辐射方向、频率、频宽等参数后，可采用功率吸收器如等效天线、水负荷等方法将电磁能转换成热能，或应用功率衰减分配器使之能量衰减，或以薄型屏蔽材料包住波导管及馈线以减少漏能。这些方法都可有效地减少接触者受辐射剂量。另一项减源防护措施是升高发射天线，扩大保护角，减少近距离内受到的天线主波瓣的辐照。对面向天线的高层建筑中的人来说，在一定距离内可能处于天线发射波束的轴线上，构成潜在的受照环境。

时间限制防护　微波功率密度超过允许标准时，或采用各种防护措施无法将微波场强降低至安全值以下时，可采用限制接触微波的时间，从而限制较大场强的连续辐射。

距离防护　电磁辐射的能量衰减，通常被认为是与辐射源的距离平方成反比。因此可采取加大工作位置与辐射源之间距离的方法加以防护。距离防护的另一方式为，对功率较大的微波源，采取作业人员不接近源而以遥控或线控方式进行操作。

屏蔽防护　微波防护最为有效的方法。屏蔽就是用金属材料包围场源。屏蔽必须接地，当屏蔽材料不接地或接地不良时，屏蔽材料甚至可成为二次辐射源。

当场源工作时，屏蔽材料吸收场能后可转为感应电流经接地装置引入地下，使操作环境电磁场强度减弱。屏蔽材料可选用铜、铝、铁等金属板材或紫铜网、镀锌铁网等材料，通常板材屏蔽效果好，但笨重，网状材料对 $10^4 \sim 10^9 Hz$ 有效，网材的网眼愈小，屏蔽效果愈强。一般认为以铝质材料最为适宜。非导体材料无屏蔽作用。

个体防护 对职业暴露者，应加强工作过程中的个人防护。防护用品包括防护服、防护帽、防护眼镜等。防护服、防护帽（含头盔与眼帘）的材料主要采用金属与棉或化学纤维的混合织物，主要有镀金属织物、金属纤维精纺织物和多离子织物面料。镀金属织物是在织物表面镀金属层，这种方法制成的防护服防护效果较好，但透气不良，水洗可能会破坏涂层影响防护效果。金属纤维精纺织物是将金属丝与化学纤维混纺制成，织物柔软、耐屈折，有较好的透气性并可反复洗涤。多离子防辐射面料如多离子腈纶织物，是以腈纶纤维织物或其他接入氰基的纤维织物为载体，采用不同配方和工艺，在纤维表面和内部引入多种和大量功能离子的织物。防护面料中金属的含量、金属的种类、金属在织物中的处理方式都会直接影响服装的最终屏蔽效能。用上述材料制成的防护帽可以保护中枢神经系统，制成的眼帘可防护眼睛的损伤。微波防护眼镜可在光学或有机玻璃表层，用真空涂膜法喷涂铜、铝或二氧化锡薄膜，起到对电磁波的反射衰减作用。

（钟 敏）

jīguāng

激光（laser） 基于物质受激辐射而产生的高强度的相干光。早期又名"莱塞"或"雷射"，它是英文词 laser 的译音，该词是 5 个字母的字头，分别为光（light）、放大（amplification）、受激（stimulated）、发射（emission）和辐射（radiation），这反映了激光的物理本质，故激光全称为受辐射光频放大器（Light amplification by stimulated emission of radiation）。激光是一种人造的、特殊类型的非电离辐射。

发射原理 利用能够在某两个能级间形成粒子反转状态的激活介质（即工作物质），在受到外界光感（即激励能量）作用后，产生受激辐射优势，使输出光的能量超过入射光的能量而获得光放大，光放大经过谐振腔（激光振荡器）的振荡放大作用，受激辐射被进一步加强，从而发出激光，所以发生激光的激光器由产生激光的工作物质、光学谐振腔及激励能源三部分组成。激光器按其工作物质的物理状态，分为固体、液体和气体激光器；根据发射的波谱，分为红外线、可见光、紫外线激光器及 X 射线、γ 射线激光器；因激光输出方式不同，有连续波激光器、脉冲波激光器，以及长脉冲、巨脉冲及超短脉冲激光器。根据激光器对眼和皮肤的危害分为四类，第一级激光器即无害免控激光器，或称最低功率激光器，输出功率多在微瓦水平。因在使用过程中对人体无任何危险，即使用眼睛直视也不会损害眼睛，所以对这类激光器不需要任何控制。第二级激光器即低功率激光器，其输出功率≤1mW，属低危险性，用眼睛偶尔看一下不至造成眼损伤，但不可长时间直视激光束，否则眼底细胞受光子作用而损害视网膜，但这类激光对人体皮肤无热损伤。

第三级激光器为中功率激光器，输出功率 1mW ~ 0.5W。直视光束时，在眼的自然回避反应时间内，即可引起眼的严重损伤，但其漫反射光对眼无明显危害。第四级激光器即高功率激光器，输出的功率大于 0.5W。此类激光不但其直射光束及镜式反射光束可造成眼和皮肤的严重损伤，而且其漫反射光也可能给人眼造成损伤。

特点 激光除具有一般自然光的特点外，还具有高方向性、高单色性、高亮度和良好相干性的特点。

高方向性 激光束在空间传播发散角很小。激光是受激辐射光，只沿谐振腔光轴方向发射、传播，因此激光发散角很小。激光的高方向性可用于定位、导向、测距等，并使远距离和天体间通信成为可能。

高单色性 激光频率的谱线宽度很窄。一般天然光源的光波波长都很宽，太阳光的可见光部分就由红、橙、黄、绿、蓝、靛、紫七色构成，还有看不见的紫外光、红外光，而绝大部分激光器只发射一种颜色，即单一波长的激光，波长范围很窄，这是由受激辐射及谐振腔的作用所决定的，因为只有频率满足 $h\upsilon = E_2 - E_1$ 的光才能得到放大，从而使谱线宽度受到限制。而利用激光的单色性，可以最精确地测量物体的长度。不同波长的激光有不同的生物学效应，高度的单色性可以引起某些特异性化学反应，对人体造成危害。

高亮度、高能量密度 激光是定向光源，方向性强，一般激光器发出的激光束，非常接近于平行光，故能量可以在"空间上集中"，另外脉冲激光的能量发射时间比较短，使得发射能量在时间上高度压缩，即能量得以在"时间上集中"，这就决定了激光具有高亮度、高能量密度的特点，一些大功率激光器的峰值功率可达几万亿瓦以上，可被应用在熔断、焊接难熔材料，引发核聚变反应，制造高能激光武器。

良好相干性 光在传播过程中在空间某一点相遇时，就会发生叠加现象，即为光的相干性：波峰与波峰或者波谷与波谷相遇，就相互加强，波峰与波谷相遇，即互相削弱以至抵消。激光的单色性好，波长几乎相等，特别是同一激光器发出的激光，具有相对固定的相位差，使激光的相干性非常好。优良的相干性和单色性，还加强了激光能量集中的特点，当激光通过汇聚透镜时，由于激光的开角小，光线几乎完全平行；又因是单色光，光线通过透镜时的折射率是相同的；再加上激光强烈的相干性，使聚焦后的光斑直径非常小，可以接近激光的波长，达到微米级，大大提高了激光光能量的集中程度。

应用 激光在工业、农业、医疗和科学研究中有广阔的应用，在国防中也广泛应用于激光通信、激光测距、激光瞄准、激光追踪或激光制导、激光引发，以及多种激光战略和战术武器等。

激光测距在常规兵器中已广泛应用，正在逐步取代普通光学测距手段。激光测距与普通测距相比，具有远、准、快、抗干扰、无盲区等优点。雷达分辨率与波长有关，波长越小，分辨率和精度越高。激光雷达在高精度和成像方面占有优势，其分辨率可达厘米甚至毫米级，比微波雷达高近 100 倍；军用激光雷达最成功的应用是辅助导航，特别是速度计。激光速度计可给机载导航计

算机提供超精度测量，其测速误差为 0.5mm/s。激光侦察在军事上占有十分重要的地位。利用激光技术进行多光谱摄影（全息摄影），可以识别伪装目标。由于各种物体对各种光的吸收和反射能力不同，可以在底片上引起不同感光反应而实现对目标的侦察。激光陀螺广泛应用于导航、定位及航空航天中，它是利用光的多普勒效应来精确测量飞行器、舰船的转速，从而实现导航。相比普通机械陀螺，激光陀螺精度提高了上百倍，而且体积更小。激光制导具有投掷精度高、捕获目标灵活、导引头成本低、抗干扰性能好、操作简单等优点。其主要制导方式有半主动制导、主动制导、波束制导。激光制导可同时攻击多个来袭目标，即把激光信号经过编码以数个指示器分别控制数枚导弹，打击来袭目标。为提高激光制导全天候作战能力，各国都在研制先进的激光目标指示器，以保证昼夜作战使用。

激光最吸引人的军事应用当属于激光武器。激光武器是利用高能量密度射束替代常规子弹的新概念武器。激光对目标物体的破坏作用是基于它对物体的热学、力学等物理和化学作用过程，破坏作用大致分为软破坏与硬破坏两种。软破坏是指用激光破坏导弹和制导炸弹等精确制导武器的导引头等易损部件，或摧毁卫星上的光学元件与光电传感器，导致精确制导能力丧失而使飞行器坠落或脱靶；硬破坏是指用激光破坏敌空中目标的金属等构件，或摧毁卫星上的太阳能电池板等硬部件，使目标的某些部件受到暂时或永久性损伤而失去工作能力。强激光武器可利用强激光束很强的烧蚀作用，使目标受热、

燃烧、熔融、雾化或汽化，因而可以破坏制导系统、引爆弹头和毁坏壳体、拦击制导炸弹、炮弹、导弹、卫星、飞机、巡航导弹和破坏雷达、通信系统等，是新概念武器发展最为成熟的一种。弱激光武器主要使敌方人员致盲和使某些光电测量仪器的光敏元件受到破坏甚至失效。在反坦克、反潜艇中，激光致盲武器有很大发展潜力，对准潜望镜入口发射激光，就会把在用潜望镜观看外部情况的指挥员、驾驶员的眼睛损伤，坦克和潜艇也就失去作战能力。侦察卫星靠装在其中的各种光电传感器侦察地面目标，如果用激光束照射其中的光电传感器也会使侦察卫星变为"瞎子"。激光武器所具有的光束作战的迅速反应能力、机动灵活的作战方式、高效费比杀伤能力以及特别适于反卫星和破坏敌方信息系统、阻止敌方信息获取的能力，使其成为适应 21 世纪信息化高技术战争的、具有划时代意义的新一代主战兵器。

（钟　敏）

jīguāng wēihài

激光危害（laser hazard） 激光对生物组织造成的损害效应。激光与生物组织相互作用主要表现为热效应、光化学效应、压强效应、电磁场效应和弱激光的刺激效应，对生物组织的损伤程度与辐射强度，受照射时间，生物组织的特性和激光源的波长、类型、发射方式、入射角度有关。激光对人体作用的靶器官主要是眼睛和皮肤。

激光的生物效应 激光和生物组织相互作用后引起的生物组织的任何变化。

热效应 激光光能被生物组织吸收后转化成热能，使局部组

织产生热效应，导致酶灭活、蛋白质变性、生物膜通透性或激素形成等方面的变化。激光使生物组织温度升高的原因，一是碰撞产热，二是吸收生热。当组织吸收光量子能量较小的红外激光后，不能产生电子能级跃迁，只能转变为生物分子的振动和转动能，即增强生物分子间的碰撞，产生热运动，使被红外激光照射处组织温度升高，这种生热称为吸收生热。当生物组织吸收光量子能量较大的可见光和紫外线，生物分子吸收光能后，由基态跃迁到电子激发态，激发态分子具有高活泼性，很不稳定，可以通过与周围分子的碰撞，将多余的能量转换为周围分子的动能，即加快分子的热运动，使被激光照射处组织温度升高，这种生热称为碰撞生热。生物组织生热的快慢和温度高低，取决于生物组织的受照面积、受照部位的血流分布以及光学和热学特性。

光化效应　生物大分子吸收激光光子的能量，产生受激原子、分子和自由基，引起机体内一系列化学反应。当一个处于基态的分子，吸收了相当大的光量子能量后，跃迁到电子激发态，在从激发态向基态的弛豫过程中所释放出的能量，能使某些化学物的化学键打开，由此发生化学反应的初级过程。在此过程中所产生的物质，少数是稳定的化学物，多数是具有高度活性的中间产物，如自由基、离子或其他不稳态的物质，它们可进一步触发化学反应，这一过程谓之次级过程。光化效应可以导致酶、氨基酸、蛋白质、核酸等降低活性或失活，产生相应的生物效应。激光的杀菌作用、红斑效应、色素沉着、维生素 D 合成等均是光化效应的

结果。

压强效应　激光照射生物组织时，对于被照射处的光压，即激光本身的辐射压强，称为激光对组织第一次压强。当激光辐照生物组织，产生热量，使组织中液体沸腾、汽化，受照部位可喷出气流将组织撕裂，这是生物组织受到气流的反冲力所致。汽化愈剧烈，反冲压强也愈大。若汽化发生在某组织的腔内，如眼球、脑室等密闭型生物组织或器官，当气压达到一定程度，能引起腔内爆炸。这种热瞬变而产生的压力，被称为第二次压强。压强效应的特点是受伤组织可远离直接辐照区。第二次压强还可使悬浮于体液中的微粒，以高速度向四周加速运动，使细胞破碎，组织机械损伤和破坏，如可使细胞破碎、组织穿孔、切开，眼球及颅内"爆炸"等。压强效应可用来治疗疾病，如晶状体打孔，消除血块等。

电磁效应　生物分子固有的电磁场是微弱的，当外来电场强度足够大时，可使生物组织任何部位的固有电场系统发生剧烈的变化，导致高温、高压和高场强状态。其生物学效应表现为电致伸缩——生物体在电场强度大于 $10^5 V/cm$ 的作用下发生的伸张和收缩，可间接地引起形态的改变。电致伸缩可在生物组织中引发很大的压强，压强波的引发即超声波的产生。超声波的空化作用，使细胞损伤、破裂而导致组织水肿。光波中的电场还可使辐照物质分子偶极化，产生电极化强度，发射二次、三次谐波。处于谐波峰的物质如蛋白质、核酸等就遭受变性破坏。最后，低能量激光还可表现出一定的刺激效应，即弱激光的刺激效应。弱激光的刺

激作用可能是生物反应组织吸收了光子，获得能量，发生理化反应或生物反应的结果，也可能是生物场的作用。例如，红宝石激光可增强白细胞吞噬作用、加强肠绒毛运动、促进血红蛋白合成等。He-Ne 激光有刺激、镇痛、消炎、再生、扩张血管的作用，应用于临床可治疗慢性溃疡，促进创伤愈合、毛发再生等。

对眼睛的伤害　由于激光是一种光，所以眼睛是最易受到激光损伤的器官，尤其对视网膜的灼伤最为多见。眼球是很精细的光能接受器，它是由不同屈光介质和光感受器组成的极灵敏的光学系统。眼屈光介质有很强的聚焦作用，可将入射光束高度汇聚成很小的光斑，使视网膜在单位面积上所受到激光照射的能量（功率）比相应的角膜入射量提高近 10 万倍。同时，视网膜光感受器是极灵敏的光敏组织，在蓝、绿光谱内只要 8~10 个光子就可以产生视觉，其能量相当于 $1.4×10^{-5}J/cm^2$。因此，眼睛是对激光作用最敏感的器官，很容易受到激光的伤害，即使是低剂量的激光照射也可引起眼组织的严重损伤。以激光对付使用光学仪器如炮瞄镜、望远镜的敌方人员，则由于光学系统的聚焦作用使受照的能量密度再次提高，从而使眼的损伤加重，致伤距离加大。激光对眼睛的伤害，与激光的波长、脉冲宽度、脉冲间隙时间、光束的能量或功率密度、入射角度、受照组织特性等因素有关。因眼组织对不同波长激光有不同的透射、散射、反射和吸收，因而不同波长激光可致眼不同部位的损伤。角膜对波长短于 280nm 的远紫外激光吸收率近似为 100%，随着波长的增加吸收率减少，透过

率增加；对可见激光和近红外激光吸收很少，大部分透过；对1400~1900nm的中红外激光有部分吸收；对1900nm以上的远红外激光吸收率近似为100%。由此可知角膜易受紫外激光和远红外激光损伤。晶状体是波长760~1400nm近红外激光和340~400nm近紫外激光的主要吸收体，对可见激光几乎不吸收。房水和玻璃体对不同波长可见激光没有特征吸收。由于紫外激光及远红外激光被角膜和晶状体吸收，只有可见激光和近红外激光能到达眼底，除小部分为眼底反射外，大部分通过视网膜的10层结构，主要被视网膜色素上皮层吸收，余下的光进入厚约200μm的脉络膜，被含有丰富血管和色素细胞的脉络膜所吸收。视网膜与脉络膜对激光有效吸收率愈大，视网膜损伤阈值愈低。眼睛受激光照射后，可突然有眩光感，出现视物模糊，或眼前出现固定黑影，甚至视觉丧失。眼科检查有结膜充血、角膜点状着色改变，晶体浑浊发生率显著增高。激光对视网膜的损害是无痛的，易被人们所忽视。如激光束投影不在黄斑区中央凹，人体可毫无自觉症状，往往在体检时才被发现。长期经常接受小剂量和漫反射激光的照射，工作人员一般不会发现自己视力的损伤，有时只有一般神经衰弱的主诉，伴有工作后视力疲劳、眼痛等，无特异症状。激光对眼的意外伤害，除个别人出现永久性视力丧失外，多数经治疗后，均有不同程度的恢复。

中远紫外（180~315nm）和中远红外（>1400nm）激光主要对角膜造成损伤。紫外激光可引起光照性眼炎（或紫外线性眼炎），表现为眼内异物感、畏光、流泪、结膜充血、视力下降及眼痛等症状，此乃角膜上皮剥离，暴露出角膜的神经组织所致。紫外线性眼炎一般不造成永久性视力损害，但高强度的紫外辐射可造成永久性的角膜损伤，以致丧失视力。中远红外激光几乎完全被角膜吸收，其中99%集中在角膜前部100μm的上皮和基质层中，损伤以热作用为主，可引起角膜炭化、汽化穿孔，房水外溢，虹膜嵌顿，晶状体前表面热灼伤。在阈值附近剂量照射引起的角膜损伤，裂隙灯下为圆形灰白色或浅灰色损伤斑，多于照射后16~24小时自行消退。组织病理学显示，角膜最基本的病变是上皮凝固、水肿及坏死。轻度角膜损伤表现为角膜上皮浅层呈淡灰色混浊，形状不规则，边界模糊或实质层出现圆形灰白斑。由于角膜表面细胞具有较强的再生能力，因此不需治疗，伤后2~3小时自行修复，不留瘢痕，不影响视力。中度角膜损伤表现为角膜全层凝固，组织坏死脱落，呈浅色盘状或火山口状，表面有炭化点及小气泡。愈后形成瘢痕，遮挡瞳孔影响视力。重度角膜损伤表现为角膜凝固、炭化坏死、穿孔，严重者角膜被汽化；房水喷出，瞳孔变形。愈后往往引起组织流失或感染而导致失明。

近紫外（315~400nm）激光可造成晶体的损伤，损伤形式表现为轻者出现晶状体浑浊，重者产生白内障、穿孔，并限制晶体细胞生长，甚至前囊破裂，皮质外流，失去视物功能。造成角膜穿孔后的高强度中远紫外和中远红外激光也可损伤晶体。可见和近红外激光可对眼底视网膜造成损伤，所以可见和近红外波段也是激光致盲武器选择的主要波段。

激光对视网膜的损伤按严重程度论，可以由不引起任何后遗病理变化的临时性作用直到导致不可治愈的永久性失明。可观察到的最小作用是视网膜被光照部位变白，随着辐射能量的增加，出现局部隆起、凝固，然后出血，并伴有伤害区周围组织的反应。当视网膜上的辐射能量密度相当高时，吸收位置附近形成气泡，这些气泡将毁坏视网膜，在有些情况下还会改变眼睛的物理结构。对视觉来说，视网膜最重要的部位是黄斑，特别是黄斑的中央凹，这里集中了大多数视锥细胞。如果激光辐射引起该区域任意小块面积的烧伤，则将使眼睛失去分辨目标细节的能力，虽然基本的视觉可以保存下来，但却无法胜任驾驶、射击等其他对视力要求较高的军事作业任务。如果视网膜小面积的烧伤不是发生在黄斑区，则将不会严重影响视力，伤员可以在他的视场中观察到一个小黑点，但在大多数情况下，这个小黑点全然不会被注意。如果激光能量足够强，则辐射将引起视网膜下出血，由于出血在一定程度上阻断了晶体和黄斑之间的光路，或者血液使视网膜位置升高并与感色表层相脱离，将使视力变得糊涂。

激光致眼底损伤时，在检眼镜下可见浅灰色针尖大小凝固斑，或边界清楚的磁白色凝固斑（激光斑），菊花形、圆形出血斑，出血流入玻璃体等，视力明显降低，视野中出现暗点。眼底轻度损伤表现为视网膜灰白色凝固斑损伤直径为1/5~2/3视盘径（PD），伴轻微出血，在照后数秒或数分钟后出现，伤后不留瘢痕，对视力无影响。眼底中度损伤表现为眼底见灰白色或瓷白色光凝斑，大小不等，周围有点状色素沉着，直径<1PD菊花形或圆形出血斑，经治疗可在7～15天内修复，留有瘢痕，对视力有一定影响。重度损伤表现为眼底见直径>1PD的团状或不规则形状的出血灶，甚至视网膜爆裂，部分血液流入玻璃体和视网膜下，引起屈光介质混浊。经治疗多在1个月左右痊愈，留下瘢痕，对视力有严重影响。不同波长激光致眼损伤的主要部位见表1。

对皮肤的伤害 激光对皮肤危害仅次于眼睛。因军事上的需要，大功率激光器不断增加，在较远距离即可灼伤皮肤。皮肤对不同波长激光的吸收率不同，产生的生物效应也不同。红外激光对皮肤的作用是热烧伤，随着激光照射剂量增大，可出现热致红斑、热致水疱、热致凝固等损伤效应。紫外激光对皮肤的作用主要是光化学作用，可以引起皮肤红斑、老化，色素沉着，过量时甚至引起癌变。在紫外光中，以波长270～290nm的紫外光对皮肤的危害最大。肤色深浅、组织水分、角质层厚度会影响激光的作用。激光损伤皮肤的主要表现见表2。

对神经系统的伤害 波长为1.0～1.2nm的激光可穿过皮肤，直接刺激神经，引起神经功能的一些改变。某些激光器的辅助装置发射高频电磁波，如He-Ne激光器常用50～100W、30MHz的射频电源激励产生激光。射频对神经系统有一定影响，产生神经衰弱症状。不少激光器操作人员，经常发生失眠、头痛、烦躁或抑郁、精力不集中、记忆力减退、全身疲劳、易激惹等。体检时可见血管反应不稳定、多汗、腱和骨膜反应增加、血压波动不稳定等。这是长期受激光刺激，通过眼对大脑神经及通过皮肤对神经末梢所起的积累作用所致。

（钟　敏）

jīguāng fánghù

激光防护（laser protection）

通过多种综合手段减少作业环境、作业过程中激光辐射，以保护和改善作业环境，保障作业人员健康的措施和方法。激光防护包括激光器、工作环境和个体防护三个方面。

防护措施 激光器的安装地点、使用环境及其布局都必须从安全管理、便于防护出发来考虑，尽可能减少工作人员遭受有害激光辐射的可能性。激光器必须有安全设施，凡光束可能漏射的部位，应设置防光封闭罩，安装激光开启与光束止动的连锁装置，激光器运转室与操作室分开，设置激光辐射警告标志。作业场所的激光辐射应当符合《作业场所激光辐射卫生标准》（GB 10435-1989）的要求。室内围护结构材料用吸光材料制成，色调宜暗，麻面墙壁比白色光面更有效。室内不得设置和安放能反射、折射光束的设备、用具和物件。对激光从业人员应进行激光危害及安全防护的健康教育，了解激光防护的相关知识。激光安全防护的重点是眼睛，其次是皮肤。主要防护原则为不在光束内直视激光，并防止激光束误射辅助人员的眼睛。在无特殊防护措施状况下，不能使用光学仪器观察激光束，必须用耐燃光罩封闭光路。操作激光器时应当佩戴相应波长的防护眼镜，穿着防燃工作服，戴防护手套，不得外露皮肤。防护服颜色以深暗为宜，以减少反射。为防止激光的直射、散射或漫射，应采用防风镜式的防护镜，与脸面贴合，防止漏光。工作室内应有良好的采光条件，使控制区内人员的瞳孔尽量缩小，减少眼内入射光的能量。对激光室工作人员，定期体验，特别注意眼睛的检查，应当每半年或至少一年检查一次。防护眼镜是保护眼睛的重要装备，防护镜光学材料内的染料可吸收某一波长或某几个波长的大部分光能，而防护镜表面的涂层又可反射某一波长或某几个波长的激光，通过这两种方式衰减入射激光能量来实现防护。防护镜应根据激光的波长配备相应的滤光镜片，镜片应能滤减大功率和最危险波长的激光，使通过的可见光量为安全剂量，并且

表1　不同波长激光致眼损伤主要部位

波长分区	波长范围（nm）	主要损伤部位
紫外激光	180～400	角膜、晶状体
可见激光	400～700	视网膜、脉络膜
近红外激光	700～1400	视网膜、脉络膜、晶状体
中、远红外激光	1400～10^6	角膜

表2　激光损伤皮肤的主要表现

激光类型	波长（nm）	主要表现
远、中、近紫外激光	180～400	光化学反应，红斑、色素沉着、皮肤老化、皮肤癌
可见激光	400～700	热损伤
红外激光	700～10^6	红肿、水疱、皮肤烧伤

不影响眼的能见度，否则易引起视觉疲劳。为防止激光的直射束、散射或漫射，应采用防风镜式的防护镜，又称防护眼罩，能与脸面贴切密合，防止漏光。若人员在激光威胁的地域作战而又没有其他防护措施时，可戴上黑色眼罩进行防护。

激光武器的防护 针对未来战争中激光武器的威胁，各国都纷纷加紧对激光武器的防护研究。主要措施：①在飞机、战术导弹、精确制导武器的光电系统中采取相应的防护加固和对抗措施。②研究激光防护器材，用以对人员及武器装备防护。③利用不良的气象和烟幕，来对抗激光干扰机、激光致盲武器和激光反传感器武器。④对未来应急作战部队的人员进行防激光武器的教育和训练，使他们对激光武器的特性及其防护方法有所了解，消除神秘感和恐惧感。⑤研究激光干扰的方法。

随着激光致盲武器的发展和不断完善及在战场上的应用，未来战场将是充满光电对抗的战场，各国军队都十分重视激光致盲武器的保护。对于激光致盲武器的防护常采用以下技术和方法：①在探测器或人眼的前方位置放置衰减滤光片以阻挡激光束。②采用间接观察。③配戴防护镜。④利用烟雾吸收和散射激光，从而减小激光束对探测器和人眼的危害，同时烟雾还可使敌方难以捕捉目标。

（钟　敏）

cìshēng

次声（infrasound）　由物质的机械性振动而产生的频率为0.0001~20Hz 的声波。人耳不能感受到次声，但广泛存在于自然界和一些人工作业环境。

来源　自然界次声来源主要为风的波动、空气湍流、火山喷发、海浪拍击、地震、风暴、极光等。许多工业生产、交通运输工具在运行过程中都可产生次声，如供暖通风设备、交通工具、喷气机和火箭发动机、超音速飞机、采矿设备等。军事环境次声的产生主要见于坦克或舰艇驶进、大炮或火箭发射、核武器爆炸等。载人航天器发射时，运载火箭产生强烈震动和巨大轰鸣，其中含有很强的次声成分，模拟实验发现，其声压级可达 150dB 以上，宇航员的心率、听觉、视觉、讲话等都受到了明显的影响；舰艇、坦克和其他履带式车辆操纵部位产生的次声可使乘员头晕、恶心、呕吐、心律失常，甚至发生尿失禁、知觉下降、内脏病变，从而影响武器系统效力的发挥。

特点　声波在空气中传播时，可由于空气的热传导、黏滞和分子弛豫吸收等作用使声波衰减。热传导和黏滞吸收效应与声波频率的平方成正比，频率越低，吸收越小，所以空气介质对次声波的吸收效应极其微小，次声波在空中、水中、地面、障碍物之间传播时具有衰减小、传播速度快、作用距离远、穿透力强（可穿透数米厚建筑物及坦克、飞机，甚至潜艇）、防护难等特点。

健康危害　次声对机体作用的基本原理是生物共振。次声的频率与人体器官的固有频率相近，即人体器官及其构成的部位（如胸腔、腹腔等）的振动频率在次声范围内（20Hz 以下），当次声波作用于人体时，人体器官容易发生共振，通过共振反应次声可作用于机体各器官、组织、细胞及至细胞器，影响膜的通透性及酶与质膜的结合状态，从而影响细胞的生物氧化过程和能量的代谢与合成，降低抗氧化系统的功能。次声还可导致微循环障碍，影响组织器官的营养。

次声造成人体健康危害的宏观表现主要有引起人体功能失调或损坏，血压升高，全身不适，平衡功能受到影响时会使人产生旋转感、恶心呕吐，次声的声压级很高时，会导致人体呼吸困难、肌肉痉挛、神经错乱、失去知觉，甚至内脏血管破裂而危及生命。中枢神经系统是次声作用于人体的重要靶器官，特别是在环境普遍存在的中、低强度次声，主要通过神经内分泌系统作用于人体，进而引起一系列生理、心理改变。动物实验表明，次声可以影响动物的学习记忆功能和应激能力，可以直接作用于外周听觉器官，引起鼓膜穿孔与耳痛，还可引起心肌细胞、肝细胞功能严重破坏。次声通过共振作用对肺造成损害，不仅可引起肺泡壁的破坏，甚至可引起较大血管的破裂。志愿者实验表明，10Hz、136dB 的次声作用 15 分钟，受试者表现出头重感、耳痛、耳鼓膜振动和压力感、内脏器官、腹壁、背肌、腓肠肌等有明显的振动感，同时出现口干、吞咽困难、手心潮湿、极度疲劳感。以上不适症状于次声作用后 10~30 分钟消失，但疲乏感持续时间较长。频率在 15Hz 以下，声压级 115dB 的次声作用于人体时，受试者已难以完成简单的数学题运算，并出现头晕、目眩、疲倦、无力、恶心、呕吐、焦躁不安、工作显著下降等症状。次声对人员损伤具有全身性特点，但因其发射频率不同，损伤的主要靶部位和病变也有显著差异。若次声波的频率与人体大脑固有频率相似（8~12Hz）时，可对人脑产生强烈刺激效应，对人的意识和心理产生一定的影响，轻者感觉不适，注意力下降，情绪不安，头昏、恶心；严重时使人神志错乱，癫狂不止，休克昏厥，丧失作战能力，由此可制成"神经型"次声武器。频率在4~8Hz的次声波与人体内脏器官固有频率相近（人的心脏5Hz，胸腔4~6Hz，腹腔9Hz，盆腔6Hz），因此在此频率范围的次声可导致胸腹腔脏器受累，轻者，全身颤抖，呼吸困难；重者血管破裂，内脏损伤，甚至迅速死亡。

防护 对次声的防护尚无特殊方法。主要在于减少次声的产生来源，控制次声的声压级水平及减少接触次声的时间。次声波在空中、水中、地面障碍物之间传播时被介质吸收很少，用噪声防护中通常使用的隔声或吸声材料难以阻挡其作用，因而防护相当困难。选用高科技研制的新型材料防护次声成为当务之急，对于执行特殊任务的部队应该迅速配备。次声健康危害的医学防护尚在研究之中。医学防护主要是增强机体抵抗力，减轻次声对机体的不良作用。因为次声损伤机体的机制之一是引起机体细胞膜的氧化还原反应失调，所以采用抗氧化制剂、抗自由基药物对预防次声损害有一定效果。音乐可以舒缓人的紧张情绪、减轻压力，所以也有提出用音乐来"掩盖"次声的防护方法，以减少次声对神经系统和心理造成的危害。

（钟 敏）

jūnshì zuòyè huánjìng huàxuéxìng yǒuhài yīnsù

军事作业环境化学性有害因素（chemical hazards in military operation environments） 军事作业环境中存在的化学性的可危

害作业者健康、影响作业效能的因素。军事作业过程中化学性有害物可以固态、液态、气态或气溶胶的形式存在，以有害气体最常见，如火炮发射时会产生大量的火药气污染作业现场。火药气是火药在高温高压下分解产生的一种混合性气体，包括一氧化碳、二氧化碳、氮氧化物、二氧化硫、氮、氢等气体，其中最主要的是一氧化碳。对于舰艇等密闭舱室来说，除武器装备发射时会产生火药气外，船舶动力设备（柴油发电机、蓄电池等）、制冷剂和灭火剂、燃料油等也可产生大量有害气体。坦克行驶时产生的废气、导弹化学推进剂的燃气、地下工事和坑道内接触到的挥发性有机物等也包含大量的有害气体。此外，化学武器中的一些战剂也是部队可能会接触到的有害气体。

分类 化学性毒物按其化学性质和结构可分为金属与类金属、刺激性气体、窒息性气体、有机溶剂、高分子化合物、苯的氨基和硝基化合物等；按其主要致病作用可分为刺激性、窒息性、麻醉性、溶血性、致敏性、致癌性等毒物；按毒物所损害的主要器官系统则可分为神经毒、血液毒、肝脏毒、肾脏毒等。

暴露途径 化学性有害物可通过呼吸道、皮肤、消化道三条途径进入人体。

经呼吸道吸入并通过肺吸收是最常见最危险的途径。呼吸道的生理解剖特点所决定了整个呼吸道包括鼻、咽、气管、支气管、终末支气管、肺泡均可吸收毒物。而且肺泡的总表面积大（50~100m^2），肺泡壁很薄（1~4μm），肺泡间有丰富的毛细血管，供血丰富，肺泡间毛细血管内血流缓慢，所以呈气体、蒸汽和气溶胶

状态的毒物均可经呼吸道迅速进入人体。经呼吸道吸收的毒物不经肝脏的生物转化代谢，直接进入体循环并分布于全身，所以毒作用发生较快。气态毒物经呼吸道吸收快慢受毒物在空气中的浓度影响，浓度高，毒物在呼吸膜内外的分压差大，进入机体的速度就快。其次与毒物的分子量及其血/气分布系数有关。分配系数大的毒物易吸收。气态毒物进入呼吸道深度与其水溶性有关，水溶性大的易在上呼吸道吸收，除非浓度较高，一般不易达到呼吸道深部。此外，劳动强度、肺通气量与肺血流量及作业环境的气象条件等因素也可影响毒物在呼吸道中的吸收。

皮肤对外来化合物具有屏障作用，但有些化合物可以经过完整皮肤吸收入血而引起中毒。经皮肤吸收的毒物也不经肝脏的生物转化解毒过程即直接进入体循环。毒物经皮肤吸收分为穿透皮肤角质层和由角质层进入真皮而被吸收入血的两个阶段。毒物穿透角质层的能力与其分子量的大小、脂溶性和角质层的厚度有关，分子量大于300的物质一般不易透过角质层。角质层下的颗粒层为多层膜状结构，且胞膜富含固醇磷脂，脂溶性物质可透过此层，但水溶性物质难以进入。毒物经表皮到达真皮后，如不同时具有一定水溶性，则很难进入真皮的毛细血管，故易经皮吸收的毒物往往是脂、水两溶性物质。皮肤有病损或表皮屏障遭腐蚀性毒物破坏，原本难经完整皮肤吸收的毒物也能进入。毒物的浓度和黏稠度，接触皮肤的部位和面积，作业环境的温度和湿度等均可影响毒物经皮吸收。

经消化道进入引起职业中毒

的机会极少，往往是由于忽视了个人卫生如用污染的手取食或在有毒环境中吸烟，或食物放置在作业环境被有毒物污染等情况下发生。

体内代谢 毒物在体内的过程包括分布、生物转化、排出和蓄积。被吸收的毒物随血液循环分布到全身。毒物在体内分布的情况主要取决于其进入细胞的能力及与组织的结合力。大多数毒物在体内的分布是不均匀的，有些毒物相对集中于某组织或器官中。例如，苯多分布于骨髓及类脂质，一氧化碳集中于红细胞。虽然有少数毒物进入机体后可直接作用于靶部位产生毒效应，但多数毒物吸收后需经生物转化，即在体内代谢酶的作用下，毒物的化学结构发生一系列改变，形成其衍生物以及分解产物的过程，又称代谢转化。生物转化包括氧化、还原、水解和结合四类反应。生物转化可使毒物的毒性降低（解毒作用）或增加（增毒作用）。毒物可以原形或其代谢物的形式从体内排出。毒物排出的速率缓慢的，其潜在的毒效应相对较大。肾脏是排泄毒物及其代谢物极为有效的器官，也是最重要的排泄途径。许多毒物均经肾排出，其排出速度，除受肾小球滤过率、肾小管分泌及重吸收作用的影响外，还取决于被排出物本身的分子量、脂溶性、极性和离子化程度。具有脂溶性结构特点的毒物因在通过肾小管时大部分又被重吸收，故不易排出；具有水溶性结构特点的毒物则能比较顺利地通过肾小管随尿排泄。尿中的毒物或代谢物的浓度常与血液中的浓度密切相关，所以测定尿中毒物或其代谢物水平，可间接衡量毒物的体内负荷情况；结

合临床征象和其他检查，有助于诊断。气态毒物可以其原形经呼吸道排出，排出的方式为被动扩散，排出的速率主要取决于肺泡呼吸膜内外有毒气体的分压差；通气量也是影响其排出速度的因素之一。肝脏也是毒物排泄的重要器官，尤其对经胃肠道吸收的毒物更为重要。肝脏是许多毒物的生物转化部位，其代谢产物可直接排入胆汁随粪便排出。

进入体内的毒物或其代谢产物在接触间歇期内，如不能完全排出而逐渐在体内积累的现象称为毒物蓄积。蓄积是发生慢性中毒的基础。有些毒物因其代谢迅速，停止接触后，体内的含量很快降低，难以检出，但如反复接触，因损伤蓄积，仍可引起慢性中毒。当毒物的蓄积部位与其靶器官一致时，则易发生慢性中毒；当毒物蓄积部位并非其靶器官时，该蓄积部位被称为该毒物的"储存库"。储存库内的毒物处于相对无活性状态，对毒性危害起缓冲作用，在一定程度上属保护机制。但在体内平衡状态被打破时，储存库内的毒物可释放入血液，有可能诱发或加重毒性反应。

影响因素 包括毒物的化学结构，剂量、浓度、接触时间和进入途径，与作业环境中其他因素的联合作用，以及个体易感性。物质的化学结构不仅直接决定其理化性质，也决定其参与各种化学反应的能力；而物质的理化性质和化学活性又与其生物学作用有着密切的联系，并在某种程度上决定其毒性。分散度高的毒物，易经呼吸道进入机体，也具有较大的化学活性，挥发性高的毒物，在空气中蒸气浓度高，吸入中毒的危险性大。不论毒物的毒性大小如何，都必须在体内达到一定

量才会引起中毒。空气中毒物浓度高，接触时间长，若防护措施不良，则进入体内的量大，容易发生中毒。作业时间一般来说相对固定，因此降低空气中毒物的浓度，减少毒物进人体内的量是预防职业中毒的重要环节。作业环境中常常是多种化学性毒物同时存在，还可能有物理性有害因素同时存在并作用于人体。多种有害因素的作业可表现为独立、相加、协同和拮抗作用。因此进行作业环境健康危害的卫生学评价时应注意毒物及其他因素的相加和协同作用，还应注意生产性毒物与生活性毒物的联合作用，如环境中的温、湿度可影响毒物对机体的毒作用。在高温环境下毒物的毒作用一般较常温高。高温环境还使毒物的挥发增加，机体呼吸、循环加快，出汗增多等，均有利于毒物的吸收；体力劳动强度大时，毒物吸收多，机体耗氧量也增多，对毒物的毒作用更为敏感。毒物对人体的毒作用有很大的个体差异，接触同一剂量的毒物，不同个体所出现的反应可相差很大。造成这种差异的原因很多，有年龄、性别、健康状况、生理变动期、营养、内分泌功能、免疫状态以及个体遗传特征等。

毒作用表现 根据接触化学性有害物的时间长短、发病缓急，毒作用可分为急性、亚急性和慢性三类。因为化学性有害物种类繁多，毒作用各不相同，进入人体后可引起不同器官、不同系统的损害，因此，对机体毒作用的临床表现较为复杂。其主要临床表现有以下几方面。

神经系统病变 如神经衰弱综合征、多发性神经炎、中毒性脑炎、中毒性神经病等。直接损

害中枢神经系统的化学性毒物有铝、锰、汞等金属和有机溶剂、农药等。导致脑缺氧的有一氧化碳、二氧化碳、硫化氢、氰化物窒息性气体。呼吸系统病变，如支气管炎、哮喘、肺水肿、肺气肿等。刺激性气体如氨气、氯气、光气以及氮氧化物、有机氟、农药等中毒可引起中毒性肺水肿。

血液系统病变 如引起造血功能抑制、血细胞损害、血红蛋白变性、出血凝血机制障碍等。铅，苯的氨基、硝基化合物，以及亚硝酸盐等都可导致血液系统病变。

循环系统病变 如急慢性心肌损害、心律失常、房室传导阻滞、心肌病、肺源性心脏病等。卤代烃类、窒息性气体、刺激性气体，以及汞、砷、铅、锑、钡、钴等金属，还有农药、有机溶剂等都能引起心脏损害。

消化系统病变 许多化学性毒物可损害消化系统，三氧化二砷、有机磷农药急性中毒可出现急性胃肠炎，砷化氢、三氧化二砷、四氯化碳、三氯乙烷、氯乙烯、苯胺、三硝基甲苯、丙烯醛、二甲基甲酰胺、氰化物、多氯联苯、有机磷农药等可引起中毒性肝病。

泌尿系统病变 肾脏不仅是毒物最主要的排泄器官，也是许多化学物质的储存器官之一，因此肾脏成为许多化学性毒物的靶器官。直接损害肾脏的毒物有汞、镉、四氯化碳、三氯乙烯、溴甲烷、磷化氢等，可引起中毒性肾病，如急性肾小管坏死性肾病、慢性肾小管损害、肾病综合征等。

防护原则 作业环境中的化学性有害物的防护应遵循三级预防原则，采取综合治理的措施。

从生产工艺、作业流程中消除有毒物质是最根本的措施，可用无毒或低毒物质代替有毒或高毒物质，例如用苯作为溶剂或稀释剂的油漆，稀料改用二甲苯等。控制作业环境中有害物浓度，减少人体接触毒物水平以保证不对接触者产生明显健康危害，是预防化学性有害物致中毒的关键。其中心环节是要使环境空气中毒物浓度降到低于最高容许浓度。因此，要严格控制毒物逸散到作业场所空气中的机会，加强作业场所通风换气，避免操作人员直接接触逸出的毒物，对扩散的毒物应经净化后排出。

个体防护在预防职业中毒中虽不是根本性的措施，但是作业者可以采取的主动措施和重要辅助措施。个体防护用品包括防护帽、防护眼镜、防护面罩、防护服、呼吸防护器、皮肤防护用品等。选择个人防护用品应注意其防护特性和效能。在使用时，应对使用者加以培训；平时经常保持良好的维护，才能很好发挥效用。在有毒物质作业场所，还应设置必要的卫生设施如盥洗设备、淋浴室及更衣室和个人专用衣箱。对能经皮吸收或局部作用危害大的毒物还应配备皮肤洗消和冲洗眼的设施。

健全的职业卫生服务在预防职业中毒中极为重要。应定期或不定期监测作业场所空气中有害化学物浓度。对接触有害化学物的作业人员，实施上岗前和定期体格检查，排除职业禁忌证，发现早期的健康损害，以便及时处理。做好卫生管理部门人员和作业者职业卫生知识宣传教育，提高对预防工作的认识和重视，共同自觉地执行有关的安全防护措施。

(钟 敏)

cijixing qiti

刺激性气体 （irritant gases）

对眼、呼吸道黏膜和皮肤具有刺激作用，引起机体以急性炎症、肺水肿为主要病理改变的一类气态物质。包括在常态下的气体，以及在常态下虽非气体，但可以通过蒸发、升华或挥发后形成蒸汽或气体的液体或固体。在化学工业生产中最常见，常因不遵守操作规程或容器、管道等设备被腐蚀而发生跑、冒、滴、漏而污染作业环境，导致接触者的中毒和损伤。军事作业环境中的刺激性气体多来源于燃料燃烧的废气和火炮发射时产生的废气。

分类 刺激性气体种类繁多，按照《职业性急性化学物中毒性呼吸系统疾病诊断标准》（GBZ 73-2009）附录 B（规范性附录）中规定，刺激性气体可分为酸（如盐酸等无机酸，甲酸等有机酸）、氮的氧化物 [如二氧化氮（NO_2）等]、氯及其他化合物（如氯、氯化氢、光气等）、硫的化合物 [如二氧化硫（SO_2）、硫化氢等]、成碱氢化物（如氨）、强氧化剂（如臭氧）、酯类（如硫酸二甲酯等）、金属化合物（如氧化镉等）、醛类（如甲醛、丙烯醛等）、军用毒气（如氮芥气、亚当斯剂、路易斯剂）等。上述有些物质在常态下虽非气体，但可以通过蒸发、升华及挥发后形成的蒸汽和气体作用于机体。常见刺激性气体的有氯、氨、光气、氮氧化物、氟化氢、SO_2、三氧化硫等。

毒作用机制 刺激性气体对机体作用的共同点是对眼、呼吸道黏膜及皮肤有不同程度的刺激作用，通常以局部损害为主，刺激作用过强时可引起全身反应。病变程度主要取决于吸入毒物的浓度、毒物在局部的吸收速率和作用时间，病变的部位与毒物的水溶性有关。水溶性高的毒物（如氯化氢、氨等）接触到湿润的眼和上呼吸道黏膜时，易溶解附着在局部立即产生刺激性反应，高浓度吸入则侵害全呼吸道，引起化学性肺炎和肺水肿，突然高浓度吸入可引起喉痉挛、支气管痉挛或反射性呼吸中枢抑制，出现昏迷和休克。中等水溶性的毒物（如氯、SO_2 等）在低浓度时只侵犯眼和上呼吸道，而高浓度时则可侵犯全呼吸道。低水溶性的毒物（如 NO_2、光气等）通过上呼吸道时溶解少，故对上呼吸道刺激作用较轻，易进入呼吸道深部，并逐渐与水分作用而对肺组织产生刺激和腐蚀作用，常引起化学性肺炎或肺水肿。液态的刺激性毒物（如氨水、氢氟酸等）直接接触皮肤黏膜可发生灼伤。

中毒表现　刺激性气体中毒可表现出急性刺激作用、化学性肺水肿、急性呼吸窘迫综合征（acute respiratory distress syndrome，ARDS）和慢性影响。

急性刺激作用　刺激性气体对眼和上呼吸道产生的急性刺激作用表现为眼辛辣感、流泪、畏光、结膜充血、流涕、喷嚏、咽部充血疼痛、发音嘶哑、呛咳、胸闷等。急性刺激作用引起的化学性气管、支气管炎及肺炎则可表现为剧烈咳嗽、胸闷、胸痛、气促。听诊两肺有散在干湿啰音。X 线胸片上肺纹理增强、边缘不清、局灶性密度增高的阴影，支气管黏膜损伤严重时可引起突然的呼吸道阻塞或肺不张（由黏膜坏死、脱落引起）。体温和白细胞数可增加。急性刺激效应还可引起喉痉挛、水肿，表现为高度呼吸困难、喉鸣等，严重者可窒息

死亡。喉痉挛发病突然，喉水肿的发生较为缓慢，持续时间较长。

化学性肺水肿　刺激性气体所致最严重的危害和职业病常见的急症之一，是指吸入高浓度刺激性气体后所引起的以肺间质及肺泡腔液体过多聚集为特征的疾病，最终可导致急性呼吸功能衰竭。肺水肿的发生主要决定于刺激性毒物的毒性、溶解度、浓度、作用时间及机体的应激能力。易引起肺水肿的刺激性气体有光气、NO_2、氨、氯、臭氧等。刺激性气体引起的肺水肿，其发展过程一般分为四期。第一期刺激期，吸入刺激性气体后短时间内出现呛咳、气急、流涕、咽干、咽痛、胸闷、呼吸困难及全身症状，如头痛、头晕、乏力、恶心、呕吐等症状。第二期潜伏期（诱导期），刺激期后，自觉症状减轻或消失，病情相对稳定，但潜在的肺部病变仍在发展，实属"假象期"。潜伏期多数为 1～24 小时，最长可达 36 小时，主要取决于刺激性气体的溶解度、浓度和个体敏感性。潜伏期在临床虽表现不突出，可出现轻度的气短、胸闷、肺部出现少许干性啰音，胸部 X 片可见肺纹理增多、模糊不清等，但若此时抓紧治疗，可有效防止或减轻肺水肿发生。第三期肺水肿期，潜伏期之后，症状突然加重，出现剧烈咳嗽、胸闷气憋、烦躁不安、大汗淋漓、咳大量粉红色泡沫样痰。体检可见口唇、指端明显发绀、两肺满布湿性啰音、血压下降、血液浓缩、白细胞增加、心率剧增、血气分析可见低氧血症。胸部 X 线检查，早期为间质性肺水肿期，仅见两肺透光度降低、肺纹理增粗、紊乱和外延。随着肺水肿的形成和加重，两肺可见散在 1～10mm 大小

不等的片絮状阴影，边缘不清，有时出现由肺门向两侧肺野呈放射状的蝴蝶形阴影。该期可并发混合性酸中毒、自发气胸、纵隔气肿，肝、肾、心等脏器损伤及继发肺部感染等。一般肺水肿发生后 24 小时内变化最剧烈，应高度重视，若控制不力，有可能进入 ARDS 期。第四期恢复期，如无严重并发症，经正确治疗，肺水肿可在 2～3 天得到控制。一般 3～4 天症状、体征减轻并逐步消失，X 线变化约在 1 周内消失，7～11 天基本恢复，多无后遗症。

肺水肿是肺微血管通透性增加和肺水运行失衡的结果，其发病机制主要有以下方面原因。第一，高浓度刺激性气体直接损伤肺泡上皮细胞（Ⅰ型和Ⅱ型细胞），使Ⅰ型细胞迅速肿胀、坏死、脱落，Ⅱ型细胞合成和分泌表面活性物质减少，肺泡塌陷，体液渗出增加，水分进入肺泡。第二，刺激性气体可诱导血管活性物质释放，如组胺、5-羟色胺、缓激肽、前列腺素等的大量释放，使肺毛细血管通透性增加。第三，肺泡间隔毛细血管通透性增强。毛细血管内皮细胞在高浓度刺激性气体的作用下，细胞质突起回缩，裂隙增宽，通透性增强，液体渗出增加，导致肺间质水肿。第四，肺淋巴循环受阻。第五，氧化物的大量产生。刺激性炎症使肺内大量积聚的肺泡巨噬细胞及多形核细胞在吞噬异物的同时产生大量的氧化物质（主要为氧自由基），与细胞膜上的不饱和脂肪酸发生过氧化反应，造成细胞膜结构损伤，导致通透功能障碍。

ARDS　刺激性气体中毒、创伤等严重疾病过程中继发的以进行性呼吸窘迫、低氧血症为特征的急性呼吸衰竭，死亡率可高达

50%。其发生机制与化学性肺水肿大致相同。ARDS 的病程与中毒性肺水肿大体相似，仅在疾病程度上更为严重，有明显的呼吸窘迫、低氧血症，一般可分为四个阶段：第一阶段原发疾病症状；第二阶段原发病后 24~48 小时，出现呼吸急促、发绀；第三阶段出现呼吸窘迫，肺部水泡音，X 线胸片有散在浸润阴影；第四阶段呼吸窘迫加重，出现神志障碍，胸部 X 线有广泛毛玻璃样融合浸润阴影。

慢性影响　长期接触低浓度刺激性气体，可引起慢性结膜炎、鼻炎、咽炎、支气管炎及牙齿酸蚀症，同时常伴有类神经症和消化道症状。

污染预防原则　军事作业环境刺激性气体多来源于作业过程中武器装备和机械设备产生的废气，因此预防上需采取综合措施，包括严格执行安全操作规程，加强作业环境通风，定期进行空气净化，采取有效的个人防护措施，制定中毒救治应急预案，配备必要的急救设备，如防毒面具、冲洗器及冲洗液等，并定期进行环境监测，及时发现问题，采取相应的维修或改革措施。个人防护主要选用有针对性的耐腐蚀防护用品（工作服、手套、眼镜、胶鞋、口罩等），如防 SO_2、氯化氢、酸雾可用碳酸钠饱和溶液及 10% 甘油浸渍的纱布夹层口罩；防氟化氢用碳酸钙或乳酸钙溶液浸过的纱布夹层口罩；防氯气、光气用碱石灰、活性炭作吸附剂的防毒口罩；防氨用硫酸铜或硫酸锌防毒口罩。防毒口罩应定期进行性能检查，以防失效。防护皮肤污染时，可选用适宜的防护油膏，如防酸用 3% 氧化锌油膏，防碱用 5% 硼酸油膏；防止牙齿酸蚀症可用 1% 碳酸氢钠或白陶土溶液漱口。

氮氧化物污染　军事作业中氮氧化物主要来自燃料燃烧后废气排放和武器弹药发射后的废气，如作业环境中煤和油的燃烧、发电机的运行、火炮、火箭筒、火焰喷射器等武器弹药发射等。常见接触环境主要有坑道作业环境、火炮枪弹发射环境、舰艇舱室相对封闭的环境。氮氧化物包括一氧化氮（NO）、NO_2、三氧化二氮（N_2O_3）和五氧化二氮（N_2O_5）等。其中比较重要的是 NO 和 NO_2，通常用 NO_x 表示其总量，称为氮氧化物，其中 NO_2 比较稳定，在卫生学上具有重要意义。

对健康的影响　NO 与血液中的血红蛋白（Hb）结合生成亚硝基血红蛋白和亚硝基高铁血红蛋白，致使血液运氧能力下降，临床出现缺氧发绀症状；NO 还可使中枢神经系统受损，使机体出现痉挛和麻痹。NO_2 对眼、鼻有强烈的刺激感，进入呼吸道深部的 NO_2 可与细支气管黏膜及肺泡膜上的水缓慢起作用，生成硝酸和亚硝酸，刺激和腐蚀肺组织，导致肺水肿，如硝酸和亚硝酸被吸收入血后可形成硝酸盐和亚硝酸盐。硝酸盐可引起血管扩张，血压下降；亚硝酸盐能使血红蛋白氧化为高铁血红蛋白，引起组织缺氧。氮氧化物中，如果以 NO_2 为主，则主要引起肺损害；如果以 NO 为主，高铁血红蛋白血症和中枢神经系统损害较明显。长期接触低浓度 NO_x 可引起慢性中毒，要表现为神经衰弱综合征，如失眠、头痛、食欲减退等，亦可出现慢性支气管炎等。

防治　急性 NO_x 中毒救治重点是防治中毒性肺水肿和迟发性阻塞性毛细气管炎，治疗原则是采取综合对症疗法、支持疗法和加强护理。若出现高铁血红蛋白症，可用维生素 C 1~3g 或 1% 亚甲蓝 6ml 加入 50% 葡萄糖溶液 40ml 缓慢静脉注射。NO_x 中毒预防首先要减少氮氧化物的产生，施工作业、做饭和使用发电机时应注意排风，尽量少用点燃性原料（如煤油），多用电器（如红外炉）等。使用空气净化器，有条件的舱室和坑道应配备空气净化器，对有害气体污染重的场所定期启动，有明显的净化效果。对硝烟很浓的场所使用 0.5% 的碱液喷洒。个人防护可采用一般的防护面具，也可使用浸泡过碳酸钠溶液的纱布口罩。

NH_3 污染　氨主要是由于厕所粪尿、污物的臭气、鱼、肉等食物的腐败和人体汗液散发而产生。在卫生条件不好的坑道、密闭的舱室作业时，作业人员常受到空气中氨污染的危害。中国军队屯兵坑道环境卫生要求规定氨浓度平时应小于 $2.0mg/m^3$，战时应小于 $3.0mg/m^3$，其他坑道环境条件限值规定平时为 $5mg/m^3$，战时为 $7mg/m^3$。

对健康的影响　NH_3 主要由呼吸道进入人体，由于 NH_3 极易溶于水，呈强碱性，对眼及呼吸道黏膜及皮肤刺激作用极强，可使组织蛋白变性，脂肪组织皂化，引起组织溶解性坏死。病变还可向深部发展，引起眼结膜炎、角膜炎、支气管炎和支气管周围炎等。高浓度氨可通过三叉神经末梢反射作用引起呼吸、心脏停搏。氨吸收后，可引起中枢神经系统先兴奋而后麻痹、肝脂肪变性及心肌损害等。舱室内的 NH_3 浓度一般不会引起中毒，但对人体感官的刺激作用却十分明显，往往引起人们的厌恶。

防治 急性 NH_3 中毒治疗的重点是防止肺水肿和肺部感染。采取综合对症疗法、支持疗法和加强护理。中和 NH_3 用弱酸性溶液如3%硼酸溶液作为中和剂雾化吸入或局部冲洗、持续湿敷等。同时要保护眼睛，眼部灼伤应及时治疗，以防失明。还要保护呼吸道畅通，对于有呼吸道严重灼伤，出现明显呼吸困难或较多的血性分泌物而可能引起呼吸道梗阻或窒息的患者，应及早施行气管切开术，及时吸痰和清除坏死组织以维持呼吸道的畅通。同时应用抗生素防止肺部感染，并在早期予以激素治疗和脱水治疗。可以使用除臭剂控制 NH_3 污染，以硫酸铜为主剂的除臭净对氨有特殊的消除作用。定期用除臭净水冲洗厕所、放入便桶可完全消除 NH_3 气味。也可使用空气净化器，在污染严重的场所可使用空气净化器将 NH_3 消除。配备个人用防毒面具，一旦有严重污染可以配戴防毒面具以防中毒。

SO_2 污染 SO_2 主要来源于燃料燃烧。相对封闭的环境中燃煤、燃油炊事做饭、发电机发电及相关设备运转、电瓶室开放使用（通信所用电瓶）均可导致环境中 SO_2 浓度升高。火炮发射、其他火力发射时的尾气中也会使环境中 SO_2 浓度急剧上升。若现场排烟不及时或缺少相应的排烟措施，短时间内会对人体造成危害，甚至中毒。

对健康的影响 SO_2 是具有刺激性的中等毒性物质，主要影响是刺激眼和鼻腔等黏膜，并作用于上呼吸道。主要表现有眼及呼吸道黏膜的刺激症状，如眼睛灼伤、流泪、结膜及咽喉充血等。随着空气中 SO_2 浓度增高，会出现呼吸阻力增高、肺功能减弱、

支气管和肺组织受损、急性支气管炎、肺水肿和呼吸道麻痹，出现声音嘶哑、胸闷、胸痛、剧烈咳嗽、呼吸困难、肺炎、肺水肿，突发反射性喉痉挛，甚至窒息。SO_2 中毒一般还伴有头昏、四肢无力等症状。SO_2 对大脑皮质功能有影响，吸入一定浓度的 SO_2 可引起脑电波阻断，α 节律受到限制。

防治 对轻度 SO_2 中毒者应立即脱离现场，尽快吸氧；眼睛损伤者可用生理盐水或2%碳酸氢钠溶液冲洗，以及可的松眼药水滴眼、疼痛明显者用1%丁卡因滴眼镇痛；鼻塞者可用2%麻黄素或1%氢化可的松加肾上腺素滴鼻；改善呼吸道功能，及时预防和治疗肺水肿；其他影响应根据临床实际情况对症处理。有条件的场所应该使用空气净化器，一般均可消除到卫生标准以下。配备个人用防毒面具可在急性事件中可以紧急使用。

（钟　敏）

zhìxīxìng qìtǐ

窒息性气体（asphyxiating gases）

经吸入而直接引起机体窒息作用的气体。

分类 依其作用机制可分为两大类，一是单纯窒息性气体，其本身毒性很低或属惰性气体，但它们的存在可使空气中氧含量降低，引起肺内氧分压下降，动脉血氧分压降低，导致机体缺氧窒息，如氮气、甲烷、二氧化碳（CO_2）等。二是化学窒息性气体，指能对血液或组织产生特殊的化学作用，使血液运送氧的能力或组织利用氧的能力发生障碍，引起组织缺氧或细胞内窒息的气体。该类气体根据毒性作用环节不同，又可分为血液窒息性气体和细胞窒息性气体两类。血液窒

息性气体可阻碍血红蛋白与氧的结合，或妨碍血红蛋白向组织释放氧，影响血液氧的运输，从而导致机体缺氧窒息，如一氧化碳（CO）、一氧化氮、苯胺等苯的氨基化合物蒸气、硝基苯等苯的硝基化合物蒸气等。细胞窒息性气体主要通过抑制细胞内的呼吸酶活性，使组织细胞对氧的摄取和利用发生障碍，生物氧化不能正常进行，导致机体发生细胞内"窒息"，如硫化氢（H_2S）、氰化氢等。

毒作用机制 不同种类的窒息性气体中毒机制不同，可作用于氧的摄取、运输、利用不同环节，最终引起机体组织细胞缺氧。单纯窒息性气体主要作用在对氧摄取环节的影响，高浓度的氮气、甲烷、CO_2 可引起氧分压下降，造成缺氧环境。血液窒息性气体则因干扰氧合血红蛋白的形成而影响氧在血液中的运输环节，如CO与血红蛋白（Hb）结合，形成碳氧血红蛋白（HbCO），血红蛋白失去携氧功能影响氧在血液中的输送。细胞窒息性气体主要影响线粒体呼吸酶的功能而干扰细胞对氧的利用，如氰化氢在体内解离出的氰离子（CN^-）与细胞呼吸酶有很强亲和力，能迅速与细胞色素酶的 Fe^{3+} 结合，使细胞色素失去传递电子的能力，呼吸链中断，组织不能摄取和利用氧，引起细胞内窒息。CN^- 还可夺取某些酶中的金属，或与酶的辅基和底物中的碳基结合，使二硫键断裂，从而抑制多种酶的活性，也可导致组织细胞缺氧窒息。

中毒表现 窒息性气体中毒后可以表现为多个系统受损，但首先是神经系统，且最为突出。窒息性气体中毒常发生于局限空间和密闭舱室作业场所。这些场

所由于空间小、通风差，很容易形成缺氧和有毒有害气体累积的环境，导致其中的作业人员缺氧窒息。

CO 污染 CO 主要来源于燃油、气、煤不完全燃烧，武器发射，用可燃性光源，发电等过程，内燃机燃料燃烧不完全的废气、吸烟、人体代谢产物、新油漆的氧化、机械油的分解和电器材料过热的分解物均可产生一定的 CO。因此在相对封闭的作业舱室如灶间、发电机房等空气环境中 CO 浓度较高，火炮发射后局部空间 CO 浓度也会快速增加，可高达上千毫克立方米。在相对密闭空间内用煤炉、燃油炉取暖而通风不当，炊事活动时排烟措施不力以及密闭空间内发电等都容易引起 CO 浓度过高，从而导致人员中毒。

对健康的影响 CO 是一种无色、无嗅、无刺激性的气体，通过呼吸道肺泡吸收入血，与 Hb 结合形成 HbCO，使血红蛋白失去携氧能力，造成急性缺氧症。而 CO 与肌红蛋白、细胞色素 a_3 的结合，可损害线粒体功能，阻断电子传递链，延缓还原型烟酰胺腺嘌呤二核苷酸（NADH）的氧化，从而抑制组织呼吸。吸入 CO 引起机体发生一系列生理、生化和病理改变，造成不同程度的损伤，甚至死亡，称为 CO 中毒。CO 中毒以急性为主，根据中毒症状临床上可分为轻、中、重度中毒。轻度急性 CO 中毒主要表现为头痛、头晕、耳鸣、颞部搏动感、心悸、恶心、呕吐、四肢无力等症状，HbCO 饱和度为 20%～30%。中度中毒表现为上述症状加重、全身衰竭、共济失调、不能行动、意识不清、昏迷，HbCO 饱和度达 30%～50%。除上述症状外，有皮肤和黏膜樱桃红色、深昏迷、体温升高、缺氧性脑水肿综合征、肌张力亢进、痉挛、呼吸循环衰竭、潮式呼吸，甚至呼吸、心搏停止。HbCO 高于 50%，则可诊断为重症 CO 中毒，经抢救治疗后，常留有各种神经系统的障碍，如一侧偏瘫、截瘫、痉挛性麻痹、末梢神经炎、感觉障碍等。急性 CO 中毒意识障碍恢复后，经 2～60 天的"假愈期"，可出现神经、精神症状称为急性 CO 中毒迟发性脑病，如痴呆、谵妄或去大脑皮质状态；锥体外系障碍，出现帕金森综合征的表现；锥体系神经损害，出现偏瘫、病理反射阳性或大小便失禁等；大脑皮质局灶性功能障碍如失语、失明，或出现继发性癫痫。迟发性脑病的发生可能与 CO 中毒急性期的病情重、醒后休息不够充分或治疗处理不当有一定关系。

防治 CO 中毒的治疗原则，第一，迅速将患者移离中毒现场至通风处，松开衣领，注意保暖，密切观察意识状态。第二，及时进行急救与治疗。轻度中毒者，可给予氧气吸入及对症治疗；中度及重度中毒者应积极给予常压口罩吸氧治疗，有条件时应给予高压氧治疗。重度中毒者视病情应给予消除脑水肿、促进脑血液循环，维持呼吸循环功能及镇痉等对症及支持治疗。加强护理、积极防治并发症及预防迟发性脑病。第三，对迟发性脑病者，可给予高压氧、糖皮质激素、血管扩张剂或抗帕金森病药物与其他对症与支持治疗。

CO 中毒的预防首先要加强宣传，普及 CO 中毒的有关知识，在有采用燃煤、燃气取暖、做饭的场所和发电机房等作业环境应重点加强宣传教育。其次要严格执行卫生标准，对于坑道设计、火炮工事等除考虑战术性能外，应认真执行有关卫生标准，一旦超过标准即应采取相应措施加以改进。第三应加强作业环境安全通风和局部排毒，可采用电动排风、手动排风和自然通风。对舰艇潜艇舱内排气管路要经常维修、保养，防止阻塞、破损漏气。对有新涂料的舱室，应加强通风排气。在全潜密闭状态时，潜艇内禁止吸烟。第四要建立 CO 浓度的监测制度，有条件者应安装 CO 自动报警器。H/FYF-98 型潜用一氧化碳分析仪已经列入装备，可以自动测量潜艇舱室内 CO 浓度，从而能及时掌握舱室内 CO 浓度变化情况，有效地预防 CO 的毒害。配备 CO 专用个人防护器具，装备必要的急救药材。当舱内在特殊情况下有大量 CO 气体不能排出舷外时，可以戴特制的防毒面具。在核潜艇上，可以使用催化燃烧装置，以消除舱室空气中的 CO。

CO_2 污染 CO_2 是在通风不良和密闭的舱室空间中常遇到的空气污染问题，主要来源于燃料燃烧产生的废气、人员呼出气和物质腐败变质。在相对密闭空间内，CO_2 浓度的升高与人数、人员劳动强度大小、照明光源的种类、能源机器多少等有关。CO_2 浓度是评价室内空气质量的指标。随着 CO_2 浓度的增高，提示氧含量下降，对人员作业能力和健康造成一定影响。

对健康的影响 在正常情况下，空气中的 CO_2 稳定在 0.03% 左右，对机体没有影响。若较长时间在通风不良的室内工作或生活，会出现头晕、困倦及工作效率降低等，CO_2 是主要影响因素之一。公认的引起人体健康效应的 CO_2 最低浓度为 0.5%～0.8%。当 CO_2 浓度达到 1%，持续暴露可对神经系统、呼吸系统、消化系统、循环系统等造成损害，可引起呼吸性酸中毒。随 CO_2 暴露浓度增高，作业能力下降越显著，当 CO_2 浓度上升到 6.5% 时，暴露 80 分钟，受试者均无法忍受，判断推理能力轻度减退，但记忆力没有明显改变。当 CO_2 浓度达到 7% 时，呼吸极为困难，人只能耐受数分钟。CO_2 浓度一旦升到 10% 以上时，意识丧失。因此一般认为，CO_2 浓度 7%～9% 是人体的耐受极限。一旦发生 CO_2 中毒，患者一般可在几秒钟内即可出现昏迷、反射消失、瞳孔扩大或缩小、大小便失禁、呕吐等；严重者则出现呼吸停止及休克。若抢救及时，较轻的患者可在数小时内逐渐清醒，但仍感头痛、头昏、无力等，2～3 天才能完全恢复。

防治 军事作业空间内 CO_2 的消除方法有钠石灰吸收法。每千克钠石灰可吸收 0.5kg CO_2，因此在室内撒布石灰、钠石灰可吸收 CO_2。石灰的撒布方法是，取 2～3 份块状生石灰，将一份水均匀撒在石灰上，使其成粉末状。按每人每小时 100g 布放；撒布时机为 CO_2 浓度上升到接近 3% 时使用，即在灯火自行熄灭、部分人员出现头痛、头晕、气喘时，在 10 小时内 CO_2 浓度能维持在 2.5% 以下；使用时应当在每半个小时搅拌一次石灰或钠石灰，效果更佳。另外，石灰与金属氢氧化物加水混合强化，可以提高石灰吸收 CO_2 的能力，如氢氧化钙［$Ca(OH)_2$］与氢氧化锂（LiOH）、八水氢氧化钡［$Ba(OH)_2 \cdot 8H_2O$］与 $Ca(OH)_2$ 制成合剂等。作业场所供氧除 CO_2

的措施是利用化学供氧器和再生氧板。化学供氧器是利用氯酸盐在高温下分解产生氧气的原理而制成的装置。再生氧板是由过氧化物组成，空气通过再生氧板时，释放氧气，同时可吸收 CO_2。使用供氧除 CO_2 装置的时机，应视具体情况而定，一般情况下指挥部、电台间、卫生坑道等处于密闭不通风、CO_2 浓度达到 1.5% 时即可使用。其他 CO_2 的消除措施包括自然通风和人工通风，机械通风等。

军事作业环境中预防 CO_2 中毒首先应注意在进驻密闭舱室前应通风。长期密闭或存放物资的舱室，有时由于物资腐败等其他原因，室内 CO_2 浓度较高，同时亦可能伴有其他有害气体，如不引起重视，一旦人员进入，则会发生急性 CO_2 中毒。因此要对长期密闭空间通风换气后人员方可进入。其次要严格执行卫生标准，采取通风和 CO_2 消除措施。室内空间中 CO_2 浓度超过允许限度时可引起 CO_2 中毒。根据以往试验结果，判断 CO_2 浓度的经验方法是一般点燃性光源如油灯或蜡烛自行灭掉后，说明 CO_2 浓度达到 2% 左右；若蜡烛自行熄灭或火柴划不着时，CO_2 浓度已达 2.5% 左右；部分人员感到头痛、气短、呼吸加深时，说明 CO_2 浓度已达 3% 左右。遇到以上情况时均应及时采取消除 CO_2 和供氧的措施。如情况允许应打开舱室门通风或用机械通风，人员走出舱室呼吸新鲜空气。第三要严格监督制度，使用先进仪器监测。有条件的可以应用 CO_2 测定仪或气体检测管对室内空间里的 CO_2 进行监测，如超过卫生标准则应采取相应措施。如坑道用气体监测报警仪，可同时监测空气中氧气、CO_2 和

CO 浓度，一旦 CO_2 浓度升高和氧气浓度下降超过标准仪器则发出声光信号，提示采取消除 CO_2 和供氧措施，以防 CO_2 中毒。

H_2S 污染 作业空间内的 H_2S 主要由人粪尿排泄物和鱼肉食品腐败而产生。机房内电瓶工作也是 H_2S 的来源之一。

对健康的影响 H_2S 是一种无色、带臭蛋异味的有害气体，具有刺激性和窒息性。H_2S 由呼吸道进入体内，与细胞呼吸酶中的三价铁结合，抑制了这些酶的活性，使组织细胞中的氧化还原反应过程发生障碍，造成组织缺氧。H_2S 对神经系统毒作用主要是抑制脑细胞的腺苷三磷酸酶、碱性磷酸酶，强烈刺激神经末梢、化学感受器，可以引起中枢神经系统兴奋，继而转为抑制，引起昏迷、呼吸麻痹，并可导致死亡。H_2S 也容易溶于黏膜表面的水分子中，与钠离子结合成硫化钠，对眼和呼吸道黏膜有强烈的刺激作用。H_2S 中毒可分为轻度中毒、中度中毒和重度中毒。轻度中毒主要表现为眼灼痛、畏光、流泪、视物不清、流涕、咽干、咳嗽、胸闷、气短、头痛、心悸、头晕、乏力、恶心、呕吐等症状；检查可见眼结膜充血、角膜水肿、咽充血、呼吸音粗糙或有干性啰音，呼气有臭蛋味。中度中毒有明显的眼黏膜刺激症状及神经、消化系统症状，可出现化学性支气管炎和肺炎；可能有短暂意识障碍并伴有肺损伤。重度中毒，若吸入高浓度 H_2S，会立即出现意识模糊或昏迷、谵妄、抽搐、大小便失禁、发绀、呼吸浅促而不规则、两肺散在湿性啰音、皮肤湿冷；同时出现瞳孔变化、对光反射、角膜反射及其他生理反射可消失或出现病理反射，心音低钝、

心率快并可出现心律不齐及休克；常发现化学性肺炎和呼吸衰竭等。长期接触低浓度 H_2S 可引起眼及呼吸道慢性炎症，甚至可致角膜糜烂或点状角膜炎。全身可出现类神经症、中枢性自主神经功能紊乱，也可损害周围神经。

防治 发生急性 H_2S 中毒时应迅速将患者移至空气新鲜处，进行对症抢救，保持呼吸道通畅，给氧；呼吸停止者应立即施行人工呼吸，有昏迷者可进行高压氧治疗；眼部污染应立即冲洗。积极防治肺水肿、脑水肿及心肌损害是抢救的关键，可应用大剂量谷胱甘肽、半胱氨酸或胱氨酸、维生素 C、细胞色素 C、ATP、辅酶 A、能量合剂等。预防措施有作业环境通风换气，设置自动报警器，进入高浓度场所作业应佩戴供氧式防毒面具，并有专人在外监护，可口服较长效的高铁血红蛋白形成剂对氨基苯丙酮作为预防药。

（钟 敏）

yǒujī róngjì

有机溶剂（organic solvents）

由碳氢化合物组成的能溶解一些不溶于水的物质如油脂、蜡、树脂、橡胶、染料等的一类有机化合物。其特点是在常温常压下呈液态，具有较大的挥发性，在溶解过程中，溶质与溶剂的性质均无改变。

分类 有机溶剂的种类较多，按其化学结构可分为十大类。①芳香烃类：苯、甲苯、二甲苯等。②脂肪烃类：戊烷、己烷、辛烷等。③脂环烃类：环己烷、环己酮、甲苯环己酮等。④卤代烃类：氯苯、二氯苯、二氯甲烷等。⑤醇类：甲醇、乙醇、异丙醇等。⑥醚类：乙醚、环氧丙烷等。⑦酯类：醋酸甲酯、醋酸乙酯、醋酸丙酯等。⑧酮类：丙酮、甲基丁酮、甲基异丁酮等。⑨二醇衍生物：乙二醇单甲醚、乙二醇单乙醚、乙二醇单丁醚等。⑩其他：乙腈、吡啶、苯酚等。

理化与代谢特征 有机溶剂广泛存在于涂料、黏合剂、漆、稀释剂、清洁剂、提取剂中。在军械设备维护保养过程中使用的洁净剂和润滑剂，舰船舱室维护装修等过程中使用的涂料油漆，都会接触到有机溶剂。有机溶剂多易挥发，接触途径以吸入为主。大多数有机溶剂吸入后有 40% ~ 80% 在肺内滞留，体力劳动可使经肺摄入量增加 2 ~ 3 倍。因有机溶剂的脂溶性，故进入体内后多分布于神经系统、肝脏等富含脂肪的组织。血组织膜屏障也富含脂肪，故有机溶剂亦分布于血流充足的骨骼和肌肉组织。此外，大多数有机溶剂可通过胎盘，亦可进入母乳，从而影响胎儿和乳儿健康。不同溶剂的代谢程度各异，有些可充分代谢，有些则几乎不被代谢。体内溶剂主要以原型物经呼出气排出，少量以代谢物形式经尿排出。多数溶剂的生物半减期较短，一般从数分钟至数天，所以生物蓄积对大多数溶剂来说，不是影响毒作用的重要因素。

毒性与中毒表现 大多数溶剂对人体有一定毒性。

神经毒性 脂溶性是有机溶剂的重要特性，这决定了它与神经系统有较强的亲和力，具有神经毒性的重要特点。几乎全部易挥发的脂溶性有机溶剂都能引起中枢神经系统的抑制，多属非特异性的抑制或全身麻醉。急性有机溶剂中毒时出现的中枢神经系统抑制症状与酒精中毒相似，表现为头痛、恶心、呕吐、眩晕、倦怠、嗜睡、衰弱、语言不清、步态不稳、易激惹、神经过敏、抑郁、定向力障碍、意识错乱或丧失，以至呼吸中枢抑制。严重超量接触后中枢神经心态出现持续脑功能不全，并伴发昏迷，以致脑水肿。有机溶剂慢性接触可导致神经行为功能障碍，如出现抑郁、焦虑样性格变化，记忆力下降，注意力不集中，还可能因小脑受累导致前庭-动眼失调。有机溶剂的神经毒性还表现在对周围神经和脑神经的损害。例如，二硫化碳、正己烷等对周围神经系统有特异毒性，引起感觉运动神经的对称性混合损害，表现为中毒性末梢神经炎，可有肢端麻木、感觉减退、刺痛、四肢无力、肌肉萎缩等表现。三氯乙烯能引起三叉神经麻痹，因而三叉神经支配区域的感觉功能丧失。

刺激性 有机溶剂又兼具水溶性，故可经皮肤进入体内。有机溶剂对皮肤有刺激性，可引起职业性皮炎。几乎全部有机溶剂都能使皮肤脱脂或使脂质溶解而成为原发性皮肤刺激物。典型溶剂皮炎具有急性刺激性皮炎特征，如红斑和水肿，亦可见慢性裂纹性湿疹。有些溶剂能引起过敏性接触性皮炎，三氯乙烯可诱发严重的剥脱性皮炎。有机溶剂对呼吸道均有一定刺激作用，接触溶解度高、刺激性强的溶剂如甲醛类，对上呼吸道德刺激作用尤为明显。过量接触溶解度低、对上呼吸道刺激性较弱的溶剂，常可抵达呼吸道深部引起急性肺水肿。

脏器毒性 在接触剂量大、接触时间长的情况下，任何有机溶剂均可导致肝细胞损害。其中一些具有卤素或硝基功能团的有机溶剂，对肝毒性尤为明显。苯及其衍生物如甲苯、氯化苯、二

元醇等可损害造血系统，导致白细胞和全血细胞减少症。有机溶剂对心脏的影响是心肌对内源性肾上腺素的敏感性增强，有报道健康工人过量接触工业溶剂后发生心律不齐，如发生心室颤动可致猝死。多种溶剂或混合溶剂慢性接触可导致肾小管性功能不全，出现蛋白尿、尿酶尿（溶菌酶、β-葡萄糖苷酸酶、氨基葡萄糖苷酶排出增多）。大多数有机溶剂易通过胎盘屏障，还可进入睾丸。有些溶剂如二硫化碳对女性生殖功能和胎儿的神经系统发育均有不良影响。

苯对健康的影响　苯是最常见的有机溶剂之一。在涂刷船用漆时，苯大量挥发到舰艇舱室空气中，并停滞于空气下层。舰员呼吸含苯空气，极易中毒。苯作为稀释剂，又广泛存在于脱漆剂中，使用脱漆剂时也可造成中毒。工业汽油中苯的含量可高达10%以上。作业环境中的苯多以蒸气形式由呼吸道进入人体，皮肤吸收很少，经消化道吸收完全，但实际意义不大。苯进入人体内后，主要分布在含类脂质较多的组织和器官中。一次大量吸入高浓度的苯，大脑、肾上腺与血液中的含量最高；中等量或少量长期吸入时，骨髓、脂肪和脑组织中含量较多。苯代谢产物（主要是酚类物质）被转运到骨髓或其他器官，可能表现为骨髓毒性和致白血病作用。

急性苯中毒主要损伤中枢神经系统，表现为中枢神经系统的麻醉作用。轻症起初有黏膜刺激症状，随后出现兴奋或酒醉状态，并伴有头痛、头晕、恶心、呕吐、意识模糊、兴奋或欣快感等现象。重症除上述神经系统症状外，还可出现昏迷、谵妄、阵发性或强直性抽搐、脉细、呼吸浅表、血压下降。严重时可因呼吸和循环衰竭而死亡。

慢性苯中毒主要临床症状最常见的为神经衰弱综合征，患者主诉头痛、头晕、记忆力减退、失眠、乏力等，有的出现自主神经功能紊乱现象，如心动过速或过缓，皮肤划痕反应阳性，个别晚期病例有四肢末端麻木和痛觉减退等现象。重度中毒者常有牙龈、鼻腔、黏膜和皮下出血，也常因感染而发热。造血系统的异常表现是慢性苯中毒的主要特征。苯的血液毒作用在骨髓而不在外周血液，骨髓变化早于外周血液中血细胞的变化。典型的苯中毒的骨髓象主要表现为不同程度的增生减少，前期细胞显著减少，轻者限于粒细胞系，较重者殃及巨核细胞系，重者其粒细胞系、巨核细胞系和红细胞系增生都减少，骨髓有核细胞计数明显减少，呈再生障碍性贫血现象。外周血液最早与最多出现的是持久的白细胞计数减少，实际上是中性粒细胞减少，因此淋巴细胞占白细胞比例相对增多。中毒晚期血液涂片发现白细胞中有较多的毒性颗粒和空泡，提示白细胞有退行性变化。血小板计数偏低，电镜检查可见血小板形态异常。苯中毒早期由于红细胞补偿作用及其寿命较长，故其数量未见明显减少，但到中毒晚期可出现全血细胞减少。经常接触苯，皮肤可因脱脂而变干燥、脱屑以至皲裂，甚至出现疱疹、毛囊炎和湿疹样皮炎。

中毒预防　防止有机溶剂对作业者健康危害的根本手段是尽量不使用或减少使用有毒有害化学品，用无毒或低毒材料替代，使用合格涂料、油漆和粘胶剂，工作中尽量减少化学品的跑、冒、滴、漏现象。采用自动化和机械化操作，以减少操作人员直接接触的机会。工作场所加强通风换气，尤其针对相对密闭的舱室，在进入作业前要大量送风通空气。要根据作业性质，科学设计排风设备的布局和控制风速，同时还要经常维护，确保排毒设备正常运行。加强个人防护，提供有效的个人防护用品。特殊作业环境下必要时要佩戴有效的防毒面具。在危害严重的环境可采用送风式呼吸防护器，在一般危害环境中使用过滤式呼吸防护器，并保证滤料有效，同时还要提供眼镜、防护服、防护手套、防护鞋等眼和皮肤保护用品。对接触有机溶剂的作业人员应加强职业卫生安全培训和健康教育，增加自我防范意识，掌握必要的正确防护方法和自救互救方法。皮肤黏膜受污染时，应及时冲洗干净。勿用污染的手进食或吸烟。勤洗手、洗澡与更衣。开展作业者的健康监护，包括上岗前、在岗期间和离岗后的健康体检，禁止有职业禁忌证的人员从事相关工作，对早期病损者应及时进行正确的救治处理和严密的动态观察，完善作业人员的健康档案。严格执行法定的工作制度和劳保待遇，在任何情况下都要禁止长时间、持续性地接触有害化学物的加班加点的工作。定期对作业环境进行监测，对有不符合卫生标准的作业场所进行整改。

（钟　敏）

jūnbīngzhǒng zuòyè wèishēng

军兵种作业卫生（military and arms operational health）　平战时各兵种在军事训练或军事战斗过程中，对作业环境中有害因素的评价和控制，探索环境因素的性质及变化，对军人作业能力的影响及其相互作用规律。中国人民解放军部队大体分为陆军、海军、空军、火箭军、战略支援部队和联勤保障部队六种。各个军兵种作业卫生的目的是为提高与保障军人在日益信息化的作战环境、数字化的作战模式、高技术化的武器系统中的军事作业能力，保障军人健康提出相应对策。

（陈景元　骆文静　沈学锋）

tǎnkèbīng zuòyè wèishēng

坦克兵作业卫生 （armoured force operational hygiene）

识别、评价、预测和控制坦克作业环境中的不良作业因素对作业者健康和作业效能的影响，旨在创造安全、健康和高效的作业环境和作业方式，提高作业效率，保障作业者健康。坦克兵是以坦克和其他装甲车辆为基本装备的战斗兵种。坦克是现代战争中的重要兵器，它装备有强大的火力，具有坚固的装甲和强大功率的发动机，密闭窗门可防御核、化学武器袭击，是一种良好的进攻、防御武器。坦克兵具有快速的机动力，强大的火力和较好的防护力，可以减轻常规武器和核武器袭击的损害，并能迅速利用常规火力突击和核突击的效果，是陆军的重要突击力量。在合同作战中，可在其他军种、兵种协同下或独立遂行作战任务，也可配属步兵作战。坦克在发挥其优良作战性能的同时，其特殊作业环境和作业特点，也给乘员带来一系列卫生学问题。

作业特点及健康影响　坦克舱室中强烈的噪声和振动，密闭坦克舱室中的火药气和废气，舱室过冷和过热，作业空间狭小、位置固定、劳动强度大等作业环境和特点，均可对坦克乘员的健康造成影响。

噪声　坦克噪声主要有运行时的连续噪声和炮击时的脉冲噪声。运行噪声主要来源于发动机运转、履带碾压、摩擦、撞击，噪声强弱与路况、运行速度、发动机运转速度等有关。原地发动、闭门窗、静止待命的坦克内，总声级为 100～109dB，A 声级为 93～99dB；高转速运行、土路行驶、闭门窗，车内平均噪声强度为 107～112dB（A），且能量主要分布在 63～500Hz，其中 200～300Hz 强度较高。炮击时的脉冲噪声强弱与炮种、弹种、装药量等有关，因坦克密闭和装甲对炮口波的屏蔽，坦克帽的隔声作用，致脉冲噪声和超压冲击波对乘员的作用较小，故坦克乘员爆震性损伤较炮兵少见。坦克乘员所戴坦克帽有防头部冲击和隔离外界机械噪声和脉冲噪声的效能，但坦克行进中使用电台通话时，电台噪声具有尖锐刺耳的特点，对听觉有一定影响。噪声可对神经系统、心血管系统、听觉系统、消化系统及心理等造成危害，容易引起疲劳、头痛、头晕、睡眠障碍、注意力不集中、记忆力减退、情绪不稳定等一系列神经精神症状。高频噪声可引起血管痉挛、心率加快、血压增高等心血管系统的变化。长期接触噪声还可引起食欲减退、胃液分泌减少、肠蠕动减慢等胃肠功能紊乱的症状。长期接触高强度噪声可引起听阈提高甚至导致噪声性耳聋。

振动　坦克振动主要为全身性振动，来源与噪声相似而且往往共同存在。坦克发动机开动时可发生有节律的振动（周期性振动），坦克的弹簧装置能减轻因路面不平而引起的冲击与振动，但弹簧本身也能引起随机振动。坦克振动主要表现为行驶时的垂直振动（颠簸）、水平振动、角振动（摇晃），以及加速度的突然变化（启动、急刹车、急转弯等）。通过复杂地形时，振动更易发生。坦克振动可以对全身各系统产生影响，导致人体疲劳感、食欲减退、肌肉酸痛、头晕、焦虑，并影响手眼配合和注意力。坦克行驶中急转弯或突然停止、变速和变向时，加速度的变化可引起前庭功能兴奋性异常，导致自主神经症状，出现脸色惨白、出冷汗、恶心、呕吐、头痛、头晕等晕动症表现。在坦克的振动环境中作业，为保持平衡体位，乘员静力紧张度和体力消耗增大，可引起脊柱疾患率增加。振动环境还可导致胃肠道蠕动功能和胃液分泌功能变化引起消化道疾患的患病率增高。

灰尘和有害气体　坦克坐舱内的空气污染主要有灰尘和由发动机、火炮发射产生的废气。当坦克被反装甲类武器击中后可能在舱室内形成第二次爆炸，还会产生大量有毒有害气体。灰尘主要来源于坦克行驶特别是开窗行驶时路面扬起的尘土以及火炮发射时扬起的灰尘。坦克舱室废气主要是一氧化碳（CO）、二氧化碳、二氧化硫、二氧化氮、挥发性有机化合物等，其中 CO 是坦克舱室内最主要的化学污染物，主要来源于发动机运行时产生的废气和弹药尾气。灰尘中二氧化硅的含量不高，不足以引起矽肺，但可以对呼吸道和黏膜产生刺激作用。高浓度火药废气可使乘员产生鼻咽部刺激症状、眩晕、头痛等轻度中毒反应。在密闭而持久行使时，废气污染会成为乘员晕车的诱因。

车内过热及过冷　坦克装甲

车辆绝大部分由金属材料制成，导热性强，受外界气象条件变化的影响很大，容易因外界环境温度的变化导致坦克内过冷或过热的现象。夏季坦克在高温环境下作业时，车体受环境热辐射作用温度升高快，加上车内空间狭窄，关窗行驶时舱室密闭，空气对流差，散热困难，车内热源多，如发动机、车载电子设备、枪炮射击等因素，造成舱室内温度比外环境高4~5℃的状况，直接影响乘员的身心健康及工作效率，从而极大地影响人-机系统性能的发挥，甚至可能引发重大事故。冬季，外界气温低，车体装甲迅速冷却，车内壁和底部表面温度低于乘员的体温，形成负辐射。坦克行驶时，由于装甲导热快，车体吨位大，发动机和人体散热对提高车内温度能力有限，冬季车内温度比车外气温稍高。开窗行驶时，冷空气直接吹拂，散热急增，是驾驶员面、耳部冻伤较多的重要原因。强制体位和精神紧张增加了寒冷损伤的危险性。装甲车辆对道路的依赖性相对较小，越野机动，颠簸剧烈，乘员常处于强迫体位，即在静力条件下作业，长时间固定于某一体位，易造成局部长期受压，血循环不良，且受压部位多为直接接触钢铁部件的肢体，加以精神高度紧张，易引起皮肤血管收缩和出汗，增加了寒冷损伤的可能性。驾驶员手、足冻伤的发生率较高。

卫生防护　主要包括坦克装备防护与个人防护。

坦克装备防护　精确调整并加固车身各部以及车内各种机件、装备和武器等，以减少在行使和射击时发出的刺耳声响。坦克发动机室与战斗室之间，采用吸声材料隔开，在发动机部位安装消音器，可收到较好的降低噪声的效果。使履带保持必要的松紧程度，仔细拧紧各块履带板，可以减少履带噪声。改进和提高电台灵敏度，以减少电台噪声。在不影响完成任务的条件下，坦克通过混凝土、卵石路面时，适当减慢车速，以减少噪声和灰尘的产生。改进车辆的防振设计与重视工效学，以减轻车体的颠簸和缓解振动。对履带式坦克或装甲运兵车等装备，可以改进其弹簧装置，安装减振器，在机件结构间采用橡皮、塑料制的各种衬垫，以减少车体的振动，同时可起到降低噪声的效果。乘员的座椅如采用弹性良好的软垫，可以缓冲振动对机体的影响。工程技术手段是从根本上解决装甲车辆内高温环境的有效方法。致冷帽和液冷服在45℃以下高温环境下作业时机体可保持工效状态，适用于现役车改造。从设计、制造上提高坦克的密闭性，如增加坦克底盘、装甲车驾驶室的密封性，减少废气及灰尘倒灌。增加排气扇的输出功率，在条件允许的情况下尽量开窗行进，以增加通风量，降低有害气体浓度。在一般情况下，车辆呈纵队行进时，应保持一定的车间距离，以减少前车扬起的灰尘对后车的影响。

个人防护　对搭乘步兵，应每人配发坦克帽、耳塞，在乘车时佩戴。现装备的93式坦克帽和TK21型头盔声衰减值均达到《装甲车辆车内噪声允许限值》（GJB 2935-1997）的指标要求。乘员应将坦克帽耳带在颌下扣紧，使耳机紧紧包住耳壳与乳突，减低噪声经气导和骨导传递。坦克帽也能避免乘员在剧烈颠簸下，头部与座舱内壁碰撞时发生损伤。驾驶坦克后，给予适当的休息，以利听力恢复。每年对乘员按照《军事噪声性听力损失防治规范》要求测出基础听力图，并建立听力档案，以便做到早发现、早治疗，对不适于继续在噪声环境下工作者必要时调离工作岗位。提高人体对振动的适应性。通过一般训练提高体能素质，通过专业技术训练加强对专业操作的持久耐力。在全面增强体质的基础上，加强对平衡器官的锻炼，可选择器械操、秋千、浪船等项目。个体防护如佩戴护腰带可提高抗振动能力。实兵演习是有效提高适应能力的方法。训练休息中要插入促进脊柱弯伸、加强胸廓扩展、活动四肢的轻量活动，以改善人体固定体位时振动造成的影响。炎热环境下的坦克作业要合理安排作息时间，避免训练中过热。作业时要及时补充水分，这对维持体内环境稳定、调节体温、防止失水所致的耐力下降有重要作用。可饮用水温不超过30℃的0.11%~0.15%淡盐水。运用科学方法进行热习服训练是提高耐热能力的主动方法。乘员必须遵守个人卫生规则，经常洗澡，清洗服装、内衣及车内积尘。注意对发动机妥善保养，使其效能正常。在装备维护过程中，如擦洗炮膛、拆卸、安装履带板等，乘员应避免衣服和肢体受到油垢污染引起的皮炎等症。

保障通则　包括六个方面。

第一，严格选兵要求。坦克乘员的选拔需强调以下三方面：①体格方面不仅要求具有健康的体魄，而且体型特征要适应坦克装甲车内空间限制的要求。②神经生理方面要求有较高灵敏度和较强的快速反应能力。③精神心理方面要求能承受较大精神压力和心理负担，特别要求具有适应在装甲车辆内较为恶劣的环境条件下作业的心理素质。

第二，加强身体与心理素质的训练。加强体育锻炼增强指战员的体质，提高执行作业的技巧和熟练程度，对乘员适应特殊环境，增强对各种不良因素的抵御能力也有重要意义。体育锻炼要全面系统地进行，加强腰背肌力、循环功能、呼吸功能和前庭功能等方面的锻炼。重视心理素质的训练，提高战士对高强度军事作业和恶劣环境的忍耐力和承受力。

第三，合理安排休息和膳食。坦克乘员作业时健康有害因素多，体力消耗大，精神、神经高度紧张。作业结束后要科学安排休息，适当进行积极性休息，缓解体力及脑力疲劳。同时，坦克乘员每日消耗热量为 14.64～15.48MJ，特殊情况下可达 16.74MJ。因此，坦克乘员的膳食要注意合理营养，针对作业特点，保证充足热量供应，维生素 A、核黄素、抗坏血酸等维生素的供给量也要酌量增加，注意水盐的及时补充。

第四，合理着装。战斗、训练时，坦克乘员必须迅速由狭小的窗口进入坦克，因此要求袖口扎紧，穿马裤，戴坦克帽，防止擦挂、碰伤。为防寒、防暑，冬、夏季都要有相应的服装。应配发手套等防护用品。装填手应着长筒坦克靴，以免炮弹退膛时发生烫伤和砸伤。

第五，卫生监督和健康教育。卫生人员应常到训练场及随车训练，发现卫生学问题，要及时采取措施，积极消除。对乘员经常进行健康观察和定期健康检查，发现早期症状及时治疗或调换岗位。加强坦克特有有害因素防护措施的宣传教育，总结推广预防训练伤的经验。坚持卫生制度，养成良好的卫生习惯，减少有害因素对健康的危害。

第六，作好车场日卫生防护工作。装甲坦克部队经过一段时间驾车训练后，要进行车辆保养工作，战备车辆更需定期保养。车场日除进行车体清洁、调整、修理机件及更换油料等工作外，还要搞好车场工作间内外的环境卫生。车场日主要的卫生学问题是官兵能量消耗大，在大部分劳动过程中，乘员的衣服和肢体容易受到油垢污染，从而前臂伸（外）侧、大腿前侧易发生皮炎等症；作业场的空气或多或少地受到有害气体和蒸气的污染，如坦克发动机空转时一氧化碳、碳氢化物，充电室蓄电池释放的硫酸蒸气，以及润滑油、苯等挥发的蒸气。因此，车场日应注意作好卫生工作，宣传卫生防病知识，提出卫生要求。军医、卫生员应深入现场，及时进行医疗预防和伤病处治工作。

（钟 敏）

pàobīng zuòyè wèishēng

炮兵作业卫生 （artillery corps operational hygiene）

识别、评价、预测和控制炮兵不良作业环境和过程对其健康和作业能力的影响，旨在创造安全、健康和高效的作业环境和作业方式，提高作业效率，保障作业者健康。炮兵是陆军的重要组成部分和主要火力突击力量。各型炮具有强大的火力和较高的机动能力，能对地面、水面目标实施集中、突然、连续的火力突击。炮兵主要用于支持步兵、坦克兵的战斗行动，并协同其他兵种、军种作战，也可独立进行火力战斗。

作业特点及健康影响 炮兵作业训练时劳动强度大，动作要求快速、准确、协调，配合不好容易对炮兵的健康造成影响。

肌肉骨骼损伤 例如腰腿痛就是炮兵最常见的训练伤，其患病率在炮兵部队中达到 20% 以上，是影响炮兵训练、作战效能的重要因素。腰腿痛的产生主要与下肢及腰部持续用力和用力方式不当有关。炮兵在训练时作业量大，体力负荷重，用力猛，且有弯腰、直立、伸屈、旋转等一系列连续的体位变化动作，反复训练可使局部肌群过度疲劳，加上战士体力、耐力训练不足或各动作连续协同时的差错，就容易造成肌肉或韧带损伤而引起腰腿痛。炮兵在展开炮架或举架挂车时由于装备重量大，下肢负荷量重，用力不当或配合不协调，腰部及下肢肌肉及韧带可能发生扭伤或撕裂伤。火炮在连续发射时，要求弹药手在短时间内连续装填炮弹，使短时间内弯腰伸体负荷巨大，腰部及下肢肌肉及韧带处于持续的高度紧张状态，也是腰腿痛产生的重要原因。腰腿痛一般表现为背部单侧或双侧钝痛，有基础压痛点和感觉敏感区，腰部酸胀感或疼痛感，躯干、腰部及下肢活动受限，若椎间盘或神经根受压，疼痛可在肢体远端，肌群高度紧张，压迫或改变体位疼痛加重。渐进性或突发性，可由于某一体位或动作而突发并可反复。

爆震伤 火炮发射时产生强烈的冲击波和声波，可造成炮兵听器官和内脏损伤，引起爆震伤。爆震伤致伤因素主要是冲击波和脉冲声波。冲击波是火炮发射瞬间从炮口喷出的高温高压气体急剧膨胀而产生。火炮发射时炮口附近形成的并向四周呈球形扩散的高压波（可达 2000 个大气压）称炮口波，对炮兵影响最大。火炮口径愈大，装药量愈多，产生的炮口波的压力也愈大。超过1个大气压的冲击波即可对机体引起一些轻微损伤，如对鼓膜的影响。在开阔地域发射时，对朝向炮位一侧的耳鼓膜的影响较大；在坑道及钢筋混凝土工事内发射时，由于反射波的压力亦很强，往往会使双侧的耳鼓膜受到损伤。火炮发射时可产生强大的脉冲噪声，其峰值声压级可达150～180dB以上，若在坑道内射击，因坑壁对声波的反射作用，峰值声压级更高。强脉冲噪声造成的听力损失可达20～50dB。轻者3～5天可逐步恢复，重者经治疗1个月后才逐渐恢复。爆震性聋的发病以高频听力损失为主要特征，听力损伤的范围主要在2000～8000Hz，并逐步向语频进展。一般认为噪声性听力损伤初期的听阈位移主要发生在4kHz，但火炮发射形成的脉冲噪声造成听力损失的听阈位移频率主要以6kHz为主。爆震伤的全身症状可表现为胸闷、眩晕、头晕、出汗、胸痛、恶心、食欲减退，以及耳鸣、耳痛等，一般数天后可自行消失。炮手的听觉器官可出现以下三种反应。①机械反应，表现为鼓膜内陷、充血、出血、穿孔、破裂等，这主要是由强冲击波的压力引起鼓膜充血，一般表现在边缘和脐部，多于1周内消退。鼓膜破裂多在鼓膜紧张部后上方、前方、脐部，少数发生在松弛部。破裂大小不等，有的仅为一裂隙，大的穿孔至整个鼓膜边缘，多数为1个穿孔，穿孔较小者半月自愈，耳内出血多数在鼓膜损伤部位。②疼痛反应，这和机械反应密切相关，因为鼓膜受伤，在鼓膜中的感觉神经也受到刺激，在炮击过程中即出现，炮击后1～3天消失，个别可持续6～7天。

③音响反应，表现为耳鸣、震聋，这是由于科尔蒂器的特异损伤所致。反复射击时，音响反应聚集起来，可观察到鼓膜有持久性紧张，不舒适感觉和持续耳鸣。

视力减退 火炮瞄准手的易发症。炮兵在作业中经常使用光学器材侦察敌情、地形、连测战斗队形和校正炮兵射击等。由于作业人员长时间处于紧张状态，视力高度集中于某一作业点，保护眼睛的生理性眨眼规律被破坏，眼角膜的湿润程度和透明度降低，加之曲身作业持续时间较长、体力消耗较大，从而造成视力疲劳、视物模糊，并易引发感染。若保护不力易发生视力减退。

其他 火炮发射时产生大量的火药气可污染发射场所空气，防护不当可发生中毒。火药废气成分主要有一氧化碳（CO）、二氧化碳、氮氧化物等，其中以CO浓度最高且危害最大，可引起急性中毒。弹壳退膛时，易发生烫伤；维修保养火炮的作业中，接触清洗剂，润滑油等，可污染衣服，皮肤，引起干性湿疹、毛囊和皮脂腺疾患。

卫生防护 做好炮兵作业有害因素防护工作，对维护炮兵健康，提高战斗力有重要意义。

腰腿痛防护 ①加强宣传教育，普及有关腰痛或腰腿痛的病因和防护知识，提高自我保护意识。例如，在作业中尽量保持正确的体位，在弯腰搬抬重物时，应尽量采取伸屈髋、膝关节的方法，减轻腰部负荷。在推炮时，应采取两肘微屈、躯干略向前倾，使身体重量也参与向前推动的重力，避免采取两肘伸直和躯干伸直位去推重物，因这样会使抗重力的作用点几乎都落到腰上；在弯腰搬抬炮弹等重物时，要采取

伸屈髋、膝关节的方法保护腰部。另外，如寒冷、潮湿、过度疲劳等是引起腰痛或腰腿痛的诱因，亦应注意防护。②增强体质，提高腰肌耐力。选兵时，在符合入伍兵员体格检查基础上依据炮兵作业特点及不同炮位配置，选择身强体壮者。多进行腰部的灵活性、平衡性和稳定性训练，在注意全面增强体质的基础上，有规律地加强腹部肌、腰肌、臀肌及股四头肌等肌群的锻炼。在新兵初期训练时尤其必要。③科学训练，严格要求。加强腹肌、腰肌、臀肌、股四头肌的训练，确保肌肉、韧带达到灵活，协调的良好状态。指挥员要做好示范讲解，使官兵熟练掌握操作要领。提举重物不要扭转躯干，动作应准确、协调，用力均衡，可减少扭伤。训练后要组织进行放松运动，开展相互按摩。进行放松活动，推广彼此推拿按摩简易手法。④进行卫生监督和医学观察。卫生人员应深入连队、深入训练现场，及时发现伤病。若发生急性腰肌损伤时应休息并采用局部热疗。对出现早期症状，通过休息不能缓解的及时调换炮位，防止病情加重。

爆震伤防护 ①训练前，有耳鼻喉疾病者要及时治疗，未治愈者不得参加实弹射击训练。因为耳咽管通气不良时，听力更易受到损伤。修筑工事时使正对炮位后部的地方，尽量呈开放式或安装消音、消波设备，以消除或减弱高压波及噪声的反射，减弱冲击波和噪声对战士的影响。在军事条件许可下，发射时将炮管伸出密闭工事外。②炮手作业时穿防护背心。防护背心外层为帆布，内层为尼龙布，两层间衬以波纹泡沫塑料，胸部为整块材料

并在背部开口扣紧。该装备能有效减弱炮口后方的超压对炮手的作用。现场调查表明，穿防护背心的炮兵在 130 加农炮和 152 加榴炮连续多发射击后，未发现有胸闷、胸痛等现象。③正确使用耳塞、耳罩和头盔等防噪护耳器，炮手配发防噪声护耳器是预防火炮发射时强脉冲噪声对听觉器官损伤的重要手段。性能优良的耳塞应具有良好的防噪效果与听话功能，可对听器进行有效防护。没有条件的情况下，采用棉花、纸团或手指来简单防护，也有一定作用。棉花球塞耳一般只能隔音约 10dB，若用石蜡浸透则隔音效果可达 20dB。④定期开展医学监督与健康教育。对炮兵战士进行定期健康检查，发现听觉器官损伤或疾病的要及时给予正确处理治疗；积极开展健康教育，使炮兵战士了解冲击波和强脉冲噪声的危害，掌握预防方法，如火炮发射时炮手应作张口或咀嚼吞咽动作，以平衡鼓膜内外压力，减弱高压冲击波的影响；耳咽管通气不良时，更易使听觉器官受到损伤，因此在训练前应对有鼻咽喉疾患者进行诊治，未愈者不宜参加实弹射击训练；鼓膜破裂或出血时，应注意防感染；对听力明显降低者，应给予适当休息或暂停作业，以利听力早日恢复。正确使用防护装具等。

视力保护 ①要加强火炮光学仪器的保管与维护，经常保持其清洁干燥，防止发生霉斑，避免因光路发生改变而使物像不能准确地落在视网膜上。有故障的光学器材应停止使用，以免对眼睛造成不良影响。②严格执行光学器材的操作使用要领和要求，如器材的高度要适当，视度要调整至物象清晰明亮，采取正确的观察瞄准姿势，使用光学仪器前测好视角调整的角度，并将刻度固定下来，以避免因焦点调节不当而增加视力疲劳及眼轴改变。光线过强时，观测器应戴上滤光片后再使用，以防过强光线的刺激而发屈光不正和视网膜损伤。③平时火炮瞄准手要加强对视力的保护。例如，读书看报和写字时姿势要正确，不要在过强或过弱光线下做视力要求高的工作，经常做眼睛保健操等。

（钟 敏）

léidábīng zuòyè wèishēng

雷达兵作业卫生（radar troops operational hygiene）

识别、评价、预测和控制不良作业环境和方式对雷达兵健康和作业效能的影响，旨在创造安全、健康和高效的作业环境和作业方式，提高作业效率，保障作业者健康。雷达（radar）是"无线电探测和测距"（radio detection and ranging）一词的缩写，雷达通过米波、厘米波和毫米波发射来探测感兴趣的目标，并从中获得目标距离、角坐标、速度、反射特征等方面的信息，广泛应用于现代武器的发现和测定目标在空间的位置。雷达兵是以雷达获取空中情报的兵种，主要任务是在各种气象条件下，不间断地探测、跟踪和识别空中目标，担负着对空警戒侦察、保障作战指挥引导和航空管制的多重任务。雷达兵部队是国家防空预警系统的主体，是提供空中情报信息的一支重要力量，是部队战斗力的重要保证。雷达兵通常沿国境线、海防线向纵深地区部署警戒雷达站，构成一至数道对空警戒线；在重要地域和海域进行面状部署警戒、引导雷达站，构成对空警戒和引导雷达网，再由各级情报中心负责搜集、处理雷达情报，从而形成地区性或全国性雷达情报系统。因此中国雷达兵部队分布在中国的全部疆土，绝大部部队分散在中国的边境线，具有"小、散、远、偏、离"的特点，加上雷达站作业环境的特殊性，雷达兵健康和作业卫生问题值得关注。

作业特点及健康影响 雷达兵作业特点可以通过人-机-环境因素来分析。

操作者坐姿与精神状态 从作业者的角度看，雷达操作员通常是长时间处于坐姿，在相对封闭的雷达车内进行高度紧张的强脑力活动。操作时需用眼在低照度下准确判定目标回波信号，用口报读目标信息参数，用手调节各类按钮开关，用耳接受指挥所传来通报，用脑分析追踪动态目标变换情况和鉴别真伪信号。这些分析思维和眼、耳、口、手协调并用，使操作员长时间处于高度的心理-生理紧张状态，容易造成精神疲劳。尤其在操作室内噪声、不良空气质量和复杂电磁环境的协同下，易加快疲劳进程。操作员如果长时间坐姿不正确，会增加姿势负荷导致腰背部疾患的发生。操作时两臂半曲前伸呈一定的强迫体位，伴有头、眼、手指的细小频繁运动，使肩、颈、腕部的紧张度加大，长时间从事这种静力作业可产生头痛，骨骼肌不适。操作者长时间固定姿势可发生肌肉骨骼不适，主要表现为颈肩腕综合征，主要症状有肩颈、前臂和手腕不同程度疼痛、僵硬、疲劳、痉挛、麻木，有的还有腰背痛，腿部疼痛等。

电磁辐射 从作业环境来看，雷达兵作业环境中存在一定的电磁辐射。雷达多用米波、厘米波和毫米波发射，雷达发射的电磁波通过天线的聚焦作用成为有一定方向的高功率电磁波瓣，波瓣的场强随雷达发射功率的大小而改变，天线主波瓣辐射区的场强较高，天线旁瓣辐射区、辐射死角区和背侧反方向区场强较低。对大多数雷达站、雷达车内作业环境的调查结果显示，当雷达设备正常工作时，作业人员所处正常作业区域内接触的微波平均功率密度绝大多数都处于卫生标准容许范围之内。雷达站、雷达车内的电磁辐射来源还与所处环境中有大量电子设备和通信电缆有关，电子设备屏蔽不良及电缆间接口处屏蔽不严时均可导致电磁辐射。

车内空气质量 雷达车内的微小作业环境也值得关注。野战雷达站是可移动的金属车厢，夏季受热辐射的作用车内气温可达 43~48℃，冬季因车体保暖作用差，车内温度可低至 -8℃。雷达车内由于发射机柜和主控台占 40%~50% 的体积，因而平均每位操作员所占空间不足 2~2.5m³。观察显示器回波信号期间，为避免强光门窗皆用厚帘遮盖，造成车内通风不良，开机工作 2 小时，车内二氧化碳浓度可增高达基础水平的 3.6 倍，并伴有人体和不洁服装的异味，使车内空气质量恶化。长期在雷达车内密闭空间工作，因空气质量和复杂电磁环境的影响及紧张的工作状态，可诱发皮炎，皮肤干燥，面部痤疮。

低照度、噪声 雷达车内主要的不良环境因素。通常为了将目标的回波信号能从辉光和杂波中加以鉴别，操作员常要将显示器亮度降低，使实际工作照度仅在 3~13Lx，在如此低的弱光下鉴别目标，致视力调节高度紧张，在出车厢后因接受高于工作照度

1200~1400 倍的日光刺激，可出现眼痛、视物模糊、流泪。车内噪声主要来自电子器材与机械设备运转，因为提供动力的电源车距离雷达车较近，发电机的轰鸣声可以使车内噪声的强度高达 82~84dB（A），持续强噪声的刺激，不仅干扰语言、思维，而且可引起神经衰弱综合征。

微波辐射 雷达站作业环境中的微波辐射是导致人员健康危害的原因之一。当微波辐照达到一定剂量水平（一定功率密度和辐照时间），可对健康造成影响。中枢神经系统是受微波辐射影响最敏感的部位之一，长期接触微波引起头晕、失眠、多梦、疲乏、健忘等非特异性神经衰弱综合征。微波辐射还可致男性性功能减退，睾酮合成和分泌受影响，精子产生数量和质量受影响。

营养状况 雷达站生活条件艰苦，官兵的饮用水质量较差，新鲜蔬菜及水果难保证，官兵饮食常以高热量饮食为主，高纤维食物摄入较少，加上自身卫生保健意识差，长期久坐、久站等工作方式，可增加宿便、便秘等肛肠疾病的发生。

心理健康状况 由于兵种任务的特殊性，雷达站多处于高山、丘陵或边远地区，生活条件较艰苦，工作环境特殊，重要的工作职能及所处恶劣的地理环境，容易对雷达站官兵的心理产生负面影响。由于电磁辐射看不见、摸不着、闻不出，加上缺乏有效的防护措施，使得大部分官兵对雷达微波辐射存在恐惧心理，造成精神高度紧张、心理压力较大，特别是未婚人员，普遍存在对未来生殖方面的担忧。雷达站远离城区，生活环境艰苦，与外界沟通的方式有限，获取信息的资源

有限，特别是雷达站的生活单调，文化氛围单薄，客观上容易给官兵的心理带来负面影响，产生心理缺失的感觉。雷达站战备压力大，任务繁重，无论战时还是平时都要保持高度的警惕性和严密的战备值班。特别是在复杂电磁环境下的信息对抗中，雷达兵部队通常是敌方重点打击的首选目标之一，部队官兵因此面临着更加严峻的心理考验，这些都在无形中增加了雷达兵的心理压力。部队官兵的不良心理反应与不适应不能及时得到倾诉和自我排解，导致心理健康状况较差，心理承受能力低，自我调适意识不强。

卫生防护 主要包括以下几个方面。

改进不良工作环境 具体措施包括重视设备维护，防止微波泄漏。因雷达车内发射系统，如机柜、磁控管、速调管等周围多有板状金属结构，具良好的屏蔽防护作用。传播系统的波导管、同轴馈线、发蓝接头等亦有很好的屏蔽防泄漏作用，维修时不能碰坏和随意更换。雷达车本身是薄壳金属车厢，可有效屏蔽天线波束的辐射，如果设备屏蔽的良好，可使雷达车内微波漏能较低。有的型号雷达发射机柜与人员工作室是分开的，工作时应将两者间的防护门密闭，减少漏能辐射。切忌在发射状态下正面接触检修天线，在不加高压下应限定接触时间或在背面接触天线进行维护。在车内打开检修窗检修时，禁止将头伸入，允许将手伸入检修，因四肢暴露容许量超过躯体的 10 倍。在调试和检修发射机时应注意穿防护服，戴防护眼镜，加强防护。

合理安排作业 指挥和值勤位置应避开在天线旋转或俯仰扫

描的波束范围内。超过卫生标准的微波能量，主要存在于雷达天线束扫描的区域，不宜在此距离内设立指挥，执勤岗位。可将值勤位设于扫描波束的仰角区之下，使值勤处于阴影区内。应建立制度，在雷达开机情况下，无特殊任务者不准在天线波束扫描区内走动，使接触高剂量微波的机会大为减少。如需在天线扫描区域内执行勤务，在条件许可时，应安排采取距离防护和时间防护，使作业人员尽量远距离接触波源和缩短工作时间。

保证车内空气流通和新鲜 可在车厢侧面设排风扇，在车厢顶棚和四壁衬贴阻燃性泡沫状塑料，夏可防辐射热，冬可保暖。夏季操纵机器时可吹凉风，冬季工作时可向车厢顶或壁上吹热风。定点雷达在不影响作业的前提下，在人员进出部位搭盖凉棚，可改善车内空气理化性状的恶化，并减轻由暗室外出时强光对眼的刺激。炎热季节要遮盖雷达车。在雷达站柴油发动机工作期间，应注意采取措施防暑降温，排除有害气体。电源车与雷达车的距离在40m以上可有效降低车内噪声强度。

注重工效学改进 发黄光（锌硅酸铍）或具黄色滤光片的荧光屏可减轻视紧张，天蓝色（氧化锌）荧光屏则促使视力紧张，其产生的余辉尚能影响观察目标质量。因此应改进显示器的光色。符合工效学的座位设计和工作台面设计和采取正确的工作姿势有利于减轻肩、颈、腕、腰部不适症的发生。雷达车内用红色散光灯泡照明，有利于作业人员暗适应。工作人员出入车厢时，应戴有色眼镜，以调节明暗适应过程。科学调整作业时间，落实轮班作业制度。

加强心理卫生 针对雷达部队官兵心理健康问题，应进行有针对性的干预。包括建立心理教育模式，编制官兵心理卫生手册，在官兵遇到具体问题时为其提供心理卫生与保健的方法和措施，加大心理教育训练力度，通过心理教育训练来改变雷达兵的社会认知态度及提高人际交往技巧，进而提高个体的心理承受能力，减少不必要的负面情绪，培养官兵良好的信念、意志、情感、性格、动机等心理品质。针对雷达兵职业的特殊性，雷达兵心理教育训练的主要内容为可以包括基础心理品质、岗位技能、作战环境（如稳定性训练、适应性训练、应急训练等）的心理教育训练。

加强健康教育和个人防护 通过健康教育，让作业人员充分认识雷达微波作业环境的性质，了解其中的危害因素及其可防和可控性，减少心理顾虑，树立正确的作业态度，提高自我防护意识。作业人员应配发防护服、防护帽和防护眼镜等专用电磁辐射装备。部队应充分保障官兵有合理的饮食结构和营养供给，合理补充维生素。对作业人员定期进行健康检查，建立健康档案。

(钟 敏)

fánghuàbīng zuòyè wèishēng

防化兵作业卫生 （chemical defense corps operational hygiene）

识别、评价、预测和控制不良作业环境和过程对防化兵健康和作业能力的影响，旨在创造安全、健康和高效的作业环境和作业方式，提高作业效率，保障作业者健康。中国人民解放军防化兵是一个战斗保障兵种，是军队对核武、化学、生物武器防护的技术骨干力量，首要任务和基本职能是战时核化生侦检、洗消和防护，以保障军队作战行动。在新时期，防化兵还肩负着完成在多维空间应对多元核化生威胁、核化生应急救援，以及反核化生恐怖和参与国际军控等多种非战争军事行动的任务。"应急处突、全维保障、信息主导、国际合作"是中国防化部队的建设和发展方向。防化部队通常由核观测、化学侦察、辐射侦察、洗消、喷火、发烟等部队、分队组成，其装备主要包括观测、侦察、防护、洗消、喷火、发烟六种基本类型。

作业特点及健康影响 防化部队平时训练和战时作战，多数在车内进行，如装甲式化学侦察车、化验车等。车内空间窄小，车体防护严密，通风不良。在防毒工事作业时，工事内气体成分、温度、湿度和不良气味等也会对人体健康造成影响，特别对伤病员的影响更为突出。

接触核、化、生等危险因素 防化兵的主要任务是实施核观测、化学观察和化学、辐射侦察及非专业性生物侦察，实施剂量监督和沾染检查，消毒和消除沾染，组织实施烟幕保障和喷火，协同陆军遂行战斗任务，因此防化兵作业过程中不可避免要受到核、化、生等高危险因素的威胁。

高强度连续作业 由于防化兵人员少，专业多，技术性强，并且防化兵执行任务时，通常要针对大面积的沾染区进行侦检和洗消，作业量大、时限紧、任务重，需持续作业，因此作业强度高体力负荷大是其重要特点。加之防化兵作业时大多要着防护服在全身防护状态下进行，防护服质量大且密闭不透气，这一方面增加了作业人员的负荷量，同时也影响了高强度作业下机体的散热，对作业能力造成影响。此外，防化作业时，人员往往要对大量复杂的各种信息情况进行及时分析、综合、判断等处理，因此精神高度集中，脑力负荷强度大，容易出现头晕、反应迟钝、记忆力减退等症状，影响正常作业。

心理应激强度高 防化兵担负的核化生防护和核化生应急救援任务具有特殊的重要性且任务艰巨，无论在平时的训练还是在战时的防护和救援工作中，防化兵所要面对的作业环境都是具有高危险性的核化生环境。核化生武器巨大的杀伤力，可能导致作业人员产生心理恐惧感。因此面对特殊的作业任务和危险的作业环境，防化兵容易出现神经精神和心理应激，可表现出焦虑、畏惧、胆怯、遇险躲避、畏缩不前、急躁、抱怨、麻痹、反应力注意力下降等异常行为。这不仅对官兵的心理、生理产生危害，也影响到部队正常训练及任务完成。

防护服及防毒面具的影响 防化兵执行任务和军事训练时，要求穿戴防护服及防毒面具。防护服及防毒面具可对作业人员健康造成一定影响。防护服按制作材料和性能不同，可分为隔绝式和透气式两类。中国军队装备的隔绝式防护服，是由丁基胶料的胶质层压在白细布或尼龙布上制成。优点是耐氧化、耐酸、耐碱、轻便。但由于与外界空气完全隔离，体温调节障碍是隔绝式防毒衣对人体功能的主要影响因素。夏季穿着防毒衣训练和执行任务，作业强度大，出汗量增多，机体以蒸发方式散热受到遏制，容易导致体温升高，甚至中暑。防护服透气散热功能差还容易造成皮肤真菌生长繁殖的潮湿环境，使防化兵皮肤病的发生率大大增加，

主要有痤疮、湿疹、足癣、毛囊炎、痱子等。防护装具不洁及个人卫生习惯不良也是增加皮肤病发生率的原因。防化兵在特殊环境执行任务时精神高度紧张，易引起自主神经调节功能紊乱和内分泌、免疫功能失调，也可引发神经性皮炎、痒疹、荨麻疹、斑秃及带状疱疹等心身性皮肤病。透气式防护服通常是在服装上浸渍化学防护药或在服装上涂一层活性炭粉制成。例如，82型透气式防毒服外层是经过防油处理对毒剂液滴有铺展作用的织物材料，可防止毒剂液滴的渗透；内层喷涂有氟和活性炭，对毒剂蒸气有吸附作用。82型防毒服有良好的透气性，对人体的散热功能影响不大。此外，穿着防毒衣，袖口、裤靴连接处，以及颈、腰等部位紧束在身上，衣着笨重，人员行动不便，感觉迟钝，体力消耗增大。这些影响经训练适应后可大为减少。

防毒面具有过滤式和隔绝式（贮氧、产气式）两种。在使用过滤式防毒面具时，由于面具使用时存在有害空间、呼吸阻力和面罩的局部作用，对人体的正常生理功能可带来一定程度的影响。有害空间，面罩与面部皮肤之间有 $150\sim200ml$ 的空隙，其中有上次呼气末保留下来的含较高浓度（4%）二氧化碳（CO_2）的空气。下次吸气时，这部分残留气体首先被吸入肺内。因此，戴面具时，吸入气中氧含量减少，CO_2 含量增加，久之会引起头痛、头晕、气喘、无力、恶心、呕吐等反应，严重者出现酸中毒。呼吸阻力是呼吸时气流通过面具所产生的摩擦力，受通过面具的气流速度的影响。劳动强度大，呼吸量大，气流速度就大，因此阻力也大。

呼吸阻力对人体的影响主要有三个方面：①为了克服阻力，呼吸肌及辅助呼吸肌负担加大，易导致呼吸肌疲劳和机体疲劳，使呼吸变浅变快，有效换气量降低，出现呼吸困难。②为了克服阻力，必须用力吸气，使胸腔内负压加大，回心血量加大，右心过度充盈，而左心排出量相对减少，造成肺循环充血，右心扩大；呼气时也必须用力，克服面具的呼气阻力，以致在肺内压升高的同时肺循环压力也增加，使右心负担加重。③加重有害空间的影响，尤其当呼吸肌疲劳，呼吸浅快时，有效换气量减少，有害空间的影响更为严重。

戴面罩后，视野受眼窗的限制而缩小，视度不良，加之呼出气的水汽凝结在镜片上影响视力，荧屏眩目、反光、闪烁等因素影响都可造成作业人员视觉疲劳。若得不到及时休息和调整，会出现眼睛酸胀、疼痛、视力下降、色觉异常乃至出现视觉障碍。面罩对头面部压迫还可以引起头痛和局部组织循环障碍。

卫生防护 主要包括以下几方面的内容。

核、化、生防护 包括个人防护和集体防护，为达到应有的防护效果，对个人防护器材和集体防护设施的使用必须做到训练有素。

个人防护 防化兵执行任务时首要的防护措施，通过穿戴专用防护服和佩戴防毒面具达到防护目的。平时应加强卫生防护训练，熟练掌握个人防护装备穿戴动作，并学会正确使用防护器材。例如，学会平静缓和的呼吸有助于减小呼吸阻力，正确佩戴面具和深长呼吸对克服有害空间的影响具有重要意义。卫生防护训练

还应包括核、化、生武器损伤的自救互救技术训练，战时报警、侦毒和洗消技术训练等。

集体防护　主要通过防毒工事实现。按防毒原理，防毒工事主要分密闭式和通风式两种。密闭式防毒工事是采用密封措施防止外界染毒空气进入工事内，人员呼吸只利用工事内的原有空气或利用空气再生装置供氧。通风式防毒工事是利用滤毒通风装置滤除外界空气中的毒物后供人呼吸，所用滤器应当为高效过滤器材，入口处还应当有洗消设备。核、化、生防护器材的贮备、保养完好是做好防护工作的基础。

个人防护器材的卫生监测和保障工作　作业者必须遵守染毒区行动规则，在毒区内不得脱去防护器材；无必要时不得坐下或卧倒；尽量避免在杂草或树丛中行动和在染毒空气容易滞留的低注地、堑壕、丛林、山谷等处停留；禁止饮水、进食和吸烟等，只有得到命令后才能解除个人防护。作业者完成任务离开作业区域后，尽快对人员和器材进行洗消。为此，必须事先贮备足够的洗消药品和器材。

作业者的心理防护　开展"三防"知识学习，使防化部队官兵充分认识核、化学、生物武器的杀伤特点和局限性，认识现有的防护装备可以避免或减轻核、化学、生物武器的伤害，消除恐惧心理，增强心理安全感，增强防化兵的个体自信心和群体凝聚力，培养官兵在核、化学、生物武器威胁条件下作战的特殊心理素质。加强对作业人员的心理调节，增强其对特殊环境的适应能力。作业者在应对心理应激时应学会放松，如通过生物反馈和腹式呼吸等放松训练，提高机体自主神经调节功能和免疫功能；在受领任务后可以搞好防护器材物资保障，进行心理激励以弱化焦虑水平；进行相应的干预，使官兵的注意力从自身内部转移到外部工作上。在执行完任务后，提供一个使其认为是安全的环境，让其做一些自身喜欢又可以转移注意力的事情，如看电影、踢足球等活动，逐渐使其得到放松。

体能训练　防化兵遂行任务的紧迫性和防护装备的特殊性对体能提出了更高要求，加强体能训练是做好防化兵卫生保障工作的重要内容。体能训练包括基础体能训练和专项体能训练。

基础体能训练　以耐力训练为重点，辅以速度、力量和反应能力训练。可通过短跑、长跑、变速跑、障碍跑、器械、球类运动等形式提高受训人员的综合体能。为提高受训人员对专业防护器材的适应性，可开展戴防毒面具跑、穿全身防护跑等训练科目，增强机体对防护器材影响的感知能力和适应能力。基础体能训练还应包括反应能力的训练。因为就个人防护而言，在有准备的情况下，佩戴防毒面具要求在 5 秒内完成，全身防护要在 90 秒内完成，而且要保证良好的气密性。达到以上要求，没有良好的反应能力是很难做到的。篮球、乒乓球、羽毛球等各种球类运动对提高反应能力有作用，是部队经常开展的体能训练项目。

专项体能训练　以提高对防毒面具的适应能力和对热环境的适应能力为重点。防毒面具的有害空间和呼吸阻力可对人员体能构成影响，因此开展提高对防毒面具的适应能力的针对性专门训练是非常必要的。为克服有害空间的影响，需要培养人员在安静状态下长时间佩戴面具的能力，可以通过佩戴面具看报、看电视甚至睡觉等方式实现，此时应该增加每次呼吸的深度，克服呼吸阻力的影响。防毒面具佩戴后，运动越剧烈呼吸越急促，阻力就会越大。因此，佩戴面具跑步是一个较好的训练方式。佩戴面具跑步不仅能提高对呼吸阻力的适应能力，而且经过一定时间的训练，对促进训练者身体素质提高也非常有益。佩戴面具跑步训练要遵循循序渐进原则。外界温度越高、体力劳动强度越大，隔绝式防毒服对体能的影响越大。提高对热的耐受能力要着眼两个方面的训练，一是加强耐力，特别是热环境下的耐力训练，可以在夏季气温较高的时间段进行间歇或持续跑步、球类训练来实现。二是加强适应力，在着防护服的状态下进行由低温环境到较高温环境、由轻微到剧烈、由短时间到较长时间的循序渐进运动，逐步提高热适应能力。

其他综合措施　合理安排作训休息时间，注意劳逸结合，防止大强度持续作业导致的过度疲劳；加强饮食调理，调整膳食结构，增加有利于恢复体能和维护脑力作业能力的营养成分，多吃蛋类、豆类、动物源食品，必要时可口服谷维素、维生素等药物；做好皮肤病的防治，在广大官兵中开展常见皮肤病防治的教育宣讲，做好部队后勤保障研究工作，包括防治皮肤病的贴身衣裤和鞋袜等；改善车内环境，保持车内清洁卫生，作业完毕后要及时打开门窗通风换气，在夏季训练和作战时，要特别注意补充水分和盐，以预防中暑的发生。防毒工事内通风量通常以 CO_2 允许浓度为依据。空气供应量一般要求每

小时 $1.5\sim 2m^3$ 即可。医疗掩蔽部和首脑机关及机要部门要求较高，CO_2 浓度需要大大降低。

（钟 敏）

kōngjiàngbīng zuòyè wèishēng

空降兵作业卫生 （airborne troops operational hygiene）

识别、评价、预测和控制不良作业环境和过程对空降兵健康和作业能力的影响，旨在创造安全、健康和高效的作业环境和作业方式，提高作业效率，保障作业者健康。空降兵是以伞降或机降方式投入地面作战的兵种，是一支具有空中快速机动和超越地理障碍、实施远距离奔袭、全方位快速机动作战的突击力量，在现代化立体战争中扮演着重要角色。空降兵的基本任务是对敌方政治、军事、经济等战略要地实施突然袭击；夺取并扼守敌方战役、战术纵深内的重要目标或地域；在敌后进行特种作战。空降作战是未来高技术局部战争的一种重要作战方式，以高度的机动性、极强的突然性和广泛的适应性，扮演着其他作战方式难以替代的重要角色。经过 50 多年的发展，中国空降兵早已摆脱了"步兵加跳伞"的传统模式，成为一支由引导、侦察、步兵、炮兵、通信、工兵、防化、战车等兵种组成，数十个专业密切协同的现代化特殊兵种，具备了"到处能降、降之能战"的全方位作战能力。空降兵部队所担负的特殊作战任务，需要士兵有强健的体魄、稳定的心理素质、全面过硬的技能和超越常人的反应能力。

作业特点及健康影响 特殊的兵种、特殊的使命、特殊的任务，决定了空降兵必须进行艰苦的特殊训练。

训练伤 空降兵突出的健康危害问题。空降兵训练主要包括一般军事训练、跳伞训练和空降战术和战术综合训练。地面训练和空中跳伞训练易导致训练伤，主要是腰、腿伤。地面训练伤发生原因主要是训练任务重、强度大、动作要领难掌握导致疲劳和意外性损伤。伞降训练损伤主要由于参训人员心理压力过重、动作协调性失衡引起。另外，降落地区的地面不平坦、风速高、携带武器跳伞和飞机类型均与受伤呈现明显相关。

腰部伤 空降兵的主要训练伤。正确的伞降动作要求跳伞员离机和着陆动作要领必须保持三点并拢（内踝、胫骨内上髁、大腿）并稍下蹲，膝关节屈曲，大腿与小腿之间夹角为 $110°\sim 140°$，腰部前曲和正直的姿势，这是一种强迫体位。在这种状态下，腰部肌肉处于紧张状态，如动作要领掌握不好，会导致腰部肌肉或韧带损伤，甚至发生腰骶关节损伤、椎体压缩性骨折或椎间盘突出等。腰骶关节是由第 5 腰椎和第 1 骶椎组成，腰椎和骶椎的连接部位，这个椎间盘是最厚的，也是人体承受力度最大的一个关节。第 5 腰椎略呈楔形，前高后低嵌于脊柱和向后陡斜的骶骨中间，这个特殊结构，决定了所承受的力度要比其他椎间盘大，也是比较容易退变突出的部位。腰骶关节和骶髂关节以骶骨为中心，连接骨盆和下肢，人体承受的力度，也是由这两个关节传递到下肢。造成腰骶关节损伤的姿势有很多，当人体脊柱前倾，骶髂韧带受到牵拉，腰骶关节后旋，比较容易扭伤。即使人体直立承受重力也会产生一定的扭力，运动不协调同样会造成扭伤或劳损。

下肢损伤 空降兵的另一重要训练伤。主要以膝关节和踝关节损伤为主。跳伞着陆时，两腿并紧呈下蹲姿势，小腿与大腿之间的夹角（膝屈）约 $40°$，若角度偏大，膝腿承受力差，就不易控制住膝关节；若膝关节屈曲在 $150°\sim 160°$ 时，内侧副韧带的保护力最弱，外侧副韧带处于松弛状态，膝关节的牢固性就差，因而易内翻外旋，致膝关节副韧带损伤。表现为膝关节内外侧痛，疼痛多在同一部位，或疼痛点在前侧及外侧，还有膝关节的滑膜囊扭伤、充血或出血及前韧带损伤性滑膜炎。踝关节损伤主要是要求三点并拢时过度紧张，限制踝关节的内收外展，着地时动作不协调而致的扭伤，特别是内翻型的多见。

骨折 空降兵训练中常见的伤病。以下肢胫腓骨、跟骨和椎体骨折最为常见。在骨折形式上，地面训练时的腓骨骨折多在中 1/3 或中 1/3 与 1/3 交界处，且多为横断，而跳伞时出现的腓骨骨折多在下 1/3 或腓骨小头处，且多为斜形或螺旋形及撕脱性骨折。这可能是地面练习时两膝关节并拢，双足可能一高一低，又无降落伞牵拉；而伞降训练时，踝关节用力大于膝关节，在伞的拖拉下，身体容易出现左右旋转等原因所致。

血尿 空降兵跳伞训练后容易发生的健康问题。跳伞训练是一种强度较大的体能训练。伞兵跳伞前高度紧张，处于强烈的应激状态，喝水少、排尿多、血压升高，尿液呈高度浓缩。跳伞过程中体力消耗大，开伞时冲击力大，且受伞型、机型、机速、开伞方式影响，对人体实质性脏器有较大影响。着陆时冲击力亦很大，尤其在着陆姿势不对时，易致腰及肾区受到强大的冲击，这也是血尿发生的重要原因，甚至导致肾挫伤。跳伞离机时的姿势不对，使腰部或身体与飞机发生强烈碰撞也可能导致血尿。

心理问题 由空降兵作业特点决定的另一健康问题。空降兵装备技术含量高、机动性强，在三维空间进行各种状态频繁变化。飞行作业还会受到噪声、振动、加速度、大气压等因素的影响，因此空降兵作业时身心负性应激反应强烈，健康危险因素较多。空降本身是一项高危险性的军事活动，跳伞意味着要经受死亡或受伤的考验。加之空降作业的高难度、快节奏，空降战术和战术综合训练通常还需要在各种复杂地域、地形及特殊气象环境条件下进行，恶劣的作训环境、严格的纪律、高度紧张的跳伞及艰巨危险的军事任务，无疑对空降兵的心理、生理构成强烈冲击。若战士缺乏坚强的决心和信心，缺乏稳定的心理素质，缺乏训练经验，缺少训练中的情感体验和意志锻炼，很容易导致精神紧张而引发心理问题，表现出一系列消极情绪和行为，如焦虑、强迫、恐怖、抑郁心理和对训练消极厌倦、动作遗忘等行为。

卫生防护 主要包括以下几个方面。

体能训练 空降兵作为作战主体，其体能的强弱将直接影响战斗力的生成。因此，空降兵体能训练尤为重要。针对空降兵部队新兵跳伞训练的体能需求，其体能训练内容除《军人体能训练标准》中规定的入伍训练项目外，重点突出对反应速度、灵敏、协调、力量、平衡、抗眩晕六方面身体素质的训练。反应速度的训练主要采取反应类游戏、反口令

练习等手段。灵敏协调素质的训练通过协调性练习操、各种形式跳绳、立卧撑、折返跑、侧手翻、倒立等训练手段实现。力量训练重点突出下肢抗冲击力、腰背肌肉力量的训练。平衡能力训练通过浪木练习、闭眼单脚站立等手段进行。抗眩晕能力通过原地旋转练习、滚翻等手段进行训练。同时还要循序渐进开展近似实战的空降训练和演习。

训练伤防护 针对参训人员进行有关解剖知识教育和训练伤发生规律及防护的健康教育，促进动作要领掌握，增强自我防护的意识，养成良好的健康行为。按照人体生理特点、运动生理学原理和官兵的体能情况，科学制订训练计划，做到训练科目循序渐进、劳逸结合，防止过度训练休息不够。伞训前应系统体检，排除一些先天性畸形等疾病和其他诱因，减少不必要的损伤。增加模拟训练内容，强化心理素质，确保参训人员心理稳定，减少训练失误；加强训练卫生指导，卫生人员跟班作业，针对存在的问题制定预防措施；积极治疗和处理伤病，缩短误训时间。跳伞过程中的伤害有80%以上发生在着陆。外军研制了相应的防护装备。美军研制的一种少孔的伞，可降低降落时的加速度，可以明显地减少着陆损伤。脚踝支架的使用也可大大降低脚踝肌肉损伤的危险性。应该加强有效防护器具的研究。

心理卫生保健 ①加强思想政治教育，注重心理训练，提高专业训练水平。要加强战士使命感、责任感教育，使每个战士具有勇敢、果断、顽强、镇静和必胜的信念。②平时训练时做到技能训练与心理训练并重。通过提

高专业训练水平，熟练掌握军事专业技术，可使战士适应训练中的紧张、复杂、困难、突然危险等情况，消除惊慌、恐惧、丧失信心等消极情绪。心理素质训练可突出武装泅渡、穿越丛林、攀登悬崖峭壁等体能训练，消除天然障碍对官兵的心理压力；设置失去联系、独自在陌生水域或深山密林中作战的情况，提高官兵孤胆作战的勇气；设置各种突发情况，提高官兵当机立断处置问题的能力。心理训练还可针对士兵对跳伞体验知识欠缺和恐惧现象，设定相关课目进行模拟训练，组织观看跳伞过程录像资料片，通过增加对跳伞过程的感性认识来增加士兵对跳伞的心理适应能力，以使新士兵在跳伞过程中保持良好的心理素质，在心理和身体上适应训练中的各种复杂情况。针对某些战士的强迫、焦虑与恐惧症状，可教授其一些心理训练的方法，如深呼吸法、心理暗示法、自我控制、情感转移、音乐放松、心理互换法等，以减轻、转移跳伞应激对空降兵的心理压力和对机体的损害。营造丰富、活跃的文化氛围，开展形式多样的连队文娱体育活动，使官兵在学习娱乐中得到心理调节。③建立、健全空降兵心理咨询与保健网络，加大对部队政治工作者和医务骨干心理学知识的培训力度，在硬件设施建设和软件资料配套上加大投入，形成一套完整的跳伞训练心理保障体系。开展心理健康教育和辅导，对心理障碍者进行疏导、救护和治疗，特别严重的心理障碍者及时后送和转诊治疗。④重视合理选兵，在空降兵新兵入伍时应当引入心理卫生测试项目，对有明显心理障碍趋向的人员进行筛除。由应激产生

的心理卫生问题与战士的个性特征及社会支持有关，情绪不稳和过于内向等性格容易导致心理卫生问题，社会支持特别是主观支持对心理障碍的发生也有较大的影响。空降部队是一个特殊的群体，军人的心理卫生状况对军队的整体素质有很大的影响，应注意人格特征对部队群体整体健康水平的影响，重视人格教育。

空降训练改革　中国空降兵部队的武器装备正由战场上徒步机动向机械化、信息化方向发展，原有跳伞训练模式已难以适应现代空降作战要求。为此，空降兵部队组织专家进行了空降训练改革，对跳伞离机、操纵、着陆、叠伞等 20 多个环节逐一分析、论证，从训练组织、装备器材配置、着陆操作方法、跳伞课目、空降伞具、空降手段、空投方式、战斗装具、训练器材等多方面进行改革。新的训练方案有效缩短了训练时间，提高了训练效果，也有效减少了训练中的一些健康危害，加速了部队战斗力的生成。

（钟　敏）

yuǎnchéng tóusòng zuòyè wèishēng
远程投送作业卫生 （long-distance force projection hygiene）

识别、评价、预测和控制远程兵力投送过程中不良环境因素和过程对人员健康和作业能力的影响，保障投送过程安全、高效，维护部队战斗力。远程投送是指使用各种运载工具，对兵力、兵器和作战物资指定地区实施快速移动的行动。投送是为争取战略主动或营造有利态势，应付危机、控制局势、完成多样化军事任务、打赢战争的重要前提和手段，具有联合、立体、远程、快速等特点。随着作战节奏的加快和行动空间的拓展，投送越来越成为克

敌制胜、实现战略意图的关键环节，也成为部队快速反应、后勤应急保障，以及具备在更大战略空间遂行多样化军事任务的能力的基础条件。兵力投送方式包括徒步行军和利用各种交通工具投送，如公路、铁路、海上和空中投送。在投送过程中，人员会遇到长途行军带来的疲劳、交通工具带来的不适、复杂多变的地理条件和气候条件等作用。为此，要认识部队在投送时各种因素对人员健康和作业能力的影响，采取防护对策，保障部队健康。

徒步行军卫生保障　针对影响徒步行军的因素，采取相应的保障措施。

制订合理行军负荷量和行军速度　影响徒步移动能力的因素主要有行军负荷量和行军速度。单兵负荷量取决于军事规定携带的制式装备数量和重量。负荷物有军械、军需品和工兵防化器材等。适宜的单兵负荷率，为所负重量占体重的 35% 左右；最大负荷率一般不应超过体重的 45%。一般情况下，徒步行军速度每小时 4～5km，每天行程 30～40km。行军每小时应休息 10 分钟左右；在每天行军路程 1/2 以上时需大休息 1 次并进餐。大休息通常为 2 小时左右。休息时检查鞋袜，整理行军装备，调整行军携行装具佩戴方法，活动肢体或脚部按摩。一日行程中的行军速度应掌握两头稍慢、途中稍快的原则。为加速行军适应，徒步行军的第一天行程宜短些，在一般地理气候条件下以 30km 左右较合适，以后可依据任务，适当延长行程。

及时补充营养　徒步行军时体力消耗剧烈，所以要求从营养上及时予以补充，并重视饮食卫生，合理补充水、盐。一般情况

下，每日供给 3 餐，每餐间隔不超过 6 小时为宜。每餐的热能分配亦应合理，尽量做到早餐吃饱，午餐吃好，晚餐干稀搭配好。如果在夜间行军，当天晚餐的热量可占全天的 40%～45%。行军前不宜吃得太饱，最好应在饭后 1～1.5 小时再出发行军，否则影响消化功能，对行军任务的执行也不利。行军中人体内水溶性维生素消耗多，可通过及时的正常习惯的膳食供应或特殊军粮形式补充。部队行军作战条件下，尤其要高度重视保证水的供应。可每 4 小时补充 2 军用水壶的水，盐主要加在菜和汤中补充，在一般气候条件下行军时，每日补钠盐 20～25g，补钾盐 5～6g 比较适宜；在热区行军此量应再增加，膳食补充不足部分应以其他方式进行补充。

预防过度疲劳　徒步行军是持续而紧张的劳动，容易引起疲劳。行军中应加强卫生监督，注意观察战士的体力情况，预防过度疲劳。通常心率在休息 10 分钟后可恢复至正常水平，若心率超过 140 次/分以上，休息 10 分钟后不能恢复至正常水平，意味着行军过度疲劳。若行军途中出现步态不稳、呼吸浅表、面色特别潮红或苍白、发黄，出汗很多等征象，或主诉头痛、头晕、恶心、呕吐等症状或不断发生掉队者，表示出现过度疲劳。

及时诊治伤病　徒步行军中常见的伤病有行军脚疱、小腿与足腱鞘炎、跖骨的下肢疲劳性骨折、踝扭伤、低血糖症等，行军过程中要注意发现伤病，及时诊治处理。

保障通则　为做好徒步卫生保障工作，应遵循卫生保障通则。

第一，进行卫生侦察，制订

保障计划。根据部队行军的任务、季节、时间等，应对行军沿途与宿营点进行卫生流行病学侦察，了解当地疾病流行情况及道路、水源、食品、居民卫生习惯、气象、有害昆虫和动物分布等情况。根据侦察结果，结合部队实际，由卫勤部门制定出切实可行的卫生保障计划。

第二，培养卫生骨干，进行健康教育。召开卫生行政会议，讨论卫生保障计划。师、团应分别集训卫生人员，营应培训卫生战士。对连队要普遍进行行军卫生教育，讲述行军传统和经验，提出卫生要求和措施，把行军卫生防病工作，变为参训者的自觉行动。

第三，协同有关部门，做好物资准备。根据任务和要求，协同各有关部门做好着装、装备、干粮等各项物资准备。卫生人员要做好防治冻伤、中暑、外伤、常见传染病，以及饮水消毒等医疗预防药品器材的准备。

第四，进行健康摸底，落实收容组织。行军前卫生人员应对部队普遍进行健康摸底，对不宜参加行军的人员提出安排意见。根据疫情或规定进行预防接种。各级卫勤组织或卫生人员都应成立或参加收容组织，以便搞好随队收容或留守、后送转院等工作。

第五，进行着装检查，注意合理负荷。出发前对部队着装、负荷及防护器材、个人急救品等进行检查。在着装检查时应注意服装、鞋袜和腰带松紧是否合适，夏季或进入疟疾疫区还应检查蚊帐、雨具、水壶等是否带齐。负荷量要适当。急行军时应尽量轻装，负荷方式要合理，在演习或参战情况下，着装与背负方式应更方便于作战行动。

特殊环境徒步行军卫生保障

夜行军、冬季行军、夏季与热带丛林地行军及高原行军，有不同的卫生保障措施。

夜行军卫生保障 增强夜视能力的措施。出发前调查了解战士的视力情况，患有夜盲或视力差者，不适于担任侦察尖兵或行军前站，并要求班内开展互助。暗视觉降低不适应夜间行动，因此对夜间执行特殊任务的人员或小分队，应提前 3~5 天服用维生素 A 5000U/d 或胡萝卜素 3mg/d。补充维生素 B$_2$ 及维生素 C 能增强维生素 A 的效用。夜间行动频繁时，应补充含维生素 A 或胡萝卜素多的食物。行进中避免眩光或长时间注视光点，以保护暗适应。一般情况下不宜用手电照明，这既可避免暴露隐蔽的行动，也减少视紫红质的分解而保护暗视觉。夜行军的当天午后应使人员睡眠数小时至傍晚就餐，既能防止降低夜视锐敏度的累积效应，又可在出发前获得充分休息，减轻夜行军过度疲劳的出现。采取眨眼动作，可改善视力调节和会聚功能，提高低照度下的辨别力。行进时缩小行军间隔，背包上扎以白毛巾可增强对比度，都有助于提高分辨力。

冬季行军卫生保障 行军时个人应扎紧服装袖口、裤口和腰带，戴口罩、手套，放下帽耳，随时掸去附于服装上的积雪，以免融化浸湿衣鞋。在风雪中行进时，可将帽耳移至面颊部位，侧脸行进。适时除去粘于鞋底的雪疙瘩，以免滑跌或踝关节扭伤。雪地阳光下行军，应戴有色镜预防雪盲。行进途中队列应相对密集，注意"两头慢、中间快"的要领，即初始和结尾阶段行走慢些，前者有如运动的准备活动，

使机体能有逐步适应强负荷的过程；后者主要是避免长途跋涉后因过度疲劳，精力分散产生滑跌外伤；行军中间阶段因机体有一定适应性，步速可以加快。需行军通过冻冰面时，行进前在鞋上绑以绳索布条以防滑，行进中队列应拉开距离，禁止在封冻冰河上停留或集结。偶然落入冰隙或冰洞的瞬间，应迅速伸开双臂或以枪支横撑身体。当在冰面行走听到冰裂响声，需快速卧倒减小冰面压强，以匍匐或滚爬方式离开险区。对落入冰洞人员，抢救时防止扩大冰裂隙，救后速移至就近房舍内，若无房舍则应在岸边避风处急速换下湿衣鞋，裹以皮大衣，生火取暖，供给热水热汤，搀扶落水者行进至身上发热。较重者则应保暖收容前进。

夏季与热带丛林地行军保障 夏季行军，预防中暑是重点，其中心是减少热负荷，减低炎热环境对机体的作用，加速体热的放散，维持水与电解质平衡。适当减轻负重，保证水盐及时补给，应尽量避开一天最热的时间（11~15 时）行军，行军过程中队列不应密集，应允许敞开衣领，卷起衣袖，以利于机体散热。帽上可用带叶树枝以减少烈日直晒头部。为防衬裤因行走卷曲而产生大腿内侧擦伤，内裤宜穿三角裤。情况许可时，每天行程不宜超过 40km。卫生人员应携带足量急救药品，包括防暑药、驱蚊剂、蛇药片、抗疟药、脚疱处理用品等。注意观察行军人员先兆中暑症状，发现问题及时处理，避免重症中暑的发生。

丛林地区行军草木致密，故行军装备应力求轻便，负荷物应高不过头，宽不过肩，丛林行军尽可能穿高腰鞋，裤腿扎于袜内。

有条件时最好打绑腿，以免树桩伤脚、蛇虫突然侵袭下肢和蚂蟥沿裤口进入。穿越密林时间距拉大，防止弹回的树枝伤人。在深高的"飞机草"或茅草丛中行进时，宜用砍刀开路，将草压向两旁，以利通风散热，防草割伤。丛林行军被蛇咬后，可用温开水或清水立即冲洗被咬处，以牙痕为中心用利刀作"十"字或纵切口，边冲洗并由四周向切口挤压排出毒液，持续 20 分钟再用火罐拔毒。紧急时在小刀划十字切口后，立即由无口腔损伤者用口直接吮吸伤口，吸出含毒血液吐去再吮吸，至血为正常颜色时停止，再内服外敷蛇药解毒片，内服蛇药首次不少于 20 片。至休息宿营地后送院治疗。预防蚂蟥叮咬，应扎紧袖口、裤口等服装开口处减少侵入躯体途径；在鞋面、裤口、开裆处用肥皂或洗衣粉黏水浓涂，或涂驱避剂（5%苯甲酸苄酯，或邻苯二甲酚二丁酯乳剂）。发现蚂蟥叮于皮肤吸血，不可硬拔导致口器残留而继发感染，采用烟头烫或盐、辣椒水、蜡等涂其头背部，或在吸附旁拍击皮肤，使其自动脱落。伤口用碱性溶液擦拭再涂碘液。恙虫、蜱、螨是恙虫病、森林脑炎、Q 热、乙型脑炎等的传播媒介，在服装开口处和皮肤暴露部位涂驱避剂有较好的防护效果。

高原行军卫生保障　行军休息次数要多，时间要短，必要时，每行走 20～30 分钟休息数分钟，以利体力恢复。休息地点避开山顶和山口，选择向阳避风处，不坐雪地、不解衣脱帽，要搓手、跺脚以防冻。遇冰雹时，将毛巾叠好垫入帽内，放下帽耳，以防头部击伤。有条件时在登高山前将水壶中灌糖水或带糖果，以利

迅速提高血糖而相对增加缺氧耐力，或服用预防药物。为防感冒，睡前可饮辣汤。应注意观察健康状况，轻症高原反应者可进行对症药物治疗。若发现头痛严重、表情淡漠、嗜睡、神志模糊者，或头痛、气急、胸闷明显伴干咳者，首先应考虑有发展为高原肺水肿、高原脑水肿的可能，应派专人护理，及时采取相应治疗措施或紧急下送低海拔区或医院治疗观察。

交通工具运兵卫生保障　公路、铁路、海上和空中投送兵力，卫生保障措施不同。

公路运兵　行军出发前应了解预定停留各站的卫生流行病学情况。按行军卫生通则拟订行车中卫生保障计划。卫生人员应每天巡视，检查个人卫生和公共卫生，发现疑似传染病病员须及时送卫生车厢隔离治疗。重症或传染病病员在列车停靠有医疗机构的车站时转院收治。汽车长途运兵，车辆应有顶篷；每一个乘员都应有座位并有正确坐姿，两侧乘员可背靠车厢，中间两行则相互靠背而坐，晕车或体弱者安排坐于车厢前部的两侧；行车每隔 1～2 小时休息 10～15 分钟，活动肢体；每天乘车 8 小时以上，途中必须有大休息和就餐、供水。

铁路运兵　夏季铁路运兵时应打开窗户，加强通风换气；停车时利用铁路供水，淋洒车厢降温。应加强车厢内卫生管理，保持清洁；冬季寒区行车时，车厢内应设火炉和备足沿途用煤，但要严防一氧化碳中毒。停车时休息时，打开车窗换气，活动肢体。应尽可能利用车站条件使每天有两餐热食，并加强伙食调剂。

海上运兵　进行卫生流行病学的补充侦察，明确航行沿线疫

情及饮水供给情况，制订舰艇运兵卫生保障实施计划。各舰艇按比例配备卫生人员，定期对乘员进行巡诊，发现疾病及时处理。针对性的训练和健康教育。开展体育锻炼提高对航海不良因素的耐力；进行身体检查，进行防晕船、中暑和溺水为重点的卫生宣传教育和自救互救训练，缓解部队对航海活动的紧张情绪。保持舰艇舱室内清洁卫生和空气流通，做好舰船鼠、蟑螂、蚊蝇的防御。保证饮水和食物供给，加强饮食饮水卫生监督。长时间航运，注意补充维生素，防止营养缺乏症发生。

空中运兵　开展预防晕机病的针对性体育锻炼，增强前庭功能稳定性，提高对飞行不良因素的耐力。开展卫生教育，缓解部队人员对飞行活动的紧张情绪，了解飞行过程中特殊的卫生因素及其对人体可能的影响，从而使部队更加适应空中投送。合理安排睡眠与休息，合理饮食。可在登机前数日就采取适应性调整作息制度，并规定适当的工作负荷，特别是在乘机前一天的睡眠要保证充足。乘机前的饮食原则：一忌大荤及高蛋白食物，因其消化困难，易产生胃肠痉挛、阵发性绞痛等症；二忌进食大量的粗纤维食物，因其易在体内产气，在高空低气压下，易使人体内因胀气而产生胸闷、腹胀、呼吸不畅等症状；三忌进食过饱和空腹上机，防止胃、心负担过重和低血糖反应。飞行过程中防晕机可在登机前半小时口服茶苯海明；为避免腿部水肿，可以在安全许可下定时做些肢体、伸展运动。若因为压力关系有耳朵不适的情形，可以试着用吞口水、嚼口香糖的方式减轻耳咽管压力。卫生人员

要注意健康观察，及时发现和消除影响乘员身心健康的各种因素。

(钟 敏)

jūnduì yíngyǎng yǔ shípǐn wèishēngxué

军队营养与食品卫生学（military nutrition and food hygiene）

军事预防医学的一个重要组成部分，实际上包括了军队营养学和军队食品卫生学两门学科。军队营养学是研究军队平、战时营养和食品与军队健康的关系，探讨营养需要、食物供给对机体的影响及其相互作用的规律，为预防疾病提高健康水平而提出相应对策的一门学科。军队食品卫生学是研究平、战时食品质量与军人健康的关系，探讨食品中有害因素对机体的影响，提出保证食品质量对策和措施并对其进行评价的一门学科。

简史 新中国成立的初期至20世纪50年代末，中国军队根据现场调研的数据，并参照苏军的资料制定了中国军队的第一个营养素供给量标准（RDA），于1957年公布。50~60年代重点开展营养缺乏病防治。70~80年代集中研究营养素需要量、营养素供给量及食物定量标准。1984年经过大规模调查研究后，又对RDA进行修订。进入90年代，中国军队营养研究重点转向特殊环境、特殊作业部队、特殊军兵种营养需要和营养保障。2000年调整食物定量标准，对于提高部队膳食营养水平，促进官兵身体健康，起到了积极作用。"十一五""十二五"以后，中国军队实行多样化军事任务逐渐增多，极端环境（包括高温、寒冷和高原缺氧及特殊作业环境）和特种作战军人营养强健成为新的研究领域。

研究内容 军队营养与食品卫生学的研究内容与营养与食品卫生学相比有很多相似的地方，但由于军队这个群体的特殊性，也有很多与营养与食品卫生学相比而独特的地方。

军队营养学 概括地讲，军队营养的研究内容分为以下三个方面。

食物营养 主要研究食物营养素的组成、功能，以及为保持、改善、弥补食物的营养缺陷所采取的各种措施。植物性食品中含有的生物活性成分（即植物化学物）的功能研究已成为食物营养的重要研究内容。另外还包括对食物新资源的开发、利用等方面。

军人个体营养 主要阐述营养素与人体之间的相互作用。为保持军人健康，一方面，军人也应摄入含有一定种类、数量、适宜比例营养素的膳食；另一方面，营养素摄入过多或不足也会对军人的健康造成危害。营养素摄入不平衡而导致的营养相关疾病的分子营养学基础研究及营养预防已成为人体营养的重要研究内容。此外，部队中特殊生理条件和作战特殊环境条件下军人的营养需求也是军队人体营养研究重要组成部分。

军队公共营养 基于部队人群营养状况，有针对性地提出解决营养问题的措施，它阐述军队中存在的营养问题，以及造成和决定这些营养问题的条件。军队公共营养具有实践性、宏观性、多学科性等特点。主要包括军人的膳食营养素参考摄入量、膳食结构与膳食指南、营养调查与评价、营养监测、营养教育、食物营养规划与营养改善、饮食行为与营养、军供食品的安全及政策与法规等。

军队食品卫生学 主要包括以下四个方面。

军用口粮的污染 主要阐明军用食品中可能存在的有害因素的种类、来源、性质、数量和污染食品的程度、对军人健康的影响与机制，以及防止食品污染的措施等。

军用食品及其加工技术的卫生问题 主要包括食品在生产、运输、贮存、销售等各环节可能或容易出现的卫生问题及预防管理措施。另外，由于新型食品（如转基因食品、辐照食品等）在部队的应用，这些食品的卫生问题及管理也是军队食品卫生学研究的新问题。

部队食源性疾病及军用食品安全评价体系的建立 包括食物中毒、食源性肠道传染病、人畜共患传染病、食源性寄生虫病等在内的食源性疾病的预防及控制等。建立完善的军用食品安全评价体系，不仅直接关系到军人的健康，更关系到部队的作战能力。

军用口粮的卫生监督管理 结合中国食品卫生法律体系的构成、性质及在食品卫生监督管理中的地位与功能，军队食品卫生标准作为军队食品的主要法律依据，其相关的制订原则与制订程序也是军队食品卫生学的重要研究内容。此外，加强军工食品生产企业自身卫生管理手段，如GMP、HACCP系统等也是保障军队食品卫生质量的重要手段。

研究方法 常采用生物化学、生理学、细胞生物学、分子遗传学、分子生物学及肿瘤学等相关学科领域的研究方法，但军队营养学与军队食品卫生学又有着各自的研究方法。军队营养学的研究方法包括流行病学方法，主要是对军队军人营养状况的调查，并制定军人膳食指南，以及研究营养与疾病的关系；营养代谢研究方法，有能量代谢法，营养素的耗竭、补充、饱和平台法、放射性同位素示踪技术，以及营养素代谢的动力学方法等；营养状况评价法，包括军人体格及体成分的测量及各种营养素的营养状况评价等。军队食品卫生学的研究方法包括食品化学方法、食品毒理学方法、食品微生物学方法、调查统计方法，以及行政与法制监督管理方法等。

此外，根据具体实验研究对象的不同，军队营养与食品卫生学研究方法主要采用离体实验和整体实验研究两种研究方式。离体实验以动物或人体组织或细胞为研究对象，主要探讨传统营养素及植物活性物质的生物学效应及其与疾病作用的分子机制。整体实验研究以军人或实验动物为研究对象，该方法一直是发现营养素功能、研究营养缺乏病的重要手段。通过整体实验来了解并掌握食品及食品中有害物质的毒性资料，具有离体实验无法比拟的优越性。同时，人体观察与人体试验必须严格遵守相应的道德及法律规范。

同邻近学科的关系 军队营养与食品卫生学与军队劳动卫生学、军队环境卫生学同属于军队卫生学研究的范畴，与后两者不同之处在于研究的对象是食物对健康与疾病发生的影响。军队营养与食品卫生学涉及的人群研究需要采用军队流行病学研究方法。军队营养与食品卫生学与营养与食品卫生学在研究内容和研究方法基本相通，不同之处在于前者研究对象是军人、军队或军事作业，后者研究对象为普通民众。

应用和有待解决的重要课题 在现代高技术条件下的局部战争中，指战员的劳动方式正从较多的体力型转变为较多的智能型。由于各种高、精、尖武器被广泛应用，信息战、电子战很大程度上决定着战争的胜负，战争的突发性、破坏性加大，高技术武器的应用和武器装备打击命中率的显著提高，给参战人员身心带来极大冲击，战争恐慌和战时心理精神疾病的发生已成为现代战争另一特点。由于武器自动化程度越来越高、高强度的机动作战，加之恶劣的特殊作战环境，参战人员的心理、体能将承受更大的负荷，人的体力和脑力极度疲劳和紧张，战场应激征和作战疲劳症等将大大增多，严重影响官兵的作战能力。因此，研究膳食的抗疲劳、抗应激的作用，提高官兵的警觉、防护、决策、快速反应的能力和生理、心理的协调适应能力非常必要。有研究报道，膳食中的一些特殊营养物质（如蛋白质、氨基酸、维生素等）可提高和调节机体的抗应激、抗疲劳能力，增强人体生理、心理的反应协调能力和适应环境的能力，但具体的作用机制尚不十分清楚。这就要求将现代生命科学中的新技术、新方法不断引入军队营养研究领域，从多学科、多方法、多层面深入开展膳食营养因素对军人生理、心理和行为功能调节作用及其机制的研究，同时对营养素新功能的研究、开发也有一定的实用意义。要积极开展提高体能和认知能力、增强作战效能的营养素补充剂和特种军用食品，以拓展军事营养学的研究领域。除此之外，由于新的武器装备导致新军兵种的产生，需要研究新军兵种在营养方面的特殊需求。

面对国际食品安全的严峻态势和反恐斗争的需要，特别是"核、化、生"武器的应用，军用食品安全问题也成为另一个备受关注热点。高技术战争部队的机动性强，多兵种联合作战规模大，兵员集中，有效防止食源性疾病的发生十分关键。因此，加强军用食品安全的监督及研制快速、灵敏高效的食品卫生检验制式装备尤显重要。

由于军队营养与军队食品卫生对维持军人健康十分重要，在未来高技术战争中营养的重要性日显突出。因此，加强军队营养与军用口粮卫生的研究是进一步做好军事斗争卫勤保障的需要。中国军队、外军的营养研究重点仍将围绕极端环境，高技术战场，高强体脑应激条件下，提高军事作业能力、作战能力，以及野战生存能力和抗病能力等方面。深入研究高强度体脑应激、特殊环境、特殊作业条件下特殊营养需求、营养标准，营养与认知、行为，营养与人体功效、尤其是能增强脑体功能关键营养因子等；围绕营养与作战生存和作战效能研究，研究膳食包括水在支持军队在各种作战条件下生存的重要性；积极开展野战食品、单兵口粮、能量合剂、饮食补充剂，以及战时和特殊环境下战创伤救治的营养制剂的研制开发，如高能野战口粮、自加热食品的研发等；同时要十分注重在军队中推广、普及营养和卫生知识，开展好营养和食品卫生的教育工作。

（糜漫天　周　永）

jūnshì yíngyǎng

军事营养（military nutrition）

研究平战时食物中对军人有益的成分及人体摄取和利用这些成分以维持、促进健康的规律和机制，旨在改善军人健康、提高军人军事作业能力。

营养与战争 营养是生命的物质基础，改善膳食营养状况也是提高健康水平和作业能力的重要途径。

在战时由于膳食供应受限，士兵们营养缺乏而造成大批减员导致战争失利的例子是屡见不鲜的。故自古以来就有"兵马未动，粮草先行"之说。近代战争中，亦有因营养缺乏而造成士兵大量非战斗减员的报道。第一次世界大战期间，所有参战军队都不同程度地发生过营养缺乏病，如俄国军队仅发生坏血病（维生素C缺乏）就达50万人之众，其中36万人需要住院治疗。第二次世界大战时，英国海军曾因坏血病暴发使航行中断数月；苏联列宁格勒方面军被围困时，营养缺乏成为主要的内科疾病，1942年后送病员中48.6%是营养缺乏病患者。在被围困的15个月中，营养缺乏病发病总人数达6.2万人，占方面军总人数的12.4%。在历次战争中，中国军队的营养缺乏病发生也较普遍，如在朝鲜战争中，志愿军入朝不久就有夜盲症报告，随后逐渐增多，1951年冬至1952年春呈暴发之势。由于大量士兵发生夜盲和因角膜穿孔所致的失明，严重影响了战斗力。另外，维生素 B_1 和维生素 B_2 缺乏也很常见，尤其是后者引发的口腔-生殖器综合征，导致士兵口腔、生殖器溃烂对作战的影响是显著的。严重的营养缺乏病不仅造成大量非战斗减员、削弱战斗力，还增加了伤员的死亡率和伤残率。因此，维持士兵良好的营养状况，对于保持部队战斗力，减少非战斗减员是十分必要的。

各国国力、军力增强，后勤保障系统日趋完善，平时和战时的食品供应与储备较为充裕，再加上高、新技术的应用使得战争模式与以往战争有了显著不同。高技术局部战争持续时间短、投入兵力少，一般情况下不会发生严重的营养缺乏病。但营养、食物作为战斗力的增强因素，不仅仅是避免缺乏的问题，而要认识到良好营养储备、合理的营养对增强军人脑体作业能力和维持有效作战能力的重要性。同时也要认识到战时有效的供膳保障系统对战争胜负有直接影响。例如，伊拉克战争，美军以高技术优势力图快速进攻和占领伊拉克，但因后勤物质保障尤其是战时食品供应没有跟上进攻部队需要，使得在战争初期美军处于不利局面，美军士兵出现食品极度缺乏状况，进而不得不放慢进攻步伐。同时也突出说明了在军事行动中营养的地位是非常重要的。

现代高技术在军事领域的广泛应用引发了新一轮的军事变革，高科技局部战争不仅是交战双方武器装备性能的较量，同时也是双方士兵体能和智能的较量。由于高技术武器装备打击命中率和自动化程度的显著提高，高强度的机动作战，加之恶劣的作战环境，给参战人员身心带来极大冲击，军人不得不承受着巨大的体力负荷和心理负荷。对部队而言，营养就如同武器装备一样，历来被各国军队视为关系到战争胜负的因素。营养是军队作战能力的增强因素，良好营养储备、合理的营养对极端自然环境、高技术战场、高强体脑应激条件下，提高军人军事作业效能、作战能力，以及野战生存能力和抗病能力十分重要。由于战争的立体化，致使后方补给十分困难，战时有效的供膳保障系统是提高部队野战生存能力和维持有效战斗力的重要环节，对战争胜负有直接影响。同时也突出说明了在军事行动中营养、供膳的地位是非常重要的。因此，增强军人的脑、体作业能力，尤其是应变反应能力、持续作战耐力和环境适应能力，是高技术背景条件下战时综合卫勤保障的重要内容，同时也是决定战争胜负的关键要素。

研究概况 外军和中国军队对营养研究一直都比较重视，开展了大量的军队营养研究工作。在以往战争中发生最多的营养问题就是营养缺乏病。其中较为常见的营养问题有蛋白质-能量供应不足、维生素缺乏病（维生素A、核黄素及抗坏血酸等）的发生等。战时营养缺乏病几乎和流行病一样，是交战双方的可怕灾难，因为它可以造成相当多的减员，同时还给部队带来许多不良的后果，如营养缺乏病可直接影响作战行动，增加伤员的感染和死亡，造成军人的残疾，增加退役人数，并可因伴发各种内科疾病而严重损害军队战斗力。

中国军队营养研究 不同时期重点不一。1949年至50年代末，中国军队根据现场调研的数据，并且参照苏军的资料制定了中国军队营养素供给量标准（RDA），第一个RDA于1957年公布。20世纪50~60年代重点开展营养缺乏病防治，70~80年代集中研究营养素需要量、营养素供给量及食物定量标准。1984年经过大规模调查研究后，又对RDA进行修订，1989年正式颁布了《中国人民解放军军人日膳食营养素供给量》（GJB 823-89）。进入90年代，中国军队营养研究重点转向特殊环境、特殊作业部队、特殊军兵种营养需要和营养保障，如"八五"期间开展了

"特殊军事作业与特殊环境条件下部队营养需要量研究"，集中研究了热区、寒区、高原部队等特殊环境驻守部队，导弹、通信部队、重体力劳动部队，以及空军、海军的营养保障和特殊营养需要，同时开展了军事劳动及特殊环境有关营养评价方法及标准研究。"九五"期间则重点开展"部队特殊营养保障措施研究"内容包括营养因素与热适应能力、体能，改善脑功能和夜视能力的营养因素及保障措施研究，以及部队紧急状况下维持生存的营养措施研究等。

随着中国军队新装备的应用和特殊军事作业的出现，GJB 823-89 和《中国人民解放军军人食物定量标准》（GJB 826-1990）中所提供的某些营养素定量已难以满足部队在高科技战争条件下的特殊需要。因此中国军队又着重对特殊军事作业与特殊环境条件下军人营养需要量及食物定量进行了研究，1998 年 11 月颁布、1999 年 5 月 1 日开始逐步实施了新的膳食营养素供给量标准即 GJB 823A-1998），以及于 2000 年 4 月 10 日发布、2000 年 7 月 1 日开始实施新的军人食物定量标准即 GJB 826A-2000。修订后的 GJB 823A-1998 比原标准营养素种类增加，首次提出了特殊环境及特殊作业部队的膳食营养素要求。它们为指导部队合理供给、改善营养，增强体质，提高战斗力提出了科学依据。该项工作对保障全军官兵有良好的身体素质，适应高科技战争的需要具有重要的军事意义，也使中国军队的营养保障工作逐步被纳入规范化轨道。进入 21 世纪后，又对上述两个膳食营养保障相关标准进行了修订，中国军队执行的标准为《军人营养素供给量》（GJB 823B-2016）和《军人食物定量》（GJB 826B-2010）。

外军军队营养研究 外军十分重视军人营养保障研究，北约的相关国家都设有军队营养研究专门机构。美军的军队营养研究涉及的面广、内容多，作战口粮是美军军队营养研究的重要任务，包括提供野战口粮设计的营养学标准，对军队作战口粮和野战供膳系统的营养合适性进行医学评价。为了评价、保持和改善士兵在特殊环境和作战应激条件下的生理和心理功能，最大限度地减少应激因素对士兵作战效能和健康的负面影响，美军伯灵顿生物医学研究中心还开展了士兵在长期野外训练期间的能量消耗和身体组成变化的研究。另外，还研究了应激因素、营养对脑功能的影响，应激、营养和作战效能的相互关系，以开发出应激条件下改善体能的营养措施和营养素补充剂，他们还十分注重改善军人营养状况和增强免疫功能的策略研究，军队中广泛开展营养咨询教育，尤其是对女军人的特殊营养需求也有许多研究。

进入 20 世纪 90 年代后，美军的军队营养研究工作重点有所转移，重点开展了大量的旨在增进士兵健康和提高部队在极端恶劣环境条件下生存、作战能力的军队营养与供膳保障研究，如极端环境下影响军人体力和脑力作业能力的关键营养因子，军人作业能力和膳食的关系，寒冷、热环境及高原缺氧条件下作业特殊营养需要，寒冷和高原环境条件下认知行为功能改变及增强寒冷和高原环境条件下神经精神行为的食物和其他因素。除此之外，美军还开展并完成了如下研究工作：①紧急情况下高能量、高营养密度食品的应用，这类食品除供特殊作战条件下士兵食用外，也适应于紧急救援时使用。②咖啡因改善神经精神行为的作用，影响作业的特殊军用营养制剂。③作战口粮营养和作战效能影响医学评价，作战口粮中添加有效增强作业能力的食物成分研究，以及作战口粮的加工制备新技术。

美军认为，营养是军队作战能力的增强因素，为确保军人平战时正确合理的营养与供膳，美陆军环境医学研究所早在 20 世纪 90 年代初期就为美三军编写了作战训练营养指南，重点是介绍高热、寒冷和高原缺氧等极端环境条件下作战训练的营养要求，供军队各级指挥员和全体士兵使用。介绍军用口粮和野外供膳的营养要求，热带、沙漠、严寒和高原等极端环境的军队营养供膳问题。

研究方向 高技术局部战争条件下，战争的模式发生了深刻的变化，未来战争很可能是一场在核化生武器威慑下，大量使用高技术兵器的常规战争。现代战争在高技术的强烈作用下所发生的高时效、大纵深、全方位、立体化的特点，给军队营养研究提出了一系列的问题。新材料、新技术的发展使军用食品的研制开发已进入崭新的阶段。一方面由于新型加工技术、新型包装材料的出现改进了传统军用食品加工技术，另一方面又由于多种高新技术如生物芯片技术、微电子技术、传感器技术等的广泛应用，拓展了野战食品、单兵便携式口粮，以及特殊营养补给系统的研制开发。

中国军队营养研究的方向：①研究应激与营养的关系，探讨环境、创伤、生理、心理应激对营养代谢有共性及特性的影响，确定这些条件下的营养需要量。②研究营养与神经系统，特别是脑功能的关系，找出保持或增强快速反应、有效协调、记忆清晰、判断准确等行为功能的营养或食物供给方案。③研究营养因素增强体质、提高体能，特别在增强肌肉运动与心血管功能方面促进能量有效利用，减轻疲劳，增强耐力的作用。④研究部队常见的营养性疾病的防治与战伤的营养支持，预防高营养供给标准的特种部队发生慢性非传染疾病应成为重点。⑤为防止体力下降及创伤引起的感染，研究营养与免疫的关系，以提高抵抗力，减少合并感染，加速康复。⑥研究营养与自由基损伤的关系，采取有效的天然抗氧化物以阻断特殊环境与作业条件产生的过氧化反应或清除自由基，预防损伤发生。⑦研究特殊的军用功能食品及有效的营养保障措施，探讨改变食品原有性能，提高生物利用率，分离提取功能因子，应用新型包装材料等，以适用于制备快速自热、长期储存、便于携带的食品，满足救生、远航、单兵行动等军事需要。

（糜漫天　周　永）

jūnrén yíngyǎng xūyào

军人营养需要 （nutrition requirement for soldiers）

能保证军人健康，并充分发挥效率地完成各项生活、劳动和特殊军事活动的军人能量和营养素的需要量。

特殊性　军人是一个特殊群体，在特殊环境和特殊作业条件下，对营养的需求与一般人群、一般条件下有很大不同。随着国民经济和科学技术的发展，食品供应充足，人民生活水平不断提

高，部队的生活水平也随着国民经济的发展而得到较大的改善。但军人在某些特殊的环境，如高原、高温和高寒地区执行任务或作战时，或特殊的军兵种，如雷达兵、航空兵、潜艇、施工部队等，或执行特殊任务时，如抗震救灾、抗洪抢险等，在食物供应短缺或需要量增加时，都有可能导致营养缺乏病，严重影响军人的健康和部队战斗力。在中国某些经济不发达的地区仍有营养缺乏病存在，即使是在一些经济比较发达的地区或城市，营养缺乏病依然存在。另外，由营养过剩引起的"富贵病"，如心血管疾病、脑血管疾病、肿瘤、肥胖、高血压、糖尿病等的发病率越来越高，严重影响着部队官兵的身体健康。

合理膳食是保证人类得到合理营养的根本。然而在自然界中，除了母乳对 4 个月以内的婴儿以外，没有任何一种食物能够满足人体所需要的各种营养素，但合理膳食则要求含有人体所需要的各种营养素，因此必须充分利用自然界中多种食物，组成营养素种类齐全、数量充足、各种营养素之间的比例恰当的平衡膳食。同时还要通过合理的加工烹调、搭配主副食品，以减少营养素的损失和充分发挥营养素的互补作用；此外，还要有合理的膳食制度，才能使膳食中的各种营养素得到充分的吸收和利用。

标准　营养素供给量标准不是一成不变的，随着人们对营养认识的深入、国家经济状况发展以及研究方法的进步，会有所更新。以居民的营养素供给标准为例，以前是制定一个推荐的膳食营养素供给量（recommended dietary allowance，RDA）。RDA 是指

考虑必需营养的摄入水平，以适当满足所有健康人对已知营养素的实际需要。2000 年中国营养学会根据国际和中国的实际提出了膳食营养素参考摄入量（dietary reference intakes，DRI）的新概念。制定 DRI 的主要根据在于发现许多营养素的应用与某些慢性病的预防有关，而不仅限于满足所有健康人对营养素的实际需要。

中国军队尚未制定 DRI，但早在 1989 年就发布了《中国人民解放军军人日膳食营养素供给量》（GJB 823-89），随着军队现代化建设的发展、国民经济的提高及现代战争对军人体质的要求，经研究于 1998 年发布了《中国人民解放军军人日膳食营养素供给量》（GJB 823A-1998），2016 年又批准了新的国家军用标准 GJB 823B-2016。结合中国人民解放军总后勤部 2000 年 4 月 10 日发布的《中国人民解放军军人食物定量》（GJB 826A-2000），2010 年又颁布了新的标准 GJB 826B-2010，可用于计划膳食、筹措军粮和食品的依据，也是评估军人膳食营养优劣的依据。

（糜漫天　周　永）

jūnrén rìshànshí yíngyǎngsù
gōngjǐliàng biāozhǔn

军人日膳食营养素供给量标准 （daily dietary allowances for soldiers）

在生理需要量的基础上，考虑到人群的安全率提出的保证军人营养需要的每日膳食中应含有的能量和营养素适宜量的标准。

标准制订与修订　为了保证中国军人的营养需要，总后勤部制订有军人日膳食营养素供给量标准。第一个军人膳食营养素供给量标准公布于 1957 年，1984 年重新进行了修订，并于 1989 年正

式发布，列为中国国家军用标准《中国人民解放军军人日膳食营养素供给量》（GJB 823-89）。GJB 823-89 于 1990 年 1 月 1 日正式实施，在执行过程中对中国军队营养和给养工作发挥了较大作用，但由于中国军队的发展、新装备的应用、新兵种的出现、军事劳动特点及军队营养学学科的进展，适时地对原标准进行修订是必要的。1998 年 11 月颁布了修订后的标准 GJB 823A-1998，对某些营养素供给量进行了修订，尤其是对特殊环境及特殊作业部队膳食营养要求提出了建议。

2016 年 5 月 5 日，中央军委后勤保障部批准了新的国家军用标准 GJB 823B-2016，自发布之日起，即代替了 GJB 823A-1998。修订后的标准保留了原标准中陆勤、海勤、空勤的划分，根据近年来研究进展，对其中的一些维生素、矿物质的供给量进行了调整，对膳食营养素质量提出了一些新的要求，并增设了一些重要常量元素的供给量和部分维生素、矿物质可耐受最高摄入量。

主要参数 新修订的军人日膳食能量及营养素供给量标准（GJB 823B-2016）见表。

膳食中营养素质量的要求有以下几点：①膳食中产生能量的营养素应各占总能量的百分比，蛋白质占 11% ~ 15%，脂肪占 20% ~ 30%，碳水化合物占 55%~65%。其中蛋白质供能比在不同军兵种间稍有差异，海军、空军（12% ~ 15%）比陆军（11%~13%）略高一点。②陆勤人员动物性蛋白质和大豆蛋白质之和应占摄入蛋白质总量的 30%~50%，海、空勤人员动物性蛋白质应占摄入蛋白质总量的 30%~50%。③动物性来源的脂肪不得高于总脂肪摄入量的 50%。④海、空勤人员摄入蔗糖能量不得超过摄入总能量的 10%。⑤海、空勤人员每天膳食中胆固醇含量应在 800mg 以下。⑥海、空勤人员维生素 A 摄入量至少应有 33% 来源于动物性食品。⑦特殊环境及特殊作业部队的膳食营养的要求，寒区部队在冬季（12 月、1 月、2 月）脂肪摄入量所产生的能量上限可达总能量 35%；热区部队在夏季（7 月、8 月、9 月）水溶性维生素及矿物质应增加 10%；高原部队各级劳动强度能量供给量，均按表 1 规定的增加 10%。

接触核放射性物质的部队，如二炮部队及国防科工委中的装检、阵管、发射部队及核潜艇人员，除按相应的维生素供给量供应外，应增加一片维生素制剂的供应。该维生素片含维生素 A

表 军人日膳食能量及营养素供给量

能量及营养素	陆勤				海勤			空勤
	轻度劳动	中度劳动	重度劳动	极重度劳动	水面舰艇人员	潜艇人员	核潜艇人员	飞行员及机组人员
能量（MJ）	10.9~ （2600~）	12.6~ （3000~）	14.6~ （3500~）	16.7~18.8 （4000~4500）	13.8~15.1 （3300~3600）	13.8~15.1 （3300~3600）	14.6~15.5 （3500~3700）	13.0~15.1 （3100~3600）
蛋白质（g）	90	100	120	130	110	120	120	120
钙（mg）	800	800	800	800	800	800	800	8 00~1 000
铁（mg）	15	15	15	15	15	15	20	15
锌（mg）	15	15	15	15	15	15	20	15
硒（μg）	50	50	50	50	50	50	50	50
碘（μg）	150	150	150	150	150	150	150	150
维生素 A（μgRE）	1000	1000	1000	1000	1500	1800	2250	1500~3000
维生素 D（μg）	5	5	5	5	10	10	10	10
维生素 E（mg）	10	10	10	10	30	30	30	30
维生素 B_1（mg）	1.5	2.0	2.5	3.0	2~2.5	2~3	3~4	2~3
维生素 B_2（mg）	1.3	1.5	1.7	2.0	1.5~2	2~3	3~4	2~3
烟酸（mg）	15	20	25	30	20	20	30~40	20~30
维生素 B_6（mg）	2	2	2	2	2~3	2~3	3~4	2~3
维生素 C（mg）	60	75	100	150	100~150	100~150	150	100~150

能量括号中的单位为 kcal

600μg、维生素 E 1mg、维生素 D 2μg、维生素 B_1 1mg、维生素 B_2 1mg、烟酸 10mg、维生素 B_6 2mg、维生素 C 100mg、泛酸钙 2mg。女战士的能量供给量，按同等级劳动强度的 90% 的量供给。

该标准应用了中国军队营养素供给量研究的最新成果，增设了特殊兵种和特殊环境条件下某些营养素的供给量，科学性进一步加强，更加便于应用，同时与国家和军队有关法令法规也保持了一致。

（糜漫天 周 永）

jūnrén shíwù dìngliàng biāozhǔn

军人食物定量标准 （ dietary ration for soldiers） 根据军人日膳食营养素供给量标准和供应灶别而规定的军人膳食的食物品种、数量的标准。此为军需部门和地方有关部门组织部队饮食保障的主要依据，也是调配平衡膳食的依据。

标准制订与修订 早期中国军队的食物定量标准是 20 世纪 80 年代后期制定的，1988 年在全军执行，灶别按体力劳动强度、军事作业环境及执行勤务的特殊需要划分为七类灶。各部队享受的灶别由总后勤部军需部或由总后勤部军需部授权单位确定。该标准对提高部队官兵的身体素质起到了积极的作用。但当时由于国民经济和军费等因素的限制，标准中规定供给的量还有一定的局限性，且 1 日的食物定量标准（GJB 826-90）提供的营养素及质量已达不到新修订的膳食营养素供给量要求。

总后勤部 2000 年 4 月 10 日发布的《中国人民解放军军人食物定量》（GJB 826A-2000），将原标准中的七类灶别简化为四类灶别，基本实现了劳动强度与灶别军人食物定量标准相一致，从而方便了部队执行和组织供应。2010 年又颁布了新的标准《军人食物定量》（GJB 826B-2010），新标准设三个灶别，并调整了食物定量和结构，增加了食物品种，调整了动物性食物、粮食、水果和乳类的定量，新标准提供的各种营养素数量及质量更加科学、合理。

军人食物定量 根据合理膳食组成要多样的要求，按军事作业特点和执行勤务的特殊需要，将原来标准中的四个灶别调整合并为三个灶别，调整了食物结构，增加了食物品种；三个灶别均减少了粮食的供应量，但增加了水果和乳类的供应量；一类灶以提高动物性食物、水果和乳类定量为主，高灶别以调整食物结构为主，三类灶减少了部分动物性食物的供应量，使食物结构更加科学合理，详见表。

新的食物定量标准提供的各种营养素及其质量比修订前更加合理，新的食物定量标准对某些食物的质量提出了明确的要求，尤其是对提供蛋白质较多的动物性食物的质量提出了明确的要求，一类至三类灶每日提供的蛋白质分别为 140.8g、161.3g 和 169.4g，其中动物性蛋白质分别占 41.5%、52.5% 和 58.2%，蛋白质的质量和占能量的比例也更加科学、合理；各类灶别的钙和维生素 C 均有明显的提高，其他维生素和矿物质均有不同程度的提高；三类灶则降低了脂肪的供应量，脂肪的供能比从 30.9% 下降为 29.8%，更加有利于飞行员的身体健康；标准提供的能量为 15 899.2 ~ 16 317.6kJ，可满足部队平时军事训练对能量的需求；其三大营养素产生的能量比：一类灶蛋白质、脂肪和糖类供能比分别为 16.1%、

表 军人食物定量标准 （g/d，一人标准）

序号	食物品种	一类灶	二类灶	三类灶
1	粮食	700	600	500
2	畜肉	180	200	200
3	禽肉	60	100	140
4	禽蛋	70	100	100
5	鱼虾类	90	150	240
6	牛奶	200	250	300
7	大豆	80	80	80
8	蔗糖	30	30	30
9	植物油	50	60	70
10	蔬菜	750	750	750
11	水果	200	250	300
12	食用菌（干）	5	10	15
13	干菜类	10	20	25
14	巧克力	—	10	20
15	复合维生素（片）	—	—	1
16	饮料	5%	10%	10%
17	调料	10%	10%	10%

饮料、调料按折款供给，为表中 2~14 项食物折款总和的百分比。维生素片可根据需要酌情补充

26.5%和58.2%，二类灶相应为18.4%、29.4%、53.2%，三类灶相应为19.6%、29.8%和50.6%，由于粮食供给量减少，糖类供能比均有所降低，而蛋白质供能比例有所上升，脂肪供能比例一类灶基本未变，二、三类灶则均有所降低，使三大营养素的供能比更符合军事训练对营养素的需要和营养素供给量的要求。

对供应食物的要求：①粮食，供应质量和比例，按《军粮供应管理暂行办法》规定执行，鼓励采购一定比例的粗、杂粮。②畜肉，为猪、牛、羊肉及其脏腑（主要应以肝脏为主），一类灶供应的瘦肉应占70%以上，二、三类灶供应的瘦肉应占90%以上；猪、牛、羊、禽的肉类可等量替换；猪排骨和羊排骨按50%折算为相应的肉类。③禽蛋，鸡、鸭、鹅等禽蛋可等量相互替换。④牛奶（粉），应首选供应牛奶；无法供应牛奶时，可以用奶粉替换，与牛奶按3：20的比例折算；有条件亦可选择酸奶。⑤鱼虾类，海鱼的供应量应不少于20%。⑥大豆，可选择豆制品，换算为相应大豆的量。⑦蔬菜，深色蔬菜应占60%以上。⑧食用菌（干），包括蘑菇、木耳、银耳等干的菌菇类，其与鲜菌菇类的折算比为干：鲜＝1：10。⑨干菜，包括干的海藻类、干菜类和野菜类等。⑩植物油，三类灶的2/3应为橄榄油或山茶油。⑪饮料类，包括茶叶、果汁、咖啡等。⑫炊事燃料，炊事用煤一至三类灶每人分别为1000、1200、1500g/d，质量应与国家供应居民生活用煤所规定的质量标准相同。应用其他燃料可按煤作价折款，用于其他燃料的购置。

（糜漫天　周永）

jūnrén gōngshàn

军人供膳（dietary supply for soldiers）　能达到合理营养的要求，促进军人身体健康、预防疾病的膳食。这种膳食既能满足机体对不同的生活环境和不同的劳动条件下的生理需要，又能保证身体健康，不会发生营养缺乏病和营养过剩性疾病。合理膳食是合理营养的物质基础，是达到合理营养的手段。合理营养既要通过膳食调配提供满足机体需要的能量和各种营养素，又要考虑合理的膳食制度和烹调方法。

平衡膳食　膳食中所含的营养素种类齐全、数量充足、比例适宜，即能量来源平衡、氨基酸平衡、酸碱性食物的平衡，以及摄取的各种营养素之间的平衡，只有这样才有利于营养素的吸收和利用。平衡膳食的要求：①膳食中应含有人体所需的能量和种类齐全的各种营养素，数量能达到营养素推荐摄入量标准。中国军队的膳食营养素供给量标准可作为调配和评价平衡膳食的依据。②膳食中各种营养素之间比例合适，能使机体建立起一种生理上的平衡。

各种营养素比例要求：①蛋白质、脂肪、碳水化合物之间的比例。三大营养物质在体内代谢是互相利用又相互制约。例如，碳水化合物和脂肪对蛋白质具有节约作用，膳食中有足够的碳水化合物和脂肪提供能量，就可减少蛋白质作为能量来源而分解，从而节约了蛋白质，使其能有效地发挥生理功能，有利于改善体内氮的平衡，增加氮的储留。但是，尽管提高了碳水化合物和脂肪的供给量，若蛋白质供给量不足，也不能保持氮平衡。相反，若能量供给不足，单纯提高蛋白

质供给量，氨基酸会氧化代谢提供能量而被消耗，也不能保持体内氮的平衡。因此，在平衡膳食中要求三大营养素有合适的比例，蛋白质提供的能量应占一日总热量的10%～15%，脂肪为20%～30%，碳水化合物为55%～65%。②能量摄取量与维生素 B_1、B_2、PP 摄取量的平衡。能量营养素在体内的代谢需要维生素的参与，能量消耗量与这些维生素需要量是成正比的，中国对维生素 B_1、B_2 和 PP 推荐膳食供给量时，基本上是按4.2MJ中分别为0.5mg、0.5mg、5mg 制订的。③必需氨基酸的比例。理想的膳食蛋白质应包含8种必需氨基酸，而且各种氨基酸之间比例应适当。关于必需氨基酸的比例，一般认为，理想的食物蛋白质，必需氨基酸与非必需氨基酸的比例应为4：6，即必需氨基酸应占40%，非必需氨基酸占60%。④饱和与不饱和脂肪酸的比例。为了预防动脉硬化的发生，多数学者主张在平衡膳食中饱和脂肪酸、多不饱和脂肪酸、单不饱和脂肪酸的比例为1：1：1。

合理烹调　烹调方法是否合理，直接影响饭菜的质量，所谓"烹"，就是将食物加热；"调"即调味，除去异味。合理烹调是将调配好的净料，通过加热和调味，制成各种色、香、味、形俱佳的菜肴。

主食的合理烹调　做米饭时淘洗次数不宜过多，一般不超过3次，但对有轻度发霉的米，则应增加搓洗次数，以除去霉菌及其可能产生的霉菌毒素为原则，而把减少维生素的损失放在次要位置。淘米不宜用流水冲洗或开水烫洗，更不要用力搓洗。提倡吃焖饭，吃捞饭也要把米汤充分

利用，可用米汤做汤或当开水喝。煮粥不应加碱，以免维生素 B_1 和 B_2 遭到破坏。做面食应尽量采用蒸、烙的方法，少吃油炸食品；不加或少加碱，尽量用酵母发面。煮面条、水饺后应尽量把汤利用起来。

副食的合理烹调 主要是尽量减少维生素和矿物质的丢失，特别是尽量保护蔬菜中的维生素 C。①洗切：蔬菜应先洗后切，不要先切后洗。从卫生学角度来看，先洗后切更容易把蔬菜表面上附着的泥土、农药、寄生虫卵等洗净。从营养角度来说，若先切后洗，则水溶性维生素可从切口处溶解到水中去，而使维生素大量丢失。蔬菜应避免切得太碎，切好后应尽量快炒，减少胡萝卜素、特别是维生素 C 的氧化破坏。②焯、煮：新鲜蔬菜富含维生素，焯煮蔬菜都会使大量的维生素溶到汤里，主要有 B 族维生素、维生素 C 和矿物质，在萝卜中还有淀粉酶，海带里有甘露醇、碘化物等。因此，新鲜蔬菜不宜用焯的方法处理，对有些涩味很浓的蔬菜（如菠菜、野菜），可采用焯的方法，但要用短时间沸腾的开水焯。在焯绿叶菜时，可加入少许食盐，作用于叶绿素，使菜叶色泽鲜艳，防止褐色变。一般水沸后焯 1 分钟即可。蔬菜中含有维生素 C 氧化酶，此酶在温度 50℃ 时活性最强，可破坏维生素 C。但在沸水中很快被破坏，所以煮菜做汤应在水沸后下菜。③熏烤：不仅能使食品熟透，增强防腐能力，还能使食品表面烤成适度焦皮，增加独特的风味。但鱼肉等熏烤后，可产生对人体有害的物质，如 3,4-苯并芘等致癌物质。其中脂肪不完全燃烧，淀粉受热不完全分解，都会产生 3,4-

苯并芘。因此，熏烤鱼、肉时，不应用明火直接熏烤，可用管道通干热蒸汽烤；最好不用糖熏烤，如用糖熏烤，应把温度控制在 200℃ 以下。④炒、炸：炒菜时要求大火急炒，即高温短时间炒，这样可大大减少维生素的损失，又可使烹制的菜肴保持香脆、松嫩、可口。炒菜可用淀粉勾芡，使汤汁浓稠，并能保持菜的美味、光泽。同时因淀粉中含有谷胱甘肽，其中含有巯基（—SH），具有保护维生素 C 的作用。另外，炒菜时，不宜过早放盐，因为过早放盐，菜不易炒熟，且容易出现较多的菜汁，一些维生素和矿物质也容易溶出。炸也是烹调中常用的方法，挂糊油炸可保护营养素，增加食品的滋味。可用淀粉或面粉调成糊状挂在原料上油炸，这样，原料不与热油直接接触，使原料中的营养素减少损失。⑤蒸：既能保持食品的外形，又不破坏食品原有的风味。白肉、鱼及蔬菜等味道淡薄的食品宜采用蒸的方法，蒸时要等水沸腾后再将食品放入，这样蒸出的食品，水分较大，味道独特。

（糜漫天 周 永）

jūnrén shànshí zhìdù
军人膳食制度（dietary regime for soldiers）

将军人全天的食物按一定的次数、一定的时间间隔和一定的数量、质量分配到各餐的制度。合理的膳食制度，应根据生理特别是消化器官的活动规律，并考虑到生活、劳动强度加以适当的安排。合理的膳食制度，可以使摄入的食物得到充分的消化吸收，发挥更大的营养效能。

军人应建立良好的进餐制度。制定军人膳食制度时应考虑进餐者的军兵种、年龄、性别、生理

特点，以及季节、气候等因素制定合理的进餐制度。进食定时定量和合理的进餐制度对维持军人身体健康十分重要。

每日进餐次数与时间间隔，应以胃的功能恢复及食物从胃内排空时间来确定，食物在胃内停留的时间，因不同的食物有很大的差别，一般水只停留 10 分钟，糖类停留 2 小时，脂肪和蛋白质在胃内停留的时间稍长。根据中国的饮食习惯，正常成年人一日三餐，两餐之间间隔 5~6 小时，这是符合人体的生理状态的。因为一种混合膳食，一般在胃内停留 4~5 小时，如果两餐之间间隔太长，容易感到饥饿，以至影响工作效率；如果两餐之间间隔太短，而消化器官得不到的适当休息，不易恢复功能，又会影响食欲和消化，久而久之就会引起消化功能失常，出现食欲减退和胃肠疾病。因此，定时进餐对保持食欲和食物的消化吸收有着重要意义。

一般情况下提倡"早饭要吃饱、午饭要吃好、晚饭要吃少"，以能量计，早餐应占全天总能量的 25%~30%，午餐占 30%~40%，晚餐占 30%~40%。这种分配的理由是因为早晨起床不久，一般食欲较差，但为了满足上午工作的需要，必须摄入足够的能量。午餐前后都是工作时间，所以既要补足上午消耗的能量，又要为下午的工作做好贮备，因此，午餐能量供给应是最多的，午餐可多吃些富含蛋白质和脂肪的食物。晚餐进食量一般原则上与午餐相接近，但能量可稍低。这是因为晚饭后能量消耗不大，如果进食太多，久而久之就会引起发胖。另外富含蛋白质、脂肪多了会影响睡眠，因此，晚餐可多吃

些蔬菜、含糖较多和易于消化的食物。

（糜漫天 周 永）

yězhàn gòngshàn

野战供膳（field feeding） 部队在野战条件下，按照军队规定的给养标准提供的膳食。又称战场饮食保障。它主要包括热食保障、军用食品保障、饮水保障及相应的保障装备。战场饮食保障是否有力，直接影响战斗、战役进程和结局，因此搞好野战供膳对提高我军的战斗力具有重要的意义。

食品的基本要求 现代化战争的主要特点是突发性和破坏性增加，在短时间内就可能造成前后方交通中断、粮源断绝和水源污染；作战样式和战场情况复杂多变，战斗战役间隙缩短；部队快速机动，连续作战，体力消耗大。因此，要求野战提供的食品，除具有普通食品的共性外，还必须具备适应现代化战争的战术技术特性，基本要求包括：①安全卫生。②体积小，重量轻，便于携带和食用。③构成合理，营养全面，可食性和连食性强。④包装良好、便于运输、贮存和分发。

供膳体系 包括热食保障、军用食品保障、饮水保障及相应的保障装备。

热食保障 战时热食保障以生鲜食品或半成品加工为主，必要时采取成品加热。热食口感好，能增加食欲，易于消化吸收，符合中国人的饮食习惯，这对于在现代化战争部队机动频繁、战斗激烈紧张、体力消耗大的指战员来说有利于恢复体力、提高部队战斗力。另外，热食原料来源广，便于就地筹措。因此，中国军队的《军需工作条例》规定，战时饮食保障以热食为主。一般情况下每天保证三餐热食，一线部队不少于两餐。外军战时饮食保障也是强调以热食为主，如美军规定前方作战人员应保证两餐热食，至少保证一餐热食。在作战后方地域，每天保证三餐热食。为了保障热食供应，各国竞相研制生产现代化的配套野战炊事装备，如采用炊事车、主副食加工车、面包加工车、面食加工车、饮水保障、保温车等伴随跟进以进行热食保障。

军用食品保障 战时食品保障的重要组成部分，军用食品由野战食品、远航食品、救生食品和通用食品四类组成，主要包括罐头食品、脱水食品、压缩食品，以及制作热食所需的某些原料、半成品、成品等。

饮水保障 战时解决饮用水的保障非常重要，但饮用水的保障涉及很多部门。因此必须由军需部门牵头，会同有关部门共同协商，按照各自的分工与职责，紧密配合，抓好落实，确保战时饮用水的基本需要。

饮食装备 在野战供膳中应配备充足的饮食装备。饮食装备是指军队饮食加工贮运的机械设备、器材及餐具的总成。它包括饮食装备与给养器材两部分，是由总后勤部统一购置调拨。良好的饮食装备和器材是组织实施饮食保障、提高饮食工作效率的重要条件。中国军队经过几十年的努力和发展，加快了饮食装备的配套速度，应急机动作战部队的饮食装备已齐装配套，其他作战部队也逐步进行装备，形成了师（旅）、团、连的装备配套体制，基本上告别了"埋锅做饭"的落后历史，主要有炊事车、面包加工车、主食加工车、食品冷藏车、食品保温车及饮水保障车等。

（糜漫天 周 永）

jūnyòng kǒuliáng

军用口粮（military rations） 按军队规定的技术标准加工供应的各类制式食品。主要供部队不能供应热食时使用，通常由军需部门统一组织生产和调拨。军用口粮具有营养合理、适口性好、易消化吸收、体积小、重量轻、携带食用方便、安全卫生、耐贮存等特点。军用食品在整个战争中处于辅助地位，但是战时饮食保障的重要组成部分，对于提高战时饮食保障能力具有重要的作用。军用口粮主要包括野战食品、远航食品、救生食品和通用食品。

野战食品：是指部队人员行军、作战和一些特殊情况下热食供应困难时食用的制式食品。在快速机动、激烈战斗中和穿插迂回作战等情况下，主要用野战食品来保障。主要类别包括集体口粮、单兵口粮、限制口粮和特殊口粮等。中国军队主要的野战食品品种有压缩干粮、脱水米饭、911单兵口粮、边防巡逻口粮等（见野战食品）。

远航食品：是指海勤、空勤人员远航时的食品，主要分为舰艇远航食品和飞行远航食品。①水面舰艇远航食品由多种食物组成，可以根据舰艇执勤和饮食习惯，制造7天以上的不同餐谱。潜艇远航食品主要有65种食品，按30天1舰份或60天为1舰份。平均每人每日量2000g左右，主要特点是营养丰富、体积小、耐贮存、加工及配餐方便、省水省电、废弃物少、接受性好，适用于潜艇人员远航时食用。②飞行远航食品是供连续飞行4小时以上空勤人员空中专用的食品。主要由奶油饼干、酱牛肉、糖水山楂、巧克力、糖果及汤料组成，采用三层复合铝膜袋包装成餐份。

具有食物多样、量少质精、易消化、食用方便、包装严密、抗撞击、抗挤压、防潮防水、抗压等特点。

救生食品：是军人遇险待救时用于维持生存的专用食品，也可用于救灾抢险时，按每人份组合配套。具有能量高、体积小、重量轻、耐储存和食用方便等特点。主要由普通救生食品包、舰艇救生食品包、飞行救生食品包（见救生食品）。

通用食品：又称常规供应食品或补助供应食品，是指按军队规定的技术标准生产，供应平时和战时部队生鲜食物供应困难时食用的食物总称，包括各类军用罐头、软罐头、脱水蔬菜等。该类食品在平时主要供应获得生鲜食物困难的部队，在战时作为野战食品的补充，尤其是较长时间以野战食品或救生食品为唯一食物来源时，通用食品可补充能量和各种营养素，但一旦有条件，要立即补充生鲜食物。

(糜漫天 许红霞)

yězhàn shípǐn

野战食品 (field rations)

陆勤人员部队人员行军、作战和一些特殊情况下热食供应困难时食用的制式食品。具有体积小、重量轻、携带食用方便和耐贮存的特点。野战食品还可用于大规模的拯救灾难的过程中，在灾后不能获得新鲜食品以及不具备烹调条件时，野战食品易于储存，便于运输，能提供基本的营养需要等特点能发挥重要作用。野战食品主要包括集体口粮、单兵口粮、限制口粮和特殊口粮。普通单兵口粮供应担负主攻任务的一线部队穿插、迂回时使用，供侦察部队和战斗激烈、无条件做饭的部队单兵使用；普通集体口粮主要

用于不便供应热食的防御阵地部队、固守山头、要塞部队及其他小分队、班等；特殊口粮如坦克兵口粮主要供坦克兵及特殊地域、条件下的作战部队使用；边防巡逻口粮，主要供应边防巡逻部队及相应条件下的作战部队使用。

主要品种 中国军队野战食品的主要品种有以下几种。

压缩干粮 以优质粮食为主要原料经加工压缩而成的块状熟食品。每包4块共250g，能量5392kJ。具有体积小、能量高、口味好、耐贮存、便于携带、提神抗疲劳、食用方便等特点。通常在部队行军、作战和执行特殊任务等情况下，热食供应困难时食用。

脱水米饭 又称速煮米饭或方便米饭，是用普通的大米经浸泡→蒸煮→离散→烘干→包装封口加工程序而制成的一种方便熟食品，具有复水快、口味好、接近平时的饮食习惯、食用方便等优点。适合于部队行军、作战和小分队单独执行任务时使用。

911单兵口粮 由主副食品和汤料配套的用软包装组合而成的人餐份口粮，有两种餐谱，即911A餐谱和911B餐谱。其特点是主副食搭配、品种多、口味好、营养搭配合理、包装便于携带食用、耐贮存。适于特种作战部队和执行特殊任务热食供应困难时食用的制式食品。

自加热食品 这类食品是由食品和加热片组合成一餐份的包装，使用时撕开口袋加入定量的水，片刻就发生反应，约15分钟就可使被加热的食品达到60℃左右，变为热气腾腾的食品。自加热食品的品种有香菇肉丝面、雪菜肉丝面、豌豆肉丁饭等。每餐份重约560g。这类食品达到了口

粮的热食化、口味好、接近正常膳食、易于消化、使用方便、适于单兵在特殊环境条件下食用。

伞兵口粮 这种食品主要有6个餐谱，采用餐份包装，做到2天不重样。其品种有饼干、素炒鸡蛋、榨菜、烩生鸡丝、蘑菇肉片、鱼香肉丝、木须肉、鸡汁汤料、蘑菇汤料、麻辣料等。每餐份重415g。

高能野战口粮 一种模块化的口粮，它首次使用了功能性物质，每日份由高能模块、营养模块、风味模块和补充胶囊四部分组合而成。用三层复合薄膜真空包装，中包装用纸盒。净重约400g，能量8368kJ。口粮形状为块状或牙膏状，便于部队食用和携带。主要用于机动作战和特种警备部队在3~5天应急时使用。该口粮的特点：①能量密度高（22.2kJ/g），重量轻，体积小，便于携带使用。②功能性强。该口粮除供给人体所需的营养和能量外，还具有显著的调动人体内脂肪和提神抗疲劳作用。③模块化组合，便于形成不同的组合形式，适于不同人员的使用要求。④品种多，营养齐全，口味好，有较好的连续食用5天的接受性。没有不良的生理反应，深受部队欢迎。⑤贮存性好，常温可达2年。

发展史 1976~1982年，中国军队研制了第一代野战食品。其基本内容是"三主""三副"。"三主"包括761压缩干粮、脱水米饭、脱水面条；"三副"包括午餐肉丁罐头、荤炒什锦罐头、酱爆肉丁罐头。第一代军用食品的主要特点，一是同时考虑了主食、副食；二是压缩干粮和罐头均以马口铁为包装材料；三是未形成餐谱和餐份，主、副食分开包装。

第一代野战食品中真正装备至部队，起到保障作用的是 761 压缩干粮。

1983～1986 年，中国军队研制了第二代野战口粮。第二代野战口粮的主要品种包括普通单兵口粮、普通集体口粮、边防巡逻口粮、坦克兵口粮 4 种。第二代野战口粮的特点主要有：①主、副食组合配套，营养素构成合理，口味大众化，原料来源广泛。②初步形成陆勤野战口粮系列，保障陆军不同兵种的需要。③全部采用软包装，减轻重量，缩小体积。

1986 年以后，中国军队继续开展了 861 单兵口粮、侦察兵口粮、陆勤系列野战口粮（90 压缩干粮、94 脱水米饭、脱水面条、军用蔬菜罐头）的研究。①861 单兵口粮实际是第二代野战口粮中的"边防巡逻口粮"，其主要内容物有猪肉米饭软罐头、水果软罐头、压缩干粮三部分构成。每日份重量为 1582.5g，能量为 17.89MJ。主要特点是口味好，营养丰富，能量高，体积小，携带和运输、使用方便。②侦察兵口粮含有米饭、酱米肉、水果软罐头食品、压缩干粮、巧克力和提神饮料等 10 种食品。每日份 2 包，重 985g，体积 1435cm³。主要特点是体积小，口味好，营养丰富，便于携带食用，具有解渴、兴奋和抗疲劳作用，具有较好的接受性和连食性。③陆勤系列野战口粮主要包括普通单兵、特种单兵口粮，普通、特种集体口粮。各种口粮均含 3 种食谱。其主要特点有主副食品种多，口味好，配套包装，接受性较好，采用了软包装材料，缩小了体积，减轻了重量，提高了野战食品的携带性、使用方便性。a. 90 压缩干粮

解决 761 压缩干粮经贮存后发硬，水分过低，食用时难以下咽的不足，以及口味、包装方面的问题。b. 94 脱水米饭的复水性能好，85℃以上热水复水 10 分钟左右；贮存性能好，保质期达到 2 年以上。c. 脱水面条的面条直形化，单位体积较市场上流行的各种方便面小；产品 α 化度高，在 85℃ 复水时性能好。d. 新研制蔬菜罐头的主要有脆绿黄瓜、麻辣豆芽和胡萝卜罐头。特点是罐头口味为低酸，在多年一贯制的蔬菜罐头中，增加了新口味；使用了新型食品添加剂，降低了杀菌温度，提高了内容物的品质，尤其是脆度；采用了新的烫漂工艺，有利于杀酶和护色。

1995 年以后，中国军队开展了高能野战口粮和以主食、副食、汤饮料及自加热器四大系列为基础的新一代野战口粮的研究。新研制的自热野战口粮整体上具有高效的自加热功能，产品体积较小，启动携带使用方便，营养丰富，口味接受性好。渡海登陆野战口粮首次使用了自加热装置。同时还研制了直型营养速食面条，实现了 40 年来的突破，它可在冷水中复水，也可在热水中复水，还能水煮。这一代野战食品以模块化的高能野战口粮为代表，由高能模块、营养模块、风味模块和补充胶囊四部分组合而成，并

首次使用了功能性物质，可显著提高作战效能。

（糜漫天 许红霞）

dānbīng kǒuliáng

单兵口粮（individually packaged rations） 部队不能集体供膳时，供单兵携带使用的口粮。通常以单人一餐份为单位供应，是用于特种作战部队和执行特殊任务热食供应困难时食用的制式食品。中国军队主要的单兵口粮是 911 单兵食品，有两种餐谱，即 911A 餐和 911B 餐，采用软包装，由主副食品包、汤料包及配套用品组合而成的单人餐份口粮，其组成、营养素及能量见表。其特点是主副食搭配、口味好、能量及营养素搭配合理、包装便于携带食用、贮存时间长。

美军单兵口粮主要是即食型口粮（meal ready-to-eat，MRE）。MRE 是独立包装的野战食品，除了饮料，整个餐是即食型的，不需要加水食用。一个 MRE 独立包装能提供 5230kJ 的能量，其中 13% 由蛋白质供能，36% 由脂肪供能，51% 由碳水化合物供能。单个 MRE 提供的维生素和矿物质占军人日膳食营养素供给量的 1/3。每天提供 3～4 个 MRE。MRE 作为唯一的食物来源可连续食用 21 天，21 天后应供应其他的口粮。当 MRE 作为唯一的食品时，只要条件允许，就应进行膳食补

表 911A、B 餐谱组成与主要营养素含量

911A 餐谱		911B 餐谱	
压缩饼干	250g	压缩饼干	250g
里脊肉	50g	酱牛肉	50g
咸菜	20g	榨菜	20g
海鲜汤料	10g	鸡汁汤料	10g
餐叉、勺、餐巾纸	5g	餐叉、勺、餐巾纸	5g
营养成分：能量 5757kJ，蛋白质 25.3g，脂肪 70.8g，碳水化合物 166g			

充（如面包、牛奶及新鲜水果）。美军的 MRE 共有 24 个餐谱，均用软包装材料，每餐份含主、副食、调味料和佐料小食品约 30 余种并配有杂品袋和无火焰加热器。主食主要有牛肉、鸡肉、香肠、猪肉、火腿、火鸡、鸡蛋、乳品等，蔬菜有土豆、番茄、扁豆等，水果主要有杏、梨、桃、蜜饯苹果、菠萝等。糖果糕点有巧克力糖、薄饼干、奶糖等。杂品袋装有糖、盐、咖啡、卫生纸、火柴等。MER 口粮的特点是重量轻、携带方便；可直接使用，也可复水食用或加热食用；品种多样，接近日常的正常膳食，有较好的食用接受性；耐贮存，在 20℃ 下可贮存 2 年，40℃ 可贮存 1 年。

（糜漫天　许红霞）

jítǐ kǒuliáng

集体口粮 （unitized group rations）

供给士兵群体使用的制式食品。通常在陆勤分队作战或执行特殊任务，热食供应困难时食用。按多人日份或餐份包装，特点是主副食配套、营养搭配合理、能量高、品种多、耐贮存、不加调理或稍加调理即可食用。中国军队集体口粮有 10 人、5 人一餐份包装，不分早、中、晚餐，共有三个餐谱。餐谱 1 为软包装赤豆米饭、炒面条、酱牛肉和烧鸡块、酸辣菜罐头及汤料，平均每人每餐重 723g，能量 4853kJ。餐谱 2 为脱水面条、软包装调味酱、四鲜酱和辣椒粉，平均每人每餐重 448g，能量 5774kJ。餐谱 3 为脱水米饭、回锅肉、茄汁鱼、酸辣菜罐头及汤料，平均每人每餐重 464g，能量为 5920kJ。

美军集体口粮主要包括 A 型口粮、B 型口粮和 T 型口粮三种类型。骨干集体口粮主要是浅盘口粮（即 T 口粮），是在 B 口粮

与其他一些集体口粮不能满足战场饮食保障需要的情况下发展起来的，1987 年正式列入美军食品供应系列，是美军 20 世纪 90 年代野战饮食系统中的主要口粮，目的是节省炊事员而又能提供高质量集体热食供应能力。浅盘口粮主要包括主菜、蔬菜、淀粉食品和甜点心四大类，有 4 个菜谱，分早、中、晚餐谱。分为 36 人餐份、18 人餐份和 9 人餐份三种规格，装在长方形金属浅盘中。主菜类有胡椒牛肉、加拿大咸猪肉、奶酪煎蛋卷、酱汁猪肉、虾、瑞典肉丸（带汁）等。蔬菜类有焦糖浆胡萝卜、什锦菜、甜姜片等，淀粉食品类有焦糖浆土豆、酱烤土豆、西班牙米饭、紫黑浆果饼、早餐面包布丁等。点心类有糖浆水果、蛋糕、胡桃巧克力、布丁、小馅饼等。

（糜漫天　许红霞）

xiànzhì kǒuliáng

限制口粮 （restricted rations）

要求携带最少装备、短期（少于 10 天）内完成特殊任务，如远程巡逻、攻击、侦察时使用的单兵口粮。执行特殊战斗任务时，由于携带物品体积及重量的限制，限制口粮的体积、重量均小于作战口粮。

分类 限制口粮主要有轻重量口粮、袭击食品包（food packet assault，FPA）、普通救生食品包（survival food packet of，general purpose improved，GP-I）、远程巡逻食品包（food packet of long range patrol，LRP）等多种类型。救生食品中，除 GP-I 外，还有舰艇救生食品包和飞行救生食品包。LRP 是供执行初期攻击行动、特种行动和远程侦察任务的士兵使用的口粮，包装于棕色的伪装袋中，所有的食品经过脱水处理。

LRP 的用量是每日一袋，由冻干脱水主菜、谷类食品、水果糕点、糖果等组成，供巡逻人员途中食用。FPA 包共有 6 种食谱，主要由脱水主菜、压缩食物块、甜食、饮料等组成，供海军陆战队使用。

营养标准 相对而言，作战口粮是完全营养口粮，限制口粮是不完全营养口粮，军用口粮营养标准包括作战口粮和限制口粮两个营养标准（表）。限制口粮的能量及各种营养素均低于军人每日膳食营养素供给量标准，因而当限制口粮作为唯一食物来源时，不能连续超过 10 天，10 天后必须补充其他食品或以作战口粮替代。

（糜漫天　许红霞）

jiùshēng shípǐn

救生食品 （survival rations）

军人遇险待救时用于维持生存的专用食品。救生食品通常是不完全营养食品，适用于限制口粮营养标准。具有体积小、重量轻、能量高、耐储存和食用方便等特点。救生食品主要包括普通救生食品包、舰艇救生食品包、飞行救生食品包等 3 种。救生食品往往在缺水环境下使用，因而食品组成应考虑节约体内水的消耗。蛋白质和脂肪代谢会增加尿的排出，而碳水化合物产生能量快，不增加肾脏排泄的负担，因而救生食品的能量构成碳水化合物的比例较高。

普通救生食品包 （survival food packet of general purpose improved，GP-I） GP-I 用于维持个体在特殊状况下的生存，尤其是饮用水有限时使用，它是一种限制性口粮，最多只能连续使用 5 天。一份 GP-I 能提供能量约 6054kJ（能量的 5% 来自蛋白质，39% 来自脂肪，56% 来自碳水化合物）。该口粮提供的能量最多 8%

<表>

表　作战口粮和限制口粮的营养标准

营养素[1]	作战口粮	限制口粮
能量（kJ）	15 062	6276
蛋白质（g）	91	50
碳水化合物（g）	494	200
脂肪（g）[2]		
维生素 A（μgRE）[3]	1000	500
维生素 D（μg）[4]	5	3
维生素 E（mg）[5]	15	8
维生素 K（μg）	80	40
维生素 C（mg）	90	45
维生素 B_1（mg）	1.2	0.6
维生素 B_2（mg）	1.3	0.7
烟酸（mgNE）[6]	16	8
维生素 B（mg）[6]	1.3	0.7
叶酸（μgDFE）[7]	400	200
维生素 B_{12}（μg）	2.4	1.2
钙（mg）	1000	500
锌（mg）	15	8
钠（mg）[8]	5000~7000	2500~3500
碘（μg）	150	75
硒（μg）	55	28
氟（mg）	4.0	2.0
钾（mg）	3200	2000
磷（mg）	700	350
镁（mg）	420	210
锌（mg）	15	8

1. 除了脂肪（无绝对标准）和钠列出了最低和最高量外，其余值为消费的最低标准，口粮的营养标准是以膳食营养素参考摄入量为基础的。2. 脂肪所提供的能量不超过总能量的35%。3. 其单位为微克当量（μgRE）。1μgRE＝1μg 视黄醇或6μg β-胡萝卜素。若来源于β-胡萝卜素，1μgRE＝10IU；若来源于视黄醇，1μgRE＝3.33IU。4. 胆钙化醇，1μg 胆钙化醇＝40IU 维生素 D_3。5. 其单位为 mg α-生育酚。α-生育酚包括仅在食物中才有的 α-生育酚形式即 RRR-α-生育酚，以及在强化食品和膳食补充剂中的 α-生育酚的异构体 2R-α-生育酚。这并不包括在强化食品和膳食补充剂中的 α-生育酚的异构体 2S-α-生育酚。6. 其单位为烟酸当量（NE）。1mgNE＝1mg 烟酸或者60mg 色氨酸。7. 其单位为膳食叶酸当量（DFE）。1μgDFE＝1μg 膳食叶酸或空腹服用 0.5μg 合成叶酸或与食物混合后服用 0.6μg 合成叶酸。妊娠期妇女每天应摄入 400μg，出来源于食物叶酸，还应摄入含叶酸的强化食品及补充剂或者两者均服用。8. 这些值不指包装食盐，限制口粮中钠含量不能满足在高温环境下作业的需要，尤其是未习服的个体，在这些情况下，可以通过补充电解质饮料解决

来源于蛋白质，以减少蛋白质代谢所需要的水。来自脂肪的能量高于普通食品的目的在于增加能量密度并减少食品重量，一个包装仅323g。一份 GP-I 包括6个条状压缩食品，即2个谷物条、3个饼干条及1个巧克力条。同时包括柠檬茶、糖及肉汤料。该包装同时需要 400ml 水用于冲泡柠檬茶及肉汤。

舰艇救生食品包　又称弃船救生食品包，指舰艇海上失事时，舰船人员离舰漂浮待救时维持生命的专用食品。一份舰艇救生食品包提供1人3天的口粮，包括6条独立的谷物条，其包装适用于存放在救生艇上，提供能量约 10 042kJ，其中54%的能量来自碳水化合物。中国军队舰艇救生食品包主要由压缩饼干、巧克力、糖等组成。每餐份重 435g，能量8569kJ。

飞行救生食品包　又称跳伞救生食品包，是空勤人员在飞机迫降、失事离机待救时维持生命的专用食品。飞行救生食品包的重量更轻，能量更少，每餐份重280g，能量 5945kJ，有些飞行救生食品每个包装仅含能量 1255kJ，且全部来自碳水化合物，因而只能在极端情况下使用，一旦有新的食物来源，即可被替代。中国军队研制的81型飞行救生食品包采用软包装，体积小，重量轻，很适合装备在飞行救生包中，可以避免跳伞时造成损伤。该口粮脂肪及蛋白质含量少，可以节省饮用水、延长保存期。新研制的飞行救生食品包还加入了具有抗疲劳作用的功能性食品，同时添加抗氧化剂延长保质期，能保存3年以上。

（糜漫天　许红霞）

tèshū jūnshì huánjìng yíngyǎng bǎozhàng

特殊军事环境营养保障（nutrition security for soldiers in specific environments）

针对军人在不同特殊军事环境条件下生活、作业、训练、作战等实际情况及特殊营养需求，制定相应的营养标准、膳食供给量标准及一系列营养保障措施。目的是增强人体对特殊环境的适应性，减轻不良

环境因素产生的损害，保护军人健康，提高军人在特殊军事环境条件下的军事作业效能。

意义 特殊环境主要指特殊生活环境、特殊工作环境和特殊职业场所，包括高温、寒冷、高原、沙漠等自然环境，噪声、振动、电磁辐射、放射等作业环境，以及有毒有害环境等。同一个人群可能处于几种特殊环境条件下，如高原缺氧环境常常又伴有低温寒冷。特殊军事环境主要是指部队所处的高温、寒冷、高原、沙漠等作战和训练环境。

人体在特殊环境条件下，尤其是在极端自然环境下生活和作业，不良环境因素会引发机体一系列生理功能的变化和营养代谢的改变，甚至对机体健康造成各种损害，极大影响和降低了人体作业生产的效能。在特殊地区进行局部战争，其胜负很大程度上取决于部队对所处特殊环境的适应能力和生存能力，在此基础上才能充分发挥武器与技术作用。以往战争的历史表明，在高原、寒冷等极端环境下作战，影响胜负的最重要因素是环境自身，而不是来自敌方的威胁；现在新的战略地区和环境对指战员的影响向着综合因素的作用发展，不仅有自然环境的气温、气压等影响，而且还有噪声、振动、微波、辐射、污染、缺水等影响。军人在上述特殊环境中生活、作业或训练、作战等，其营养需要有其特殊性。通过采取一系列综合保障措施，如适应能力锻炼、习服能力训练、特殊营养保障等，能够有效增强人体对特殊环境的适应性，减轻不良环境因素对机体造成的损害，这对于提高人体在特殊环境条件下作业生产的效能具有重要意义。

注意事项 军人特殊军事环境条件下的营养保障主要关注以下三个方面：①特殊环境因素对机体各类营养物质代谢的影响，包括对食欲、胃肠消化吸收功能的影响，能量、蛋白质、脂类、碳水化合物、矿物质、维生素、水等体内代谢的改变。②探讨特殊环境条件下部队面临的主要营养问题，以及机体的特殊营养需求，提出解决主要营养问题的具体措施，改善营养标准和膳食供给量标准，同时对烹饪方法和进食方式给予合理化建议。③研究探索能够提高机体对特殊环境适应能力和抗疲劳能力的特殊营养物质，通过科学合理的膳食补充这些特殊营养物质，增强机体对特殊环境的习服能力，提高军事作业效能。

(糜漫天 常 徽)

gāowēn yíngyǎng
高温营养 （nutrition in hot area）

针对在高温条件下生活或作业的军人的营养保障。

高温环境 通常指符合下列气象条件之一的自然环境或生产环境：①气温超过 32℃，炎热地区超过 35℃。②气温在 30℃ 以上且相对湿度超过 80%。③辐射热强度超过 4.1841J/（cm²·min）。④通风不良且存在热源散热量超过 83.7kJ/（m³·min）。高温环境通常由自然热源（如阳光）和人工热源（如生产性热源）引起，按产生原因不同可分为自然高温环境和工业高温环境。

保障措施 高温环境条件下的营养保障措施主要包括以下四个方面。

及时补充水盐 8 小时工作时间内的饮水供给量，中等强度体力劳动且中等气象条件时为 3~5L；强体力劳动且气温及辐射

热强度高时应为 5L 以上。由于人体汗液中无机盐的成分主要为氯化钠，无机盐的补充首先应当考虑食盐的补充。全天出汗量在 3L 以下时，每天食盐补充量为 15g；全天出汗量在 3~5L 时，每天食盐补充量为 15~20g；全天出汗量在 5L 以上时，每天食盐补充量为 20~25g。在刚进入高温环境的几天内特别需要补充食盐，其他时间则可以少补充甚至不补充。含盐饮料中氯化钠的浓度以 0.1%~0.2% 为宜。随汗液流失的无机盐成分中，除钠以外还有钾、钙、镁，以及一些阴离子如氯、磷酸根、硫酸根等，含有多种盐类的盐片或运动型饮料可及时补充体内的盐分。

注意饮料供给 含盐分的运动型饮料可供选择，方便快捷，可及时补充人体流汗所损失的无机盐。饮料的温度不宜太高，过热会增加出汗，同时也不宜太凉，太凉对正在受热的机体是一种强烈的不良刺激。一般饮料温度控制在 10℃ 左右较好，为高温作业冷饮的最适宜温度。饮料的饮用方式以少量多次为好，其优点是可减少直肠温度的升高，同时可避免因过量饮水而加重心脏和肾脏的负担。

合理膳食 高温作业人员往往会食欲减退导致能量摄入不足，因此应改善伙食，增进食欲。膳食供应的蛋白质应占总热量摄入的 12%，并保证优质蛋白质的供应。高温作业人员随出汗同时会丢失氨基酸，其中 1/3 是必需氨基酸，其中赖氨酸排出量最多。对于大量出汗的特殊高温作业人员应在膳食中补充必需氨基酸，特别是赖氨酸。蛋白质的摄入量应达到每人 90~100g/d，脂肪摄入量一般应占总热量的 25%~

30%。通常情况下，膳食是各种无机盐的主要来源。除了氯化钠，蔬菜含有丰富的钾和钙，谷类和豆类、肉类都含有丰富的钾和镁，高温作业者的膳食中应多增加一些含钾丰富的食品。在膳食中多配一些含维生素 B 和 A 较多的食品，同时应根据需要补充维生素制剂或给予维生素强化饮料、强化食品。此外，可采取促进食欲和消化液分泌的措施，如为高温作业者安排一个凉爽的就餐环境、合适的淋浴场所或在进餐前饮用适量的冷饮，合理的膳食制度等。

促进热适应能力的营养素 高温对营养素代谢可产生不同程度的影响，许多营养素、传统药食两用饮品可增强生物体的抗热应激能力。研究结果发现，许多营养因素对促进热适应，提高耐热能力有重要作用。这些营养因素包括各类氨基酸（如酪氨酸、苯丙氨酸、谷氨酸、谷氨酰胺、精氨酸），部分必需微量元素（锌、铁、铜、硒、钴、硅、钼、锰、铬等），维生素 B_1、维生素 B_2、维生素 C、烟酸、维生素 A、E 及泛酸钙。

（糜漫天 常 徽）

hánlěng yíngyǎng
寒冷营养（nutrition in cold area）
针对在寒冷低温条件下生活或作业的军人的营养保障。

低温环境 一般是指气温在 10℃ 以下的外界环境。对人体的实感温度，还应考虑环境的空气湿度、风速等综合因素。

保障措施 寒冷条件下的特殊营养保障措施主要包括以下三个方面。

合理的膳食结构 低温条件下的膳食应比同一人群常温条件下的能量供给提高 10%～15%，并且要对三大产热营养素的比例进行适当的调整。蛋白质供应以能够保证常温下的需要量即可，约占总热量的 15%；热量增加部分主要应通过提高脂肪和碳水化合物的供给来提供。在低温环境下摄入一定量的脂肪有助于提高机体的耐寒能力，并且能够有效防止无脂肪体重的丢失所造成的战斗力的下降。对于尚未建立冷习服及执行训练任务的士兵其膳食中脂肪的供应量应占总能量的 35%，每日约 140g。针对寒冷条件下对产热营养素供给的要求，以及中国军队日常膳食组成的实际情况，碳水化合物仍应是能量的主要来源，约占总能量的 50%，即每日供给 450～600g 稻米或面粉。此外，要注意膳食中钙、钠、钾、镁等矿物元素有足够数量，以克服在低温条件下这些元素排出较多而血液中浓度偏低的情况。维生素的供给要特别强调维生素 C 的供应，其他维生素如维生素 B_1、维生素 B_2、维生素 A、烟酸等的供应量也应有所增加，在 30%～50%。

合理的食物供应 ①水分的供应：寒冷应激会使机体尿液分泌增加从而导致脱水，寒冷环境下由于呼吸中水分丢失的增加，同样会产生体内水分丢失增加。因此，在低温条件下执行军事任务的士兵其水分的摄入应注意：即使没有口渴感，战士也必须注意随时补充水分；建立一套完整、周密的饮水计划，其中，活动量较小或未参加军事训练的人员每天至少需要约 2200ml 的水才能防止机体脱水；在此基础上，一般推荐参加寒冷天气军事行动的战士，早上醒来时饮用 500～600ml 水，早餐、中餐和晚餐时各饮用 500～600ml 水。②生热性食品的供应：为了满足机体在寒冷环境下对能量需求的增加，应当增加富含碳水化合物的米、面等食品及食用油的供应量。同时，在副食品中应选用脂肪含量较高的食品，如肉类、动物内脏等。为了保证蛋白质的需要量，应注意肉类、蛋类、鱼类和大豆及其制品的供应，确保满足机体对维生素 A、维生素 B_1 和维生素 B_2 等的需要。③冬季蔬菜的供应：在冬季到来前应用窖藏等方法大量储藏胡萝卜、大白菜、土豆、大葱等蔬菜，以保证冬季蔬菜的基本保障，充分发展冷冻脱水蔬菜的生产和储藏技术。同时要发展温室蔬菜生产，运用温室技术生产的蔬菜新鲜且富含多种维生素，是冬季部队理想的蔬菜供应来源。

合理的膳食制度 在低温环境中人体散热增加，除采取各种防寒保暖措施外，还要注意建立合理的膳食制度，尽量避免那些不合理的膳食习惯。冷的饭菜对胃肠道有不良刺激，会影响食物的消化吸收，热食不仅有利于消化吸收，对于食品卫生也是一个很好的保障措施，因此，应采取一些必要措施予以保证日常的热食供应。为了适应寒冷地区能量需求大，食量多，劳动强度大、时间长等特点，每日可安排 4 餐，即早餐占一日能量的 25%，间餐占 15%，午餐占 35%，晚餐占 25%。

（糜漫天 常 徽）

gāoyuán yíngyǎng
高原营养（nutrition in high-altitude）
针对驻守或快速进入海拔 3000m 以上高原地区的部队开展的营养保障。通过膳食营养途径增强人体对高原环境的适应性，减轻高原低温缺氧环境因素对机体的伤害，保护军人健康，提高部队战斗力。

特殊营养需要 高原环境下

机体的特殊营养需要：①人在高原环境中基础代谢、休息和运动时能量消耗大于平原，能量需要增加。高原气温较低，气温每低10℃，需增加能量3%~5%才能维持热平衡；高原呼吸率快，失热增加，呼吸失热量比平原高。②碳水化合物能灵敏地适应高原代谢变化，能使人体动脉含氧量增加，在高原地区保证碳水化合物摄入量对维持体力非常重要，高碳水化合物膳食可减轻高原反应症状。③高蛋白膳食不利于缺氧习服，因为蛋白质氧化时耗氧多，其特殊生热作用强，高蛋白膳食不易消化并可能引起组胺等在体内聚积，因此在缺氧习服过程中不需要增加蛋白质的供给量，重要的是应选用优质蛋白，注意维持氨基酸平衡。④高原缺氧初期食欲减退易使维生素摄入量不足，而机体对缺氧的代偿和适应反应可使维生素的消耗量增加，因此容易发生维生素不足或缺乏，进而降低缺氧耐力，补充维生素E、C等能够减少组织氧的消耗，提高氧的利用率和机体的耐缺氧能力。⑤高原环境下铁的供给量应当充足，每日膳食供给 10~15mg 铁可以满足需要，同时补充钾和限制钠的摄入量对防治急性高原反应有益。⑥高原风大且空气干燥，体表损伤水分增多，在高原进行体力劳动时经皮肤和肺以不显性蒸发方式丧失的水分高于平原，同时初入高原常无口渴感，不愿饮水，易导致慢性脱水，在剧烈登山运动中，每 4 小时应饮水 1L，久居高原适应以后，饮水量则与平原相同。

主要营养问题 ①新鲜蔬菜和水果供应不足，维生素 A、维生素 B$_2$ 和维生素 C 等摄入不足。②高原缺氧环境影响消化道功能，战士食欲减退，蛋白质摄入量低。③由于大气压低，饭菜不易做熟，影响饭菜的适口性。

保障措施 针对中国军队实际情况，可采取如下措施解决高原部队的膳食营养问题：①炊管人员应认真学习军供标准及相关营养知识，使种植、采购尽量符合部队的营养需求。②增加蔬菜和豆类及其制品的供给量，可参照解决寒区部队冬季蔬菜供应问题的措施来解决驻高原部队蔬菜供应问题。适当增加海带和动物内脏、鱼及其制品等食物的供给，使食物多样化，提高优质蛋白的摄入。③尽量避免使用高压锅烹饪叶类蔬菜，避免维生素的大量损失。④加大对炊管人员进行食品卫生和营养卫生知识的教育力度，掌握科学的烹调方法，增加饭菜适口性。⑤可服用复合维生素制剂和钙片以满足人体生理需要。⑥针对初入高原战士可采取少吃多餐的方式以增加食物摄入量，另外可在正餐之间适当增加一些小吃类食品，如面包、糖果、饼干等。⑦增强高原习服的特殊营养物质，酪氨酸可提高寒冷和高原环境中的作业能力，减轻高原反应症状；其他如色氨酸、胆碱可通过影响 5-羟色胺和乙酰胆碱合成与释放，改善高原低氧条件下机体神经精神功能。牛磺酸不仅能促进智力发育，还能改善缺氧引起的兴奋性氨基酸的神经毒作用，改善急性缺氧对心肌线粒体功能的损害，预防急性缺氧时线粒体中某些酶活性的降低。肉碱能促进体内长链脂肪酸的 β-氧化，防止运动后乳酸在肌肉中的过量堆积。此外，肉碱对碳水化合物和氨基酸的利用亦有促进作用。

(糜漫天　常　徽)

tèshū jūnshì zuòyè rénqún yíngyǎng bǎozhàng

特殊军事作业人群营养保障（nutrition security for soldiers involved in special military operations）　针对某些从事特殊军事作业的军人或军兵种所进行的营养保障。军人是一种特殊的职业，肩负着保卫祖国的使命，无论陆地、天空、海洋、水下，都需要军人执行训练和作战任务，某些军人或军兵种所处的作业环境或者承受的作业强度不同于常规部队，属于特殊作业人群，诸如重体力劳动部队、低照度作业人员、空军、海军、航天人员、潜水人员等，这些从事特殊军事作业的军人或军兵种，其机体内的各种营养素代谢情况会发生某些变化，机体的各类营养需要具有特殊性。研究不同特殊军事作业人群的营养需要，通过改善营养标准和膳食供给量标准，调整饮食结构、烹饪方法和进食方式，合理增加某些特殊营养物质或功能性成分的摄入量，以及研制配备各类特殊膳食营养补充剂、军用方便食品、功能性食品等一系列营养保障措施，能够有效提高特殊军事作业人员的营养健康状况，增强部队的战斗力。

特殊军事作业人群营养保障主要关注三个方面：①人体在特殊职业环境如高空、海上、水下等作业，各类环境因素如气温、气压、噪声、振动、微波、辐射等对机体各类营养物质代谢的影响，研究职业特点与营养需求的特殊性之间的关系。②探讨不同特殊军事作业人群所面临的主要营养问题及原因，提出解决主要营养问题的具体措施，不断改善营养标准和膳食供给量标准，同时对烹饪方法和进食方式给予合理化建议。③研究探索能够改善特殊军事作业人员机体健康状况并提高军事作业效能的特殊营养物质或功能性食品，通过科学合理的膳食营养补充，增强机体对特殊环境因素的适应能力和抗疲劳能力，提高军事作业效能。

（糜漫天 常 徽）

zhòngtǐlì láodòng yíngyǎng

重体力劳动营养（nutrition for heavy manual laborer）

针对能量消耗每天大于 13.38MJ 的重体力劳动军人的营养保障。

重体力劳动特点 在国防建设和军事活动中，很多官兵担负着艰苦繁重的体力劳动和军事训练任务，每日能量消耗巨大，如伞兵、坦克兵、海军陆战队等兵种，以及广大步兵部队攻防演习、战斗、负重行军、抢修工事、抢险救灾等，高强度的体力劳动和特殊的工作条件会使机体代谢发生众多变化，对营养的需要也具有特殊性，通过采取科学合理的营养保障措施，可以减轻劳动者的疲劳，保护军人的健康并提高作业效能。

保障措施 重体力劳动条件下的营养保障主要包括以下四个方面。

供给高能量膳食 劳动时主要供能物质是碳水化合物，因此膳食中应供给足够的糖类。高碳水化合物膳食能提高体力劳动的能力和工作效率。同时还应注意，由于体内糖原储存有限，因此经过较长时间的重力劳动以后，体内糖原会耗竭，这时脂肪就成为提供能量的主要物质来源。在重体力劳动者膳食中应增加一定量的脂肪，包括植物性脂肪和动物性脂肪。对于刚开始从事重体力劳动的人员，脂肪摄入量不宜过高，脂肪代谢过程中会产生酮体，

未经锻炼的人员利用酮体的能力较弱，会出现轻度酮症，因此必须经过一定时间的体力劳动锻炼以后，当体内某些酶如 β 羟基丁酯脱氢酶、3-酮酸辅酶 A-转移酶等活性增加，机体利用酮体的能力提高以后，才能逐步增加膳食脂肪摄入量。

保证膳食蛋白质的数量和优质蛋白质的比例 为满足机体在重体力劳动过程中蛋白质代谢的需要，避免体重丢失，维护免疫系统功能，膳食中必须含有足量的蛋白质，且优质蛋白的比例应在 50% 以上。优质蛋白质的来源除了动物性食品以外，应该充分利用豆类和奶类食品。豆类尤其是大豆类食品，蛋白质的含量较高，一般在 35%~40%，其中黑豆的蛋白质含量可高达 50% 以上，且氨基酸种类齐全，属完全蛋白。牛奶蛋白质含量在 3%~4%，其蛋白质的氨基酸组成模式接近理想蛋白，生物价高于肉类，也是人们获取优质蛋白质的良好食物来源。

增加维生素的供应 维生素 B_1、维生素 B_2、烟酸和维生素 C 与能量代谢及疲劳恢复有关，在重体力劳动过程中不仅消耗量大而且容易丢失，因此在膳食中应增加上述维生素的供给量。维生素 B_1 的主要食物来源有花生、大豆和猪瘦肉等，维生素 B_2 的主要食物来源有猪肝、牛肝、鸡肝、香菇、黑木耳等，烟酸的主要食物来源是动物肝脏、肾脏、瘦肉、鱼和坚果等，维生素 C 的主要食物来源是新鲜蔬菜和水果。另外，重体力劳动者尤其是昼夜轮班作业者，维生素 A 缺乏现象比较多见，为保证夜间视力，必须在膳食中提供足量的维生素 A，一般重体力劳动和极重体力劳动者维

生素 A 供给量均为 1000μgRE/d，维生素 A 的主要食物来源是动物肝脏、鱼肝油和鸡蛋等，另外有色蔬菜如菠菜、胡萝卜、韭菜，以及杏、香蕉和柿子等水果可提供维生素 A（胡萝卜素），如果受条件限制不能有效从天然食物中获取足够的维生素，应及时补充维生素制剂。

合理膳食、保证饮水 重体力劳动人员能量和营养素消耗大，两餐相距时间如超过 4 小时，应适当加餐；各种食物要合理调配，使各种营养素按配比摄入；要提高烹调技术，在食品的种类和色、香、味、形诸方面下工夫；当作业环境温度高、出汗多时，应保证作业人员的优质饮料，注意补充食盐；就餐时要有美味可口的汤以促进食欲。

（糜漫天 常 徽）

dīzhàodù zuòyè yíngyǎng

低照度作业营养（nutrition in low-luminance environment）

针对在低照度作业环境条件下作业的军人的营养保障。

低照度作业特点 外界环境的光照强度用照度来衡量，照度是指单位被照面积上接收到的光通量，单位为勒克斯（lx）。一般夜间的自然照度不超过 0.25lx。低于 30lx 的照度称为低照度。某些作业环境下的工作人员如井下和隧道作业人员、雷达操纵员、汽车司机、夜间执勤的军人或警察等，均属于低照度环境作业人员。对于低照度条件下作业人员，应通过合理的营养膳食和保障措施，保护工作人员的暗适应能力，减轻视力疲劳，提高人体的在夜间或低照度条件下的视力。

保障措施 低照度作业条件下的营养保障措施主要包括以下三个方面。

增加增强暗适应能力的营养物质的摄入　人体从亮处进入暗处，最初眼睛看不清任何东西，经过一定时间，才逐渐恢复对光的敏感性，能在一定照度的暗处看见物体，这个过程称为暗适应。人体的暗适应能力与体内某些营养物质的水平密切相关，尤其是与维生素A的营养状况紧密相关。通常情况下，体内维生素A充足，则暗适应时间短；体内维生素A不足，则暗适应时间长，严重时可产生夜盲，即在暗处或夜间眼睛无法看清物体。维生素A是影响暗适应能力最重要的营养物质，这是因为维生素A是合成暗适应过程中视觉感应物质的前体物，维生素A缺乏会导致暗适应能力下降。其次，维生素B_1、维生素B_2、烟酸，以及矿物质锌、硒，对人体暗适应能力的维持也具有重要影响，这些营养物质的缺乏会降低低照度条件下的视觉能力。同时，牛磺酸作为视网膜及中枢神经系统发育必需的营养物质，在视网膜中含量尤为丰富，与人体的视觉功能关系密切，适量补充牛磺酸有益于提高暗适应能力。

膳食指导　①经常食用含维生素A丰富的食品，如动物肝脏、蛋类、瘦肉等，每周1~2次。蔬菜每天500g，多选择有色、深色蔬菜（绿、黄、红），如胡萝卜、番茄、莴笋、菠菜等。如果维生素A膳食摄取量难于达到需要量，应适量补充鱼肝油丸。根据低照度作业时间长短，建议每日补充维生素A 5000IU左右。②保证机体良好的蛋白质摄入，在摄入量充足的前体下，优质蛋白应占50%以上。③提高动物性食品的摄入量，动物性食品含锌和B族维生素等丰富。经常选用海带、紫菜、海鱼等海产品，这类食品硒含量丰富。④为使低照度作业人员暗适应能力达到最佳状态，对于某些需要量较高而膳食难以满足的营养素，可采用额外补充的方法，如维生素A、牛磺酸等。

应急情况下的保障措施　夜间出车或执行侦察任务时，一次口服维生素A 50 000IU，可提高暗视觉功能，保持12小时。战前一次口服维生素A 10万IU，可保证3~5个月不得夜盲症。

（糜漫天　常　徽）

kōngjūn yíngyǎng

空军营养（nutrition for air force）

针对空军飞行人员的营养保障。

飞行作业特点　空军营养主要研究飞行环境下人体营养代谢特点和特殊营养需要，制定飞行人员的营养标准、膳食供给量标准，以及各种条件下飞行的营养卫生保障措施等。飞行作业是既复杂又紧张的劳动，飞行人员在狭小的座舱里，在立体空间做轨迹多变的飞行劳动中，将受到噪声、振动、加速度、低氧、低气压、温度骤变甚至电离辐射等理化因素的影响，综合作用于人体，将对能量以及各种营养素的代谢产生影响。合理营养是保证飞行员良好体力与精力、预防疾病和提高飞行耐力的重要措施。

空军飞行人员营养标准　包括营养素供给量标准、飞行员食物定量标准，以及膳食中营养素的质量要求。

营养素供给量标准　现行飞行人员营养素供给量标准以《军人营养素供给量》（GJB 823B-2016）为参考，基本内容见表1。

膳食中营养素的质量要求　合理的产能营养素，蛋白质为12%~15%，脂肪为20%~30%，碳水化合物为55%~65%；每日膳食中摄入的动物性蛋白质应占摄入蛋白质总量的30%~50%；每日膳食摄入的动物性脂肪不得超过摄入脂肪总量的50%；每日膳食中维生素A的摄入量至少应有33%来源于动物性食品；每日膳食摄入蔗糖产生的能量不得超过摄入总能量的10%；每日膳食中胆固醇的含量应在800mg以下。

表1　现行飞行人员每日营养素供给量

营养素	数量
能量（kJ）	13 000~15 100
蛋白质（g）	120
钙（mg）	800
铁（mg）	15
锌（mg）	15
硒（μg）	60
碘（mg）	150
维生素A（μgRE）	1500
维生素D（μg）	15
维生素B_1（mg）	23
维生素B_2（mg）	3
烟酸（mg）	20
维生素C（mg）	150

飞行人员食物定量标准　中国军队飞行人员历年食物定量标准基本内容见表2。

保障措施　主要介绍飞行人员日常营养保障，以及夜间飞行和远程飞行的营养保障。

飞行人员日常营养保障　①建立食谱制度：空勤灶应制订每周食谱，由专职营养卫生人员负责编制，征求炊管人员的意见并付诸实施，并且应经常听取就餐飞行人员的建议，坚持以营养为主兼顾口味的原则。②贯彻合理的饮食制度：禁止空腹、饱腹飞行。一般状况下各餐能量分配如表3所述。进餐时间应根据季节和飞行任务而定。白天飞行超

表2 历年飞行人员每人每日膳食食物定量（g）

序号	食物品种	1990 年以前	1990~1999 年	2010 年以后
1	粮食	550	550	500
2	猪肉	150	125	100
3	牛（羊）肉	50	50	100
4	禽肉	100	125	140
5	脏腑	50	50	
6	禽蛋	150	125	100
7	鱼虾	100（鱼）	125（鱼）	240
8	海米	—	15	—
9	牛奶	200	250	300
10	黄豆（豆品）	100（豆制品）	100（豆制品）	80（大豆）
11	蔗糖	80	80	30
12	植物油	50	60	70
13	蔬菜	750	750	750
14	水果	300	300	300
15	黄花菜（干）	—	5	
16	木耳（干）	—	5	
17	蘑菇（干）	—	5	25
18	海带（干）	—	—	
19	紫菜（干）	—	—	
20	巧克力	15	15	20
21	维生素片	1（丸）	1（丸）	1
22	饮料*	—	10%	10%
23	调料*	250（g）	5%	10%

注：* 饮料、调料实行折款供给，为2~20项食物折款总和的百分比

表3 飞行人员各餐能量分配（%）

	早餐	间餐（夜餐）	午餐	晚餐
不飞行日	25~30	—	40~50	25~30
春、秋、冬季昼航	20~25	10~15	35~40	25~30
夏季昼航	20~25	10~15	20~25	35~40
夜航	15~20	10~15	35~40	25~30

过4~5小时，应供应间餐；间餐应是量少质精且易于消化的食品。夜间飞行时，除调整进餐时间外，一般应供应夜餐。③禁止饮酒：酒精可引起中枢神经系统功能障碍，加重高空缺氧症，危及飞行安全。④预防高空饮食性胀气：飞行前禁食不易消化及含纤维素多的食物，以免过多的食物残渣在肠内发酵而产气。在高空飞行前的主餐甚至前一日的晚餐，不宜食甘薯、粗杂粮、干豆类、干硬果、萝卜、黄豆芽、芹菜、卷心菜和黄瓜等。⑤合理膳食：飞行前餐的能量分配碳水化合物占60%~65%，脂肪占20%~25%，蛋白质占10%~15%。飞行前避免摄入纯碳水化合物膳食，含脂肪高的或油煎油炸食物不宜摄入，以免影响消化功能。按规定服用多种维生素制剂。

夜间飞行的营养保障 ①合理安排饮食：夜航超过23点时，应增加夜餐。夜餐食物须易于消化，以半流质为宜，蛋白质的含量不宜过多，以免影响睡眠。②膳食调配：进入夜航飞行前应作暗适应功能检查，如果暗适应时间延长，表明维生素A营养状况不良，应每天补充 1500 ~ 3000μgRE。暗适应时间正常者，亦应按规定在夜航前一周及夜间飞行期间加服 1 片多种维生素制剂。夜航膳食多采用富含维生素A的食物如猪肝、鸡蛋、新鲜绿叶蔬菜、胡萝卜等。

远程飞行的营养保障 远程飞行是指超过 4 小时不着陆飞行。①高度 4000m 以内远程飞行：飞行员不戴氧气面具，进食比较方便。应注意加强飞行前一餐的营养，起飞前如为早餐，应占全日能量的1/3。食品应量少质精，易于消化，如牛奶、鸡蛋、瘦肉、新鲜蔬菜和主食。飞行4~5小时后，供应机上口粮，常用的空中口粮有各种罐头食品，也有采用复合袋包装的制式野战食品。空中餐除食物外，应携带饮料。②10 000 ~ 12 000m 高空远程飞行：每4~6小时进餐一次，所用食物如面包干、糖块、巧克力、点心、小肉块或丸子、水果块等，都要制成小块或小片状，称为"一口一块"口粮或颗粒状口粮，由飞行人员随身携带，按时取食。③高度 12 000m 以上飞行时，飞行人员一刻也不能离开氧气面具。营养补充是在不影响面具密封性能的前提下，利用特殊装置吸入流质及半流质食物。高空随航口粮为特制的流质或半流质食物，

如浓缩的肉菜泥汁、杏仁茶、核桃酪、肉泥大米膏等为 100~150ml。

（糜漫天 常徽）

hǎijūn yíngyǎng

海军营养 （nutrition for navy）

针对海军航海人员的特殊营养保障。

航海因素对营养素代谢的影响 航海因素对能量、蛋白质、脂肪、碳水化合物、维生素、矿物质的代谢均有一定有影响。

能量代谢 航行时的振动、小剂量电离辐射、寒冷、生物节律扰乱、睡眠减少等多种因素造成舰员精神和肌肉紧张，使基础代谢和劳动的能量消耗增加。航海时的各种不良刺激可使人食欲减退，使营养素摄入量减少。因此，在舰船航行早期可出现能量负平衡，导致体重下降。长期航行人员逐渐适应环境后，可增加摄入量而达到能量平衡。海军航海人员能量消耗量在 12.47~14.63MJ。中国海军舰艇人员能量供给量，水面舰艇和潜艇人员为 13.8~15.1MJ，核潜艇人员为 14.6~15.5MJ。

三大产能营养素的代谢 蛋白质分解代谢增强，氮排出量增加，蛋白质消耗增多，蛋白质需要量相应增加。在航海条件下机体蛋白质需要量增加，蛋白质占能量比例以 15%~18% 为宜，并应注意供给优质蛋白质。航海时摇荡及高温环境使人们对脂肪的食欲减退，使脂肪摄入量减少。潜艇艇员糖耐量降低。长期暴露于小剂量射线环境的人，白细胞中的糖原比正常人多，而且随累积剂量增加白细胞中糖原含量也进一步增加。全身振动可使血糖水平下降、糖耐量降低。

维生素代谢 长期航行后，船员体内维生素 C 水平可大幅度下降，若每天补给维生素 C 150mg，可维持维生素 C 良好的营养状况。维生素 B_2 等其他维生素也呈现类似状况。潜艇艇员还可出现维生素 D 营养状况的下降。高温环境可使机体水溶性维生素丢失增多。晕船时，血中维生素 B_6 水平和尿中 4-吡哆酸排出量减少。维生素供给不足可增加对晕船的敏感性，给予含有吡哆醇的维生素制剂可预防前庭功能紊乱。

矿物质代谢 在高温环境中人体的矿物质与微量元素可大量丢失。汗液中钠、氯浓度随氯化钠摄入量的增加而增加；汗液中钾浓度则随摄入氯化钠量的增加而减少。热习服后，从汗液中丢失的矿物质与微量元素大多减少，唯有锌在汗中的浓度反而增加，因而即使热习服后也要补充锌。潜艇长期在水下航行时，人体维生素 D 合成减少，尿中钙的排出量降低。

航海人员营养素供给量标准 航海人员的能量、蛋白质、脂肪、碳水化合物、维生素与矿物质的供给量按标准供给。

能量 随着舰船设备机械化、自动化程度的提高，舰船人员的能量消耗逐渐下降，能量供给量也在下降。中国的军用标准《军人营养素供给量》（GJB 823B-2016）规定水面舰艇和潜艇艇员的供给量都是 13.8~15.1MJ，核潜艇艇员为 14.6~15.1MJ。

三大营养素 水面舰艇艇员的蛋白质供给量为 110g，潜艇、核潜艇艇员为 120g。三大营养素占总能量的比例，蛋白质为 12%~15%，脂肪 20%~30%，碳水化合物 55%~68%，动物性蛋白质应占摄入蛋白质总量的 30%~50%，动物性脂肪不得超过摄入脂肪总量的 50%，蔗糖能量不得超过总能量的 10%，每天膳食中胆固醇含量应在 800mg 以下。

维生素与矿物质 由于航海环境中许多因素的影响，致使多种维生素消耗量增加，因此应注意供给充足的维生素，特别在低纬度区域航行或长期航行中要增加水溶性维生素的供给量。按照 GJB 823B-2016，钙的供给量为 800mg；铁的供给量为 15mg；锌的供给量为 20mg；硒和碘的供给量分别为 60μg 和 150μg；维生素 A 供给量水面舰艇艇员 1500μgRE，潜艇艇员 1800μgRE，核潜艇艇员 2250μgRE；维生素 D 供给量均为 15μg；维生素 E 供给量均为 30mg；维生素 B_1 供给量水面舰艇艇员 2.5mg，潜艇艇员和核潜艇艇员 3mg；维生素 B_2 供给量水面舰艇艇员为 2mg，潜艇艇员 2.5mg，核潜艇艇员 3mg；烟酸供给量水面舰艇和潜艇艇员 20mg，核潜艇艇员 25mg；维生素 B_6 供给量水面舰艇艇员 2mg、潜艇艇员和核潜艇艇员 3mg；维生素 C 供给量均为 150mg。另外维生素 A 的摄入量要求至少有 33% 来自动物性食品。

（糜漫天 常徽）

hángtiān yíngyǎng

航天营养 （nutrition for astronauts）

研究在航天环境因素下，人体对营养的特殊需求，依据营养学原理和研究结果制订综合营养保障措施，以促进航天员在航天过程中的营养健康。

航天员的膳食营养素供给量标准 中国在 20 世纪 70 年代 "曙光" 号计划时就制定了航天员膳食营养素供给量标准（暂定），经过多年的预研和 "921" 型号任务的研制，在借鉴美、俄航天员膳食营养素供给量标准的基础上，结合中国国人的身体素质和饮食结构特点，初步确定了中国航天员膳食营养素供给量标准（试行），见表。

营养保障特点　短期航天对膳食的营养要求不严格，按照合理营养的一般原则实行即可。长期航天对膳食营养的要求很高，因为航天员在整个飞行期间的营养需求，全部由在飞行前按计划配置的航天食品来保障。同时，受诸多限制，装船航天食品的种类和数量都十分有限。因此，必须为航天员提供营养合理的平衡膳食。

航天食品的特点与要求　为了节省发射时的有效载荷和飞船的空间，航天食品应尽可能重量轻体积小；为了方便在失重条件下进食，防止食物和残渣在舱内漂浮，食品应加工成一口大小，食品包装内应无可流动汤汁；为了减少飞船废物收集系统的负荷，食品应不含不可食的组分如骨、刺、皮、核、壳等。航天食品及其包装形式应方便在失重环境中使用，应与飞船上的食品伺服装置相适配。航天食品应尽可能提供航天员熟悉的食物，以及足够数量和品种的食物，使航天员能够按照自己的口味进行配餐。提供调味品也是满足航天员口味要求的有效措施手段之一。航天食品应安全可靠，应能经受航天特殊环境因素如冲击、振动、加速度等的考验而不失效。

合理膳食与航天食谱的设计　①感官接受性：一般情况下，食品性状越接近地面普通食品，感官接受性越好。因受重量、体积、保存条件等因素的限制，航天食谱中新鲜食品只占很小比例，且一般只是在飞行开始的1~2天提供。脱水食品具有重量轻、体积小和可以在舱温（约20℃）下长期保存的特点，非常符合航天食品的要求，但其感官接受性较差，因而使其使用受到限制，一般在食谱中可占比例以不超过50%为宜。②食品加工：航天膳食应能提供符合航天员膳食营养素供给量标准的热量和营养素。动物性物料为畜禽产品，能够耐受高温高压的加工条件，通常被加工成软硬罐头类热稳定型食品。果蔬类物料含维生素、矿物质和植物纤维等，但不易保存，且不能耐受高温高压的加工条件，通常采用冻干法将其制成复水食品或即食食品。③航天员的口味嗜好：为了增进食欲和提高进食量，采用的飞行食谱一般都是航天员个人选择性食谱。在飞行前航天员根据自己的口味嗜好选择自己喜爱的食品，经过膳食营养专家审核后编入食谱。如果在飞行过程中航天员的口味发生改变，航天员可以从储备食品中挑选自己喜爱的食品，用原食谱中的食品进行调换。

（糜漫天　常　徽）

qiánshuǐ yíngyǎng

潜水营养（nutrition for diver）

针对海军潜水人员的特殊营养保障。

潜水作业特点　潜水作业是在水下环境中进行的特殊作业，

表　推荐的航天员每人每天营养素供给量标准

营养素	推荐摄入量
能量（MJ）	10.9~11.7
蛋白质（g）	90~100，动物性蛋白不少于50
脂肪（g）	90（占总能量的29%~32%）
碳水化合物（g）	330~400（占总能量的52%~57%）
矿物质	
钙（mg）	≥800
磷（mg）	≤1600
钾（g）	3~5
钠（g）	5
氯（g）	7
镁（g）	0.3~0.5
铁（mg）	15
锌、硒等微量元素	不低于地面膳食的供给量标准
维生素类（每天补充量）	
维生素A（μgRE）	1800~2000μgRE
维生素D（μg）	10
维生素E（mg）	100
维生素B$_1$（mg）	2~3
维生素B$_2$（mg）	2~3
维生素B$_6$（mg）	2~3
维生素B$_{12}$（μg）	10
烟酸（mg）	20~30
维生素C（mg）	150~300
维生素P（mg）	75~150
泛酸（mg）	20
叶酸（mg）	1~2
饮用水（ml）	2500

在军事上如援潜救生、航道障碍物的排除、舰艇水线下部位的检修等，都需要在水下进行作业。在水下，机体除受到大气压的影响，还受到静水压的影响，潜水过程也是加压的过程，这是潜水作业的主要特点。当潜水作业结束后，人体从水下上升的过程中，由于压力变小，体内溶解的气体会不断释放出来，为防止上升速度太快，导致局部气泡聚积而发生减压病，必须有进行一个逐渐减压的过程。作业时间长短决定减压时间的长短，在深度较大时，因压力大溶解的气体较多，因而需要较长时间减压。

保障措施 潜水作业过程中，人体处于精神紧张状态，水下环境与高气压环境对机体代谢产生诸多影响，引起机体的应激反应。高压环境可导致潜水员食欲减退，食物摄入量减少。潜水人员营养保障应注意以下几个方面：①潜水作业过程中潜水员能量消耗增加，该能量消耗增加与高压环境、呼吸气体成分及环境温度有关。同时摄入的能量摄入减少，能量平衡常呈负平衡，在大多数饱和潜水作业中，潜水员的体重都下降。因此，不仅在潜水作业时，而且在潜水员训练期间就需要供给充足的能量，以满足潜水员能量消耗的需要。在使用空气潜水时，可供给能量 13.39～15.06MJ。当水温较低，劳动强度较大使，可增加能量供给量。在使用氢氧潜水时，特别是饱和潜水时，能量供给量为 16.74MJ，水温较低时可增加至 18.83MJ。②高压环境中，体内消耗的维生素较多，故要供给充足的维生素，特别是B族维生素。供给量可为一般成年人供给量的150%～200%。③高压条件下，尿量排出增加，因此

应注意供给水，每天约 2L。尚未见到有关矿物质供给量的报告，若平衡膳食即可满足机体需要。

注意事项 潜水员的营养需要量虽然较高，但要注意使潜水员的身体脂肪及血脂控制在正常的范围内，否则在减压过程中易发生减压病。在潜水期间，应供给能量充足易消化的食物，避免供给过多的脂肪，以免使血脂升高而溶解过多的惰性气体。供食物时间与潜水作业时间至少要间隔 2 小时。若在水下作业时间较长，中间应供给一次食物，可供给含糖点心及除酒以外的饮料，可以快速供给能量及补充水分。潜水后则与潜水前一样，供给能量充足的平衡膳食使体力尽快恢复。潜水员食欲变化时要考虑潜水员的喜好与口味，尽量满足潜水员的要求，供给可口的食物，尽可能使摄入的营养素能满足潜水员消耗的需要。在减压期间要严格控制脂肪摄入量，每人每日不应超过 100g，并继续补给维生素。在减至常压后 10 天内除供给

能量充足的平衡膳食外，仍应继续补给维生素，以消除高压环境对维生素代谢的影响。为做好潜水员营养保障工作，应对潜水员营养状况进行监测。可进行个体膳食调查，及时了解潜水员摄入营养素的情况，并根据膳食结果调整食谱。可收集尿样进行生化检查，及时了解潜水员蛋白质、维生素的营养状况。若有条件可每天称体重和定期抽血样分析。饱和潜水员营养素供给量的建议值见表。

(糜漫天 常徽)

军队食品安全保障（food safety and security for army）为确保军队食品安全，避免有毒、有害物质通过食品对军人健康造成急性或慢性危害而采取的预防和处置措施。包括食品安全法规和标准的制定、食品安全控制技术的应用、食品安全性的评价、食品中化学毒物和病原微生物及其毒素的分析检验、食物中毒的预防、食品采购、运输、储存和

表 大深度（200m 以深）饱和潜水员营养素供给量建议值

能量或营养素	建议供给量
能量	模拟实验 15～18MJ，现场作业 23MJ，减压期间 13～15MJ
蛋白质	占总能量 15%～18%
脂肪	加压前、加压期间占总能量 35%，减压期占总能量<30%
维生素 A（μgRE）	1800
维生素 B$_1$（mg）	4.0～4.5
维生素 B$_2$（mg）	4.0～4.5
维生素 B$_6$（mg）	4.0～6.0
烟酸（mg）	35～40
维生素 C（mg）	150～200
维生素 E（mg）	15～20
钙（mg）	1000～1200
铁（mg）	15～20
钾（mg）	1875～5625
镁（mg）	350～500
锌（mg）	15～20
铜（mg）	2～3

加工等环节的卫生管理、军队突发食品安全问题的应急处置等。军队食品安全保障是防止食品污染和有害因素对军人健康造成危害，维护军人身体健康和保持部队战斗力的重要措施之一。

食品安全 食品在消费过程中应确保不会使消费者的健康受到危害，是"对食品按其原定用途进行制作和食用时不会使消费者受害的一种担保"。食品安全要求食品的生产和消费过程中，应有效降低食品污染，确保食品中存在或引入的有毒有害物质未达到危害程度，从而保证人体按正常剂量和以正确方式摄入这样的食品不会受到急性或慢性的危害，这种危害包括对摄入者本身及其后代的不良影响，如致癌和致畸等。

军队食品安全保障分为平时食品安全保障和战时食品安全保障，主要是针对食品中各类有毒有害物质的来源途径，采取一系列科学合理的预防和管理措施，有效降低食品中有毒有害物质的含量，使之低于危害水平。食品中有毒有害物质可通过食物本身内源性合成、食品污染和食品残留产生，其中食品污染是最主要来源途径。

食品污染 食品从生产、加工、贮存、运输、销售、烹调直至餐桌的整个过程中，各种有毒有害物质进入食品的现象。食品污染按性质可分为三类：①生物性污染，包括细菌、真菌及其毒素、病毒、寄生虫和昆虫等。②化学性污染，包括农药、兽药、有害金属、有害化合物、化学毒物、食品添加剂、食品容器和包装材料等。③物理性污染，包括玻璃、尘土、杂质、放射性元素等。食品中常见的有毒有害物质及来源见表。

（糜漫天 常 徽）

表 食品中常见有毒有害物质及来源

食源性疾病分类			有害物质
人畜共患传染病	细菌性		霍乱弧菌、赤痢杆菌、伤寒杆菌、副伤寒杆菌等
	病毒性		甲型肝炎病毒、轮状病毒、诺如病毒、朊病毒、高致病性禽流感病毒
	寄生虫病		蛔虫、钩虫、蛲虫、绦虫、线虫等
食物中毒	细菌性	感染型	肠炎弧菌、沙门菌、致病性大肠埃希菌、弯曲杆菌、变形杆菌、链球菌等
		中间型	仙人掌杆菌、产气荚膜杆菌、毒素型大肠埃希菌、非凝集性弧菌、李斯特菌等
		毒素型	金黄色葡萄球菌、肉毒梭菌、椰毒假单胞菌等
	自然性	动物性	河豚、贝类、青皮红肉鱼类、胆毒鱼类、卵毒鱼类
		植物性	马铃薯芽毒、苦杏仁、木薯、蓖麻籽、相思豆种子、鲜黄花菜等
		真菌	毒蘑菇等
	化学性	食品添加剂	有害性色素、防腐剂、甜味剂、违规使用的添加物等
		农药	有机氯、有机磷、有机汞等
		重金属	砷、汞、铅、镉、铜等
		有害化学物	甲醇、苯、苯酚、多氯联苯、多环芳烃等
食品变质	微生物	酸败、腐败	酵母、腐败细菌、挥发胺、三甲胺等
		真菌毒素	曲霉菌、青霉菌、镰刀菌属等
	酶类及化学活性物质		酮、醛、酸、醇等
	油脂氧化		过氧化物等
食品污染	加工、贮存时生成的有害化合物		叶绿体分解物、N-亚硝基化合物、氢氰酸、有毒蛋白质等
	食用器具容器、包装		砷、铅、铜、镉、荧光物、色素、化学聚合物释放出的单体等
	有毒元素		砷、铅、铜、镉、锡、汞、铬等
	有害性有机物		多氯联苯、多溴联苯、二噁英、多环芳烃
	食品异物		金属、石头、玻璃、虫体、毛发、纤维、鼠虫排泄物、人为掺伪物等
食品过敏症			鼻炎、荨麻疹、喘息、休克、胃肠炎
食品残留物			农药、兽药、抗生素、医药品、激素等
放射病			受放射性核素污染的食品等

jūnduì píngshí shípǐn ānquán

军队平时食品安全（food safety for army in normal time）

军队平时日常的食品安全保障，主要包括对军队日常食品安全卫生的管理，以及对食品腐败变质和霉变的防控等工作。

安全管理 制定食品安全法规和标准，严格落实，做好日常食品安全管理。

食品安全法规和标准 为加强食品安全及卫生管理，中国于1995年颁布了《中华人民共和国食品卫生法》，并在此基础上，于2009年制定施行。2015年4月24日第十二届全国人民代表大会常务委员会第十四次会议对《中华人民共和国食品安全法》修订通过，自2015年10月1日起施行。根据国家食品安全法的规定，中国军队制订了相应的"条例"和"规范"。总参谋部、总政治部和总后勤部联合颁布了《中国人民解放军执行<中华人民共和国食品卫生法>的管理办法》，结合中国军队的情况做出了相应规定。《中国人民解放军卫生条例》《军队卫生防疫工作规则》及《军队卫生监督规定》对食品卫生监督管理做出了详细规定；各种食品卫生监督管理学相关的军用标准也已形成体系，使中国军队的食品安全管理工作纳入了法制管理的轨道。军队食品安全监督管理遵循统一领导、科学组织、归口管理、按级负责的原则。各级卫生防疫机构和卫生监督员应当自觉学习军队卫生法规制度，并在卫生工作中严格遵照执行，加强军队卫生监督工作，确保指战员的食品卫生和安全，预防和控制食源性疾病。

日常食品安全管理 除严格落实条例、规范外，军队平时食品卫生管理应当做好以下工作。①搞好宣传教育：强化官兵饮食卫生的安全意识。各级单位领导应当强化食品安全观念，充分认清食品安全对部队的影响，及时关注食品安全信息，把食品安全工作纳入议事日程，为食品安全卫生保障做好强有力的组织保证。②建立监管机制：完善食品污染安全监测网络体系。建立以军区（战区）食品卫生监督大队为中心，军、师食品卫生监督所为骨干，旅、团、营食品卫生监督员为基础的食品卫生监督监测网络体系，负责部队食品安全检测、监督、指导和对食品安全信息的收集、传递、评估和预警。③完善设施建设：提高食品安全监测的科技含量。配备食品快速检测设备和试剂，如食品理化快速检测箱、食品微生物快速检测箱等，加大对检测设备使用和操作的培训力度。④落实分级管理：确保食品安全监管制度的有效执行。严格落实分工负责制，出现问题应追究到人。建立健全饮食安全应急保障预案，按照应急保障任务、饮食保障方法、部队现时供应等实际，建立健全应急保障预案，并组织模拟演练，确保部队担负执勤、处突、反恐等任务时的饮食安全保障，不断提高部队战斗力。

食品腐败变质及防控 针对食品腐败变质，做好防控工作。

食品腐败变质 食品受到诸多内外因素的影响，特别是微生物的污染和大量繁殖，造成其原有化学性质、物理性质及感官性状发生变化，降低和失去食用价值的过程，如鱼肉的腐败、油脂的酸败、水果蔬菜的腐烂和粮食的霉变等。食品腐败变质实质上是食品中蛋白质、碳水化合物、脂肪等被微生物代谢分解或自身组织酶降解。食品腐败变质不仅降低食品的营养价值，使人产生厌恶感，而且还可产生各种有毒有害物质，引起食用者发生急性中毒或产生慢性毒害。食品的腐败变质是各类食品中普遍存在的实际问题，因此，必须有针对性地制订控制措施以防止食品发生腐败变质。

预防措施 ①低温保存：采用人工制冷的方式来保持食品的质量。食品在低温下，本身酶活性降低，化学反应速率得到延缓，食品中残存微生物的生长繁殖速度大大降低或被抑制，因此，冷冻或冷藏可以延长食品的货架期。②降低水分含量：通过干燥和脱水对食品进行保藏，使微生物得不到充足的水分而不能生长。食品干燥、脱水方法主要有日晒、阴干、风干、热风干燥、冷冻干燥、烟熏、喷雾和减压蒸发、冷冻干燥、盐糖渍等。③添加防腐剂：常用的有机防腐剂包括苯甲酸及其盐类、山梨酸及其盐类、脱氢醋酸及其盐类等，按剂量标准使用能够有效延长食品货架期。④高温杀菌：食品经高温处理，可杀灭其中绝大部分微生物，并可破坏食品中的酶类。⑤辐照保藏技术：利用放射源辐射产生的γ射线或电子加速器产生的电子射线对食品进行辐照处理，杀灭微生物和酶活性，达到食品保藏的目的。

（糜漫天　常　徽）

jūnduì zhànshí shípǐn ānquán

军队战时食品安全（food safety for army in wartime）

针对部队作战时期的食品安全保障。在现代高科技战争中，战时军事活动对环境的影响越来越大，战争中各种爆炸物所产生的有毒有害物质除对食品造成直接污染以外，还污染表土和大量农田，从而对食品造成间接污染。预防和减轻这些食品污染对军人健康的损害是战时食品安全保障的主要工作。

核武器污染及防护措施 战争中各类核爆炸会对食品造成放射性污染。

食品放射性污染 核爆炸产生的大量放射性灰尘沉降在爆区和云迹区，使没有防护的食品表面受到污染。人体如果食用了有放射性沾染的食品，则可引起内照射的损伤。早期核辐射或贯穿辐射放射出来的 γ 射线和中子流具有很强的贯穿能力，中子流还能使本来不带放射性的食品产生放射性，称为感生放射性。放射性尘埃中的铯-137（^{137}Cs）由食品摄取要比呼吸吸入多 1000 倍，因此较易构成食品污染。食品经照射后能产生放射性核素的元素主要有碳（C）、氮（N）、钠（Na）、碘（I）和磷（P）等。C、N 元素半衰期长，但强度很弱。Na、I、P 的放射性强度较大，但半衰期均较短，放置一定时间后，强度就会大大减弱。

预防措施 充分利用地形或构筑工事遮掩食品，部队处于运动情况下时，可以利用高地的反射面、谷地、战壕、发射阵地、各种掩体和地下洞，在固守阵地及主要供给基地必须构筑坚固的掩蔽工事来贮存食物。坚固的工事不但能防御冲击波、光辐射对食品的破坏作用，同时 70cm 厚的混凝土可以完全挡住 γ 射线，并可将中子流减弱 99%。另外，应选择不易燃烧、表面光滑、防护性能好的包装，或将食品装于螺盖严密的容器内；在没有掩体条件下堆积的食品应严密覆盖。

食品沾染的消除方法 一般的加工如过滤、加工蜕壳、水冲洗等对受落下灰沾染的食品均有较好的去污染效果，通常颗粒大、表面光滑者（如大豆、玉米）易于除沾染。对受落下灰沾染的蔬菜，用水洗方法去污效果很好，但沾染时间较长，去污效果有所降低，应及早进行冲洗。对不能水洗的成品粮食（如面粉），可铲除浅表的一层即可达到去污目的。各种罐头及保存在密闭容器内的食品，仅对容器消除沾染。液体食物可采用沉淀法，取用澄清部分。炊、餐具用水洗法也有较好效果。

感生放射性食品的处理 感生放射性食品用洗涤方法不能消除其放射性。首先应先食用离爆心（或爆心投影点）2km 以外的食品。因为同一种食品的感生放射性强度取决于受照射的中子通量，而后者随着距离增加而显著减弱。在食用 2km 以内的食品时，先取深度超过 0.5m 的深层部分。深度大于 1m 时，基本上已无感生放射性。其次控制食盐用量或先食用不含盐的食品。食品的感生放射性主要来源于食盐，一般含盐食品的感生放射性比不含盐的要强 20 ~ 40 倍。含盐食品放置3~5 天后，其放射性强度可衰减至原先的 1/100~1/10。最后，凡放射性沾染的食品，应经过检查处理后方可食用。通过饮水食物进入人体的早期落下灰尘的总量应控制在 $1.11×10^7Bq$ 以内，并且一次或一日的控制量应在 $3.7×10^6Bq$ 以内。

化学武器污染及防护措施
军用化学毒剂的使用会造成化学性污染。

染毒特性 蒸气态或雾态毒剂可使食品表层染毒，但面粉等多孔食品易吸收毒剂蒸气。液滴态毒剂可使食品严重染毒，如硫芥液滴，能渗入谷物 3~5cm，深入面粉达 2~5cm。即使粮食外面带有包装，毒剂液滴也能渗透包装材料而使粮食染毒。糜烂性毒剂和神经性毒剂很容易深入脂肪，这些毒剂能被食物或高脂肪食物吸收。由于这些毒剂能扩散到食品内，所以难于消毒。能形成酸性的毒剂在含水很多的食品内发生水解，使食品变味，而含水少和低脂肪的食品则不容易被污染。毒烟和亚当斯剂、苯氯乙酮的烟尘，只能附着于食物表面。

防护原则 尽量防止食品染毒，应严格包装，严密覆盖。干粮袋或背包中的食品应用两层厚纸包装，再包一层防毒纸或玻璃纸。露天堆放的食品可用雨布、油布、塑料布盖好，也可盖草垫或厚 15~20cm 的草，后用毡布盖严或用泥糊严。另外，存放食品的仓库和容器应加盖或严密封闭，特别是油脂类食品应妥善保护。

染毒食品的消毒 ①蒸气态毒剂污染的粮食、盐和糖等食品，可通风至气味消除为止；污染的肉、鱼和蔬菜等，可用温水洗涤至毒剂气味消失。②液滴态毒剂污染少量食品或液体食品时可掩埋或销毁。污染大量食品时，则除去染毒部分，剩下未染毒部分经处理、检验、煮饭后，还可供食用。③有包装的食品染毒时，先用含氯石灰浆对包装仔细消毒，然后打开包装。包装内食物未消毒，即将其换装在清洁的包装内，经化验后可供食用。罐头或瓶装的食品，其包装经仔细消毒后，即可食用。④固态毒烟（如亚当斯剂、苯氯乙酮）染毒食物时，可除去染毒层，其余部分通风或冲洗。

生物武器污染及防护措施

生物战剂的应用会引起生物性污染。防护食品不受生物武器污染的方法与防护化学毒剂污染的方法相同，应将食品仓库尽可能封闭，将不能密封的食品加以严密覆盖，在包装方面也尽量要求严密。罐头能有效防止生物战剂的污染，但必须经过化验和消毒后才能食用。疑似被污染的食品和食具应严格消毒，一般外面有包装者，可用 2%～10% 含氯石灰浆或 1%～5% 三合二液，0.1% 过氧乙酸擦拭表面 2～3 次，放置 0.5～1 小时，然后用水清洗，去掉包装；无包装者，除去污染表层 3～5cm，并加热（100℃）0.5～1 小时后食用。食具以煮沸消毒为宜。如用药物浸泡与水果同样处理。蔬菜、水果可用 0.1% 过氧乙酸擦拭浸泡 5～10 分钟，1% 三合二液或 2% 含氯石灰溶液浸泡 15～30 分钟，或用 0.1% 高锰酸钾或 0.04% 过氧乙酸浸泡 15～30 分钟，浸泡后用清水冲洗，去除黏附药物，蔬菜煮熟后，水果削皮后再食用。食品受生物战剂污染严重时，应销毁为宜。屯放的大批食品应严格消毒，无法进行消毒时可暂时封存，待生物战剂自然衰亡，经检验无致病菌再食用。

（糜漫天 常 徽）

jūnduì shípǐn ānquán píngjià

军队食品安全评价（evaluation of army food safety） 运用毒理学动物试验研究，并结合人群流行病学调查资料来阐述食品中某种特定物质的毒性及对军人的潜在危害。人类食物中的化学组分种类繁多，特别是由于现代食品工业的发展和食品新资源的开发，许多新型食品成分不断产生，同时随着分析技术方法灵敏性的不断提高，越来越多的化学物质被发现，为确保食品安全和人体健康，需要对食品中的各种成分进行安全性评价。食品安全性评价主要是阐明食品中有关危害成分或物质的毒性及其健康风险程度，利用足够的毒理学资料确认物质的安全剂量，并通过风险评估进行风险控制。对各类危害人体健康的物质进行安全性的定性定量分析是一个复杂的过程，涉及毒理学、流行病学、临床医学、分析化学、有机化学、生物化学和生物统计等，其中毒理学和流行病学是最重要的部分。当从毒理试验获得的数据有限时，就要运用流行病学进行分析。

毒理学评价 食品安全性毒理学评价包括四个阶段，即急性毒性试验、遗传毒性试验、亚慢性毒性试验和慢性毒性试验。急性毒性试验是指经口一次量给予或 24 小时内多次给予受试物后，观察在短时间内对受试动物产生的毒性危害，包括致死的和非致死的指标参数，致死剂量通常用半数致死量（LD_{50}）来表示。LD_{50} 指受试动物经口一次或在 24 小时内多次染毒后，能使受试动物中半数（50%）死亡的剂量，单位为 mg/kg 体重。遗传毒性试验是指对受试物的致突变作用进行测试，包括细菌致突变试验、小鼠骨髓微核率测定和骨髓细胞染色体畸变分析、小鼠精子畸形分析和睾丸染色体畸变分析等。亚慢性毒性试验包括 30 天和 90 天喂养试验、繁殖试验和代谢试验等。慢性毒性试验是观察受试动物长期摄入受试物所产生的毒性反应，最后确定最大无作用剂量，为受试物能否用于食品的最终评价提供依据，长期是指受试动物整个生命期的大部分或终生，有时可包括几代的试验。

食品风险评估 依据现有的资料包括毒理学试验数据、污染物残留数据、暴露量及相关参数的评估数据等，通过系统的、科学的步骤，对食品中生物、化学或物理因素对人体健康产生的不良后果进行识别、确认和定量，阐述某种食品有害物质的风险。食品风险评估包括危害确定、危害鉴定、暴露量评估和风险鉴定。①食品危害确定：确认可能存在于某种食品中并可能对人体健康产生不良影响的生物、化学和物理因素。②食品危害鉴定：对可能存在于食品中的生物、化学和物理性因素所造成的健康危害进行定性和定量评估，一般与毒理学评价、残留水平和膳食消费结构相联系。③暴露量评估：对于通过食品可能摄入的或其他有关途径接触的生物、化学和物理因素的定性及定量评价。④风险鉴定：根据危害确认、危害特征描述和暴露（量）评估，对某一给定人群的已知或潜在的健康不良效果发生的可能性和严重程度进行定性或定量的估计，其中包括伴随的不确定性。

（糜漫天 常 徽）

jūnyòng shípǐn jiǎnyàn

军用食品检验（testing of army food） 依据分析化学、生物化学、微生物学等学科的一些基本理论和各种分析检测技术，对军队食品的原料、辅料、成品及包装材料等进行质量、卫生状况和有毒有害物质含量的检验。军用食品检验主要包括食品质量的检验、食品微生物污染物的检验、食品化学性污染物的检验、食品特殊毒物的检验。

食品质量的检验 对食品食用品质和营养价值的检测评价，

主要包括食品感官性状的检验、食品成分的分析、食品微量元素的分析等。

食品感官检验 凭借人体自身的感觉器官眼、耳、鼻、舌和手，对食品的质量状况做出客观的评价，即通过用眼睛看、鼻子嗅、耳朵听、用口品尝和用手触摸等方式，对食品的色、香、味和外观形态进行综合性的鉴别和评价。

食品成分分析 对食品水分、灰分、脂类、碳水化合物、蛋白质、维生素、膳食纤维、食品添加剂、食品中某些功能性成分等进行检测。

微量元素的分析 包括对食品中铜、铅、锌、锰、镉、钙、铁等的检测。

食品微生物污染的检验 对食品中常见的病原微生物及其毒素进行分析检验，包括对致病性细菌、人畜共患传染病病原菌、病毒、产毒真菌和真菌毒素等的检验。食品中致病性细菌的检验主要是对金黄色葡萄球菌、沙门菌、大肠埃希菌 O_{157}：H_7、痢疾杆菌、霍乱弧菌、副溶血性弧菌、肉毒梭菌等进行检验；人畜共患传染病病原菌和病毒的检验主要是对炭疽杆菌、鼻疽杆菌、结核杆菌、甲肝病毒、脊髓灰质炎病毒、口蹄疫病毒、猪水疱病毒、猪瘟病毒、朊病毒等进行检验；产毒真菌和真菌毒素的检验主要是对黄曲霉毒素、赭曲霉毒素、杂色曲霉素、岛青霉素、黄天精、桔青霉素、展青霉素、单端孢霉素等进行检验。

食品化学性污染物的检验 对食品中常见的农药残留、兽药残留、有害金属（汞、镉、铅、砷、铝等）、N-亚硝基化合物、多环芳烃化合物［苯并（α）芘、萘等］、丙烯酰胺、亚硝酸盐、二噁英、多氯联苯等进行检验。

食品特殊毒物的检验 战时对可能污染食品的特种毒物及特殊病原微生物进行分析检验，主要包括对放射性沾染、化学战剂及生物战剂的检验。

放射性沾染检验 对核武器爆炸时所产生的放射性落下灰造成的空气、地面、水源、食品、人体等表面的放射性微粒进行的检验。

化学毒剂检验 主要是对常见军用毒剂塔崩、沙林、梭曼、硫芥、氢氰酸、氰化钠、光气、毕兹、苯氯乙酮等进行的检验。

生物战剂检验 对能够用来制造生物武器的致病微生物及其产物进行的检验，包括炭疽、鼠疫、布氏菌、类鼻疽等细菌，黄热病毒、委内瑞拉马脑脊髓炎病毒、流行性乙型脑炎病毒等病毒，球孢子菌、组织胞浆菌等真菌，肉毒毒素、葡萄球菌肠毒素 B 等毒素。

快速检验方法和制式装备 军用食品的快速检测方法是指能适应战地实际需要，缩短检测时间同时在样品制备、实验准备、操作过程上简化易行的检测方法，如大肠菌群快速检测纸片、农药速测卡、亚硝酸盐快速检测、甲醛快速检测、砷快速检测等。军用食品检验制式装备是指能应用于野战条件下的快速检测装备。中国军队配制有食品理化检验箱、食品细菌检验箱和白酒卫生质量快检箱。食品理化检验箱可检验各类食品中所规定的比重、pH、总酸、挥发性盐基氮、过氧化值、亚硝酸盐、有害色素、甲醇、生物碱、巴比妥类、砷、汞、铅、氰化物、有机磷农药、黄曲霉素 B_1 等，各检验项目基本能在 30 分钟内完成，方法简便，容易掌握，箱内配有使用演示光盘。食品细菌检验箱可进行食品中菌落总数、大肠菌群、肠道致病菌（沙门菌属和志贺菌属）、葡萄球菌和嗜盐性弧菌的检验。

（糜漫天 常 徽）

jūnduì shípǐn ānquán shìjiàn chǔzhì
军队食品安全事件处置（response to food safety event）对军队内发生的对军人健康造成严重危害或者具有潜在严重危害的食品安全事件进行的程序性、合理化的处置过程。

食品安全事件 包括食物中毒、因食用感染疫病的动植物及其产品引发或可能引发的食源性疾病和因食用被污染的食品引发或可能引发的传染病，以及因食用含有毒有害物质或在生产、流通、消费等过程中被有毒有害物质污染或被人恶意投毒的食品而引发或可能引发的其他食源性疾患。依据《国家食品安全事故应急预案》（2011 年修订）的规定，按食品安全事故的性质、危害程度和涉及范围，将食品安全事故分为特别重大食品安全事故、重大食品安全事故、较大食品安全事故和一般食品安全事故四级。

食物中毒是指由于摄入了含有生物性、化学性有毒有害物质的食品，或者把有毒有害物质当作食品摄入所出现的非传染性的急性、亚急性疾病，是最常见的食品安全事件。一次食物中毒人数 99 人以下且未出现死亡病例者为一般食物中毒事件，一次食物中毒人数超过 100 人或出现 1～9 例死亡病例者为较大食物中毒事件，一次食物中毒人数超过 100 人并且出现死亡病例或出现 10 例以上死亡病例者为重大食物中毒事件，特别重大食物中毒事件由国务院卫生行政部门确定。

处置程序 发生可疑食物中毒等事件时，应按照《食物中毒事故处理办法》《食品卫生监督程序》的要求及时组织和开展对患者的紧急抢救、现场调查和对可疑食品的控制、处理等工作。

报告登记 首先应对发病情况进行详细登记，包括发生食物中毒的单位、地点、时间、发病人数、进食人数、可疑中毒食品、临床表现及患者就诊地点、交通情况、诊断和治疗情况等。其次通知报告人采取保护现场、留存患者粪便和呕吐物及可疑中毒食物以备取样送检，并将食物中毒报告登记立即向主管领导汇报。

组织开展现场调查 成立由食品卫生监督人员、检验人员或流行病学专家组成的调查组，分头进行对患者和中毒场所的调查。①开展现场卫生学和流行病学调查，包括对患者、同餐进食者的调查，对可疑食品加工现场的卫生学调查，采集样品进行现场快速检验或动物实验、实验室检验。②对患者和进食者调查，包括各种临床症状与体征及诊治情况，重点观察与询问患者的主诉症状、发病经过、精神状态和呕吐、排泄物的性状。

样品的采集与检验 现场调查人员应完成对中毒发生现场可疑食品和患者排泄物（大便和尿的标本、呕吐物）的样本收集工作。样品应在最短的时间内送往实验室检验，不能及时送样的应在现场对样品进行冷藏。

调查资料的技术分析 首先确定病例，通过现场核实的有关发病情况和进食情况分析，提出中毒病例的共同特征，并依此为标准，对已发现或报告的可疑病例进行鉴别。其次分析事件的可

能病因，最后在获取现场卫生学调查的资料和实验室检验结果后，结合临床表现、流行病学资料、可疑食品加工制作情况和实验室检验结果进行汇总分析，按各类食物中毒诊断标准确定的判定依据和原则做出综合判定。

事件控制和处理 尽快采取控制或通告停止销售、食用可疑中毒食品；当调查发现中毒范围仍在扩展时，应立即向上一级部门报告；按相关法规规定对有关食品和单位进行处理；根据中毒原因和致病因素对中毒场所及有关食品加工环境、物品提出消毒和善后处理意见；调查工作结束后撰写食物中毒调查专题总结报告，留存作为档案备查并按规定报告有关部门。

（糜漫天 常 徽）

xīngàiniàn wǔqì shānghài

新概念武器伤害 （new concept weapon injuries） 采用现代高新技术研制的新型武器系统在使用时，新型杀伤因素对生物体产生生物效应和损伤作用，引起靶器官系统的功能、形态、代谢的改变，甚至造成死亡的伤害。此类新型武器系统是应用新的杀伤原理、使用新的能源、产生新的杀伤因素和杀伤效应。

新概念武器伤害主要由激光武器、微波武器、毫米波拒止武器、声能武器、高速高爆武器、贫铀武器等造成，可分为由战时武器攻击造成的急性损伤和由平时武器研制、训练造成的慢性累积性损伤。

新概念武器的杀伤因素是有别于传统武器系统的新型杀伤因素，包括激光、微波、强声、次声、高速高爆、贫铀等，这类新型杀伤因素出现较晚，针对这些新型杀伤因素的防护的研究尚在

进行之中。由于新概念武器的杀伤因素存在难以探测、难以预防的特点，新概念武器伤害的防护也是研究的难点之一。

针对新概念武器伤害的防护，重要的是针对各类新型杀伤因素的评测、预警、物理防护和对症治疗。针对不同的新型杀伤因素，应根据杀伤因素的物理特性，选用适当的有针对性的评测手段，在可能被攻击区域、重点防护区域和武器研制及训练部门，实行定时或实时的杀伤因素水平的评测，并设置预警措施。针对新概念武器打击目标和人员，给予有效的物理防护。针对已发生新概念武器伤害的人员，应当迅速撤离被攻击区域，开展抢救和对症治疗。

新概念武器伤害的防护和医学救治仍在研究当中，尚没有针对新概念武器各类新型杀伤因素的人员安全暴露标准和伤情分级标准，对于新概念武器伤害的有效药物也处于研制当中，针对微波、激光等新型杀伤措施已有部分防护材料，但仍在评价防护材料的有效性和实用性，并在针对不同类型的新概念武器研制有效的防护措施。

（余争平 张 蕾）

xīngàiniàn wǔqì

新概念武器 （new concept weaponry） 采用现代高新技术研制的，在基本原理、杀伤破坏机制及作战方式和效能上有别于传统武器的新型武器。其特点是应用新的杀伤原理、使用新的能源、形成新的杀伤因素和杀伤效应，这类武器在技术上有别于传统武器系统，其杀伤因素已不依赖或基本不依赖火药爆炸来产生，在原理和效应两方面都有重大区别，在作战方式和作战效能上也

与传统武器有明显不同。

发展史 新概念武器的概念出现于 20 世纪 80 年代，最早出现于里根时代美军的"星球大战"计划中，美军提出要部署以定向能武器为代表的新概念武器，形成对苏联的绝对军事优势。但这一概念在美国的国防科学技术计划和武器研制计划中逐渐被"高技术武器"所取代。高技术武器是指应用包括微电子、光电、计算机、新材料等现代军事高技术研制的新型武器系统或改进传统的武器系统所形成的新一代武器。虽然新概念武器的研制离不开现代高新技术的支撑，但中国仍广泛使用新概念武器这一名称。因此，新概念武器与高技术武器两个概念在内涵与外延上都有交叉和重叠，往往一个新型的武器系统很难定义属于新概念武器还是高技术武器，如激光武器、微波武器便是典型的代表。新概念武器的潜在作战效能和应用前景已引起了主要军事大国的重视。在未来战争中新概念武器将引起作战方式的改变，为防空、反导等领域提供新的作战手段，将对现代战争产生深远影响。同时，新概念武器的出现对军事医学提出了革命性挑战，由于新的致伤因素不断出现，对这些致伤因素的生物学效应、致伤特点、医学防护的研究工作已成为现代军事医学发展的新领域、新方向，在技术与勤务两个层面对新概念武器损伤医学防护的研究工作都亟待加强。

分类 研制中的新概念武器主要包括定向能武器、动能武器、非致命性武器和一些新概念弹药及发射系统等。

定向能武器 产生和发射一束集中的电磁能或原子/亚原子粒子作为杀伤因素的武器系统。定向能武器和装置产生以光速或接近光速传输的能量，它发出的能束，可对目标的结构或材料及电子设备等特殊分系统或系统实施外科手术式的摧毁性打击；也可以通过调节功率的大小，使总的破坏能力变成是非致命性的。定向能武器攻击目标主要包括导弹（弹道导弹、巡航导弹、反舰导弹等）、飞机/无人驾驶飞机、精确制导武器，传感器、电子系统、电子控制及通信系统和作战人员。定向能武器是以光速攻击目标，攻击的能量密度大，既能进行"硬破坏"又可实施"软杀伤"，因而这种武器可为未来战争提供一种大量摧毁敌方武器系统的新方法，并将使未来战争的作战方式产生根本性的变化。

特点 ①定向能武器最主要的特点是以光速去攻击目标。光速为 $3 \times 10^5 \mathrm{km/s}$，飞行 1km 只需 3.3μs，这对于时间紧迫的作战或远程作战来说，是一个十分重要的因素。②定向能武器不受重力和空气动力的影响。对常规武器来讲，这些因素是束缚和制约着其设计和作战性能的因素。③通过选择不同等级的发射功率和辐照时间，可以对目标造成从功能受损到彻底摧毁等不同程度的破坏。④每次交战所耗的子弹是电能（或化学燃料），而不是弹药本身，这就意味着，从"弹药库"变成"燃料库"，其容量大大增加。⑤交战时的单发成本低，因而在训练和试验中可以随意使用。定向能武器虽有许多优点，但其技术远未成熟。高功率装置的体积和重量、气象条件对激光传输的影响，以及新技术发展中所面临的若干固有障碍和难点，都将成为定向能武器系统向实践系统转化中所面临的挑战。

分类 定向能武器主要包括：①激光武器，它是利用波长小于 1mm 的电磁辐射射束摧毁目标或使目标失效的装置（见激光武器）。②射频武器，它是利用在射频频谱内频率低于 300GHz 的电磁能摧毁目标或使目标失效的装置（见高功率微波武器）。③粒子束武器，它是通过发射不带电的（中性）高能原子粒子（通常是氢、氘或氚等中性粒子束），或者发射带电的高能原子或亚原子粒子（通常是带电粒子束），摧毁目标或使目标失效的装置。

粒子束武器是利用高速粒子为杀伤介质的一种定向能武器。它采用高能强流加速器将粒子源产生的粒子加速到接近光速，再用磁场把它聚焦成高能束流，直接或去掉电荷后投射向目标，主要依靠高能粒子束流的动能熔化摧毁目标，还可依靠粒子束流所产生的强磁场，对目标进行破坏。此外，命中后在目标周围产生的 γ 射线和 X 射线也可使目标受到破坏。粒子束武器的主要打击目标是远距离飞行的洲际弹道导弹。粒子束武器的研制不论是技术成熟程度，还是研制规模都不如激光武器，但研制成功后，可以成为理想的战略防御性武器。

粒子束武器具有以下的特点和杀伤机制：①打击速度快。粒子束武器射出的粒子接近光速（ 1.86×10^5 km/s），所以便于计算移动目标的瞄准点，如果锁定目标后，就是目标企图逃避也无能为力。②射束在靶标上停留的时间因不同的粒子束武器而不同。对大气层内的武器，射束的功率将足够在瞬间（在百万分之一秒之内）摧毁目标，所以对驻留时间没有特别需求。但太空粒子束武器的射束功率相对较小，需要一定的驻留时间。③瞄准速度快。粒子束能通过磁场快速改变方向，只要通过调节电流就能实现对控制粒子束方向的电磁场调整，从而迅速地改变带电粒子的方向，不需要武器再作其他调整，所以射束能快速地从一个打击目标转向另一个打击目标，具有打击多个目标的能力。④穿透能力强。亚原子粒子束有极强的穿透力，不会像激光那样易受目标表面效应的影响。粒子束对打击目标内部成分的破坏十分有效，甚至可通过将大量的能量转移到目标内引起目标发生爆炸，这也正是粒子束武器具有灾难性杀伤能力的机制。此外，也没有现实意义的防御粒子束的措施，通过屏蔽或选择防护材料来加强目标的防御能力都毫无意义。⑤具有多重杀伤能力。除了粒子束的直接杀伤机制，粒子束还有辅杀伤机制，比如次级放射堆、电磁脉冲等。⑥具有全天候作战能力。相比于激光，大气层内的粒子束武器不易受云、雾、雨等气候因素影响。

动能武器 利用高速运动的弹头和/或其碎片所产生的强大动能，通过直接碰撞（或加辅助杀伤装置）的方式摧毁来袭目标的武器，又称超高速射弹武器或超高速动能导弹。动能武器采用的是非炸药爆炸的方式，杀伤目标时也不会产生放射性，不会造成环境污染，不受核条约的限制，它使战争的破坏作用降到最低限度并且能够以较快的速度结束战争。动能武器袭击的目标主要是来袭的导弹、太空中的卫星等，属于防御性的武器。现代战争中通常使用的武器基本上属于攻击性的武器，所以发展动能武器是符合当今世界人类向往和平的愿望，它的出现将会推动以提高精确打击能力为核心的新一轮军事革命。

电磁炮 利用运动电荷或载流导体在磁场中受到的电磁力（洛伦兹力）发射弹丸的动能武器。电磁炮通常由能源、加速器和开关装置等部分组成。实验中采用的能源有蓄电池组、磁场压缩装置或单级发电机等，其中单级发电机是最有前途的能源。电磁炮主要用作战略防御武器，可以拦截弹道导弹和潜射导弹，在天基拦截助推段和中段的导弹，在陆基拦截末段或再入段的导弹。按照电磁炮加速弹丸的方式不同（构造和原理亦不同）可以分为电磁线圈炮（电磁感应炮）、电磁轨道炮和电磁重接炮三类。

电磁炮的主要特点：①电磁发射器能源是电磁力，原理简单，且成本低，便于控制发射，而火炮是通过火药燃烧产生的冲力加速弹丸的。如果要改变电磁炮的发射功率只需要改变供电电流的功率，而火炮的发射功率几乎是不可以随意改变的。另外，火炮推进剂价格昂贵，当发射具有同样动能的弹丸，电磁炮的成本仅仅为火炮的1%左右。②射弹动能大，射程远，毁伤性强。电磁炮可以将射弹加速到很高的速度，大大突破了常规火炮的始发速度的极限，弹丸的射程要比火炮远得多，火箭型动能武器虽然也能将拦截器加速到很高的速度，但是它必须使用多级火箭和携带大量的燃料，且火箭推进剂是较高级的燃料，成本高，还有安全隐患等。电磁炮发射的弹丸速度快，因此也就具有了很高的动能，而动能越大，弹丸的毁伤能力越大，所以电磁炮能够摧毁一些常规武器不能摧毁的坚固防御目标。

③发射器效率高。在多级电磁发射器中，一次可以发射数枚射弹。而常规火炮每次只能发射一枚射弹，发射效率低。④电磁炮对射弹的要求低。电磁炮发射的射弹可以根据需要而定，可以是几克重的塑料弹丸，也可以是几吨重的超大弹丸。而常规火炮不仅不能发射克级重量的弹丸，也不能发射大于百千克的炮弹。⑤电磁炮隐蔽性强，不容易被发现。常规火炮发射时常发出很大声响并产生强大的冲击波，所以在火炮独领战场风骚的时代，人们常以隆隆的炮声来形容交战的激烈，而且火炮发射时，还会产生很多烟雾和有害气体，这些都使火炮在现代战争中不利于隐蔽。而电磁炮射击时，炮声小，不会产生烟雾和有害气体，不会产生很强的冲击波，很难被敌方发现，从而大大提高了战场生存力。⑥射击精确度高。电磁炮没有圆形炮管，弹丸体积小，重量轻，在飞行时的空气阻力很小，因而电磁炮的发射稳定性好。而且电磁炮的发射过程全部由计算机控制，同时又安装了姿控和轨控系统或者其他制导装置，所以打击精度很高。

电热炮 利用电流放电使液体或固体发射药气化产生的等离子体从而推动弹头飞行的一种新型电炮，又称电热发射器、等离子炮等。因为电热炮产生的等离子体是利用电流放电方法产生的，所以又被称为电弧等离子体，它属于低温等离子体。最早期的电热炮是用一对电极放电后加热发射弹药，也称为"电弧炮"。目前研制的电热炮主要分为两种：①完全以电能工作的纯电热或直热式电热炮。②部分地利用电能（即使用工作介质）工作的电热化学炮即间热式电热炮。电热化学炮发展较快，有可能很快应用于军事领域。

电热炮的特点：①弹丸动能大，射程远，毁伤性强。电热炮弹丸初速比常规火炮有很大的提高，出口动能大，所以其穿透目标能力强。同时因为电热炮的炮弹重量重，其威力更大。②射程远。电热炮的射程可以超过50km。③改变射角灵活方便，可以对多个目标发动攻击。可以通过电控方式改变电热炮的膛压，从而在不改变射角的情况下改变射程，所以它能在很短时间内连续发射多发炮弹攻击不同距离上的多个目标。④结构上容易实现。电热炮可以在常规火炮的基础上加以改造而制成，而且同一门炮可发射两类炮弹，费效比高。⑤操作安全。电热炮使用的是电热能量，为非爆炸性工作介质，所以安全系数高。

非致命性武器 用于使人失去能力或击退人群而同时又很少会导致死亡或造成永久性损害，或者是作用于设备使之失效但对环境的危害或影响又很小的武器。传统的致命性武器主要是通过爆炸、穿透及破碎等手段达到破坏其目标的目的，而非致命性武器则是使用作用于目标而使之丧失能力的手段。非致命性武器主要用作人员控制、物质控制和能力控制。人员控制包括控制人群和致使人员失去能力，导致人员不能继续进行原有的动作如战斗、设备操作等，并被迫撤离出任务区。物质控制的目的是使控制区的机车、舰船和飞机等失去其应有的性能，不能继续工作。能力控制是造成设备或系统失灵，诸如抑制大规模杀伤性武器的使用等。常用的非致命性武器包括声

能武器、眩晕枪、机动车辆失能武器和军事心理战武器。

优势 在执行维和等人道主义行动之时，使用非致命性武器的武装力量和没有装备非致命性武器的武装力量相比至少有下述五方面的优势：①非致命性武器更加人性化。虽然此点一目了然，但无论是射杀抗议的人群或是因为射杀抗议人群而将维和力量送上法庭都是人们所不愿看到的。②使指挥员能够更加有效地控制某种局面。由于使用非致命性武器可以大大减轻激怒对方的机会，所以能够使现场指挥人员迅速而有效地做出反应并可以在局势未恶化之前及早采取有效的干预措施和手段。③非致命性武器不易激怒其他人。由于是非致命性的武器，所以很少激起旁观者对于那些挑衅维持和平的力量但并未遭射杀的人们的同情。同时，当使用非致命性武器不能有效地控制局面时还是可以再使用致命性武器的。④非致命性武器的使用可以迫使敌人声明其意图。许多需要武力解决问题的场合大都是情形错综复杂和局势非常不明朗的。在使用非致命性武器时可以帮助指挥员有充分的时间分析复杂的情况、判断局势而不需要被动地接受对手的条件和要求或者由于失误（包括放任、不作为）而导致的后果。⑤非致命性武器的使用可以减少公众的压力。所有的维持治安和和平的行动都有可能引发争议，所以获得公众的支持是行动成功的关键因素，甚至有时判断行动的成功与否主要是看公众的接受程度而不是行动本身是否成功、有效。

分类 对于真正需要什么样的非致命性武器及如何设计等问题还缺乏确切的理解。非致命性

武器可以具有多种形式如泡沫、水、光，甚至是气味，主要是根据其功能大致分为如下五类：①针对人群者。人们对于作用于人群的非致命性武器了解得较多。这类手段主要是阻止或强迫某一特别的行动。最常用的有装有铅粒的塑料袋（重40~150g）、硬橡皮子弹、带鳍的射弹及海绵手榴弹等。②使被作用物失去机动性能。用于使车辆、船舶、飞机或其他机动运输工具失去机动性能。最常用的方法是干扰其引擎使其失去工作能力，也可以使用作用于推进器甚至整个运输工具的网状物。③用于清场。清场手段是指那些阻止通行或接近某处所使用的设备、器械等。常用的技术主要是化学制剂，特别是用于制止骚乱的邻氯苯亚甲基丙二腈气体等。④作用于物质者。此处是指可以作用于建筑物、运输工具、舰船等及其设备的材料而使之降解或破坏的手段。由于此类手段不涉及人类，故对其要求相对不是那么苛刻。这类手段包括腐蚀性化学制剂、强酸等，将来可能会使用一些生物制剂或某些昆虫等。⑤作用于基础设施者。用于降解或破坏整个基础设施如供电供水系统、通信系统，以及铁路、公路等大规模运输系统等。最常用的攻击形式是通过计算机病毒或木马程序入侵计算机系统而破坏其自动控制系统。

人体效应的评估 研究非致命性武器人体效应有三个方面受到密切的关注：①对人体生理系统的影响。此点和健康与安全密切相关。相关研究致力于尽可能地为非致命性武器系统建立一套安全标准（或剂量标准），以及某些特别的使用规则如发射的安全距离等。②对人体心理的影响。

主要包括调查人们对于非致命性武器的认识与反应。这方面的研究主要是增加使用的效果和确定其在心理学方面的安全性。③公众的理解。某些非致命性武器如激光武器等可能会引起公众的强烈不安，这在一定程度上影响了它们的部署。因为从维和的观点来看，控制人群不但涉及使用适当的非致命性武器，而且还必须符合实际的文化背景。对于不同的文化背景需要系统地评估公众的接受程度，以及在设计和部署非致命性武器时将这一因素考虑在内。

（余争平　许商成）

jīguāng wǔqì

激光武器（laser weapon）

利用激光辐射能量达到摧毁战斗目标或使其丧失战斗力的定向能武器。又称射束武器。激光武器是直接利用激光光能、热能、电能、化学能或核能等外部能量来激励物质（如光照加热、放电、化学反应或核反应），使其产生受激辐射，形成强大的方向集中、单色性好的光束辐射能量来摧毁目标、杀伤人员的一种束能武器，因此又称射束武器，是新概念武器发展最为成熟的定向能武器。

激光武器的特点：与传统的常规武器或核化生特种武器相比，激光武器具有以下特点。①反应迅速、瞬发即中，以光速直线攻击目标。②射击频度高，容易改变方向，能在短时间内袭击多个目标。③发射时不会产生后坐力和放射性污染，抗干扰能力强。④使用范围广。既可制成高能激光武器应用于战略范围，摧毁敌方用于通信、指挥、侦察、预警、导航等卫星和来袭的弹道导弹，又可制成低能激光武器应用于战术范围，毁伤敌方武器装备和人员。⑤作战使用效费比高。激光武器具有一个"大弹仓"，在激光器的能源（如化学能、电能）耗尽之前（必须补充或重新装载）可以拦截大量目标，而所消耗的"弹药"（即光子）比较便宜，而昂贵的激光武器系统本身可以继续使用，因而效费比高。但是如同其他武器系统都有缺点和不足一样，激光武器也不是万能的。例如，激光武器在大气中传输容易衰减，其射程受大气的影响，不具备全天候作战能力等。

（余争平　许商成）

gāogōnglǜ wēibō wǔqì

高功率微波武器（high-power microwave weapon，HPMW）

通过把高功率微波源产生的微波，经过高增益天线定向投射出去，或将微波能量聚集在很窄的波束内，以极高的强度照射目标，从而产生杀伤和破坏效果的武器。又称射频武器。高功率微波武器通过毁坏电子元件、干扰电子设备来瓦解敌方武器作战能力，破坏其通信、指挥与控制系统，并可能造成人员伤亡。美军1998年的国防新武器术语规范中对HPMW的定义是由电磁装置或常规爆炸技术产生HPM用于攻击敌方的通信指挥系统及进行信息战，并且通过扰乱神经功能造成敌方人员失能的武器系统。

与电磁脉冲武器区别　高功率微波武器不同于电磁脉冲武器，电磁脉冲武器是一种利用高能射频辐射为杀伤因素，以干扰和破坏敌方电子系统为主要目标的武器。高功率微波武器与电磁脉冲武器的根本区别在于，前者的电磁波能量集中在以单一频率为主的窄波段内，波长以毫米波或厘米波为主。本质上更像是一部双基雷达的高功率发射机，对无屏蔽但有缝隙的设备、计算机电路板的干扰和破坏很大。后者的电磁波能量分散在一个很宽的频段内，任何一种频率对应的能量都极小，对有长电缆的设备干扰和破坏极大。

特点　高功率微波武器具有以下优点：①能有效杀伤高速目标。微波射束以光速传输，躲避其攻击非常困难，高速飞行的目标（如导弹）也不例外。②具有全天候作战能力。在大气中，高功率微波武器不存在严重的传输衰减问题，全天候运用能力较强。③对作战人员具有"致命"和"非致命"杀伤双重性。④能杀伤多个目标和隐身武器。⑤对瞄准精度要求不高。

当然，高功率微波武器也存在一些缺点。例如，高功率微波对有核防护设施的武器设备无效，微波在穿过大气层传播时，要受到电击穿、绕射和衰减的影响，受影响的程度与微波束的强度、频率、脉冲宽度以及空气条件有关等。

分类　高功率微波武器主要分为单脉冲式微波弹和可重复运行的微波武器，以及专门针对人员的主动拒止微波武器。①微波弹一般是在炸弹或导弹战斗部上加装电磁脉冲发生器和辐射天线，利用炸药爆炸压缩磁通量的方法产生高功率电磁脉冲，从而在目标的电子线路中产生感应电压与电流，以击穿或烧毁其中的敏感元件。比较成熟的是投掷式微波弹，正在进一步实用化。②多脉冲重复发射微波武器系统是由能源系统、重复频率加速器、高效微波器件和定向能发射系统构成。③主动拒止微波武器可使受照机体表皮温度瞬间达到55℃以上，产生强烈痛感，达到驱使人员逃避佃又不造成人员致死的目的（见主动拒止系统）。

（余争平　许商成）

zhǔdòng jùzhǐ xìtǒng

主动拒止系统（active denial system，ADS）

在相对较远的距离向人投射频率为 95GHz、波长为 3mm 的毫米波电磁辐射能量束，加热与蒸发人体皮肤组织的水分，使人产生难以忍受的剧烈疼痛，本能主动地逃避能量覆盖暴露区的失能性定向能武器系统。目的是制止、驱散暴露人群，制止发生致死性冲突并制控目标，而且对暴露人群不会造成严重伤害或长时间的副作用。因此，该武器属非致命性的"人道性"武器，有望替代那些可能造成死亡和伤残的武器。美军早在 2001 年已研发出原理型武器系统，并且进行了大量的演示试验，经过三代原型机的改进，已正式列装部队，2010 年在阿富汗战场投入实战使用。

特点与应用　ADS 的特点：①经济，可反复使用。②机动，可车载或机载，使用不受地理条件限制。③安全，远距离非接触式杀伤，避免对己方人员的伤害。④人道，非致死性作用，不会遗留远后效应。⑤隐蔽，对人的攻击无声无息。⑥精准，可以达到点杀伤效应，操作员能将射束指向人群中的个人目标，以压制某个狙击手，或者生成一个能量屏障，阻止人群靠近，命中概率能达到 100%。ADS 主要用于控制人群，可装备部队作战和用于维和、反恐，装备警察用于制暴和监狱控制及反劫持活动。此外，可以用于保护重要的军政目标如基地、使馆、舰船、飞机免遭人员接近。正是由于主动拒止武器系统在平战时都具有广泛的应用，其研发受到世界各军事强国的广泛重视。

ADS 损伤　毫米波的主要靶器官是皮肤和眼睛。

对皮肤的影响　毫米波对生物系统的作用，主要是通过对系统中水分子的作用，引起温度变化产生热效应，毫米波的频率极高，辐照的基本效应是对生物体的表面加热。皮肤组织是毫米波作用的关键器官，对皮肤的辐照研究是毫米波生物效应的关键。在功率密度较低时，会刺激皮肤表面的温热感受器，产生热感；在功率密度大于某个量值时，在皮肤层面上会产生一个温度梯度，在真皮层内的神经末梢感受到刺激会产生疼痛感。不同频率的毫米波在皮肤表面产生的温感、疼感阈值各不相同。一般来说，频率越高，毫米波穿透皮肤的深度越小，能量越集中在皮肤表面，产生温感、痛感的功率密度阈值越小。例如，35GHz 毫米波的 3s 热感阈值是（8.8 ± 1.3）mW/cm^2，94GHz 毫米波辐照 3s 的热感阈值为（4.5 ± 0.6）mW/cm^2 左右。不同种属的辐照对象，低功率毫米波辐照体表的温升曲线有一定的区别，这可能与不同种类动物皮肤表面的组织性质、血流灌注率、表面对流散热等因素有关；但在高功率短时辐照下这些因素对温升曲线影响不大。在高功率毫米波的照射下，皮肤组织内的大量细胞会受损破裂，释放 H^+、K^+、Ca^{2+}、Na^+ 等离子及 NO 等自由基和组胺及 P 物质。这些物质（包括组胺）是刺激疼痛感受器去极化产生疼痛冲动的主要化学介质，可以用辐照部位的组胺含量变化来定量描述辐照剂量和疼痛强度的关系，在一定阈值内，这些物质含量越高对疼痛的刺激作用越明显。

对眼睛的影响　ADS 会不会造成眼睛损伤，还存在争论。根据美军报道 ADS 不会造成眼睛的损伤。试验发现人们的眼睛有许多疼痛接收器并且在它被损害前有一些自动保护眼睛的反应，这些反应通常是扭头或者用手掌或手臂来遮挡，最简单的动作就是闭眼。

远位效应　虽然毫米波只是在局部的皮肤表层被吸收，主要表现为皮肤的热效应，但在毫米波的作用场内存在有细胞、血管、神经纤维等，这样有可能通过机体的神经纤维和体液系统将作用扩展到整个机体，产生远位效应。因此，ADS 的拒止效应除由于热效应产生的皮肤疼痛感外，可能还会有其他效应。

（余争平　许商成）

cìshēng wǔqì

次声武器（infrasonic weapon）

利用高能次声波发生器产生的低频（0.0001~20Hz）、波长极长（可达数米至数千米甚至更长）、传播过程中（传播速度为 340m/s）能穿透一般障碍物的次声波，可伤及全身几乎所有的器官组织，并导致全身功能障碍或器质性损伤的装置系统。次声武器的研制比超声武器更成熟，也是声学武器中最受关注的热点。

损伤特点　次声武器对人员损伤具有全身性特点，但因其发射频率不同，损伤的主要靶部位和病变也有显著差异。

对人体作用的宏观效应　"神经型"次声武器发射的振荡频率与人体大脑固有频率极为相似（均为 8~12Hz），产生共振时，强烈刺激人脑，出现神经行为错乱，甚至癫狂不止；"内脏器官型"次声波武器发射时的振荡频率（4~8Hz）与人体内脏器官固有频率相近（人的心脏5Hz，胸腔4~6Hz，腹腔9Hz，盆腔6Hz），产生共振时，胸腹腔脏器几乎均受累及，从而引起生理功能障碍及器质性改变和血循环障碍病变，并已为动物实验所证实。

对神经系统的效应　中枢神经系统是次声作用于人体的重要靶器官，特别是在环境普遍存在中、低强度次声主要通过神经内分泌系统作用于人体，进而引起一系列生理、心理改变。

对听觉系统的效应　一般认为，人耳听不到次声，但次声的声压达到一定强度时，人耳可以感觉到次声的存在，这可能是次声在中耳、内耳失真造成的综合谐音。次声可直接作用于外周听觉器官，引起鼓膜穿孔与耳痛。

对其他系统的效应　动物实验表明，心脏、肺和肝脏对次声均较为敏感。

医学防护　次声武器是靠次声波来杀伤人员的，所以对它的防护也就是对次声波的防护。次声波在空中、水中、地面障碍物之间传播时吸收很少，传播速度快，作用距离远，穿透能力强，用通常的隔声或吸声材料难以阻挡其作用，因而防护相当困难。科研工作者一直在研究行之有效的方法来降低次声对机体的伤害，以期对机体进行有效的保护。对次声的防护主要包括物理防护和医学防护两个方面。①物理防护：主要是屏蔽、阻断次声的致伤作用，采用消声、隔声措施，以及使用个人防护器材等。因为通常的防护器材不能很好地阻隔次声的作用，所以选用高科技研制的新型材料防护次声成为当务之急，对于执行特殊任务的部队应该迅速配备。②医学防护：主要是增强机体抵抗力，减轻次声对机体的不良作用。因为次声损伤机体的机制之一是引起机体细胞膜的氧化还原反应失调，所以次声武器作用前或作用后采用有抗氧化功能的制剂可以减轻次声对机体的损伤。另一种抵抗次声武器损伤的办法是用音乐来"掩盖"次声，因为音乐可以舒缓人的紧张情绪、减轻压力，从而可能使次声引起的某些症状缓解。

但是，现阶段研究的措施基本上还不能满足有效防护的要求。对次声的防护必须采取包括药物和技术手段在内的综合措施。对次声造成损伤的救治主要是采用对症治疗，可给予神经营养药物及镇静剂和血管扩张剂等。战时服温开水，全身保温等。随着医学水平的提高、治疗方法和技术手段不断改进，将来对次声武器损伤的有效防护和治疗是有可能达到的。

（余争平　许商成）

pínyóudàn

贫铀弹（depleted uranium）

以贫铀为主要原料制成的各种导弹、炸弹、炮弹、子弹。贫铀弹不是核武器，因为它不是利用可裂变核素的链式核裂变反应释放的巨大能量来达到战争目的的。因此，国际上尚无禁止其使用的明文规定。作为弹药，贫铀在实战中只用于穿甲弹。贫铀弹以高密度、高强度、高韧性的贫铀合金做弹芯，爆炸时产生高温化学反应，用来摧毁坚固建筑物或攻击坦克等装甲目标。贫铀弹具有一定的放射性，但贫铀弹主要是用来攻击装甲等坚固目标的，对人的杀伤只是一种附带杀伤。

特性　①穿甲性：贫铀穿甲弹优异的穿甲性能被广泛地用来制造穿甲弹和钻地弹，用于摧毁坚固目标。②可燃性：贫铀弹爆炸后形成的贫铀微粒与空气接触或与装甲等坚硬的物质撞击时，会发生自燃，容易引燃遭袭车（船）内的燃油和引爆弹药。③持续伤害性：由于贫铀具有一定的放射性，其衰变过程中，会放出α、β、γ射线，对人体构成放射性伤害。同时，贫铀也是一种重金属毒物，高温燃烧后形成的气溶胶通过呼吸道进入人体，能影响人体的新陈代谢进程，尤其是对肾脏的损伤较为显著。

急性损伤　①呼吸道损伤：在贫铀弹击中目标的瞬间，产生高温和大量的粉尘和气溶胶，可造成呼吸道烧伤；吸入的贫铀粉尘和气溶胶主要沉积在肺内，呼吸系统出现不同程度的刺激症状，如咽炎、喉炎、支气管炎甚至发生肺炎和肺水肿、出血和肺气肿。难溶性铀化合物可在肺或淋巴结中留存长达数月至数年，可见支气管上皮细胞增生、化生，肺及肺淋巴结纤维增生等改变。②弹片嵌入伤：贫铀弹击中装甲等坚硬目标时，贫铀弹片四处飞溅，乘员主要发生多发性弹片伤，全身散布许多小弹片，大部分穿入皮肤，高温弹片穿透皮肤后可导致局部组织烧焦。弹片穿透胸壁导致血气胸、肺破裂，弹片也可穿透食管。弹片穿透腹壁导致内脏器官破裂，形成腹腔内出血。弹片伤成为现场致死的主要原因之一。③皮肤、毛发烧伤：贫铀弹在击中装甲等坚硬目标时，产生数千度的高温。同时，小的贫铀弹片四处飞溅，也会引起衣物等易燃物燃烧，导致人员直接或间接烧伤。其产生的辐射照射主要来自α粒子，可能比来自γ射线的更高。这种烧伤可能难于愈合，长期迁延不愈，易导致皮肤肿瘤的发生。④贫铀化学毒性引起的损伤：铀作为重金属毒物，在实验动物中可引起典型的急性肾功能衰竭。⑤进入体内引起放射性内污染：贫铀的放射性比活度为 1.24×10^4 Bq/g，因半衰期特别长，可以在体内长期存在而危害人体健康。通过吸入含贫铀粒子的烟雾，吸入或食入再扬起的粒子，食入贫铀污染的食物或水，接触污染车辆，以及贫铀污染的伤口或直接被贫铀弹致伤，贫铀都可进入体内，产生放射性内污染，严重者甚至产生内照射的急性放射病。⑥多种类型的复合伤：贫铀武器造成的损伤中，多伴有上述几种损伤同时存在，多为复合伤。

远后效应 贫铀武器的远后效应分为直接远后效应和间接远后效应。①直接远后效应主要是指贫铀武器直接作用于人体，产生急性损伤，经救治或代偿恢复后仍遗留的远后效应。②间接远后效应主要指大量的贫铀沉积在环境中，通过污染食物链而进入人体产生的生物效应，包括致癌、致畸变和致突变等。贫铀长期作用于机体，可能形成常见的肿瘤有肺癌、骨癌、白血病、皮肤肿瘤、软组织肉瘤、淋巴和造血组织肿瘤等。在战争中的应用不仅可造成参战人员体内放射性铀沾染，并通过环境污染作用于附近居民，进而造成人员健康危害。

损伤的防护与救治 贫铀弹损伤总的治疗原则是把抢救患者生命放在首位，任何严重的机体损伤如出血、休克、疼痛及化学毒物往往比铀内污染的危害更严重，在急救、治疗上须优先考虑；尽早地给予减少吸收和促排的治疗措施，减少铀的内污染，防止或减轻对机体的损伤，预防可能导致的远期效应。

战场贫铀伤员的医学应急处理 急救、互救贫铀武器损伤的伤员与其他外伤的处理程序相同，止血和抢救生命是第一位的。救护人员除佩戴口罩、帽子、手套外，还应尽可能穿上隔离服，防止皮肤暴露。检查衣物是否有放射性污染，如有污染先进行去污。当伤口除贫铀外还存在化学有毒物质污染时，应先处理化学有毒物质的污染。其次，贫铀污染的伤口应严格按标准外科程序清理、洗消。伤口处理的原则是尽量使沾染的创伤转为清洁的创伤、多处伤转为少处伤、开放伤转为闭合伤、重伤转为轻伤。去污方法是完整皮肤可用清水冲洗，加肥皂水擦洗或5%依地酸钙钠注射液（CaNa$_2$-EDTA）肥皂去污。沾染伤口可先用流水冲洗，再用4%碳酸氢钠溶液反复冲洗。若效果不佳，可用1%碳酸氢钠加酒石酸钾钠去污，并用大量微温水冲洗。用辐射测量仪确定贫铀污染的部位，并检测伤口清理和洗消是否完全彻底。如果贫铀污染严重，或受伤部位特殊，难以洗消，可考虑外科手术扩创处理。再次，因贫铀在体内的毒性作用大，应尽可能行手术取出弹片，不宜长期留在体内。嵌入体内小如细砂状的贫铀弹片，常散布在肌肉和软组织内，很难进行外科手术去除，可在X光透视下打小孔钳出。在切除贫铀碎片时，注意不要将包裹贫铀碎片的脓疱弄破，因为脓疱充满了可溶性铀溶液。若弹片在特殊部位（如眼部），应该权衡侵入性外科手术的危险性，以确定是否手术去除。

减少吸收 首先防止吸入和减少呼吸道吸入。进入距被贫铀弹击中的目标一定范围（50m）内时，必须穿防护服，戴呼吸面具或特制口罩，以防止贫铀微粒吸入。一旦疑有贫铀气溶胶吸入，应及时用棉签擦拭鼻腔，并向鼻咽部喷血管收缩剂如0.1%肾上腺素或0.1%麻黄素溶液，生理盐水反复冲洗。必要时可服用祛痰剂如氯化铵（0.3g）；可酌情及时地服用缓泻剂，以加速排除由呼吸道转移到肠内的铀。若不慎吸入大量贫铀气溶胶，可酌情考虑洗肺。其次减少胃肠道吸收。在摄入过量贫铀气溶胶后4小时以内，应用刺激咽部或服用1%硫酸铜25ml或皮下注射阿扑吗啡 5~10mg 催吐，用生理盐水或小苏打水洗胃。超过4小时时，可服用含10g硫酸镁或15g硫酸钠的溶液，以缩短贫铀在肠道内的停留时间和经肠道再吸收。此外，还可应用利胆剂及大量输液等。再次减少皮肤和伤口吸收。皮肤污染铀时，应尽早用肥皂水擦洗，或用大量温水冲洗；除污时应尽量避免污染面积扩大，严防皮肤擦伤，忌用促进铀吸收的酸性制剂等。当去污效果不佳时，可针对铀的性质选用表面活性剂、络合剂如枸橼酸钠和 DTPA 等。伤口受到铀污染时，一般用生理盐水反复冲洗。当伤口污染较重，洗消效果又差，应尽早行外科扩创术，扩创范围与深部视受伤部位而定，以不影响功能为原则。

加速排除 体内放射性核素的加速排除，最大限度地减少放射性核素在体内滞留量或缩短滞留时间，是防治放射性核素内照射损伤效应的根本措施。有效促排体内铀的药物主要有碳酸氢钠、喹胺酸和 Tiron、氨羧型络合剂和氨烷基次膦酸型络合剂。

急性铀中毒的治疗 根据动物实验和流行病学调查的资料，铀过量摄入体内主要引起肾、肝损害。因此，需采用内科护肾保肝为主的治疗原则，主要按急性肾功能衰竭的治疗原则处理：①控制摄水量，防止水平衡失调。②纠正电解质和酸碱失衡。③预防感染，减少氮质血症的发生。④增强机体免疫能力，促进肾功能恢复。

（余争平　许商成）

ránliào kōngqìdàn

燃料空气弹（fuel air explosive，FAE）　以将燃料空气炸药为爆炸能量来源的武器。又称燃料空气炸药武器。其中所装填的不是普通炸药，而是环氧乙烷、环氧丙烷、甲烷、丁烷、乙烯和乙炔、丙炔-丙二烯混合物、过氧化乙酰、二硼烷、无水偏二甲肼、硝基甲烷和硝酸丙酯等燃料，当这些"燃料"与空气中的氧相互混合，达到一定条件后具有强烈的爆炸能力。因此，相对于其他常规的爆炸型武器如 TNT 炸药武器而言，燃料空气炸弹产生的云雾区覆盖的面积更大，爆炸范围更广，杀伤因素更多，杀伤效果也就强得多。燃料空气炸弹已成为一种多用途、高效能的现代作战"面毁伤武器"。

炸伤特点　燃料空气炸弹所致生物体损伤特点依所致损伤不同而不同。

冲击伤　燃料空气炸弹致人员伤害的最主要伤类。冲击波的超压主要导致人员原发性冲击伤，而冲击波的动压主要通过抛掷、二次致伤等机制导致继发性损伤。在燃料云雾发生爆炸时，其云雾区内立即产生强大而均匀的冲击波，云雾区内的人员均立即死亡，多无明显的抛掷和移位。死亡者常见的损伤主要有严重的肺破裂、肺出血、肺水肿、冠状动脉气栓、肝破裂、脾破裂、胸腹腔积血、

严重的听器损伤，同时可伴有破片伤和皮肤烧伤等，直接死亡原因多为急性呼吸和循环功能衰竭；在云雾区以外，不仅有爆炸产生的超压，同时有由爆心向外方向的动压。云爆区边缘近区范围的人员可能发生一定距离的抛掷位移，发生较严重的内脏和体表软组织损伤，甚至造成立即死亡，常见的损伤有肝脾破裂、肺出血水肿、心肌出血、胃肠出血、四肢骨折、肋骨骨折等；离云爆区边缘较远的地区，由于冲击波压力已明显衰减，人员的位移不明显，内脏损伤大多也较轻。但在云爆区边缘以外较远范围内可能发生明显的听器损伤。

缺氧　由于燃料空气炸弹的爆炸需要消耗周围环境的大量氧气，故可造成周围空气氧含量显著下降，并产生大量 CO 和 CO_2 等气体。在多个集束弹密集爆炸的情况下，或在建筑物、坑道、山洞等密闭环境中，空气中氧浓度可在短时间内发生较大范围的急剧降低，环境缺氧状态就会持续较长时间，加之爆炸后燃烧不完全的产物和其他有害气体的集聚，可导致爆区内人员出现严重缺氧现象，甚至可产生致命性的窒息。

烧伤　在燃料空气炸弹爆炸的瞬间可产生 3000℃以上的高温，但持续时间很短，仅数毫秒，只会造成云爆区及其边缘地区人员轻微皮肤烧伤，其烧伤程度与同等距离所受到的冲击伤相比要轻得多，不会成为主要损伤。当燃料空气炸弹发生爆燃情况下，高温持续时间可达数十毫秒，此时近距离暴露人员的裸露部位可能发生浅度烧伤，衣物也可能被烧焦而致继发性烧伤。当周围有易燃物时，也可能引起严重烧伤。

破片伤　燃料空气炸弹弹体较小，弹壳很薄，弹片数量较少，因而破片的杀伤作用也较小。在铝制弹壳的燃料空气炸弹爆炸时，弹壳质量很轻，破片伤相对较少而轻，但在云爆区及其边缘仍可造成破片伤；在钢制弹壳弹爆炸时，其破片伤的发生明显多于铝制弹壳弹，且其损伤程度也更重。

多发伤和复合伤　燃料空气炸弹所致人员损伤具有复合伤和多发伤发生率高，伤情相互加重等特点。燃料空气炸弹爆炸后可导致冲击伤烧伤（冲烧）复合伤、冲击伤破片伤复合伤、冲击伤破片伤烧伤复合伤，甚至这几种复合伤还同时复合缺氧损伤的存在。而多发伤的情况更为复杂，仅冲击波就可同时造成机体多部位的损伤，如肺冲击伤、听器冲击伤、眼冲击伤、胃肠冲击伤、肝冲击伤等；同时破片可导致全身任何部位的破片伤，特别对有预置破片的云爆燃料空气炸弹，发生全身多处破片伤的情况更是极为常见。燃料空气炸弹所致复合伤通常是以冲击伤为主，伴有不同程度的其他伤类，所以其伤情特点主要取决于冲击伤的严重程度和病理生理过程，其他致伤因素如烧伤、破片伤和缺氧窒息多是在冲击伤伤情基础上起加重作用；但其他致伤因素成为主要致伤致死原因的也不少见，特别是随着第 3 代燃料空气炸弹发展，其致伤致死的原因更为复杂，此时则以主要致伤因素所致伤类的病理生理特点为主。以上任何多种致伤因素复合的致伤效应，都要比单一的损伤严重得多，而且复合损伤效应可能大于单一致伤效应的简单叠加。

损伤防护措施　物理防护是最基本的防护手段，其防护效果

主要取决于防护物的密闭效果、抗压和消波能力等。因而各种坚固的地下永备工事和人防工程，可以有效地防护燃料空气炸弹的损伤作用，避免或减轻损伤的发生；由于燃料空气炸弹的面杀伤作用，在云爆区内各方向均受到超压和高温等的作用，普通的战壕、猫儿洞等简易掩体对之几乎没有防护作用，甚至会因冲击波的反射波的叠加作用而加重伤情。密闭性较好的坦克和装甲车对燃料空气炸弹损伤有一定的防护作用，能防止高温的作用，并明显减轻冲击波的伤害作用，但有可能发生固体冲击伤。使用体型护甲或加垫衣服，以及穿坦克兵的筒靴可以减轻固体冲击伤的发生。使用各种耳塞或耳罩能有效地预防或减轻鼓膜破裂；对于云爆区以外的地区，燃料空气炸弹致伤的因素主要是冲击波和破片。因此，此时利用地形、地物可取到不同程度的防护效果。战壕和背向爆心的猫儿洞都能有效地减轻人员的损伤；山背后、坚固的建筑或障碍物背面均对其损伤作用有一定的防护作用。暴露人员如能利用地形地貌就地卧倒，特别是能背向爆心卧倒，将显著减少迎风面积，能减轻冲击伤的损伤，防止冲击波动压所致的抛掷损伤，减少被破片击伤的机会，也可能减轻对耳的损伤。耳塞或耳罩对鼓膜有良好的防护作用，掩耳或张嘴可减少鼓膜破裂的机会。

损伤救治原则 主要包括现场救治和早期治疗。

现场救治 当在使用燃料空气炸弹作战的现场时，要时刻想到有内脏冲击伤及缺氧等损伤存在的可能，在现场救治过程中应注意：①将伤员置于空气流通的环境，保持呼吸道通畅。②对有伤口出血者尽快进行包扎止血。③对胸部伤口用厚敷料紧密包扎，防治气胸发生。对发生张力气胸者应立即行穿刺排气。④可口服或注射镇痛剂以防休克，但禁用吗啡或哌替啶等有明显呼吸抑制的药物。⑤对因失血而发生低血压或休克者应给予口服或静脉补液，并给予抗菌类药物。⑥后送中防颠簸，减少活动；对咳粉红色泡沫样痰、鼓膜破裂、口鼻出血的伤员应采用半卧位后送。

早期治疗 ①对于有多发伤者要依据先救命和先重后轻的原则进行治疗。对影响呼吸循环功能者优先进行处理。②卧床休息，以减轻心肺负担，防止出血的加重。③保持呼吸道通畅。④对于有呼吸困难或氧分压降低者应给予鼻插管或面罩吸氧，对于吸氧后仍不能纠正低氧血症者应采取机械辅助呼吸。对于有气栓的伤员可进行高压氧治疗。⑤燃料空气炸弹伤后常伴有严重的闭合性内脏损伤，因此对闭合性内脏损伤要仔细检查，及早诊断，并及时采取相应的措施。⑥防治肺水肿，保护心脏功能。⑦因为燃料空气炸弹伤后多有严重的肺冲击伤存在，因此伴有休克、严重烧伤等情况时，一定要在严密监视肺水肿、脑功能变化条件下，积极适量地进行抗休克治疗，多用胶体溶液，防止加重肺水肿和脑水肿。⑧防治出血和感染。为防止继发性出血，可酌情给予止血剂；全身应用抗生素预防感染。⑨镇静镇痛，减轻疼痛和烦躁不安，但禁止使用吗啡等有严重呼吸抑制的药物。⑩对有耳鼓膜破裂和鼓室出血者，应清除外耳道异物，保持耳道干燥。⑪烧伤、破片伤等其他损伤，在先救命和先重后轻的原则下，分别进行专科治疗。

（余争平　许商成）

héwǔqì shānghài

核武器伤害（nuclear weapon injuries）　核武器爆炸产生的四种杀伤因素，可以分别作用于人体，也可以同时或相继作用于人体，使人员发生不同类型的损伤。核武器是战略威慑和扼制常规战争的主要手段，而现代战争大多是核武器威慑下的常规武器局部战争。

类型　受单一伤因素作用后发生单一伤。同时或相继受两种或两种以上不同性质杀伤因素作用，则可发生复合伤。核武器损伤的伤类是十分复杂的，主要伤类见图。

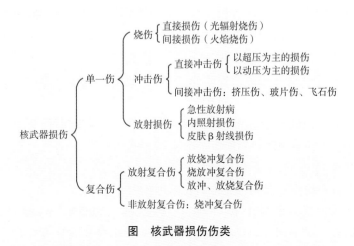

图　核武器损伤伤类

各类单一伤和复合伤，按损伤的严重程度，可分为轻度、中度、重度和极重度四级。发生轻度损伤的伤员，一般不会丧失战斗力，可不住院治疗，但要进行必要的医疗处理和照顾。发生中度损伤的伤员，一般丧失战斗力，多需住院治疗，预后良好。发生重度损伤的伤员，将立即或很快丧失战斗力。经积极救治，预后较好，大部分可治愈。发生极重度损伤的伤员，当即丧失战斗力，按目前医疗水平，经大力救治，可部分治愈。伤后是否丧失战斗力或是否立即丧失，还因不同伤类、不同损伤部位而异。如发生放射损伤，大多不会很快丧失战斗力。而发生烧伤和冲击伤，特别是发生在特殊部位，可很快丧失战斗力。例如，眼烧伤后，虽然全身伤情不很严重，也将难以瞄准和观察。

防护措施 核武器伤害会在短时间内造成伤类和伤情各异的大批伤员。核武器虽然具有巨大的杀伤破坏作用，但也具有局限性和可防性，只要掌握其致伤规律，做好防护工作，就能避免或减轻核武器伤害。

对核武器伤害的防护，除采用军事手段摧毁敌人的核力量的积极防御外，在各种防护措施中，以工事防护为主，工事防护是最重要和最有效的措施。工事防护又以防冲击波为主，凡能防冲击波的工事，一般也能防其他杀伤因素。在整个防护中医学防护是辅助性的，但它是卫生部门的重要工作，主要是预防放射损伤。

对瞬时杀伤因素的防护 ①个人防护动作：遇到核袭击时，应立即采取进入邻近工事、利用地形地物、背向爆心就地卧倒、避免间接损伤等防护行动。防护

效果取决于防护动作迅速、果断和正确。②简易器材防护：可采用普通衣服、雨衣等服装装具屏蔽或减轻光辐射烧伤；也可采用聚氯乙烯伪装网、偏振光防护眼镜、坦克帽、耳塞或棉花等柔软物品塞于耳内减轻鼓膜损伤；也可以用任何可以挡住射线的物体，如军用水壶等，遮盖身体躯干有骨髓的部位，可减轻核辐射对造血的损伤。③大型兵器防护：装甲车辆、舰艇舱室等均为金属外壳，具有一定的厚度和密闭性能，能有效地屏蔽光辐射的直接烧伤，对冲击波和早期核辐射有一定的削弱作用。但若内部着火，可引起间接烧伤。④工事防护：对核武器的各种防护中最重要最有效的措施，包括永备工事和野战工事两大类。在构筑上必须要求有坚固的抗压防震强度，优良的消波密闭性和足够的防护层厚度。

对放射性沾染的防护 包括对外照射的防护、体表沾染的防护及体内沾染的防护。①外照射防护措施：可以采用缩短在沾染区通过和停留时间、推迟进入沾染区、利用屏蔽防护、清除地表的污染物以及应用抗放药物的各项措施减少受照剂量。②体表沾染的防护：可以使用防护器材、利用车辆、工事、大型兵器和建筑物进行防护，遵守沾染区的防护规定、洗消和除沾染。通过以上措施应用，减少人员体表放射性沾染。③体内沾染的防护：可以通过穿戴防护装备、服用碘化钾、遵守沾染区的防护规定、洗消和除沾染。

（徐 辉）

héwǔqì

核武器（nuclear weapon） 利用原子核裂变或聚变反应，瞬间释放出巨大能量，造成大规模杀

伤和破坏作用的武器。原子弹、氢弹和中子弹统称核武器。核武器是战略威慑和扼制常规战争的主要手段，现代战争大多是核武器威慑下的常规武器局部战争。

发展史 核武器的出现是20世纪40年代前后科学技术重大发展的结果。为了研制原子弹，美国于1942年8月13日建立了"曼哈顿工程区"，直接动用约60万人力，投资20多亿美元。至第二次世界大战即将结束时，美国研制成3枚原子弹，成为了世界上第一个拥有原子弹的国家。1945年7月16日进行了首次核爆试验，并于8月6日、9日先后在日本广岛和长崎投下仅留的2颗原子弹，造成大量人员伤亡。苏联自1943年初开始逐渐恢复原子弹研制，并且于战后加速进行。1949年8月成功进行了原子弹试验，打破了美国的核垄断地位。1955年11月22日进行了以固态氘化锂-6为热核燃料的氢弹试验，使氢弹的实用成为可能。英国于1952年10月3日进行首次原子弹试验，1956年进行了飞行空投核弹试验，1957年5月15日实施了首次热核爆炸。法国在1960年2月13日首次进行了原子弹试验后，立即发展了实践用的核炸弹，1968年8月24日爆炸了第一颗氢弹。中国于20世纪50年代初创建核工业，1958年开始核武器研制的准备工作。1964年10月16日，第一颗原子弹装置爆炸成功，威力为2.2万吨（22kt）TNT当量。1967年6月7日中国首次氢弹爆炸试验成功，威力约为330万吨（3.3Mt）TNT当量。

分类 核武器按照爆炸原理可分为原子弹、氢弹、中子弹和特殊效应性核武器。按爆炸威力可分为百吨（10^2t）级、千吨

（kt）级、万吨（10^1kt）级、十万吨（10^2kt）级、百万吨（Mt）级和千万吨（10^1Mt）级。核武器按战斗使用又可分为战略核武器和战术核武器。战略核武器包括陆基、核潜艇发射的弹道导弹，远程飞机运载导弹，巡航导弹核航弹；战术核武器包括地面、海上和飞机上发射的中短程核弹头导弹、巡航导弹、核航弹，以及核大炮、核地雷、核水雷和核鱼雷等。第一代核武器是原子弹；第二代核武器是氢弹；第三代核武器是效应经过"裁剪"或增强的核弹，如中子弹、冲击波弹、钻地核弹头、电磁脉冲弹等；第四代核武器是以高能炸药代替核裂变所需条件，其关键研究设施是民用研究中使用的惯性约束聚变装置，由于它不使用原子弹爆炸的能量作为核聚变的反应条件，因而不产生剩余核辐射，可以作为"常规武器"使用。已经在研的第四代核武器主要有当量可调弹头、"合二为一"弹头（利用核部件插入技术实现常规弹头和核弹头的相互转化）、干净的裂变弹、反物质弹、粒子束武器、激光引爆的炸弹、核同质异能素武器等。其中，标志性的第四代核武器主要有金属氢武器，它是将氢气在一定压力下转化为固态结晶体，然后使其爆炸，是现阶段威力最大的化学爆炸物。同质异能素的爆炸能量比高能炸药高100万倍。反物质武器，主要是利用极少量的物质和它的反物质（如带正电的电子称为反电子、带负电的质子称为反质子）相互作用（称"湮没"反应），产生巨大能量而引起核爆炸。

爆炸方式　核爆炸可分为空中爆炸（简称空爆）、地面爆炸（简称地爆）、地下爆炸，以及水面爆炸和水下爆炸等几种。核武器的爆炸方式可直接影响杀伤破坏效应，因此可根据不同的使用目的选用爆炸方式，以达到最大的杀伤破坏效应。也可参照爆炸方式，分析、预测核袭击造成的杀伤破坏情况。

大气层中的核爆炸，通常以火球是否接触地面作为划分空爆和地爆的标准，接触地面的为地爆；不接触地面为空爆。不同爆炸方式用爆炸高度（m）和当量（kt）立方根的比值来表示，此比值称为比例爆高，简称比高（h），其单位是 m／（kt）$^{1/3}$，即

$$h = \frac{H(m)}{\sqrt[3]{Q(kt)}}\left[m／(kt)^{1/3}\right]$$

不同爆炸方式的比高值划分，地爆为 $0\sim60$m／（kt）$^{1/3}$，空爆高于 60m／（kt）$^{1/3}$，低空爆炸为 $60\sim120$m／（kt）$^{1/3}$，中空爆炸为 $120\sim250$m／（kt）$^{1/3}$，高空爆炸高于 250m／（kt）$^{1/3}$。

比高为 0 时即为直接贴在地面的爆炸，比高小于 60 时，火球接触地面。爆炸高度在 30km 以上的为超高空爆炸。地下或水下爆炸是指在地下或水下一定深度的爆炸。

爆炸景象　核爆炸时，产生特异的外观景象。除地下（水下）爆炸外，其共同的特点是依次出现闪光、火球、蘑菇状烟云，并发出巨大响声。根据核爆炸外观景象的特征（表），可以初步估算爆炸方式，还可根据火球大小，上升速度等参数估算爆炸当量。

杀伤因素　核爆炸瞬间产生的巨大能量，形成光辐射、冲击波、早期核辐射和放射性沾染四种杀伤破坏因素。前三种因素的作用时间，均在爆后的几秒至几十秒之内，故称为瞬时杀伤因素。放射性沾染的作用时间长，可持续几天、几周或更长时间，以其放射性危害人员健康，因此，称为剩余核辐射。此外，由核爆炸释放的 γ 射线，使空气分子电离，形成核电磁脉冲，它的作用时间不到 1 秒钟。主要是破坏和干扰电子和电气设备，对人员中枢神经、内分泌与心血管系统等有一定影响。

（徐　辉）

yuánzǐdàn

原子弹（atomic bomb）　利用重元素铀的同位素（^{235}U）、钚的同位素（^{239}Pu）原子核的链式裂变反应原理制成的核武器。原子弹基本构造主要由核装料（^{235}U 或 ^{239}Pu）、引爆装置、中子源、中子反射层和核装料弹壳等组成（图）。原子弹的爆炸原理是重原子核裂变的链式反应。重核裂变链式反应，必须在一定质量和体积中才能够进行。能维持重核裂变链式反应持续进行的裂变物质

表　核武器空爆和地爆时外观景象的特征

外观景象	空爆	地爆
火球	不接触地面 空中爆炸时，开始为球形，当地面反射冲击波到达时变形 超高空爆炸时始终是球形	接触地面 始终近似半球形
烟云和尘柱	低空、中空爆炸时，烟云和尘柱最初不接触，而后尘柱追及烟云，互相连接 高空爆炸时，烟云和尘柱始终不相连 超高空爆炸时不形成尘柱	烟云和尘柱一开始就连接在一起，烟云颜色深暗，尘柱较粗大

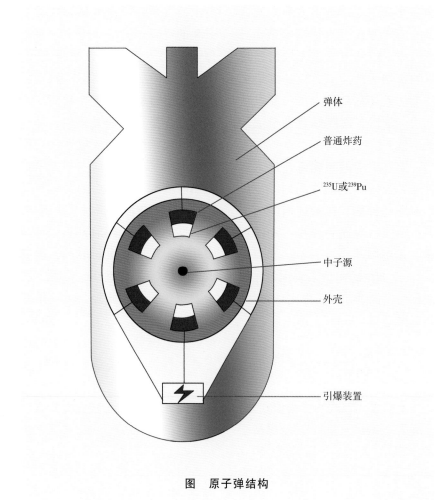

弹体

普通炸药

^{235}U或^{239}Pu

中子源

外壳

引爆装置

图　原子弹结构

的最小质量，叫作临界质量；与临界质量相对应的体积，叫作临界体积。当引爆装置点火后，引起各炸药块同时爆炸，产生巨大压力向中心挤压，使分装的、每块小于临界质量的核装料，骤然合拢成一个球体，达到超临界状态。在中子源发射的中子轰击下，引起按等比级数发展的越来越激烈的重核裂变链式反应，在极短的时间内使一定量的重核裂变，释放巨大能量，形成猛烈的核爆炸。1kg ^{235}U 或^{239}Pu，只需百万分之几秒，经 200 代就可全部裂变，释放的能量相当于 20kt TNT 炸药爆炸时所释放的能量。

重原子核裂变的链式反应：一些重元素（如^{235}U、^{239}Pu）的原子核在一个中子轰击下，分裂成两个质量相近的新核（又称核碎片），并且放出 2～3 个中子和 200MeV 能量的过程，称为重核裂变反应。例如，^{235}U 的反应式为：$^{235}U + {}_0^1n \rightarrow X + Y + (2\sim3){}_0^1n + 200MeV$。式中，X、Y 为新原子核（核碎片）。

每个重核裂变时释放出的 2～3 个中子，若有一个中子再轰击另一个重核引起分裂，分裂后又发生这样的反应；如此能使重核裂变反应自动连续地进行，则为重核裂变的链式反应。

（徐　辉）

qīngdàn

氢弹（hydrogen bomb）　利用氢的同位素氘（${}_1^2H$）和氚（${}_1^3H$）的原子核发生聚变反应，瞬时释放巨大能量的大规模杀伤武器。

又称热核武器。氢弹基本构造主要由热核装料（通常用氘化锂）、引爆装置（为一枚小当量原子弹）和弹壳（常掺有^{238}U）等组成（图），氢弹的爆炸原理是轻原子核聚变反应。由于聚变反应须在极高温度下才能进行，故聚变反应又称热核反应，氢弹也称热核武器。氢弹的起爆过程首先引爆原子弹，氘化锂在高温、高压和中子作用下，锂即产生氚，随之氘氚迅速聚合，放出高能中子和巨大能量，引起比原子弹更为猛烈的爆炸。1kg 氘氚混合物完全聚变，所释放的能量为 1kg ^{235}U 或^{239}Pu 完全裂变所释放能量的 3～4 倍。氢弹是裂变-聚变双相弹。若弹壳中含有^{238}U，则氘氚聚变产生的高能中子能使^{238}U 发生裂变，增加裂变碎片的产额，提高爆炸威力。这种氢弹称裂变-聚变-裂变三相弹。

轻原子核聚变反应：一些轻核素（如${}_1^2H$、${}_1^3H$ 等）的原子核，在几千万度的高温下发生聚变反应，并释放出中子和巨大能量，例如：${}_3^6Li + {}_0^1n \rightarrow {}_1^3H + {}_2^4He$，${}_1^2Hi + {}_1^3H \rightarrow {}_2^4He + {}_0^1n + 17.6MeV$。由于聚变反应须在极高温度下才能进行，故聚变反应又称热核反应。

（徐　辉）

zhōngzǐdàn

中子弹（neutron bomb）　中子弹是利用氘氚聚变反应，产生高能中子作为杀伤因素的战术核武器。其构造与氢弹类似（图）。中子弹的主要特点：①中子产额高、能量大；中子弹是氘与氘、氘与氚、氚与氚的聚变，聚变能量的 80% 以上以中子形式释放出来。与同等爆炸威力的原子弹相比，中子的产额可以增大 10 倍，中子的平均能量达 14MeV，甚至高达 17MeV。②光辐射、冲击波作用

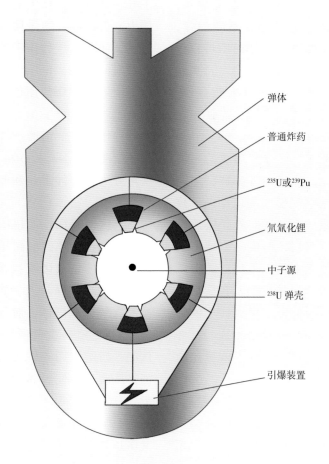

弹体

普通炸药

^{235}U或^{239}Pu

氘氚化锂

中子源

^{238}U 弹壳

引爆装置

图　氢弹结构

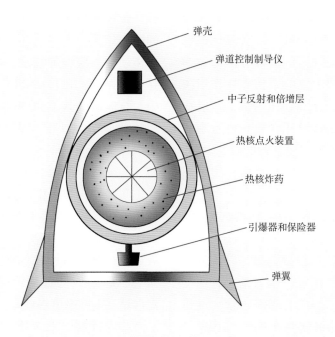

弹壳

弹道控制制导仪

中子反射和倍增层

热核点火装置

热核炸药

引爆器和保险器

弹翼

图　中子弹结构

仅为同当量原子弹的 1/10，放射性沾染轻微。③当量小，一般为 1~3kt。

（徐　辉）

héwǔqì sǔnshāng

核武器损伤（nuclear weapon damage）　核武器爆炸产生的四种杀伤因素，可以分别作用于人体，也可以同时或相继作用于人体，使人员发生不同类型的损伤。受单一伤因素作用后发生单一伤，同时或相继受两种或两种以上不同性质杀伤因素作用，则可发生复合伤。

杀伤因素　核武器爆炸时所产生的四种杀伤因素主要有光辐射、冲击波、早期核辐射和放射性沾染。

光辐射　核爆炸瞬间产生的几千万度高温的火球，向四周辐射的光和热。又称热辐射。

特点　光辐射能量释放有两个脉冲。第一脉冲为闪光阶段，持续时间极短，所释放的能量仅为光辐射总能量的 1%~2%，主要是紫外线。这一阶段不会引起皮肤损伤，但有可能引起视力障碍。第二脉冲为火球阶段，持续时间可达几秒至几十秒，所释放的能量占光辐射总量的 98%~99%，主要是红外线和可见光，此为光辐射杀伤破坏作用的主要阶段。

光冲量是衡量光辐射杀伤破坏作用的主要参数，是指火球在整个发光时间内，投射到与光辐射传播方向相垂直的单位面积上的能量，单位是焦耳每平方米或焦耳每平方厘米（J/m^2、J/cm^2）。

光辐射具有普通光的特性，在大气中是以光速（$3 \times 10^8 m/s$）呈直线传播。传播中，受到大气中各种介质的反射、散射和吸收，强度逐渐被削减，但能透过透明物体发生作用。

光辐射烧伤 光辐射可引起体表皮肤、黏膜等烧伤，称为直接烧伤或光辐射烧伤。在光辐射作用下，建筑物、工事和服装等着火引起人体烧伤，称为间接烧伤或火焰烧伤。光辐射的致伤作用，主要取决于光冲量的大小。光辐射烧伤具有以下主要特点。

烧伤部位的朝向性：光辐射的直线传播，使烧伤常发生于朝向爆心一侧，故有侧面烧伤之称。烧伤创面界线比较清楚。

烧伤深度的表浅性：光辐射作用时间的短暂，决定了烧伤深度的表浅。除近距离内可发生大面积深度烧伤外，多以Ⅱ度为主。即使发生Ⅲ度烧伤，也很少累及皮下深层组织。创面深浅程度一般比较均匀。

特殊部位烧伤的发生率高：①身体暴露部位烧伤，颜面、耳、颈和手部等身体暴露部位最容易发生烧伤。②呼吸道烧伤，一种间接烧伤，是因吸入炽热的空气、尘埃、泥沙、烟雾，甚至在燃烧环境中吸入火焰引起的。③眼烧伤，光辐射可引起眼睑、角膜和眼底烧伤。眼底烧伤亦称视网膜烧伤，是光辐射引起的特殊烧伤。若人员直视火球，通过眼睛的聚焦作用，使光冲量比入射光增大$10^3 \sim 10^4$倍，在视网膜上形成火球影像，引起烧伤。引起视网膜烧伤的致伤边界比轻度皮肤烧伤的致伤边界大$3 \sim 4$倍。

闪光盲 核爆炸的强光刺激眼睛后，使视网膜上感光的化学物质—视紫质被"漂白分解"，从而造成暂时的视力障碍，称为闪光盲。人员发生闪光盲后，立即出现视力下降，视物模糊，"金星"飞舞，色觉异常，胀痛等，严重者出现头痛、头晕、恶心、呕吐等自主神经功能紊乱症状，但症状持续时间短，不经治疗，在爆后几秒到$3 \sim 4$小时即可自行恢复，不留任何后遗症。闪光盲的发生边界远远超过眼底烧伤，对于执行指挥、飞行、驾驶和观察人员的影响较大。

冲击波 核爆炸形成的高温高压火球，猛烈向外膨胀，急剧压缩周围空气形成的压缩波。核爆炸形成的火球，向外膨胀压缩周围的空气层，形成一个球形的空气密度极高的压缩区。随着压缩区的迅速向外运动，其后形成一个球形的低于正常大气压的稀疏区。两个区域紧密相连，在介质中迅速传播，形成了核爆炸的冲击波。

特点 冲击波的压力有超压、动压及负压三种。压缩区内超过正常大气压的那部分压力称为超压；高速气流运动所产生的冲击压力称为动压。波阵面上的超压和动压最大，分别称为超压峰值和动压峰值，以单位面积所承受的压力表示，单位是帕斯卡（简称帕，符号 Pa，$1Pa = 1N \cdot m^2$，$1kPa = 7.501mmHg$）。稀疏区内低于正常大气压的那部分压力称为负压。冲击波的杀伤破坏作用主要是由超压和动压造成的，既往认为冲击波负压在致伤过程中所起作用不大，但新近的研究表明，在一定条件下，其致伤作用与超压相似。

冲击波传播的规律与声波相同。压力越大，传播越快，最初速度可达每秒数公里。以后随着传播距离渐远，压力渐小，速度则渐慢。当压力降至正常大气压时，冲击波就变成声波而消失。

冲击波到达某一距离所需的时间，称为冲击波的到达时间。冲击波到达某一点，压力从开始上升至达到峰值所需时间，称为压力上升时间。超压持续作用的时间，称为正压作用时间。压力上升时间越短，正压作用时间越长，则杀伤破坏作用就越强，反之则越弱。

致伤作用 由冲击波作用于人体所造成的各种损伤称冲击伤，又可分为直接冲击伤和间接冲击伤两大类。

直接冲击伤：①超压和负压的直接作用，单纯的超压和负压作用一般不造成体表损伤，主要伤及心、肺、胃肠道、膀胱、听器等含气体或液体的脏器，以及密度不同的组织之间的连接部位。例如，超压作用于体表后，一方面挤压腹壁，使腹压增高，横膈上顶、下腔静脉血突然涌入心、肺，心肺血容量骤增；另一方面又压迫胸壁，使胸腔容积缩小，胸腔内压急剧上升。超压过后，紧接着负压作用，又使胸腔、腹腔扩张。这样的急剧的压缩和扩张，使胸腔内发生一系列血流动力学的急剧改变，从而造成心、肺、血管的损伤。②动压的抛掷的撞击作用，人体受冲击波的冲力作用后，获得加速度，发生位移或被抛掷，在移动和降落过程中，与地面或其他物体碰撞而发生各种损伤，如肝、脾破裂、软组织撕裂、颅脑损伤，骨折、脱臼，甚至肢体离散。

间接冲击伤：由于冲击波的作用，使各种工事、建筑物倒塌，产生大量高速飞射物，间接地使人员产生的各种损伤。常见的挤压伤、砸伤、飞石伤、玻片伤、泥沙堵塞上呼吸道窒息等。

临床特点 ①多处受伤、多种损伤、伤情复杂：由于多种致伤因素（如超压和动压，直接作用和间接作用）几乎同时作用于机体，决定了冲击伤伤类和伤情的复杂性。中度以上冲击伤常是多处受伤，多种损伤。既有直接损伤，又有间接损伤；既有外伤，又有内脏损伤；既可能是单纯冲击伤，又可能复合烧伤和放射损伤。②外轻内重、发展迅速：尤其是以超压作用为主的冲击伤，往往体表可能无伤或仅有轻微损伤，而内脏器官可能发生了严重损伤。重度以上的内脏损伤，因伤情急剧发展，代偿失调，可迅速出现休克和心肺功能障碍，甚至导致伤员死亡。

早期核辐射 核爆炸后最初十几秒钟内产生的 γ 射线和中子流产生的特有杀伤因素。又称贯穿辐射。

特性 γ 射线以光速传播；中子传播速度由其能量决定，最大可接近光速。核裂变和聚变中子以及氮俘获产生的 γ 射线，作用时间不到半秒钟；裂变碎片 γ 射线，因碎片多为半衰期短，衰变快，又随火球、烟云上升，因此不论当量大小，早期核辐射对地面目标的作用，时间多为十几秒钟以内。早期核辐射最初基本上呈直线传播，但在传播过程中与介质相碰撞可发生散射，运动方向呈杂乱地射向目标物。早期核辐射的贯穿能力强，但在通过各种介质时均会不同程度地被吸收而减弱。各种物质对早期核辐射的减弱能力通常用物质的半减弱层表示。半减弱层是指将早期核辐射减弱一半所需的物质层厚度。土壤、兵器、含盐食品及药品中某些稳定性核素的原子核，俘获慢中子形成放射性核素。这种放射性核素称为感生放射性核素，这种放射性叫感生放射性。

致伤作用 早期核辐射是核武器所特有的杀伤因素。当人体受到一定的剂量照射后，可能引起急性放射病，也可能发生小剂量外照射生物效应。

放射性沾染 核爆炸时产生的落下灰沉降到地面造成的放射性对地面及一切物体和人体的污染。核爆炸时产生的大量放射性核素，在高温下气化，分散于火球内，当火球冷却成烟云时，与烟云中微尘以及由地面上升的尘土凝结成放射性微粒。受重力作用向地面沉降，称放射性落下灰，简称落下灰，由此造成空气、地面、水源、各种物体和人体的沾染。

特性 放射性落下灰由核裂变产物、感生放射性核素和未裂变的核装料三部分组成。落下灰主要发射 β、γ 射线。

落下灰粒子多呈球形或椭圆形微粒，粒内放射性物质分布均匀。颜色与爆区土壤有关，可呈黑色、灰色或其他颜色。粒径大小与爆炸方式有关，地爆的粒径较大，由几微米至几毫米；空爆的粒径较小，仅为几微米至几十微米。溶解度与落下灰的粒径大小、放化成分及溶剂的酸碱度有关。水中溶解度较低，仅为 10% 左右。在酸性溶液中溶解度较高，如在 0.1N 的盐酸溶液中溶解度为 35%~60%。落下灰的比活度，随其粒径的增大而减少。爆后 1 小时的落下灰，地爆的比活度为 $10^7 \sim 10^{10}$ Bq/g；空爆的比活度为 $10^8 \sim 10^{13}$ Bq/g。

试验证明，在爆后 1~5000 小时内，地面辐射级（即剂量率）的衰变可用"六倍规律"粗略计算，即时间每增加 6 倍数，辐射级降至原来的 1/10。例如，某处爆后 1 小时辐射级为 80cGy/h；爆后 6 小时降至 8cGy/h；爆后 36 小时降至 0.8cGy/h。

致伤作用 放射性沾染对人员的损伤有三种方式。①外照射损伤：人员在严重沾染区停留，受到 γ 射线外照射剂量>1Gy 时，可引起外照射急性放射病，是落下灰对人员的主要损伤。②内照射损伤：落下灰通过各种途径进入体内，当体内放射性核素达到一定沉积量时，可以引起内照射损伤。③β 射线皮肤损伤：落下灰直接接触皮肤，当剂量 > 5Gy 时，可以引起 β 射线皮肤损伤。在沾染区停留较久而又没有防护的人员，可能同时受到三种方式的复合损伤。

伤情 各类单一伤和复合伤，按损伤的严重程度，可分为轻度、中度、重度和极重度四级（如分为轻、中、重度三级，则将极重度归入重度）。发生轻度损伤的伤员，一般不会丧失战斗力，可不住院治疗，但要进行必要的医疗处理和照顾。发生中度损伤的伤员，一般丧失战斗力，多需住院治疗，预后良好。发生重度损伤的伤员，将立即或很快丧失战斗力。经积极救治，预后较好，大部分可治愈。发生极重度损伤的伤员，当即丧失战斗力，按现有医疗水平，经大力救治，可部分治愈。伤后是否丧失战斗力或是否立即丧失，还因不同伤类、不同损伤部位而异。例如，发生放射损伤，大多不会很快丧失战斗力；而发生烧伤和冲击伤，特别是发生在特殊部位，可很快丧失战斗力。又如，眼烧伤后，虽然全身伤情不很严重，也将难以瞄准和观察。

杀伤范围 核武器的杀伤范围是以杀伤边界、杀伤半径和杀伤面积来表示的。核爆炸时，由三种瞬时杀伤因素的作用而使人员发生现场死亡（阵亡）和损伤的地域，称为杀伤区。从地爆时的爆心或空爆时的爆心投影点到达能发生不同程度杀伤（伤情）的距离称为杀伤半径，其最远处称为杀伤边界。由杀伤半径可以计算杀伤区的面积。这样就可以划出光辐射、冲击波和早期核辐射的单一杀伤范围和它们的综合杀伤范围。从爆心向外，由近到远，人员所受损伤的程度，由重到轻，一般可将人员遭受杀伤的地域划分为极重度、重度、中度和轻度四个杀伤区。轻度杀伤区的边界也就是整个杀伤区的边界。10^1kt以上核爆炸时以发生皮肤浅Ⅱ度烧伤的最远距离为其边界；10^1kt以下核爆炸时以发生轻度放射病（>1.0Gy）的最远距离为其边界。

三种瞬时杀伤因素对开阔地面暴露人员的单一和综合杀伤半径均以致伤概率为50%计。杀伤区面积的大小，作为概数，kt级核爆炸时为零点几至平方千米数平方千米；10kt级核爆炸时，为十几平方千米至数十平方千米；10^2kt级核爆炸时为上百至数百平方千米；Mt级核爆炸时为数百至上千平方千米。要强调指出杀伤区面积虽然大，但中度和轻度杀伤面积可占40%～70%，也就是说，在人员分布比较均匀的情况下，所发生核武器损伤的很大一部分属于中度和轻度损伤。

防护　核武器虽然具有巨大的杀伤破坏作用，但也具有局限性和可防性，只要掌握其致伤规律，做好防护工作，就能避免或减轻核武器损伤。

对瞬时杀伤因素的防护　①个人防护动作：遇到核袭击时，应立即采取进入邻近工事、利用地形地物、背向爆心就地卧倒、避免间接损伤等防护行动。防护效果取决于防护动作迅速、果断和正确。②简易器材防护：可采用普通衣服、雨衣等服装装具屏蔽或减轻光辐射烧伤；也可采用聚氯乙烯伪装网、偏振光防护眼镜、坦克帽、耳塞或棉花等柔软物品塞于耳内减轻鼓膜损伤；也可以用任何可以挡住射线的物体，如军用水壶等，遮盖身体躯干有骨髓的部位，可减轻核辐射对造血的损伤。③大型兵器防护：装甲车辆、舰艇舱室等均为金属外壳，具有一定的厚度和密闭性能，能有效地屏蔽光辐射的直接烧伤，对冲击波和早期核辐射有一定的削弱作用。但若内部着火，可引起间接烧伤。④工事防护：对核武器的各种防护中最重要最有效的措施，包括永备工事和野战工事两大类。在构筑上必须要求有坚固的抗压防震强度，优良的消波密闭性和足够的防护层厚度。

对放射性沾染的防护　包括对外照射的防护、体表沾染的防护及体内沾染的防护。①外照射防护措施：可以采用缩短在沾染区通过和停留时间、推迟进入沾染区、利用屏蔽防护、清除地表的污染物以及应用抗放药物的各项措施减少受照剂量。②体表沾染的防护：可以使用防护器材、利用车辆、工事、大型兵器和建筑物进行防护，遵守沾染区的防护规定、洗消和除沾染。通过以上措施应用，减少人员体表放射性沾染。③体内沾染的防护：可以通过穿戴防护装备、服用碘化钾、遵守沾染区的防护规定、洗消和除沾染。

(徐　辉)

hébàozhà fùhéshāng

核爆炸复合伤（combined injuries from nuclear explosions）

核武器爆炸时产生四种杀伤因素，发生的多种复合伤。人员同时或先后遭受两种以上（含两种）不同性质致伤因素作用而引起的复合损伤称为复合伤。常见的损伤因素有物理、化学和生物因子的作用，如电离辐射、冲击波、烧伤、微波、超声波、粉尘、纤维、有机和无机致癌物、激素、病毒等。核爆炸复合伤发生率高、伤类杂、伤情重、发展快、诊治难，是核战争和核恐怖袭击造成减员和伤亡的重要原因，是救治的主要对象。

伤类　依据是否合并有放射损伤通常将复合伤分为两大类。合并有放射损伤的复合伤称为放射复合伤，如放射损伤复合烧伤；没有合并放射损伤者，称为非放射复合伤，如烧伤复合冲击伤。复合伤的命名，将主要伤列于前，次要伤列于后，如放烧复合伤，表明放射损伤是主要损伤，烧伤是次要损伤。但有时难以区分主要和次要损伤。

影响因素　核爆炸复合伤的伤类和伤情与核武器的当量、爆炸方式、人员分布和防护情况等密切相关。核爆炸时暴露人员主要发生放烧冲、烧冲和烧放冲三类复合伤。对于小当量，如千吨级、万吨级核武器在地爆、低空爆炸时，突出问题是放射损伤，主要发生放射复合伤；大当量，如百万吨级在空爆时，突出问题是烧伤，主要发生烧冲复合伤。大当量核武器，爆心附近的暴露人员由于同时遭受三种杀伤因素的强烈作用，现场死亡区较大。引起现场死亡的直接原因主要是冲击伤和烧伤，特别是冲击伤。人员在工事、建筑物或大型兵器内，由于屏蔽了光辐射的作用，主要发生放冲复合伤。当工事和建筑物倒塌和燃烧时，可发生以间接损伤为主的烧冲复合伤。

特点　复合伤的基本特点是

"一伤为主""复合效应"。"一伤为主"是指复合伤的主要致伤因素在损伤的发生、发展中起主导作用;"复合效应"是指机体遭受两种或两种以上致伤因素作用后,所发生的损伤效应,不是单一伤的简单相加。单一伤之间可相互影响,使原单伤的表现不完全相同于单独发生的损伤,整体伤情也变得更为复杂。

大量研究表明,"相互加重"是复合效应的重要表现。但复合伤在有些情况下也可不加重,甚至减轻。复合效应可表现在整体效应、组织脏器和细胞效应上或分子水平效应上;复合效应也可表现在重要的病理过程中,不同病程、不同脏器表现可不尽一致。

(徐 辉)

fúshè zhēnchá

辐射侦察 (radiation detection)

利用辐射探测仪器实地查明地面沾染范围和剂量率分布、沾染区内各种物体和水源的沾染程度及其动态变化,并选择和标志通道等的措施。辐射侦察是对放射性沾染防护的重要措施,由各级指挥员组织实施,通常由防化部队负责完成。卫生部门在辐射侦察中的主要任务包括对救护所或医院的展开地域进行辐射侦察;对进出沾染区的人员进行剂量监测和沾染检查;对食物、饮水和医疗器械、药品等的沾染检查,并且提出能否使用的建议;对疑有放射性内污染人员,测定甲状腺、血、尿、粪便的放射性,概略估算体内污染量,及时提出救治建议。

(徐 辉)

hékǒngbù

核恐怖 (nuclear terrorism)

恐怖主义分子为了达到政治、经济、宗教、民族等目的,通过威慑(恐吓)使用或实际使用能释放放射性物质的装置(包括简陋的核爆炸装置),或通过威慑(恐吓)袭击或实际袭击核设施(包括重大的放射源辐照设施)引起放射性物质释放,导致显著数量人群的心理、社会影响或一定数量人员伤亡,从而破坏国家公务、民众生活、社会安定与经济发展等的恐怖事件。

特征 "9·11"事件后,恐怖组织活动猖獗,除采用剧毒细菌和化学毒物外,利用核辐射技术实施核恐怖袭击的可能性日趋增大。恐怖组织进行核恐怖活动的手段估计有以下几种。①袭击和破坏核设施:利用导弹、爆炸装置袭击核电站反应堆、核原料厂、核回收厂等。②核装置或小型核武器袭击:利用窃取或制造的核装置或粗制小型核武器对机场、车站、重要建筑物和街区、政府要地进行恐怖袭击。③利用"脏弹"袭击:"脏弹"正式名称是放射性散布装置(radioactive dispersal device,RDD),又称肮脏炸弹,是由普通炸药制成,装填有放射性物质、在炸弹爆炸时会将放射性物质扩散到周围地域,造成放射性污染。④放射性物质投放和散布:恐怖分子可能利用粉末状或水溶性放射物质投放或喷洒在公共场所、重要街区、食品厂或水源地等处。此种恐怖手段极易隐蔽地实施,不易被发现。

危害后果 核辐射恐怖活动的危害大小与袭击的规模密切相关。一般地讲,袭击核设施及小型核武器(或核装置)爆炸可造成较大地域受损和众多人员受伤,后果非常严重;"脏弹"袭击和散布放射性物质,一般仅波及局部地段及有限的公众。核辐射恐怖活动的后果主要有以下几个方面。

①爆炸致伤:核辐射恐怖袭击时,多发生爆炸而致杀伤区内人员伤亡,致伤情况与爆炸物威力和人员与爆炸点的距离有关。②放射损伤:此系核辐射恐怖袭击的特殊损伤,可发生急性放射病或过量照射,包括内照射、外照射及局部放射损伤,多合并爆炸伤。伤情复杂,常需专业救治。③放射性污染:可使污染区内人员受到放射性核素的污染而受到伤害。同时,人员撤离和搬迁易引起复杂的社会问题及经济损失。④严重的心理效应:恐怖分子通过核恐怖袭击造成民众恐慌和社会混乱,这种社会心理效会严重而且持久。

鉴于核辐射恐怖袭击的可能性,应注意防范和落实各项应对措施。

(徐 辉)

huàxué wǔqì shānghài

化学武器伤害 (chemical weapon injuries)

化学战爆发时,化学武器袭击后所释放出的化学战剂通过不同途径进入人体后与特定的靶器官、组织或细胞发生反应,造成结构破坏和功能障碍,严重的可在短时间内死亡的伤害。化学武器作为一种特种武器,虽然在当前国际态势下,大规模的化学战争不致发生,但仍不排除现代战争下化学武器的局部战争。由于化学武器的这些伤害作用能产生杀伤有生力量、迟滞军事行动、扰乱作战部署的军事效益,遂使化学武器成为外军大力发展和装备的一个大规模破坏性武器系统,并利用其发动化学战。

类型 化学武器伤害除由化学武器直接所致外,还可以发生次生性伤害、化学事故伤害和化学恐怖袭击。因此,要对化学武器的伤害有充分的认识和足够的准备。

防护措施 化学武器伤害后会在短时间内造成大批中毒伤员。既有单纯的化学中毒，也会有化学毒剂复合伤。化学毒剂中毒后症状发展迅速，若抢救不当或不及时，常能危及生命。因此，针对化学武器伤害，积极有效的医学防护、早期正确的诊断、迅速准确的现场抢救以及有效的运送救治和医院救治非常重要。

有效的医学防护，是减少化学武器伤害伤员数量、降低危害程度的关键措施，是防化卫勤保障的重要任务。对化学武器伤害的预防，应做到器材防护与卫生防护相结合、群众性防护与专业技术防护相结合。

早期正确的诊断，是进行有针对性的救治和组织医疗后送的基础。化学武器伤害的诊断的任务主要是明确是否为毒剂伤，确定是什么毒剂中毒，估计染毒剂量和中毒程度。诊断依据主要依赖于中毒史，临床特点，化验检查和毒剂侦检。

对化学武器伤害的伤员的现场救治工作应分秒必争地进行。在统一指挥下，组织抢救分队，开展染毒区伤员的抢救工作。抢救队宜在染毒区附近展开，以便迅速对中毒伤员进行急救和辅助急救。为了抢救及时和不遗漏伤员，应遵循"分组分片、先重后轻（伤员伤情、地区污染）、自救互救、边防边救、洗中有救"的原则。抢救工作的主要任务如下：①防止继续中毒。防毒面具能有效防止毒剂蒸汽和气溶胶经呼吸道吸入，对眼睛和面部皮肤也有保护作用。因此，遭受敌人化学袭击和进入染毒区域抢救时，应及时做好自身防护，同时为伤员戴好防毒面具。②注射急救针或特效抗毒药物。抗毒药物简称抗毒剂，是针对毒剂作用原理的生理对抗剂，故有特效解毒作用。及时使用抗毒药物，可迅速缓解中毒症状、提高救治率。特别对速杀性毒剂中毒，如神经性毒剂和全身中毒性毒剂，应立刻为伤员注射急救针，防止伤情恶化，挽救生命。③抢救危及生命的症状和体征，若伤员有惊厥、呼吸困难、出血、休克、重要器官的开放性损伤等复杂情况，要迅速采取措施予以处理。有心跳、呼吸停止的，要果断进行条件允许的心肺功能复苏操作。④撤离染毒区，应尽快组织伤员撤离染毒区。对重伤员可用担架抬送；对轻伤员可在穿戴好防护器材后，由急救队员护送至指定地点。伤员集中地应当设在毒袭区的上风方向。

化学武器伤害的运送救治是指现场急救后、医院救治前，在运送途中对伤员实施的医学救治。在运送过程中，环境条件对伤情发展影响大，对伤情变化的判断难度增加，医疗设备资源也有限。因此，护送人员必须了解基本抢救要点，着重对呼吸、脉搏、血压、心电等生命指征进行监护和必要的抗毒救治，而不是单纯的对症处理。化学武器伤害的医院救治，是针对已经转运至后方医院的化学武器伤害的伤伤员所采取的综合全面的救治措施。

（董兆君 赛燕）

huàxuézhàn

化学战 （chemical warfare, CW） 为了达到杀伤有生力量、扰乱或迟滞军事行动之目的，利用化学毒剂进行的战争。因化学武器的杀伤作用大、扰乱或迟滞作用强，并且防护非常困难，所以能够严重影响战争的进程。化学战利用化学物质的剧烈毒性作用来伤害人、畜和植物。

特点 ①大规模杀伤作用：化学武器爆炸后，所装载的化学毒物在污染地面、水源和装备的同时，还形成毒剂云团并迅速向下风方向扩散，所覆盖的面积和空间远远大于其他常规武器。暴露于其中的所有人、畜和植物均可能因接触毒剂而发生中毒。因此，化学武器是一种大规模破坏性武器，能使大批人员同时中毒。②隐蔽式突然袭击：化学战剂只有进入人体才能发挥对人的伤害作用，因此它具有可防性，即通过有效的防护措施把毒剂隔离在机体之外。敌人只有采用隐蔽式突然袭击的形式释放化学战剂，方能达到其化学袭击的目的。通常情况下对化学武器的装备、化学分队的部署、化学袭击的时间及地点均高度保密。③军事目的和袭击方式多样化：敌人通常根据战略任务和战役战术目的选择与之相适应的袭击兵器和袭击方式，分为速杀性化学武器袭击、迟滞性化学武器袭击和扰乱性化学武器袭击。三种袭击方式各有特点，相互渗透。

发展史 战争中使用毒物的例子古来有之。在公元前5世纪的伯罗奔尼撒战争中，斯巴达人曾使用硫黄燃烧产生有毒的烟，使对方人员窒息。到公元7世纪，东罗马帝国军队将沥青和硫黄等易燃物放在金属罐中，点燃后投向伊斯兰教军队的阵地。19世纪中叶，有人将人工合成的有毒物质装填在弹丸内小量使用。此后欧洲一些国家已能由工业生产剧毒物质，使毒物大量用于战争成为可能。但是，真正意义的化学战则发生在现代历史上的第一次世界大战初期。

1915年4月22日在比利时伊普尔战线前沿6公里正面上，德军预先布设约6000只装有氯气的钢瓶。利用有利的气象条件，向英法联军阵地吹放。由于对方毫无戒备，约1.5万人中毒，近5000人死亡。1917年7月德军又在伊普尔地区向英军使用了具有糜烂作用的硫芥炮弹。10天内共发射约100万发，造成对方重大伤亡。整个一次大战期间，因中毒而伤亡的总人数达130万左右，充分展示了化学武器的巨大威力和化学战的军事效益。一次大战期间使用的包括氯气、光气、双光气、氢氰酸、硫芥、亚当斯剂等在内的化学毒剂有数十种之多。其中，有些毒剂至今仍然是外军的制式装备。

第一次世界大战结束后，许多国家在积极研制新毒剂的同时，扩大毒剂的生产能力，改进使用方法。1935年末到1936年初，意大利侵略阿比西尼亚（今埃塞俄比亚），用飞机布洒硫芥，给阿军民造成重大伤亡。到第二次世界大战爆发前，德国也准备了包括新型神经性毒剂在内的大量化学武器。但是苏、美、英等国在化学攻击和化学防护方面已有准备，这些武器未能在战场上使用。而1937~1945年，日本军队在侵华战争中曾多次使用化学毒剂。根据当时中国政府不完全统计，从1937年7月~1942年5月，日军共实施化学袭击1000余次，受害的中国军民多达10万之众。

在第二次世界大战后的多次局部战争中，化学武器得到较广泛的使用，如美军在朝鲜战争和越南战争。而两伊战争，双方均使用过速杀性化学战剂。

（董兆君　赛　燕）

化学灾害 （chemical hazards）
huàxué zāihài

由于人为的、技术的、战争的或者自然的因素所造成的重大和特大突发性化学品泄漏事故并由此引起的人员伤害和社会危害。因此，它是化学事故的极端形式。

与化学战相似，化学灾害具有以下特点。①突然性：化学灾害常常突然发生。而一旦发生，则可在短时间内造成大量有毒有害化学物质泄漏。有毒气体朝着下风方向迅速扩散，若进入居民区，往往来不及采取防护措施，而造成大批人员中毒。在化学泄漏的同时，还常伴有燃烧、爆炸等次生灾害。因此而造成大批以中毒为主的复杂伤员。②可扩散性：化学灾害发生后，有毒气体形成毒云，后者向下风方向扩散而形成染毒区，染毒区内无防护人员因毒物暴露而中毒。③难控性：毒气云团一旦形成，便不受控制地四处扩散。有毒液体化学品泄漏后很容易挥发形成再生云团，不仅造成地面污染，也形成空气污染，有时还造成水源污染。④社会影响大：化学灾害若发生在大中城市，必然影响城市的综合功能。交通要道被迫管制，居民必须疏散撤离，生活节奏受到破坏，企业生产将停止、打乱或待重建。除了动员企业本身、本地区社会力量进行救援外，近邻省市也将就物力、财力及人力进行救援。因此，化学灾害可能会引起国内外强烈的社会反响，甚至社会动荡。⑤大规模伤害性：化学灾害一旦发生，常因准备不足、防护不好等原因而造成众多人员中毒伤亡，其效应与化学战和化学恐怖有相似之处。

对化学灾害的处置要贯彻预防为主的方针，进行潜在危险度评估、确定危险目标区和重点毒物并对其进行科学而严格的管理和控制。同时要制订可靠的化学灾害应急救援预案，建立周密的指挥体系，训练高素质的救援队伍，储备救援物资，对员工和市民进行防灾宣传和教育。化学灾害一旦发生，救援工作则围绕维护生命这个中心而展开，控制泄漏、抢救伤员、疏散群众，尽一切努力把损失降到最小限度。

（董兆君　赛　燕）

化学恐怖 （chemical terrorism）
huàxué kǒngbù

直接或间接利用化学战剂或化学毒物进行恐怖主义袭击的犯罪活动。在1950年到2005年的50年时间里，全球共发生239起化学恐怖袭击事件。1995年3月20日，日本奥姆真理教组织利用化学战剂沙林制造了东京地铁恐怖主义袭击事件，这标志着恐怖主义进入一个新时期。化学恐怖活动与反化学恐怖已成为世界军事和政治斗争关注的焦点。化学恐怖事件的处置涉及对特殊毒物（表）的化学侦检、个人防护、毒物消除和紧急医疗救护等诸多方

表　化学恐怖中的常见毒物

序号	来源类型	品种
1	化学战剂	塔崩、沙林、梭曼、维埃克斯、氢氰酸
2	剧毒农药	甲胺磷、百草枯、氟乙酰胺、毒鼠碱、毒鼠强、白磷、磷化锌、杀鼠灵
3	工业毒物	氰化钠、氰化钾、氯化氢、氯气、砷
4	剧毒药物	巴比妥类药物、洋地黄、箭毒
5	天然毒物	蓖麻毒素、河豚毒素、蛇毒、肉毒杆菌毒素

面，还可能包括对爆炸物的清除、人员营救、对恐怖分子的围剿等，是一个社会影响较大的系统工程。因此，对化学恐怖袭击的处置要事先做好各种准备，包括制订医学救援预案、建立应急救援队伍并做好针对性训练、配备各种救援装备等。

(董兆君　赛　燕)

huàxué wǔqì

化学武器 (chemical weapons)

化学战剂、装载化学战剂的化学弹药和发射这些弹药的器材的统称。其中，化学战剂决定着化学武器的杀伤力；化学弹药和发射器材是释放化学战剂的工具。

分类　按照将毒剂分散为战斗状态的原理，可将化学武器分为三类。①爆炸型化学武器：利用毒剂弹的炸药爆炸时产生的能量，将毒剂分散为战斗状态。②热分散型化学武器：利用毒剂弹中燃烧剂燃烧所产生的热能，将毒剂加热，形成毒烟，如毒烟罐、毒烟手榴弹、毒烟发生器、毒烟炮弹和毒烟航弹等。③布洒型化学武器：利用压力将毒剂从容器中喷出，分散为战斗状态。外军装备有航空布洒器、汽车布毒器、手提布毒器等。

二元化学武器由二元弹药组成的化学武器系统。二元弹药将两种无毒或低毒的前体化学物质，分别装入弹体隔室内。在弹药发射或爆炸过程中，两种前体化学物质迅速混合，相互作用生成一种新的剧毒物质，即所需要的目标毒剂。二元弹药内各前体物质的毒性小，对作业人员的健康和生命安全的威胁比化学战剂小。例如二氟甲膦酰是沙林的前体物质，他们被分别装填在弹体的两个分隔室内。发射时弹药旋转，隔层爆裂，二氟甲膦酰和异丙醇混合，在催化剂作用下迅速合成沙林，施放后形成沙林毒剂云团。甲基亚膦酸乙基-2-二异丙氨基乙酯是维埃克斯（VX）的前体物质，毒性比 VX 小很多。二元化学武器销毁容易。由于前体物质毒性小，可以将其收容储存，再采用一般的化学物质处理办法进行销毁即可。但是，二元弹的结构复杂，使得毒剂装填量相应减少。加之二元弹药到达目标爆炸时所生成的毒剂比率较低，仅为 70%~80%。故二元弹的有效质量比较小，杀伤效应小。

伤害形式　化学武器在发挥伤害作用时的形式，主要通过初生云团，再生云团和毒剂液滴三种形式对人员起伤害作用。①初生云团：毒剂弹爆炸或飞机布洒后即刻形成的染毒气团称为初生云团。初生云的毒剂浓度高，持续时间短，危害纵深远，杀伤作用大。因此，处于下风方向的人员必须及时采取有效的防护措施。毒剂云团向下风方向移动，当浓度下降至低于安全剂量时，即失去对无防护人员的伤害作用。此距离称为初生云团的危害纵深。部队应根据敌方袭击规模和风向、风速，及时向下风方向的友邻部队通报初生云团可能到达的时间。②再生云团：液态毒剂落在地面或物体表面经蒸发形成的染毒气团，谓之再生云团。其特点是毒剂浓度低、持续时间长、危害纵深短、杀伤作用小。能够造成再生云团危害的毒剂在常温下多为液态，并具有适宜的挥发度。那些沸点高、挥发度小的毒剂，如 VX，一般对人员造成吸入中毒的危害较小。只有在地温很高、染毒地域很大或长时间暴露时才能引起人员中毒。③毒剂液滴：液态毒剂可能使地面、武器、装备、水源、食物等染毒，从而直接或间接伤害人员。地面的毒剂虽经渗透、蒸发或水解，染毒密度逐渐下降，但仍可造成较长时间的染毒。特别是在植物覆盖的地面或者使用胶粘毒剂时，染毒时间更长。

伤害特点　化学武器有不同于常规武器的特点。①杀伤规模大：化学袭击后形成的毒剂团，会借助空气的流动向下风方向移动，使毒剂的杀伤效应远远超出袭击区。因此，其杀伤范围和杀伤规模比常规武器大很多倍。②扩散能力强：染毒空气能扩散入要塞、堑壕、坑道、建筑物，甚至装甲车辆、飞机和舰艇舱室内发挥杀伤作用，使那些常规武器作战条件下的防护方法失去作用。③作用时间长：常规武器只是在爆炸瞬间或弹片（丸）飞行时引起伤害。而化学武器的杀伤作用却不会在毒剂施放后立即停止。其作用持续时间取决于化学战剂的特性、袭击方式和规模以及气象、地形等条件。④致伤形式多：化学武器袭击时，主要造成化学毒剂中毒。遭受敌人速杀性化学战剂袭击时，未采取防护措施的人员可能在接触毒剂数分钟内出现中毒症状。严重者甚至在数分钟内中毒死亡，称作闪电型中毒。化学战条件下，除单纯中毒外，尚可造成化学毒剂复合伤，即在化学毒剂中毒的基础上合并有开放性创伤、烧伤、撞击伤或者其他类型的伤情。⑤影响因素多：化学武器的使用及效应的发挥，受自然环境、战场态势、防护状况等因素的影响。

(董兆君　赛　燕)

huàxué zhànjì

化学战剂 (chemical warfare agents)

装填在化学弹药内，以人、畜或者植物为直接作用目标的剧毒化学物质。又称军用毒剂。化学战剂是构成化学武器的基本元素。

特点 具有以下基本特点。①毒性大：化学战剂对人体的伤害作用比一般的化学品大，属于剧毒或超毒性物质。化学战剂的杀伤力远远大于常规武器。②中毒途径多：常规武器主要靠弹丸或弹片直接杀伤人员。而化学武器则可通过毒剂的呼吸道吸入、皮肤接触、误食误用染毒水或食物多种途径进入机体，直接或间接地引起人员中毒。③作用时间长：常规武器只是在爆炸瞬间或弹片、弹丸飞行时引起伤害。化学武器的杀伤作用不会在毒剂施放后立即停止，其持续时间取决于化学战剂的特性、袭击方式和规模以及气象、地形等条件。④杀伤范围广：化学袭击后所形成的毒剂云团可随风传播和扩散，使得毒剂的杀伤效应远远超过袭击区，故其杀伤范围较常规武器大许多倍。

分类 化学战剂有多种分类方法，按照毒理学作用主要分为六大类，分别为神经性毒剂、全身中毒性毒剂、窒息性毒剂、糜烂性毒剂、失能性毒剂和刺激剂。国外很重视新型毒剂，尤其毒素战剂（toxin warfare agents，TWA）的研究。TWA是一类由细菌、动物、植物和真菌等生物所产生的，本身无生命且不能繁殖或导致传染，但具剧烈毒性的有毒物质，如蓖麻毒素、肉毒杆菌毒素 A、葡萄球菌肠毒 B、T-2 毒素等。毒素战剂的显著特点：①毒性特别大，其致死性比已有的化学战剂大数百倍至万倍，无防护人员吸入或吸收微量即可死亡或失去战斗力。②作用机制与既往的化学战剂不同。毒素战剂不抑制酶系统，而是直接作用于细胞的特殊通道或受体，引起强烈的毒性作用。③与天然毒素有关系，但不相同。毒素战剂不是有生命的活性生物，而是生物的特殊代谢产物或分泌物，能用现代技术人工生产。

此外，根据作用持续时间将化学战剂分成暂时性毒剂、持久性毒剂和半持久性毒剂三类。①暂时性毒剂：是一些能够在短时间内形成很高浓度，迅速导致中毒或者死亡，且能维持一定杀伤时间（一般不超过60分钟）的毒剂。属于此类毒剂化合物的大多为沸点低、易挥发的液态物质，如氢氰酸、光气、沙林等。施放后呈蒸气态或气溶胶态，主要通过呼吸道吸入中毒。②持久性毒剂：是一些有效杀伤时间维持60分钟以上的毒剂。多为沸点高、不易挥发的液体和以微粉状施放的固体毒剂，如硫芥、维埃克斯（VX）。施放后呈液滴态或微粉状，造成地面染毒，使人员接触中毒。③半持久性毒剂：有效杀伤时间在上述两类之间，如梭曼、塔崩、双光气等。这些毒剂在释放后可以蒸气、气溶胶和毒剂液滴等多种状态存在，故可经呼吸道和皮肤途径吸收而发挥其致伤作用。毒剂的持久性是相对的，它与理化性质、施放方法、战斗状态、目标区的地形和气象条件等因素有关。

战斗状态 化学战剂在发挥杀伤作用时所处的状态称作战斗状态，常见的有蒸气态、雾态、烟态、微粉态、液滴态等五种状态（表）。其中，烟和雾统称为气溶胶。蒸气的粒子直径 0.001～0.01μm；气溶胶粒子的直径在 0.1～10μm。气溶胶和蒸气态毒剂主要通过呼吸道进入人体。微粉比烟的粒子大，较易沉落在地面上，并能飞扬造成空气染毒。液滴态毒剂主要染毒地面和物体，通过皮肤接触中毒。烟、雾、微粉和液滴态毒剂，都会在一定条件下蒸发成为蒸气态。毒剂的战斗状态不是绝对的，是变化的。通常是几种战斗状态同时存在，而以其中之一为主。

计量单位 为了对化学战剂的杀伤特性进行基本的数量分析，掌握中毒的程度以利于毒剂的诊断和救治，需要掌握化学战剂的计量方法。化学战剂的计量表述形式有以下几种。

染毒浓度 单位体积染毒空气（或水）中含有的毒剂重量称为染毒浓度，常以 μg（mg）/L 或 mg（g）/m³ 表示之。有杀伤作用的染毒浓度称为战斗浓度。

染毒密度 单位面积的染毒地面（或物体）上沾染毒剂的平均重量称为染毒密度，以 μg（mg）/cm² 或 mg（g）/m² 表示之。有杀伤作用的染毒密度称为战斗密度。

表 化学战剂的战斗状态

战斗状态	英文名称	粒子直径（μm）	主要染毒途径
蒸气态	vapor	0.001～0.01	
雾态	fog	0.1～1.0	呼吸道染毒
烟态	smoke	1.0～10.0	
微粉态	dust	—	皮肤染毒
液滴态	drops	—	皮肤染毒

伤害剂量 根据毒剂浓度或剂量的大小对机体所造成的毒性强度的不同可区分为阈剂量（浓度）、最高容许量（浓度）、致死量（浓度）等不同等级。

阈剂量 引起受试动物机体发生某些轻微反应的化合物的最小剂量，包括急性阈剂量和慢性阈剂量。对于刺激性毒剂，临阈浓度表示所谓的刺激下限或刺激阈。在此剂量时，催泪剂开始起催泪作用，上呼吸道刺激剂则出现特征性的刺激症状。

最高容许剂量 长时间停留在有毒环境中而不致造成急性或慢性伤害的最高浓度，或服用后无伤害作用的最大剂量。以氮芥为例，其最高容许浓度不戴面具暴露 15 分钟为 10^{-3} mg/L，戴面具可暴露 2 小时。这一数据不是绝对的，也可能在个别人出现一些中毒症状甚至损伤。但是，一般在所限定的时间内，暴露在这种浓度中的人员，其战斗力是不会削弱的。

致死剂量和半数致死剂量 致死剂量（LD）是毒剂进入机体后可引起死亡的绝对量。此数值说明引起致死中毒的毒剂量与实验动物体重之间的比，以 mg/kg 表示之。致死剂量值只有用同种的尽量同一血统的动物并在给药方法相同的情况下测得的数据，才能进行毒物之间的对比。实践中常采用半数致死量（LD_{50}），即在一组受试动物中引起 50% 死亡的剂量作为评价毒物急性毒性的常用标准。若用另外的死亡百分率，则需相应地更改一下指数即可。例如，试验动物 100% 死亡时的数据可用 LD_{100} 表示。

致死浓度和半数致死浓度 致死浓度（LC）表示人或动物暴露在单位体积空气中能引起死亡

的毒剂含量。通常以 mg/L 或 mg/m³ 表示，也可用 ppm 表示。和致死剂量一样，也可用半数致死浓度（LC_{50}）表示。与致死剂量不同之处，一般用致死浓度表示时一定要标明作用时间。评定某一毒剂的致死浓度时要增加时间这一因素，故用 Lct 表示之，单位为 mg·min/L（m³）。Lct_{50} 即表示半数致死浓时积；Ict_{50} 则表示半数失能浓时积。

浓时积 在毒理学中，浓度和作用时间的乘积表示毒剂气体、蒸气或气溶胶的致死浓度和作用时间的关系。毒剂的毒性大小取决于浓度 C，暴露时间 t，肺活量 V 和体重 G。为此，利用这些参数按下列关系式表示毒性（T）的大小：$T = CtV/G$。

中毒途径 化学战剂作用于机体能否被吸收，是决定能否出现中毒的首要条件。这取决于化学战剂侵入机体的途径。

经呼吸道中毒 化学战剂进入人体的最重要的途径之一。人的肺泡总面积为 50~100m²，分布有丰富的毛细血管，对毒剂有很强的吸收能力。经呼吸道吸入的毒剂，不经过肝脏解毒而直接进入血液循环。因此，呼吸道吸入中毒时，中毒症状出现快而重。

经皮肤中毒 人体皮肤表面积为 1.5~2.0m²，易为液滴态毒剂所污染。染毒后也难以及时进行充分洗消。某些毒剂的皮肤毒性很大，如 VX，只要吸收少量就可造成严重中毒甚至死亡。有的毒剂经皮肤染毒后，不能到达靶器官发挥毒性作用，如光气、双光气等。不同部位的皮肤和皮肤的状态，对毒剂的吸收速度也有影响。腋窝、会阴等薄嫩部位皮肤和潮湿多汗部位吸收快，外伤、灼伤等导致的皮肤完整性受到损

伤时，也可促进毒剂的吸收。黏膜吸收毒剂的能力比皮肤要强得多。蒸气、气溶胶、液滴以及部分微粉态毒剂均可被眼黏膜迅速吸收。

经消化道中毒 主要因误食染毒食物或染毒水所致。但海上作战时，由于落水也可呛入漂浮在海面的油状毒剂如硫芥等。胃内容及胃排空的快慢和胃肠道内酸碱度等都是影响毒剂吸收的重要因素。胃内的食物、蛋白质等可减少毒剂的吸收。在酸性胃内容中，弱酸性物质大半不离解，故吸收良好，然而碱性物质则在胃内很少吸收。小肠吸收面积大，但对毒剂的吸收同样受到上述因素的影响。

经其他途径中毒 毒剂落在伤口上、眼睛内也会导致中毒。特别是肌肉组织的伤口对毒剂的吸收很快，故危害性也很大。

（董兆君 赛燕）

shénjīngxìng dújì

神经性毒剂（nerve agents）

同农药敌敌畏、E605 和 E609 等化学结构相似，都属于有机磷酸酯类化合物，进入机体后主要作用是抑制胆碱能神经突触的乙酰胆碱酯酶，导致乙酰胆碱蓄积而使得中枢及外周胆碱能神经功能紊乱的一类化学战剂。又称有机磷毒剂。这类毒剂是在 20 世纪 30 年代研制有机磷农药的基础上发展起来的。神经性毒剂主要有塔崩（tabun）、沙林（sarin）、梭曼（soman）和维埃克斯（VX）等四种，是外军装备中作用最快、毒性最大的化学战剂。神经性毒剂的化学结构通式见图。其中 R 为烷基侧链，R′O 为烷氧基侧链，X 为离开基团。美军根据离开基团的不同，将其分成 G 和 V 两个类型（表）。G 类包括塔崩、沙林和

梭曼，结构中含有 P—CN 键或 P—F 键；而 V 类神经性毒剂则含有 P—SCH$_2$CH$_2$N（R）$_2$ 结构。

$$R'O—\overset{\overset{\textstyle R}{\textstyle |}}{\underset{\underset{\textstyle X}{\textstyle |}}{P}}=O$$

图 神经性毒剂结构通式

物理性质 沙林、梭曼和塔崩都是水样易流动液体，比水略重；纯品无色，但含有杂质时，沙林呈淡黄色、黄色或棕色；塔崩呈棕色。沙林、梭曼及塔崩有微弱水果香味。V 类毒剂纯品为无色、无嗅的油状液体；含杂质或贮存时间过久时略带黄色，并有强烈的硫醇臭味。G 类毒剂的沸点相对较低，沙林能与水及多种有机溶剂任意互溶，梭曼在水中的溶解度较小，但脂溶性较强，渗入皮肤的能力比沙林强。塔崩在水中的溶解度较小，脂溶性较强。V 类毒剂稍重于水，在水中的溶解度不大，常温时约 2.5% 左右。VX 液滴落入水中，大部分沉入水底，一部分溶于水中，造成水源染毒。VX 的沸点为 387℃，凝固点为 -38.7℃。不容易挥发。由于挥发度小，V 类毒剂的持续时间很长，是典型的持久性毒剂。VX 脂溶性好，易溶于有机溶剂中，落到皮肤上的 VX，约 5 分钟内即能渗入皮肤，加上它的挥发度又很小，如不及时除去，绝大部分进入体内，引起中毒。

化学性质 三种 G 类毒剂都容易遇水后发生水解反应，其产物无毒。加碱可使水解速度加快。V 类毒剂水解很慢，在 25℃ 时是沙林水解速度的 1/5000。因此，在常温下，不能靠自然水解使 V 类毒剂消毒。提高温度可以加快水解速度，如果将染毒水连续煮沸 2 小时以上，水解就较完全。若加压蒸煮，时间可以大大缩短，水解更为完全。加碱也可以加速 V 类毒剂的水解。因此，可以用碱水煮沸法对 V 类毒剂染毒的服装装具进行消毒。V 类毒剂能被强氧化剂、氯化剂如二氯胺、次氯酸钙、二氯异三聚氰钠等破坏，生成无毒产物。

中毒机制 神经性毒剂能对一些酶活性中心的丝氨酸羟基（—OH）进行亲核攻击，并使之发生酰化反应，如乙酰胆碱酯酶（AchE）、脂族酯酶或羧酸酯酶等。其中，对 AchE 的抑制作用导致神经递质乙酰胆碱在胆碱能神经元之间的突触间隙或胆碱能神经元与所支配的器官之间蓄积，作用于相应的受体而引起中毒。

神经性毒剂对 AChE 的抑制作用，与酶催化水解 ACh 的过程非常相似。神经性毒剂分子中的正磷原子（P$^{\delta+}$）与 ACh 分子中的正碳原子（C$^{\delta+}$）性质一样，具有很强的亲电子性。当神经性毒剂与 AchE 作用时，酯解部位丝氨酸羟基的氢被碱基（—NH）吸引，形成的带负电荷的羟基氧具有亲核性，攻击 P$^{\delta+}$，并以共价键相结合形成复合物。与此同时，酯解部位的酸基（—AH）提供一个质子给离开基团，并使之脱落，从而形成稳定的膦酰化酶。这个过程称作膦酰化反应。膦酰化酶没有水解乙酰胆碱的功能，故又称作中毒酶。

在神经性毒剂作用下，胆碱酯酶形成膦酰酶。后者有三种转化形式。①自动活化：膦酰酶在一定的条件下，在水的参与下发生脱膦酰基反应，恢复 AchE 活性，这个过程称作自动重活化。水是一种弱亲核试剂，其阴离子 OH$^-$ 能与膦酰基 P$^{\delta+}$ 发生亲核反应，使酶上丝氨酸羟基与膦酰基间的共价键断裂，膦酰基从酶分子活性中心脱落下来。②老化：随着中毒时间的延长，膦酰化酶可以发生脱烷基反应。即酶负性部位带质子的酸（H$^+$）和膦酰氧

表 神经性毒剂及其同类物的化学结构

美军代号		名称		化学结构		
		英文	中文	R	R′	X
G 类毒剂	GA	tabun	塔崩	（CH$_3$）$_2$N	C$_2$H$_5$	CN
	GB	sarin	沙林	CH$_3$	（CH$_3$）$_2$CH	F
	GD	soman	梭曼	CH$_3$	（CH$_3$）$_3$CCHCH$_3$	F
V 类毒剂	VX	VX	维埃克斯	CH$_3$	C$_2$H$_5$	SCH$_2$CH$_2$N（iC$_3$H$_7$）$_2$
	VE	—	—	C$_2$H$_5$	C$_2$H$_5$	SCH$_2$CH$_2$N（C$_2$H$_5$）$_2$
	VG	—	—	C$_2$H$_5$O	C$_2$H$_5$	SCH$_2$CH$_2$N（C$_2$H$_5$）$_2$
	VM	—	—	C$_2$H$_5$	C$_2$H$_5$	SCH$_2$CH$_2$N（iC$_3$H$_7$）$_2$

形成氢键，促使烷氧键（R′—O）断裂，烷基脱落。脱烷基酶不能再被重活化剂活化，故称这种酶为老化酶。③药物重活化：某些药物能促使中毒酶的膦酰基脱落，使中毒酶恢复活性。这个过程称作重活化，具有重活化中毒酶能力的药物则相应地称为重活化剂。通常使用的重活化剂为肟类化合物，主要有氯解磷定（2-PAM-Cl）、甲磺磷定（P_2S）、双复磷（$LüH_6$）、双磷定（TMB_4）、酰胺磷定（HI_6）等。

中毒表现　主要由神经系统AChE被抑制，ACh蓄积引起。胆碱能神经分布广，如中枢神经系统、呼吸系统、心血管系统、消化系统、泌尿系统、运动系统等。这些系统在神经性毒剂中毒后很快受到侵犯，出现一系列中毒症状和体征。急性中毒发病急骤，主要表现为急性胆碱能危象，包括毒蕈碱样症状、烟碱样症状和中枢神经系统症状，简称为 M、N、CNS 症状。

毒蕈碱样症状　乙酰胆碱作用于毒蕈碱受体（M 受体）引起的，可归纳以下三类。①腺体分泌增加：包括汗腺、泪腺、唾液腺、鼻黏膜腺、支气管腺和胃肠道腺体等分泌增加，有出汗、流泪、流涎、流涕、干、湿性啰音等。②平滑肌收缩：如眼睫状肌和虹膜括约肌、支气管平滑肌、胃肠道平滑肌、膀胱逼尿肌（膀胱内括约肌松弛）收缩，表现瞳孔缩小、视物模糊、前额疼痛、胸闷胸痛、喘息咳嗽、呼吸困难、恶心呕吐、胃灼热感、肠鸣音亢进、腹痛、腹泻、尿频、大小便失禁。③心血管抑制：心搏徐缓、心律失常、血压下降。

烟碱样症状　乙酰胆碱作用于 N 受体引起的，主要有：①骨骼肌神经肌肉接头先兴奋后麻痹、肌颤、肌无力、肌麻痹。呼吸肌麻痹可导致窒息。②交感神经节和肾上腺髓质兴奋，皮肤苍白、心率加快，有时血压升高。

中枢神经系统症状　中枢神经系统乙酰胆碱蓄积引起的反应：①神经系统先兴奋后抑制，表现紧张、焦虑、恐惧、不安、情绪不稳、头晕、头痛、多梦、失眠，继而淡漠、抑郁、嗜睡、注意力不集中、记忆力减退、反应迟钝、语言不清、全身无力、运动失调、惊厥、昏迷、反射消失。②呼吸中枢和循环中枢抑制，出现呼吸困难、潮式呼吸、发绀、血压下降。呼吸中枢麻痹。神经性毒剂中毒来势凶猛、发展迅速，若不及时诊断、迅速救治，很快导致死亡。

诊断　主要依据伤员中毒史、症状特点、全血胆碱酯酶活性测定和化学侦检报告。①中毒史：曾遭受化学袭击，在染毒区停留，防护和消毒措施不严密、不及时，误食染毒水或食物，出现大批同类中毒人员。②症状特点：起病急，病程发展快，相继出现毒蕈碱样、烟碱样和中枢神经系统症状。③实验室检查：全血胆碱酯酶活力测定是比较专一的辅助诊断措施，野战条件下用简易的溴化麝香草酚蓝纸片法测定，可概略判断中毒程度及作为使用酶重活化剂的参考。④毒剂侦检：可向防化分队了解化学侦察和侦检结果。

预防　神经性毒剂中毒的预防，主要有器材防护和药物预防两种方法。①器材防护：当发现敌人化学袭击或接到毒剂警报信号或命令时，立即穿戴个人防护器材或进入集体工事。抢救或处置伤员时，抢救人员也要先做好自我防护，以防间接染毒。②药物预防：预防药可延缓中毒，减轻中毒程度，给急救以必要时间，增强救治效果。

急救　战场上神经性毒剂中毒人员的现场抢救必须迅速、准确、先重后轻。除卫生人员积极抢救外，主要靠自救互救。急救的原则是尽快注射神经毒急救针、防止继续中毒、保持呼吸道通畅，维持呼吸和循环功能。

治疗　对已经撤离染毒区的已经使用或未曾使用过急救针的神经性毒剂中毒伤员，要进行必要和及时的抗毒治疗。

抗毒药物　神经性毒剂的抗毒药物主要有两大类。①胆碱能受体阻滞剂（抗胆碱能药物）：如阿托品，该类药物能够竞争性地结合 M 或者 N 受体，阻滞过多的乙酰胆碱与受体的结合，从而发挥抗毒作用。因为是功能性对抗剂，临床上使用越早效果越好。②胆碱酯酶重活化剂：主要指肟类化合物如氯解磷定、解磷定等。肟类化合物除了胆碱酯酶重活作用外还有微弱的胆碱能受体阻滞作用。此外它们也能够有效地对抗神经性毒剂中毒引起的神经-肌肉传导阻滞作用。因此，肟类重活化剂是临床上救治有机磷毒剂中毒的中间期综合征的有效药物。

抗毒药物使用原则：①早期用药。神经性毒剂中毒一经诊断，用药越早越好。用药时要注意选择正确的给药途径。因为给药途径不同，对阿托品发生药效的时间影响很大。对重度中毒者应静注或肌注给药，中度中毒宜肌内注射，轻度中毒口服或肌注。肟类药物宜静注或肌内注射，以期迅速达到血中所需浓度。②足量给药。神经性毒剂中毒对解胆碱能药的耐受量增大，一般临床用量不足以产生抗毒效果。中毒严重，加大药物剂量才能显效。重活化剂作用强度取决于肟类化合物在血中的浓度。③联合给药：抗胆碱能药与重活化剂合用，可发挥协同作用、提高药效。两药合用时，阿托品或重活化剂用量需适当减少，以防过量中毒。④重复给药。首次用药后，在一定时间内必须根据病情轻重适当补充，以维持药物的有效浓度，直至中毒症状基本控制或出现阿托品轻度反应（如口干、心率加快等）为止。⑤防止阿托品过量中毒。阿托品安全范围大，个体敏感性差异也很大。故应注意防止阿托品过量引起中毒甚至死亡。酶重活化剂用量过大可引起神经肌肉接头阻断和胆碱酯酶活力抑制。因此掌握停药指征很重要。抗胆碱能药的停药指征是呼吸平稳、惊厥及周围毒蕈碱样症状消失，或出现轻度阿托品反应如心率加快（100次/分左右）、口干、无汗、面色潮红。重活化剂的停药指征是周围烟碱样症状消失，全血胆碱酯酶的活力恢复到60%以上。

综合救治措施 除了使用抗毒药物，要采取有力综合救治措施。①维持呼吸循环功能：正压人工呼吸是维持重度中毒者生命，使其他救治措施能发挥作用的重要手段。对呼吸明显减弱或停止者应立即进行，对重度中毒者有时需坚持数小时，直至自动呼吸恢复。在染毒区内通过有复苏管的防毒面具进行口对口人工呼吸或用带滤毒罐的风箱或复苏器；专用的复苏汽车可同时给10人以上进行正压人工呼吸。在染毒区外用口对口人工呼吸或口鼻人工呼吸法。非正压的徒手人工呼吸

效果不佳。②保持呼吸道通畅：对昏迷伤员用顺位引流、吸痰器等清除口、鼻、气管分泌物和呕吐物，必要时气管插管或气管切开。③吸氧：呼吸困难、发绀时给氧。注意急救后的患者数小时内仍可能突然再次发生严重呼吸障碍或停止。此时需用机械复苏器做人工呼吸，同时给氧。④控制惊厥：应用抗毒药物后如惊厥仍不能控制，可口服硝基西泮5~10mg或肌注氯丙嗪25~50mg，或10%水合氯醛10~15ml灌肠。惊厥严重时肌注戊巴比妥钠0.25g，呼吸困难者应慎用。⑤保持水、电解质和酸碱平衡：严重中毒有脱水征象者应输液，同时注意纠正电解质和酸碱平衡。⑥眼症状的处理：对缩瞳引起的眼痛、头痛、注射阿托品无效时，须用0.5%~1%阿托品溶液点眼，或2%后马托品眼膏，数小时一次，持续1~3天。⑦加强护理：中度和重度中毒者卧床、安静保温。对有呼吸障碍、昏迷、惊厥和血胆碱酯酶活力偏低者，应密切观察病情，定时测定呼吸、血压、脉搏和血胆碱酯酶活力，防止突然发生呼吸、循环衰竭和病情反复，预防并发症发生。

（董兆君 赛燕）

mílànxìng dújì

糜烂性毒剂（vesicants） 通过皮肤、眼睛、呼吸道、消化道等途径直接损伤组织细胞，引起皮

肤、黏膜的局部炎症、糜烂、坏死，吸收后导致全身中毒的化学战剂。外军装备的糜烂性毒剂主要有硫芥（芥子气）和路易斯剂（表）。此外，硫芥T、硫芥Q和氮芥、光气肟也有很强的糜烂作用，但外军未将其列入制式装备。

糜烂性毒剂有很强的致伤作用。第一次世界大战期间德国首先把硫芥选为军用毒剂，并在炮弹上标以黄色的"十"字，所以通常称其为"黄十字"毒剂。1917年6月12日，德军对英军防线首次使用硫芥，造成2000多人的伤亡。随后的一次大战进程中，参战国均使用了这类毒剂，所造成的伤亡毒剂伤总人数的88.7%。第二次世界大战爆发前，英、法、美、德、意和苏联等国家准备了大量硫芥弹药，但在战争中没有使用。而侵华日军在中国却使用了大量硫芥，并且在战争结束后把剩余的毒剂遗弃在中国国土上。世界上的主要军事大国都装备或储存了糜烂性毒剂。

糜烂性毒剂可以装填在炮弹、炸弹、火箭、地雷及航空布洒器或地面布洒器等使用。在外军化学弹药中，有单一的硫芥及硫芥与路易斯剂混装的，也有加入胶粘剂的胶状硫芥及胶状路易斯剂等。硫芥还可与沙林、梭曼、路易斯剂等混合使用，使得临床表现和救治极为复杂和困难。

（董兆君 赛燕）

表　糜烂性毒剂主要代表

名称	结构式	化学命名	美军代号
硫芥	CH₂CH₂Cl — S — CH₂CH₂Cl	2, 2′-二（氯乙基）硫醚	HDb / Hc
路易斯剂	Cl—CH=CH—As(Cl)(Cl)	2-氯乙烯二氯胂	L

liújiè

硫芥 (sulfur mustard)

分子中硫原子为二价，可被氧化剂氧化为四价或六价的糜烂性毒剂，又称芥子气。其烷基链上的氯原子也较活泼，容易发生取代反应。硫芥是第一次世界大战中使用量最大、外军装备最多的化学战剂。硫芥的致伤作用缓慢而持久，尚无特效的抗毒剂。其主要特点是性质稳定、持久性好，可用于地面和技术装备及兵器表面的长时间染毒；中毒途径多，可通过皮肤染毒或者吸入气溶胶中毒；穿透性强、防护困难；隐蔽性好，释放后不易被发现；可与路易斯剂混合使用，使得防治更加复杂。

物理性质 纯品硫芥为油状液体，无色或淡黄色，具有大蒜或芥末的气味；工业品为褐色或黑色，气味更为浓烈。硫芥沸点较高 (219℃)、比重大 (5.5)、难溶于水，易溶于有机溶剂，性质稳定，挥发度较低，属于持久性毒剂。

化学性质 硫芥的 S 原子有两对未共用电子。由于氯的诱导效应，S 上的电子沿着氯的诱导方向移动，形成有碳环的锍离子产物，性质活泼，可发生水解反应，氧化反应，氯化反应和与碱类物质发生反应。

中毒机制 硫芥分子中含有硫原子和两个 β-氯乙基。硫原子具有两对未共用的电子，呈正诱导效应，是电子供体；而 β-氯乙基中的氯原子电负性 (3.0) 较强，呈负诱导效应，是电子受体。由于正负诱导效应，硫原子上未共用电子对沿着氯原子诱导效应的方向移动，促进氯离子分离，内部电子重新排列环化形成锍离子。锍离子具有很强的亲电子性，链性强，活性高，反应速度快、

比率高，极易与生物大分子的亲核性原子 S、N、O 等起烃化作用，形成以共价键结合的不可逆的烃化产物。

硫芥具有两个烃化功能基团，属于双功能烃化剂。体内许多亲核性基团如氨基、巯基、羟基、羧基、磷酸基及咪唑基等都可与硫芥发生烃化反应。DNA 烃化作用的部位很多，如其中的碱基部位对硫芥非常敏感，是硫芥攻击的主要靶分子，也是硫芥基因毒性和细胞毒性的物质基础。其中，生物学意义最大的烃化部位为鸟嘌呤的 N7 与 O6。当硫芥与 DNA 发生烃化作用时，可能发生双烃化和单烃化。双烃化的结果使 DNA 两条链形成链间交联或者链内交联。DNA 烃化反应引起 DNA 分子扭曲变形与 DNA 模板损伤。尤其是链间交联，严重影响 DNA 复制时两条配对链的裂开，使正常半保留复制过程发生障碍（即 DNA 失去模板功能），或使复制后 DNA 分子结构与生化功能发生改变。结果导致细胞有丝分裂抑制和细胞分裂增殖阻抑，严重者导致细胞死亡（图）。

中毒表现 硫芥主要以液滴态释放，通过沾染皮肤、眼睛而造成局部损伤；也可以通过气溶胶和蒸汽态释放，造成呼吸道染毒。因此，硫芥中毒主要表现为

皮肤、眼睛、呼吸系统、消化系统、造血系统、神经系统等全身各器官和系统的损伤。

皮肤损伤 皮肤是硫芥损伤的多发部位。潮湿多汗、四肢屈侧等皮肤薄嫩及受摩擦部位都较敏感。皮肤损伤的程度按热烧伤三度四分法进行分度。液滴态硫芥皮肤染毒临床经过有 5 个阶段。①潜伏期：一般 2~6 小时，可因剂量、皮肤情况及气温等而异。炎热潮湿季节可缩短到 1 小时。此期主客观症状表现均不明显，皮肤薄湿部位可有刺痒感。②红斑期：在潜伏期后染毒局部出现界限明显的红斑，灼热发痒，伴轻度水肿，对触压敏感。损伤轻时不出现水疱，红斑消退脱屑治愈。③水疱期：一般在染毒后 12~24 小时出现，依染毒程度，水疱可有浅、深不同，如未压迫，浅层水疱也可保持几天不破。常先在红斑区内出现分散细小水疱，排列呈环形；以后相互融合形成大疱；周围出现的水疱常排列呈珍珠项链状。水疱周围皮肤充血水肿，疱液先为琥珀黄色清亮透明，易抽吸引流；随后疱液颜色逐渐加深，混浊呈胶冻状。水疱分浅层和深层两种，浅层水疱的基底是未受损伤的乳头状真皮层，疱皮薄，疱液透明，疼痛较轻；深层水疱的坏死部分波及真皮，

图 硫芥 (H) 与 DNA 链中鸟嘌呤 (G) 可能的联结方式
a. 单烃化；b. 链内交联；c. 链间交联；d. 双烃化产物

可达皮下组织，疱皮厚，疱液饱满透明呈胶冻状。若染毒严重，红斑中央呈灰白色坏死区，周围先形成链状水疱或环形水疱，后融合成大疱。大剂量染毒可形成凝固性坏死，无水疱。④溃疡期：小水疱可自行吸收。浅层大疱张力大易破溃，露出粉红色糜烂面，但一般很少继发感染，7~10天即可愈合；深层水疱多在几天后破裂，出现深达真皮的溃疡，并可覆盖一层乳白色坏死膜。由于坏死组织脱落较慢，易感染出现脓性分泌物，3~4周后始愈合：⑤愈合期：愈合快慢可因中毒程度、伤害部位及有否感染而异。皮肤创面在愈合过程中常有明显痒感，创面深常留有瘢痕，周围有色素沉着。

眼睛损伤 眼睛比呼吸道及皮肤对硫芥更为敏感。眼接触毒剂后有一定的潜伏期。硫芥中毒首先侵犯结膜、皮肤，其次累及角膜、虹膜睫状体，少见眼底改变（表1）。

呼吸系统损伤 多因气、雾态硫芥引起。潜伏期6~12小时或更长，接触毒剂时也无明显刺激作用。吸入中毒时，呼吸道损伤程度是自上向下逐渐递减，临床表现类似重感冒或支气管炎症状，咳嗽是呼吸道损伤的突出症状，主要为阵发性干咳，尤以夜间为重，并常伴有全身吸收中毒表现（表2）。

少数严重中毒者症状发展较快，数天后由鼻到支气管黏膜广泛坏死形成假膜（由坏死组织、纤维蛋白和炎性渗出物构成），支气管下部管腔较窄，假膜阻塞易引起肺不张，造成严重换气障碍。因此，常因喉头水肿、假膜脱落阻塞引起窒息或并发支气管炎死亡。但严重中毒一般少见，除非吸入高浓度毒剂或在炎热、丛林地区较易发生。严重呼吸道中毒引起死亡好发于中毒后3~4天或9~10天。前者主要因严重全身吸收中毒及窒息，晚期多因肺部继发感染（肺炎、肺坏疽、肺脓肿等）或心肺功能障碍。

消化系统损伤 主要因误食染毒水或食物而引起。严重的皮肤染毒及呼吸道吸收中毒也可见消化道损伤。经口中毒主要损伤上消化道，以胃为主。非经口吸收中毒主要损伤下消化道，以小肠为主。经口中毒潜伏期短，多在15分钟至1小时。损伤程度与进入胃内毒剂量及食物充盈情况等有关。初期症状与普通急性胃炎、胃肠炎相似。潜伏期后很快出现流涎，上腹部剧痛并扩及全腹。恶心呕吐、厌食、腹泻及柏油样便。若未及时急救常引起出血性胃炎、胃溃疡、甚至胃穿孔。

口腔黏膜广泛充血水肿、起疱和溃疡，并出现吞咽困难和言语障碍。严重者有全身虚弱、淡漠、心搏过速、呼吸急促、痉挛、昏迷等全身症状。恢复后可遗留消化不良、腹胀、腹痛、胃酸低、胃蠕动及排空障碍等，严重中毒时预后较差，并可因全身吸收中毒和严重休克而死亡。

造血系统损伤 骨髓和淋巴组织对硫芥敏感。一般皮肤染毒面积在1%以上或中等度以上呼吸道中毒的全身症状中，即可见白细胞数轻、中度减少。白细胞总数及中性粒细胞数在中毒后1~2天升高。以后可骤然下降至几百甚至到零。白细胞降低程度与中毒严重程度基本一致。淋巴细胞在中毒早期即显著降低，好转时相对值及绝对值均增加。此外，中性粒细胞可出现中毒颗粒、核分叶过多及核丝断裂，以及淋巴

表1 硫芥眼损伤的临床表现

分度	潜伏期（小时）	临床表现	病程
轻度	4~12	轻度结膜炎。有针刺、异物感，疼痛，流泪，畏光，结膜充血，眼睑水肿、痉挛等	1~2周
中度	3~6	重度结膜炎。上述症状加重，角膜表层雾状混浊，分泌物多，易感染	3~4周
重度	1~3	角膜结膜炎。症状更甚，结膜自眼裂突出，剧痛，结膜溃疡，角膜混浊、溃疡或坏死穿孔，全眼炎	2~4个月

表2 硫芥呼吸道损伤的临床表现

分度	潜伏期（小时）	临床表现	病程
轻度	>12	急性鼻、咽喉炎。流涕、咽干、喉痛、声音嘶哑，有时咳嗽及少量黏液痰，黏膜轻度充血，头痛，倦怠等	2周
中度	6~12	炎症达气管、支气管。上述症状加重，并有胸闷、胸痛，咳嗽加重，痰黏稠可带血丝，精神抑郁，食欲不振，发热，黏膜充血、水肿，肺啰音，肺纹增粗	1个月
重度	<6	深达小支气管的黏膜坏死性炎症。上述症状更重，剧咳，血痰或脓痰，呼吸急促、困难，发绀，脉快，高热，鼻、支气管出现假膜，脱落随痰咳出碎片，局部形成溃疡	2~4个月

细胞空泡及异形等。若周围血象持续右移，分叶核嗜酸、嗜碱粒细胞消失，常表示病情严重。嗜酸性粒细胞在中毒早期即见减少，甚至消失，若如逐渐恢复或比例增高，往往是预后良好的现象。

其他　硫芥中毒还可能出现神经系统损伤症状，早期出现恶心、呕吐，随后有头痛、头晕、烦躁不安。继而情绪低落、抑郁寡言、神情淡漠、反应迟钝、无力和嗜睡等。严重中毒伤员可能出现类似休克的情形；极端严重中毒的伤员有阵发性惊厥、谵妄和神志不清，以后出现全身肌肉松弛、麻痹，以至死亡。另外，还可能表现为早期心跳加快、心音亢进、血压升高及期外收缩等。严重者心跳变慢、心律失常、内脏血管麻痹扩张出现丝状脉、血压下降或虚脱，乃至严重循环衰竭。中毒严重者可见急性中毒性肾炎，肾小管上皮细胞及肾小球变性。尿量减少，出现蛋白尿、管型尿及血尿。硫芥中毒后物质代谢障碍，血糖升高和糖尿，蛋白质及脂肪分解增加，尿中氮、氨、肌酸、肌酐及磷总排泄量增加。血液乳酸、酮体含量增高，可发生酸中毒。严重者急性期后出现严重消瘦、虚弱，呈"芥子气恶病质"状态。体液和细胞免疫都有受影响，导致机体免疫功能下降，抵抗力降低，防御功能减弱，结果造成继发感染，是患者死亡的原因之一。轻度中毒体温正常或在数天内有低热，中度以上中毒最初几天可达 38～39℃或更高，以后稍降，并持续 2～3 周。合并感染可再度上升，感染严重时可到 40℃ 由于白细胞减少，机体衰弱和免疫功能降低，易并发肺部感染。

诊断　硫芥的诊断依据：①中毒史。在无防护或防护不严的情况下，有在硫芥染毒地区停留或走过，不曾进行彻底洗消的历史。曾在同一区域停留或走过的人员，出现相同的下述的临床表现。曾嗅到硫芥的气味（大蒜样臭味）。②临床表现。中毒后经过 2～12 小时的潜伏期，然后出现眼、呼吸道、皮肤损伤的临床表现，严重时出现神经、血液、消化等系统的症状。③实验室检查。血液检查包括白细胞总数及分类的连续观察，严重时中毒后 2 天内，外周血白细胞计数增加，继后逐渐减少。尿中二甘醇测定，有利于诊断和判断中毒程度及预后，中毒后 1 周内，尿中含量升高可提示硫芥中毒。④毒剂鉴定。从染毒区的空气、土壤或染毒的物体表面检查到硫芥。对伤员服装、早期呕吐物或可疑的饮水及食物等采样进行毒剂检定，可辅助诊断。对硫芥中毒的诊断还要做出程度的判断。

轻度中毒　具有下列三条之一的为轻度中毒：①皮肤出现局部性或弥漫性红斑。②眼刺痛、轻度流泪，结膜充血或眼睑轻度水肿；③咽痛、咳嗽、鼻咽部轻度充血。

中度中毒　具有下列之一的为中度中毒：①皮肤出现红斑及浅 Ⅱ 度水疱。②眼烧灼感、疼痛、流泪、畏光、眼睑明显水肿、结膜明显充血、角膜轻度损伤。③咽痛明显，咳嗽、痰多、胸痛、发热，肺局部啰音，胸部 X 线片示肺纹理增粗。④外生殖器疼痛，出现红斑，而后发生糜烂。

重度中毒　具有下列五条之一的可诊断为重度中毒：①皮肤出现深 Ⅱ 度水疱，面积大于 5%。②眼烧灼疼痛、明显流泪、畏光、眼睑高度水肿、结膜明显出血、角膜浑浊。③咽痛剧烈，声音嘶哑、血丝痰、胸痛、发热；肺散在啰音，胸部 X 线片示斑片状阴影。④外生殖器剧痛，出现浅 Ⅱ 度水疱、水肿。⑤同时具有中度中毒四条中的三条。

极重度中毒　具有下列六条之一：①皮肤出现深 Ⅱ 度水疱或 Ⅲ 度损伤，面积大于 10%。②眼剧痛、大量流泪、畏光、眼睑高度水肿、结膜明显充血糜烂、角膜浑浊、玻璃体浑浊或眼底病变。③咽痛剧烈、失声、痰中有假膜、胸痛、高热、肺弥漫性啰音，胸部 X 线片示斑片状阴影或实变影。④外生殖器剧痛，出现深 Ⅱ 度水疱、水肿、溃烂。⑤有全身吸收中毒表现，神经精神症状、造血功能抑制、消化道症状。⑥同时具有重度中毒前四条的三条。

硫芥中毒要和路易斯剂中毒相鉴别，也需与一般物理因素损伤如烧伤、冻伤、日晒斑，接触性皮炎及丹毒等区别。

预防　化学战条件下常同时出现大批伤员，必须开展群众性的自救和互救工作，及时抢救中毒人员。对在染毒区未佩戴防毒面具或防毒面具已损坏的伤员，应及时戴上或更换防毒面具。对失去战斗力的伤员，要迅速撤离毒区。撤离毒区后应对染毒服装立即消毒或脱去。

急救　①皮肤染毒时先用纱布或手帕等织物将毒剂蘸吸去，然后立即用装备的军用毒剂消毒手套进行消毒，若无制式皮肤消毒手套时，先用吸水材料吸去皮肤表面可见液滴，避免来回擦拭扩大染毒范围，然后用氯胺类或者其他洗消剂进行局部消毒，再用清水冲洗。大面积皮肤染毒局部处理不彻底时，应进行全身洗消。蒸气态硫芥染毒后，迅速用大量清水或肥皂水冲洗；用消毒液洗消全身。②当伤口染毒时，应在四肢近心端结扎止血带（须注明结扎时间），减少毒剂吸收（30分钟后松开止血带），同时用无菌纱布沾去毒剂液滴，再用大量消毒液或生理盐水冲洗皮肤浅表伤口，对无法冲洗的伤口，可用5%~10%氯胺醇水溶液浸湿的棉花填塞，然后简单包扎，后送。③当眼睛染毒硫芥时应立即用大量净水冲洗，有条件时用0.5%氯胺、2%碳酸氢钠或生理盐水彻底冲洗。争取在1~2分钟完成。消化道染毒时应尽快催吐或者洗胃，洗胃液可用2%碳酸氢钠、0.02%~0.05%高锰酸钾或0.3%~0.5%氯胺水溶液。

治疗　无特效抗毒药物，应根据损伤部位、程度及不同阶段，进行对症及综合治疗。治疗原则为防治感染、保护性隔离、脏器功能保护与支持、免疫调理治疗、营养代谢支持与调理、积极加强创面处理、防治各种并发症、精心护理。

皮肤损伤治疗　一般热烧伤或接触性皮炎相似，按损伤阶段进行相应治疗，止痒、镇痛、保护创面、预防和治疗感染、促进创面愈合。禁用刺激性药物。会阴部创面应采用暴露疗法，禁用高锰酸钾溶液冲洗或坐浴。局部应用人工细胞愈合膜、医用几丁糖、肤康霜、喜疗妥、重组人表皮生长因子、肝素钠。治疗前脱去染毒服装，必要时进行局部补充消毒，除去毛发和污物。如染毒面积较大，应洗澡更衣。

眼睛损伤治疗　原则是防治感染、抗炎，对症处理，减少后遗症。硫芥中毒后应立即洗消，洗消越早越彻底，损伤越轻，特别是早期眼部冲洗尤为重要。早期治疗应以激素、抗生素为主，对有角膜炎、虹膜炎表现者应尽早散瞳，以防并发症。激素应用时间不宜过长，过长可延缓角膜溃疡愈合，晚期可应用促进吸收及营养药物。眼中毒伤员常因眼睑痉挛、疼痛、水肿及视觉障碍而顾虑失明，应解除其思想顾虑，积极配合治疗。

呼吸道损伤治疗　原则是控制感染，对症处理，促使坏死假膜咳出。①控制感染：轻、中度损伤按上呼吸道炎症和急性支气管炎治疗，注意预防感染；重度中毒则应严密控制感染。因损伤的呼吸道黏膜适于细菌的侵入和繁殖，极易并发感染，因此应及早局部（雾化吸入）和全身应用抗感染药。②对症处理：早期有呼吸道刺激症状，可吸入抗烟剂或雾化吸入其他药剂。咳嗽剧烈时用可待因，服祛痰剂；烦躁不安给镇静剂；呼吸困难时吸氧；解除支气管痉挛给支气管扩张剂。局部滴注或雾化吸入异丙基肾上腺素或地塞米松等，随时吸除口腔及咽喉部分泌物。③促使坏死假膜咳出：大量吸入热蒸气，雾化吸入4%碳酸氢钠或0.05%α-糜蛋白酶3~5ml，每日2~3次，可促进假膜软化或液化，便于咳出。假膜脱落阻塞引起窒息或有严重呼吸困难时，立即进行气管切开，取出假膜。

消化道损伤治疗　早期用0.15%的氯胺、2%的碳酸氢钠、1：2000的高锰酸钾或清水反复洗胃。晚期禁止洗胃，防止胃穿孔。治疗一般按对症处理，有剧烈呕吐、腹痛或为了使胃肠安静可皮下注射阿托品0.5~1mg或给颠茄等制剂。H_2受体阻滞剂西咪替丁或质子泵抑制剂奥美拉唑，静滴，保护胃黏膜。烦躁不安给镇静剂，注意维持水和电解质平衡，控制胃肠道和肺部感染。有溃疡病变时，口服氢氧化铝。唇、口腔黏膜溃疡面可用5%可卡因溶液加入2%亚甲蓝涂抹。最初几天一般应禁食，输液补充营养，症状好转后给富于营养的流质、半流质饮食。

全身吸收中毒治疗　原则以抗休克、抗感染、抗毒和对症治疗为主。①抗休克：防治循环衰竭是治疗硫芥全身中毒的一项重要措施。早期出现中毒性或应激性休克，3~5天后发展为低血容量性休克。对于中毒性休克，可静脉输注5%葡萄糖生理盐水，加用地塞米松5~10mg或氢化可的松100~200mg，一天1~2次，危急期过后停用。对低血容量性休克，如血液是等渗的，宜静脉输注含1.5%碳酸氢钠葡萄糖生理盐水，补液速度及补液量均应适当。根据病情，可考虑输注适量低分子右旋糖酐，加氯化钾，给氧；也可输全血或成分输血。维持水、电解质平衡。循环功能衰竭时使用升压药物。②抗感染：早期即应使用广谱抗生素或其他抗感染药物。以后根据细菌学检查、血培养及临床情况及时更换抗生素。对造血功能有抑制作用的药物应避免使用。有严重败血症时，激素和抗生素可联合应用，并加大抗生素用量。③促进造血功能恢复：周围血象较低时，可适当输全血或白细胞、血小板悬液，以及维生素B_4、维生素B_6、维生素B_{12}、核苷酸及叶酸等。也可用促进造血系统恢复的药物，如促红素、沙格司亭、非格司亭等。④综合处理：烦躁不安时给予镇静剂；严重兴奋或惊厥时，用苯妥英钠或巴比妥类药物；腹痛时皮下注射阿托品；根据需要使用止血剂；及时纠正酸中毒；为防止弥散性血管内凝血，可用低分子右旋糖酐；加强营养和护理。

（董兆君　赛燕）

Lùyìsījì

路易斯剂（Lewisite）

一种含砷的毒剂。其化学名称为2-氯乙烯二氯砷，属卤代脂肪族胂化合物。其损伤作用和临床表现在很多方面与硫芥相似，除直接引起局部损伤外，也可通过多种途径吸收引起全身中毒。其特点是刺激作用强烈，血管损伤明显，潜伏期短或无，病程发展迅速。

物理性质 路易斯剂为无色油状液体，工业品暗褐色，具有较强烈的天竺葵叶汁味。路易斯剂的凝固点远远低于硫芥，为 $-18℃$；挥发度比硫芥大得多，为 $4500mg/m^3$（$20℃$）。

化学性质 路易斯剂稳定性差，常温下易水解，加碱、加温可加速水解，生成白色晶体的氯乙烯氧胂，对皮肤仍有糜烂作用，但不易渗入皮肤。路易斯剂遇碱分解，生成亚砷酸盐（有毒，无糜烂作用）和乙炔，后者遇亚铜（Cu^+）生成樱桃红色的乙炔铜，可作为鉴定反应。路易斯剂很易起氧化反应，在有水存在时，与氧化剂作用生成氯乙烯胂酸，失去糜烂作用。因此路易斯剂染毒皮肤时可用一般氧化剂或碘酒消毒。路易斯剂的氯化反应并非使双键打开，而是使三价砷进一步氯化成五价砷，实际上也是氧化反应。氯化产物遇水发生水解，也产生无毒的氯乙烯胂酸。

中毒机制 路易斯剂能与体内含巯基酶结合，进而抑制该类酶的活性。丙酮酸脱氢（氧化）酶系辅酶中的二氢硫辛酸含有两个相邻的巯基，对路易斯剂特别敏感。该酶被抑制后，糖代谢进行到丙酮酸即行停止，以致能量供应不足，导致细胞代谢紊乱和生理功能障碍。此外，琥珀酸脱氢酶、苹果酸脱氢酶、羧基酶及腺苷三磷酸酶等对路易斯剂也很敏感。中枢神经系统对糖代谢障碍特别敏感（脑组织活动旺盛，能量消耗大），中毒严重时出现抑制和昏迷。动物吸收中毒血液内丙酮酸含量升高。路易斯剂还能损伤毛细血管和微血管，使血管壁通透性增加，引起广泛性渗出、水肿、出血、血液浓缩和休克以及肝、肾等实质细胞损伤等。

中毒表现 路易斯剂损伤与硫芥损伤有相似之处，但也有其特点：①刺激作用强烈、潜伏期短。②病程经过急剧，发展迅猛。③对微血管有强烈的损伤作用，引起广泛渗出（胸膜腔积液、心包积液、关节囊水肿等），水肿（如肺水肿）和出血明显。④全身吸收作用比硫芥严重。中毒后数小时，即可产生急性循环衰竭和肺水肿。

皮肤损伤 野战条件下，路易斯剂形成的蒸气浓度不会使皮肤发生明显损伤，甚至对硫芥反应敏感的部位如外生殖器和腋窝等处也很少受到伤害。蒸气态路易斯剂对皮肤有刺激作用，引起烧灼、刺痛及瘙痒等感觉。长期停留在高浓度中，经1.5~6小时，身体的暴露部位出现弥漫性红斑，愈合后很少发生色素沉着。液滴态路易斯剂皮肤染毒时，立即有烧灼和疼痛感，并随着毒剂的渗入而加剧，在数分钟内发生深部疼痛。约5分钟后染毒部位可出现灰白色死亡上皮区，并在10~30分钟内出现红斑，颜色鲜红，水肿较重，并有出血点。水疱通常在12小时内形成，开始时较痛，2~3天后逐渐减轻。水疱

液先为淡黄色，后呈血性混浊。疱液中含有微量砷。路易斯剂溃疡愈合较硫芥快。若溃疡较深，愈合也比较慢。

眼睛损伤 眼对路易斯剂极为敏感。根据路易斯剂的战斗状态和染毒程度的不同，眼损伤可分为轻、中、重三种类型。轻度损伤时出现的烧灼感、刺痛、流泪、结膜炎，一般在数天内不治而愈。中度损伤时出现严重的结膜炎和角膜损伤，有强烈疼痛，严重的充血，以及结膜和眼睑水肿，角膜表层混浊。恢复时间需1个月左右。痊愈后眼抵抗力减弱，易受外界因素的刺激引起眼痛等症状。重度损伤表现为严重的出血性、坏死性炎症如坏死性结膜炎、结膜出血、角膜坏死、溃疡甚至穿孔。此外，还可出现虹膜睫状体炎、全眼球炎等。严重者眼球萎缩、失明。

呼吸道损伤 路易斯剂蒸气对呼吸道有强烈的刺激，吸入后几乎立即发生上呼吸道刺激症状，因而常提醒人员立刻戴上防毒面具，所以一般不会发生严重呼吸道损伤。在无防护情况下，吸入路易斯剂蒸气会引起轻度或中等度损伤，开始时，鼻和鼻咽部有强烈烧灼感和疼痛，接着出现胸骨后疼痛，喷嚏、咳嗽、流涕、流涎、流泪，以及头痛、恶心和呕吐等。然后出现上呼吸道、气管和支气管炎症状。重度损伤除上述症状外，常发生出血性坏死性喉、气管、支气管炎和急性肺水肿。

消化道损伤 误服路易斯剂染毒水和食物，可迅速引起出血性、坏死性炎症。很快出现恶心呕吐，上腹部疼痛；呕吐物带血，有天竺葵叶汁气味。1天后出现腹泻，大便带血。口腔和食管也

有损伤，食管可发生坏死和溃疡，愈合后形成食管狭窄和阻塞。严重者出现全身吸收作用，常有肺水肿和循环衰竭现象，可在中毒后18~30小时死亡。

全身吸收中毒 路易斯剂可通过皮肤、呼吸道及消化道等途径吸收引起全身中毒。吸收中毒的主要表现为砷中毒症状，发展迅速、猛烈。主要表现为神经系统症状，如轻度中毒时的兴奋或抑制，无力、疼痛、眩晕、恶心、呕吐等；严重中毒时，初期先兴奋，有流涎、恶心和呕吐，以后迅速转为抑制、麻痹、反射降低、意识丧失。

毛细血管通透性增高 导致大量液体外渗，以致血液浓缩，广泛出血，几小时后即可发生急性循环衰竭和肺水肿。死亡多发生在中毒后的最初几天之内，甚至在数小时内发生。后期可出现肝、肾损害和功能障碍。

诊断 ①中毒史：在染毒区，眼、呼吸道和皮肤等部位有明显的刺激症状或疼痛，并嗅到天竺葵气味，离开毒区后，皮肤和服装可留有同样气味。②症状特点：与硫芥的鉴别，主要根据对眼、上呼吸道和皮肤有强烈的刺激作用，接触时立即产生明显的烧灼感和刺痛感。③化验检查：水疱液、尿及胃肠道中毒者的早期呕吐物都可检出砷。严重中毒时血液浓缩，红细胞、红细胞比容及血红蛋白等相对增加。④毒剂侦检：了解防化分队毒剂侦察结果，并对伤员衣物沾染的毒剂液滴或可疑染毒物品、食物及水等进行毒剂检定。

治疗 路易斯剂中毒的救治方法与硫芥中毒相同，但路易斯剂具有特效抗毒药物，全身吸收中毒时应及时使用抗毒药物。二硫丙醇、二硫丙磺钠和二硫丁二钠均含有二个相邻的巯基，能与路易斯剂中的三价砷直接结合，从而保护酶活性。它们也可以夺取中毒酶中的砷，恢复酶活性。①眼睛染毒：立即用3%二硫丙醇眼膏涂入结膜囊内，轻揉眼睑半分钟，再用净水冲洗半分钟。路易斯剂眼染毒后若能在1分钟以内应用此法，几天后即可完全恢复；10分钟后应用则愈合延迟，并可发生视力障碍；半小时以后应用，可能无实际价值。②皮肤染毒：立即用5%二硫丙醇油膏涂于染毒部位，5~10分钟后用水洗去。若已发生红斑，仍可应用。若已用过个人装备的消毒剂或氯胺溶液，应先洗去，然后再用此油膏。此外，也可用5%碘酒涂擦染毒部位（以碘的颜色不消退为度），5~10分钟后用酒精洗去剩余的碘。③综合治疗：除有效应用抗毒治疗外，在治疗过程中要注意调节中枢神经系统功能，防治循环衰竭，防治肺水肿和加强护理。

（董兆君 赛燕）

quánshēn zhōngdúxìng dújì

全身中毒性毒剂（systemic agents）

进入机体后抑制细胞色素氧化酶，能在数分钟至数十分钟内造成死亡的化学战剂。

自然界中普遍存在含氰化合物，某些食物及合成材料燃烧时产生的烟雾中均含有氰化物。通常情况下，氰化物以其盐的形式存在，如氰化钾、氰化钠或氰化钙，但是用于军事目的的则是具有挥发性的氢氰酸（hydrogen cyanide，HCN，北约命名为AC）和氯化氰（cyanogen chloride，CNCl，北约命名为CK）。它们化学结构中都含有氰根（CN⁻），因此又被称为氰类毒剂，是外军重点装备的致死性战剂。战场救治要非常迅速。

第一次世界大战中，法国军队首先将氢氰酸用于战场。然而使用效果却令人失望，氢氰酸是一种高挥发度气体，比空气轻，在旷野中的持续时间只有数分钟，很难造成致死浓度（弹药中的装填量也很少）。1916年9月，法国人试用了另一种含氰化合物即氯化氰，这是一种挥发度较氢氰酸低，比重较重并具有蓄积效应的毒剂。氯化氰的毒性与氢氰酸类似，但在低浓度时即产生效应，如对眼和呼吸道有刺激作用等。同时会引起类似肺损伤剂（如氯气和光气等）的作用，如迟发毒性效应等。高浓度氯化氰可以引起呼吸中枢迅速麻痹导致中毒者死亡。

物理性质 氢氰酸和氯化氰都是无色液体。氢氰酸有苦杏仁味，冰点和沸点分别为-14℃和26℃，其挥发度为904.1mg/L，蒸气比重为0.93，易溶于水和各种有机溶剂；氯化氰的沸点更低，只有13℃，挥发度比氢氰酸大得多，为3362mg/L，蒸气比重为2.12。

化学性质 氢氰酸较易水解，产物为无毒的甲酸铵，最后溶液变黑，有时可见棕色沉淀。加热可使氢氰酸水解加速，因此可煮沸消毒。但需注意，煮沸时可能放出部分氰离子，要注意防护以免中毒。氢氰酸遇碱生成盐，其产物NaCN不稳定，可与空气中的CO_2及水继续反应，重新释放出氢氰酸。氢氰酸在碱性条件下能与硫作用生成无毒的硫氰酸，与含有活泼硫的化合物（如硫代硫酸钠$Na_2S_2O_3$）反应也可生成硫氰酸。氢氰酸还可与醛、酮化合物发生加成反应，生成无毒的腈醇化合物。氯化氰与强碱作用生成无毒的氯化物和氰酸盐，与氨作用生成氰化铵和氯化铵。这些产物基本无毒，故可用碱和氨水消毒。

中毒机制 氢氰酸系内呼吸抑制剂，能阻断细胞呼吸和氧化磷酸化。在细胞呼吸链中，最后将电子传给氧的过程是依赖细胞色素氧化酶的传递。该酶存在于细胞的线粒体中，是一种含铁的蛋白质，结构与血红蛋白（Hb）相似，且有两种类型，即氧化型（Fe^{3+}）和还原型（Fe^{2+}）。还原型细胞色素氧化酶（Fe^{2+}）能将亚铁中的一个电子交给氧，使氧呈激活状态。这时铁变成三价，形成氧化型细胞色素氧化酶，随后再接受电子，又成还原型。如此循环往复，基质氧化不断地进行。氰离子（CN^-）对细胞色素氧化酶中的 Fe^{3+} 和 Fe^{2+} 都有亲和力，但对 Fe^{3+} 的亲和力更高些，所以最容易与之结合。CN^- 对 Fe^{3+} 的结合，形成氰化高铁细胞色素氧化酶。酶不能再接受电子，从而失去把电子转移给氧的能力。其结果使得凡依靠细胞色素氧化酶的氧化作用都被阻断。细胞色素氧化酶被氢氰酸抑制时，可阻断 $72\% \sim 88\%$ 的细胞呼吸。氰离子还能与其他许多酶和生物系统作用，如含钼、铜或锌的硝酸还原酶，黄嘌呤氧化酶，核糖二磷酸羧基酶，以及碳酸酐酶等。另外，氰化物与含有碱基中间体的核糖二磷酸羧基酶和 2-酮基-4-羟基戊二酸盐醛缩酶结合形成氰醇中间体而抑制这些酶的活性。因此，氰化物中毒对机体的伤害作用是多方面的。

生化改变：①含 Hb 的 Cyt aa3 受抑制，使无氧代谢增强，氧化磷酸化障碍，ATP/ADP 比值缩小或倒置，血糖、乳酸及无机磷酸盐、二磷酸己糖、磷酸甘油、磷酸丙酮酸盐明显增加；血液 pH 下降，发生代谢性酸中毒；血中氧不能被充分利用，静脉血氧含量增高，动、静脉血氧差明显缩小，静脉血呈鲜红色。②含 Hb 的其他酶受抑制，大剂量氰离子还能与过氧化氢酶、过氧化物酶、细胞色素 C 过氧化物酶中的高铁血红蛋白（methemoglobin，MetHb）结合形成复合物，使酶失活。③非 Hb 的金属元素酶的抑制，如酪氨酸酶、抗坏血酸氧化酶、黄嘌呤氧化酶、氨基酸氧化酶、琥珀酸脱氢酶、乳酸脱氢酶、甲酸脱氢酶、磷酸酯酶和碳酸酐酶等，也受到不同程度的抑制。进一步破坏体内的生化代谢过程。

全身中毒性毒剂中毒除了表现为生化的改变外，还可能出现：①神经系统功能改变。中枢神经系统对氰化物很敏感，首先是高级部位受到影响，小剂量即引起皮层抑制，条件反射消失。严重中毒则表现为自上而下的进行性中枢抑制，并可发生暂时功能性去大脑僵直，随后出现呼吸中枢麻痹；恢复时先从较低部位开始，而后自下而上逆向进行。②呼吸系统功能改变。小剂量即刻引起呼吸兴奋，大剂量呼吸先兴奋后抑制；呼吸衰竭时氰化物中毒致死的主要原因。③循环系统功能改变。小剂量氰化物对心血管系统有兴奋作用，表现为心跳加快、每搏输出量增加、血压升高，以后恢复正常。大剂量中毒继兴奋后出现抑制，心搏徐缓、每搏输出量减少、血压下降，最后发生心脏停搏（通常发生在呼吸停止后 $3 \sim 5$ 分钟）。

中毒表现 氰类毒剂中毒主要表现为组织性缺氧。临床表现和体征与中毒的剂量、途径和氰化物种类直接相关。氢氰酸急性中毒，临床上可分为轻、中、重和闪电型中毒等四个类型。

轻度中毒 轻度中毒仅出现中枢和呼吸道刺激症状，如头痛、头晕、乏力、不适，口内有金属味，鼻及胸部发热感，胸闷和呼吸紧迫感，脱离毒剂后，症状很快减轻消失。

中度中毒 只出现刺激期和呼吸困难期中毒症状，有显著的组织缺氧现象。早期有口腔不适，口腔黏膜麻木，流涎。有耳鸣、恶心、呕吐和呼吸短促。心前区疼痛，心搏变慢，说话困难。这些症状可在 $30 \sim 60$ 分钟后逐渐消失。但疲倦、无力、头痛、步态不稳和心前区疼痛等症状，可持续 $1 \sim 3$ 天。

重度中毒 一般无潜伏期，中毒症状发展迅速，典型表现可分为四期。①刺激期：中毒当时可嗅到苦杏仁味，舌尖麻木，口内有金属味。眼刺痛、流泪、流涎，喉部烧灼感，胸闷，呼吸深快。心率加速，头痛，眩晕，耳鸣，恶心，呕吐，无力，不安，甚至恐怖感。此期比较短暂。②呼吸困难期：胸部紧迫感，呼吸困难呈喘息状，心前区疼痛，恶心呕吐。听力和视力减退，强烈头痛，神志逐渐模糊，步态不稳，心率变慢，血压上升，皮肤黏膜呈鲜红色。③痉挛期：出现阵发性、强直性痉挛，角弓反张，牙关紧闭。意识丧失，无意识喊叫。呼吸微弱、不规则，有时暂停。脉搏变慢，血压正常或升高。瞳孔散大，眼球突出，角膜反射迟钝。此期可持续几分钟到几小时，一般较短，很快进入麻痹期。④麻痹期：全身肌肉松弛，反射消失，大小便失禁，体温下降，脉搏快而微弱、不规则，血压急剧下降；呼吸浅稀，出现潮式呼吸。呼吸停止后，心搏常可继续3~5分钟。

实验室检查可见静脉血氧含量、血糖、乳酸明显增加；血氰含量、尿及唾液硫氰酸盐含量均显著升高。Hb和红细胞数略增，白细胞总数增加，中性粒细胞百分数增高且左移，嗜酸性粒细胞增多，淋巴细胞减少。心电图可见各种心律不齐和传导阻滞，以及T波和ST段异常。

闪电型中毒　吸入高浓度氢氰酸蒸气时，中毒者可突然倒下，呼吸困难，强烈惊厥，瞳孔散大，眼球突出，意识很快丧失，呼吸停止，数分钟内心脏停搏而死亡。

诊断　氰类毒剂中毒发病急、病程变化快，应依靠以下几个方面迅速做出诊断。①中毒史：呼吸道无护防或防护不严，空气中或中毒者衣服上闻到苦杏仁味。同时有类似中毒伤员发生。工业生产中，可遇到因管道密封不严、检修时违反操作规程以及个人误服等病例。②临床特点：发病急骤、症状按中毒顺序迅速发展，呼吸困难，皮肤黏膜呈鲜红色，而呼出气中可闻到苦杏仁味。③化验检查：相关实验室检查结果包括早期动静脉氧分压差缩小，以及进行性酸中毒。④毒剂侦检：染毒空气、水和食物可检出氰化物。

治疗　应防止继续中毒，早期支持治疗，特效抗毒治疗和对症处理。除难以确诊氰化物中毒患者外，中毒者均可早期使用特效抗毒剂，但要注意抗毒剂特有的毒副作用。

原则　①防止继续中毒。迅速消除任何可能带有氰化物的毒源，减少毒剂进入机体的量。②早期支持治疗。无氧代谢的结果导致乳酸酸中毒，可以通过静脉给予碳酸钠进行治疗；而惊厥的治疗可使用抗惊剂如苯二氮䓬类药物。支持治疗的最终目的是改善组织微循环灌流，增加组织对氧的利用，对成功进行抗毒治疗亦有明显帮助，最重要的是可以维持心脏功能，因此在治疗早期阶段可视情况同时进行心肺复苏。③特效抗毒治疗。大剂量氰化物中毒伤员，除了上述强有力的支持治疗外，还须进行特效抗毒治疗。目的是尽快使中毒酶复合物中的氰根离子解离，恢复细胞色素氧化酶活性，改善组织中毒性缺氧。迄今使用的抗毒剂主要有高铁血红蛋白形成剂、供硫药物、钴盐和羟钴胺素等。④对症处理：呼吸循环功能衰竭时，可用强心、升压、兴奋呼吸循环中枢等药物。重度中毒患者应注意脑缺氧和脑水肿的防治，及时给予能量合剂和细胞色素C，以改善脑细胞和心肌代谢、促进恢复。对抽搐、烦躁不安者可采用亚冬眠疗法或抗惊厥药物。此外，患者在治疗过程中应注意安静保温，中毒症状完全消失后，仍应继续观察2~3天。

抗毒剂　包括以下几种。

高铁血红蛋白形成剂　能使红细胞中Hb变成MetHb。后者与氰离子结合成氰化高铁血红蛋白络合物。血液中氰离子被结合后，破坏了组织和血液之间氰离子浓度的平衡，进而使结合在细胞色素氧化酶上的CN^-发生解离，从而恢复细胞色素氧化酶的正常生理功能。因MetHb与氰离子的结合不甚牢固，氰离子还可逐渐解离进入组织，再次发挥其毒害作用。所以，此类药物并不能彻底解毒。常用MetHb形成剂有亚硝酸盐类药物如亚硝酸异戊酯和亚硝酸钠、4-二甲氨基酚（4-Dimethylaminophenol，4-DMAP）等（表）。其中，4-DMAP因有用量小、形成MetHb的能力强、可肌内注射使用等优点而特别适用于现场急救。

亚硝酸盐：亚硝酸异戊酯和亚硝酸钠，配合使用或不用硫代硫酸钠治疗氰化物中毒。早在1888年人们就首先注意到亚硝酸异戊酯的抗氰作用。MetHb中Fe^{3+}对氰根的亲和力强于细胞色素氧化酶对氰根的亲和力，MetHb与氰根结合形成氰化高铁血红蛋白，使被氰根抑制的细胞色素氧化酶重新恢复活性，进而发挥其在有氧代谢中的作用。在美国和其他国家，亚硝酸钠被作为高铁血红蛋白形成剂使用。除可形成

表　高铁血红蛋白形成剂的特性及效果

药物	形成MetHb能力	形成MetHb速度	维持时间	给药途径	缺点
亚硝酸异戊酯	不强	快	长	吸入给药	剂量不易掌握，效果不稳。扩血管降血压
亚硝酸钠	不强	慢	长	静脉给药	应用不方便，给药速度慢。扩血管降血压
4-DMAP	强	快	长	肌内或静脉	注射局部疼痛，低热和疲乏
对-氨基苯丙酮	强	慢	长	口服注射	不宜急救，可用作预防

高铁血红蛋白外，亚硝酸钠和亚硝酸异戊酯还具有明显的血管扩张作用，使用时必须密切关注血压变化。此外，MetHb 形成量难以预测，明显的血管扩张和直立性低血压、头晕头痛，均限制了亚硝酸异戊酯的应用效果。因此如果中毒者处于清醒状态且能站立，则不宜使用任何亚硝酸类药物。这些不利因素促使美军将亚硝酸异戊酯从制式野战急救包的抗氰急救药物中删除。

氨基酚类高铁血红蛋白形成剂包括 4-DMAP、对-氨基苯丙酮，对-氨基庚酰酮，以及对-氨基辛酰酮。这些化合物促使 Hb 转化为 MetHb 的能力比亚硝酸盐类强，作用速度也比较快。4-DMAP 被认为是起效快、毒性小的抗氰剂。4-DMAP 的不足之处包括：①肌内注射局部可能出现炎症坏死。②可能出现难以预料的极度高铁血红蛋白血症。此外，肌内注射局部疼痛明显、发热、肌肉酶活性增强等也可出现。

供硫药物　其硫烷硫原子在硫氰酸生成酶的催化下，与氰离子结合形成毒性甚微的硫氰酸盐从肾排出。所谓硫烷硫是结合在另一硫原子上的离子化硫，生物体内含有多种硫烷硫化合物，如硫代硫酸钠、连多硫酸盐、过硫化物及硫代磺酸盐等，这些硫烷硫是从巯基丙酮酸盐经巯基丙酮酸盐硫转移酶获得，然后由硫氰酸生成酶催化转变为各种形式的硫烷硫，以血清蛋白作为传递硫的硫烷载体，形成硫烷硫蛋白复合物与氰化物反应，使氰离子转变为硫氰酸盐。硫代硫酸钠是临床上广泛使用的供硫剂，毒性小，抗毒效果确实。缺点是用量大，作用慢。与其他抗毒剂伍用，可提高抗毒效果。常用的供硫药物

有硫代硫酸钠。

硫代硫酸钠和亚硝酸钠配合使用是经典抗氰复方，在抗氰急救包中硫代硫酸钠装于 50ml 安瓿中，浓度为 250mg/ml（12.5g），给药方式为静脉注射，重复给药为首次剂量减半，儿童用量为每公斤体重 1.65ml。由于其生物半衰期过短、体内分布容积较小，因而硫代硫酸钠的使用受到一定限制。这种特性提示氰化物可以增加细胞内硫代硫酸钠的量，表明硫代硫酸钠不能用于预防而只能用于治疗氰化物中毒。含有高度亲脂硫烷硫（R—S—S—）的化合物或能激活细胞膜运输功能的化合物对抗氰治疗均有意义，但目前尚在实验研制阶段。

钴盐　钴离子能与氰离子迅速形成稳定的金属复合物从尿中排出。此类化合物主要有乙二胺四乙酸二钴（Co₂EDTA）、羟钴胺、组氨酸钴、氯化钴等。其中 Co₂EDTA 曾用于临床治疗氰化物中毒，因钴对心脏等具有毒性作用，故使用时应慎重。实验表明，钴盐可以直接结合氰根离子，常用的 Co₂EDTA 在欧洲国家已广泛应用，给药方式为静脉注射，但美国未将此药列装。与亚硝酸钠和硫代硫酸钠的抗氰效果比较，钴盐对氰根离子的螯合作用更强，但也有研究发现与此相反的结果，即亚硝酸-硫代硫酸盐复方的抗氰效果更佳。钴盐的不足之处是其强烈的毒副作用，可引起心脏绞痛和室性心律失常、眼周水肿、呕吐甚至死亡。因此急性氰化物中毒开始恢复时应立即停止使用钴盐。

羟钴胺素　即维生素 B_{12a}，可直接结合氰根离子，无需通过形成 MetHb，是有效的抗氰剂。尤其是火灾伤员功能性血红蛋白

浓度降低时可以使用羟钴胺素抗氰治疗。此化合物毒性小。研究表明，氰化物对羟钴胺素的亲和力远远高于对细胞色素氧化酶的亲和力，配伍用硫代硫酸钠可以增强羟钴胺素的抗氰能力。

（董兆君　赛燕）

zhìxīxìng dújì

窒息性毒剂（asphyxiating agents）一类能够直接作用于呼吸道，引起肺组织结构变化，引起肺水肿，最终导致肺内气体交换障碍而产生窒息的化学战剂。又称肺损伤性毒剂。主要有光气和双光气。

物理性质　光气化学名为二氯碳酰，分子式为 $COCl_2$。光气在常温下为无色气体，有烂干草或烂水果气味。其沸点 8.2℃，凝固点为 -124℃。干燥的光气在常温下很稳定，温度升高到 150℃时开始分解。光气有一定的刺激气味，光气易被多孔物质吸附，故活性炭对其有防护作用。

双光气化学名是氯甲酸三氯甲酯，分子式为 $ClCOOCCl_3$。双光气是无色透明液体，工业品常为黄色液体。气味似光气，双光气的沸点为 128℃，凝固点为 -57℃。双光气难溶于水，易溶于苯、甲苯、四氯化碳、二氯乙烷等有机容积中。双光气对热不稳定，加热到沸点时开始分解，温度达到 300~350℃时完全分解成光气。

化学性质　光气很容易水解，水解产生盐酸和二氧化碳。光气与碱性水溶液作用很快分解。氢氧化钠、氢氧化钙、碳酸钠均可用于光气消毒。光气与氨或氨水作用，反应很快，生成脲和氯化铵无毒物质。因此氨水可作为光气的消毒剂。光气与乌洛托品直接作用，生成无毒的复合物。因

此，乌洛托品可以用作防光气口罩的浸渍剂。光气可同许多有机化合物的氮、氧、硫和碳中心发生反应，包括酰化、氯化、脱羧和脱水等。

双光气在冷水中也能够水解，但速度比光气慢。加热和搅拌，都能使水解速度加快。双光气水解后的产物与光气相同，也是生成盐酸和二氧化碳。在低温时使双光气完全水解，需要几小时到一昼夜。煮沸时，溶解的双光气在几分钟内即可完全水解。双光气和光气一样，与氢氧化钠或碳酸钠等作用，生成碳酸钠及氯化钙等无毒物质。与氨作用，生成无毒的加成物。

中毒机制 光气所致肺损伤的机制还不清楚，比较公认的学说有三种。①肺组织酰化学说：该学说认为光气、双光气分子中的羰基（C＝O）性质活泼，很容易与含氨基、巯基、羟基等重要功能基团的物质发生酰化反应。而肺组织内的氨基酸、蛋白质、酶等生化成分中富含上述基团，因而容易被光气和双光气所酰化并导致其功能的受损。氨基酸、蛋白质和酶是机体的基本结构成分，当肺泡壁和毛细血管壁中这些成分受损时，肺结构的完整性被破坏，通透性增加，血浆外渗至肺间质和肺泡腔内，逐渐形成肺水肿。②直接损伤学说：研究证实，光气被曝光直接作用于毛细血管壁和肺泡壁，造成血管内皮细胞、神经元胞体和肺泡上皮细胞崩解，肺泡壁破裂，渗出增加。下呼吸道的纤毛细胞断裂、脱落和倒伏，使肺内分泌物排出受阻而感染，加重缺氧和肺水肿。③肺表面活性物质受损学说：正常情况下，在肺泡表面覆盖一层由肺泡Ⅱ型上皮细胞分泌的表面活性物质。该物质在维持肺泡顺应性中发挥重要作用，能降低肺泡内液体表面张力，使肺泡在呼气时不致萎陷，并保持肺泡内的干燥。二棕榈酰磷脂酰胆碱（DPCC）是肺表面活性物质的主要成分。在其生物合成的过程中需要脂酰辅酶A酯酰转移酶的参与。光气能抑制该酶活性，使DPPC在肺泡壁的含量减少，肺泡表面活性物质功能下降。因此，肺泡内液体表面张力增大而致肺泡萎陷，肺泡压明显降低，与其相抗衡的肺毛细血管流动静力压增高，液体由血管内大量外渗，以致形成肺水肿。

中毒表现 临床上将光气、双光气中毒分为闪电型中毒、重度中毒、中度中毒和轻度中毒四个类型。闪电型中毒比较少见，只发生在吸入毒剂浓度极高时，中毒后几分钟内即因反射性呼吸、心跳停止而死亡；轻度中毒仅表现为咳嗽、头痛、恶心、疲劳和类似支气管炎症状，一周内可恢复。重度中毒和中度中毒时有一定的临床过程，虽病情发展迅速而严重，若救治及时，措施得当，一般可度过危险期而得到痊愈。其典型经过可分四期。

刺激期 吸入光气或暴露于光气后立即出现刺激症状，类似重感冒症状，主要表现有眼和呼吸道刺激症状出现早，有眼痛、流泪、咳嗽、胸闷气憋、呼吸率改变、嗅觉异常或久存光气味，咽喉部及胸骨后疼痛等；自主神经和中枢神经系统症状有头痛、头晕、乏力、不安或少言、淡漠、恶心、呕吐、上腹疼痛等。在光气吸入剂量相等的情况下，高浓度短时间中毒，刺激症状重；低浓度长时间中毒刺激症状较轻。但吸入剂量较大时，呼吸道的刺激症状明显，持续时间也较长。

潜伏期 患者自觉良好或仅感不适，无明显体征（有的患者可有眼结膜炎、咽喉黏膜充血、水肿及体温升高），但病理过程在继续发展。此期一般持续2~8小时，有时可达24小时以上。潜伏期的长短与中毒程度有关，潜伏期越短，中毒越重，预后越差。

肺水肿期 又称再发期、极期或症状发展期。潜伏期过后出现头痛、胸闷、呼吸浅快、脉搏加快、体温升高、咳嗽、烦躁不安；呼吸音减弱，肺底部有细湿啰音或捻发音；胸部X线检查有肺水肿征象。随后出现典型的肺水肿症状和体征，呼吸困难、发绀、频繁咳嗽、咳粉红色泡沫痰，严重时口鼻溢出粉红色泡沫状液体；肺部叩诊出现浊音或鼓音，肺下界降低；全肺满布干、湿啰音。病情恶化时，可发生严重窒息，循环衰竭和休克、昏迷。根据循环功能状态，此期可分为两个阶段。①青紫型窒息期：此阶段血氧含量下降，皮肤黏膜发绀，但循环功能尚能代偿。血压正常或稍高，脉搏快而有力。神志清楚，体温升高可达38~39℃。由于肺水肿使CO_2排出障碍，血中碳酸增高，导致呼吸性酸中毒；也可因过度换气使CO_2排出过多，造成呼吸性碱中毒。②苍白型窒息期：病情继续恶化，呼吸极度困难。严重时全部呼吸辅助肌均参加运动，逐渐出现循环衰竭，脉细数不规则、血压下降、皮肤黏膜苍白、出冷汗，逐渐陷入昏迷。此时，血氧含量更低，氧化不全产物增加，导致代谢性酸中毒。严重光气和双光气中毒后的症状和体征24~48小时达到高峰，若不及时救治，可在1~3天死亡；中度中毒可能在5天内死亡。

因此，凡吸入光气者至少需严密观察3~4天。

恢复期　中毒较轻或经过治疗，肺水肿在中毒后2~3天开始吸收，病情随之好转，7~8天后症状和体征基本消失，2~3周可痊愈。但数周内可能有头晕、乏力、食欲减退等症状。如果发生支气管肺炎等继发性感染，则在中毒后3~5天可再次出现体温升高，肺水肿吸收缓慢，有的患者可因支气管肺炎而死亡，有的患者痊愈后可遗留慢性支气管炎、肺气肿、支气管扩张和肺脓肿等病症。

诊断　窒息性毒剂中毒的诊断主要依据中毒史、症状特点，结合辅助检查结果综合分析诊断。在战场上使用光气、双光气时有施放毒剂的征象，可闻到特殊的气味，有大批人员同时出现类似症状。初期可有上呼吸道和眼的刺激症状，经一定的潜伏期，出现急性肺水肿的症状和体征。化验检查结果提示有血液浓缩现象、白细胞计数升高等。在毒区检出光气或双光气可明确诊断。X线检查是早期发现肺水肿的有效手段。对中度以上中毒者应争取在中毒后8小时内每2小时拍摄X线胸片一张。

预防　防毒面具或防毒口罩在有效防护时间内对光气和双光气具有良好的防护效果。浸有乌洛托品的口罩或毛巾掩盖口鼻有一定的防护作用。无防护器材时，应转移至上风方向或高处。

急救　①在染毒区内应立即戴上防毒面具，防止继续吸入毒剂。伤员应由他人为之戴上面具。②迅速离开染毒区，脱去面具或口罩和染有光气的衣物。③依中毒轻重分类，中毒较重者，应首先后送治疗。④有中毒史但无任何症状的人员，在战斗情况许可时应注意安静、保温、减少活动、严密观察24小时。⑤有条件时，应尽早开始间断给氧，使用激素和碱性合剂早期雾化吸入10~15分钟，以减轻炎症和解除平滑肌痉挛。⑥呼吸停止时应进行人工呼吸。⑦心脏停搏时，行心肺复苏术。

治疗　救治工作要根据不同阶段的病情特点，有针对性地进行处理。主要的任务包括防治肺水肿、纠正缺氧、防治休克、纠正酸中毒及维持电解质平衡、控制感染等。

纠正缺氧　①减少氧耗量：使伤员安静休息，减少不必要的活动，必要时限制其活动。有烦躁不安的要及时处理。②保持呼吸道通畅：早期可吸入碱性合剂。对于有肺水肿的，可吸入消泡净或采用体位引流方法解除气泡所造成气道阻塞。③吸氧：能提高动脉血氧饱和度，防止或减轻代谢障碍及各种系统功能紊乱，并切断缺氧与肺水肿的恶性循环，限制或减轻肺水肿的发展。

防治肺水肿　潜伏期内要严密观察24~48小时，防止肺水肿发生。除纠正缺氧外，早期应用大剂量激素和终末正压呼吸效果较好；同时要卧位安静休息，保暖；烦躁不安时可口服地西泮或异丙嗪，避免使用哌替啶；其他的对症处理措施包括雾化吸入氨或者2%的碳酸氢钠、颈部神经封闭、静注高渗葡萄糖液等。一旦发生肺水肿，应立即采取针对肺水肿的措施：①加大吸氧量或加压给氧，直到发绀消退，呼吸得到改善为止。②短程大剂量使用糖皮质激素，待病情好转后逐步停药。③大剂量使用糖皮质激素，除了上述作用外，还能稳定溶酶体膜，阻止蛋白水解酶的释放，起到抗休克作用。④维持呼吸功能。若气管内有痰液，要及时吸出或进行体位引流；有气管痉挛的要注射氨茶碱或吸入异丙基肾上腺素，解除支气管痉挛；有肺水肿时可以雾化吸入消泡剂，大量泡沫液体冲塞气管有窒息危险时，立即切开气管吸除液体。⑤限制液体摄入量，适当使用利尿剂，血液明显浓缩时，可输入葡萄糖溶液等。为了减轻肺水肿，早期可肌注呋塞米20mg或依他尼酸钠25mg加入10%葡萄糖溶液30ml内缓慢静注，注意剂量不宜过大，也不要在肺水肿晚期使用，以免过度利尿使血容量不足，促成休克的发生。

（董兆君　赛燕）

shīnéngxìng dújì

失能性毒剂（incapacitating agents）　使人员暂时丧失战斗能力而又不会死亡的化学战剂。中毒后主要表现为精神活动异常和躯体功能障碍，一般不会造成机体形态学变化和永久性伤害。这类毒剂可被用于不以杀伤有生力量为目的的突击行动中，企图较长时间降低对方的军事效能，干扰其执行军事任务；也可用于双方阵地不分明的混战态势下；还可用于解救人质、俘虏对方人员等特殊任务中。外军装备的失能性毒剂只有毕兹一种。

按毒理效应不同，失能性毒剂可分为精神性失能剂和躯体性失能剂。精神性失能剂主要引起精神活动障碍，如知觉、情感、思维活动的异常和紊乱。按其作用特点不同，精神性失能剂又可分为：①中枢神经系统兴奋剂，一类能提高或易化横跨突触的冲动传递而产生神经活性过度的化合物。包括可卡因、苯异丙胺、右旋苯异丙胺和脱氧麻黄碱等。

②中枢神经系统抑制剂，一类具有良好抑制或阻断中枢神经系统活性作用，干扰突触神经传递的化合物。包括海洛因、美沙酮及各种吗啡衍生物。③致幻剂，一组杂环类化合物，这类化合物均能产生视幻、听幻或其他幻觉，造成识别障碍和知觉伤害。包括毕兹（BZ）、麦斯卡林、西洛赛宾、麦角酰胺、苯己啶（PCP）等。躯体性失能剂主要引起机体运动失调、瘫痪以及呕吐、失明、耳聋、体温失调、血压降低等，使人员暂时失去或降低战斗力，主要代表有苯咪胺、箭毒、震颤素等。精神性失能剂和躯体性失能剂并不能截然分开，有些化合物既有精神作用，也有躯体作用，往往只是根据其主要作用部位和临床表现划分。

失能性毒剂的基本特点：①作用强烈，低于毫克级剂量水平就能引起有军事意义的失能。②主要作用是改变或破坏中枢神经系统的高级调节功能，或使神经生理功能平衡失调，而产生失能作用。③有较大的安全比（失能剂量与致死剂量之比超出100~1000），一般不会造成人员伤亡，也不产生持久性的器质性损伤从而区别于致死性和致伤性毒剂。④作用时间持续数小时或数天，区别于作用短暂、仅持续数分钟的刺激剂。⑤理化性质稳定，可形成气溶胶，能大量生产、储存稳定和易于施放。⑥中毒后不必进行治疗可自行恢复。

（董兆君　赛燕）

bìzī

毕兹（3-quinuclidinyl benzilate）

化学名称为二苯羟乙酸-3-奎宁环酯，属失能性毒剂。美军于1962年装备部队。

物理性质　毕兹是白色或淡黄色的固体结晶，没有特殊气味，不溶于水，溶于稀酸溶液中，微溶于乙醇，能溶于二氯乙烷、乙酸乙酯等其他有机溶剂中。毕兹的沸点较高（>300℃），熔点165~166℃，挥发度很小，性质稳定，200℃加热2小时，只有百分之十几分解，故必须造成气溶胶使用才能达到足够的战斗浓度，通过呼吸道吸入使人中毒。虽然应用合适的液体配方可使之溶解并经皮肤吸收中毒，但作用缓慢，潜伏期长达36小时。

化学性质　毕兹在常温下水解较难。加碱加热可使水解加速。加压煮沸可将绝大部分毕兹水解而破坏。对毕兹的染毒水加压蒸馏（106~107℃），在受热半小时后，馏出液中仍有0.2%尚未破坏的毕兹。因此，馏出液还须经强酸行阳离子交换树脂和强碱性阴离子交换树脂或活性炭等处理后方可饮用。毕兹的喹咛环上有一个叔胺基，故具有碱性，遇酸生成盐。与盐酸作用，生成毕兹的盐酸盐。毕兹与碘铋酸作用生成橙红色的碘铋酸盐，此反应可用于毕兹的侦检。

中毒机制　毕兹和阿托品、东莨菪碱的毒理作用极为相似，属解胆碱能类药物。毕兹分子中含有类似乙酰胆碱的基团，当与乙酰胆碱受体相遇时，其阳离子基团和受体的负矩部位结合；醚基上的氧原子和羰基上的氧原子则与受体的酯解部位结合，通过分子苯环的平面部分而吸附于受体表面。毕兹的立体构型比乙酰胆碱更稳定，多一个有附着能力的羟基，并且其阳离子基团的氮原子暴露。这种结构使之容易与受体形成牢固的受体-药物复合物。因而能有效地阻止乙酰胆碱与受体的结合。一方面，体内的胆碱酯酶能水解乙酰胆碱，却不能水解毕兹。这就决定了毕兹能引起强烈的中毒反应；另一方面，毕兹与乙酰胆碱受体的结合是可逆的，属于竞争性阻滞剂，因此它对乙酰胆碱的阻滞作用也是可逆的。当体内乙酰胆碱含量增加到一定浓度时，就能在受体水平治疗毕兹中毒。

中毒表现　毕兹中毒的症状主要包括中枢神经系统症状和周围神经系统症状。中枢神经系统症状包括：①思维感觉障碍，如眩晕、嗜睡、思维活动迟缓、反应迟钝；判断力、注意力、理解力和近期记忆力减退等。②谵妄综合征。当BZ作用达高峰时，由于大脑皮层处于深度抑制皮层下中枢兴奋，出现谵妄综合征，如躁动不安、行为失常、胡言乱语、思维不连贯和幻觉等。③运动障碍。中毒初期，患者会感觉无力，逐渐演变为不能持物、不能抬脚、甚至不能言语；继之可能出现不自主活动、共济失调、行动不稳，甚至摔倒在地。由于起源皮层深部的锥体细胞也受到毕兹的阻断作用，因而出现反射亢进及巴宾斯基征阳性。周围神经系统症状主要是毕兹与毒蕈碱型胆碱能受体结合后阻断了胆碱能神经冲动的传导，使肾上腺素能神经冲动的效应相对加强，出现与阿托品相类似的症状和体征。

临床上将毕兹中毒划分为几个阶段：①潜伏期。约4小时，不出现任何症状，随后首先出现副交感神经抑制，如周围阿托品样症状和轻微的中枢神经系统症状，运动障碍及思维、感觉混乱等。②发展期。中毒后4~20小时。出现木僵，共济失调，甚至出现低热等临床症状。③高峰期。中毒后20小时~4天。中毒症状加重，表现为谵妄、精神错乱等。部分伤员完全处于谵妄状态，对周围环境不能有效地反应，不能执行命令和完成任何任务。④恢复期。此后中毒症状逐渐恢复，部分中毒者仍会出现嗜睡、偏执、睡眠障碍或自闭等症状。

诊断 对毕兹中毒的诊断主要依据中毒史和中毒表现进行综合分析。应详细收集中毒当时的情况，毕兹释放后多呈烟态，对眼和呼吸道无明显刺激，中毒症状出现较晚，有一定的潜伏期，可同时发现成批症状相同的伤员。当中毒者出现头晕或眩晕、不服从命令、谵妄、步态不稳及反常行为时，就需考虑毕兹中毒的可能性。若伴有口干、心跳加快、体温升高、颜面潮红、瞳孔散大等症状时，就应基本上判定为谵妄中毒。条件允许时可对水、食物或中毒者的呕吐物进行检验，结合防化分队的侦检结果以明确诊断。

治疗 现场急救时应为毕兹中毒伤员佩戴防毒面具，用肥皂水或者清水冲洗染毒的皮肤，注射特效抗毒剂，进行抗毒治疗。

在抗毒治疗的同时，针对主要的临床表现采取适当的辅助治疗措施，有助于避免中毒程度的加重和提高抗毒剂的疗效。①躁动：中毒伤员常因抗毒药物的不足或膀胱过度充盈，出现明显躁动。这种伤员经过追加药物剂量即可安静。但重度中毒伤员可以出现极度躁动，甚至全身抽搐。这时即使给予大剂量的对抗药物，也不一定能够控制症状。可酌情慎用安定剂，如小剂量氯丙嗪（25mg 肌内注射），使伤员入睡，减少体力消耗。对呼吸有明显抑制的镇静药如巴比妥类、吗啡类药物应禁用，因为毕兹可以加重

这些药物对呼吸的抑制。②高热：由于伤员不能排汗，可能出现严重高热。体温可迅速上升超过41℃，处理如不及时，可导致心血管衰竭而死亡。为此，应迅速用冰袋冷敷、酒精擦浴等方法降温。同时吸氧以纠正缺氧。为纠正酸中毒，可静脉滴注 5%碳酸氯化钠溶液 200~400ml。应用 20%甘露醇 250ml 静脉滴注以防脑水肿。此外可用依他尼酸钠 25mg 静注，以预防肾功能不全。③昏迷：对昏迷伤员要加强护理，防止吸入性肺炎。同时严密观察病情变化，补充体液和营养，给抗生素以防感染。④尿潴留：中毒后12 小时若不排尿，即应检查膀胱扩张情况，一旦发现尿潴留，可针刺足三里、三阴交、关元，也可用新斯的明 0.5~1mg 或毛果芸香碱 5~10mg 皮下注射。必要时导尿。⑤瞳孔散大：经抗毒治疗后瞳孔仍大时，可用 0.25%毒扁豆碱或 1%毛果芸香碱滴眼。

抗毒药物：氨基甲酸酯类药物如毒扁豆碱、解毕灵等对乙酰胆碱酯酶有可逆性抑制作用，使酶暂时失去活力。使用后能减慢神经递质乙酰胆碱的水解速度，使突触间隙乙酰胆碱浓度升高。乙酰胆碱与毕兹竞争乙酰胆碱受体，发挥特异性抗毒作用。这类药物的中枢作用比较好，对毕兹及其类似物中毒都有很好的疗效。但在使用中要注意防止过量中毒。毒扁豆碱过量会引起胆碱能毒性反应，患者出现心律失常、血压下降、脉搏低于 60 次/分时应暂停使用。毒扁豆碱并不能迅速缩短毕兹的中毒过程，过早中止治疗会导致中毒症状复发。这是因为被毒扁豆碱抑制的胆碱酯酶活力在短时间内能自动恢复，毒扁豆碱的半衰期只有 30 分钟，因

此，必须重复给药。新斯的明是毒扁豆碱的同类物，二者作用相似。因属季铵盐，新斯的明不能透过血脑屏障，中枢作用极弱。因此，不能用新斯的明代替毒扁豆碱治疗毕兹中毒。但可用以对抗周围症状。

（董兆君　赛　燕）

cìjījì

刺激剂（irritant agents）　作用于神经末梢，对眼睛和上呼吸道黏膜有强烈刺激作用，引起局部非特异性炎症但非永久性病理损伤的化学战剂。刺激剂都是高沸点固体结晶或粉末，性质稳定。按其对眼和上呼吸道作用强度不同，可将它们分为催泪剂、喷嚏剂和具有混合作用刺激剂等三类。

分类及中毒表现　外军装备的刺激剂主要有西埃斯、西阿尔、苯氯乙酮和亚当斯剂等四种。

西埃斯中毒　人的眼睛对西埃斯比较敏感，角膜对西埃斯最敏感，但造成角膜混浊的浓度是刺激作用的 6650 倍。一般不留有永久性损害。西埃斯气溶胶微粒大小不同，对呼吸道和肺的作用也不同。西埃斯刺激皮肤，引起皮肤灼痛。严重者出现时Ⅰ、Ⅱ度化学烧伤。对潮湿皮肤的刺激作用更重，环境温度越高，刺激作用越明显。无防护人员受西埃斯毒烟袭击后，立刻出现双眼灼痛、大量流泪、眼睑疼挛，严重影响视力；剧烈咳嗽、鼻喉烧灼感、喷嚏、流水样鼻涕，胸闷、胸骨后疼痛、呼吸紊乱。高浓度中毒时可有恶心、呕吐。暴露部位皮肤如头面部、颈部、手腕部烧灼痛，严重者于数小时后出现红斑和小水疱。暴露后 20~60 秒，上述症状达到高峰，严重者则丧失战斗力。离开染毒区后症状迅速缓解，5~10 分钟大部分症状基

本消失。有些症状如结合膜充血、皮肤刺痛等，持续1~2小时完全消失。长期暴露于高浓度西埃斯染毒空气，可发生支气管炎、肺水肿。个别严重者可因呼吸衰竭死亡。

西阿尔中毒 西阿尔对呼吸道、皮肤、黏膜、伤口和消化道都有较强的刺激作用。无防护人员接触西阿尔后，眼立即感到刺痛和烧灼感，并产生眼睑痉挛、大量流泪等。浓度越高，刺激症状越重、越持久。脱离接触后眼部症状很快消失。西阿尔对呼吸道的作用比西埃斯弱，仅有鼻刺激感、流涕、鼻塞等症状。但对皮肤的刺激作用比西埃斯强10倍左右，可引起很明显的红斑，红斑在洗消后很快消失，一般无水疱。西阿尔可引起口腔麻辣、灼痛、流涎、喉头紧迫感，大量黏稠分泌液等症状，持续时间一般不超过5分钟。离开染毒区后可持续5~10分钟。无恶心、呕吐。

苯氯乙酮中毒 苯氯乙酮除有较强的催泪作用外，对上呼吸道和皮肤也有较强的刺激作用，当空气中的含量超过一定的浓度时，人体的外露皮肤就会有一种烧灼感和刺痒感。接触苯氯乙酮的烟雾或蒸气，眼睛产生强烈刺痛，立即引起眼睑痉挛和大量流泪。如果暴露时间短，上述症状仅维持数分钟；暴露时间稍长即引起结膜充血、水肿、畏光、流泪。若苯氯乙酮的液滴或颗粒进入眼内，有腐蚀作用。发生浅层或深层角膜炎，需要数天到数周方能痊愈。在较高浓度苯氯乙酮作用下，出现上呼吸道刺激症状，如咽喉烧灼痛、咳嗽、流涕等，有时有恶心，持续3~5天。在极高浓度或较长时间暴露情况下，可发生肺水肿。苯氯乙酮可使潮湿多汗的皮肤刺痛、红斑和水肿，严重者出现小水疱和溃疡。此外，有少数严重中毒者有头痛、头昏、肌无力和心功能减弱等全身吸收中毒的反应。

亚当斯剂中毒 亚当斯剂的作用主要是刺激上呼吸道，引起上呼吸道辣椒样刺激感。鼻腔、鼻窦、副旁窦有烧灼感、胀痛，上下颌骨、齿龈、内耳部位也有疼痛。喉头有强烈灼痛，咳嗽不止，连续不停的喷嚏、胸闷、胸骨后剧烈疼痛是亚当斯剂中毒的特征性表现。亚当斯剂对上呼吸道有"后继作用"，离开染毒区后10~20分钟上述症状继续发展，经10~120分钟后才逐渐缓解消失。长时间吸入高浓度亚当斯剂可引起肺水肿及支气管炎。亚当斯剂对眼的刺激作用较轻，可引起流泪、畏光、异物感。对皮肤的刺激作用也较轻，暴露部位皮肤有瘙痒、灼痛和刺痛，可能出现红斑和水疱。误服亚当斯剂染毒水或食物后，可发生顽固性恶心、呕吐、腹痛、腹泻、里急后重等。大量亚当斯剂吸入后有砷中毒的全身症状，如精神抑郁、烦躁不安、肌无力、运动失调、四肢麻木等，一般于几天后可恢复健康。

预防和治疗 佩戴防毒面具或简易防护器材能有效防护刺激剂中毒。注意不要因已有刺激症状误认为面具失效而脱掉面具。若出现呕吐物和分泌物较多时，可暂时屏住呼吸；闭眼、迅速脱下面罩，擦净，然后再戴上。对染毒刺激剂的伤员，应帮助中毒者迅速穿戴防毒面具和撤离染毒区。有上呼吸道刺激症状时吸入抗烟剂，每次吸入1~2支，5~10分钟后可再吸入，但不宜过多使用。有肺水肿者，按窒息性毒剂中毒处理。头痛、牙痛可服镇痛药物。疼痛难忍时，皮下注射吗啡。若毒剂微粒进入眼内时，切勿用手揉擦，应立即用清水或2%碳酸氢钠溶液充分冲洗。有结膜炎及角膜炎时，可按眼科治疗原则处理。对皮肤染毒者，先用干布或棉花轻轻擦去毒剂，再用肥皂水或净水冲洗。有条件时可用6%碳酸氢钠或3%碳酸钠溶液冲洗。不要开始就用水洗，否则皮肤刺痛会加重。局部炎症用可的松冷霜涂抹。皮肤痛痒，口服苯海拉明20~50mg，每天3~4次。水疱破裂时，注意预防感染。较深的Ⅱ度化学性烧伤，按一般烧伤处理。若误食染毒食物或者引用了染毒水的伤员，可采取催吐、洗胃措施，或者口服活性炭粉吸附毒剂，而后导泻。胃肠道症状明显或腹痛剧烈者，可给颠茄浸膏片或阿托品。亚当斯剂含砷，吸收后有砷中毒症状者可用二巯基类抗砷药。

（董兆君　赛　燕）

huàxué wǔqì sǔnshāng fánghù

化学武器损伤防护（protection against chemical weapons）

为防止化学武器伤害所采取的一切保护措施。对化学战剂损伤的防护，应贯彻防护器材与医药防护相结合，制式器材与简易器材相结合的原则。毒剂损伤的医学防护是平战时卫勤保障的重要任务之一。使用防护器材是防护的主要措施。各级卫生部门在获悉敌人可能进行化学毒剂袭击的情报后，应向领导报告。对执行任务的分队和人员给予必要的防护准备。一旦发现敌人化学袭击或接到警报时，人员应迅速穿戴防护器材，防止毒剂液滴直接接触身体。在敌人进行化学袭击时，人员应在保持防护的状态下执行任务。当查明或被告知毒剂危害已经消失时，由指挥员下达解除防护的命令。按照防护对象多少，可分成集体防护和个人防护两类。所使用的器材则对应地称作集体防护器材和个人防护器材。集体防护包括防毒工事、医疗掩蔽部和药物防护等；个人防护器材是个人使用的防护器材，包括防毒面具、防护服和简易防护器材等。

集体防护 为保护广大官兵和人民群众不受或少受化学武器的伤害，可以利用各种防毒工事进行防护，也可以组织服用预防药物进行防护。

防毒工事 即专门用于应对战争建筑设施。按防毒原理的不同，有密闭式和通风式两类防毒工事。密闭式防毒工事是通过密封措施将自身与外界染毒空气完全隔绝的工事，其内的人员只呼吸工事内原有的空气或利用空气再生装置进行供氧。通风式防毒工事则是利用滤毒通风装置滤除外界空气中的毒物后供人呼吸。

医疗掩蔽部 集体防毒工事的一种。除了要求结构坚固、密闭、设有滤毒通风装置外，应设有入口洗消间、换药室、手术室、病房、药房和必要的附属房间。工事内的通道宽度应能通过担架。防毒工事内气体成分、温度、湿度和不良气味等对人体影响较大，特别对伤病员更为重要。掩蔽部内通风量通常以二氧化碳（CO_2）允许浓度为依据。空气供应量一般要求每小时 $1.5 \sim 2m^3$ 即可。医疗掩蔽部和首脑机关及机要部门要求较高，CO_2 浓度需要大大降低。随着后勤装备技术的提高，研制出多种具备防化功能的大型运载车辆、组合帐篷、舰船，也属于集体防护装备。

药物防护 为了延缓和减轻化学战剂引起的中毒症状，为急救和治疗创造条件，可以在获知敌人即将进行化学武器袭击的情况下，组织服用预防药物的集体防护措施。药物防护是一种辅助防护手段，不能代替器材防护。因为预防药物的有效时间短，预防效果有限，且不易掌握服用时机。当预警体系明示敌人将对我实施上述两类毒剂武器袭击时，或者上级命令组织服用化学毒剂预防药时，或者当部队将要通过明确的染毒地区时，卫生部门要组织参战军民服用预防药物。

个人防护 为部队官兵和居民个人提供的防护措施。防护的主要方法是通过使用个人防护器材来保护自我不受或少受化学武器的伤害。

防毒面具 保护呼吸道、眼睛和头面部皮肤不受毒剂伤害的器材。有过滤式和隔绝式两类。过滤式防毒面具由面罩、滤毒罐、面具袋三部分组成。滤毒罐是滤毒的主要元件，由防毒炭和滤烟层两部分组成。隔绝式防毒面具由面具本身的附带设备为使用者提供氧气，有贮气式、贮氧式和化学生氧式三种。隔绝式面具主要供高浓度染毒（体积浓度大于 1% 时）环境中得作业人员使用。

过滤式防毒面具对人体的正常生理功能可带来一定程度的影响。①呼吸阻力的影响：呼吸阻力是指呼吸时气流通过面具所产生的摩擦力。这种摩擦力受通过面具的气流速度的影响。劳动强度大，呼吸量大，气流速度就大，因此阻力也大。呼吸阻力包括呼气阻力和吸气阻力。呼气阻力对人体影响较轻；吸气阻力对人体生理功能影响较大。平静缓和的呼吸有助于减小呼吸阻力。②有害空间的影响：面罩与面部皮肤之间有 $150 \sim 200ml$ 的空隙，其中有上次呼气末保留下来的含较高浓度（4%）CO_2 的空气，下次吸气时首先被吸入肺内。故称其为有害空间。生理情况下人鼻腔到支气管也有 $150 \sim 200ml$ 的呼吸无效腔，二者相加，总量与成人平静呼吸时一次潮气量（$400 \sim 500ml$）非常接近。因此，戴面具时，吸入气中氧含量减少，CO_2 含量增加。久之会引起头痛、头晕、气喘、无力、恶心、呕吐等反应，严重者出现酸中毒。正确佩戴面具和深长呼吸对克服有害空间的影响具有重要意义。③面罩的影响：戴面罩后，视野受眼窗的限制而缩小。呼出气的水汽凝结在镜片上，影响视力。面罩对头面部压迫可以引起头痛和局部组织循环障碍。此外，防毒面具的眼窗使视野缩小；镜片可因水雾而变模糊；通话器的通信距离缩短 2/3 且声音失真。因此，穿戴防护器材对军人的作战效能有明显的影响，可能出现视力、听力、耐力下降，动作的速度和准确度减小等。

防护服 用特种材料制作的服装，能防止化学毒剂经皮肤染毒。按制作材料和性能不同，可将防护服分为隔绝式和透气式两类。隔绝式防护服是由丁基胶料的胶质层压在白细布或尼龙布上制作而成。优点是耐氧化、耐酸、碱，轻便。但由于与外界空气完全隔离，对人体生理功能有一定影响。透气式防护服通常是在服装上浸渍化学防护药或在服装上涂一层活性炭粉制成，对毒剂蒸气有一定防护作用，对液滴态毒剂防护效果差。优点是对人体生理功能无影响。可以按照需要将防护服设计制作成连身式的或者两截式的防毒衣，也可以制成用于局部皮肤防护的防毒靴套、防毒手套、防毒斗篷等。

简易防护器材 可分为呼吸道防护器材和皮肤防护器材两类。用毛巾、纱布、布料、衣服等经过简单裁剪，浸上不同的液体，如 5% 碱水、草木灰水、石灰水等，可制成浸渍口罩。浸渍口罩对沙林有一定的防护作用。也可用铁盒、竹筒等装以 10% 碱水浸渍的锯末和砖颗粒等制成防毒筒，对沙林、氢氰酸、双光气等毒剂较好防护效果。

（董兆君 赛燕）

huàxué zhànjì zhēnjiǎn

化学战剂侦检 （chemical reconnaissance and detection）

战争中若遭受敌人化学袭击，必须立即组织的化学侦察和检验。目的是迅速、准确地查明敌人使用化学武器的企图、方式、兵器种类、配置地域和弹药贮存地点，指导部队进行有效的防护。和平时期若发生突发性化学毒物泄漏时，同样要迅速查明事故的毒源、泄漏方式、危害范围等。这些工作对于及时采取对抗措施，进行积极防护很有必要。卫生部门在化学侦察工作中除主要完成本分队配置地域内的毒剂侦检任务外，还必须对水和食物的染毒情况进行检查，做出能否食用的结论；对伤员染毒的服装、装具、皮肤、伤口、呕吐物、尿等进行检验，以辅助诊断。必要时协同防化学兵查清敌人使用的毒剂种类。实施毒剂侦检时，先进行初步判断，然后利用客观的化学、物理、生化方法对毒剂进行检定。

初步判断 根据敌人可能实施化学袭击的各种征象所做出的判断。这种判断只是初步的印象，不能作为敌人实施化学袭击的证据，但可以作为进行技术侦检的提示。这些征象包括：①敌方施毒的企图。敌人对欲占领或通过的地域内的人员，常使用沙林、氢氰酸等速杀性毒剂；若为妨碍对方机动、保障其侧翼安全，则有可能使用硫芥等持久性毒剂；在敌对双方交错态势下，为俘获人员、物资，敌人可能使用失能性毒剂毕兹；对指挥所、交通枢纽、战略后方，则使用持久性毒剂；以扰乱和疲惫对方，充分发挥其他火力效应而进行的化学袭击，多使用刺激剂。②化学袭击的方式和兵器。战争中，敌人实施的 15～60 秒化学急袭，通常是沙林、氢氰酸、维埃克斯气雾弹等速杀性毒剂；实施 3～15 分钟的化学急袭，通常是硫芥、维埃克斯等。敌人化学袭击的兵器若是炮弹、航弹，通常装填各种毒剂；子母弹、集束炸弹，通常装填沙林、维埃克斯；大口径火箭弹、航弹，通常装填氢氰酸、光气；地雷、飞机布洒器，通常装填维埃克斯、硫芥；毒烟器、毒烟手榴弹通常装填刺激剂或失能性毒剂。③化学袭击的气象条件。在夜间、拂晓、傍晚、阴天时，风速在 2～4m/s、风向稳定、等温或逆温条件下，适合于释放各种毒剂，特别是沙林和其他暂时性毒剂；当风速在 6m/s 以上，或气温为对流状态（晴天、白天）、空气湿度极大（雾天），一般只适宜用能造成地面染毒的维埃克斯、硫芥等持久性毒剂。④化学袭击的征象。化学袭击毒剂施放时会有各种征象，可以依靠视觉、嗅觉、皮肤和黏膜的感觉及对现场情况的观察，发现与判断敌人是否使用毒剂和毒剂种类。若发现敌机作低空或超低空慢速飞行，尾部有明显的灰白色带状烟雾或毛毛雨状的液滴，以及气团、烟团或雾自对方顺风吹来时，应即警惕敌人使用毒剂的可能。⑤人员中毒的症状。各种毒剂的损伤作用不同，人员中毒后出现的局部及全身症状各不一样，若有机磷酸酯类中毒出现瞳孔缩小，毕兹中毒瞳孔扩大；氢氰酸中毒皮肤黏膜为鲜红色，一氧化碳中毒皮肤黏膜呈樱桃红色。根据这些症状特点可初步判断敌人使用毒剂的种类。

毒剂侦检 简称侦毒，是使用装备的侦毒器材查明毒剂的种类、浓度及范围。防化部门派出的化学侦察分队，使用侦毒、报警器材查明毒剂种类、名称，概略测定染毒浓度，检测毒剂云团传播方向并进行标记。在初步判断的基础上，可用化学比色、物理测定、生化检验等方法，检验确定敌人使用毒剂的类型及其染毒浓度。实际工作中，要求检验方法灵敏度要高，专一性好，操作简便。侦检报告越快，对消毒、急救等防护措施越有利。

化学比色法 利用毒剂与化学试剂发生的化学反应，以其颜色变化等来侦检毒剂的方法。化学毒剂与试剂相互作用后，可能出现颜色、沉淀、荧光等化学特性的变化。根据这些变化，可判断毒剂的有无、种类及其浓度。化学比色法又可分为以下五种。①溶液比色法：根据样品与试剂在溶液中的颜色变化来侦检毒剂。此类方法既可对毒剂进行定性分析，也可对毒剂进行定量分析。溶液比色法检定毒剂要有一定的专业技术和必要的设备，平时应有充分准备并进行专门训练，方能保证紧急情况下快速、准确无误地进行侦检。②试纸比色法：预先将试剂浸渍在纸上制成一定形状的试纸，使用时将样品置于试纸上，使毒剂与试纸上的试剂反应，产生某种颜色变化，借以判断毒剂的种类。③侦毒管比色法：利用侦毒管内试剂与吸附在硅胶上的毒剂接触，产生颜色反应来判断毒剂的有无和大概的浓度。④侦检粉笔比色法：用特制的粉笔，由化学试剂和硅胶粉等加工压制而成，形似粉笔。使用时可用它在染毒表面上划痕，根据出现的颜色判断毒剂的种类。此方法的优点是使用方便，但灵敏度不高。⑤沉淀比色法：利用毒剂与化学试剂反应后形成不溶解的产物，判断毒剂的有无。

物理测定法　利用毒剂的物理特性，如沸点、熔点、比重、溶解度等物理的特点来鉴别毒物。还可用紫外分光光度法、红外分光光度法来进行毒剂分析。逐渐发展起来的色-质联用技术，具有快速分离、准确可靠、灵敏度极高和操作方便等特点。但此类设备造价昂贵、现阶段不适合野外作业。此外还有综合利用物理、化学、生化方法而设计的自动侦检仪器，如自动报警器，精度和专一性方面达到较高的水平。

生化检验法　根据毒剂对某些生物系统的作用原理来侦检毒剂。例如，通过测定血液胆碱酯酶活力可了解有机磷毒剂中毒的程度。

生物分析法　小动物、昆虫等生物接触毒剂时会发生中毒或者死亡。观察其中毒症状有助于发现敌人使用毒剂和判断毒剂的种类。

侦检器材　有侦毒器、报警器、化验箱（或化验车）等。卫勤部门装备有检毒箱及各种检毒盒（包），可用于平、战时粮食、水源中毒剂的检定。例如，中国防化兵侦察分队装备的有野战条

件下使用的侦毒器、化验箱和毒剂报警器等。

检毒箱　可检查粮食、饮水有否被毒剂或毒物污染，也可检查中毒伤员的服装、装具、皮肤、伤口、呕吐物、尿等样品。平时可检验一般毒物和水质。可检验的军用毒剂和毒物包括 G 类和 V 类神经性毒剂、硫芥、路易斯剂、氮芥、毕兹、氰化物、砷化物、汞盐、铅盐、钡盐、生物碱、有机磷农药等，也可做余氯、氨氮、亚硝酸盐等水质检查。使用比较简便，方法容易掌握。当检查结果为阴性，但又怀疑有毒剂污染迹象时，每人一天饮用 2L 被检水，不会引起中毒。但对毕兹的灵敏度较低。

此外，还有供营、连小分队等基层卫勤单位卫生员使用的检毒盒（包）。战时可用于检查饮水有无污染，平时可用于检验水中的有机磷农药、氰化物、砷化物、汞盐和生物碱等常见毒物，以及余氯、亚硝酸盐和酸碱度等水质检查。

侦毒器　用于染毒空气、地面、技术装备及其他物体表面的毒剂侦检，可查明毒剂的种类和概略浓度，还可采集染毒的土壤、植物、粮秣、空气、水和毒烟、烟幕等样品。

毒剂报警器一种灵敏、轻便、晶体管化的野战用便携式侦毒器材。可用于侦检空气中的含磷毒剂，包括神经性毒剂和有机磷酸酯类农药，并以声、光指示发出报警讯号。此报警器灵敏度高，在正常气候条件下，当空气中沙林浓度达 1.5μg/L，维埃克斯 3μg/L 时，可在 5 秒钟内报警。而野战常见气体，如硝烟、制式烟幕、引擎废气的干扰，不会引起误报。

野战化验箱主要用于各类化学战剂和重要农药、除莠剂、生物碱、砷化物、氰化物、重金属盐等一般毒物的检验，也可用于地面、武器、服装等消毒后残留毒剂量的测定及水溶液中消毒剂的有效氯含量的简易测定。HZX-04 型化验箱还可对工业有毒化合物及毒品进行快速分析。箱内配有各类试剂和化验器材，展开容易、使用方便。

（董兆君　赛燕）

huàxué zhànjì xiāochú

化学战剂消除 （decontamination of chemical warfare agents）

使用物理的或化学方法，使人员、物资、装备及地面污染的毒剂失去毒性的过程。简称消毒或洗消。消毒是医学防护的一项重要内容。它是防止或减轻中毒、恢复染毒物品使用价值、保障人员安全、继续执行任务所必须进行的一项紧急措施。因此当人员染毒及水和食物等染毒需要饮用时，必须进行消毒。卫生医疗机构在消毒工作中的主要任务：①负责对染毒伤病员及其服装和装备的消毒。②对医疗卫生器材、卫生运输工具及本驻区住所地面和道路的洗消。③参加对染毒水和食物的洗消，做出水和食物能否饮用的结论。④在部队开展洗消时，给予必要的卫生监督和医疗保障。常用的人工消毒方法有机械法、物理法和化学法三种。

机械洗消　采用铲除、切断等方法，直接移走染毒层，或用掩埋、覆盖染毒表面方法将人员与毒剂隔离。

物理洗消　利用吸附、蒸发溶解、冲洗或冲洗加热等物理因素除去染毒物品中的毒剂，以防止毒剂被机体吸收或恢复染毒器材的使用价值的方法。常用的洗

消剂有两类，即溶剂和吸附剂。常用的溶剂有水、汽油、煤油和二氯乙烷等。该类洗消剂对毒剂和消毒剂都有较大的溶解度，不与消毒剂发生化学反应。腐蚀性小，不损坏消毒的物品。吸附性一般为较强的吸附粉末，如活性炭粉、活性白土、漂白土粉和硅凝胶等洒在染毒物表面时，能把毒剂吸除。物理洗消器材主要皮肤消毒剂或个人消毒手套，背囊式消毒器，淋浴车和喷洒车等。

机械法和物理法只能使毒物发生位置移动，不能使其发生分子本质的变化，故消毒效果比化学消毒法差。

化学洗消 利用消毒剂与毒剂的化学反应破坏毒剂分子，使之变成无毒或低毒产物的消毒方法。这是一种应用广泛且比较彻底的消毒方法。常用的化学消毒原理有水解、加碱、氧化和氯化等。能用来破坏化学战剂分子结构的化学物质称作化学消毒剂，有含有效氯化合物、氯胺类和碱性化合物等。对沾染化学战剂的人员，一般应立即对染毒局部皮肤、眼及服装、鞋袜、手中武器等进行消毒，以后再根据需要在专门设立的洗消站内进行全身彻底洗消。

皮肤消毒 发现染毒应立即用纱布或棉花吸去可见的毒剂液滴，并用装备的皮肤消毒剂消毒（表）。若有个人消毒手套可直接用以吸除毒剂。

眼睛消毒 脸转向一侧立即用水缓缓冲洗，有条件时可用2%碳酸氢钠、0.2%氯胺水溶液或0.01%高锰酸钾水溶液。在染毒区内洗眼行动要快速，洗后立即戴上防毒面具。

全身洗消 通常应在专门设置的人员洗消站内进行，用热水、肥皂水洗涤剂清洗全身。人员洗消站分洗消区和清洁区。洗消区是淋浴车展开作业和人员洗消的地方；清洁区是人员洗消后进行检查的地方。洗消作业完毕后，应仔细清洗器材、撤收装备、整理场地。对排水沟、渗水坑应进行掩埋和标志，以防人员入内。车辆可根据情况进行清洗和保养。

（董兆君 赛 燕）

shēngwù wǔqì shānghài

生物武器伤害（biological weapon injuries）
生物战爆发时，生物武器袭击后所释放出的生物战剂通过不同途径进入人体后，破坏机体功能，导致发病甚至死亡，还可大面积毁坏植物和农作物等的伤害。生物武器是指装有生物战剂及传播媒介的各种施放装置的总称。生物战剂是指在战争中用来伤害人、畜或毁坏农作物的致病微生物（包括细菌、病毒、立克次氏体、衣原体和毒素等）及其所产生的毒素。致病微生物一旦进入机体（人、牲畜等）便能大量繁殖，导致破坏机体功能、发病甚至死亡。它还能大面积毁坏植物和农作物等。

伤害特点 ①面积效应大：现代生物武器可将生物战剂分散成气溶胶状，在适当气象条件下可随风飘到较远的地区，杀伤范围可达数百至数千平方公里。②致病力强：生物战剂多为烈性传染性的致病微生物，少量的生物战剂即可引起人体发病甚至死亡。③危害时间长：如霍乱弧菌在20℃水中能存活40天以上，Q热立克次体在金属、玻璃或木材表面能存活数周之久。炭疽杆菌芽胞在阴暗潮湿的土壤中甚至能存活数十年。④具有传染性：多数生物战剂可引起人和人之间的传播，若不及时采取有效措施，易迅速蔓延为疫区，甚至导致人员伤亡，造成社会恐慌。⑤生物专一性：生物战剂可以使人、畜和农作物等生物感染致病，但是对没有生命的其他生活、生产资料及武器装备没有破坏作用，如武器装备建筑物等。攻击一方可以立即使用占领区内的一切物资和生产资料。⑥渗透性：生物战剂气溶胶可以随着空气流动进入一切不密闭的、没有空气过滤设备的工事、车辆、舰艇和建筑内部，造成那里的人员伤亡。⑦隐蔽性：生物武器在施放时一般不会有爆炸声和刺激性气味，不容易发现。⑧时滞性：从战剂投送到感染人畜，有一定的时间间隔，从感染到大规模的疫情暴发，又有一定的周期。只要对方在疫情暴发前发现就可以展开防疫，造

表　几种代用的皮肤消毒液

消毒液	可消除的毒剂
14%甲酚钠乙醇溶液	G类神经性毒剂，路易斯剂
2%Na$_2$CO$_3$水溶液	G类神经性毒剂
10%~15%氨水	G类神经性毒剂
1∶10三合二水溶液；1∶5漂白粉水溶液	G类神经毒，硫芥，路易斯剂
20%一氯胺醇水溶液	硫芥，路易斯剂
10%二氯胺邻苯二甲酸二甲酯溶液或5%酒精溶液	V类神经性毒剂，硫芥，路易斯剂
5%碘酒；5%二巯丙醇溶液	路易斯剂
10%二氯异三聚氰酸钠水溶液	V类神经性毒剂

成攻击失败。⑨局限性：生物武器的撒布-感染-发病模式不适合攻击运动目标。作用时间和攻击效果受气象条件以及地貌等条件的影响大。使用不当可危及使用者本身的安全。

防护措施　生物武器的防护要坚持防护与政治、军事斗争相结合，军、民防护相结合，专业技术保障和群众性卫生防护运动相结合的原则，以应对和平及战时各种紧急情况。生物武器的医学防护技术主要包括：①个人防护。个人呼吸道防护用品如防毒面具、防生口罩、防疫口罩等；个人体表防护用品如防护服、单兵防护担架等。②集体防护。主要有三防工事防护，利用地形、地物进行防护，集体免疫防护，集体药物防护等。

（李亚斐　邬　娜）

shēngwù wǔqì

生物武器（biological weapons）

由生物战剂装料和施放装置组成的特殊武器。一般包括生物战剂、弹体、施放装置、推进装置和爆破装置等部件。生物战剂的施放装置包括各种炸弹、炮弹、航弹、集束弹，安装在火箭或导弹弹头中的分散装置，安装在飞机上的各种播撒器等；如果用巡航导弹施放，则需要定向与定位装置。气溶胶生物弹是常用的施效装置，根据作用原理分为爆炸型、喷雾型和喷粉型三类。生物武器以生物战剂为主要构件，以杀伤有生力量和毁灭动植物为目的。

伤害特点　生物武器的伤害可能具有下列特点。

面积效应大　现代生物武器可将生物战剂分散成气溶胶状，在适当气象条件下可随风飘到较远的地区，杀伤范围可达数百至数千平方公里。多数生物武器都是活的病原体，少量进入机体可在体内繁殖引起发病。从理论上说，在各种武器中单位重量的生物武器所造成的有效杀伤范围（面积效应）最大。根据世界卫生组织的预算，百万吨级当量核武器的杀伤面积为 $300km^2$，而 10t 常规生物战剂的杀伤面积可达 $1.0 \times 10^5 km^2$。把 100kg 的炭疽芽胞播撒在一个大城市，就会危及 300 万市民的生命。

致病力强　生物战剂多为烈性传染病的病原体，少量的生物战剂即可引起人体发病甚至死亡。

危害时间长　在特定条件下，有些生物战剂病原体可长期存活，如霍乱弧菌在 20℃ 水中能存活 40 天以上，Q 热立克次体在金属、玻璃或木材表面能存活数周，炭疽芽胞杆菌在阴暗潮湿的土壤中能存活数十年。有些生物战剂施放后能被当地的媒介携带传播，有的病原体能在受感染的昆虫、动物体内长期存活，甚至传代。在条件合适时，有些生物战剂的病原体能够扎根形成新疫源地，长期危害环境、动物与人类。

具有传染性　多数生物战剂所致疾病具有较强的传染性，可通过空气、水、食物、污染物及媒介昆虫等多种途径传播，且多数生物战剂所致疾病可引起人间传播。

生物专一性　生物战剂对没有生命的其他生产、生活资料及武器装备没有破坏作用，袭击成功后可立即使用占领区内的一切物资和生产资料，具有重大军事意义。

渗透性　生物战剂气溶胶可以随着空气流动进入一切不密闭的、没有空气过滤设备的工事、车辆、舰艇和建筑内部，造成那里的人员伤亡。

隐蔽性　生物战剂可通过气溶胶、牲畜、植物、信件等多种不同形式释放传播；生物战剂气溶胶是无色、无味、看不见、摸不着的，人们即使身处充满战剂气溶胶的环境中也无法察觉到所受到的伤害；投放的带菌昆虫、动物，也易与当地原有种类相混淆，因此不易及时发现。

时滞性　从生物战剂施放到感染人畜有一定的时间间隔，从感染到大规模的疫情暴发又有一定的周期。

所致疾病的流行特征　生物武器袭击是人为地制造的传染病流行过程，与一般传染病流行相比较，其流行病学特点可能出现下列异常情况。

地区特征异常　罕见或新发传染病的暴发；在非传染病流行区，短期内突然发生来源不明的传染病暴发或流行，或者出现当地从未发生过的传染病；媒介昆虫或野生动物在一个地区明显增多；短期内有大批家畜或野生动物不明原因死亡。

传播途径异常　生物战剂气溶胶大多经空气传播，当发现大批非食物中毒引起的肉毒毒素或葡萄球菌肠毒素中毒的病例，说明患者可能是非胃肠道感染，其传播途径异常；在同一地区的疾病暴发或流行中，发现有多种病原体感染或多条传播途径，并且病情异常严重。

季节性异常　传染病的发生大多有一定的季节性，如果出现反季节传染病的暴发，如胃肠道传染病高峰多在夏秋季，在冬春季发生霍乱患者，说明发病季节异常；在没有特定的媒介昆虫活动的季节或地域发生了虫媒传染病，说明季节异常。

人群特征异常　暴发疾病患

者的年龄分布、职业分布、种族分布等异常。例如，炭疽患者多见于接触家畜或畜产品人员，当在不接触家畜或畜产品人员中发现炭疽患者，说明职业分布异常。在不同地区出现遗传上相同病原所致传染病。

影响因素 生物武器的使用和杀伤效应受多种因素的影响。

生物战剂施放手段 生物战剂的施放可以通过喷雾器、爆炸装置和人为污染食物和水源。通过喷雾器、爆炸装置施放的威胁比人为污染食物和水源大。

侵入途径 生物战剂施放后通过呼吸道、消化道、皮肤伤口及黏膜等部位侵入人体，微生物气溶胶通过呼吸道途径感染危害很大，消化道途径一般只造成局部的点状或线状伤害区，皮肤途径通常只能造成个别人员的伤害。

生物战剂类型 不同种类的生物战剂其感染力和致病力不相同，如天花病毒、登革热病毒均只需少量病原体即可感染人；而布氏杆菌需数千个才能致人感染发病。

地面层大气稳定性 离地面0.5m处的气温高于4m处，下面的热空气就会上升，上面的冷空气下降，形成对流地面层大气不稳定（气象学上称为递减），生物战剂气溶胶会迅速被稀释，会降低有效浓度。离地面0.5m高处的气温低于或等于地面4m处的气温，地面层大气稳定（气象学上称为逆增或中性），有利于保持生物战剂气溶胶有效浓度。

风速与风向 风速过小，气溶胶云团不能形成大面积覆盖，而风速过大，则空气与地面摩擦力增大，能够形成许多旋涡，气溶胶可被迅速稀释。理想的风速是3~6m/s。风向稳定时生物战剂气溶胶才容易飘移至攻击目标。如果风向改变，气溶胶云团就会飘离目标。如果施放后，风向突然转为反方向，就有可能危及施放者自己的安全。

日光和降水 雨、雪对生物战剂有明显的清除作用，日光中的紫外线对生物战剂有强烈的杀伤作用，使气溶胶浓度迅速下降。因此，施放生物战剂气溶胶以无降水的效果最大。

社会因素 生物武器攻击是人为制造的传染病流行过程，各种社会因素直接作用于传染病的三个环节，对生物武器的最终效应均有影响，尤其是人民群众对生物战的防护意识和防护水平将直接影响生物武器的最终效应。

地理环境 地形、地面粗糙度和植被均影响生物战剂的施放效果。

攻击目标 生物武器大多无立即杀伤作用，主要用作战略武器，用于攻击对方大后方，使其消耗大量人力、物力，以达到破坏生产、运输、牵制军队行动的战略目的。生物武器的攻击目标主要有重要政治、经济、文化中心，工业基地和交通枢纽等；重要军事基地，如军队集结地、海空军基地、导弹发射场、指挥中心、训练基地、工事中的防守部队、丛林中的游击部队等；重要畜牧地区、水库和河流等；对大面积水稻、小麦等经济作物地区使用对植物危害的生物战剂；对前方坚固堡垒地区、分散防御阵地、炮兵、火箭和导弹发射阵地，或在登陆、进攻前用无传染性战剂攻击对方阵地。

使用时机 生物武器为大规模杀伤武器，用后难免不杀伤无辜人民，已有国际公约禁止使用，一旦使用定会受到世界舆论的谴责。生物武器的使用时机一般选择温度低于20℃、地面层气流稳定、风速3~6m/s、风向稳定吹向敌方、无降水的黄昏、黎明、夜晚或阴天。

（许汝福　熊鸿燕　李亚斐）

shēngwù kǒngbù

生物恐怖（bioterrorism） 某些个人或组织利用各种手段，制成各种生物制剂，故意攻击人或动植物，致使疫病流行，造成特定目标人群、禽畜、农作物和环境危害，引起社会恐慌，威胁人类健康、经济发展和社会稳定，以达到政治或信仰目的的行为。随着生物技术的扩散，恐怖势力使用生物手段以最小代价造成最大影响的危险趋势不可低估。生物恐怖已经成为一种新的战争形式，使生物战的观念发生了根本性的变化。与经典的生物战争相比较，生物恐怖袭击将具有更多地使用不成熟的生物战剂、更多地使用高科技手段、更多地破坏攻击对象资源等特征。

袭击目标 生物恐怖袭击目标可包括大型公众场所，重要、敏感部位，空调系统，大型水体或水源及食品加工场所。生物恐怖袭击的常用手段包括邮寄、人工投放、气溶胶撒布和自杀性传染，其他可能的手段包括如大规模飞机气溶胶撒播、小规模局部喷雾撒播、通过中央空调系统撒播、地铁内散播、攻击动物养殖业、攻击农作物等。

特点 生物恐怖袭击的目的是造成社会影响、引发恐慌。生物恐怖袭击具有使用简单、便于实施、手段隐蔽、难以防范、杀伤力大、持续时间长等特点，是恐怖组织较理想的袭击方式。但是从攻击的目标和目的看，生物恐怖袭击并不强调损害的面积和程度。

易行性 全世界到处都有生物学研究机构和自然资源，可以提供微生物菌株或毒素。许多民用制药厂开展微生物培养工作，生产过程中需要的培养基和发酵罐在市场上很容易买到。制备生物恐怖战剂，只需要以少量的菌种即可，在适宜的条件下，可在短时间里大量地扩增和繁殖。

隐蔽性 作为恐怖手段，生物恐怖战剂不需要复杂的专业外包装，可以冻干或制成胶囊，也可以直接放在瓶子里随身携带和投入使用。使用生物恐怖战剂也不需要其他相关的设备和装置，使用后一般没有明显的痕迹。

多样性 生物恐怖战剂种类多样，目标有人群、动物、植物等，感染途径及施放生物武器的手段和方式也多种多样。生物恐怖战剂不但可以抛撒、散布，也可以随手丢弃、置放等，还可以用飞机进行更大规模的施放。

突发性 生物恐怖袭击与其他传统的袭击方式具有很大不同，其本身具有突然性，不需要事先进行许多方面的物质准备，可能在任意时间、任意地点突然发生，难于及时预防和控制。

威胁性 生物恐怖袭击可在短时间内造成人群中某种疾病的暴发或流行，导致人员、动物的失能或死亡，还会造成居民的恐慌，产生严重的情感威胁。

欺骗性 生物恐怖袭击具有肉眼难以察觉的特点，恐怖分子可利用大众的恐怖心理，制造谣言，有一定的欺骗性，容易造成人群恐慌，导致社会混乱局面。

侦治难 生物恐怖袭击多隐藏在普通的生活中，既无明显原因，又使得普通人没有防备。用于生物恐怖的制剂具有无色、无臭的特点，从感染到发病有一定潜伏期，有些病例在潜伏期内很难发现。尤其是现代生物技术的发展，可以利用基因重组技术改变生物恐怖剂的致病性、抗原性，使得常规手段难以侦检，传统的治疗手段将难以生效。

(许汝福 熊鸿燕 李亚斐)

shēngwù zhànjì

生物战剂 (biological warfare agents) 在军事行动中用来伤害人、畜或毁坏农作物的致病微生物（包括细菌、病毒、立克次体、衣原体和毒素等）及其所产生的毒素。生物战剂是构成生物武器杀伤威力的决定因素，致病微生物一旦进入机体（人、牲畜等）便能大量繁殖，导致机体功能损害、发病甚至死亡。可能作为生物战剂的微生物约有160多种。

分类 生物战剂有多种分类方法。

按照微生物种类划分为病毒类战剂，如天花病毒、各种马脑炎病毒、热病毒等；细菌类战剂，如炭疽杆菌、鼠疫杆菌、霍乱弧菌等；立克次体类战剂，如普氏立克次体、贝纳柯克斯体、立氏立克次体等；衣原体类战剂，如鹦鹉热衣原体；真菌类战剂，如球孢子菌、组织胞浆菌等；毒素类战剂，如葡萄球菌肠毒素、肉毒杆菌毒素、真菌毒素等。

按照按军事效能分为致死性战剂与失能性战剂，前者病死率较高（10%以上），如鼠疫杆菌、霍乱弧菌、炭疽杆菌、天花病毒、肉毒杆菌毒素等；后者使人暂时丧失劳动力和战斗力，一般病死率小于10%，如布氏杆菌、Q热立克次体、委内瑞拉马脑炎病毒、葡萄球菌肠毒素等。

按照传染性分为传染性与非传染性战剂，传染性战剂进入机体后不但能大量繁殖引起疾病，而且能不断地向体外排出病原体，感染周围人群，如天花病毒、流感病毒、鼠疫杆菌和霍乱弧菌等；非传染性战剂能使被袭击者发病，丧失战斗力，但病原体不能从体内排出，故对周围人群不构成威胁，如布氏杆菌、土拉杆菌、肉毒毒素等。

按照潜伏期长短分为长潜伏期战剂与短潜伏期战剂，前者战剂进入机体后需要较长时间才能发病，如Q热立克次体的潜伏期为2~4周，布氏杆菌的潜伏期为1~3周；后者战剂进入机体后较短时间内就能发病，如葡萄球菌肠毒素、肉毒毒素几个小时就发病。

按照攻击对象分为攻击人类的生物战剂、攻击动物的生物战剂和攻击植物的生物战剂。

施放方式 生物战剂的施放系统主要有播撒器、气溶胶发生器、火炮、导弹、飞机等，可通过气溶胶、牲畜、植物、信件等多种不同形式施放。早期的生物武器施放主要依靠间谍或受沾染的日用品和食品的播撒。在现代社会，生物战剂主要利用飞机、舰艇携带喷雾装置在空中、海上施放生物战剂气溶胶；或将生物战剂装入炮弹、炸弹、导弹内施放，爆炸后形成生物战剂气溶胶。生物战剂气溶胶的施放方式包括线源施放和点源施放。线源施放是将喷雾器安装在交通工具上进行气溶胶施放，其施放路径会形成一条线状污染带。这种手段一般逆风行驶进行施放，感染下风向一定范围内的人群。污染范围取决于风速、风向、气象条件、地形和植被及战剂自身特性等因素。点源施放是将施放装置固定在一定位置进行施放，常见的是将生物炸弹投放到一个固定目标后进行施放。

技术要求 自然界能够引起人、畜和植物致病的微生物种类很多，但是仅有少数可用于生物武器。作为生物战剂使用的致病微生物，必须符合下述条件。

必需能够"武器化" 生物战剂无论是大量储存，还是装填武器都必须相当稳定；在生产、储存、转运和施放过程中保持活性和毒力，施放时影响极小，在环境中稳定性高，能影响和污染的范围广。

生产容易，成本低廉 要想使某种病原体成为生物战剂，通常要求微生物原材料来源方便，技术成熟，设备简易，成本低廉，短时间内大规模生产，尤其能工业化生产，易于生产和运输。

致病力要强 理想的生物战剂应具有很强的致病力，感染剂量低，毒性高，潜伏期短，发病率高，能通过不同途径，尤其是通过呼吸道途径感染或中毒，在平民中具有高度传染性。

合适大小粒子的气溶胶 气溶胶是分散在气体介质中的微粒，其粒径 $0.5\sim5\mu m$，具有胶体性质，对光线有散射作用，在空气中不会因重力而沉降。生物战剂气溶胶是把生物战剂做成干粉或液体，喷洒在空气中，形成有害的气雾云团。由于气溶胶粒子很小，肉眼很难察觉，渗透力强，杀伤范围广，可经呼吸道吸入，对健康造成危害，致死量较其他感染途径小，影响最大的是呼吸系统，会引发多种呼吸系统疾病，一般认为，大于 $3\mu m$ 的气溶胶容易在支气管沉积，小于 $3\mu m$ 的气溶胶容易在肺泡区沉积。

易于播撒 理想战剂应当使用现成的设备易于在大气中播撒，尤其能以气溶胶施放，大面积覆盖，如安装在飞机、轮船或汽车等交通工具上播撒，或者固定在某个地点进行播撒；在相对密闭的建筑物内播撒比通风的环境效果更好；生物战剂最好在干燥状态下施放，利于战剂随风飘散得更远。

敏感与防护问题 理想的生物战剂是敌方易感的病原微生物，如敌方不存在的病原微生物，人群易感性高，缺乏有效的预防和治疗措施，而己方有免疫力或具有保护己方军队和居民的有效防护手段。因为战剂施放后会随风飘散，如果在施放后突然风向改变，战剂飘向己方，会对己方非常不利。

（许汝福 熊鸿燕 李亚斐）

jīyīn wǔqì

基因武器（genetic weapons）

采用遗传工程技术，仿照工程设计的方法，对生物战剂进行修饰或改造，制造出自然界没有的新的生物战剂，并将其武器化。又称遗传工程武器、DNA 武器、种族武器，或人种炸弹。基因武器将是现代新概念武器的又一发展方向。

基因武器通过基因重组修饰、增加或消除了具有某些特性的基因，改变了原有生物的特性，从而增强了所需要的某种性能。例如可将某个强致病性基因整合入致病微生物中，研制出新的致病性更强的微生物；或在一些本来不会致病的微生物中接入致病基因，制造出新的微生物；可在常规生物战剂的遗传物质中重组入具有广谱抗药性的基因，得到的新战剂即对多种抗生素具有耐药性，使治疗更加困难；也可利用人种特征上的差异，使致病菌只对特定遗传特征的人们产生致病

作用，从而有选择地消灭敌方有生力量。由于基因武器的致病力强、隐蔽性好，对侦检器材、预防疫苗不敏感，给侦检、防护和治疗造成极大困难。

分类 基因武器可分为以下几种。

微生物类基因武器 最常见的生物武器，直接将微生物经基因工程技术改造制成生物战剂，包括利用微生物基因修饰生产新的生物战剂。

毒素类基因武器 毒素往往由某种基因编码合成，通过对基因进行修饰可使其毒性大增。如果将两种或两种以上毒素基因融合入某一病原体中，可研制出毒性更强的毒素类战剂。

转基因食物和药物 转基因食物是利用基因克隆技术对食物进行处理，制成强化或弱化基因的食品，诱发特定或多种疾病，或使机体具备某种易感性等，增加非战斗减员，降低对方的战斗力；转基因药物可通过药物诱导或其他控制手段正向调节己方士兵或负向调节对方士兵的神经系统，改变和控制士兵的行为和能力，既可削弱对方的战斗力，也可增强己方士兵的作战能力，培育未来的"超级士兵"。

转基因动物 将已破译的攻击性动物的攻击基因转移到其他非攻击性动物或昆虫身上，形成转基因动物，使其繁衍的后代都具攻击性。例如，南美洲的杀人蜂、食人蚁异常凶残，如果破译出其中的攻击性基因转移入普通蜜蜂和蚂蚁中，产生极具攻击性和杀伤力的"杀人蜂""食人蚁"，再大量繁殖用于生物战或生物恐怖活动，则后果难以预测。

特点 基因武器的与造价昂贵的核武器相比，无疑拥有很多

无可比拟的优势，从而备受青睐。基因武器除具有生物武器的伤害特点外，还具有以下特点。

精确攻击 根据民族和种族间的基因差异，研制出只针对某一特定民族和种族的基因武器，有精确的敌我分辨能力，只对设定的目标人群起到杀伤作用，不损害其他人群。

杀伤力大 基因武器是经改造的致病性极强的生物战剂，普通人群基本没有免疫力，一旦暴露于生物战剂，则很容易感染发病，短时间内即死亡，且致死率极高；基因武器的杀伤力远远超过生物战剂的10倍甚至上百倍。

危害深远 基因武器的攻击不但使敌方人员失去战斗力，还可能会给对方造成极大的遗传性损伤，甚至彻底改变一个民族或种族。

难以防治 生物武器的施放往往是秘密进行的，难以察觉，在没有迹象的情况下很难采取相应的防护措施；即便已察觉遭受生物武器攻击，也很难在短时间内破译其遗传密码并进行有效的治疗。

心理威慑 基因武器所致疾病在人群中传播很快，致死性很高，且没有有效预防和治疗手段，很容易在敌方产生极大的心理恐惧，摧毁对方的心理防线。

对未来战争的影响 战争的作用对象是具有某些特征的人，基因武器的出现会使这一作用对象更加直接和有针对性，而作战形式更加隐匿，对战争的影响也就更加明显和巨大。①战争概念将发生变化，敌对双方不再仅依靠使用大规模"硬杀伤"武器，进行流血拼杀来摧毁一支军队或一座城市，而是有可能在战前使用基因武器，使对方人员及生活环境遭到破坏，导致一个民族、一个国家丧失战斗力，在不流血中被征服。②战争模式将发生变化，基因武器必将使战略武器与战术武器融为一体，未来战场成为无形战场，使战场情况难以预测，战争进程难以掌控。③将出现新型的军队组织结构形式，军队的编制体制结构将发生变化，前线与后方的人员比例将形成"前轻后重"，战斗部队将大为减少，拥有基因武器的小部队，需要更多的后勤保障和救护部队，因此卫生勤务保障部队规模将扩增。④心理战作用会更加突出。

防护 基因武器对全人类有着巨大威胁，世界各国都在从事生物武器尤其是基因武器的防护研究。①继续执行国际生物武器控制公约，在全球范围内达成有关限制基因技术使用的约定，尽量避免将人类基因研究技术用于研制和生产基因武器，尤其是种族基因武器。②利用一切可能的手段收集各国有关生物武器尤其是基因武器的情报，及时掌握基因武器研制的信息，为针对性防护措施的研究提供依据。③建立本民族独特基因库，寻找特异和易感基因，研制有效的生物药剂和疫苗，提高和增强民族的基因抵抗力，保护本民族的生存。④遭受生物武器攻击，要加强基因武器的侦检技术，及时发现并尽快检出生物战剂的种类，则可尽早采取相应措施进行防护和救治，将损失和危害减低到最小。⑤有针对性地研制快速、敏感的基因战剂快速预警和检测方法，研制有效的基因疫苗和抗生物制剂，开发新型的防护装备，制订基因武器袭击的防御战略和方案，加强基因武器防护医学研究。

(许汝福 熊鸿燕 李亚斐)

shēngwù xíjī zhēnjiǎn
生物袭击侦检（reconnaissance and detection of biological attack） 一旦发现有生物袭击的可疑迹象时，应尽快开展生物袭击的快速侦查和检验。其目的在于及时判断是否遭受了生物袭击、袭击的生物种类、生物污染范围（污染区、疫区的判定）、危害时间等，并及时预警，为及时采取预防控制和治疗措施、卫生勤务工作开展等提供科学的依据，其是减少生物袭击危害的重要手段之一。生物袭击的侦检包括生物袭击现场侦察和生物袭击快速检测。现场侦察包括流行病学侦察和仪器侦察。快速检测包括样本采集、处理和检测。进行生物袭击侦检的过程中，应当注意严密组织，做好个人防护和实验室安全，尽快开展工作，在不影响侦检结果的前提下，尽快采取防控措施。

(许汝福 熊鸿燕 李亚斐)

shēngwù xíjī xiànchǎng zhēnchá
生物袭击现场侦察（scene reconnaissance of biological attack） 现场侦察包括流行病学侦察和仪器侦察。

现场流行病学侦察 专业人员平时和事发时的调查追踪采样查证，各种数据信息综合分析，判断事件性质、可能的生物战剂、危害区域及危害程度，并提出和采取针对性措施以控制战剂传播及疾病扩散。生物袭击的现场流行病学侦察内容涉及面广，包括地理、植被、气象、医学昆虫、动物及卫生与疾病情况等，应根据具体情况和任务组建侦查小组，组成人员应包括熟悉临床、检验、防疫、流行病学、卫生学、医学昆虫学、医学动物学及医学微生物学等专业人员，甚至包括军事、后勤等相关人员，尽快开展现场流行病学侦察。因此生物袭击的流行病学侦察是一多学科人员共同参与、立足现场调查的工作，必须遵循现场流行病学调查的基本原则，有组织、有领导、有计划地进行。主要采用现场查看、口头询问、收集与查阅资料、采集标本和必要的化验检查等方法开展工作。

生物袭击的异常情况包括：①异常空情。使用飞机等飞行器直接喷洒生物战剂气溶胶时，飞行器一般飞得比较低，其后有烟雾带，若处于该地区的人员或动物，在数分钟至几小时内如果没有出现化学毒剂中毒症状，就应初步怀疑是生物战剂。施放生物战剂的航弹、集束航弹，炸药量少，爆炸力弱，爆音低沉，闪光小。②异常地情。生物战剂炮弹的弹坑浅小，"弹片"特殊（不一定是金属的，如果是金属弹片，也较大而薄），在弹坑附近可能遗留下粉末或液滴等。若用气溶胶发生器释放生物战剂，有时可见到特殊的容器；投掷带毒媒介生物时，可在地面发现昆虫、小动物，且在出现的季节、场所、种类、密度、体态、虫龄等常与平时不同；有时也可能发现异常的杂物，如羽毛、垃圾等。③异常疫情。人为地制造的传染病流行，多可能有下列特点，即当地突然发生从未有过的传染病；传播途径异常，敌人施放生物战剂气溶胶时，大多经空气传播，当发现大批传播途径异常的传染病时，要提高警惕；疾病的季节、职业分布特征异常；在同一地区，发生多种病原体混合感染的传染病。现场侦查（调查）发现以上可疑情况时，应当高度怀疑遭受生物袭击。

仪器侦察 通过监测、侦察设备和系统，在相当远的距离和较大范围内，实时地察觉生物战剂气溶胶并及时报警，为防护和紧急应对措施的采取等赢得时间。现代生物武器攻击的主要方式是在大气中释放生物战剂气溶胶，对生物战剂气溶胶侦察仪器的基本要求是快速、灵敏，具有一定程度的特异性（能鉴别生物战剂气溶胶和正常大气成分），以及便于实现自动化。

XM19/XM2 生物战剂气溶胶侦检报警系统 美军应用化学发光原理研制成功的生物战剂侦察仪。该系统由 XM19 生物战剂侦察报警器和 XM2 生物战剂气溶胶自动采样器两部分组成。后者在 XM19 报警后，开始采集空气样品，供进一步分析检验。XM19 生物战剂气溶胶侦检报警器由空气处理单元、采样液处理单元和电子学单元三部分组成。XM2 生物战剂气溶胶采样器也是由三个功能单元组成，即空气处理单元、采样单元和电子控制单元。该装置可以在除北极以外的任何地区工作，由计算机来管理其工作，能对本系统自动进行各种检测，保证其正常工作，如有异常，发出信号，警告使用人员进行调整。该侦检报警系统可以在无人状态下，连续工作 24 小时。工作人员只要定时替换各试剂容器和采样带即可。

激光雷达 即激光定向测距，原用于气象及大气污染等的遥测，用于大气中生物战剂气溶胶的遥测。20 世纪 80 年代，法国军队研制出一套"生物战剂气溶胶激光雷达侦察报警器"，其结构比较复杂。这套系统由气象雷达探测器、红外摄像仪、激光雷达仪三部分组成。在前两者发现异常时，才启动激光雷达开始侦察，侦察结果输入计算机作进一步计算、分析和判定。采用激光雷达作生物战剂气溶胶的侦察，具有以下优点：①无须采集空气样品，直接以激光光束扫描大气，利用气溶胶被照射后所产生的特征——光学效应，如荧光、磷光、拉曼散射或多波长鉴别吸收等，反射回激光雷达接收器，转变成特征性电讯号，经过分析以判定是否存在生物战剂气溶胶。②反应速度非常快，可达到毫微秒级。③灵敏度较高，按市噪比为 5dB 计，据估算每升 14 个菌即可测出。④监测范围大，白天监测半径可达 500m，夜间可达 1000m。激光雷达有上述的许多独特优点，是一种有希望的侦察仪，但仍然存在一系列复杂的问题，有待完善解决。

荧光空气动力学粒谱仪（FLAPS） 实时记录空气中微生物气溶胶浓度变化的仪器。主要构成部分包括大流量空气微生物气溶胶浓缩分离器、FLAPS、计算机监控系统、大流量液体空气微生物气溶胶采样器、生物检测仪，以及风速风向仪和温度湿度记录仪。FLAPS 能够实时区分和测定大气本底中微生物粒子和非微生物粒子。这一性能使 FLAPS 成为能够可靠检测低浓度人工气溶胶（如生物战剂云团）的仪器。

生物综合检测系统 将空气微生物采样、处理、分析和鉴定各个步骤综合在一起，形成一套综合的检测系统。通常由运输车辆、防护罩、辅助装备、动力系统和生物检测装备（实时荧光定量聚合酶链反应等）及检测信息处理系统和无线通信系统等部分组成，可实现机动、提高检测性能、缩短检测时间等。一般在首脑机关、重要部位、机场和港口、地铁等重要部位固定配置和使用，主要用于的长期监测；也可把该系统安装在机动车辆上，用于执行临时任务，机动使用。

生物学特性侦察仪　利用一些灵敏、快速的方法检测采样液中是否存在新陈代谢活动，作为判定大气中有无细菌战剂存在的一类侦察仪。其中比较著名的有Wolf捕获器和Gulliver检测器。Wolf捕获器测定采集于培养液中的标本经一定温度培养后浊度是否逐步升高，pH值是否逐渐改变，以判断有无活菌存在，只要标本中有10个活菌，便可以在2~3小时得出结果。Gulliver检测器检测原理是在培养液中加有用^{14}C标记的葡萄糖，当采集有活菌时能在生长繁殖过程中产生放射性的$^{14}CO_2$气体，放出的$^{14}CO_2$气体可用灵敏的放射性检测器测出，标本中含有10^3个活菌时，此法可在1~2小时检出。

野战微生物检验箱组　由野战检验箱、野战检验箱（细菌学检验）、野战便携式自动快速荧光检测系统等专项检验技术箱组组成。便携式自动快速荧光检测系统准确可靠、小巧、轻便，适合现场使用。检验灵敏度可达到细菌103CFU/ml，蛋白1ng/ml以下。每项检验仅需5~10分钟，且功能还可扩展，可连接自动空气采样装置。可以对肉毒毒素、炭疽、鼠疫等多种已知生物战剂进行快速侦检，便携式生物战剂快速检测箱是流行病侦察的重要装备。

（许汝福　熊鸿燕　李亚斐）

shēngwù xíjī kuàisù jiǎncè
生物袭击快速检测（rapid detection of biological attack）

由于生物袭击的不可预知性，以及生物武器发展的多样性，人们很难事先进行完善的防御。因此，快速检测并确定生物战剂的种类是疫情控制的关键。随着生物技术的发展，生物战剂检测与鉴定方法也有了较大的突破，开始向自动化、数字化方向发展。生物袭击的检测要求是快速准确。在检测的同时要注意做好防护，防止生物战剂扩散或实验室感染；注意保存袭击的证据，检验样本中分理出的菌（毒）株，应妥善保存。

标本采集　不同种类的标本采集原则如下。

微生物气溶胶采样　可采用各类气溶胶采样器（如液体冲击式采样器、固体单级撞击式空气微生物采样器、固体多级撞击式空气微生物采样器等）采集空气标本送检；或者将广谱培养基平皿在可疑地点暴露5~10分钟之后盖好平皿进行细菌培养（平皿暴露法）；或者将对生物剂敏感的实验小动物（小鼠、豚鼠等）放置于可疑地点1~2小时之后饲养、观察，对发病的动物进行微生物学检查，必要时盲传（敏感动物暴露法）。

物体表面采样　加1ml无菌生理盐水于2ml标本冻存管中，并用此生理盐水浸湿棉拭子，挤出多余水分后在物体迎风的光洁面涂擦15~20次，而后将棉拭子装入细胞冻存管并置于冰桶中保存、送检。

植物叶片采样　从植物的迎风面或低矮植物的上部采集。选择叶汁黏性小，不因折断后有渗出乳浆的种类，从叶柄处剪断，收集叶片。每个点采10~15g，装入塑料采样袋中，密闭后置于冰桶中保存。

可疑投放物采样　可疑投放物包括可疑容器的残体、羽毛、食品、传单及粉末、液滴等。按照物品表面、植物叶片的方法采样。但要注意，对可疑物品要保持其完整性，不要随便拆开，保护现场并立即上报，照相或录像取证。

媒介昆虫标本采集　媒介昆虫标本包括蚊虫、蚤、蜱及水生动物等。采样后分类鉴定，置于塑料袋中常温保存。密集的蚤类，可用纱布覆盖后，从一边翻开，用镊子夹住棉球沾取，并连同棉球放入样品收集管中，盖紧塞子。草地中的蜱，可用1m²的白色纱布平放在草上拖行，走一段距离，用镊子夹下附着的蜱，装入收集管中。寄生蜱多在家畜或野生动物的软组织部位，可用镊子夹住虫体拔出采集。蚊可用捕虫网捕捉或用涂有肥皂的脸盆粘捕。蝇可用捕虫网或诱捕法捕捉。

水源标本采集　若污染区内有多个水点，及水库、河流等，应按有小不采大、有静不采动的原则采取表面水，每点至少采100ml，以采集500~1000ml为宜，以便于浓缩。使用同一容器连续采集水样时，要注意每次采样后都要实施有效的消毒，避免标本受到污染。采集自来水水样时，应先点燃酒精棉球灼烧消毒水龙头出水口部位，打开龙头放水5~10分钟后再采集样本。所有采集的水样都应迅速置于冰桶中保存，若2小时内能对样品进行检验，可在常温条件下存放。

土壤采样　用洁净钢铲及刷子取可疑污染区无植物覆盖的地表土壤至少50g，装入塑料采样袋中，密闭后放入保存袋中。

动物标本采集　将可疑或自毙小动物夹入塑料袋内；啮齿类小动物捕捉后装入塑料袋中送检。

临床标本采集　应在用药前采集各类临床生物标本。血液分装于 5ml 与盛有 0.5ml 0.2% 肝素溶液的小试管中，尽快用磷酸缓冲盐水作 10 倍稀释，以消除血中抗体对病原体分离的影响。抗体检查要采取发病 5 天内和恢复期双份血清，全血在分离血清前不要冷冻。尿液一般采取中段尿，先用清水清洗尿道口及其局部，排尿 20～30ml 后，接中间部分 30～50ml 送检；粪便用火柴棒或竹签挑取脓血、黏液或稀软的部分，置于 2ml 冻存管中冷藏保存；痰咳出并置于含 1ml 生理盐水的冻存管中冷藏保存。对于咽喉分泌物、溃疡创面的脓汁或渗出液等，用灭菌棉棒涂擦局部采取，视容量不同选择适当容积的保存管。从标本采集到初步处理的时间应尽量短，若 1 小时之内即可送到实验室，可在室温条件下直接运送。

尸解标本采集　尸解标本包括死亡患者及动物，尸解由专业人员在适当防护条件下进行，选择病变重的组织、器官等部位采样，放入无菌容器，冷藏送至实验室。尸体解剖不方便时可用穿刺器具采集脑、心、肝、肾、肺、脾、骨髓等组织标本。

标本的保藏及运送　采集到的标本装入清洁无菌容器中密封，容器外面必须有不易脱落的标记，加防震外套保护，双层包装。为防止漏洒和从包装中脱出，标本应置于冷藏运送容器中，外表消毒后加封。标本应尽快送至有标本处理能力的指定实验室。运送标本须有专人负责，2 人同行专程运送。途中注意避免日光照射和高温，专车、专车厢或专机护送，以防止标本微生物死亡及运送标本丢失，避免途中污染扩散

和受到污染。同时应详细记录相关信息，表述应准确无误。

实验室鉴定　在接到生物战剂袭击预警后，要求对采集的标本进行全面、快速、准确的鉴定。实验室鉴定一般在具有生物安全级 Ⅲ 级（BSL-3）或 Ⅳ（BSL-4）级实验室进行。

一般鉴定方法　首先是利用形态学、血清学和生态学等特征进行初步检验，做出初步判断。然后进一步进行纯种鉴定，以确定生物战剂的毒力强弱、抗原性和对药物的敏感性等。将标本进行分离培养或细胞传代等技术处理，经过表型指标和遗传型特征的检验，将所得到的资料和已知的病原微生物战剂的性状进行比较，以判定出生物战剂的种类。

分子生物学检测　随着分子生物学技术的飞速发展，基因工程技术应运而生，生物战剂的种类亦发生了新的改变，传统的形态学及血清学鉴定技术有时无法准确地确定。因此，分子生物学检测技术已引起普遍重视。常用的分子生物学检测技术包括聚合酶链反应、核酸序列分析技术、DNA 同源性测定、核酸指纹图谱分析等。此外，生物芯片技术和生物传感技术的应用，使检测技术向着多元化、集成化和自动化的方向发展。

（许汝福　熊鸿燕　李亚斐）

shēngwù ānquán

生物安全（biosafety）

对与生物有关的各种因素对国家社会、经济、人民健康及生态环境所产生的危害或潜在风险而采取的措施。它是国家安全的组成部分。与生物有关的因素（包括自然界天然的生物因子、转基因生物和生物技术等）是生物安全问题的

主体，社会、经济、人类健康和生态环境是承载生物安全的客体，现实危害或潜在风险是生物安全的外在表现（或称效应）。由微生物特别是致病性微生物所导致的安全问题，如生物武器、生物恐怖、重大传染病的暴发流行等，是人类社会所面临的最重要和最现实的生物安全问题。

实验室生物安全是指避免危险生物因子造成实验室人员暴露，向实验室外扩散并导致危害而采取的综合措施。

生物危害评估　当实验室活动涉及传染或潜在传染性生物因子时，应进行危害程度评估。危害程度评估应至少包括生物因子的种类（已知的、未知的、基因修饰的或未知传染性的生物材料）、来源、传染性、致病性、传播途径、在环境中的稳定性、感染剂量、浓度、动物实验数据、预防和治疗。危害程度评估应由适当的有经验的专业人员进行。

生物因子危害程度分级　根据生物因子对个体和群体的危害程度将其分为四级。

危害等级 Ⅰ　低个体危害，低群体危害。不会导致健康工作者和动物致病的细菌、真菌、病毒和寄生虫等生物因子。

危害等级 Ⅱ　中等个体危害，有限群体危害。能引起人或动物发病，但是一般情况下对健康工作者、群体、家畜或环境不会引起严重危害的病原体。实验室感染不会导致严重疾病，具备有效治疗和预防措施，并且传播风险有限。

危害等级 Ⅲ　高个体危害，低群体危害。能引起人或动物严重疾病，或造成严重经济损失，但通常不能因偶然接触而在个体间传播，或能用抗生素抗寄生虫

药治疗的病原体。

危害等级Ⅳ 高个体危害，高群体危害。能引起人或动物非常严重的疾病，一般不能治愈，容易直接、间接或因偶然接触在人与人，或动物与人，或人与动物，或动物与动物之间传播的病原体。

生物安全实验室 根据生物安全等级分为四级实验室，根据操作不同危险度等级的微生物所需要的实验室设计特点、建筑构造、防护设施、仪器、操作以及操作程序来决定实验室的生物安全水平。

生物安全Ⅰ级（biosafety level-1，BSL-1）实验室 要求的操作、安全装备、设施设计和构造适合大学本科、中级教育训练和教学实验室以及其他实验室。在这些实验室只进行已确定的和特征明确的活的、已知不能连续引起健康成年人疾病的微生物。BSL-1水平实验室代表基本防范水平，强调标准的生物学操作，没有专门推荐一级和二级屏障，除了洗手的水池。

生物安全Ⅱ级（BSL-2）实验室 要求的操作、装备、设施设计和结构可用于临床诊断、教学和其他实验室。在这些实验室进行本土有的、中等危险的病原体的工作。BSL-2实验室适合进行存在未知传染性病原体的、来自人的血液、体液、组织或原代细胞系的研究工作。应具备生物安全柜及其他防护装备，如防护面罩、防护服和手套。同时，还应有洗手池和消毒设施等以减少个人和环境污染。

生物安全Ⅲ级（BSL-3）实验室 要求的操作、装备、设施设计和结构可用于临床诊断、教学、研究和生产设施。这类设施增加

了控制进入实验室和减少从实验室释放出传染性气溶胶的排风、过滤设施，可在其中进行引起严重和潜在致死性感染的呼吸道传播病原微生物的工作。

生物安全Ⅳ级（BSL-4）实验室 生物安全条件的操作、装备、设施设计和结构可用于操作具有高度传染性、发病严重、病死率高的病原微生物，特别是那些可以通过气溶胶途径传播，又没有可以利用的疫苗和治疗药物的种类。生物危险Ⅳ级的病原体应当在这一安全环境条件下操作，如马尔堡病毒、克里米亚-刚果出血热病毒等。BSL-4设施应是一个单独的建筑物或是一个完全隔离的区域，具备专门的排风系统和污物处理系统，能防止活的病原微生物释放到设施外环境中。

实验室生物安全控制措施
严格执行《病原微生物实验室生物安全管理条例》《实验室生物安全通用要求》（GB 19489-2008）和《病原微生物实验室生物安全通用准则》（WS 233-2017）。

健全规章制度 严格实施人员准入制度是落实安全的重要规则和基本保证。涉及病原微生物的所有设施机构均应建立人员培训与准入制度、定期考核制度、设施管理制度、样本采集与接收制度、样品检验制度、实验记录与核准制度、消毒制度、菌毒种管理使用制度、设施定期检修维护制度、污物处理制度、实验室管理规定以及紧急情况处置规定等规章制度。实验室实施分区管理，建立良好的实验室秩序，合格的环境条件，实验区内禁止吸烟，禁止放置食物和进餐。从事接触病原微生物的所有人员和保障人员都应具备相应的资质，考核上岗。未经培训考核合格的人

员、与实验无关的人员禁止进入带毒操作的实验室，严禁参与实验操作。

责任落实到人，实施分级负责制 ①领导负全责：实验室负责人负责实验室环境设施和仪器设备配置、日常安全管理与工作安排，对本单位的生物安全负责。②安全员负责制：安全员由实验室负责人指定或课题组推荐。安全员有权监督、纠正不规范操作行为，指出存在的问题。③个人负责：所有接触病原微生物的工作人员都应对实验准备、操作、结果、废物处置、个人防护、实验环境秩序及安全直接负责。

加强检查监督 ①落实各项生物安全制度，建立监督机制和人员、活动监测记录，定期和不定期全面检查实验室管理情况，查找问题，发现漏洞，及时整顿改进。②监测安全设施和污水、污物、废气处置设施的各项指标和技术参数，及时停用不合格的设备，更换高效滤膜等易损耗材料，保证滤除和无害化处置效果。

专家技术把关 生物实验室应建立由相关专业专家组成生物安全委员会，负责咨询、审查和指导生物安全工作，对各项工作的技术途径、新分离的菌毒种和新启用菌毒种的危险等级进行评估，审查事故预测及事故善后处理方案。

保护易感者 ①上岗前体检：患严重呼吸道疾病、怀孕早期（4个月内）、抵抗力下降等的工作人员暂不宜从事接触强毒的工作。②工作期间健康监测：每日实验操作前测体温，发现症状体征及时报告，进行相应的检查和处置。③做好意外事件应对准备：接触病原微生物的工作人员应掌

握生物安全知识和自我防护技能；相关工作场所应准备应急消毒处置药品、器材；工作中不慎接触病原微生物时，立即报告，进行应急消毒，根据情况进行服药或使用生物制品进行预防或预防性治疗，必要时隔离治疗。

(许汝福 熊鸿燕 李亚斐)

shēngwù xíjī xiànchǎng chǔzhì

生物袭击现场处置 (site disposal after biological attack)

在怀疑或确认遭受生物袭击后，采取的一系列减少或避免生物对老百姓和部队官兵健康及社会等危害的综合措施。

原则 发生生物袭击后，需要处理的地区范围大、对象多，面对问题复杂多变，现场处置过程中应遵循下述原则：①统一指挥，相关部门分工协作。②专业人员与老百姓、官兵结合，共同开展现场处置工作。③及时调查取证。④结合实际，尽早科学处理，综合措施兼顾重点措施。

主要工作内容 确认遭受生物袭击后的现场处置主要包括以下工作内容。

生物污染区和疫区的划定与封锁 确定污染区和疫区范围并进行封锁，是控制生物袭击危害的重要环节和措施，据此，可估算危害大小和确定现场处置范围，为相关后勤准备及现场处置实施提供科学依据（见生物袭击污染区和疫区划定）。

污染区和疫区划定后，原则上需要严密封锁，禁止人员出入，目的是防止疫情继续扩散。若污染区域处于野外、郊区、农村等人口相对较少的地方，应进行全面封锁，通过设立生物危害警示标志、派出执勤岗哨，严禁人员和牲畜进出污染区；若是生物战剂气溶胶空气污染，白天封锁

2小时，夜晚8小时；若是物体表面或其他污染，一般消毒处理后可解除封锁。若污染区地处偏远、人迹罕至、没有战略价值且处理起来比较困难的地域可长期封锁，待生物战剂自净后解除封锁。若污染区正好处于人口密集、交通枢纽、战略地位重要的地区，需要采取有限的封锁措施，可在进出通道建立检疫站，对进出的人员、车辆、物品进行洗消，凡进入污染区的人员都要求预防接种或作好相关的防护措施，对所有从污染区出来的人员都要进行检疫；监测该生物战剂一个完整的最长潜伏期后，无新感染者和病例出现，可解除封锁。

现场调查与取证 一方面可为判断生物袭击的存在、危害大小及生物战剂的种类、防护或防治措施的采取等提供科学依据（详见生物袭击侦检），另一方面也可提供敌方使用生物武器的确凿证据。生物武器是国际条约明确禁止使用的攻击手段，但敌对方往往不会主动承认使用过生物武器，这需要及时开展现场调查、收集各类相关证据，包括各类现场照片、录音（录像）、实验室检测结果等。美国曾经否认在抗美援朝战争中使用过生物武器，但在中国、朝鲜及国际科学委员会等提供的确凿证据下，而不得不承认使用过生物武器。

患者、接触者及易感者的处理 为及时救治患者，避免患者或接触者作为传染源引起更多人发病，应对患者进行就地隔离治疗，接触者进行医学观察（见生物战剂损伤人员处置），同时对于污染区和疫区内的易感者应采取物理防护、药物预防及疫苗预防等综合措施，以减少或避免感染。

生物污染区和疫区的现场洗

消 生物武器特别是生物战剂气溶胶攻击时，可造成空气、环境、物品、装备与人体等广泛污染，进行生物污染区和疫区洗消是防止疾病蔓延的重要措施。由于污染区和疫区范围往往较大，需要消耗大量人力、物力与时间等，通常将生物战剂洗消局限于使人员得以继续执行任务、能恢复军队的战斗力和后勤保障工作即可。

医学昆虫媒介及动物防治使用苍蝇、蚊子、老鼠等医学昆虫、动物传播疾病是生物攻击的一种方式，同时这些医学昆虫媒介及动物往往也是部分致病微生物的传播媒介或宿主，在疾病传播、蔓延中起着十分重要的作用。在生物袭击现场处置中，应及时采取杀虫、灭鼠以及环境整治等综合措施（见部队特定场合杀虫、部队特定场合灭鼠），积极对有害医学昆虫媒介及动物进行防治，减少其危害。

其他有利于事件控制的相关措施 生物袭击具有突发公共卫生事件属性，常会引起社会混乱、心理恐慌等，因此应积极开展健康教育、心理疏导等工作，充分利用媒体，加强信息的流通，有利于整个事件的控制。

(熊鸿燕 林辉)

shēngwù xíjī wūrǎnqū hé yìqū huàdìng

生物袭击污染区和疫区划定 (delimitation between contaminated zone and infected area after biological attack)

生物袭击污染区是指生物战剂所能波及的范围；生物袭击疫区是指传染源向四周撒播病原体所能波及并可能引起新感染的较大地域。发生突发生物事件后，应尽快估计生物污染区和疫区的范围，为人员伤害估算、后勤物资准备等提供科学依据，同时也为现场处置提

供目标范围，以便尽快组织人力、物力等对污染区内的人员、装备、场所等进行现场处置，防止疫情扩散。

影响因素 生物战时污染区和疫区范围的大小受很多因素的影响。

施放方法 生物战剂的施放方法主要包括地面点源施放、多点源施放和线源施放。地面点源施放是指在目标区投掷或发射装有生物战剂的生物小航弹、炮弹、炸弹、导弹及气溶胶发生器等，通过爆炸产生生物战剂气溶胶造成覆盖、达到杀伤目的，生物战剂气溶胶污染范围一般为爆炸点周围及其下风向危害范围形成的污染程度、伤害程度不一的椭圆形污染范围（图1）。多点源施放是敌人在某目标区域内多处点源施放生物战剂气溶胶，如投掷集束生物炸弹等，就可能会导致该区域较大面积的污染。目标区域中各个单点源污染区相互间会有交叉和补充，也可能存在杀伤剂量的间隙，故该区域中战剂浓度采用平均剂量来表示（图2）。空中线源施放是利用飞机等武器在目标区上风向喷洒生物战剂气溶胶，在其下风向形成污染区（图3）。

气象条件 影响生物战剂气溶胶的分布及危害程度较明显。当风速过小，气溶胶云团不能快速弥散形成大面积覆盖，但局部污染重；而风速过大，气溶胶可被迅速扩散稀释，覆盖面积大，但污染较轻，常难以达到致病浓度。风向不稳定时，可使生物战剂气溶胶覆盖区域偏离攻击目标。下雨、下雪等可有效清除生物战剂，强烈阳光中的紫外线对生物战剂有强烈的杀伤作用。

地形、地貌 生物战剂气溶胶扩散和覆盖范围受地形、地貌、植被等影响。丘陵、盆地、峡谷、丛林等可延缓气溶胶的扩散，使覆盖范围受限，而在平原、山峰间、空旷地，气溶胶团通常扩散较快、覆盖范围较大。

其他因素 不同生物战剂施放后，由于其对外环境的抵抗能力、传播途径（传播媒介）、宿主以及人群易感性等存在较大差异，因此，不同生物战剂在不同情况

下，对外环境污染范围、危害程度也就不同。

污染区划定 依据生物战剂施放方法与媒介的不同，污染区的划定也有区别。

地面点源施放时污染区的划定 炸弹、炮弹等攻击的污染范围一般在爆炸点周围150～200m，下风向700～3000m；如果是火箭弹袭击，一般为爆炸点周围500m左右；如果是导弹袭击，则污染区的范围更大，以爆炸点为圆心，周围1000m，再加上下风向危害范围。

点源施放形成的污染区范围的估计可采用的方法：①在地图上将施放点（生物炸弹的弹着点或喷雾器的喷洒点）标出。②从施放点沿实际风向或预报风向画一条直线，称为风向线。③以施放点为中心，作一半径为500m（生物炮弹或火箭袭击半径约为500m，飞机或导弹袭击者半径约为1000m）的圆，在圆周的两侧分别画一条与风向线平行且同向的切线；在切点（图4中A、B两点）处向外侧各引一条斜线，与切线呈20°夹角。④估计战剂气溶胶云团危害持续时间，一般认为白昼晴天为2小时，夜晚为8小时，清晨、黄昏和白昼阴天略少于夜晚。⑤估计下风向污染纵深。战剂气溶胶随风扩散而污染的距离可用公式计算，污染纵深（km）＝气溶胶危害持续时间（h）×风速（km/h）×校正系数。⑥以施放点为中心，以下风向污染纵深为半径，作一圆弧与上述两条斜线相交（图4中C、D两点）。⑦两段圆弧与两条斜线所围的形状就是点源施放污染区范围。运用此法划定污染区范围时，可根据当时当地实际状况（如风向、风速等）进行适当修正。

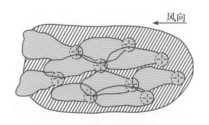

图2　多点源施放污染区

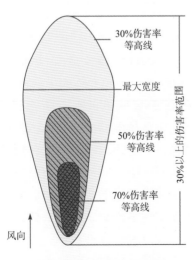

图1　单点源施放污染区

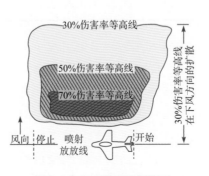

图3　空中线源施放污染区

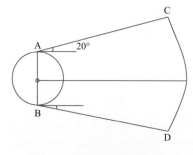

图4　点源施放污染区划定

空中线源施放时污染区的划定　在地图上按照敌机的实际飞行线画一线段（根据侦察的结果确定敌机施放生物战剂的航距，若侦察未明，以100km为估计航距）作为有效飞行线。可采用的方法：①沿实际或预报风向画一条直线与上述飞行线相交，作为风向线，一般与飞行线垂直。②从有效飞行线的两端（开始点与结束点，即图5中A、B两点）各作一条斜线，与风向线呈20°夹角。③估计下风向污染纵深：最远距离相当于点源施放污染距离的4倍。污染纵深（km）＝气溶胶危害持续时间（h）×风速（km/h）×校正系数×4。④通过下风向污染纵深的最远点画一条直线，与飞行线平行，并与两条斜线相交（图5中C、D两点），所形成的类似梯形的范围即作为空中线源施放的污染区。

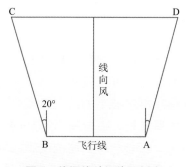

图5　线源施放污染区划定

以上战剂气溶胶污染区的划定方法比较粗略，适合在侦察设备缺乏、获得信息不多的情况下快速划定时使用，尤其适合部队基层和前线使用。许多国家已经研制出并装备部队的多种气溶胶侦察仪，如荧光空气动力学粒谱仪、XM19/XM2生物战剂气溶胶侦检报警系统、生物气溶胶激光雷达报警器、红外光生物气溶胶侦察仪、Wolf捕获器和Gulliver检测器等，部分侦察仪小型便携或可安装在装甲车上，实现机动。可以进一步根据气溶胶侦察仪的检测结果来修正污染区范围（以该气溶胶战剂的最低感染剂量或浓度为界）。

媒介生物污染区的划定　当敌人用飞机或容器散布带有致病微生物的媒介昆虫、动物等进行攻击时，污染区是指这些媒介昆虫或动物分布及其可能对人有害的地区。这类污染区范围大小与所使用的媒介昆虫动物的种类及其活动范围、投放后的持续时间、投放的数量、攻击地域的自然环境和地理条件、散布的范围等因素有关，实际工作中要综合分析来确定污染区的范围。通常以敌方投掷容器或撒布昆虫杂物的弹着点为中心，结合媒介生物的活动范围来确定污染区，常见媒介生物活动半径可参考蚤约10m/d，伊蚊100m/d，库蚊1km/d，鼠500m/d。若为蚊蝇类，可划定以落弹点为中心，周围1km左右为污染区，蚤类以落弹点为中心，周围数十米为污染区。若敌投染菌的杂物、垃圾等进行攻击，其污染范围以所见范围为限。

疫区划定　生物袭击疫区是指生物战剂所引起疾病的传染源（患者、隐性感染者、携带者和染菌动物等）能够传播疾病的危险区域，通常包括传染源及其接触者的居住和活动的场所，如家庭、工作场所、活动场所等。疫区主要依据生物战剂种类、传染源（接触者）活动范围、职业、生活行为习惯等进行确定。要注意的是，疫区划定过大，将导致后续处理难度较大，甚至会影响社会安定和居民的生活；疫区划定过小，不易控制疫情。因此，确定疫区一方面要确保疫情不会扩散，另外也需要兼顾考虑后续处理（如隔离和检疫）的可操作性。战剂种类不同，其疫区的范围也有差别，烈性传染病的疫区相应划大些，如天花疫区应包括患者发病前和发病时住的建筑物或院落；霍乱疫区应包括患者所用的水井、池塘等；鼠疫疫区应包括患者住宅所在的整个街道（居委会）或自然村。如果战剂引起的疾病在人与人之间传染性不大，如类鼻疽等，疫区只包括患者住过的房间和工作的车间。

（熊鸿燕　林　辉）

shēngwù zhànjì xiànchǎng xǐxiāo
生物战剂现场洗消（field decontamination of biological warfare agents）　用物理或化学等方法杀灭或清除生物战剂以实现无害化，是反生物战和防止疾病的发生与传播的重要措施。通常生物战剂现场洗消涉及人员众多，洗消范围广、对象多、消耗大，且环境复杂、情况紧急，平时应有相应预案及足够的药品、器材储备等，同时应加强训练以保障有组织、有计划地开展现场洗消工作。

原则　通常将生物战剂的洗消局限于使人员得以继续执行任务、能恢复军队的战斗力和后勤保障工作即可；平时发生生物恐怖袭击时的生物战剂的洗消局限于使人们正常的生活和工作及其他公共活动得以继续进行即可。因此，反生物战的现场洗消可遵循下列原则。

封锁自净和重点洗消相结合 当具有重要军事和经济意义及与人员生活、活动相关的地区受到生物战剂攻击时，应立即进行重点洗消。对无重要军事意义或人员可暂时不进入的地区，可实行警戒或封锁，待其自然净化。

正确把握洗消时机 ①当发现敌人有使用生物战剂可疑迹象，但不能肯定已经遭受生物袭击及具体施放方式时，对非必须进入的地区可采取医学观察和暂时封锁措施，一般不进行消毒。②当初步判定已经遭受生物袭击时，应对污染区人员进行局部卫生处理，情况允许时应组织污染区人员进行全面的卫生处理；并尽快采样检验，经检验证实后，再对污染区进行现场洗消处理。③已确定施放方式为敌投带生物战剂的昆虫、动物、杂物时，应当及时采取杀虫、灭鼠、消毒等综合措施。

分级洗消 遭受生物攻击时，根据轻重缓急，洗消分为自救互救阶段、重点局部处理阶段和全面彻底洗消阶段。自救互救阶段是指突然遭受生物武器攻击，被污染的个人自己或相互间利用随身携带的消毒物品和物品（如消毒巾、毛巾等）对身体及其装备进行消毒处理，减少自身生命和健康的危害程度和范围，保证任务的完成。重点局部处理阶段是指在本单位的专业人员指导下，利用本单位的器材对重点污染区域进行的洗消，如对生物战剂污染的交通枢纽、重要军事作业区和重要机关单位进行洗消，保证本单位日常工作的进行和任务的

完成。全面彻底洗消阶段是指在进行流行病学调查、全面划定污染区之后，由专业人员和特殊单位或部队对所有污染区域内的对象进行全面彻底的洗消处理。

美军也将洗消分为三级，第一级是指个人对本人及本人的武器、装备进行洗消，达到能继续执行任务的目的；第二级是指在本单位受过训练人员的指导下，用本单位器材进行消毒，以保障完成本单位的任务；第三级是指本单位不能完成，必须由受过专门训练和具有特殊装备的部队进行消毒。指挥员可根据本部队的情况，决定进行哪一级消毒。

苏联军队曾将洗消分为局部处理和全部处理两级，局部处理是在不停止战斗任务的情况下实施，主要用个人消毒包中的药物消除个人暴露部位、服装、武器和装备上沾染的生物战剂；全部处理则在完成战斗任务后实施，包括对人员的全部卫生处理以及对武器、装备、服装的彻底洗消，直至达到安全要求为止。

合理安排洗消顺序 通常情况下，应先重点后一般，先近后远，先室内后室外，先污染区中心后污染区外围，先人员后装备。在战斗情况下，先消毒人员、武器、装备、重要军事建筑、指挥通信机关和交通要道等。

正确选择消毒药物和方法 不同生物战剂对洗消药物敏感性不一样。通常对细菌芽胞需采用高效消毒药物进行处理，细菌繁殖体和病毒则可用常用消毒药物进行洗消。如果战剂尚未查明，原则上重点地区应按芽胞的消毒方法进行处理。选择消毒药物时，应根据具体情况，注意就地取材，以高效、快速、广谱、效果不受或少受各种因素影响、对人畜毒

性低、对物品损坏少、使用方便且价格低廉为原则。使用时应注意当时的环境温度和湿度，选择合理的药物浓度和剂量并须维持一定消毒时间。室外一般不进行空气消毒，待其自净，必要时对有限空间和被污染的坑道、工事、堑壕、地下室和指挥所等可进行空气和表面消毒。

安全操作 洗消时严格遵守安全操作守则。进入污染区，应穿戴防护器材（如防毒面具、防护服、防护手套及靴套等），尤其注意呼吸道的防护。消毒时工作人员应处于被消毒对象的上风向，尽量避免与污染物品直接接触，洗消工作结束后应进行全面卫生处理。

常用洗消方法 生物战剂的现场洗消可根据具体情况，选择合适物理或化学洗消方法。

物理洗消法 采用物理的手段和方法消除生物战剂。常用物理洗消方法包括以下几种。

自净 利用通风、日晒、雨淋等自然条件对生物战剂进行消除，或让生物战剂自行消散或死亡，达到自净的目的。

淋浴或冲洗 人员可用淋浴方式清洗身体，每人耗水量不少于50L，冲洗10~15分钟，可去除污染的生物战剂90%左右，若结合用肥皂搓洗，消除率可达99%以上。若单纯用水冲洗军马等，每匹马耗水量需100~150L，冲洗时切勿将水灌入马耳，冬季最好在室内用温水进行。车辆和坦克等被污染时，如果没有适宜的消毒剂，可直接用水冲洗。冲洗最好用洗消车上的喷枪或摩托洗消器进行，喷枪喷出水柱的压力在$2 \sim 3 kg/cm^2$，冲洗受染表面2~3遍，可去除大部分生物战剂。

铲除 多在开辟污染区道路

时使用，使用推土机或铁锹等工具对生物战剂污染的土质地面和雪层进行铲除，土质地面铲除厚度约4cm，雪10~20cm。注意应从上风方向开始作业。

掩埋 对液体及固体污染源等可添加大量的漂白粉，并封闭掩埋。

火烧 污染的草地可点燃表面杂草进行消毒，但这种方法往往只能杀灭沾染在草叶上的微生物，地面仍不能得到较好的消毒。必要时可在地面浇以汽油或煤油，待吸入土层后点燃焚烧。使用火烧法消毒地面时，应注意防止引起火灾。

化学洗消法 利用化学消毒剂来杀灭生物战剂的方法，该法消毒较彻底，但常需借助器材装备进行，且洗消药剂消耗量较大，成本较高。在实际洗消中，化学洗消法与物理洗消法可同时采用。洗消剂的选择应遵循洗消速度快、效果好、用量少、价格便宜、对人员及设备腐蚀伤害小等原则。常用化学洗消方法包括以下几种。

喷洒 包括喷洒药液和药粉等，主要用于环境消毒。喷洒药液时可用洗消车、洒水车或改装的清洁车进行，也可使用各型喷洒农药的器械，甚至还可用扫帚、刷子等沾洒药液来消毒。喷洒药粉可不需要水源，但在空气潮湿（相对湿度>80%）或有露水时效果较好。喷洒工具可使用各型农业喷粉器，对于面积较小的地区，没有喷粉器械，可用铁锹等扬洒。

熏蒸 主要用于密闭房间、大批小型武器、技术装备及服装与装具等的消毒。常用的熏蒸消毒剂有环氧乙烷、甲醛和过氧乙酸等。

气溶胶喷雾 采用气溶胶喷雾器将消毒剂雾化成粒径小于50μm的气溶胶颗粒，并均匀分散于被消毒的空间及物体表面，以杀死微生物。气溶胶喷雾消毒效率高，效果好，省药、省水、省时、省力，杀菌效果也不受湿度影响，适合于对空气和表面的消毒处理。

擦拭 主要用于局部暴露的皮肤、局部表面、个人器材及有外包装的食物等的消毒。对于局部暴露的皮肤，可用布块沾消毒药物擦抹污染部位。擦拭时，应有次序地自上而下进行，以防遗漏和再次污染。对于油漆面、木器家具等光滑表面可用消毒液擦拭。没有条件使用药物时，可通过打扫和擦拭去除沉着在物体表面的生物战剂，最好使用湿性处理以防止生物战剂被扬起，例如，用湿扫帚扫地，用湿拖把擦地，用湿抹布擦拭物品等。大型武器和技术装备被生物战剂污染后，可使用药液进行擦拭，消毒后应尽快将装备上沾附的药物冲洗干净，擦干金属部分，并涂油防锈。有严密外包装的食物可用消毒液仔细擦拭消毒外表面即可。

浸泡 主要用于棉织品和污染严重的毛织品等消毒。浸泡消毒时，可根据生物战剂种类，选用1%的漂白粉活性溶液浸泡1~2小时；0.3%过氧乙酸溶液、5%煤酚皂溶液或1%氢氧化钠溶液浸泡30分钟以上。使用药物浸泡，消毒后应尽快用清水漂洗，避免腐蚀。对于金属物品，需选择无腐蚀性的药物，浸泡消毒后应及时洗净、擦干、防锈。对于穿着橡胶防化服人员的洗消，可选用消毒池浸泡法。消毒池可选择大木桶、塑料桶，或新建水池，池口与地面平齐，大约深1m，内盛0.6m深消毒液。消毒时，污染人员不脱防化服，进入池内浸泡1~5分钟，浸泡时，用毛巾沾药液周身擦拭，以使药物能较好地作用到防化服表面各处。对于芽胞类战剂可以用1%次氯酸钙溶液浸泡。

常用洗消器材 现有洗消器材可分为喷洒洗消装置、淋浴设备及便携式洗消器等三大类。

喷洒洗消装置 主要包括以下装置。

背负式机动喷雾喷粉机 由机架、汽油发动机、鼓风机、油箱、药液桶、药粉箱和喷管组成，靠鼓风机旋转产生出高速气流喷洒，具有喷雾、喷粉等功能。常用于营区或野外消毒、杀虫。

背负式超低容量喷雾机 在背负式机动喷雾喷粉机的喷管上加一转盘式超低容量喷头，通过高速气流的作用，喷头将浓度较高的药液雾化成细小均匀的雾粒，在大气中扩散后形成雾面，随着气流、涡流及重力作用飘送、沉降至物面上，常用于污染区草丛、林木、空气等场所和环境的洗消。

机载超低容量喷雾装置 由雾化头、输液管道、压缩空气管、支架和药箱五部分组成。配装在"运五"飞机机翼下使用的超低容量喷雾装置，具有功效高、效果好、费用低、不用水等优点，适用于大面积快速杀灭蚊、蝇等害虫的新型高效器械。

喷洒消毒车 该车装配有装料桶、泵及传动系统、导管、开关及气动系统、测量仪表及液位指示装置、喷洒胶管绞盘、喷枪、喷刷及喷头、联络及照明装置、车厢、后厢及工具附件等。主要用于地面、道路消毒和武器、技术装备的消毒和消除沾染。

喷气涡轮消毒车 一种高效、快速的新式消毒器材，主要由喷气涡轮发动机、油箱、水箱、加热器、料桶、控制室和汽车底盘组成。具有洗消效果好、速度快、不受季节影响及可施放烟幕等特点。主要用于坦克、车辆等大型装备和地面、道路的快速消毒。

WCD2000型防疫车是中国军队新研制的一种主要用于消毒和杀虫的专业车辆。该车装备有超低容量喷雾机、车载常量喷雾机、背负式喷雾机和烟雾机等。可用于室内外的消毒和卫生杀虫，每小时处理面积 $1.0 \times 10^5 m^2$ 以上。

淋浴设备 制式或简易的人员体表清洗消毒装备已经成系列，包括洗消车、淋浴车、洗消帐篷和轻便消毒装备及配套的污水收集和处理装置。

便携式洗消器 包括个人用的喷雾剂型、集体消毒用的小型罐装型等多种包装和型号，方便携带，适用于多种场所和情况的洗消。

ABC-M11便携式消毒器 容积为1.26L的M11由1个钢制圆罐、喷头和1个小液氮罐组成，可重复灌装。它可喷出 1.8~2.4m 远的距离，覆盖 12.5m² 范围。M11常用于机动车辆（包括坦克、机舱等）的表面和内部以及重要场所地表消毒。

ABC-M12A1动力驱动洗消装置 M12A1主要由三部分构成，泵单元、1893L水箱单元（每小时2271L）和液体燃料热水器。M12A1具有多用途，除作为人员淋浴、设备与地面的洗消外，还可用于很多目的，如溶解冰块、用水或泡沫灭火、泵水运水等。M12A1通过其2个橡皮管，每分钟能泵出189.3L的消毒液，完整的淋浴部件提供25个淋浴头。M12A1通常安装在5t卡车上，便于战术机动，但也能拆装后空运。

该系统已经被 USMC 和 M17 系列轻便洗消装置替换。

M13便携式消毒装置 人员可携带的M13包括1个车辆存放托架、1个可预装流体的容器（内有14L DS2消毒液），1个可接刷头的泵手柄等，流体容器和刷头都是可卸的。它配有不同喷头，可以调整喷雾粒子大小，可喷射 1.8~2.4cm 的距离，一次消毒面积为 111.5m²，用于坦克等装备的表面和内部及场所消毒。

M17轻型洗消系统 一种可移动、重量轻、由驱动泵、水箱加热器和喷头组合箱、软管等组成的系统，可装在机动车上。该系统配一附件箱，内有橡皮管、喷洗手柄、人员淋浴器材，并有一个可折叠的大水袋。该系统可用于洗消作业，能够吸取任何来源的水，并可控制水温。

M21/M22模块化洗消系统 美军用该系统替代，以减少作业时间和劳动强度。该系统由M21洗消泵与刷头模块和M22高压热水模块构成。当安装在拖车上时，M22可递送 DS2 消毒液或战场易得到的液体洗涤剂，并能直接从地面容器中吸取洗涤剂。M22能够以 18.93L/min 的速度供应热水。另外，它可利用天然水源和自来水，可调节压力、温度和流速。各模块可安装在拖车上进行操作，机动性能好。因此，该系统具有效率更高、用水量更少、装配时间更短、劳动强度更低等特点。

常用洗消药物 包括各类消毒剂、协助去除表面污物的清洁剂和各类辅助剂。

消毒剂 根据消毒效果分为高效消毒剂、中效消毒剂和低效消毒剂。高效消毒剂是指可杀灭一切微生物的消毒剂，包括细菌繁殖体、细菌芽胞、病毒、真菌

等，如含卤消毒剂、过氧化物类消毒剂、醛类消毒剂、环氧化物类消毒剂等。中效消毒剂可杀灭除芽胞以外的各类微生物，常用的有含碘消毒剂如碘伏、醇类消毒剂如乙醇、异丙醇等。低效消毒剂只能杀灭细菌繁殖体、部分病毒和真菌，常用的有季铵盐类如新洁尔灭、双胍类如氯己定、银离子消毒剂等。用于消除生物战剂污染或烈性传染病污染的消毒剂主要是各类高效消毒剂，常用的高效消毒剂有以下几种。

含卤消毒剂 常用的有含氯消毒剂和含溴消毒剂。常用的含氯消毒剂包括漂白粉、次氯酸钠、三合二、二氯异氰尿酸钠、三氯异氰尿酸，可使用浸泡、擦拭、喷雾和干粉消毒等消毒方法。

含氯消毒剂具有广谱、高效、低毒的特点，但有强烈的刺激性气味、对金属有腐蚀性、对织物有漂白作用，消毒效果受有机物的影响较大，消毒液不稳定，一般都应当天配制使用，适用于餐具、环境、水、物品等的消毒，浸泡时细菌繁殖体污染物品时，可用含有效氯500mg/L的消毒液，作用10分钟以上，分枝杆菌和芽胞污染用含有效氯2000mg/L的消毒液浸泡30分钟以上。擦拭法使用浓度和作用时间同浸泡。喷雾时应用含有效氯2000mg/L的消毒液均匀喷洒，作用60分钟以上。含氯消毒剂使用时应注意溶液现配现用，配制时做好人员防护，对金属消毒时应加防锈剂，不能用于有色织物的消毒，消毒后应用水冲洗干净，大量有机物存在时延长作用时间或增加使用浓度。

含溴消毒剂主是一种释放有效溴的消毒剂，具有高效、广谱的特点，其毒性、刺激性均低于含氯消毒剂，常用的有二溴海因、

溴氯海因等，可用于水、环境、物品、诊疗用品、餐具、果蔬等的消毒。浸泡和擦拭时用 250～500mg/L 的消毒液作用 30 分钟，芽胞污染时用 1000～2000mg/L 的消毒液消毒 30 分钟；喷洒时用 1000～2000mg/L 的消毒液作用 60 分钟。使用二溴海因消毒时也需现用现配，餐具果蔬消毒后应用净水冲洗。

过氧化物类消毒剂 常用的有过氧乙酸、过氧戊二酸、过氧化氢、臭氧、二氧化氯等，该类消毒剂也有广谱、高效、低毒等特点，但对金属和织物有腐蚀性，受有机物物影响大，溶液不稳定，可用于耐腐蚀物品和场所的消毒。使用过氧乙酸消毒时，对一般污染物品用 0.05% 的消毒液浸泡 5 分钟，芽胞污染用 1% 的消毒液浸泡 5～30 分钟；喷洒时用 0.2%～0.4% 的消毒液作用 30～60 分钟。过氧乙酸最好现配现用，不能与碱或有机物混合，浸泡后及时冲洗。二氧化氯一般使用前需要经过活化剂活化，浸泡擦拭消毒时，对细菌繁殖体用 100～250mg/L 的消毒液作用 30 分钟，肝炎病毒和分枝杆菌污染用 500mg/L 的消毒液作用 30 分钟，芽胞污染物用 1000mg/L 的消毒液浸泡 30 分钟。喷洒时一般污染物用 500mg/L 的消毒液作用 30 分钟，严重污染用 1000mg/L 的消毒液作用 60 分钟。二氧化氯使用时也应注意现配现用，不能与碱等混合，消毒后用清水冲洗。

醛类消毒剂 常用的有戊二醛、甲醛等。由于甲醛可致癌，不能用于室内空气消毒。戊二醛具有广谱、高效的杀菌作用，对金属腐蚀性小，受有机物的影响也小，主要用于不耐热医疗器械和精密仪器的消毒与灭菌。一般用 2% 的浓度，高效 LJ-戊二醛，也可用 1% 浓度，一般作用 20～45 分钟，取出用水冲净擦干，灭菌时须浸泡 7～10 小时。使用时注意对碳钢有腐蚀性，应加入 0.5% 亚硝酸钠防锈，使用过程中加强浓度监测，防止溅入眼内，盛装容器应加盖，置通风良好处。

环氧化物类消毒剂 最常用的是环氧乙烷。环氧乙烷又称氧乙烯，低温下是无色液体，沸点 10.8℃，因此易燃易爆。环氧乙烷气体穿透力很强，杀菌谱广，杀菌力强，常用于各类精密仪器、医疗器械、书籍、文件、皮毛、棉纤、陶瓷、一次性使用的卫生用品等的消毒。环氧乙烷对人体有毒，必须在密闭的容器内进行，灭菌时必须严格按照程序进行。环氧乙烷灭菌器及气瓶必须远离火源和静电，对环氧乙烷工作人员应进行专业知识和紧急事故处理的培训。

清洁剂 有助于将生物战剂从污染表面去除，在洗消中，常与消毒剂配合使用。常见的有十二烷基苯磺酸钠与烷基磺酸钠等，日常的肥皂与洗衣粉等也是良好清洁剂。

辅助剂 生物战剂洗消中使用的辅助剂有很多，如增效剂、防冻剂、抗沉淀剂等，所起的作用也不同。增效剂的加入将对消毒药液的杀菌效果起增强作用，防冻剂可用于寒冷季节或地区野外洗消作业防止消毒液冻结，抗沉淀剂的作用是防止消毒药物水悬液中固体颗粒沉淀下来堵塞管道和喷头，保证管道和喷头的通畅，如水玻璃（硅酸钠）。

实施 现场洗消涉及人员、车辆、武器、装备和服装装具等的洗消，需要有全面的规划和系统指挥。

洗消站的建立 洗消站是对污染的人员、车辆、武器、装备、服装等进行彻底洗消的场所，大都由专业部队或单位在污染场所不远处建立。建立洗消站应注意：①靠近水源，便于大量用水。②应选择交通便利的地方，修筑专门的行车道路，便于洗消人员集中和车辆运送。③面积开阔，便于调度往来的洗消人员和车辆等，利于警戒和封锁。④场地结实，不至于因冲洗作业后泥泞难行。⑤能就地妥善处理污物，排出的废水不流经附近居民点。

洗消站的布局 洗消站可分人员洗消、服装装具洗消和武器装备洗消三个分站，三个站的排列可以纵向串联，即武器装备位于前方，其次是服装装具洗消，最后是人员洗消。这种排列有助于在洗消时按顺序进行，便于指挥，但难以避免再次污染洗消后的武器和车辆。也可进行横向排列，洗消站划分清洁区和污染区，污染区在清洁区的下风向，场所外设置安全警戒线，一般应距洗消站 500～1000m，警戒线设置专门岗哨（图）。

洗消的实施 污染人员到达洗消站后，由身上佩戴符号标志的作业人员协助部队指挥员将待洗人员、武器、技术装备引至相应的洗消场地。作业指挥员应与部队指挥员密切配合，维持好作业秩序，掌握洗消时间，检查洗消质量，及时处理出现的问题。洗消应按顺序进行，防止漏消和重复。洗消的物品都应事先做好标识，以便消毒后无差错地归还原主。作业结束后，要对场地进行安全处理，包括消毒地面、掩埋沟坑、树立标志，以便日后进行复查。

注意事项和安全措施 ①作

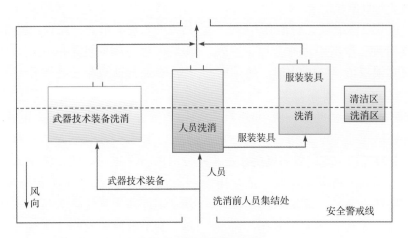

图 洗消站的总体布局

业人员必须熟知生物战剂的危害以及所用洗消剂的性能、毒性和影响消毒效果的因素，尽量采取综合处理措施。在战剂种类未确定前须进行消毒时，应按抗力最强的芽胞类战剂消毒方法处理。②洗消区的工作人员应正确穿戴防护器材（如防毒面具、防护服、防护靴和防护手套等），尤其注意呼吸道保护。③作业时应处于被消毒对象的上风方向，尽可能避免直接接触生物战剂污染的表面；操作时应避免扬起灰尘或使洗消液四处飞溅；洗消区内禁止饮水、进食、吸烟。④污染的擦布应放回规定的箱、袋内，待作业完毕后一起掩埋或焚毁，或消毒洗净后再用。⑤洗消区内的人员、器材、装备等必须经过彻底洗消处理后才能进入清洁区，利用价值不大的物品应焚毁或深埋；作业完毕，应对场地、器材、装备和人员彻底洗消后才能撤收；必要时，作业人员还可服用抗菌药物预防感染发病。⑥作业场应有值班军医，并备有急救药物。

(熊鸿燕 林 辉)

dānbīng xǐxiāo

单兵洗消（decontamination of individual soldier） 对完成作战任务脱离生物战剂污染区后的战士进行的洗消措施。包括局部卫生处理与全面卫生处理，局部卫生处理由单兵自己或相互间及时进行，全面卫生处理则是在指挥员统一组织下，在撤出污染区后进行。

局部卫生处理 在不离开战斗岗位的情况下，由战士自己或相互进行洗消，主要是对暴露部位的皮肤、个人器材及所用的装具等进行洗消。单兵局部卫生处理时可使用装备的 M291 皮肤消毒盒或 M295 消毒盒。M291 皮肤消毒盒内有 6 个消毒包，内装的无纺布浸透一种有吸附性的活性多聚物消毒剂，可快速清除、杀灭皮肤表面的生物战剂。M295 消毒盒内装的消毒剂是一种吸附性粉末，能够快速清除、杀灭物体表面的生物战剂。也可用布块沾消毒液（如 0.5% 过氧乙酸、1.0% 三合二、0.5% 新洁尔灭及 0.5% 氯己定等）对暴露皮肤进行擦拭以清除体表生物战剂。在无消毒剂情况下可用肥皂水冲洗，无冲洗条件的还可用干毛巾擦拭，用干毛巾擦拭也可去除 60%～80% 污染的生物战剂。

局部卫生处理时应注意：①擦拭自上而下进行，避免遗漏和再次污染。②干擦时，应顺一个方向擦，擦一遍后换一块布，或将擦过的布块污染面折叠起来，用清洁面再擦，擦过的布块不能乱丢，应收集到塑料袋中集中处理。③若用水冲洗，应使用清洁水，禁止使用污水。

全面卫生处理 通常在指挥员统一组织下，撤出污染区后在划定的洗消场内进行全面卫生处理。具体程序：①自污染区来的人员首先进入准备室，经过洗鞋池杀灭和除去脚底的生物战剂。②人员进入着装、装具消毒室，对着装表面与随身所带装具进行消毒，以减少行走或脱卸时对环境的污染。污染轻微的经喷雾消毒处理即可，污染严重的则应送服装装具洗消场经再次消毒后才得穿用。穿着橡胶防化服的人员可采用消毒池浸洗法进行洗消。消毒池通常为一塑料水池或由瓷砖制成，深 1m，内盛 0.6m 深的消毒液，消毒池口与地面平齐。消毒池内洗消时，污染人员不脱防化服，池内浸泡 1～5 分钟。两人协作，用浸有消毒液的毛巾按顺序自上而下，从前到后，从左往右相互擦洗，使药物能充分作用到防护服的表面各处。浸泡消毒时应注意颈部、腋下和裤裆等处的消毒。消毒至规定时间后，用清水将药液冲洗干净。对于细菌芽胞类战剂可用 1% 次氯酸钙溶液浸洗。③先摘防毒面具，再脱防护服，然后进入淋浴室用淋浴方式清洗身体。先洗头、脸、颈部 2～3 次，再由上至下洗涤全身。每人耗水量不少于 50L，用清水冲洗 10～15 分钟可除去 90% 的污染生物战剂，如用肥皂搓洗，再用清水冲洗，消除率可达 99% 以上。来自污染区的人员如未穿戴防毒面具和防护服，不可直接进入淋浴室洗消，可先用消毒液喷或刷抹外层衣服，然后脱去衣服、帽子、口罩，再到淋浴室洗消。应注意对暴露皮肤和头发的洗消，防止带菌的冲洗液进入眼、鼻、口内。不要在浴池、浴盆或死水塘中进行洗消。手指甲过长要剪掉，身上污垢要仔细洗去。有伤口的人员应注意防止伤口进水，清洗后要重新包扎。呼吸道防护不好的人员可使用0.02%过氧乙酸、0.3%过氧化氢、3%硼酸或0.05%氯己定等溶液含漱。眼睛防护不好的人员可用3%硼酸、0.02%高锰酸钾或0.02%新洁尔灭等溶液洗眼，用0.02%过氧乙酸或0.05%氯己定溶液滴眼也可达到一定的消毒作用。淋浴完毕后进入更衣室，换好清洁衣后进入清洁区。常用生物战剂洗消剂见表。

(熊鸿燕 林 辉)

jítǐ xǐxiāo

集体洗消（decontamination of group）

当完成作战任务脱离生物战剂污染区后，组织在洗消站（场）对人员、服装、装备等进行的洗消措施。

人员洗消 在人员洗消站开展相关工作，人员洗消站应根据具体情况设有洗鞋池、着装表面消毒处、脱衣室、淋浴间、更衣室、厕所及洗消后人员集结处等。在人员洗消站，污染人员脱去污染服装、装具并进行个人洗消、给以急救处理及发放清洁服装。淋浴设备为人员洗消的主要设备。美军装备的M-1型热水器是一种盘管式加热装置，它以汽油、煤油或柴油为燃料，每小时可将2300L水加热至38℃以上。另一种为XM-17型轻便洗消器，可将水加热后进行淋浴，还可兼用于喷液洗消。英军装备的是一种集装箱式装置，脱衣、淋浴、穿衣均在一个6.0m×2.1m×2.6m的集装箱内进行。另外一种为铝结构塑料折叠式淋浴装置与充气帐篷淋浴洗消站，该洗消场所宽敞，通过人数较多。法军装备的F-2型野外淋浴装置有两间淋浴室，每间4个喷头，每小时供水3600L。中国军队装备的ML-O-200型淋浴车车厢可临时向两侧及后方伸展，形成各有5~6m²面积的脱衣、淋浴、穿衣间。

服装洗消 服装洗消站应尽量靠近人员洗消站，便于传递物品。该站应设煮沸消毒、化学消毒（熏蒸消毒应有专门的密闭房间或帐篷）、清洗作业点及晒衣场、仓库等。甲醛、环氧乙烷、过氧乙酸熏蒸是一种比较好的消毒方法，适合于各种服装、装具及精密仪器的消毒。野战条件下可使用简易密闭容器进行环氧乙烷熏蒸消毒（表）。当空气中的环氧乙烷浓度达到3%时，一旦遇到火花可引起爆炸，使用时应采取防爆措施。

当不具备熏蒸消毒条件时，对不同质量的服装、装具可选用其他消毒方法。例如，棉织品可使用煮沸、流通蒸汽、压力蒸汽法进行消毒。还可用浸泡消毒，根据战剂种类可选用1%漂白粉溶液浸泡1~2小时，0.3%过氧乙酸溶液、5%煤酚皂溶液或1%氢氧化钠浸泡30分钟以上。使用药物浸泡消毒后应尽快用清水漂洗，以免棉织品受腐蚀。棉衣、棉被可用消毒剂进行喷洒消毒，以湿润为宜，然后折叠放置一定时间（根据消毒剂的种类、浓度而定）后，再晾晒直至干燥和气味消除。使用药物以气味较小，易于挥发或刺激性不大者为宜。有条件的可在消毒后进行拆洗。污染严重的毛织品可按棉织品的消毒方法处理，若污染轻微，只在其表面喷洒消毒液即可，处理后用清水将药液漂洗干净。皮毛制品可按棉衣、棉被的消毒方法进行。皮革制品可用消毒液擦抹后用清水冲洗干净，亦可直接用肥皂、清水刷洗。合成纤维织品与塑料、橡胶制品可用消毒液浸泡、喷洒，

表 生物战剂常用洗消剂

药物名称	使用浓度（%）			杀灭战剂种类
	着装表面*	皮肤**	其他表面***	
次氯酸钙	0.6	0.6	3~6	各种战剂
二氯异氰尿酸钠	0.8	0.8	5~10	各种战剂
三合二	0.9	0.9	5~10	各种战剂
漂白粉	2.0	2.0	10~20	各种战剂
过氧乙酸	0.5	0.5	1.0	各种战剂
碘酊		2.0	2.0	各种战剂
乙醇	—	65~75	65~75	细菌繁殖体与病毒
季铵盐类洗涤剂	0.5	0.1~0.5	0.5	细菌繁殖体、病毒、毒素
高锰酸钾	—	0.1	1.0	细菌繁殖体、病毒、毒素
煤酚皂溶液	2.0	1~2	3~5	细菌繁殖体、病毒、毒素
氢氧化钠	—			肉毒杆菌

注：*为人体耐受浓度并非杀菌最佳浓度，喷雾处理按每人用300~400ml药量，作用30分钟。**为人体可耐受浓度而非杀菌最佳浓度，擦拭或搓洗1~2分钟即可。***为喷雾、擦拭或浸泡后作用30~60分钟

表 环氧乙烷简易容器法

方法	容器	温度（℃）	用药量（g/L）	作用时间（小时）
保温瓶加热法	聚乙烯袋与保温瓶	40~50	0.9	16
丁基橡胶袋法	丁基橡胶袋	20	2.5	2
塑料袋法	聚氯乙烯袋	15	1.4	16
塑料帐篷法	聚氯乙烯膜帐篷	18	0.7	24

亦可用肥皂刷洗，搓洗后用清水冲洗，使用药物与棉织品相同，橡胶制品还可用热力消毒。金属制品可煮沸或用消毒液擦拭、浸泡、喷洒，使用的药物应是无腐蚀性的，消毒后应将药物洗净，必要时应涂油以防生锈。没有消毒剂时，用肥皂、清水刷洗亦可。

武器装备洗消 其作业站应修建牢固的洗消台，洗消台铺以石子，略高于地面，并在台周围挖排水沟，以便冲洗后的污水排入渗水坑内。为装甲、坦克、车辆等大型武器、装备提供彻底洗消，同时对装备随行人员进行洗消（见军事装备洗消）。

（熊鸿燕 林 辉）

jūnshì zhuāngbèi xǐxiāo

军事装备洗消 （decontamination of military equipment） 当完成作战任务脱离生物战剂污染区后，组织在洗消站（场）对各式武器、技术装备等进行的洗消措施。分为局部洗消与全面洗消两种。局部洗消是对被生物战剂污染了得军事装备及时进行的临时简易处理，一般多利用就便器材对装备局部部位（尤其操作人员必须接触部位）进行洗消，目的是尽量减少对人员及装备的危害。为能及时开展有效的局部洗消，对大型武器与车辆多配以制式轻便洗消器材，如装有洗刷小工具与消毒药品的洗消盆，或装有消毒液的自动喷雾钢瓶等。全面洗消是指在条件允许的情况下，到洗消站进行的彻底消毒处理，其目的是彻底去除污染生物战剂。根据军事装备的特点，选择合适消毒方法，避免影响装备性能。

大批小型武器及技术装备的洗消 可采用熏蒸消毒处理。环氧乙烷穿透力强，损坏小，对武器、技术装备，尤其是对电子和光学器材是一种比较好的消毒方法。过氧乙酸与含氯消毒剂腐蚀性强，不宜用于消毒武器与技术装备的金属部分。

大型武器和技术装备的洗消 可采用药液喷洒或擦拭的方法进行洗消。但车辆、坦克等通过污染区时，一般是车外比车内污染重，车后半部比前半部污染重，靠近车轮处和车底部比其他部位污染重，应根据对象的污染情况，确定重点洗消部位。在没有适宜的消毒药物时可直接用水冲洗，最好用洗消车上的喷枪或摩托洗消器冲洗。使用喷枪冲洗时，水压需 2~3kg/cm²，将污染表面冲洗 2~3 遍，可除去大部分生物战剂。冲洗时，喷枪口与污染表面距离应在 2~3m。喷枪与物体表面的角度 30°~60°。距离过近或角度过大，水容易向四处飞溅，造成人员受污染和使污染表面扩大；距离过远或角度过小，使水柱冲力减小，会影响冲洗效果。根据军事装备的外形，选用点、线、面冲洗。点冲洗时，快压快松喷枪手柄，使水柱短促有力。线冲洗时，水柱以 60~80cm/s 的速度均匀平稳移动。面冲洗时，按"线冲洗"方法有序地自上而下移动线位，移动时适当交错，避免出现空隙。提高水温可增强洗消效果，用高速热气流冲洗效果更佳。若不具备消毒、冲洗条件时，可用刷子、肥皂刷洗，同时用水冲，也可去除大部分污染的生物战剂。冲洗后，应及时将军事装备的金属部分擦干，涂油防锈。

舰船的洗消 当舰船受到生物战剂污染时，除立即使用防护器材进行个人和集体防护外，舰船在可能的情况下应迅速驶离污染区或占领上风泊位，以减少污染。同时应对全舰进行洗消，洗消顺序由舰首到舰尾，从上风到下风，先上层后下层，先甲板后两舷，先舱外后舱内，甲板先内后外。

大型水面舰艇可采用分段洗消。洗消药剂可用三合二，病毒类战剂可用 2.5% 的水溶液，细菌类战剂可用 1.0% 的水溶液，芽胞类战剂可用 5% 的水溶液，用量一般为 500~800ml/m²。舱内可用 0.5% 过氧乙酸、3% 漂白粉上清液或 0.8% 二氯异氰尿酸钠溶液喷洒或擦拭消毒，处理 30~60 分钟，然后用清水擦拭。

对上甲板暴露存放的食物，污染严重的以销毁为宜，有外包装的可用 1%~5% 三合二水溶液擦拭 2~3 次，放置 30 分钟后用水洗涤，去掉包装。无包装而污染轻者除去污染表面。餐、饮具清洗后加热煮沸 3~60 分钟。蔬菜、水果和餐饮具也可用 1% 三合二溶液浸泡 15~30 分钟，或用 0.1% 高锰酸钾溶液浸泡 15~30 分钟，然后用水冲洗。

各种航海和光学仪器可用 2% 碱性戊二醛溶液擦拭。污染的外壳可以用 75% 乙醇、2% 碘酊、0.5% 过氧乙酸或 3% 漂白粉上清液擦拭 30～60 分钟后,用清水擦净。

(熊鸿燕 林 辉)

shēngwù zhànjì sǔnshāng rényuán chǔzhì

生物战剂损伤人员处置(management of personnel injured by biological warfare agents)

根据生物战剂暴露情况及发病情况,分别对暴露人员、患者和死者采取的预防控制疾病发生或传播的措施。暴露人员是处在污染环境中或者与感染患者有过适当接触的人员,虽然当前没有发病,但有可能成为发病者或隐性感染;患者是接触了生物战剂并出现相应临床表现的人员;暴露人员、患者和死者具有不同的感染状况、疾病状况和传播作用,其对个人和群体造成影响的后果也不一样,需要根据其特点,进行分流处理,从而保证整个医疗和预防秩序的有序进行。

暴露人员的处理 发生生物袭击后,处于生物污染区范围内人员都有可能接触生物战剂而成为暴露者。另外,污染区外与暴露者或患者有效接触的人也应按照暴露人员处理。根据暴露的生物战剂种类及暴露人员基本情况(如自身抵抗力、既往免疫接种等)的不同,有针对性地采取科学的预防控制疾病发生或传播的措施。

卫生处理 采用物理方法或化学消毒剂清除和杀灭人体和装备表面污染的生物战剂,以减少和避免生物战剂的危害。人员卫生处理可分局部与全面两种,可依次采用喷雾对随身装备和着装消毒,用湿毛巾或 0.5% 过氧乙酸擦拭暴露皮肤,最后用肥皂水擦拭 2 次后,用 38～40℃ 温水冲洗 15 分钟,也可用肥皂水搓擦后用 38～40℃ 温水冲洗 8 分钟(见单兵洗消)。

检疫 根据暴露的具体生物战剂的潜伏期,对暴露者实施检疫措施,根据具体情况选择检疫方式(医学观察、留验、集体检疫),检疫期限一般为该生物战剂所致传染病的一个最长潜伏期。如果在检疫期间,被检疫的接触者中发生患者时,其余人员或与此患者有密切接触的人员应当从该患者隔离时起,再延长一个检疫期。

开展心理服务 生物袭击往往导致暴露人员和其他人群产生明显的恐惧心理,出现恐惧、愤怒、惊慌、害怕传染、偏执、与社会疏远等心理应激,甚至出现生理功能的紊乱或行为方式的变化,因此,有必要由专业心理医师等为暴露人员提供必要的心理服务,甚至使用药物治疗。

其他措施 暴露者可能发病,可根据具体情况采用药物预防和疫苗预防等相关措施,以减少发病的可能性。

患者的处理 由于人群共同暴露于生物战剂,通常会在短时间内(潜伏期)出现大量患者,呈现暴发现象,如果出现二次施放或疾病传播,则患者人数还会继续上升。患者不仅是重要的传染源,且其生命受到严重威胁,因此,应及时明确诊断,科学隔离、治疗各类型患者,同时做好防护措施,防止疾病传播和尽快进行救治是患者管理的重点任务。

入院处置流程 大规模生物袭击后,往往会产生大量的患者。根据患者是否有传染性进行入院处理(图)。

患者转送 部分生物战剂所致疾病具有明显传播倾向(如肺鼠疫、天花等),应尽量就地隔离治疗,避免在转送患者的过程中引起新的传播。若必须转送,则需要采用移动运输隔离保护设备(如负压隔离担架、负压救护车等),做到专人、专车转送,任务完成之后,人、车均需进行彻底洗消。

患者的处所安置 患者安置场所的确定需要当地疾病控制部门和/或部队疾病控制部门确定,要考虑接收救治患者的方便,利于食物的输入和排泄物、污染物的处理,同时要考虑利于疫情控制(如通风、避开人口稠密地区等)和人员情绪稳定和心理治疗工作的展开等因素。这些人员的安置处理不仅是疫情控制的关键,而且还是当时社会稳定的要素。

患者的隔离救治 根据具体生物战剂所致疾病的特点,采取

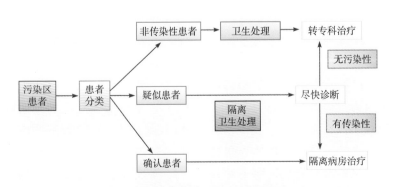

图 生物战剂损伤患者入院处置流程

相应的隔离措施，如呼吸道隔离、肠道隔离、血液-体液隔离等，同时规范操作，按标准化医疗程序救治患者，防止院内感染的发生。生物战剂相关疾病患者只有在被确定没有传染性时才能出院，同时医务人员应该给予详细的健康辅导及家庭护理方案，作好定期随访。

患者及污染物的洗消 对从污染区出来的人员要在病情稳定的情况下进行洗消，同时对患者所在环境和医疗用品、排泄物等进行随时消毒。

医学相关资料的收集 应加强医学相关资料收集，一方面是控诉敌方使用生物武器的证据，另一方面也可为疾病的诊断、治疗和防护提供帮助和依据。重点收集患者的基本情况、临床表现、临床实验室检测结果，以及患者发病前后的活动情况和与其有过密切接触的人员情况及疾病流行病学特征、流行过程等相关的信息，相关信息应实行计算机个案化管理，建立数据库及时汇总分析，流行病学调查原始资料和汇总分析结果及调查报告均要及时整理归档。

死者的处理 对亡者尸体或疑似亡者尸体，可用含有效氯3000mg/L的消毒剂或0.5%过氧乙酸消毒剂棉纱堵塞腔道，并且浸有同样浓度消毒剂双层被单包裹尸体，放入不透水塑料袋内密封。临床病理和实验室人员应组织相关人员进行尸检来收集医学资料，尸检时严格遵守尸检程序避免污染尸体及感染自身。各级医院必须严格按照统一要求，负责告知亡者亲属有关遗体处置的要求，如实填写死亡证明书和死亡原因。有条件时卫生部门可配合指定地点进行火化，而无条件

则可就地焚烧、深埋，防止病原体的污染、扩散。

(熊鸿燕 林 辉)

shēngwù wǔqì yīxué fánghù

生物武器医学防护 （medical protection from biological weapons）

将传染病防治的理论和技能应用于对生物武器的防御，以减少和避免生物袭击伤害的各类措施和方法。此是军事医学的重要组成部分。在平时应积极开展相关基础防护工作，如基础接种、爱国卫生运动、疾病监测及生物防护演习（练）等工作。一旦怀疑或已经发生生物袭击，应及时开展个人防护、集体防护等应急医学防护措施。

基本原则 在开展生物武器的防护要坚持防护与政治、军事斗争结合，军民防护相结合，专业技术保障和群众性卫生防护运动结合，核、化、生武器的防护相结合的原则，以应对平、战时各种紧急情况。

防护与政治、军事斗争结合 《禁止发展、生产、储存细菌（生物）及毒素武器和销毁此种武器公约》（简称《禁止生物武器公约》）是于1975年3月26日生效，要求全面禁止和彻底销毁包括生物武器在内的一切大规模杀伤性武器，截至2017年12月共有179个缔约国。可利用《禁止生物武器公约》进行各种政治斗争防止其在战场上使用生物武器。在军事斗争中，使用军事手段摧毁敌人生物武器工厂、破坏敌人生物武器的研发与生产；使用军事手段摧毁敌人的发射阵地和运载工具，使敌人不能使用生物武器进行袭击。

军民防护相结合 生物武器有较强的致病性和传染性，前方和后方、军队和居民、人员和牲

畜都可能受到袭击，发病后又可能互相传播，军民任何一方受到感染或发病，都可能引起互相传染和流行。因此，防护工作要做到军队与地方相结合，军民兼顾；军队与防化、工程等有关勤务部门密切配合，共同防护。

专业技术保障和群众性卫生防护运动相结合 生物武器防护是一项科学性、技术性很强的工作，如生物战剂的检验，污染区的判定，传染病的诊治和预防，都需要有较高的专业技术知识并组织不同的专业机构实施。同时，生物战剂的污染范围广，传播途径多，危害时间长，预防和消除袭击后果都需要大量的人力物力，只靠少数卫生人员和其他专业人员很难完成任务，必须广泛发动群众，开展群众性的卫生防护运动。在群众性的卫生防护活动又需要有专业人员进行技术指导。

生物武器与核、化武器防护相结合 核、化、生物武器的防护措施和装备许多是相同的，如核、化学武器共同防护的工程设施、个人防护器材和洗消车辆等同样可用于生物武器的防护。生物武器的防护不同于一般防疫工作，它是战斗保障的内容之一，涉及作战指挥、政治斗争、情报侦察、军事训练、工程设施、物资供应和行政管理等各个方面，必须在合成军队首长的领导下组织实施。

基本内容 包括基础防护和应急防护。基础防护是有计划、有针对性地开展疫苗接种、卫生整顿、杀虫、灭鼠等活动，同时积极进行相关物资、技术、人才储备，开展应对生物袭击的综合演习等工作。应急防护主要包括生物袭击的判断（是否遭受袭击、病原体种类等）、个人和集体的物

理防护、个人和集体的药物或疫苗防护，以及生物战剂污染区和疫区的划定与现场处置等工作。

（熊鸿燕 林辉）

shēngwù wǔqì gèrén fánghù

生物武器个人防护（personal protection from biological weapons）

发生生物袭击时，为有效减少生物战剂的暴露、降低或避免其危害，个人应及时利用现有装备和条件进行的防护措施。

呼吸道防护 通过呼吸道感染生物战剂是生物武器大规模杀伤的主要途径，因此个人呼吸道的防护十分重要。可利用以下常用的防护用品进行呼吸道的防护。

防毒面具 用来保护呼吸器官、眼睛及面部免受生物气溶胶直接伤害的一种防护器材，为呼吸道防护最有效的装备。依其结构和防毒原理分过滤式和隔绝式两种。隔绝式防毒面具主要有氧气呼吸器和自给式空气呼吸器，可使呼吸器官可以完全与外界空气隔绝，利用面具内的储氧瓶或产氧装置产生的氧气供人呼吸，可较长时间在污染严重的环境中使用；过滤式防毒面具是利用物理吸附和化学吸着滤除生物战剂，由于吸附剂或过滤物质达到饱和后，其滤除生物战剂的效能明显降低，故不能长时间的在污染严重的环境中使用。中国军队自行设计的防毒面具有多种型号，如65型、69型、87型等，这些面具的重量一般不超过0.8kg，视野较大，能防气溶胶数十分钟至数小时。

防生口罩 能有效过滤大气中致病微生物的一类口罩，主要包括N95型、N99型等医用防护口罩。N95是美国职业安全与健康研究所（NIOSH）制定的标准，N代表其材质仅适用于过滤非油性粉尘，95代表其过滤效能至少达到95%，凡是符合该标准的口罩就称为N95型口罩，而N99、N100过滤效果分别可达到99%、99.97%以上。达到N95标准（感染防护的最低标准）的防护口罩对空气中的微生物有很好的滤除效果，价格便宜而被医疗机构等采用。佩戴该型口罩，应注意检查气密性，被生物战剂污染时，可用环氧乙烷消毒后再使用，不宜用水或消毒液浸泡洗涤。不具备上述消毒条件时，使用后应予以焚毁。

普通医用口罩 医用口罩多为多层医用脱脂纱布或无纺布缝制而成，国家对口罩材料的经纬密度、酸碱度、吸水性和荧光物质、刺激性等指标有严格的规定。一般12层以上口罩对空气中病原体有较好的过滤。

其他 若缺乏过滤效果较好的防护口罩，可采用毛巾、三角巾、纱布、手帕、布料等制作简易呼吸道防护口罩或直接捂住口鼻亦有一定的防护作用。

体表物理防护 部分生物战剂可通过破损的体表皮肤或医学媒介昆虫（如蚊、蚤、螨等）的叮咬传播，因此做好个人体表防护对于减少生物战剂的暴露也很重要。

橡胶连身式或两截式防毒衣 该服装防护效果可靠，洗消方便，缺点是不透气。应注意防护服穿脱程序必须规范，避免皮肤暴露和脱装过程中被感染，使用后应及时消毒处理。

生物防护服 接触生物战剂应尽量穿戴专业生物防护服，根据具体情况选择一次性和多次性医用生物防护服。中国在美国"9·11"事件后由总装备部立项研制轻型防疫服，其可以有效地隔离尘埃、皮屑、毛发、体液等病原载体和病原体，该防疫服采用特殊涂层复合材料，在具有高抗水基液体性的同时具有高透气透水蒸气的性能，材料轻盈、柔软，对皮肤无刺激性；并具有一定的耐表面活化剂、洗涤剂、酸碱腐蚀性能，可重复使用。

负压隔离担架 内部能保证负压（-10Pa左右），使其中的患者通过呼吸排出的病原体不会污染外环境。主要应用于港口到救护车、救护车到隔离病房的短程患者运送，一般可拆卸运输，现场组装非常容易，机动性强。有的是把传染病员负压隔离舱与担架合为一体，隔离舱由空气滤毒净化系统、负压形成系统和舱体等组成，可以滤除空气中99.7%的0.3μm以上微粒。舱内病员呼出的气体，经滤毒后排出舱外。如果患者症状较轻，还可以脱离担架，单独穿着它或坐或走。

其他 紧急情况下不具备专业防护服时，可扎紧袖口裤脚，将上衣塞入裤腰（或外扎腰带），颈部用毛巾围好，戴手套，也有一定防护作用；外穿雨衣或披雨布、塑料布等也有一定防护效果。为防止生物战剂经眼结膜侵入，可戴装备的或自制的防护眼镜。

（熊鸿燕 林辉）

shēngwù wǔqì jítǐ fánghù

生物武器集体防护（group protection from biological weapons）

发生生物袭击时，为有效减少或避免生物的危害，人们可利用集体防护装备或现有条件进行的集体防护措施。

三防工事 集体防护最可靠防护的重要措施之一。具有防御生物战剂气溶胶能力的工事，除设有密闭门外，通风排烟等各种穿墙线管和下水道均应密封，确保外界生物气溶胶不进入工事；应装备有能滤除或消毒空气中生物战剂的高效过滤通风系统与人员洗消设备，一般 CO_2 含量应小于2%，供风量每人 $1.5 \sim 2.0 m^3/h$，需要进行必要的通信、粮食、食物等储备；人员一般应在敌人攻击前进入工事，已被生物战剂污染的人员，应经洗消后才可进入。

生化防护帐篷 这类帐篷内部保持正压，部分配置有环境控制模块，控制温度及进出气体的净化，展开面积近 $30m^2$，可作为临时野战医院。部分生化帐篷为充气帐篷，可提供班、排人员暂时生物防护。

密闭舱室、房屋 在没有专业生物防护装备时，需在当地坚守岗位的人员可利用一般的防御工事、密闭舱室（如车辆、坦克、装甲等）、房舍、帐篷等进行集体防护，在城市可利用建筑物的地下车库、地铁等是理想的生物气溶胶集体防护场所。

地形、地物防护 当没有良好的集体防御工事，而战斗条件又允许时，可利用地形、地物等进行防护。①迅速将部队带到生物战剂气溶胶云团或污染区的上风向。②黄昏、夜晚、黎明或阴天，地面空气温度低于上层空气温度或与之相同，垂直气流稳定，生物战剂气溶胶云团多贴地面移动，此时宜到高处隐蔽。③树林可阻留部分生物战剂，因此宜到树林下风向处。生物战剂气溶胶在林内不易扩散，滞留较久，不要停留在林内。利用地形、地物防护的效果是相对的，所以同时应做好个人防护措施。

粮食、食物与水源的防护 ①大批的粮食与食物应存放在封闭严密的仓库内，必要时还须用生物战剂气溶胶不易穿透的材料，如塑料薄膜、布单或毡布等覆盖。②少量的粮食与食物可存放在密闭的箱、盒内，以及塑料袋、厚纸袋或其他密闭容器内。③水井与贮水器皿应加盖，必要时加锁。④在受到生物武器袭击后，应先将盛装粮食、食物、水的容器表面和覆盖物以及井盖表面消毒，然后再开启使用。

对敌投昆虫的防护 ①发现大量可疑昆虫或与季节不符的昆虫时，应及时组织人员进行捕杀。可采用药物杀灭和人工捕杀等措施。②可将袖口、裤脚扎紧，上衣塞入裤腰（或扎腰带），颈部围以毛巾等，以防止昆虫钻入衣服，还要经常自我或相互检查，将附着在衣服上的媒介昆虫及时除去。③涂抹驱避剂（如避蚊胺、驱蚊灵与邻苯二甲酸二甲酯等）于暴露皮肤上，可防止吸血昆虫的叮咬。每次用药 $3 \sim 5ml$，勿使其进入眼内。切勿全身涂药，以免用量过多引起中毒。避蚊胺与驱蚊灵的效果要比邻苯二甲酸二甲酯为好，涂抹一次一般可维持 $4 \sim 6$ 小时，短的亦可 $1 \sim 2$ 小时。也可将药涂在衣服的裤脚、袖口和领口处，防止蜱等昆虫通过上述部位爬到衣服里面。④使用驱蚊网。驱蚊网是用棉线网（$60/2 \times 21/2$ 支纱）浸以避蚊胺与801醇酸树脂的等量混合液制成的，平均每一克重的网，浸吸 $2g$ 混合液。此外，还可以用聚醋酸乙烯（1份）、5%聚乙烯醇（2份）与避蚊胺（2份）混合液，浸泡棉线网制成。棉线网的网孔约为 $0.6cm$ 见方，这样大小的网孔，浸药后，防虫效果较好，且对视线影响不大。驱蚊网浸药一次，可有 $20 \sim 30$ 天的防护效果。日久失效后，再次浸药，可重复使用。

（熊鸿燕 林辉）

shēngwù zhànjì miǎnyì fánghù

生物战剂免疫防护（immune protection from biological warfare agents） 为预防控制传染病和生物战剂攻击，选择合适的接种时机、接种方法对相关人群进行预防接种的措施。

接种时机 ①平时根据国家卫生部门规定和部队驻地流行病学情况，做好主要传染病的预防接种，如霍乱疫苗，伤寒、副伤寒甲乙三联疫苗，破伤风类毒素等的接种。②战时针对敌人可能使用的生物战剂，如炭疽杆菌、鼠疫杆菌、黄热病毒及肉毒杆菌毒素等，做好相应的基础免疫接种。③遭受敌人生物武器攻击后，若敌人使用的战剂属于我方已进行过基础免疫的，污染区或疫区中的人员仍需要进行加强免疫，以迅速提高人体免疫能力。

接种方法 皮肤划痕法和皮下注射法使用较为普遍。为了适应大量人群的疫苗接种，皮下接种可用无针头注射器进行。这种方法操作简便，速度快，由 $2 \sim 3$ 人组成接种小组，每小时可注射 $600 \sim 800$ 人。此外，气雾免疫法也是一种简便、快速、无痛的接种方法，而且对某些微生物的气溶胶攻击有较好的保护作用。它使用于鼠疫、布氏杆菌病、野兔热、炭疽、流感、麻疹等活疫苗和一些类毒素的接种。但此法剂量不易控制，有时不良反应率较高。

注意事项 ①严格遵守产品说明书的规定。②接种前必须进行健康检查并测量体温，以排除有禁忌证者。③严格执行消毒和无菌操作。④接种后2天内不宜作剧烈的体力劳动。⑤在遭受核武器袭击后，不宜立即进行活疫苗接种。

常见生物战剂疫苗及其特性

国内外已研制出多种生物战剂所致疾病的有效疫苗，但其所能防护的致病微生物的种类还很有限（表）。

（熊鸿燕 林 辉）

shēngwù zhànjì yàowù yùfáng

生物战剂药物预防（drug prevention for biological warfare agents）

初步确定敌人已进行生物战，并判明污染区及疫区之后，在进行侦察、检验、消毒、杀虫、灭鼠、预防接种的同时，可开展的药物预防措施。尽量使用副作用小且敏感药物，紧急情况一般选用广谱抗菌药物进行预防。

对象 ①与生物战剂或受生物战剂袭击而发病或死亡的人员有密切接触的人员。②已吞入或吸入生物战剂或接触、吞食被生物战剂污染的物品、食物及水的人员。③被带有生物战剂昆虫叮咬过的人员。④根据需要必须留在污染区或疫区工作的人员。

注意事项 在进行群众性药物预防时，由于费用大，可能有毒性反应或产生抗药性及双重感染等。因此必须在医生的指导和监督下，有组织、有计划地进行，对用药的种类、剂量、反应及效果，应作详细的记录。

针对性 服用一种抗致病微生物的药物，不能杀灭或抑制所有已侵入人体的致病微生物，也不能预防所有生物战剂所引起的种种传染病时，选择预防药物要有针对性。在紧急情况下，一般选用广谱抗菌药物进行预防。

时效性 药物预防的有效期不应拖得很长，通常在3~5天有效果，不宜超过7~10天。如果延长服药期或不规则地继续服药，可能引起生物战剂产生抗药性或耐药性，从而影响预防效果；长期服药，还可能引起不良的副作用。

有无抗药性或耐药性 在对

表 主要生物战剂所致疾病的疫苗及特性

疫苗名称	预防病种	接种方法（成年人剂量）	免疫形成时间（天）	免疫力维持时间（年）
皮肤划痕鼠疫活菌疫苗	鼠疫	皮肤划痕，1次接种50μm，含菌（7~9）×10^8	10	0.5~1
皮肤划痕炭疽活菌疫苗	炭疽	皮肤划痕，1次接种50μm，含菌（1.6~2.4）×10^8	2~14	1
皮肤划痕土拉活菌疫苗	土拉菌病	皮肤划痕，1次接种50μm	14~21	5
皮肤划痕布氏活菌疫苗	布氏杆菌病	皮肤划痕，1次接种50μm，含菌（9~10）×10^9	14~21	1
吸附霍乱类毒素、全菌体疫苗	霍乱	肌内注射，初次0.5ml，4~8周后第2针0.5ml，每年流行前加强1次	7	0.5~1
精制吸附甲乙二联肉毒类毒素	肉毒中毒	皮下接种2次，初次0.5ml，60天后再接种0.5ml	20	2~3
Q热疫苗	Q热	皮下接种3次，分别为0.25、0.5、1.0ml，各间隔7天	7~14	1
斑疹伤寒疫苗	斑疹伤寒	皮下接种3次，分别为0.5、1.0、1.0ml，各间隔5~10天	14	1
黄热病活疫苗	黄热病	皮下接种1次，0.5ml	14	10
天花疫苗	天花	皮肤划痕法	14~21	3
委内瑞拉马脑炎灭活疫苗	委内瑞拉马脑炎	皮下接种2次，每次2ml，间隔7天	14~28	0.5
东部马脑炎灭活疫苗	东方马脑炎	皮下接种2次，每次2ml，间隔7天	14~28	0.5
西部马脑炎灭活疫苗	西方马脑炎	皮下接种2次，每次2ml，间隔7天	14~28	0.5
森林脑炎灭活疫苗	森林脑炎（蜱媒脑炎）	皮下接种2次，分别为2.0、3.0ml，间隔7~10天，以后每年注射1次	14~21	3
Ⅰ型肾综合征出血热灭活疫苗	肾综合征出血热（流行性出血热）	肌内注射，基础免疫3次，分别为0、7、28d，1年后加强1次，每次剂量为1.0ml	21	1
Ⅱ型肾综合征出血热灭活疫苗		肌内注射，基础免疫3次，分别为0、14、28天，1年后加强1次，每次剂量为1.0ml	28	1
双价肾综合征出血热灭活疫苗		肌内注射，基础免疫3次，分别为0、7、28天，1年后加强1次，每次剂量为1.0ml	21	1
乙型脑炎减毒活疫苗	乙型脑炎	皮下注射1次，剂量为0.5ml，接种后的第2年和第7年各加强1次	30	2

敌人生物战剂进行检验的时候，应争取作药物敏感试验。在进行药物预防时，选用生物战剂对其既没有抗药性又没有耐药性的药物最好。

掌握用药剂量 药物预防实际上是一种预防性治疗，所用剂量一般需要接近于治疗用的剂量，用量太小不易产生预防效果。

用药对象的全身免疫状态 一般预防用药对象的防御系统有干扰时，如患某些急性白血病、丙种球蛋白缺乏症、获得性免疫缺陷综合征（艾滋病）等，化学治疗难以奏效，药物预防也没有效果。

考虑药物预防的重点 在药物不足的情况下，首先应考虑留在污染区或疫区作战或执行任务的部队，以及当地的儿童及老人服用。

药物的副作用 如过敏反应、直接毒性、双重感染、抗药性、药理性配伍禁忌证等。

预防措施 药物预防应根据生物战剂药敏实验结果，选择合适的药物进行预防，部分生物战剂所致疾病的药物预防方法见表。

(熊鸿燕 林辉)

jūnduì liúxíngbìngxué

军队流行病学 （military epidemiology）

研究平战时期部队中疾病（特别是传染病）的发生、传播、流行规律及防疫措施，以预防、控制和消灭部队传染病的学科。此概念反映了中国军队卫生防疫工作的性质和特点，明确了研究对象和范围。虽然中国军队人群健康面临众多的问题，但流行病学的重点仍然是传染病的流行病学，因为在平战时中国军队人群中传染病的发生占主要地位，病毒性肝炎、细菌性痢疾与感染性腹泻、结核等仍然居部队疾病的前三位。长期以来，传染病始终是军队人群健康的最大威胁，是影响部队战斗力、增加部队医疗负担的重要疾病。

在新的社会环境和军事斗争形势下，一些新发传染病（如严重急性呼吸综合征、高致病性禽流感、埃博拉出血热、尼帕病毒脑炎、艾滋病、O139 型霍乱、$O_{157}:H_7$ 出血性肠炎等）、"复燃"传染病（如结核病、性传播疾病、疟疾、霍乱等），以及生物武器、基因武器等所致疾病的发生也时刻威胁着部队人群。准确掌握新发传染病和"复燃"传染病的流行规律、趋势，研究和建立相关

表 部分生物战剂所致疾病的药物预防方法

病名	药物	用法	成年人剂量	用药时间
鼠疫	链霉素	肌注	每日 30mg/kg	3~7 天
	四环素	口服	每日 4 次，500mg	7 天
	多西环素	口服	每日 2 次，100mg	7 天
	环丙沙星	口服	每日 2 次，500mg	7 天
	磺胺嘧啶	口服	每日 4 次，4g	第 1 天
			每日 2 次，2g	第 2~4 天
炭疽	四环素	口服	每日 4 次，2g	5~6 天
	青霉素	肌注	每日 160 万 U，2 次	5~6 天
	氯霉素	口服	每日 4 次，0.5g	5~6 天
	环丙沙星	口服	每日 2 次，500mg，并开始接种疫苗	4 周
	多西环素	口服	每日 2 次，200mg，并开始接种疫苗	4 周
霍乱	诺氟沙星	口服	每日 2 次，400mg	3~5 天
	口服补液	口服	1000ml 稀释，每小时 750ml	根据脱水程度补液
	四环素	口服	每日 4 次，1g	5 天
	多西环素	口服	每日 2 次，200mg	第 1 天
			每日 2 次，100mg	第 2~4 天
	呋喃唑酮	口服	每日 2 次，200mg	4 天
天花	天花预防无有效的药物。接种疫苗和注射高效价免疫血清是主要的方法			
其他病毒病	干扰素	静脉注射	实验研究对有些病毒病有效，但临床使用剂量需摸索和具体情况而定	
	免疫血清	静脉注射	实验研究对部分病毒病有效，但临床使用剂量需摸索和具体情况而定	
肉毒中毒	A、B 型肉毒抗毒素	肌注	各 5 万 U	

的新型防治技术，有效预防和控制这些传染病的疫情仍然是当前部队卫生的艰巨任务。

简史 军队是一个特殊的社会人群，执行着特殊的工作任务。其以青、壮年男性为主要构成，具有组织严密，生活高度集中，劳动强度大，人口流动性大，生活条件艰苦，卫生制度难于维持，接触自然疫源地的机会多，面临人为致病因子攻击的威胁等特点。这一人群的疾病发生规律和特点与普通人群有明显的差异。中国军队预防医学研究对平战时军队人群的健康和疾病预防予以了高度重视，根据部队的疾病防治特点，做了大量的工作，积累了丰富的经验，为军队流行病学的形成、建立和发展奠定了坚实的基础。为维护军队人群的健康，保证指战员强有力的战斗力，军队流行病学在研究传染病为主的同时，也对一些常见的、多发的，尤其是某些特殊军事作业和特殊军种中呈现的非传染性疾病，乃至影响健康的一些心理障碍、不良生活方式和不良行为方式等问题进行了初步探索，为全方位开展部队健康促进活动奠定了良好的基础。

研究内容 以流行病学的研究内容和方法为基本框架，根据部队人群的健康特征、任务特征和部队行政管理特征为依据而建定的。其主要的研究内容包括：①传染病发生与流行的生物学基础和影响因素。由于人群聚集的密度大，军事活动时条件艰苦，抗灾抢险暴露于病原体的机会多，训练、作战经常接触自然疫源地等原因，部队人群中消化道和呼吸道传染病一直呈多发态势，自然疫源性疾病的疫情也时有发生，有时甚至呈暴发和流行趋势。②传染病在部队中分布规律。传染病在军队内的发生与流行时，可以表现为散发、暴发和流行等不同形式和强度等级，即一定的人群现象。这是传染病具有传染性，并由生物学、自然和社会的诸多因素互相作用的结果。③研究与探讨病因，分析危险因素。病因研究是医学研究的主要内容之一。在探讨病因、分析危险因素中，流行病学方法与临床方法、实验医学方法构成了研究病因的三大方法。④疾病监测。疾病监测是疾病管理工作朝科学化、规范化、系统化迈进的重要步骤，是卫生防疫工作现代化的必然趋势。中国不仅有全国监测中心和分布全国城乡各地的监测体系，中国军队也建立了全军疾病监测中心和网络，为中国及军队的疾病尤其传染病的预防与控制提供了全面、快速的信息和技术支撑。疾病（特别是传染病）监测工作已成为疾病防治工作的关键措施之一。⑤评价疾病防治措施效果。对一种疾病的干预方法（或措施），一种药品或疫苗的效果进行评价时要求采用流行病学实验的方法进行可比性前瞻研究。对于现场干预措施的研究还要求不断在研究中修改完善。措施制定后要及时付诸实践中执行，并在实践中检验是否符合客观规律，即是否行之有效，并不断予以修正与完善。⑥卫生保健服务决策与评价。如何规划和优选卫生、保健项目，使有限的卫生资源发挥最好的效益，如何对卫生机构进行正确的布局和配置，这些问题可以通过卫生服务项目的决策与评价方法予以解决，其内容涉及流行病学、管理学、经济学等，此研究范畴已发展成为一个新的流行病学分支——管理流行病学。

研究方法 从19世纪中叶末至今，流行病学逐渐形成一套严谨、科学、规范的研究系统，在医学领域，被作为一门方法学而被广泛应用。流行病学的原理和方法是流行病学的精髓和特色所在，是流行病学不断发展的根基，也是医学工作者必须掌握的基础理论和技能。在医学实践中被广泛应用的流行病学方法主要包括以下几种。

观察性研究 流行病学的基本方法，主要包括描述性研究和分析性研究。在此类研究中，研究因素不经人为的控制和安排，一般是在接近于自然条件下进行的，研究人群基本能代表靶人群。观察性研究是最现实、最便于开展的科学研究。观察性研究的主要缺点是不能控制研究条件，其研究结果的真实性往往受到一定限制。

流行病学实验 以现场（人群）为实验对象，在人群中，人为地增加或消除某种因素后，观察对某种疾病或健康特征的影响，以进一步证实这些因素的病因作用。根据研究的对象，流行病学实验可分为人群现场实验和临床实验，其主要特点是需要人为主动控制一些处理因素，这是与分析性研究的主要不同之处。由于人为控制试验条件的因素增加，流行病学实验的论证强度进一步提高，在病因及危险因素研究、治疗和预防效果的评价中具有重要作用。

理论流行病学 又称流行病学数学模型，是指采用数学模型来模拟人群中疾病的发生过程，即疾病发生的因素之间的定量关系用数学方程式表示。这种方法不仅可以对某些疾病的流行病学理论进行研究、探讨，还可进行疾病控制对策与措施的效果评价，以及疾病流行趋势的预测等。随着计算机技术的发展与普及，再结合地理信息技术、卫星遥控技术，理论流行病学研究正日益广泛和深入，已展现出广阔的发展前景。

同邻近学科的关系　军队流行病学是军队预防医学的重要组成部分之一。其他学科，如军队环境卫生学、军队劳动卫生学、军队营养卫生学等的现场工作和研究都需要流行病学资料为依据或借用流行病学方法。在军队流行病学的现场调查、监测和研究中也经常涉及部队人群军事活动条件、生活条件、军事作业状态等因素。因此，军队流行病学与这些学科相互联系、渗透、补充，共同构建了军事预防医学整体。此外，军队流行病学的研究和现场工作中涉及资料收集、整理、分析。大样本的数据资料需要运用统计学方法以揭示疾病分布特点、规律，判断预防效果。因此，军队流行病学与军队卫生统计学也有着密切联系。

应用和有待解决的重要课题　未来高技术战争将是核、化、生武器威慑下的高科技局部战争，可能发生许多不同于常规战争的战伤和疾病，如战斗应激所致的精神创伤；纵深作战、地形复杂所致的高寒、高热、缺氧疾病；高科技武器导致的电磁波损伤、辐照损伤等。未来高技术战争也将是诸军兵种在陆、海、空、天、电的全方位联合作战。部队编组高度合成，组织指挥高度集中，作战行动高度统一，要求后勤必将实施统一组织、统一计划、统一供应，通过实施三军联合保障发挥整体效能，提供整体力量后盾和强大物质支撑。这些新的战略和战术要求给军队流行病学也提出了新的任务，给军事医学人才培养提出了新的要求。流行病学必将着眼未来发展的趋势，注重引入联勤新体制的各项工作内容，积极为新体制的实施提供技术储备、大力保障并加强力度培养相关的专业人才。

（熊鸿燕　张耀）

wèishēng jiǎnyuán

卫生减员（medical casualty）　参战人员因战伤、疾病和非战斗外伤而后送到一定救治机构的被救治者。包括战伤减员、疾病减员及非战斗外伤减员。他们不同于一般的负伤和生病者，而是指负伤、患病后离开分队，并且送到团以上救治机构救治的伤病员。这是计算卫勤工作量的主要依据。此外，尚有部分伤病员，因伤病情较轻不需离队，仍能继续参加战斗，此类伤病员称为留队伤病员，或随队伤病员。卫勤统计中的伤病员是指经过团救护所（或相当团一级的救治机构）进行医疗后送，根据伤票和病员登记统计的伤病员，不包括留队的伤病员。

卫生减员直接影响部队战斗力。研究作战军队的卫生减员，分析其组成要素和发生规律，一方面可以为战时减员预计、制订卫勤保障计划，合理分配使用卫勤力量等提供科学依据；另一方面可以为研究武器杀伤性能提供数据，总结战伤救治经验，加强战斗员防护，改进战术动作，减少伤亡，改进卫勤保障措施。

（熊鸿燕　张耀）

jūnduì jíbìng yùfáng cèlüè

军队疾病预防策略（strategy of disease prevention and control for military forces）　针对军队公共卫生领域面临的形势，结合全球卫生战略和中国卫生保健所制定的工作方针和原则。预防控制疾病的全部工作分两大部分，即疾病的预防策略和疾病监测，二者相辅相成。

随着生物-心理-社会生物医学模式的发展，相关法律法规的健全和实施，中国传染病防治工作由卫生行政管理步入法制管理的轨道。传染病防治应严格按照《中华人民共和国传染病防治法》《中华人民共和国国境卫生检疫法》《突发公共卫生事件应急条例》《中国人民解放军传染病防治条例》等法律法规开展相关工作。

传染病的防治策略　国家对传染病防治实行预防为主的方针，防治结合、分类管理、依靠科学、依靠群众。防治传染病流行的策略思想是基于传染病流行过程理论，即管理、治疗传染源，切断传播途径，保护易感人群，控制影响传染病发生和流行的因素，在采取相关措施时应当遵循以下原则。

预防为主，防治结合　中国卫生工作的基本方针之一，该方针政策为中国的传染病防治做出过巨大贡献。应在传染病监测信息指导下重视预防为主的观念，积极主动开展传染病的系列预防工作。

领导、群众、卫生人员三结合　传染病的发生和流行，涉及社会多方面，同时具有一定政治影响，应引起高度重视。部队各级领导应重视传染病的防治，加强领导，组织专业人员和广大管兵研究和解决卫生防疫工作中的问题，是卫生防疫工作的根本保证。专业卫生人员是部队传染病防治的中坚力量，必须深入部队，掌握部队疫情动态，了解卫生防疫中的薄弱环节，及时向领导请示汇报，提出卫生防疫工作的意见，并做好对基层卫生防疫工作的技术指导。广大官兵是各项防疫措施的执行者，应通过各种形式提高他们的卫生防病意识，加强卫生防疫知识水平，自觉遵守各项卫生制度，是卫生防疫工作的基础。

军民结合 传染病流行时，部队和地方人群互相影响，故部队卫生防疫工作必须与地方卫生防疫工作密切配合，互通疫情、互相利用卫生资源，共同做好军地卫生防疫工作。

综合措施与重点措施相结合 传染病的防治必须依靠管理传染源、切断传播途径、保护易感人群的综合措施，但不同传染病的流行特点和流行过程不一样，应根据传染病的特点强调重点措施，重点实施易控制传染病发生和流行的措施，如细菌性痢疾是消化道传播的疾病，其传染源不容易发现，人群易感性高，采取管理、治疗传染源和保护易感人群的措施不容易实施，但是管理好食物卫生，即切断传播途径是经济、有效、易行的措施，因此可以将此作为菌痢防治的重点措施，重点措施要因病、因时、因地而异。

慢性非传染性疾病的防治策略 慢性非传染性疾病简称慢病，其防治策略的制定是建立在掌握其流行病学特征、疾病对人群健康和社会经济的危害程度和疾病的主要危险因素，明确有无可行的防治措施、卫生资源、必要的社会组织支持环境和条件的基础之上的。1979年，英国著名的流行病学家杰弗里·罗斯（Geoffrey Rose）首先提出预防心血管病的两种策略，即"全人群策略"和"高危人群策略"。这两种预防策略在疾病的防治过程中是相辅相成的，也是慢病防治的指导方针（见慢性非传染性疾病）。

（熊鸿燕 张耀）

bùduì chuánrǎnbìng yùfáng yǔ kòngzhì
部队传染病预防与控制（prevention and control of infectious disease for military forces） 传染病的预防和控制工作在维护人类健康中起到了重要作用，尤其是在20世纪中后叶，由于各种有效的疫苗、抗生素、消毒和杀虫措施等的应用，以及免疫计划的实施和推行、医疗卫生条件的改善，一些传染病作为病种已经或即将被消灭，一些常见的传染病、寄生虫病的发病率和死亡率在世界各国也都有不同程度的下降，疾病谱和死亡谱亦显示慢性非传染病排列在传染病之前。但传染病仍是全世界第二位死因及导致暂时丧失健康的第一位原因，仍是世界上未成年人的首要死因。尤其20世纪80年代后，由于众多有利于传染病的流行因素的存在，传染病疫情呈现出重新抬头之势，且全球化趋势明显。从部队监测的疾病的发病谱和发病率看，传染病总的发病率呈现下降趋势，但传染病依旧是部队平时、战时非战斗减员的主要因素之一，因此部队传染病的防治工作仍然是卫生工作的重点。

防疫工作特点 部队是一个特殊的群体，其疾病发生规律和特点与普通人群具有明显差异，其防疫工作的中心和重点与地方存在显著区别。部队防疫工作坚持预防为主的卫生方针，针对部队的疾病防治特点，采取各种综合防治措施，维护和提高部队战斗力。

平时防疫工作特点 维护部队官兵身体健康，确保部队战斗力，是部队卫生防疫工作的首要任务和根本目的。虽然随着医学科学技术不断进步、生活卫生条件不断改善、人们卫生健康意识不断增强，传染病发病率明显降低，心血管病、脑血管病、恶性肿瘤等慢性非传染病已成为人类健康的主要威胁，但是，传染病发生发展的形势并未彻底改观。对于军队来说，由于其特殊性，传染病仍是其成员健康的最大威胁，是平战时引起军人健康损害的首要原因，特别是病毒性肝炎、痢疾和肺结核等传染病的发病居高不下，因此，传染病的防治仍是部队卫生防疫工作的主要任务。总体来讲，其具有人群特定性、环境多样性和病因复杂性等特点。

战时防疫工作特点 未来信息化战争将是真正意义上的非线性战争，是全方位、大纵深、高度立体化的高技术战争。其战场是海、陆、空、天、电一体的五维战场，作战行动将在不同地域、领域展开，没有明确的战争与和平的界限。与传统战争相比，其作战样式、行动特点发生了深刻的变革。由于战争形态的改变，对传统的战时防疫保障思想和体制产生了巨大的冲击。研究和探讨未来信息化战争卫生防疫保障的特点，具有非常重要的现实意义。除以上所述的平时的特点外，还具有任务艰巨性、内容复杂性、体系合成性、方式多样性和行动机动性等特点。

综合防治措施 包括一般措施和针对传染病传播的三个主要环节等措施。

一般措施 主要包括：①健康教育。利用多种形式，围绕传染病防治内容进行卫生宣传教育。根据部队的任务、驻地、季节的不同，教育内容应有所侧重。对新兵、新学员、从事饮水、饮食、幼儿保育和执勤人员，教育要及时，内容应有针对性。②卫生流行病学侦察和调查。由军、师卫生部门组织，对团以上部队驻地，进行卫生流行病学侦察或调查，编写地区流行病学资料。以后每年进行一次资料补充。部队建制连以上单位，集体离开营区执行任务时，由师、团组织对新地区或临时驻地进行卫生流行病学侦察。根据当地情况和驻扎时间，采取相应的预防传染病措施。③监测。严格部队传染病登记、统计和上报，每季分析部队疫情。对驻地居民开展流行病学观察，经常收集驻地县、市传染病发生、流行动态，防止传染病传入部队。夏秋季，部队团以上单位的卫生机构应建立肠道门诊，及时发现肠道传染病。部队师以上单位，逐步建立病原学、血清学和媒介昆虫监测。④新兵和新学员入伍（入学）时的措施。在新兵集结地进行卫生整顿和医学观察。乘车、船时按定额乘坐，保证饮水、饮食卫生，对疑似传染病人及时发现、诊断和处理。到达营区后进行全面卫生整顿，病史调查登记，医学观察和集体检疫45天，及时发现传染病人，进行隔离，并根据出现的病种适当延长检疫期。⑤营区卫生。搞好营区卫生设施建设和管理，开展爱国卫生运动。生活饮用水和食品卫生应符合国家和军队规定的标准和要求。营区厕所、垃圾、人和畜粪便的处理设施及污水排放处理系统应符合卫生要求。清除蚊、蝇滋生地，控制媒介昆虫和鼠类密度。

针对措施 ①控制传染源。新兵、新学员到达部队、院校后，在检疫期间除进行全面的卫生整顿和体格复查外，还应调查新兵、

新学员入伍前半年内痢疾、伤寒、疟疾等病史，登记造册，并进行随访观察。做好部队出差人员归队后的医学观察和检疫工作。出差前应进行卫生教育，归队后督促进行卫生整顿，并了解其健康状况和是否接触过传染病人。对来自疫区或者与传染病人有过接触的人员，应进行医学观察或留验。对临时来队家属进行卫生教育，并了解其健康状况。来自疫区或与传染病人有过接触的来队家属，应进行医学观察或留验。②管理好部队内部传染源。通过门诊、巡诊、健康检查，对有病史人员进行随访，及时发现部队内的潜在传染源，如细菌性痢疾、乙型病毒性肝炎、伤寒、疟疾、肺结核等慢性病患者或病原携带者。部队炊管人员、食品加工销售人员、给水人员、保育员等应经体格检查合格后上岗。每年应进行两次健康检查和临床检验，随时进行医学观察，及时发现患者或病原携带者。③管理动物传染源。对营区要定期进行灭鼠，做到室内外鼠密度保持在1%以下。在部队驻地当人畜共患传染病在家畜间发生或流行时，兽医部门对家畜进行卫生监督和卫生管理，对死于炭疽的动物尸体就地焚化。对有经济价值的患病动物，进行隔离、治疗和消毒。④切断传播途径。宿舍、食堂和公共活动场所应经常通风，保持室内空气新鲜。呼吸道传染病在居民中流行时，部队人员尽可能避免与流行区的居民接触，限制军人外出和进入流行地区的公共场所。必须外出时应戴口罩。饮用水应符合军队集中式给水的水质卫生管理规范或军队战时饮用水卫生标准中的标准和要求。污水必须经消毒后排放。搞好环境

卫生，及时清除住房周围的杂草、垃圾、积水，消灭媒介昆虫滋生场所。对经蚊、虱、蚤传播的传染病疫源地进行杀虫。⑤保护易感人群。提高机体的一般抵抗力，坚持体育锻炼，提高部队整体健康水平。做好部队膳食的合理营养调配，保持规律的生活作息制度。新兵入伍做好预防接种，疫情发生时做好药物预防。

战时传染病的预防 ①做好战时卫生流行病学侦察。②部队移动和运输中，应在铁路公路枢纽站、机场、码头设立军事交通检疫站，对过往部队进行卫生监督和消毒、杀虫、灭鼠，检出可疑患者，补充预防接种。③在部队集结地、兵站要建立流动的洗澡、洗衣、灭虱设备，在战斗间隙或休整时组织官兵进行个人卫生处理。④阵地卫生管理，主要做好粪便和人、畜尸体的掩埋和消毒，防止蚊、蝇滋生。对疑似患者立即撤离阵地。⑤对战俘要进行医学观察，进行必要的检疫，疑似患者及时检出、隔离。⑥坚持平时的卫生防病措施和各项卫生制度。

(熊鸿燕 张 耀)

jūnduì chuánrǎnbìng fángzhì tiáolì

军队传染病防治条例（Regulations of Prevention and Treatment of Infectious Diseases for military forces） 2008年10月30日，由中央军委主席胡锦涛签署命令，颁布新修订的《中国人民解放军传染病防治条例》。此条例以《中华人民共和国传染病防治法》为依据，共10章74条，涵盖了军队传染病防治工作的各个方面和主要环节，主要包括总则、职责、传染病预防、疫情报告和通报、疫情控制、医疗救治、监督管理、保障、奖励与处分等内

容。条例明确规定，军队传染病防治工作遵循统一领导、分类管理、防治结合、依靠科学、全员参与的原则。各级机关、领导应当加强传染病防治工作的组织领导，将传染病防治工作纳入本单位全面建设规划，落实传染病防治工作责任制，重视传染病防治工作的基础建设，协调解决传染病防治工作中的重大问题，督促有关部门和人员履行职责。

目的 此条例按照传染病防治法的规定，调整和增加了法定传染病的类别和病种，前移了传染病预防关口，加强了医院管理和实验室感染控制。专门规定了各级后勤（联勤）机关卫生部门、疾病预防控制机构和医疗卫生机构在传染病防治工作中的职责，建立了军队传染病监测、预警和信息通报制度，明确了发生传染病疫情时部队可以采取的紧急措施，要求全军团以上单位应当制订传染病预防、控制预案，做好应急处置准备，军区联勤机关卫生部门还应当组织区域性传染病疫情控制工作；还加强了军队传染病监督管理，进一步明确了卫生部门的监督职权、调查程序、监督措施和执法要求，并完善了军地传染病联防联控工作机制。

主要内容 条例主要体现了以下的内容。

明确责任搞好预防 中国军队的传染病防治工作由总后勤部主管，由各级卫生主管部门实施统一的监督管理。条例同时明确规定，各级卫生防疫、医疗保健机构负责其防治体系范围内各单位的传染病防治工作。为落实《传染病防治法》确立的预防为主的方针，此条例规定了较为详尽的预防制度和措施。

准确报告及时控制 传染病疫情的报告关系到广大官兵的健康。条例要求，发现传染病人或者疑似病人时，全军所有人员均应及时就近向医疗机构、卫生防疫机构报告。各级卫生主管部门和医疗保健、卫生防疫、兽医防治机构必须按照军队疫情报告管理的有关规定报告疫情。条例明确了疫情报告的责任主体为部队各级各类医疗保健、卫生防疫、兽医防治机构是传染病的责任疫情报告单位；执行职务的医疗保健、卫生防疫、兽医防治人员是责任疫情报告人。同时对各类、各种疫情的报告时限作了具体规定。并规定，由于工作失职、管理不善等原因造成的传染病暴发、流行和食物中毒事故，应当按照军队行政责任事故统计报告的有关规定逐级上报。

加强监督严格奖惩 做好传染病防治工作，是各级部队和广大官兵的共同责任。各级卫生主管部门、卫生防疫机构、医疗保健机构，更负有对传染病工作的监督职责。条例规定了各级卫生主管部门对其防治体系范围内各单位的传染病防治工作的三项监督管理职权，即对传染病的预防、治疗、监测、控制和疫情报告进行监督、检查；责令被检查单位或者个人限期改进传染病防治工作；依照条例规定对违反传染病防治法规的行为给予处罚。

为了加强对传染病防治工作的监督，条例规定了传染病管理监督员和传染病管理检查员制度。要求师以上单位卫生主管部门和卫生防疫机构应当设兼职传染病管理监督员，部队各级各类医疗保健机构应设兼职传染病管理检查员，并对兼职监督员、兼职检查员的任务也分别作了明确规定。既要责任明确，还须奖惩分明。

为了促进传染病防治工作的有效开展，条例明确了奖惩条件。

（熊鸿燕 张 耀）

bùduì yùfáng jiēzhòng

部队预防接种（vaccination for military forces） 将生物制品（抗原或抗体）接种到部队官兵体内，使机体获得对传染病的特异性免疫力，从而保护易感人群，预防传染病发生的措施。疫苗是人类战胜传染病的一种有力武器，免疫接种是通过接种疫苗使人体获得对相应传染病的特异免疫力，提高个体和群体的免疫水平，是控制传染病最方便、经济、有效的手段。部队预防接种工作能有效降低传染病的暴发和流行，关系着官兵身心健康，是提升部队战斗力的一个重要环节。预防接种是部队卫生防病的重要措施之一。预防接种的实施分为两类，一类是计划免疫，一类是应急预防接种。随着社会的发展进步，预防医学领域的任务越来越艰巨，有必要加大预防接种工作的改革力度，以适应新形势下部队卫生防病工作的需要。

免疫种类 按抗体产生的机制和过程不同可分为三类。

自动免疫 用病原微生物或其代谢产物制成生物免疫制品（抗原）经过口服、划痕或注射等方式接种于人体，使之产生特异性免疫，是免疫预防的主体部分。自动免疫的生物制品有下列数种。

活菌（疫）苗 由免疫力强而毒力弱的活细菌（病毒）株制成。优点是能在体内繁殖，类似于机体发生一次轻型感染。接种剂量小、接种次数少，一次成功接种可产生较持久的免疫力，如鼠疫、卡介苗、麻疹、脊髓灰质炎等菌（疫）苗。

死菌（疫）苗 将免疫原性

强的细菌（病毒）灭活后制成，亦有将菌株成分提取后制成。一般必须多次接种后才能产生较持久的免疫力，还须定期加强接种，以维持较长时间的免疫力，如伤寒、副伤寒、霍乱、流行性脑脊髓膜炎，乙型脑炎、狂犬病等的菌（疫）苗。

类毒素　将细菌毒素加醛去毒而成为无毒，但仍保留免疫原性的生物制剂，需多次接种和适时作加强注射才能产生较好免疫效果，如白喉、破伤风、肉毒中毒等类毒素。

被动免疫　以含抗体的血清或其制剂接种于人体，使其立即获得现成的抗体而受到免疫保护的方法，因免疫持续时间短，主要是在有疫情时应急使用。使用时要注意变态反应。常用的有免疫球蛋白，包括人血、胎盘血、γ-球蛋白，针对某种传染病的特异免疫球蛋白，如高效价的乙型肝炎免疫球蛋白等。免疫血清包括抗菌、抗病毒和抗毒素血清，如白喉抗毒素、破伤风抗毒素、抗狂犬病血清等。

被动自动免疫　在有疫情时用于保护婴幼儿及体弱者的一种免疫方法，兼有被动及自动免疫作用，但只有少数传染病具有此种免疫制品和方法，如白喉和破伤风毒素，使用同时接种它们的类毒素，既可使被接种者迅速获得保护，又可产生较持久的免疫力。接种乙肝疫苗的同时加注乙肝免疫球蛋白，也属于被动自动免疫。

注意事项　预防接种应该严格按照国家和军队规定的相应法律法规进行。

免疫制品保存、运输与使用中的冷链系统　免疫生物制品即菌（疫）苗生产后的保存、运输

和使用各环节，为维护其免疫效果和合理效价不受损失，均需要连续的保持在冷的条件下，此保冷系统称之为冷链系统或简称 t 冷链。

接种要明确对象　突出重点人群和职业人群，牧区人员要接种布鲁氏菌苗。接种时要注意全程足量，不然达不到免疫目的；接种时要严格时间要求，如一般在该传染病流行季节前 1~2 个月完成，但要注意乙型肝炎和脊髓灰质炎流行期间不宜接种百日咳菌苗。乙型脑炎流行期间也禁用乙型脑炎疫苗，避免激发潜在的感染而发病；要有一定的机构负责，诸如制订计划、培训人员、组织实施，并做好登记建卡工作；接种室（场所）等准备。严格消毒与无菌操作，检出禁忌证者，确保接种安全。

接种反应的观察与处理　生物免疫制剂对人体来说是一种异物，经接种后刺激机体产生一系列反应，称为预防接种反应。正常反应一般均较轻而短暂，不须做任何处理，适当休息后即可消失。若局部反应较重可热敷，并防感染。少数人接种有晕厥、过敏性休克、皮疹、血清病、变态反应性脑脊髓膜炎和神经性水肿等反应或并发症。由于反应较严重，必须及时抢救、治疗。其发生原因多由生物免疫制品质量不好、灭活、减毒不够、杂菌污染等。此多为差错或事故所致，故应认真负责生产符合要求的生物免疫制品，加强接种前体格检查，严格掌握禁忌者，认真按照说明书的规定进行接种

具体要求　部队常见免疫接种的要求：①新兵入伍后必须接种吸附精制破伤风类毒素、A 群脑膜炎球菌多糖菌苗和乙肝疫苗。

对结核菌素试验（1：2000 旧结核菌素）阴性的新兵接种卡介苗，对阳性反应者给予预防性治疗。②驻地附近发生人间或鼠间鼠疫或进入鼠疫疫区的部队，应对凡 6 个月内未接种过鼠疫菌苗的人员，紧急接种菌苗 1 次。③驻地附近发生伤寒或副伤寒暴发或流行时，对 6 个月前接种过三联菌苗的人员可进行复种，未接种者进行补种。④驻地附近发生甲型病毒性肝炎暴发或流行时，对抗-HAV 阴性的炊管人员、医护人员可立即注射人血清免疫球蛋白。有条件时，对抗-HAV 阴性者可接种甲肝疫苗。⑤部队驻地或进驻地区是某类传染病疫区或部队周围人群中有某类传染病发生需要紧急接种，以及因工作需要而接种的生物制品尚有流行性乙型脑炎疫苗、钩端螺旋体菌苗、森林脑炎疫苗、流行性斑疹伤寒疫苗和流行性腮腺炎疫苗、冻干皮上划痕用布氏菌活菌苗以及皮上划痕用炭疽活菌苗等。

（熊鸿燕　张　耀）

bùduì jǐnjí jiēzhòng

部队紧急接种（contingency vaccination for military forces）在传染病暴发或预测可能有传染病流行或大量的外来人口进入或外来传染源进入的区域时，对部队官兵采取的一种紧急预防接种措施。以在短期内提高易感人群对某病的免疫水平，达到预防、控制或终止某病传播蔓延的目的，是遏制传染病的传播蔓延的一项十分重要的应急干预措施。应急预防接种强调快速，接种对象范围较宽，常常是整个人群或在特定人群中针对预防某种疾病进行单一疫苗一次性接种。

必要性　军队是一个特殊群体，具有人口密度大、流动性强、

接触疫区机会多等特点。在执行紧急任务时常需要对战士进行应急接种。中国执行国外维和任务不断增加，实施维和官兵应急接种既是出兵国必须承担的义务，也是预防控制传染病在维和部队中发生和暴发最经济、最有效、最方便的措施。维和人员多在短期内完成集结并完成出国前准备，根据当地传染病流行情况，需应急接种的疫苗种类多。由于所有疫苗接种体内后，均需要一定时间才能产生免疫应答，使机体获得对相应传染病的特异性免疫力，因此合理安排应急接种种类和时间顺序，对减少不良反应及增强疫苗免疫力的产生相当重要。随着免疫学理论的发展，特别是大量的免疫实践研究，人们已改变过去疫苗同时接种可能增加临床反应或产生抗原干扰的看法。一般认为，免疫规划所用疫苗可同时在不同部位进行接种以简化免疫程序，提高接种效率。

分类　应急接种按接面可分普种和重点接种，从接种方式上看还有环状接种。应急预防接种的疫苗必须是接种后产生免疫力快（即对机体起保护作用的时间应短于该病的潜伏期）。疫苗使用不当可引起发病或加重病情。常用应急预防接种生物制品见表。

（熊鸿燕　张　耀）

jiéhébìng

结核病（tuberculosis）　结核分枝杆菌引起的全身性疾病。以肺结核多见（约占结核病的80%以上），是一种古老的、至今尚未被控制的、危害严重的慢性传染病。军队是特殊群体，具有很多影响结核病发生的因素，易感者较多（尤其来自农村的结核菌素试验阴性的新兵），一旦部队中有此病传染源存在，易感染出现暴发。

流行特征　中国军队部分单位普查结果，结核病患病率300/10万~400/10万，结核菌的感染率在老战士为50%，新战士为40%。由于部队成员多为结核病高发年龄，且来源复杂，结核病散发、暴发时有发生，所以应高度重视结核病的防治工作。

人群分布　部队结核病患病率，干部高于战士，机关干部高于连队干部，老兵高于新兵；战士中以工兵、炮兵、汽车兵患病率较高。但总的来说部队低于一般人群。军队中如有开放性肺结核患者或结核中毒症状的患者，而且该部队结核菌素试验阳性率及强阳性率显著增高，应加强防治，以防结核病暴发。

地区分布　部队、学校、工地、托儿所及医院常有结核病暴发，大多数在20岁以下年龄组，5岁以下更多见。结核病暴发是指某集体或一定人群中，在短时间内由一个传染源引起的结核感染者或结核病人数的异常增加。

结核暴发一般应具备以下条件：①人群原来感染率很低，为易感人群。②有传染源存在。③有密切接触。

时间分布　根据全军疾病监测系统的监测资料，自1992年以来，部队肺结核报告发病率呈波动上升趋势，结核病发病居高不降，占传染病发病总数的第三位，占平均住院天数的第一位。从2002年起，肺结核已由传染病报告的第三位上升到第二位，因此结核病在军队也是需要关注的公共卫生问题，加强部队防治结核病工作十分必要。

预防措施　主要针对传染病流行的几个重要环节采取的预防措施。

针对传染源的措施　只有依靠结核病流行病学调查才能充分发现传染源（主要指结核病人），传染源发现不充分是很多国家和地区控制结核病效果不理想的重要原因之一。通过结核病的流行病学调查，可以充分发现病例、

表　常用应急预防接种生物制品

疫苗名称	接种对象	接种时间
8甲型肝炎疫苗	流行地区居民及威胁性职业人群	流行期
脊髓灰质炎疫苗	7岁以上儿童	流行期
伤寒疫苗	流行地区居民及威胁性职业人群	流行期
痢疾疫苗	流行地区居民及威胁性职业人群	流行期
霍乱疫苗	流行地区居民及威胁性职业人群	流行期
流行性感冒疫苗	1岁以上健康人群	流行期前
流行性脑脊髓膜炎疫苗	6个月~15岁儿童	流行期前
麻疹疫苗	8个月~12岁儿童	流行期
流行性腮腺炎疫苗	易感人群	流行期
水痘疫苗	1岁以上的密切接触者	流行期
白、破二联疫苗	5~14岁儿童	流行期
肾综合征出血热疫苗	疫区易感人群	流行期
钩端螺旋体疫苗	疫区接触疫水人群	流行期
鼠疫疫苗	疫区人群及进入疫区人员	流行期
狂犬疫苗	暴露者	暴露后
破伤风抗毒素	暴露者（有开放性伤口者）	暴露后

了解流行特征，从而为制订防治计划和防治措施提供依据。此外，在发展中国家结核病防治对策失败的主要原因在于痰涂片阳性病例发现不充分和已发现的传染源未能得到及时、彻底治疗。对结核病人治疗、管理应遵循"查出必治、治必彻底"的原则。通过流行病学调查尽早和尽量发现结核病患者并予以化学治疗，有利于传染源的控制和减少，一般接受治疗的患者传染性明显下降，传染时间缩短，无须长期隔离。

针对传播途径措施 加强防痨宣传教育和生活卫生管理，养成良好的卫生习惯，不随地吐痰。患者吐痰在手帕或专门器皿内，用煮沸或10%来苏尔溶液消毒1~2小时。大量排菌咳嗽频繁的患者，宜住隔离室。家庭内排菌患者应住单独房间。居室通风换气，保持空气新鲜，被褥要勤洗晒，家具可用5%~10%来苏尔液擦拭。波长254nm的紫外线照射，每日3~4次，每次30~45分钟，具有高效杀灭空气飞沫核中细菌的作用。实施涂阳肺结核患者与易感者的隔离措施。医务人员或家属等在与患者面对面接触时可戴滤菌口罩。

对易感者措施 接种卡介苗。接种的重点对象是由乡村或边远地区进入城市工厂、大专院校进入部队的青年。解放军总后勤部卫生部印发的《军队预防接种工作实施办法》中规定，对结核菌素试验（1∶2000旧结素）阴性的新兵应于接种。此外，感染人群中仅有10%的人有可能发病，因此没有必要对所有的感染者进行预防性治疗，而是主要针对有发病危险因素的感染者进行治疗，目的在于预防原发感染发展为临床疾病或出现严重并发症，以及

预防感染的活化和既往结核病的复发。

规范化管理 尽管1999年下发了《军队结核病防治方案》，并取得了一定成效，但离结核病的控制还相差甚远。为做好部队肺结核的防治工作，应在肺结核病例的发现、报告、治疗管理等方面采取综合措施，尤其在每年春季新兵入伍期间。此外，应加强部队官兵的健康教育；定期进行流行病学调查，主动发现和报告病例，降低漏报率；加强治疗管理，保证治疗效果等。

（熊鸿燕 张 耀）

liúxíngxìng gǎnmào

流行性感冒（influenza） 由流感病毒引起的急性呼吸道传染病。简称流感。该病起病急，经呼吸道飞沫传播，传播迅速。另外，由于流感病毒容易发生抗原性变异，人群对变异株普遍易感，因此常引起周期性的、世界性大流行，危害极大，而且在今后相当长一段时期仍然无法控制它的传播和流行。流感是第一个实行全球性监测的传染病。中国是世界公认的流感多发地，是世界流感监测的前哨。在中国流感被列为法定管理的传染病，在1957年成立了国家流感中心，开始在全国范围内开展流感监测和防治指导工作。流感的危害已引起人们的高度重视，将是21世纪重点防治的传染病之一。

流感也是危害部队人员健康的重要传染病之一。部队人员集体生活、流动性强、野外作业多、训练强度大。一旦有传染源输入部队，若防疫措施不及时，短期内可形成暴发，成为军队平时、战时非战斗减员的主要原因之一。因此，掌握流感的流行规律，预防流感的流行，对保障部队成员

的健康，保证任务的完成有重大意义。

流行特征 几次流感大流行都是从中国开始，中国被认为是流感的多发地。自1953年以来，中国相继出现了H2N2（1957~1958年）、H3N3（1968~1969年）和H1N1（1977年）三个新亚型的流行，发生大、中、小规模共17次流行。中国流感流行的特点：①流行病株的抗原性与国外基本一致。②以甲型为主。③北方重于南方。④未见明显的流行病周期。部队流感流行与当地居民的流行特征一致。

时间分布 ①季节性：流感流行具有一定的季节性，中国北方地区的流行一般均发生在冬季（11月份至次年1月份），南方四季都有病例发生，发病高峰在夏季和冬季。②周期性：流感流行呈周期性，即间隔若干年出现一次流行或大流行。这主要是由于流感病毒的变异和人群免疫水平的改变所致。甲型流感病毒的抗原转变出现新亚型毒株时，可发生大流行，10~15年一次。发生抗原漂移和当人群免疫力降低时，发生中、小流行，4~6年一次。乙型流感4~6年可能有一次流行。丙型多为散发。

人群分布 男女两性的发病率无大差别。各年龄组的发病率有一定差别，一般以儿童和青少年发病率较高。在职业分布上，以学生、工人、干部、服务行业人员发病率较高，部队经常外出人员如司机、采购人员发病率也较高。

地区分布 在世界各地均可发生，但各地之间的发病率差异较大。地区分布的差异可能与病毒抗原的变异、人群密集程度、传染源数量、人群免疫状况及防

疫措施有关。

预防措施 从 2000 年开始，中国卫生部门与世界卫生组织开展合作，分三批在全国 23 个省区设立流感监测点，并将逐步建立全国或大部分地区流感监测网络，摸清中国流感的流行规律和毒株变异情况，为流感的预防和控制提供科学的依据。

疫情监测 早期发现疫情对预防和控制流感流行有重要意义。掌握疫情是制定防疫措施的基础，各级医疗单位应切实做好疫情报告。凡门诊中发热感冒患者连续几天呈直线上升，可暂按疑似流感疫情上报。在城市中可选择门诊患者比较稳定的医院作为疫情观测点，逐日登记原因不明突然高热的急诊、初诊病例，每周汇总报告。初步经验表明，这比全市疫情报告可提前 1~2 周。国外学者也认为从医院急诊室统计疑似流感病例是早期发现疫情的有效办法。

防止传染源输入 部队应经常向驻地卫生防疫机构了解疫情。当地或周围地区居民有流感流行时，应积极协助地方扑灭疫情，部队人员应尽量减少外出。对外出归队与临时来队人员要进行医学观察。对来自流感流行区的新兵应严格执行检疫措施。部队离开营房执行任务时，应做好卫生流行病学侦察，采取措施防止流感传入部队。

早发现、早诊断、早报告 凡遇以下情况，应疑有此病流行，及时上报疫情：①门诊上呼吸道感染患者连续 3 天持续增加，并有直线上升趋势。②连续出现临床典型流感病例。③有发热感冒患者 2 例以上的家庭连续增多。遇上述情况，应采取措施，早期就地隔离，采集急性期患者标本

进行病毒分离和抗原检测，以早期确诊和早期治疗，减少传播，降低发病率，控制流行。

免疫预防 接种流感疫苗是预防和控制流感的主要措施之一。在流感流行季节之前对人群进行流感疫苗预防接种，可以减少接种者感染流感的机会或者减轻流感症状，可以降低因流感流行引起的人群超额住院率和超额死亡率，减少流感流行造成的危害，减轻流感的疾病负担。

药物预防 由于流感病毒抗原变异，常规疫苗尚不能有效预防流感暴发与流行，因此抗流感病毒药物研究在流感治疗中具有重要意义。尤其是在大流行早期没有相应的疫苗时，抗病毒药物是唯一的特异性干预措施。公认的药物是金刚烷胺和金刚乙胺，但只对甲型流感病毒有抑制作用，对乙型流感病毒无效。

（熊鸿燕　张　耀）

jiǎxíng bìngdúxìng gānyán

甲型病毒性肝炎（viral hepatitis type A） 由甲型肝炎病毒（HAV）所致的急性传染病。简称甲肝。此病经粪口途径传播，在经济不发达，卫生条件差，居住拥挤，缺乏卫生供水的国家和地区感染率很高。反之，在卫生条件好的地区感染率较低。中国军队在集体食堂感染甲肝事件多为食源性或水源性暴发。随着卫生状况的改善和甲肝疫苗接种的推广，中国军队甲肝的发病率逐年下降，正从甲肝高流行区向中、低流行区过渡，但仍存在不同程度的甲肝流行以及局部的暴发。

中国军队甲型肝炎报告发病逐年降低，2011 年较 1992 年下降了 60%，在病毒性肝炎中的构成由 45% 下降为 25%，但是甲肝疫情暴发时有发生。因此病毒性肝

炎在军队是需要关注的公共卫生问题，加强部队防治病毒性肝炎工作十分必要。

流行特征 主要从疾病的三间分布进行描述分析。

地区分布 甲肝呈世界性分布，但流行情况不同，与经济状况、卫生条件密切相关。根据肝炎病毒感染率可将全球划分为五个区域，经济越不发达、卫生条件越差的国家或地区，人群感染 HAV 的年龄越早，感染率越高。部队甲肝流行的地区分布不明显，HAV 散发感染主要在新兵入伍通过生活密切接触传播，而感染后绝大多数表现为亚临床感染，故甲肝流行相对少见；但集体食堂发生甲肝暴发事件不容忽视。

季节性与周期性 甲肝有明显的季节高峰，秋冬季为甲肝感染和发病的高峰。北半球各国的甲肝发病高峰多为秋冬季。例如，济南市在 8 月至次年 1 月发病数较高，也有的地区表现为春季高发，2004~2006 年甲肝暴发可见两个高发时段。甲肝的季节高峰在非流行年表现明显，而在流行年则不明显。发达国家甲肝发病已无季节性升高，中国部分地区也已见不到明显的季节性，这主要与甲肝疫苗普及接种有关。

人群分布 任何年龄均可感染 HAV，随着儿童甲肝疫苗的普遍接种、生活医疗条件的改善，中国甲肝的发病率下降，发病年龄有后移现象。中国于 2004~2006 年报告的甲肝病例，5~9 岁发病最多，占总发病数的 12.9%，3 年均以学龄前儿童为主；5~14 岁为发病的高峰，占发病总数的 60% 左右。甲肝的感染无明显性别差异，中国 1992 年的病毒性肝炎流行病学调查显示，抗-HAV 流行率男性为 80.7%，女性为

80.4%。职业分布的结果显示，2004～2006 年报告的甲肝病例以学生占绝大多数。部队人群发病则以入伍的新兵多见，如某部 2007 年 3 月 16～26 日发生的一起甲肝暴发疫情，共有 19 名患者，其中干部 1 人，战士 18 人。发病的 18 名战士中，2006 年 12 月入伍的新兵 10 人。

预防措施　甲肝的预防仍采用以切断粪口传播途径为主的综合性防治措施，甲肝疫苗的应用是控制和预防甲肝的有效手段。

管理传染源　①急性期患者管理：对患者要做到早发现、早隔离、早报告。隔离期从发病之日起为 3 周，可住院或留家隔离治疗，患者隔离后，对其居住和活动场所应尽早进行终末消毒。②密切接触者管理：对密切接触者进行医学观察 45 天，以及早发现新病例。重点是托幼机构，观察范围一般以患者所在班级为主，观察期间不办理入托手续。对饮食行业和保育人员患甲肝者，必须痊愈后方可恢复工作。

切断传播途径　广泛开展卫生宣教，提高个人卫生水平，养成饭前便后洗手的良好习惯；加强饮食、饮水和环境卫生管理，做好粪便的无害化处理，严禁粪便及污水污染水源；餐具要消毒，加强生食食品，尤其是贝类水产品的生产、运输及加工、销售的卫生监督，以防发生污染。一旦发生污染，应立即采取相应措施。

保护易感人群　①主动免疫：中国 20 世纪 80 年代后期研制成功 H2 和 LA-1 减毒株，于 1995 年获准生产并应用，H2 株与 LA-1 株的现场试验显示，其抗体阳转率达 90% 以上，保护率高达 95%。HAV 灭活疫苗于国外在 20 世纪 90 年代在多个国家应用，经 2 次接种后，最低保护率为 94%，抗体阳转率达 100%。②被动免疫：应用人血免疫球蛋白对急性甲肝患者的接触者进行被动免疫，是暴露后预防的重要措施，可减少甲肝临床病例的发生或减轻症状，有效率可达 85% 以上，保护期为 3～6 个月。

（熊鸿燕　张耀）

xìjūnxìng lìjí

细菌性痢疾（bacillary dysentery）　由痢疾杆菌引起的一种古老的肠道传染病。简称菌痢。在发展中国家，菌痢是一个值得特别关注的问题。20 世纪 90 年代以前，中国军队菌痢的发病率一般占所有传染病的首位，或仅次于流行性感冒。近年来发病率一直呈缓慢下降趋势，但在局部地区和特殊条件下（如战争、水灾或地震等），菌痢常发生暴发和流行。因此，菌痢的防治仍是中国军队当前要解决的重大课题。

流行特征　主要从疾病的三间分布进行描述分析。

地区分布　不同地区发病率相差悬殊。菌痢为世界性分布的传染病，世界各地均有发生。但发病率高低相差很大，与当地人口密度、生活卫生条件、个人卫生习惯以及各项基本卫生措施的执行情况有关。中国根据 1988 年在部分省市的调查，城市发病率在 2.8% ～ 10.1%，农村 5.7% ～ 13.7%，仍是中国的常见病多发病。山东省卫生防疫站分析了本省 1951～1987 年菌痢的发病情况，其发病率波动在 0.5% ～ 15.30%，历年平均发病率为 4.52%，80 年代后病死率小于 0.02%，1983 年后发病呈下降趋势。推测与人民生活水平不断提高，"三管五改"工作步步深入有关。范景利分析了总后驻京单位 1980～1985 年菌痢发病情况，发现菌痢的发病率从 1980 年的 15.48% 下降至 1985 年的 3.78%，在传染病总数的百分比中，从 59.62% 下降至 45.15%。从沈阳军区统计的 1992～1998 年的传染病报告资料显示，菌痢的发病率仍占首位，比例达 36.65%。全军 2003 年 3 月的疫情报告资料显示痢疾的发病比例已降至 7.73%，但不排除漏报的可能。

季节分布　全军与各大单位菌痢流行曲线显示全年均有发病且有明显的夏秋季发病高峰。全军发病一般自 5 月开始上升，8 月或 9 月达高峰，10 月开始下降。有时在春季由于慢性菌痢复发及其继发病例可引起一个小高峰。不同地区菌痢发病高峰出现的早晚、幅度的大小、持续时间的长短差别很大。一般是南方部队四季发病率差别较小，季节高峰幅度较宽、持续时间较长（如广州）；愈往北季节性愈明显，发病高峰持续较短（如北京），这种地区差别同南北气候差异与部队训练、生产活动不同有关。

人群分布　菌痢在婴儿期发病率极低，6 个月后发病增多，1～3 岁时达高峰，一般占发病总数的 40% 左右，3 岁后发病逐渐下降，7～14 岁时最低，20～40 岁时再出现一个较低的发病高峰。这可能是 6 个月内婴儿以吃母乳为主，与外界接触而感染的机会较少；以后因食物种类增多，活动范围扩大，卫生习惯尚未养成，受感染机会增加，同时缺乏免疫力，因而发病率升高。但在高发地区，婴儿菌痢并不少见。有资料显示，人群中菌痢带菌的检出率性别差异不显著，年龄差异不显著；慢性患者不同的临床表现间的差异也不显著，病程长短有显著差异。菌痢在人群中的发生，最常见的形式是散发。但也可通过食物、水、生活接触及苍蝇传播引起流行或暴发。部队中菌痢最常见的是食物型，其次是水型，生活接触型与蝇型较少见。

预防措施　预防菌痢应采取综合措施，但必须贯彻以"切断传播途径为主，同时管好传染源"的原则。因为在现有的认识及技术条件下，完全及时检出并隔离菌痢的传染源尚存在一定的困难，特异性免疫亦尚处在研究阶段，只有切断传播途径较易实现。只要努力做好有关各项卫生措施，即可取得显著的效果。虽然菌痢传染源的管理存在一定的困难，但必须根据现有技术水平努力做好，以便尽量减少其传播病原体的作用。切断传播途径在技术上虽较易办到，但在执行中往往会有困难。因此，必须同时管好已发现的传染源，以达到相辅相成的良好效果。加强卫生宣教，养成良好的卫生习惯，建立健全卫生制度，是防菌痢的重要基础。发生菌痢流行或暴发时，应进行全面的流行病学调查，及早查明原因，采取有效措施制止流行。

（熊鸿燕　张耀）

mànxìng fēichuánrǎnxìng jíbìng

慢性非传染性疾病（non-communicable chronic disease, NCD）

一组由于不良的生活习惯、环境污染物持续暴露、长期紧张疲劳、忽视自我保健和心理平衡而逐渐积累发生的疾病。简称慢病。其中，恶性肿瘤、心脑血管疾病、慢性阻塞性肺病和糖尿病等在部队离退休干部中较为常见；而神经精神类疾病、消化道溃疡病等在年轻群体中聚集性较为明显。

随着部队卫生保健水平的大幅度提高，部队人群的 NCD 问题日益受到关注，这也为防病工作带来了新的任务和挑战。因此，对 NCD 的防治研究理应提到政府和各级卫生机构的研究日程中来，从流行病学的角度整合并控制全人群中 NCD 的危险因素水平，以达到控制 NCD 的流行、促进人群健康的终极目标。

流行特征　主要从疾病的三间分布进行描述分析。

时间分布　从世界范围看，恶性肿瘤发病率和死亡率日趋增高。20 世纪下半叶以来，世界癌症发病与死亡率均呈上升趋势，尤其是 70 年代以后，癌症发病数以年均 3%～5% 的速度递增。据世界卫生组织预测，到 2050 年，发展中国家和发达国家的恶性肿瘤新发病例将分别达 1704 万例和 679 万例，恶性肿瘤死亡病例分别达 407 万例和 1193 万例。20 世纪 40 年代开始，发达的国家冠心病的发病率及死亡率明显升高。美国于 20 世纪 50 年代加强了冠心病的研究和防治，使心脏病的死亡率逐年下降，1971～1978 年，平均每年下降 2.5%，至 1981 年死亡率已下降了 31.8%，但每年仍有 55 万人死于冠心病。中国冠心病发病和死亡与工业发达国家相比仍较低，但流行病学的统计资料表明，有逐年增高的趋势。据卫生部公布的生命统计资料，1957 年城市居民心脑血管病死亡占总死亡的 12.07%，到 1989 年上升到 16.16%，死因顺位由第 5、6 位上升至第 2、3 位。值得注意的是，1990～2000 年增长速度加快，城市与农村的冠心病死亡率平均年增长率分别为 4.48% 和 4.10%。部队 NCD 的发生也呈现逐年增加的趋势。

地区分布　恶性肿瘤发病具有明显地域性，高发区与低发区之间主要恶性肿瘤死亡率相差可达 10 倍以上。从 20 世纪 80 年代以来，中国城乡恶性肿瘤总死亡率均呈上升趋势。但乡村恶性肿瘤死亡率的增长幅度大于城市。中国城市前 4 位的恶性肿瘤为肺癌、肝癌、胃癌和食管癌；乡村则为胃癌、肝癌、食管癌和肺癌。城市肺癌死亡率明显高于农村，而农村的胃癌、食管癌、肝癌等消化系统癌症死亡率高于城市。世界卫生组织预测，到 2020 年，将有 2000 万新发癌症病例，其中死亡人数达 1200 万人，且绝大部分将发生在发展中国家。冠心病的发病率和死亡率存在明显的地区差异。美国、芬兰、荷兰等国为冠心病的高发病率国家，日本、希腊均为低发病率国家，两者间发病率相差 10 倍左右。中国急性冠心病事件的发病率与死亡率也存在明显的地区分布差异。根据全国 11 省市 1987～1989 年对 35～74 岁人群平均急性冠心病事件监测结果显示，总的趋势是北方普遍高于南方，城市普遍高于农村，其中山东青岛地区男性冠心病发病率最高为 108.17/10 万，安徽滁州最低为 3.3/10 万，两地相差 32.9 倍；该组研究表明死亡率的地区差异也很明显，男性死亡率最高为山东青岛，最低为安徽滁州，两者相差 17.6 倍。部队作为特殊职业的人群，从总体上看，恶性肿瘤、心脑血管疾病的发病率相对较低，在防病工作中一直被忽略。其地域差异性产生的原因与膳食因素、环境因素及军种类别有明显关联。

人群分布　国外学者对部队 NCD 的研究愈发重视。2002 年加德纳（Gardner）等对美国 1996～1999 现役军人非创伤训练相关死亡进行分析后发现，其总发生率为 41/96.3 万，根据临床的数据和尸体解剖的分析，在 30~58 岁组冠状动脉硬化导致的死亡占第一位。泰勒（Taylor）等学者采用定期进行临床症状、血清学和影像学检查筛选等方法对 600 多名正在服役的 39~45 岁军人进行长期随访观察，发现该人群心血管冠状动脉硬化患病率为 17.6%，其中大部分人长期无临床症状。作者因此提出，传统的危险因素研究低估了亚临床动脉硬化对军队人群的危害。瑞典学者对 1957~1994 年近 5000 名的部队男性飞行进行追踪观察，对飞行总时间、飞行器类型、飞行高度、飞行距离等多种危险因素进行探索，结果显示，在多种危险因素的作用下，飞行员人群中恶性黑色素瘤发生率显著增高，其发生与总飞行时间大于 10 000 小时、超高度飞行任务、长距离飞行相关联。

中国学者也就部队人群的 NCD 做了大量工作。从各军区调查结果看，部队退休干部中高血压的患病率与社区基本相同，部队青年人高血压的总患病率为 5.0% 左右。第四军医大学从 1987 年起，对驻西安市军队离休干部进行 10 年随访，对相关危险因素进行了分析，发现吸烟、负性生活事件、高血压史是该人群老年男性冠心病死亡的危险因素，相对危险度分别为 2.27、2.31、5.50。何东东等对某部队飞行员的死因进行回顾性研究，1950~1995 年总死亡率 0.123%，死因构成疾病有 20 种，前六位分别是白血病、再生障碍性贫血、鼻咽癌、肺癌、恶性淋巴瘤、胃癌，该人群的死因疾病中恶性肿瘤历年均居首位。哈尔滨医科大学劳动卫生学教研室对 20 世纪 90 年代枪弹制造业作业人员进行调查，发现该人群恶性肿瘤为死因第一，其中加热和溶料工种的肿瘤（肝癌）呈现超额死亡。这些数据提示人们，随着部队对非传染性疾病的重视，特别是在新的军事斗争条件下，一些新型军事作业环境出现、特殊军种的力度和强度增加，部队 NCD 问题明显凸现出来。

预防控制措施　NCD 的防治策略的制定是建立在掌握其流行病学特征、疾病对人群健康和社会经济的危害程度和疾病的主要危险因素，明确有无可行的防治措施、卫生资源、必要的社会组织支持环境和条件的基础之上。1979 年，英国著名的流行病学家杰弗里·罗斯（Geoffrey Rose）首先提出预防心血管病的两种策略，即"全人群策略"和"高危人群策略"。这两种预防策略在疾病的防治过程中是相辅相成的，也是 NCD 防治的指导方针。

全人群策略　以恶性肿瘤为例，尽管国内外花费了大量人力、物力使癌症的诊治水平有了明显提高，但还是不能阻止恶性肿瘤发病率和死亡率逐年增高的总趋势。而从总体来看，预防性控制肿瘤的措施仍然显得不力，工作收效甚微。如何大力普及社区群众的肿瘤防治教育，在全社会重视开展规范化诊疗，落实对肿瘤的三级预防措施已成为肿瘤防治的重要任务。恶性肿瘤在中国部队的防病工作中还未被重视。但国内外的研究报道已充分显示了一些特殊职业（包括军事作业人群）的肿瘤高发现象。在高新技术相互较量的国际军事斗争中，高新武器的频繁使用使军事作业人员暴露于更为复杂的环境因素，恶性肿瘤的威胁会日益加重。例如，海湾战争后，美国及其联军参战人员中不断发生的白血病、脑瘤等病例也提示人们应当重视军队人群恶性肿瘤的防治工作。

高危人群策略　疾病的预防不仅仅是指阻止疾病的发生，还包括疾病发生后阻止其发展或延缓其发展，最大限度地减少疾病造成的危害。因此，预防工作可以根据疾病自然史的不同阶段，相应地采取不同的措施，这就是疾病的三级预防。所谓的疾病自然史是指疾病的自然发展过程，包括从发生、发展到结局的整个过程。疾病的自然史可分为三个阶段，即发病前期、发病期和发病后期。慢性非传染性疾病的预防可根据疾病自然史的每一个阶段，采取相应的预防措施防止疾病的发生，阻止或延缓其发展，最大限度地减少疾病造成的危害。

一级预防　即疾病前期的预防，主要通过健康促进和特殊保护，具体措施主要有健康教育、环境保护、合理营养、良好的生活方式及体育锻炼等。例如，中国在肝癌高发区的预防中，通过改水、防霉、注射乙肝疫苗、适量微量元素硒摄入等方法进行预防；食管癌通过服用中药和维胺酯；利用绿茶（含表儿茶素）、β-胡萝卜素和其他食物中含有的物质抑制肿瘤的发生和生长。大量研究数据表明，对比较明确的致癌因素采取针对性的预防措施，进行防癌健康教育，即积极地开展人群一级预防，将有效地控制和消除癌症的主要危险因素，降低癌症的发生。

二级预防　即发病早期的预防，主要是通过早发现、早诊断和早治疗，具体措施是定期体检、自我检查、建立健全 NCD 的报告制定、早期用药、合理用药等。通过各种途径对 NCD 患者早期检出和诊断，并采用药物和非药物的手段，预防病情发展及并发症的发生。二级预防的有效实施涉及两个方面，即提高医师的诊治水平与改善患者的依从性、高危人群重点项目检查及设立专科门诊。落实"三早"的主要方法和措施，一方面要加强对战士的卫生宣传和教育，增强群众自我检查、早期发现疾病和就诊的意识；另一方面要提高部队医务人员诊治水平，正确指导战士自我防病，转送有关患者至上级医院进一步诊治。

三级预防　即发病后期的预防，主要是指针对发病后期患者进行合理、适当的康复治疗措施，防止病情恶化，预防严重并发症，防止伤残的发生，尽量延长健康寿命等。对已丧失劳动能力或伤残者进行康复治疗，开展功能性及心理康复指导，建立社会康复组织，开展家庭护理和社会伤残服务，使患者尽量恢复生活和劳动能力，克服患者的孤立感和社会隔离感，以减少患者身心痛苦，提高生活质量。

（熊鸿燕　张　耀）

jūnduì jíbìng jiāncè

军队疾病监测（disease surveillance in military forces）　长期、连续、系统地收集、核对、分析疾病的动态分布和影响因素的资料，并将信息及时上报和反馈，以便及时采取干预措施并评价其效果的活动。监测的目的是预防和控制疾病，减少发病和死亡。随着理论技术和方法的发展及疾病监测发展的需要，疾病监测的范围从传染病扩展到非传染病、卫生事件，监测内容从传染病的预防控制扩展到非传染病的

防治、身心疾病的影响因素探究、自然或人为卫生事件发现与应对等，因此发达国家也有将其称为"公共卫生监测"。中国军队历来重视传染病监测工作，建立了由卫生行政部门负责的自下而上的疫情报告体系，20 世纪 90 年代后建立了以法定传染病为主的监测系统，还相继设立了一批监测哨点，基本形成了点面结合的传染病综合监测网络体系。

种类　根据《中国人民解放军传染病防治条例》及军队其他传染病防治和管理的有关规定，部队对所有的传染病发病和死亡情况、食物中毒及大批原因不明的疾病均进行监测，即部队发现任何一种传染病均应报告，其中对法定报告传染病实行分级分类管理。

甲类传染病：鼠疫、霍乱。

乙类传染病：传染性非典型肺炎、艾滋病、病毒性肝炎、脊髓灰质炎、人感染高致病性禽流感、麻疹、流行性出血热、狂犬病、流行性乙型脑炎、登革热、炭疽、细菌性和阿米巴性痢疾、肺结核、伤寒和副伤寒、流行性脑脊髓膜炎、百日咳、白喉、新生儿破伤风、猩红热、布氏杆菌病、淋病、梅毒、钩端螺旋体病、血吸虫病、疟疾。

丙类传染病：流行性感冒、流行性腮腺炎、风疹、急性出血性结膜炎、麻风病、流行性和地方性斑疹伤寒、黑热病、包虫病、丝虫病，除霍乱、细菌性和阿米巴性痢疾、伤寒和副伤寒以外的感染性腹泻病。

疫情报告　军队规定报告的疫情为 37 种传染病的散发、暴发与流行，以及食物中毒。

疫情报告人　军队各级各类医疗保健、卫生防疫人员为责任

疫情报告人，在执行职务时发现传染病患者、疑似传染病患者和食物中毒者时均应当按照规定报告疫情。军队全体官兵、职工、家属在发现传染病患者、疑似传染病患者和食物中毒者时，均有义务及时就近向有关医疗保健、卫生防疫机构报告。

管理单位　军队各级各类医院、门诊部（所）、疗养院（所）及卫生队（所）为责任疫情报告单位。全军各级卫生防疫机构是疫情信息管理责任单位。

方式和内容　疫情报告方式包括传染病报告卡报告、紧急报告、定期报告及疫情网报告。

质量控制　疫情报告质量指疫情报告数在发生时间、发病数、发生单位、疾病诊断上是否与门诊和住院登记一致，其控制方法主要包括疾病登记、统计监督检查和漏报调查。传染病管理监督员、检查员负责疫情报告的监督检查。应当定期和不定期对防治体系范围内各单位的疫情报告情况进行监督检查和指导。漏报调查每年进行一次，调查病种以就诊和住院比例较高的传染病为主。调查的方式包括调查到医院就诊的传染病漏报情况，从人群中调查医院漏报病例和未就诊的疑似病例情况，计算漏报率或报告率。

资料的管理责任　疫情报告单位应当随时检查疫情资料的完整性和准确性。疫情资料应当登记编目，分类存放。基本登记资料应当保存至少 3 年；统计资料永久保存。

（熊鸿燕　张　耀）

jūnduì jíbìng jiāncè xìtǒng

军队疾病监测系统（disease surveillance system in military forces）　以各大单位疾病预防控制机构为节点，通过军用电话网

络向上与全军疾病监测中心相联接,向下与战区保障体系内各级医疗、防疫机构联接,随时上报疫情情况,并按规定实行零报告制度的系统。随着信息化技术的不断进步,管理信息化日益受到重视,传染病管理信息化工作也得到进一步发展。从总部到军区各级卫勤机关和卫生防疫机构都在加速卫生防疫信息管理的建设,先后建成了军队疫情监测、卫生监督监测、爱国卫生工作、放射防护监督等管理信息系统。全军传染病疫情报告系统是在2003年"非典"期间紧急建成的"非典"疫情专报网络系统的基础上建立完善的。一旦发现疫情,除按规定填写传染病报告卡和按规定时限报告外,同时通过疫情报告系统上报疫情,增强时效性。传染病疫情报告系统与其他三种报告方式相互印证、相互补充,提高了报告质量,使疫情报告体系更加完善。

(熊鸿燕 张耀)

xīnbīng rùwǔ jiǎnyì

新兵入伍检疫 (quarantine of recruits)

对新兵及与新兵有接触的人所采取的卫生措施。其目的在于防止已处于潜伏期的接触者成为传染源向外传播病原体,同时给予适当的治疗或处理,防止发病或减轻病情,有利于早诊断、早隔离与早治疗。接触者有两种类型,一种是与患者同时接触的原先的传染源,另一种是患者病后曾与之有过接触的人,平时往往注意后一类,因此军医在诊疗过程中发现患者,应仔细询问患者及有关人员,仔细查明二类接触者,并予以检疫。新兵在检疫、复查期间,发现因身体不符合条件,不宜在部队服现役的,作退兵处理。其中患有传染病或

者危重病的新兵,部队应当及时给予治疗,同时通知原征集的省、自治区、直辖市征兵办公室,待病情稳定后作退兵处理,退回时间不受限制。退兵后不再补换。

(熊鸿燕 张耀)

jíbìng bàofā diàochá

疾病暴发调查 (investigation of disease outbreak)

在一个局部地区或集体单位中,在短期内突然发生大量相同症状患者事件时所进行的调查。因为暴发的病例发生集中,而且一般有共同的传染源及传播途径,必须迅速查明,采取适当措施以制止其影响扩大和引起更多病例,所以暴发调查在时间上是紧迫的。

目的 及时建立有效措施以防止疾病蔓延;证实病例的诊断,确定暴发;描述疾病暴发的分布特征;找出暴发的病因;查明病因的来源、传播方式与途径;找出已暴露于病因的易感人群并采取相应的措施。

方法与步骤 暴发调查的内容均围绕其目的进行,主要包括以下步骤。

核实诊断 诊断的正确或错误对调查结果的可靠性有着决定性的影响,所以必须根据病史、临床、流行病学特点和实验室检查结果对诊断进行核实,特别注意鉴别诊断。若怀疑是传染病,应及早做病原体分离,对部分患者采取双份血清检测有关抗体。

确认暴发的存在 一种疾病是否已发生暴发,要根据暴发的定义来判断。判断是否发生暴发要看病例数是否超过常年同期水平。一般以超过常年发病率的3倍标准误,或达到或超过常年发病率95%可信限的上限为准。

初步调查 对全部病例或选择其中一部分进行一次快速调查,

借以了解暴发发生的时间、地点和病例的主要人群特点(年龄、性别、职业、生活情况等),以便对病例的共同特点获得一个初步印象。注意并了解暴发时的环境情况,同时还要统计病例数和暴露人口数。

构成初步假设 根据已知有关病例分布及致病时的环境资料做出关于因果联系的推测性解释。这一阶段的假设是初步的,调查过程中,应根据积累起来的资料不断对假设进行检验、修正或否定,建立新的假设。

进一步调查 详细调查以下内容:①病例调查。采用特定设计的暴发调查表对全部病例进行访问、检查,主要内容包括一般情况(如姓名、性别、年龄、职业等),发病时间,主要症状,体征,与诊断有关的实验室检查结果,居住、饮食、生活饮用水及其他劳动、生活情况,近期娱乐社交活动,暴露于可疑病原的历史和暴露程度等。②对照调查。对同一人群中未患病的人也应进行调查,调查内容与病例相同,目的是与病例组作比较。特别要注意和发现那些未接触或接触了可疑暴露因素的人群。③人口调查。检索、调查相关人群的暴露人口数,计算单位人群的发病率和不同观察组的发病率。

检查资料 在分析资料前,必须先审查资料是否齐全和正确,若有缺失或错误,应立即补查、更正、剔除或作相应处理。

整理资料 根据调查目的及所要解决的问题,将所得的资料进行分组、汇总及计算统计指标,并将所得的结果绘制统计图表,以便进一步分析。

流行病学资料分析 分析疾病暴发的调查资料,主要是判断

暴发强度与流行趋势，阐明传染源、传播途径和引起流行的各种因素，从而针对具体情况采取防疫措施，迅速控制流行。

发病时间分析　根据疾病的种类和发生速度，按小时、日（或数日）、周或月计数发病人数、发病率或发病百分比，制成统计表或图，从而看出患者发生的时序变化。这种分析可判断传播途径、追溯传染源、评价防疫措施效果。流行曲线一般可有侵入期、上升期、高峰期和下降期（或消失期）四个阶段。流行曲线的形态取决于流行环节、流行因素的特点和防疫措施的质量。侵入期的长短、流行曲线上升的快慢同传染病潜伏期的长短、传染源的数量及其积累的速度、传播途径实现的难易、易感人口的多少，以及防疫措施是否及时、严格和有效等因素有关，而传染源的积累速度又同病原体传染力的强弱有关。

暴发型　当流行是由共同媒介引起时，患者集中发生于该病的最短与最长潜伏期之间，流行曲线呈单峰型，流行高峰与该病的常见潜伏期基本一致。常见于由食物或水源污染而发生的细菌性食物中毒、痢疾、病毒性甲型肝炎等。由于流行性感冒的传染性强、潜伏期短、传染源的积累很快，同时由于飞沫传播容易实现，人群易感性高，所以流行过程发生、发展很快、流行曲线迅速上升，也常表现为暴发型。潜伏期较长的传染病，由共同媒介传播时，流行经过较长，再加上通过日常接触传播所发生的继发病例，其暴发形式常有"拖尾"现象。

散发型　在疾病的传染源数量不多，潜伏期长，疾病以隐性感染为主要表现形式，传播途径实现比较困难，或人群免疫力相当高时，其疾病发生的人群表现通常为散发型。表现为在较长时间内，患者间断或连续发生，病例间无明显的联系。肠道传染病在日常生活接触传播时也常出现这种情况。

患者地区分布分析　按患者的工作单位、住区或其他条件，如不同职业、街道、就餐单位，分别计算发病率或制成患者分布的点状图，对比分析发病的差异和病例分布特点。据此判断传播途径，追溯传染源，找出发病同环境条件的关系。

患者特性分析　在一次暴发时，比较不同人群的某病发病率，结合工作和生活和的特点，可以判断传播方式、追溯传染源、查明影响暴发的因素。

潜伏期推算　有些疾病暴发属于一次暴露的同源流行，而且继发病病例很少，则能较准确推算其最短、最长和平均潜伏期。例如由一次接触有钩端螺旋体的疫水而发生暴发时，可从暴露日期至最后一例患者发病日期推算出最长潜伏期，平均潜伏期可用几何平均数中位数求出。

暴露日期推算　对于潜伏期较短的疾病，当暴露日期不清楚时，由于其流行曲线一般呈对数正态分布，据此特点，有时能推算出暴露的日期。大量的研究表明，由一次共同原因引起的暴发，患者集中发生于该病最长、最短潜伏期之内，即最长潜伏期减去最短潜伏期。流行曲线呈单峰形，曲线高峰与该病常见潜伏期基本一致。利用上述特点，从首批（例）病例发病时间向前推算一个最短潜伏期，或从曲线高峰向前推算一个该病的常见潜伏期，即

大致为暴露时间。

暴发因素分析　根据以上所得资料来分析暴露时间、感染地点、引起暴发可能的来源、传播途径及影响因素，着重分析传染源、传播途径。①传染源的分析：在确定暴发的传染源时，调查分析结果应当能满足以下条件：传染源的发病时间早于其他病例；传染源与其他病例间存在一定的"有效"联系；血清学或分子生物学检测试验显示，从传染源和其他病例分离所得的病原体有同源性；传染源消除后暴发趋势被阻断。②传播途径的分析：在确定传播途径时，调查分析结果应当满足以下条件，即疾病暴发的分布特征符合传播途径的特征；从相关传播途径中分离的病原体与从传染源、其他病例分离所得的病原体有同源性；针对传播途径进行有针对性的防疫措施后暴发趋势被阻断。

控制措施与效果观察　在整个暴发调查过程中，调查与实施防制措施是紧密结合的。即边调查，边分析，边采取措施。对于传染病，如果实施防治措施后，经过一个最长的潜伏期，不再有新病例发生则可以认为防疫措施正确，相反则说明措施无效，真正的病因还未找到。防治措施的效果也是检验暴发调查成功与否的指标。

总结　一方面要按照规定报送有关部门备案，更重要的一方面是要及时就有关问题向发病地区、机构和部门发送和反馈信息，总结经验和教训，防止类似事件的再发生。总结报告的内容主要包括简要介绍暴发调查工作情况；暴发地区卫生及相关状况，主要介绍与疾病暴发相关的自然和社会环境因素；疾病暴发的特点，

主要阐明疾病诊断和确定暴发的根据，描述疾病暴发在时间、空间及人群分布特点；暴发原因分析，主要分析暴露时间、感染地点、引起暴发可能的来源、传播途径及影响因素；防治措施，包括组织措施、技术措施及防治效果评价；结论与建议，对暴发的原因、传播途径、流行特点、防止措施的效果、存在的问题等做出结论，并就相关问题提出有针对性的建议。

(熊鸿燕　许　斌)

xiànchǎng liúxíngbìngxué diàochá

现场流行病学调查（field epidemiological investigation）　针对公共卫生事件，为采取有效控制措施所进行的综合性观察和分析。包括预先有计划的流行病学调查（一般现场调查或非应急现场调查）和对应急性问题进行现场调查（应急现场调查）。事先进行设计的现场调查多用于慢性非传染性疾病，如肿瘤、心脑血管病、糖尿病以及寄生虫病等的调查；应急现场调查多用于急性传染病暴发、流行或食物中毒、药物中毒事件的调查。

特点　①现场性：现场是指人群生活、工作，与公共卫生事件发生、调查、控制等相关的场所。现场是疾病和卫生事件实际发生的地方，只有深入现场，才能掌握第一手资料，获得疾病真实分布的准确情况，认识疾病的流行规律，提出符合实际的疾病预防控制对策和措施。现场调查是流行病学研究的一个特点，是医学科学研究中有别于其他研究方法的独特研究方法。②应急性：现场流行病学经常涉及针对已经发生或可能即将发生或有可能发生的、影响巨大或危害严重的突发公共卫生事件，不仅来势迅猛，

事先不可预知，要解决的问题具有突发性，而且极受关注，必须尽快予以回应和解决，现场流行病学调查具有鲜明的"时效性"。③宏观性：现场流行病学以宏观研究为主，兼顾微观。对传染性疾病而言，为了找出传染源或传播途径，现场流行病学调查需要采用流行病学方法，从人群的角度证实传播范围、波及人群、传播途径、传播机制等，为政府部门提出预防控制的策略和措施，有效预防传染病的发生与流行。④社会性：现场流行病学调查，必须面对公众和传媒，具有社会性。现场流行病学主要针对整个人群开展工作，促进人群的健康，突发公共卫生事件应急需要对整个事件做出判断。疾病暴发和突发公共卫生事件的预防和控制，应得到人群和社会的良好配合，协调各种关系，确保调查顺利进行。⑤合法性：现场调查必须依照一定的管理程序和职责权限开展现场调查，如《中华人民共和国传染病防治法》《公共卫生突发事件应急条例》等，赋予了现场流行病工作者调查和处理疾病暴发与突发性公共卫生事件的权利和义务。现场调查既受到法律的保护，又受到相关法律约束，必须要科学公正地做出调查结论。

任务　现场流行病学调查主要有以下两个方面的任务。

预防和控制疾病或事件的发生发展　①病因预防：对于各种严重危害人群健康的肿瘤、心脑血管疾病、艾滋病等疾病，以及各种突发卫生事件，应积极采取一级预防和控制措施，加强人群健康教育和科普教育，养成良好的生活习惯，提高自我保护意识，自觉警惕或消除各种隐患，避免疾病和灾难的发生。②疾病监测：

通过疾病监测，掌握重要疾病的发展态势以及影响因素，及时向有关部门反馈信息，提出合理化的对策和措施。在疾病发生之前，及早采取有效措施，防止疾病发生和发展。③预防接种：应用各种疫苗保护易感人群，预防相应疾病的发生和蔓延。一是对某些重要疾病进行计划免疫，防止疾病发生；二是疫情发生后，对易感人群进行应急接种，防止疫情继续蔓延。

寻找疾病或事件发生的原因　此是现场流行病学的主要任务之一。很多疾病暴发和突发公共卫生事件的原因都是现场流行病学调查而查明的，尤其是原因不明疾病暴发和突发公共卫生事件，现场流行病学调查更显重要。通过现场流行病学调查，查明病因或原因，及时做好污染源、传染源、密切接触者的追踪和排查和管理工作，认真做好疫点、疫区的卫生消毒处理，可有效控制疫情发展、防止疾病蔓延。

步骤　分为一般现场调查和应急现场调查的步骤。

一般现场调查的步骤　主要包括以下步骤。

确定调查目的　每个调查都要明确总目标是什么，有哪些具体目标。通过文献复习，了解掌握在这个领域已经进行了哪些研究工作，获得了哪些结果，还有哪些问题没有解决需要进一步调查研究。围绕这些问题，确定研究方向和研究目标，确定调查内容和变量。

调查设计　根据确定的调查目的和调查内容，选择具体的调查方法，并根据现场调查的条件（时间、人力、物力）进行调查设计，包括调查的范围、对象、样本含量、分组、变量和指标，以

及具体调查方法、问卷提纲或调查表设计、误差与偏倚的控制、调查员的选拔与培训、资料的统计分析等。

现场调查的实施 按照设计要求，进行现场调查。

资料的整理分析 一般而言，流行病学调查资料以调查表的形式被收集，再输入计算机进行整理、分析。在分析资料前，应对资料进行核对。核对肯定错的资料予以剔除。应用统计学方法对资料进行分析。现况调查资料主要是进行"三间"分布（时间、地区、人群分布）分析，得出病例的三间分布（时间、地区、人群分布）特征，必要时可按照某种特征分组分析。病例对照研究资料主要比较病例组和对照组的暴露比例的差异性，计算比值比（OR）和 OR95% 可信区间等。队列研究治疗主要比较暴露组和非暴露组（对照组）的发病情况，计算相对危险度（RR）、RR95% 可信区间、归因危险度（AR）及归因危险度百分比（AR%）等。

撰写调查报告 按照调查报告的格式，撰写调查报告。

应急现场调查的步骤 包括以下步骤。

接受信息 接到突发公共卫生事件报告后，要详细询问疫情或事故发生的情况，包括事件发生地点、时间、主要症状和体征、发病人数、死亡人数、年龄、性别和职业、可能的原因、已采取的措施、现状和趋势等，并记录报告时间、报告人和联系电话等，填写专用记录表格。

核实信息并组建调查组 核实信息，确认突发事件后，抽调流行病学等有关专业人员，组建流行病学调查组，制定调查计划，准备好调查需要的各类物品，赴现场开展调查。并按规定向同级卫生行政部门和上级单位报告。根据病例的临床表现、实验室检查、与流行病学资料相互结合进行综合分析做出判断。核实诊断可以通过检查病例、查阅病史及核实实验室检验结果进行。核实诊断应包括相应信息的收集，尤其是疾病的特征，从而为明确流行自然史提供线索。

开展现场调查 调查组到现场后，全面、准确、详尽地收集事件有关的信息，做好事件现场调查的详细记录。包括事件发生的时间、地点、和受影响的人群，尤其是事件单位、事件现场地址、事件的种类、数量、规模、级别、状态、事件的演变过程、影响范围、受波及的人员情况、可能的发展趋势等。主要包括一般资料、临床资料、流行病学资料、实验室检查的资料和相关综合资料如历史资料、气象资料、环境资料。①核实事件的基本情况，对患者进行个案调查，了解事件发生的时间、地点和病例的主要人群特点（年龄、性别、职业、生活情况等）以及临床症状、体征、检验结果等情况，同时要统计病例数（应分开确诊和疑诊）和暴露人口数。②分析可能引起疾病或事件发生的因素，采集人群样本送实验室检测。绘制发病时间流行曲线，用于描述暴发可能的传播途径、流行的大致时间，区别点源暴露、人传播人或是两者混合传播。根据需要分组比较性别、年龄、职业、居住地点、就餐地点或某种暴露史的罹患率，从病人的既往暴露史找出可能致病的因子，形成病因初步假设。③进行现场环境调查，采集环境样本进行检测。在现场环境调查和采样前，要尽量保持环境的原有状态，对现场进行保护与控制，必要时应封锁现场，在调查和采样完毕后方可解除。有些原因不明的事件在其他方法不能确定原因的情况下，如果条件允许可进行现场环境复原试验。

采取控制措施以防止疫情蔓延 在现场调查和采样后，立即清理现场，有针对性地开展消毒、杀虫、灭鼠和污染物清除工作，杜绝污染源，切断传播途径，避免污染物继续污染。怀疑为传染病时，对患者进行隔离治疗，对接触者进行医学观察，对易感人群进行预防服药和紧急接种，防止病原体进一步扩散。水污染严重的地区，应封锁水源，进行水质净化消毒或者改用新的水源。对高危人群开展宣传教育工作，一方面使他们解除顾虑，消除焦急不安与恐慌情绪；另一方面指导他们采取正确的防护措施。影响范围较大的疫情应及时向卫生行政部门提出疫区封锁、人员疏散方案，报经批准后组织实施。

深入调查以验证假设 核实全部病例的调查资料，并进行实验室验证，对事件发生因素和特征进行补充调查。使现场调查更完善，最重要的是提高病例鉴别的敏感性和特异性，以及得到更准确及真实的受累及的人数，即提高有关分子和分母的质量。另外，对确诊病例的再次面谈，可能获得有关接触暴露因子的程度或剂量反应等粗略的量化数据，这是认识某种疾病病原学有用的信息。

总结报告 向同级卫生行政部门和上级单位汇报事件处理结果，撰写一份书面总结和处理报告，记录调查情况、结果及建议。书面总结一般包括初步报告、进程报告和总结报告。初步报告是第一次现场调查后的报告，它应包括进行调查所用的方法，初步流行病学调查和实验室结果、初步的病因假设以及下一步工作建议等。进程报告包括疫情发展的趋势、疫情调查处理的进展、调查处理中存在的问题等。总结报告是在调查结束后一定时间内，及时写出本次调查的总结报告。内容包括暴发或流行的总体情况描述，引起暴发或流行的主要原因，采取的控制措施及效果评价、应吸取的经验教训和对今后工作的建议。

(熊鸿燕 许 斌)

wèishēng liúxíngbìngxué zhēnchá

卫生流行病学侦察 （sanitary epidemiological reconnaissance）

部队平、战时对国防战略要地、驻地、作战地区及临时活动（行军、野营等）地区的卫生和流行病学情况所进行的一种侦察活动。目的在于查明侦察地区的卫生学、流行病学情况，可能影响部队疾病发生和健康的危险因素，以及可利用的卫生防病条件，做出对部队可能造成危害的评估和判断，从而根据具体情况，提出应采取的预防对策和措施，以保障官兵的健康和战斗力。

目的和意义 卫生流行病学侦察是部队各级卫勤部门平、战时的重要工作之一。部队在驻地尤其在进入新的地区时，会遇到当地疾病、媒介昆虫和有害动、植物等对部队人员的危害；战时敌人使用生物武器时，又会出现各种反常现象和发生特殊疾病。侦察的目的，是要及时准确地掌握侦察地区的卫生和流行病学情况，即查明当地有无威胁部队成员健康的传染病、地方病，有无遭受敌人生物武器袭击的迹象，以及影响健康的其他因素和防治条件等，做出卫生流行病学判断，并根据具体情况，采取有效措施。

种类和内容 根据侦察的目的、范围和规模，可分为战略要地侦察、部队驻地侦察、部队临时活动地区侦察及战时卫生流行病学侦察。

战略要地侦察 部队在平时要组织力量查明各国防战略要地的地理、气象、卫生与疾病情况以及可能给部队造成的影响，为平、战时制订部队防疫工作计划与判定敌军是否使用生物武器提供依据。战略要地侦察的特点是地区大、范围广，包括的内容多、项目细，要求资料尽可能完整、具体，适合部队平、战时参考。这种侦察在平时或战前完成，一般由军区卫生部门组织实施，并把收集到的资料汇编成册。

部队驻地侦察 部队进驻新地区前，要对新驻地及周围 5～10km 进行卫生流行病学侦察。部队执行任务需在某一地区驻扎较长时间时，也应进行这种侦察。驻地侦察一般由师卫生科或团卫生队组织实施，侦察内容主要是当地的卫生情况，传染病、自然疫源性疾病、地方病、媒介节肢动物与医学动物等情况。侦察结束时要写出侦察报告，提出部队进驻时卫生防疫工作的意见，并作为以后部队防疫工作的参考。

部队临时活动地区侦察 部队离开驻地进行行军、野营、演习等军事活动时，须对其活动的地区、路线等实施卫生流行病学侦察。根据部队临时任务的性质、活动时间的长短和季节情况，重点查明现阶段传染病发生情况、水源卫生、食品供应、自然疫源地及当地的卫生情况等。通常由团以下卫生人员与设营或先头勘察小组一起进行。根据情况，可写成侦察报告，或口头向卫勤首长报告。

战时卫生流行病学侦察 包括部队行军或运输的沿途食宿点、集结地区、作战地区与后方地区的卫生与流行病学情况，应按分级负责、互相衔接、互相补充等原则进行。根据任务和规模分为师以下部队侦察、军（省军区）后勤卫生部门侦察和大军区联勤卫生部门的侦察。

报告 按照侦察报告的格式，撰写侦察报告。

标题 侦察报告应有标题。标题应当简练、清楚。

前言 概述部队将要执行的任务、时间、地点和参加单位。说明本次侦察的目的、范围和侦察人员的组成。

侦察内容与结果 应按照地区概况、卫生状况、发病情况、医学动物和卫生资源分布等五部分依次叙述。

地区概况 说明侦察地区的坐落地点、地形类型、其所辖行政区划及城镇、村屯的分布；结合部队将要执行任务的季节，阐明当地气象的特点和气象因素对部队执行任务和身体健康可能带来的影响；描述侦察地的铁路、公路、水运等交通运输网络分布；记录居民的民族结构、人口数和户数，简要说明居民的经济状况和生活条件；提出可供部队选择的厨房、食堂设置地点和房舍。

卫生状况 说明侦察地区内水源的种类、数量和分布，供水量能否满足部队的需要，水源周围有无污染源；列表说明水样采集地点、采集份数和检测结果，注明哪些水源可供饮用或洁治消毒后供饮用，列出水源名称、地点；说明水源的卫生防护设施和洁治、消毒措施；说明当地能供应部队的主、副食品和饮食行业卫生状况；说明环境卫生和居民个人卫生状况；提出部队驻扎时应当注意的项目和防范重点。

疾病情况 说明当地近 1～2 年发生过哪些传染病、地方病和其他常见疾病，有无流行，发病数和死亡例数，发病原因；侦察地区是否存在自然疫源地、分布情况；侦察时当地现患传染病人病种和分布，并注明其发病地点和病例数。

医学动物 说明当地病媒昆虫（如吸血节肢动物）和宿主动物（鼠类等啮齿动物）的种类和分布；对人的骚扰、传播的各疾病种类和严重性等危害程度；当地的防治经验。

卫生资源分布 说明侦察地区内医院、门诊部、卫生院（所）和防病机构，药品供应点的分布及设置地点，医疗、防病的技术水平；可供部队利用的医疗仪器设备和药材，以及传染病隔离、治疗的条件。

结论 在客观地分析侦察结果的基础上，对侦察地区的卫生流行病学状况做出确切的评价，说明部队进入该地区后是否安全，可能遇到哪些问题，在哪些方面不安全（如供水是否安全，主副食品的采购是否安全，危害部队健康的传染病、地方病，有害昆虫、动物的袭击和骚扰，以及战时敌人使用毒剂和武器等），需提请部队注意。

建议 根据上述的分析、判断，报告中应明确提出部队进入该地区后必须采取的针对性预防措施的建议。同时应提出部队出发前需做好哪些准备工作。

附图 侦察报告应附有侦察地区的卫生流行病学简图

结尾 报告结尾应有侦察组负责人签名和报告日期。

（熊鸿燕 许 斌）

zìrán yìyuánxìng jíbìng

自然疫源性疾病（natural focal disease）

在特定自然条件下，以野生动物为主要传染源，病原体通过各种媒介感染动物宿主，长期在一定生态系统中循环延续，并可在一定条件下传染给人或家畜的一类动物源性传染性疾病。存在自然疫源性疾病的地域称自然疫源地，是由特定自然景观中的病原体、传播媒介和宿主动物构成的特殊生态系统，一般分为：①自然疫源地带。指某自然疫源性疾病呈不连续的链状分布，如流行性乙型脑炎自然疫源地带，大致分布在南纬 8° 至北纬 46° 和东经 87°～145°，包括热带、亚热带和温带。②独立自然疫源地。由于地理的或生态系的天然屏障而隔开的自然疫源地，如里海西北部鼠疫区被乌拉尔河、伏尔加河和里海隔开成为若干个独立的自然疫源地。③基础疫源地。常为宿主动物喜欢栖息、病原体被固定而长期保存下来的小块地区，有时把鼠洞也归属于基础疫源地，或把前者称中疫源地，后者称小疫源地。人类一旦因生活、生产或军事行动的特殊需要情况下进入自然疫源地，则可能受感染甚至发病。

通常情况下，自然疫源性疾病多存在于人烟稀少、人迹罕至的边远地区，但这些地区往往森林、矿藏丰富，或是待开发的荒地，且大多又是国防要地，具有重要的经济和军事地位，将危害在这些地区的驻防部队、国防施工、开发勘探、调查测绘等人群的健康和影响任务的完成。对于平时未做任何自然疫源性疾病侦察和预防而贸然进入自然疫源地的人群危害更大。部队由于平时、战时训练、作战需要，可能经常出入自然疫源地，因此自然疫源性疾病对部队人群健康危害较大，常常造成大量疾病减员，如第二次世界大战的太平洋战场上，军队中患恙虫病者即达 20 000 名以上；海湾战争中，美军在中东沙漠地带黑热病的感染发病是非战斗减员的主要因素之一。因此作为部队卫生工作者，对自然疫源性疾病必须要有足够的了解，尤其平时应对国防要地和部队驻地要做自然疫源地调查和流行病学侦察，提供完整的军事医学地理资料，为平时、战时控制或消灭自然疫源性疾病提供保障。

病因及发病机制 20 世纪 30 年代后期，苏联科学家巴甫洛夫斯基在对开垦远东地区原始森林的工人感染森林脑炎等疾病的调查实践中，首次提出了人类虫媒传染病的自然疫源性现象，认为自然疫源性是指病原体、特异媒介（节肢动物）和储存动物不依赖人类，独立存在于自然界生物群落中，不断循环延续和进化。后来将该学说扩大到非节肢动物和家畜所患的传染病领域，并定义："一种病原体不依赖人类即能在自然界生存繁殖，并在一定条件下才能传给人或家畜，这种疾病称为自然疫源性疾病"。该学说的提出在当时经济开发活动的卫生防病中发挥了重要作用，20 世纪 50 年代初，该学说传入中国。人类对自然疫源性疾病的研究和认识不断深入，在实践过程中，不仅该学说自身得到了进一步的发展和完善，也的确为防治自然疫源性疾病提供了理论和实践依据。但是至今自然疫源性学说在国际上没有被广泛认可，自然疫源性疾病在国际上一直通用"动物源性疾病"和"媒介疾病"代替。有学者认为所有的自然疫源性疾病都是由动物作为传染源，从其流行病学特点和疾病预防控制的需要出发，站在人类的角度看待这类疾病，称作"动物源性疾病"更为确切，有利于与国际接轨，进行交流与合作，又有利于为广大医疗卫生工作者、卫生行政部门领导和广大群众所理解，促进预防控制工作的开展。

流行病学特点 充分认识和了解自然疫源性疾病的流行病学特点和流行过程是预防控制自然疫源性疾病的重要理论基础，不同种类的自然疫源性疾病的流行病学特点有其固有特点，此处仅概括介绍自然疫源性疾病共性的流行病学特点。

有明显的地域性 自然疫源性疾病的病原体主要在相关动物间通过特定的媒介进行相互传播，形成自然疫源地，这些相关宿主和传播媒介只存在于具有一定地理景观的生态环境内，因此自然疫源性疾病具有明显的地域性。例如，森林脑炎病原体在硬蜱与小型兽类间循环，而这个循环存在于北半球寒温带森林；新疆出血热的病原体在璃眼蜱与小型兽类间循环，这个循环存在于南北疆胡杨红柳荒漠地带。血吸虫病虽然人、畜和野生哺乳动物都可以作为宿主，但血吸虫生活史中的毛蚴必须在中间宿主钉螺体内发育，在中国血吸虫病的流行区域与钉螺分布一致，只分布在长江以南的12个省、自治区、直辖市。没有钉螺的地区可以自流行区输入患者，但不能引起当地血吸虫病的流行。但自然疫源性疾病的地域性特点并非绝对的，尤其是一些以原虫类的自然疫源性

疾病如弓形虫病分布于全球各地，包括热带、温带、寒带，地域差别并不明显。

有明显的季节性 自然疫源性疾病的宿主及传播媒介昆虫的种群动态、数量消长、活动规律、生理和免疫状态等都会随季节的变化而变化，从而影响宿主和媒介体内的病原体生长发育及其保存病原体、传播疾病的能力，因此导致了相关自然疫源性疾病的发生和流行出现明显的季节性。例如，乙脑的流行与媒介三带喙库蚊的季节变化一致，多发生在夏秋季节；森林脑炎的流行与媒介全沟硬蜱的季节消长相关，主要发生在 5~8 月，6 月为流行高峰。再如，鼠作为流行性出血热等的主要传染源和宿主，通常在春秋两季为其生殖发育高峰，导致该季节鼠密度增加，且其携带的传播媒介蚤等数量增加，导致流行性出血热在这两季节出现明显发病高峰。

明显的职业性 自然疫源性疾病的病原体多存在于边远人迹罕至的地区，在相应的宿主动物间流行，人类或其他动物不进入该自然疫源地是不会被感染发病的，因此只有经常进入自然疫源地或接触相关宿主的职业人群才容易发生相关自然疫源性疾病，因而具有明显的职业特征。例如，血吸虫病、钩端螺旋体病则以农民、渔民接触疫水较多的人群高发；鼠疫、布氏杆菌病多发于牧民、猎户；炭疽以制革工人或皮革搬运工人多发；鹦鹉热见于玩鸟者；肝吸虫病、肺吸虫病多见于有特殊饮食习惯者。

发病开始时间与高峰时间 在主要传播媒介开始活动与密度高峰之后，约该病潜伏期加病原体在节肢动物发育繁殖所需的时

间即外潜伏期之和；控制媒介节肢动物后，发病可明显下降。自然疫源性疾病均为人畜共患性病，有的病种在其流行前，常先在野生动物或家畜中流行，可用作人类流行的警报。

受人类经济活动影响显著 人类的经济活动如垦荒、水利建设等导致病原体、宿主和媒介生物赖以生存、循环的生态环境改变，使宿主和媒介密度、生活习性等随之变化，导致自然疫源性的增强减弱或消失。例如，森林被采伐，使森林脑炎减少或消失；推广水稻种植，为黑线姬鼠栖息、繁殖提供了有利条件，其密度的上升导致流行性出血热发生和流行。大型工程建设不当引起生态环境的变化，如埃及修建阿斯旺水坝使尼罗河下游变成相对静止的"湖泊"，导致血吸虫病的发病率急剧上升。中国洞庭湖的血吸虫病流行、鼠灾与"围湖造田""筑堤灭螺"等人类活动也是密切相关的。

流行过程 此类疾病与其他传染病一样，其发生和流行，需要传染源、传播途径和易感人群三个基本条件同时存在，但受自然和社会因素的影响更加明显。

传染源（宿主） 自然疫源性疾病的传染源（宿主）主要为野生动物，以哺乳纲和鸟纲为主，其中啮齿类中的鼠类最为常见。中国主要的鼠源性疾病包括鼠疫、地方性斑疹伤寒、土拉菌病、野鼠热、钩端螺旋体病、恙虫病、流行性出血热、Q 热、蜱传回归热、森林脑炎、北亚斑点热与血吸虫病等。因此灭鼠是预防相关自然疫源性疾病的一项十分重要措施。

某些家畜亦可作为自然疫源性疾病的传染源或宿主，如猪可

作为钩端螺旋体病、乙型脑炎的传染源；牛可作为血吸虫病的保存宿主与传染源；羊可作为布氏杆菌病、包囊虫病、Q 热的传染源；狗是狂犬病的主要传染源。一般认为人类作为传染源意义不大，虽然有部分自然疫源性疾病的病原体可以在人体内长期携带，但可能因传播途径不易实现或数量相对较少，故意义不大。

尽管自然疫源性疾病的病原体多具有严格的动物宿主，但多数自然疫源性疾病的病原体可在多种宿主体内存在，存在多样性，为控制传染源（宿主）带来更大的困难，一般动物宿主包括主要宿主、次要宿主与偶然宿主三类，通常以控制或消灭主要宿主为预防工作重点，若能将主要宿主密度降低，发病率也会随之降低。

传播途径　自然疫源性疾病的传播途径相对比较复杂、多样，可通过消化道、呼吸道、皮肤黏膜、节肢动物（虫媒途径）等途径传播，且除少数自然疫源性疾病的传播途径比较单一外（如乙脑），大多数自然疫源性疾病均可多种途径同时传播，如鼠疫、肾综合征出血热等均可通过节肢动物叮咬、呼吸道、消化道及破损的皮肤黏膜等多途径感染。其中节肢动物（虫媒途径）在自然疫源性疾病的传播中，起着非常重要的作用，有的甚至是主要作用。

人群易感性　人类普遍易感，尤其应注意部队和野外施工队，由于作战、训练、抢险和施工等任务，常为短时间集中进入疫区，容易引起较多人同时暴露受到感染而发病。即使常驻疫区的部队，由于人群流动性大，每年都有新战士入伍与老战士复员，新来者多是易感人群，容易集中发病。

自然环境的影响　自然疫源性疾病是在特定的自然条件下形成的自然疫源地中发生的疾病，动物宿主和传播媒介分布、生长和繁殖明显受自然环境因素影响，同时病原体在宿主或媒介中的生长发育，以及其致病力等也受气温、气湿及宿主密度、免疫状态等因素影响，因此自然因素对自然疫源性疾病的形成、发生与发展影响明显。不同的自然地理景观有不同的自然条件，会有不同的野生动物、昆虫和植被生长，也就决定了它所容易发生的自然疫源性疾病的种类。因此，自然景观的调查在自然疫源性疾病的研究中有重要的意义。

社会因素的影响　自然疫源性疾病的发生发展与社会因素的关系十分密切。人类的生产、社会活动可以通过改变自然环境条件从而影响自然疫源性疾病的发生和发展，也可通过各种措施直接影响自然疫源性疾病的流行基本环节达到影响自然疫源性疾病疫情的目的。例如，对森林、荒地等的开发，大量人群进入自然疫源地，导致自然疫源性疾病的暴露增加而致病，同时也破坏了现有的生态环境，影响了自然疫源性疾病的宿主、传播媒介生存空间，导致自然界中自然疫源性疾病发生和分布的变化。再如，人类卫生运动降低了鼠密度和蚊密度，有效地控制了鼠传播疾病（如鼠疫、地方性斑疹伤寒等）和蚊传播疾病（疟疾等）的流行；结合生产，兴修水利，改变了钉螺的滋生环境，血吸虫病也大大减少。

防治措施　因各种自然疫源性疾病的疫源地、宿主动物、媒介生物及传播、感染方式不同，其具体防治措施也不相同。由于自然疫源性疾病本身的特殊性，彻底根除自然疫源地是十分困难的，因此自然疫源性疾病的防治重点应放在防止发生人间疫情上，自然疫源性疾病的防治策略应在调查研究基础上，有针对性地采用因地制宜的综合防治措施，对自然疫源地进行科学的治理，保护易感人群。从共性方面应注意以下原则。

重视疫情监测及信息交流　部队和地方应建立完善的自然疫源性疾病疫情监测和信息交流平台，不间断和及时了解地方和部队驻地、国防要地自然疫源性疾病疫情态势（包括动物间和人群间），强调部队和地方的协同和信息交流，进行预测，以便及时调整相关防疫措施。

有针对性地制订防治预案　各地方及部队应主动根据监测信息，加强卫生侦察，以补充完善资料，有目的地制定防治预案（如鼠疫疫情处理预案、肾综合征出血热疫情处理预案、钩端螺旋体疫情处理预案、炭疽疫情处理预案等），加强卫勤准备，以应急需。

平时积极采取综合防治措施　控制自然疫源性疾病在动物间及人群间的疫情。同其他传染病控制一样，应采取控制（治疗）传染源、切断传播途径和保护易感人群，以及控制影响疫情相关因素等综合措施才能有效控制自然疫源性疾病疫情。由于自然疫源性疾病种类较多，且宿主和传播途径复杂、多样，控制自然疫源性疾病的相关措施实施较难，应将控制主要宿主和传播媒介密度作为主要措施，根据具体情况辅以其他措施。若当地主要存在鼠源性疫源地，则重点为灭鼠、防鼠；若主要为虫媒传播则应重点在杀虫、防虫、清除滋生地；

若主要为接触疫水传播，则应加强避免（减少）疫水接触与防护。

必要时可根据当地情况有计划地进行疫苗（菌苗）的预防接种，使用疫苗进行强制性预防接种，这是预防和控制人畜共患病发生与流行的一项重要措施。疫苗预防接种通常主要在疫病流行区内生活的人群中和拟进入疫区工作的人员及高危人群中进行。发生疫病流行或发生生物战和生物恐怖时可用疫苗进行紧急预防接种。

（熊鸿燕 张 耀）

jūnshì yìngjī zhàng'ài

军事应激障碍 （military stress disorders）

军人在完成军事任务过程中，因极端恶劣生存环境、精神超负荷紧张及超强度作业等在内的多种军事应激压力对军人认知、情绪和行为造成的障碍。应激指有机体在生理上或心理上受到威胁时出现的一种非特异性的身心紧张状态。而军事应激就是指军人在完成军事任务过程中对极端恶劣生存环境、精神超负荷紧张及超强度作业等在内的多种军事应激反应的过程，包括心理上、生理上的变化。适度的应激反应往往能活化思维，提高军人的警觉性和作业效率，能较好地适应环境，但当应激压力导致军人的认知、情绪和行为发生改变，严重降低军事作业效率时，才可认为是军事应激障碍。根据世界卫生组织公布的国际疾病分类第 10 版 （ICD-10） 和中国精神疾病分类标准第 3 版 （CCMD-3） 标准，常见的应激障碍主要分为三大类，即急性应激障碍、创伤后应激障碍和适应障碍。

研究意义 军事职业具有高风险性和高应激性，在执行作战、训练和抢险救灾等任务中，军人不但要承受强大的体力负荷，还要承受巨大的心理压力。因此，军事群体心理问题和应激障碍的发生率要比一般群体高。尤其是在未来高技术、信息化作战条件下，潜伏着各种不可预知的危险因素，对参战人员的心理影响不可低估，因为难以预料的应激刺激更容易引发持续的精神紧张，进而导致各种应激障碍。因此，探讨部队应激障碍的发生规律，并在此基础上制定切实可行的防治措施，对维护部队官兵的心理健康，保证部队战斗力，打赢未来高技术局部战争具有重要意义。

防治措施 主要包括预防和治疗两个方面。

预防 控制军事应激障碍发生的最有效的方法，但是还没有一种方式可以全面地预防军事应激障碍的发生。预防计划的目标应该是尽可能降低由于战争导致的减员和遭受的精神痛苦。预防是一种选择在应激障碍发生前所进行的心理干预，一般不直接对少数个体进行，主要集中在强化组织机构，目的是使它能够支持个体保持健康状态，忍耐由于暴露在恶劣的战争应激条件下导致的个体的不稳定状态。在早期阶段，通常不需要通过专业人员进行大规模的个体治疗的介入。

治疗原则 对于军事应激障碍的治疗基于以下四个原则：首要恢复病员的社会生活功能；依靠社会支持系统；重建自我的健康和应对认知，同时拒绝疾病标签；鼓励合理地发泄。针对军事应激障碍选择心理治疗的方法时，军医要考虑以下标准，即心理治疗的方法必须简明，有确实的理论基础，治疗应激障碍有充足的实验支持。主要包括心理减压、眼动脱敏和再加工、认知行为治疗、支持性心理治疗、药物治疗等方法。

（熊鸿燕 张 耀）

zhàndòu yìngjī zhàng'ài

战斗应激障碍 （combat stress disorders）

军人在战争环境下对外环境刺激丧失了应付能力的失能性心理障碍。表现有明显的精神神经症候，甚至终身留下创伤后应激障碍 （post-traumatic stress disorder, PTSD）。此概念起源于对第一次世界大战中大量的神经精神性战斗减员的回顾性研究结果上。第一次世界大战以前，美国人曾将战斗应激障碍称为思乡病、胆小鬼；后来在不同时期曾被称为炮弹休克、毒气歇斯底里、战壕神经症、操作疲劳、战斗休克、战斗疲劳、战斗衰竭等。越南战争后统一称为战斗应激障碍，其中应激 （stress） 一词是塞里 （Selye） 1936 年引入医学界的。第二次世界大战以来各国对战斗应激障碍的认识越来越深刻。其症状描述有眩晕、混淆、夸大的惊骇反应、记忆损坏、集合困难、生存罪恶感、过多的自发激起、猛烈抽搐、恐怖面容、面色苍白、四肢发冷、睡眠障碍、战争噩梦、疲倦、呼吸短促、注意力不集中、无目的的动作、理解执行命令困难等。

战斗越激烈、越持久，战斗应激障碍发生率越高；新参加战斗 25 天内最易发生，然后有一适应期，经 100 天的连续战斗后，发生率又大大增高。拉厄 （Rahe） 将其分为急性、慢性和 PTSD。

（熊鸿燕 张 耀）

zhànshí jīngshén jíbìng

战时精神疾病 （wartime psychotic disorders）

在战争这一特定环境条件下产生的精神疾病。其发病机制、主要症状及防治原则与普通精神疾病基本相同，但由于其致病的因素、发生的时间和防治的环境条件有其特殊性，因此战时精神疾病的发病特征、临床过程及其预后有其特点，其分类和具体防治措施也与普通精神疾病有差别。国内外对战时精神疾病尚无统一的分类标准。根据致病因素与疾病性质，可将战时精神疾病分为颅脑损伤所致精神障碍、战时精神症、战时急性心因性反应、战时精神分裂症、战时情感性精神障碍及特种武器和特殊环境所致精神障碍；也可将战时精神疾病大致分为两大类，第一类是军事活动时诱发的精神疾病，包括精神分裂症、躁狂抑郁症；第二类是军事活动所致的精神疾病，包括精神应激障碍、战争神经症、脑外伤后精神障碍、感染中毒性精神障碍。

颅脑损伤所致精神障碍：由于外力直接或间接的作用，颅脑发生器质性或功能性损伤而引起的精神障碍。

战时反应性精神病：由于战斗环境中受到突然性严重刺激而引起的强烈情感反应，如空袭、轰炸、炸弹爆破及其他武器等威胁、短兵相接、白刃格斗的情绪体验等。也与患者当时神经系统功能状态和个体病前性格特征、家族精神遗传史有密切关系。其发病机制、临床表现类型与平时反应性精神病相同。战时以急性反应性精神病常见，起病急遽，恢复较快。而慢性反应性精神病，如反应性妄想和反应抑郁等少见。

战时精神分裂症：常由战时心理应激引起，大多起病往往较急，临床上可表现出思维、情感、行为等多方面的障碍以及精神活动的不协调。患者一般意识清楚，智能基本正常，但部分患者在疾病过程中可以出现认知功能损害。战时精神分裂症一般病程较短，离开战争环境后部分患者经治疗可保持痊愈或基本痊愈的状态，预后较好。

特种武器和特殊环境所致精神障碍：可以由于对脑部直接伤害产生精神障碍，也可通过心理紧张造成应激障碍引起精神症状。按其不同的致病因素，又可分为核武器所致精神障碍、化学武器所致精神障碍、定向能武器所致精神障碍、燃烧武器所致精神障碍、热带和寒带野战精神障碍。

（熊鸿燕　许　斌）

bùduì tèdìng chǎnghé xiāodú

部队特定场合消毒（disinfection on specific occasions for military forces）

在平、战时发生传染病疫情的疫区及发生洪涝、地震等灾害时，需要执行较大规模的人员、物品和环境的消毒及相应的卫生处理。灾害发生的早期，灾区尚未出现集中的传染病疫情时，应开展预防性消毒；若出现了传染病暴发和流行，须进行疫源地消毒。

疫区消毒　发生传染病疫情的疫区原则上需进行疫源地消毒，具体的消毒时机、消毒方法和消毒部位视疾病类型和疫区环境而定。发生烈性传染病疫情时，对传染源要按照卫生检疫要求严格处理，加强隔离和疫源地消毒，当传染源仍然存在时，进行随时消毒；当传染源已不存在时，进行彻底的终末消毒。若是呼吸道传染病，室内保持空气流通，终末消毒时可采用密闭后熏蒸消毒或气溶胶喷雾；若是消化道传染病，所有日常物品表面、地面和离地 2m 以下墙壁可气溶胶喷雾或擦拭消毒，患者呕吐物、排泄物须浸泡消毒后排污；一次性医疗用品和垃圾可浸泡消毒或严格管理下集中焚毁，非一次性医疗用品一般可采用高压蒸汽灭菌；染病死亡的动物尸体须无害化处理，可挖深坑消毒后掩埋或焚毁。总之，一切可能被病原体污染而又有现实的传染可能性的物品必须消毒。烈性传染病疫区的消毒必须采用适宜浓度的高效消毒剂（如含氯或过氧化物类消毒剂）或灭菌能力强的物理消毒方法。

灾区消毒　中国频发洪涝灾害和地震、地质灾害，为防止灾后出现大的疫情，灾区的消毒工作切不可掉以轻心。灾后卫生防疫的核心问题是缺乏安全的食物和饮用水，加上人体抵抗力下降、卫生设施损坏和缺乏药物等因素，极易暴发消化道传染病，如细菌性痢疾、甲型肝炎、霍乱、伤寒和感染性腹泻等。除灾区群众外，救灾部队官兵往往也受到这些疾病的威胁，灾后防病关键在预防，如尽快提供安全的饮用水和食物，及时清运及掩埋人畜尸体、垃圾和粪便，迅速恢复基层医疗卫生服务，在这些工作的基础上，加强预防性消毒，才能有效地防止疫情的发生和扩散。重点对饮用水、餐饮具、日常用品及各种污染源加强预防性消毒。根据以往经验，消毒药品首选高效的含氯消毒剂，如二氧化氯或二氯异氰尿酸钠，其优点是既可用于环境和物品消毒也可用于饮水和餐饮具消毒，且便于运输和保存，消毒效果可靠。需要注意的是，灾区并非疫区，进行预防性消毒时须防止"过度消毒"和"无效消毒"，如使用洒水车进行街道喷洒消毒或利用大型喷雾器进行室外空气喷雾消毒等不必要的消毒措施，既浪费宝贵的人力物力，又容易造成环境和水源的污染，得不偿失。如果灾区发生了传染病疫情，即转为疫区消毒。

（熊鸿燕 许斌）

bùduì tèdìng chǎnghé shāchóng

部队特定场合杀虫（insect disinfestation on specific occasions for military forces）

中国许多部队长期因训练而临时驻扎在边疆、高原、山区、海岛等地形地貌复杂，动植物分布丰富的地区；赴国外参加国际维和行动的任务逐渐增多且均为非洲和加勒比海地区，这些地区往往是自然疫源地，官兵们面临自然疫源性疾病的威胁，卫生害虫防制更显得重要。对长期或永久驻地必须贯彻因地制宜地采取综合性防制措施的原则；针对临时性驻地，可加强个人和集体的防虫措施，以及采用化学杀虫剂达到快速降低害虫密度的目的，但也必须辅以环境卫生整顿，如填埋垃圾、清扫厕所等措施才能取得事半功倍的效果。

高原、草原及森林等自然疫源地营区杀虫　中国西部、北部等分布有草原、森林、荒漠、高原等地形地貌，往往是鼠疫、炭疽、出血热、土拉菌病、布氏杆菌病等疾病的自然疫源地，部队在此驻扎，必须做好防虫和杀虫工作，严防自然疫源性疾病经媒介节肢动物传播给官兵。这些地区的病媒生物因气候原因其种群密度发生季节性消长，夏季及前后是发病的高峰期，除做好诸如安装防蚊纱门、纱窗，房间内使用灭蚊剂，清除居住区环境蚊虫滋生地等常规防蚊措施外，因鼠疫、回归热等多为鼠类寄生虫传播，故还须重点做好防蜱、螨和灭虱、蚤的措施，考虑与灭鼠相结合，方为正确途径。在个人层面，要教育广大官兵时刻保持警惕，野外执行任务时，注意扎好领口、袖口和裤口，戴防蚊帽、面纱和手套等，尽量防止皮肤裸露在外，裸露部分可通过涂抹驱避剂防护；休息时不要随便坐卧草地，防止蜱、螨侵入，不给害虫以可乘之机。但在日常生活和训练中，病媒生物防不胜防，开展有针对性的免疫预防，是确保安全的关键措施。

热带地区及维和部队营区杀虫　热带地区气候的特点是全年气温较高，雨水较多，四季不大分明，年平均气温在 20℃ 以上，自然环境的主要特征是气温高、湿度大，适宜微生物、寄生虫和媒介生物的滋生繁殖，故容易引发虫媒传染病。主要的病种有疟疾、登革热、黄热病、委内瑞拉马脑炎、恙虫病、莱姆病、土拉菌病、裂谷热、基孔肯雅病、埃博拉出血热、黑热病、非洲锥虫病等，其传播媒介涉及蚊、蜱、恙螨、白蛉和舌蝇等，杀虫在预防此类疾病上作用显著。但鼠类、灵长类动物作为其自然宿主大量存在，仅依靠杀虫只能治标，必须将控制鼠类宿主密度和局部环境的综合治理结合起来，尤其要加强日常防蚊虫的措施。

中国军队赴亚、非、拉地区维和任务日渐增多，多为热带地区，虫媒传播的自然疫源性疾病严重威胁维和部队官兵的身体健康；而按蚊传播的非洲恶性疟，虽无动物宿主，但人群感染率高，是维和官兵的主要威胁，防蚊灭蚊工作必须科学合理、扎实有效、发动群众、综合治理。在建立营区前，须进行流行病学侦察，摸清当地疾病和媒介的种类、数量等情况，制订防制措施，做好充分的卫生防疫准备；在建立营区伊始，就要充分考虑防蚊要求，如加装防蚊纱窗纱门，使用防蚊涂料或油漆处理墙面，安装灭蚊灯等措施；在日常生活和工作中，教育每位官兵做好个人防蚊措施，如减少皮肤的暴露，裸露部位涂抹驱避剂，睡觉时使用蚊帐、灭蚊药物，用杀虫剂浸泡蚊帐和衣物（如氯菊酯用量 $0.5g/m^2$，溴氰菊酯 $0.02g/m^2$）；防疫人员监督营区内及附近环境卫生，及时清理垃圾和厕所，消除积水坑，坚持每隔一定时间（雨季每周一次，其他每月一次）对居住的局部环境表面用拟除虫菊酯类杀虫剂进行滞留喷洒处理，可有效阻止按蚊的栖息停留。但上述措施也并非万无一失，仍需正确服用预防药物。

舰船、坑道等可密闭空间杀虫　海军舰船和导弹坑道的防虫灭虫应该与灭鼠结合进行，用杀虫剂和灭鼠剂联合熏蒸法熏舱、熏洞，然后在墙面、地板等表面采用高效拟除虫菊酯类杀虫剂作滞留喷洒。人员少时主要加强个人防蚊措施，人员多时可集中杀虫，注意交替使用杀虫剂，防止害虫抗药性的产生。

洪涝、地震等灾区杀虫　中国自然灾害频繁，抗灾救灾是中国军队的重要任务，而灾后往往是疫病暴发流行的高峰。灾区环境巨变，卫生设施被损坏，污水、粪便、垃圾和人畜尸体严重污染环境，最突出的问题就是蝇类大量滋生，其传播的疾病对劫后余生的人群和救灾官兵形成巨大威胁。故救灾早期应该以防治蝇蛆滋生作为杀虫的首要任务之一，在坚持清理和填埋上述污染物的同时，开展重点突出、规模适度的灭蝇灭蛆活动，是十分必要的。由于灾后早期社会往往呈现无序状态，人们关注的焦点在抢救伤员上，因而及早开展防疫工作更加显得重要，但此时防疫药品和物资匮乏，必须动用一切可用的灭蝇手段，如机械的、物理的、环境的及化学的方法来达到目的，待药品和物资支援到位后，即转入科学规范和有针对性的防治阶段。另外，灾后人们居住条件简陋，蚊虫、虱蚤等病媒和蜈蚣、蝎子等毒虫的侵害增多，也应作为杀虫的重点予以关注。

（熊鸿燕 许 斌）

bùduì tèdìng chǎnghé mièshǔ

部队特定场合灭鼠（deratization on specific occasions for military forces）

在平、战时时期，军队多驻扎边疆、高原、山区、海岛等地形地貌复杂，动植物分布丰富的地区。军事作业环境涉及鼠类易于生长繁殖的舰船、坑道、军事工事等密闭场所；而鼠类是传染病重要的传染源，灭鼠和控制鼠类繁殖是部队开展传染病预防与控制的重要措施之一。

高原和草原灭鼠 中国高原寒区几乎都在西部地区，冬季气候寒冷，其地理类型除了戈壁、荒漠、冰川、冻土带、林地外，还有草场和草甸等，高原草场、草甸和草原夏季青草茂盛，是草原型野鼠（如旱獭、高原鼠兔、沙鼠、草原黄鼠等）的重要栖息地，是鼠疫等疾病的自然疫源地。从卫生防疫的角度看，灭鼠应把重点放在鼠疫等自然疫源性疾病的传染源（宿主）上，而旱獭（如喜马拉雅旱獭）是鼠疫的主要宿主，应作为灭鼠的重点。家栖鼠中的一些种类如褐家鼠有家、野两栖的特性，极易将野鼠中流行的疾病带入人群，不可忽视。要教育部队官兵不要随意捕捉和猎杀旱獭、野兔这类大型鼠形兽类，防止鼠疫等传播，若为了灭鼠目的而猎杀，必须做好个人防护及正确处理其尸体。

高原草地和草原灭鼠一般规模较大，必须精心准备，选择每年的 4～5 月鼠类繁殖的高峰期灭鼠，可达事半功倍的效果。但要注意在雨季（5～10 月）来临前结束，因连绵的雨水对浸泡毒饵影响极大，或者设置防雨水的毒饵站来灭鼠。部队驻训多在夏季进行，需要迅速降低鼠密度，可以选择急性灭鼠剂或 C 型肉毒毒素灭鼠。草地野鼠喜食青草，高原野鼠嗜食青稞，因此诱饵尽量采用青草颗粒和青稞制作。

陆军训练场和空军机场灭鼠 训练场和机场地势平坦，绿化面积大，草本植物茂盛，其生态环境与草场类似，适宜野鼠生存，如黑线姬鼠和麝鼩往往是优势种；同时又有人员的生活设施，如食堂、仓库等，给家鼠的生存带来有利条件，如褐家鼠和黄胸鼠是优势种。训练场的使用季节性强，人员在集训高峰期高度集中，且新兵比例高，鼠传疾病的防治面临挑战；机场常年有人驻训，但也有集训的高峰期，有些机场是军民两用，人员流动性更大，鼠患也比较严重。因此其室外灭鼠与草原灭鼠相似，但需与室内灭鼠同步进行，按照大面积灭鼠的组织与要求进行，一般春、秋各进行一次，交替使用灭鼠剂。训练场和机场灭鼠要与环境治理结合起来，清除适宜鼠类滋生的条件，灭鼠与防鼠相结合，才能取得良好效果。

海军舰船灭鼠 舰船是一个特殊的相对封闭的人工环境，但与外界不可避免的接触和交流导致其鼠患问题不容忽视，且往往伴随臭虫、蚤类等鼠类体表寄生虫和蟑螂等害虫，故舰船灭鼠应与杀虫一起规划。舰船上舱室众多，结构复杂，各种管线交织，留有许多适宜鼠类生存的空间；船上往往储备有大量食物，船员生活舱食物多，无防鼠措施，舰船经常靠岸，人员和货物进出频繁；舰船的特殊环境，使得常用的慢性灭鼠剂因鼠尸的处理问题被船员接受的程度低，物理灭鼠措施因效率太低并不适用，这些都给灭鼠工作带来挑战。除了疾病的威胁外，鼠类咬噬电缆、破坏管线、损坏精密仪器等，会给设备的正常运行及舰船的安全带来严重威胁，不可掉以轻心。

舰船灭鼠是一项系统工程，从其建造伊始，到每次出海航行和进厂维修，都必须做到防灭结合，其核心就是严格执行现有的舰船鼠害防制规定和卫生检疫制度。而在实际工作中，由于防鼠意识薄弱、专业人员缺乏、经费难以保证等原因，很难落实这些规定，但要有效控制舰船鼠患，必须做到这一点。这些措施主要有：①建造新船时，在设计上就要考虑防鼠要求，如管线加装防鼠拦网，堵上不必要的空隙，改用防鼠材料如金属板替换木板等。②接收新船时，必须彻底熏舱灭鼠。③舰船到岸停靠，防止岸鼠上船，如缆绳要安装挡鼠设施，船与码头或船与船两舷之间距离必须 2m 以上。④船舱内部加强防鼠措施，如食品密封、注意船上环境卫生。⑤严格执行物品检疫制度，防止鼠类或害虫跟随货物、食品和行李进入舰船。⑥科学、合理制订舰船灭鼠方案，并持之以恒。

舰船鼠类基本上是家栖鼠，以褐家鼠和黄胸鼠为主，小家鼠次之，具体构成因地域、船型、防制措施的选择而异。经验表明，舰船化学灭鼠以熏蒸法和毒饵法结合使用效果最佳，因熏蒸法可迅速降低鼠密度，发现死鼠容易，同时可杀灭害虫，适合发生疫情时或执行航行任务前；毒饵法可消灭残存老鼠，持效时间长，在熏舱后使用，不致产生大量无法处理的鼠尸。熏蒸法采用整船熏舱，具体可采用灭鼠烟炮、热烟雾机或自制烟剂，要求在无人时进行，熏舱前做好防鼠上船的措施，并注意防火；毒饵法可采用溴敌隆等第2代抗凝血灭鼠剂。

军用坑道灭鼠 军用坑道环境潮湿、隐蔽，是鼠类良好的滋生地，其鼠种也是以褐家鼠等家鼠为主。坑道灭鼠必须综合考虑各个防鼠、灭鼠环节，防止出现局部灭鼠和单一措施灭鼠而导致的徒劳无功。经验表明，坑道灭鼠采用如下程序效果较好：先用化学灭鼠剂对坑道和洞外阵地进行一次大规模灭鼠，阵地上可用毒饵法，坑道内视其空间大小和有无人员常驻，选择使用毒饵法和熏蒸法；其次加强防鼠措施和修建防鼠工程，如拦鼠墙、防鼠沟等，防止洞外鼠类进入坑道；最后再在坑道内加强灭鼠一次或数次，以巩固效果。平时还需注意防止坑道外鼠类经由物品、运输车等混入坑道内。

(熊鸿燕 许 斌)

jūnduì jiànkāng jiàoyù

军队健康教育（health education in army） 根据军队自身特点，有组织、有计划、有评价的对军队成员进行系统的健康知识教育。此可促使军队成员增强执行各种任务时自我防护意识和自我保健能力，平时养成有益于健康的行为和生活方式，预防疾病、消除或减轻影响健康的危险因素，促进健康和提高部队战斗力。

军队是一个时刻准备执行作战和非战争军事行动任务的高度集中统一武装集团。军队健康教育始终强调有领导支持，充分发动广大官兵参与，以形成健康教育的氛围，使广大官兵掌握卫生知识，树立健康观念，唤起要丢弃不文明、不健康行为的意识；军队健康教育是一项“教育活动”，它表明需要针对不同的教育对象，采取有组织、有计划、有评价和有“反馈”的健康教育，而不是一般意义的卫生宣传；军队健康教育的核心和最终目标是促使教育对象自愿地采纳有利于健康的行为（不排除中间产物如知识的增加、态度的改变等），通过帮助教育对象，为他们改变行为提供服务和支持，促使教育对象增强执行战争、非战争行动及各种任务时的自我防护意识和改变平时不良的生活方式和行为。

分类 军队健康教育是一较广义的概念，狭义可分为军事健康教育（侧重于军事活动过程中健康教育，重点是围绕部队走、打、吃、住、藏的健康教育）、部队健康教育（主要指基层作战部队的健康教育）等；依据军人进入部队几个阶段可分为基础教育、继续教育和专题教育；依据教育对象可分为基层部队健康教育、军队院校健康教育、军队医院健康教育和军队特殊人群（包括退离休干部、女军人、不同战区、不同兵种、不同职业人员）健康教育等。

与相关学科的关系 健康教育学是一门交叉性、综合性的边缘学科，涉及众多学科，如医学、教育学、行为学、传播学、社会医学、心理学、流行病学、人类学、人口学、经济学和统计学等，其骨干学科是医学、教育学、心理学、行为学和传播学等。在此基础上，还涉及一些军事学科，如军事学、卫生勤务学等。

医学尤其是军事预防医学为军队健康教育的建立与发展奠定了基础；教育学为研究健康教育现象和问题，探讨健康教育目的、内容、实施途径、方法、形式，以及它们的相互关系问题，揭示其教育的一般规律建立了理论根基；行为学与传播学等为健康教育核心内容，行为学其为促进危害健康行为的革弃，确立科学、文明、健康的生活方式和行为提供了理论基础和依据，而传播学则为健康教育的途径、技能、手段和方式方法提供了科学的指导；心理学为保证广大官兵心理健康、提高广大官兵心理健康水平及促进官兵间和谐的关系提供了支撑。因此，了解与学习这些相关学科的基础知识和基本理论，对提高健康教育的质量、加强队伍的业务建设甚为密切，也是搞好军队健康教育的基本功之所在。

发展史 中国人民解放军从建军以来经历了各个历史时期，随着社会的进步和医学的发展，官兵们的健康观念不断更新，健康教育的概念从内涵到外延不断地发展和扩大，“健康教育”的术语逐渐从“卫生科普”“卫生宣传”中衍生出来并不断明确和强化，健康教育在军队卫生工作中的地位和作用不断提高和加强，军队的健康教育工作逐渐从一般的卫生知识宣传向系统性、规范性进行行政干预的健康促进方面发展。

土地革命战争时期 1927年“八一”南昌起义，创建了中国工农红军。建军初期，部队流动性大，生活困难，环境艰苦，作战频繁，医药奇缺，对伤病员治疗困难，当时红军对预防疾病非常重视，大力进行卫生宣传教育，并制定了基本卫生制度。

抗日战争时期 1937 年，抗日战争爆发，红军改编为八路军和新四军。抗战期间，部队发扬红军卫生工作光荣传统，坚持"积极防疫"的指导思想，建立健全卫生机构，开展群众性防病教育。在严酷的八年抗战中，部队卫生部门协同政治部门开展了保健工作，以保障指战员身体健康，提高部队的健康素质。各部队团以上机关成立"保健委员会"，制定《保健条例》，对干部保健、一般保健、妇幼保健等都做了具体要求和规定。

解放战争时期 军队进一步加强对卫生防疫工作的领导与建设，建立、健全了各项卫生防疫制度，紧密依靠群众，大力改善卫生防疫工作，保护和增强了部队的战斗力；北方部队各级领导和卫生部门多次下发指示，利用报纸和刊物介绍防冻知识和经验，如：1948 年东北军区制定《卫生防疫条例》中对防冻伤做了具体规定。部队南下行军时，多有中暑发生，部队及时总结经验教训，采取了各种防暑措施。

1949 年至今 新中国成立后，军队的卫生防疫和健康教育工作逐步发展为职能齐全、上下衔接的组织体系，建立健全了各种标准和制度，使工作由经验管理走上了法制和科学管理的轨道，显著提高了对部队的卫生保障能力。其发展进程可分为四个阶段：1950～1956 年主要是建立健全卫生防疫机构，培训专业人才，开展爱国卫生运动，进行卫生防疫保障；1957～1965 年主要制定防疫条令、条例、制度、编写教范、教材，拟定重要疾病防治方案，推行预防接种，继续开展爱国卫

生运动；1966～1976 年处于"文化大革命"，军队卫生防疫工作受到削弱和破坏；1978 年后，恢复和健全机构，大力培训卫生防疫和健康教育工作人员，贯彻国家各项卫生法规，重建各项卫生防疫标准制度，修订疾病防治方案，成立军队爱卫会，落实全军除害灭病规划等。

从 20 世纪 80 年代开始，军委和总部相继制定了一系列健康教育法规、方案，加强了对健康教育工作的领导和管理，加强了专业队伍建设，广泛开展了群众性的健康教育和健康促进活动。官兵的"健康"观念不断更新，"健康教育"概念逐渐明确，健康教育工作稳步发展，健康教育组织机构和全军健康教育组织网络体系逐渐健全。

90 年代，为推进健康教育工作的全面开展，全军从上到下逐步形成了健康教育网络体系。各军区、军兵种等大单位相继成立了"健康教育指导中心"，军、师、旅、团设立了"健康教育指导站（室）"，各医院、疗养院设"健康教育室"。全军卫生美术摄影中心、全军卫生书报刊中心、全军卫生影视中心相继成立。1997 年 6 月成立"全军健康教育中心"，1997 年 8 月成立"全军院校健康教育指导组"，其业务工作受全军爱卫会和原总后勤部卫生部领导。健康教育学作为一门专业学科进入院校教育课程设置和教学计划，全军院校相继成立"健康教育学教研室（组）"并开设该课程。至此，全军健康教育组织网络体系基本行成。

主要内容 军队健康教育主要内容有平时一般性的健康教育、基层部队的健康教育、军队院校的健康教育和军队医院的健康教

育等。

军队一般健康教育内容 据报道，美军在朝鲜战场阵亡士兵尸检发现，77% 都有不同程度的动脉粥样硬化，而朝鲜战士却没有发现。表明生活方式是慢性病的重要危险因素。因此，预防慢性病要从小抓起、从年轻抓起。故部队除了重点抓围绕走、打、吃、住、藏军事健康教育以外，官兵的生活方式和良好健康行为的养成也是军队健康促进的重要内容，如控烟、限酒、科学膳食、体育锻炼和心理调适等。

控烟 吸烟的危害已得到社会的公认，又是一种不良的社会行为，为此军队广大官兵应积极响应中央号召，努力贯彻执行"内务条令"第 101 条"军人在公共场合和其他禁止吸烟场所不得吸烟"的规定，以及全军爱国卫生运动委员会制发的《进一步开展控制吸烟与戒烟活动通知》和《军队无吸烟单位标准及命名办法》等法规，努力争创无烟军营。

限酒 酗酒是不仅危害健康，而且会对社会造成危害，因酗酒引起打架斗殴、违法乱纪、意外事故伤亡及历史上延误战机的事不计其数。军队有严明的纪律，反对酗酒，无论是平时，还是节假日军营内均严禁酗酒，因此，在军营内酗酒不及社会严重。但是随着市场经济的发展，军队中一些社交活动也日益增加，酗酒现象也时有发生。因此，积极开展酗酒有害的健康教育，使官兵自觉地不饮或少饮烈性酒，提倡不劝酒、文明饮酒、饮低度酒是减少或避免饮酒所致危害的有力措施。

营养与科学膳食 随着中国经济建设的不断发展，人民生活水平不断提高和改善，中国居民

饮食结构发生了很大的变化，肉类消费量急剧增加，而水果和蔬菜的摄取相对持续减少，带来的是癌症、心脑血管病和糖尿病等死亡率也更明显偏高。据不完全统计，军队超过 40 岁的干部血脂高、脂肪肝、动脉硬化、冠心病、高血压等发病率也逐年升高。由此可见，膳食结构变化给社会、给军队带来的健康影响不容忽视。加强科学膳食、营养知识的健康教育，应普及到部队每一个官兵，尤其是部队后勤军需部门和连队炊管人员，要学习和掌握科学膳食知识，不断提高科学组织膳食和加工烹饪能力，以保证部队官兵不但要吃得饱，而且要吃得营养、吃得科学并达到部队新的定量标准和规定的营养素水平。

运动 对于军队来说此是永恒的主题，部队是一个以男性青年为主的武装集团，肌体生理健康直接关系到部队战斗力，故中国军队历来注重军事训练和体育锻炼。虽然运动对于基层部队官兵是家常便饭，但对于军队机关、医院、院校等一些单位的官兵远没有基层部队那么普遍，由于工作性质的不同，他们参与运动的机会不多，加上饮食不当，长期下来"三高"（血脂、血压、血糖）人员逐渐增多。因而，运动对于这部分人来讲应是健康教育的重点内容之一。

心理卫生 由于军人所处环境和肩负任务的特殊性，使军人的心理呈现出与一般人不一样的心理特征。现代战争的突发性、高新武器巨大的杀伤效应及现代战场人机环境的变化给官兵心理健康带来负面影响，加之严格的军事化、封闭式管理，紧张和充满竞争的工作、训练及与社会上一些灯红酒绿的反差，给军人心理刺激负荷越来越大，会产生各种心理异常和身心疾病，严重地影响部队的战斗力和有损军人形象，故重视和做好官兵的心理健康工作是新时期军队健康教育重要内容之一。

基层部队健康教育内容 见基层部队健康教育。

军队院校健康教育内容 见军队院校健康教育。

军队医院健康教育内容 见军队医院健康教育。

原则 军队是特殊的群体，开展健康教育应紧密依靠军队法规、规定开展及突出军队的特点，面向军队正规化、现代化建设。

紧密依靠军队法规和规定 依法治教是健康教育、健康促进必须遵循的一个基本原则。军队是执行特殊任务的群体，军队的工作、训练都必须根据训练大纲有计划、有步骤地执行。军队健康促进强调紧密依据军队法规和规定。军队健康教育、健康促进所依据的基本法规有《中国人民解放军卫生条例》《全军除害灭病规划》，原总参谋部、总政治部、总后勤部联合颁布的《军队健康教育方案》及其所附的《部队健康教育提纲》，原总参和总后共同签发的《军队院校健康教育教学大纲》等。

突出军队的特点 ①大力开展军事健康教育，着眼于未来高技术战争的需要，重点围绕部队走、打、吃、住、藏和特殊环境条件下的健康和战斗力保持问题，加强军事医学防护教育，包括作战、训练、军事作业的卫生防护和特殊环境条件下的卫生防护，战场自救及防原子、防化学和防生物战等卫生防护知识教育，提高官兵在各种条件下的生存能力和自我保健能力，以保障部队各项任务的顺利完成。②军队以男性青年为主体，机体比较健壮。成员来自祖国各地，再分配到大江南北。部队人员流动性大，每年都有新兵入伍，也有老兵退役，形成"铁打的军营，流水的兵"人文景观。官兵高度集中，相互密切接触。③机动性较大，一旦任务需要或参与非战争军事化行动，会出现北方官兵到南方，南方官兵到北方，居住平原的官兵到高原作战、救灾、执行特殊任务等，充分体现部队高度的机动性，且战时环境恶劣且复杂多变，生活条件艰苦，部队经常移动，会不断接触自然疫源地，又会面对敌军使用核、化、生武器和高新武器，从而增加了传染病发生、流行和非战斗减员的概率。④军队强调令行禁止，军人以服从命令为天职。军队是一特殊的群体，有良好的组织纪律性。工作、学习、训练和休息的安排相对科学并整齐划一，从而保障了官兵的健康。⑤军队成员总体文化水平、身体素质、组织纪律性，以及后勤保障、医疗卫生保障均高于一般社会人群，因此，有利于开展健康教育。

面向军队正规化、现代化建设 军队正朝向正规化、现代化建设的目标前进，军队健康促进必须与国家、军队的强盛同步发展和提高。军队健康促进应作为军队卫生工作的先导，从军队卫生工作长远建设出发，把健康促进纳入基础卫生建设总体规划中去，加强组织领导，充分发挥全军各级卫生人员的职能作用，从人力、物力、财力等多方面予以保证、关心和支持，发展健康促进，为落实军队各项卫生工作奠定良好的基础。

意义 军队开展健康教育对

于提高军队官兵的健康，保障部队战斗力，对新时期军队正规化建设和精神文明建设，以及确保军队在恶劣环境条件下各项任务的完成和促进全民族健康水平发展有重大意义。

提高军队官兵的健康，保障部队战斗力的需要 健康教育是军事训练的重要组成部分，是培养合格军事人才的重要手段。进一步加强健康教育工作，是新时期军队建设的根本方针，对军队质量建军，提高部队官兵的健康，保障部队战斗力具有十分重要的意义。

新时期军队正规化建设和精神文明建设的需要 军队健康教育是新时期军队正规化建设的一项重要内容。深入开展健康教育是精神文明的重要任务，也是落实中央关于"军队精神文明建设要走在全社会前列"要求的具体行动。通过宣传国家和军队的卫生工作方针、政策、法规及卫生管理制度，动员广大官兵自觉执行和遵守各项卫生法规制度，克服社会风俗习惯中存在的愚昧落后的东西，形成文明健康的生活方式和维护公共卫生的优良品质，促进部队精神文明建设。

确保军队在恶劣环境条件下完成各项任务的需要 军队是一个执行特殊任务的群体，面临着传染病与非传染性疾病的双重挑战。随时会面临各种恶劣、复杂的环境和条件。特别是在现代高技术局部战争条件下，官兵很可能要面临更为残酷、恶劣、复杂的战争环境。因此，加强健康教育，培养官兵在复杂条件下的自我保健、顽强生存的能力，才能维护官兵健康，保证各项任务的完成。

促进全民族健康水平发展的需要 中国人民健康水平与发达国家相比，还有一定差距，还存在不健康不文明的行为习惯，社会风俗中还存在愚昧落后的东西。军队成员来自五湖四海，分散在全国各地。在部队进行健康教育，传播卫生信息，普及卫生保健知识，不仅有利于提高全体官兵的文明卫生素养，对驻军所在地的卫生保健工作，也能起到很好的推动促进作用。同时，官兵转业退伍后，也会把在部队中所学到的健康知识，养成的文明习惯，带回家乡，对当地的健康教育起到良好的促进和模范带头作用，等于为社会培养一大批卫生保健人员。

常用研究方法 ①观察法：常用于行为观察如新兵入伍军训期间，进行的基础健康教育时可观察教育前后的一些行为如吸烟、随地吐痰、饭前便后洗手等行为转变情况，并可分析其影响因素如文化、教育、经济、社会环境、地域与民族等的影响，观察法一般分参与观察和非参与观察法。②调查法：具体可分为个案调查法、访问座谈法、特尔斐法、现况调查法、回顾性调查法和前瞻性调查法等。③实验研究法与准实验研究法等。

（石 凯）

jūnduì jiànkāng cùjìn

军队健康促进（health promotion in army） 在军队各级首长统一领导下，通过各级作训、军务、宣传、卫生等部门和军队所有成员的共同努力，为广大官兵提供完整的、积极的经验和知识结构。包括设置健康教育课程，开展健康教育活动，创造良好的健康学习环境，提供适合官兵的健康服务，让全体官兵共同参与，以促进军队广大官兵身心健康。

与健康教育的关系 健康促进是健康教育体系的高级阶段，是世界上推崇的具有全新意义的促进健康的过程与途径。健康教育强调内因，通过健康知识的获得，自愿地改变不良的行为和生活方式或养成良好的生活方式和行为，以促进健康。健康促进不仅包含通过教育（包括通过健康教育）来增加个人技能和改变不利于健康的行为，而且更偏重于强调政策、立法和创造支持性环境和规范（外因）来约束人们的行为，这种兼顾改变内、外因素促使不良行为的改变带有一定的约束性，所以健康促进对行为的改变或养成作用较卫生宣传和健康教育更为有效，更具可持续性，也更符合军队的操作。从这个意义上讲，健康教育是健康促进的基础，健康促进是健康教育的保证。因此，为了强化概念，不少学者常把二者（健康教育、健康促进）提到一起称之为"健康教育与健康促进"或"健康促进与教育"。

范围和涉及领域 军队健康促进根据《渥太华宪章》明确提出的健康促进策略，主要涉及以下五个领域。

制定健康政策 军队健康促进首先要求将维护与促进官兵健康的责任纳入各级领导的议事日程上，并从组织上、政策上、资源上得以保证。2000年墨西哥第五届健康促进大会发表的《卫生部长宣言》指出："促进健康和社会发展是政府的核心义务和职责，并由社会其他所有部门共同承担。"政策与资源的支持是军队健康促进的首要因素。总部领导十分明确地指示，各级领导要高度重视健康教育工作，将健康教育作为加强部队全面建设的重要内容，列入议事日程，经常研究和解决部队健康教育中存在的实际问题。作训、军务、宣传、卫生等部门要按照职责分工，把健康教育纳入各自的工作计划，通力协作，主动配合，共同抓好落实，依靠和动员全体官兵积极参与，推动这项工作深入发展。

创造支持环境　环境的支持与官兵健康密不可分（这里的环境涉及社会环境和物质环境二方面）。军委、总部领导极为关心官兵的身心健康，积极为官兵营造温馨的社会环境和和谐的自然环境。为了创造部队良好、健康的生活工作环境，按《全军爱国卫生工作规划》要求，全军部队积极参与争创"卫生文明军营"活动，活动中各部队舍得投精力、投时间、投经费。不少单位改建和扩建住房、办公楼、食堂，为官兵宿舍安装空调等；有的单位美化整洁居住环境，创建"绿色军营""花园式营院"等；还有的单位添置或更换影视设备（影碟机、电视机、放映机）及订阅大量健康书报刊和杂志等。全军部队实现了每个连队都有图书室，不少部队的班、排都通了局域网；除此之外，部队设有专项经费用于官兵的文化、娱乐和体育生活等，包括定期给全军部队播放影片、发放体育器材、组织文艺工作者下部队巡回演出等，极大地丰富了官兵们的物质文化生活。

强化社区行动　部队是一特殊的群体，可视为特殊社区。部队社区的划分没有统一的规定，一般以一座独立的军营（如独立的团、营或军队院校等）划分较为合适。按总部要求，团建有健康教育领导小组和健康教育指导室，团里一名主官担任组长。军队健康教育与健康促进工作的开展应以"社区（团）"为载体，上级单位"赋权"给"社区"，充分发挥"社区"的积极作用。利用"社区"现有的人力、物力资源以增进自我帮助和相互支持，促进全团官兵积极参与。通过具体和有效的"社区行动"，包括确定优先项目、做出决策、设计策略及其执行，以达到提高健康和保持部队战斗力的目标。

发展个人技能　通过提供健康信息与健康教育以支持个人和"军队社区"的发展。目的是广大官兵能更有效地维护自身的健康和部队（社区）环境并做出有利于健康的选择。

卫生服务方向　军队卫生服务部门始终把军队每一个成员的总需求作为服务对象，使卫生服务及其资源向健康促进倾斜；与其他部门和相关学科联合起来，形成强大的公共联盟；抵制有害产品、不健康的生活条件和环境；并特别重视公共卫生问题，如污染、职业毒害、低劣的居住条件；通过财政或其他设施支持和促成官兵维护自身的健康，不断改善环境、生活条件和福利措施。

（石　凯）

jūnshì jiànkāng jiàoyù

军事健康教育 （military health education）

根据军队的特点，有组织、有计划、有系统地对部队所属官兵进行应对各种多样化军事行动的健康教育。此是一个狭义概念，归属军队健康教育。侧重于围绕部队走、打、吃、住、藏的健康教育。主要内容包括：①应对未来作战、训练、军事作业的卫生防护和特殊环境条件下的卫生防护，战场自救及防原子、防化学和防生物战等卫生防护知识教育。②针对多样化的非战争军事行动有针对性地开展防护知识教育，如不同环境（国际救援的艰苦环境、海军护航舰艇空间狭小环境等）的身心健康、不同地区（如寒冷、高热、高原、海外地区等）的卫生防病、不同灾情（抗洪、抗震、化学毒物泄漏等）的自我防护等以及卫生制度的宣传教育。旨在提高官兵在执行各种军事行动任务中针对不同环境、不同条件下的防护和自我保健能力，以保障部队各项任务的顺利完成。

（石　凯）

jūnduì yuànxiào jiànkāng jiàoyù

军队院校健康教育 （health education in military college）

根据军队院校的特点，有组织、有计划、有系统地对院校学员进行的以其毕业后第一任职为需要的健康知识相关理论教育和教学活动。

分类　根据教育对象及教育内容的特点不同，将军队院校健康教育分为军队非医学院校健康教育和军队医学院校健康教育两大类：①军队非医学院校健康教育，指在军队非医学院校（即指挥和技术院校）中，对学员进行的列入教学计划的健康教育。它根据培养目标的要求，通过院校的正规教学活动，使学员了解一些医学的基本常识以及必要的健康教育基本理论、基本知识和基本内容，为其自身健康防护、健康保健及毕业后第一任职进行健康管理打下基础。②军队医学院校健康教育，指军队医学院校中，对学员进行的列入教学计划的健康教育。根据培养目标的要求，通过医学院校的正规教学活动，使学员系统掌握健康教育的基本理论、基本方法和基本技能，重点掌握军队健康教育组织管理能力和对部队的健康指导、健康服务能力。

意义 军队院校健康教育作为军队健康教育的核心组成部分，直接影响到现代国防人才的培养质量，关系到国防现代化建设的长远利益。作为军队院校，必须确立院校健康教育为提高部队战斗力服务的指导思想，认真研究军事健康教育的特点，立足适应未来高技术作战需要，突出军事特色，把健康教育纳入院校的正规教学管理，重视抓好学员经常性卫生行为的养成，对军校学员未来执行战争或非战争军事行动任务时，面对突如其来的各种有害于健康因素，能够采纳自我保护或正确处理的行为，以保护自身的健康，提高战斗力有着重要意义。

实施原则 ①理论联系实际的原则。在教育的同时，尽量与部队的实际以及学员平时的行政管理相结合，注重学员日常行为养成，从一点一滴做起，养成有利于健康的生活方式和行为。②教学内容与院校实际相结合的原则。紧密结合院校的实际和新时期军队建设需要来安排教育内容，突出军事特色、突出实用性。③坚持科学性与时代性相结合的原则。坚持科学发展观，在教学内容的选取时要注意科学性，在吸收新的信息时要认真分析、辨别真伪，注意科学的依据。④与理想、道德教育相结合的原则。在普及卫生科学知识的同时，也进行共产主义理想、道德情操和爱国主义、集体主义以及献身国防的教育。⑤以人为本、区别对待的原则。根据不同的对象区分层次，区别对待，确实做到以人为本。

内容 ①军队非医学院校健康教育的内容：一是健康和健康教育的基础知识，明确健康、健康教育的概念，以及健康教育的重要性，了解部队健康教育有关规定和主要内容、形式。二是人体基本结构、功能及青春期生理卫生教育。三是个人卫生、集体卫生和公共卫生常识、部队卫生设施的利用等。四是军队卫生学知识，包括军人作业卫生、环境卫生、营养卫生等。五是心理卫生知识，培养学员具有健全的人格，树立起正确的世界观与人生观，防止和克服平、战时的心理障碍。六是军事医学常识，包括军训卫生（训练伤的防护）、野营卫生和三防（防原子武器、防化学武器、防生物武器）教育。七是常见疾病包括常见传染病的防治与管理知识。八是军队卫生管理法规和健康教育的组织管理知识等。②军队医学院校健康教育的内容：医学院校的学员对医学知识有较为系统的掌握，故对他们除了健康教育进行基本理论、基本方法和基本技能以外，重点是健康教育传播学、行为学以及部队健康教育计划的设计、实施和评价等内容。

（石 凯）

jūnduì yīyuàn jiànkāng jiàoyù

军队医院健康教育 （ health education in military hospital）

广义指以军队各级、各类医疗保健机构为基础，为改善患者本人、家属，所辖部队官兵及医院全体人员的健康相关行为所进行的有组织、有计划的教育活动。狭义指临床健康教育或患者健康教育，是针对到医院接受医疗或保健服务的患者及其家属所实施的健康教育活动。

随着医学模式的转变，开展医院健康教育并向医院健康促进延伸是适应医学模式转变和现代医学发展的必然趋势。医院健康促进是指促进医院结构、功能及服务模式由以"患者为中心"向以"健康为中心"的转变；由医疗型向促进健康、提高生命质量的医疗、预防、康复、保健一体化转变；医院通过与患者、家属和社会共同努力，以增强人们的自我保健能力，促进和维护健康。

意义 军队医院健康教育对于部队和医院自身适应社会发展，医学进步，提高部队卫生资源效益和医疗质量，促进指战员身心健康，提高部队健康水平，推进精神文明建设等方面都有重要意义。①健康教育是卫生工作的首要任务。军队医院是救死扶伤、增进官兵健康的机构，军队医院应把健康教育贯穿疾病防治的始终。军队医院不仅负有抢救治疗患者的职责，也还担负着向广大官兵传播健康知识、技能，开展预防工作的任务。②健康教育是一种治疗因素。一是健康教育可以增进患者对疾病的正确认识，提高其医疗依从性；二是健康教育也是整体护理的重要组成部分，通过健康教育可提高患者及家属对医护人员的信任感，实现对患者的心理治疗；三是健康教育本身就是一种治疗方法，如"健康教育处方"就是一种行之有效治疗方法等。③健康教育是密切医患关系的重要举措。只有良好的医患关系才会给患者带来安全感和病愈的信心，而良好的医患关系则是治疗的必要前提。④健康教育是降低治疗费用，提高医疗设施利用率的有效途径。⑤健康教育是建设精神文明、搞好医院公共关系的重要环节。通过医院健康教育，以医院为中心，开展医疗体系在部队的宣传教育，对提高整个部队的健康水平有着重要的意义。同时，通过医院健康教育，也将促进医院与部队官兵的互知、互谅，为医院工作创造良好的环境。

基本原则 ①保护性原则。灵活运用医患沟通技巧，如对待患者及家属要热情、细致、说话有艺术；合理使用非语言（体态）技巧和善于使用观察和倾听技巧等。②通俗性原则。在进行健康教育时，面对的大多是缺少医学知识患者与家属，必须特别注意语言的通俗性，否则很难达到教育的效果，有时反而会造成误解。因此要特别注意提问技巧和适时进行举例引证的技巧。③科学性原则。一是医院健康教育的传播方法要科学，应采取正面教育的方法，不搞恐吓、强迫；二是教育的内容要科学，应注意避免说大话、说空话、说绝对话。因此，掌握语言沟通与通俗性将有助于提高人际交流的科学性效果。④艺术性原则。艺术性强的健康教育，才具有吸引力，才能为患者及其家属喜闻乐见。所以制作健康教育媒体资料应尽可能地强调其艺术性，加深患者的印象，增加效果。

内容 ①疾病防治及一般卫生知识教育。包括各种传染病防治基本常识，慢性非传染性疾病的防治知识，各种常见病、多发病、急症的防治知识，以及常见检查、化验基本常识和合理用药知识等。②心理卫生教育。重点是教育患者正确对待自身的疾病，帮助患者树立战胜疾病、早日康复的信念，对患者家属及陪护人员进行教育，希望在精神上给患者以支持和鼓励，针对不同类型患者的心理特点和心理矛盾，介绍有关疾病的防治知识和自我心理保健方法，消除异常心理和心理负担，提高自我保健能力。

③行为干预。利用各种有效形式，如办学习班、自助小组、门诊预约、开设健康教育病床、咨询门诊等形式，以行为矫正、个别指导、技能训练的方法，对患者进行行为干预。④就医指导教育等。

此外，军队医院健康教育必须特别强调根据教育对象的不同特点确定不同的教育内容。①伤病员健康教育。伤病员健康教育的对象包括来院诊治的军人及其家属和地方病员，内容主要根据患者所患疾病和患者的要求来开展。这种健康教育又分为门诊教育、住院教育和出院后教育。②体系部队健康教育。根据卫生主管部门的要求，军队医院必须有组织、有系统地向医疗体系部队开展健康教育。这种以医院为基础的教育，不仅有助于广大官兵认识健康问题，而且还能预防某些疾病的发生。内容包括一般疾病的防治、计划生育、预防接种、军事训练伤、疾病普查等，也可以向群众介绍医院的特色、设施、服务范围、好人好事等。③医护人员健康教育。主要内容为树立现代健康观念，有自觉的卫生保健意识和良好的卫生行为习惯，提高自身健康水平，而且要求他们学习和掌握健康教育的方法，能够对伤病员和部队指战员开展有效的健康教育。

组织实施 ①建立医院健康教育领导小组。为了加强领导和协调管理，在医院由相关科室和院内各有关部门的领导组成健康教育领导小组。②建立医院健康教育职能科室。设立健康教育科，配备专职人员，专门设备和固定经费。如条件不具备时，应设专、兼职健康教育主管人员，统筹健康教育任务。③建立医院健康教育网络系统。要求各业务科室将

健康教育工作纳入日常工作，并有专人负责本部门的健康教育工作，形成合理的健康教育网络。

（石　凯）

jīcéng bùduì jiànkāng jiàoyù

基层部队健康教育（health education in basic military forces）

以基层部队官兵为对象，针对可能对官兵造成的各种危害健康因素和不利影响而进行的有组织、有计划、有系统的教育活动。目的使广大官兵提高自我防护、自我保健的意识，采纳有利于健康的措施和养成良好的行为，最大限度地消除和降低危险因素的危害，增强全体官兵在各种环境和条件下的自我保健能力。

意义 ①有利于提高基层官兵的健康水平，保障部队战斗力。军队成员时刻准备着执行战争和非战争军事行动的任务，通过健康教育，使广大官兵提高自我防护、自我保健的意识，在执行各项任务过程中采纳有利于健康的措施，最大限度地消除和降低危险因素的危害，增强全体官兵在各种环境和条件下的自我保健能力，从而保障和提升部队的战斗力。②有利于促进新时期军队正规化建设和精神文明建设。通过宣传国家和军队的卫生工作方针、政策、法规及卫生管理制度，动员广大官兵自觉执行和遵守各项卫生法规制度，摒弃生活中存在的愚昧落后的东西，形成文明健康的生活方式和维护公共卫生的优良品质，促进部队精神文明建设。③有利于促进全社会健康水平发展。军队成员来自五湖四海，在部队进行健康教育，传播卫生信息，普及卫生保健知识，有利于提高全体官兵的健康与卫生素养。所有官兵都会面临复员转业，官兵在部队中所学到的健康知识，

养成的文明习惯，可以带回家乡，促进全社会健康素养和健康水平。

原则 ①目的性原则。健康教育最根本的目的通过有组织、有计划、有素质的教育活动，使广大官兵养成科学文明健康的生活方式，消除和降低危险因素的危害，从根本上提高健康水平，提高部队的战斗能力。根据教育的目的合理科学地选择安排教育的内容，以确保教育的效率。②科学性原则。在健康教育过程中，尽管教育方法多样，形式不一，都应以科学为原则，实事求是地传播卫生科学知识，而不能为达到某一指标，而夸大或缩小事实。③针对性原则。部队官兵个体差异较大，来自全国各地，存在着年龄大小、文化水平、个人爱好、社会背景、生活习惯的差异。既有刚入伍的新兵，也有入伍几十年的老同志，既有普通兵，又有从事特殊职业的特殊兵。再者，部队驻地的地理环境、气候条件、疫情等均有较大不同，所以在实施教育中，必须具有针对性，不能一刀切，应因地制宜，因人施教，提高教育的效果。④多样性原则。健康教育形式应多样化，在实施教育过程中，选择什么样的教育方法，是关系到健康教育能否成功的一个关键。尽量避免单调刻板的灌输，既要能科学地、确切地表达宣传的内容，又要符合部队官兵的心理需要，既要从实际条件出发，又要讲究宣传效果。尽可能利用应用前景较广阔的计算机及其相关技术，以提高广大官兵的兴趣和获得较好的教育效果。

内容 根据部队特殊性质分阶段进行健康教育：①基础教育。主要针对刚入伍的新兵，对他们进行健康和健康教育的基础知识、卫生法规、个人卫生、传染病预防以及生理、心理、饮食、饮水卫生等教育。②继续教育。新兵集训后的士兵分到各个连队，教育内容除了按军事训练大纲规定要求战伤救护和"三防"训练外，还要结合作战、训练、值勤、作业、施工、生产等任务和体育锻炼，定时安排训练伤、常见病、多发病、传染病的预防知识教育。③专题教育。主要针对特殊地区、特殊职业、特勤人员及执行特殊任务的部队，根据从事工作和任务对卫生保障的要求，进行有关卫生知识及个人卫生防护的教育。

实施 ①组织管理、协调与行政干预。建立健康教育领导机构，加强各部门间的协调。各级部队由作训、军务、宣传、财务及卫生部门共同协作全权管理和统一组织实施和协调。②组织力量，开展丰富多彩的健康教育活动。部队常见的各种传播媒介如广播、电视、录像、卫生板报、卫生报刊与杂志等对开展军队健康教育更具有群众性、实用性和针对性，是部队官兵喜闻乐见，行之有效的重要手段。调动各类人员的积极性，充分利用他们的优势和能量，更会取得事半功倍的效果。③组织健康教育骨干培训。要保证健康教育计划顺利实施及效果，必须有合格的健康教育专业人员。要做好各级健康教育人员的培训，包括专职的健康教育人员、医疗保健等卫生机构兼职的健康教育人员，以及基层健康教育兼职即连队卫生员的培训工作。④官兵同参与。唤起全体官兵的热情，发动各部门、各层次的人员广泛参加军队健康教育活动，使他们感到增强军队健康是自己的事，形成一种人人关心健康，个个参与健康教育的社会风气。在人人参与的同时，应使广大官兵了解为什么参与，如何参与及要达到的目标，这可激发官兵参与的热情和愿望。⑤组织落实经费物资。在组织实施健康教育过程中应根据预算量力而行，并在实施阶段作进一步落实与复核。一是设法把经费落实到位，二是复核经费开支计划，三是认真落实教育物资。⑥组织落实健康教育计划。将健康教育计划列入部队训练计划，并根据计划目标对行动内容逐项分解、安排人力、物力投入，确定项目步骤和具体要求，如对官兵宣传的重点、拟采用方法和内容、效益评估和步骤等。只有严格按计划方案实施，项目要求和指标才有保证。⑦组织建立质量监控与信息反馈系统。在健康促进组织实施中要通过不断观测评估，检查各项目的开展和执行是否依照计划方案和具体实施方案按时、按量、按质地完成。通过搜集和反馈的信息分析和发现问题，以便及时调整计划，改进工作，从而保证健康促进计划取得成功。

(石 凯)

jūnduì jiànkāng cùjìn jìhuà

军队健康促进计划 （military health promotion plan） 为促进军队目标人群的健康和完成某项军队健康促进任务，在行动前预先拟定的具体目标、内容、方法、措施和具体步骤。包括设计、实施、评价三个组成部分。按工作程序可分为设计与实施两个阶段，而评价工作贯穿于计划的始终，故不是一个独立阶段。

要科学地进行健康促进计划的设计、实施与评价工作，至少有2个基本前提：一是掌握各种健康教育、健康促进理论及其应用技能；二是在进行健康教育、健康促进计划设计、实施与评价过程中合理有效地综合应用多种理论来解决实际问题。

设计 无论健康促进活动周期长短都必须有科学的、周密的计划设计。计划设计的目的是针对健康促进项目的需求，提高相关领导、目标人群对项目的关注、支持和参与，合理协调各部门的合作，调动和使用资源，寻求解决问题的最佳途径，为健康促进项目的执行和评价提供量化指标。

意义 ①计划是科学管理。管理出成果、管理出效益。阿波罗登月计划的总负责人韦伯在完成计划后指出："我们没有使用一项别人没有的技术，我们的技术就是科学的组织管理"；空气动力学家、美籍华人吴建民认为："发达国家与发展中国家之间最大的区别之一就是管理"。而健康促进计划就是科学管理，因为其面临众多的健康问题、社会问题等矛盾，制订健康促进计划可以科学地开展健康教育活动，提高工作的效率，克服工作中的盲目性。②计划是行动指南。健康促进是一项复杂的系统工程，没有计划就没有目标、没有方向。要完成健康促进的任务，必须制订有明确近期和远期目标的科学计划。③计划是协调纲目。健康促进活动涉及多部门、多学科、多渠道。在部队，涉及司、政、后、装及训练、军务、宣传、财务、卫生等部门，需要不同的单位和人员协作共同完成。计划可以把任务以书面或文件的形式下发至各部门、各单位，让各方面的人员都清楚各自的职责及工作进度等。如果没有各部门的协调和通力合作，任务肯定难于实现。④计划是评价标尺。评价是检查健康促进工作或任务是否按计划完成的重要措施，而计划是评价标尺和依据。在健康促进整个活动过程中，计划与评价是相互依存的，没有计划就没有评价，没有评价，计划就是空洞的。

原则 ①目标性原则：只有计划好总体目标（即远期目标）和切实可行的具体目标（即近期目标），才能避免工作的盲目性和随意性。为保证以优良的工作质量和最小的投入取得最好的效果和效益。因而计划设计必须自始至终明确目标，并紧紧围绕目标（总体目标）计划各项活动。②整体性原则：因为健康涉及生理、心理和社会各个方面，因此计划应立足于大卫生观，必须充分考虑其整体性，而不能把计划的内容中限定在卫生部门的领域内。③科学性原则：一是必须要有求实的科学态度；二是必须有可靠的科学依据，包括准确的信息，完整的数据资料等；三是必须有正确的科学方法。这样才能使计划建立在科学的基础上，既富有创造性，又具有可行性。④前瞻性原则：前瞻性是对未来的预见能力，要预测和把握未来，计划的设计必须考虑长远的发展和要求，要体现一定计划的先进性、科学性。⑤弹性原则：制订计划尽可能全面并能够预测到在实施过程中可能遇到的困难，要留有余地并预先制订应变对策，以确保计划的顺利实施。但值得注意的是，计划一旦形成而不能随意更改，只有通过评价与反馈，确有修改计划的指征和必要时才能由制订者修订。⑥实事求是原则：从客观实际需要和可能出发，而不是从主观愿望和想象出发。一是联系目标人群健康状况的实际；二是联系教育活动的背景及环境支持（包括人力、财力、物力及政策、行政等）的力度。⑦参与性原则：鼓励广大官兵积极参与项目的制订及各项活动。把计划的目标和目标人群所关心的问题紧密结合起来，使得广大官兵积极参与，才会收到预期的效果。

程序 计划设计的模式有多种，虽然内容各不相同，但在计划设计程序上基本上是相同的。一般可将计划设计分成以下几个程序：①健康需求评估。常采用社会学诊断和流行病学诊断方法。社会诊断主要目的是从分析广泛的社会问题入手，了解社会问题与健康问题的相关性。流行病学诊断的主要任务是要客观地确定目标人群的主要健康问题以及引起健康问题的行为因素与环境因素。②确定优先项目。通过对健康需求评估收集到的资料进行分析，对健康问题重要性进行排序，原则可以采取一是对人群的健康威胁的严重性，二是危险因素的可干预性，三是成本－效益等。③确定总体目标和具体目标。总体目标是计划理想的最终结果，它是宏观的，是给计划提供一个总体上的努力方向。具体目标它是为实现总体目标而设计具体、量化的指标。其要求可归纳为SMART（S-special 具体的，M-measurable 可测量的，A-achievable 可完成的，R-reliable 可信的，T-time bound 有时间性的）。④干预策略和措施的制订。大致包括社区动员与领导开发、促进部门间的合作与联系、目标人群的确定（一、二、三级目标人群）、教育资料、队伍建设和能力培养、确定具体活动日程及质控等。⑤计划的评估。评价贯穿计划设计、执行、评价的全过程，因此，在计划设计时必须明确各项评价内容、指标或标准，评价时间和评价方法等。

实施 按照军队健康促进计划确定的目标、策略、措施及可利用的资源、时间等因素，制订具体的行动执行计划。健康促进计划实施常用的是 SCOPE 模式，其五个要素为：一是制订实施时间表（S-schedule），包括工作内容、工作地点、具体负责人员、经费预算、特殊需求等；二是实施的质量控制（C-control of quality），内容包括对工作进程的监测、对活动内容的监测、对活动开展状况的监测、对人群知信行及有关危险因素的监测、对经费开支的监测等。质量控制方法有记录与报告方法、现场考察与参与方法、审计方法、调查方法等；三是实施的组织机构（O-organization），在开始实施一项健康促进计划时，首要任务是建立领导实施工作的领导机构和具体承担实施任务的执行结构，并确定协作单位；四是培训的计划与实施人员（P-person），包括培训内容、培训计划、培训班组织、培训方法和培训评价等；五是实施所需的健康教育材料及设备物件（E-equipment），包括健康教育材料和实施所需的设备物件等。

评价 用科学可行的方法，系统地收集、分析信息，对军队健康促进活动的计划、措施、方法、活动效果进行评估，并与某种标准进行比较，描述和解释活动的规划、执行过程和成效，为改善和完善军队健康促进计划以及进一步实施提供决策依据。

目的 一是确定计划的执行情况，包括干预活动的数量和质量，以确定干预活动是否适合目标人群，各项活动是否按计划进行，以及资源利用的情况；二是确定健康教育活动是否达到预期

的目标，其可持续性如何；三是向广大官兵说明项目结果，以取得广大官兵和单位领导的支持和合作；四是总结健康促进项目的成功经验与不足之处。

种类 ①形成评价：其目的在于使健康促进计划符合目标人群的实际情况，使计划更科学、更完善。形成评价的时间段发生在项目计划执行之前的阶段，其部分职能将延续到项目实施早期阶段。②过程评价：是对健康促进整个活动以及投入、产出的测评。完善的过程评价资料可以为解释健康促进的结果提供丰富信息，以便发现问题采取修正措施。过程评价的时间段发生在健康促进计划实施开始之时，贯穿计划执行的全过程。③效应评价：是指要评估健康促进项目导致的目标人群相关行为及影响因素（倾向、促成、强化因素）改变程度的变化。与健康结局相比，健康相关行为的影响因素以及行为本身较早发生改变，故效应评价又称为近中期效果评价。④结局评价：其着眼于评价健康促进项目实施后导致的目标人群健康状况的变化。对于不同的健康问题，从行为改变到出现健康状况改善所需的时间长短不一，但均在行为改变之后出现，所以结局评价也常被称为远期效果评价。⑤总结评价：指对形成评价、过程评价、效应评价、结局评价的综合以及对各方面资料做出总结性的概括。

（石凯）

jūnshì dúlǐxué

军事毒理学（military toxicology） 研究化学战剂、放射性核素、军事工业毒物及在军事活动中遇到的其他外源性化学物对生物体的危害、毒作用机制及其医

学防护的学科。它是毒理学的一个分支，是军事医学的组成部分，属应用、应用基础研究。它是随着战争，特别是现代战争对医学卫生保障的要求发展的。它的任务是认识各种军事活动中遇到的有毒化学物的危害，为预防各种中毒、及时救治中毒伤员提供科学依据，以维护、提高部队的生存能力和健康水平，增强军队的战斗力。中国的军事毒理学研究以外军新化学战剂的追踪、军用化学物的毒性评价、毒理和医学防护为主要研究方向。

简史 将卫生毒理学的方法和原理用于军事预防医学的研究领域，两者交叉即形成了毒理学的一个特殊分支学科——军事毒理学。卫生毒理学是指利用毒理学的概念和方法，从预防医学的角度，观察和研究人类生产和生活活动中可能接触的外来物质对机体的损害作用，亦即毒性作用及其机制的科学。卫生毒理学的研究对象已从狭窄的外来化合物对机体损害作用的研究，逐步扩展到各种物理因素（射线、微波、激光）和生物因素（毒素、细菌、病毒等），覆盖的范围非常广泛。因此，随着科学的发展，卫生毒理学几乎与预防医学及军事预防医学的每一个学科都发生了交叉，从而使卫生毒理学衍生出许多分支学科。

研究内容 军事毒理学主要研究军用战剂、放射性核素、军事工业毒物以及在军事活动中遇到的生物、物理和化学因素对人体的损害作用及其机制。开展军事毒理学研究对于预防军事活动中各种中毒，及时救治中毒伤员，保障部队战斗力，具有极其重要的意义。

研究方法 ①一般毒性评价：

外来损伤因素在一定的剂量、接触时间和接触方式下对实验对象产生综合毒效应的能力，称为该损伤因素的一般毒性。根据接触损伤因素的时间长短所产生的毒性效应，可划分为急性毒性、亚急性毒性和慢性毒性，按接触损伤因素时间长短所进行的哺乳动物试验以观察毒效应、评价损伤因素综合毒性的实验即为急性毒性实验、亚急性毒性实验和慢性毒性实验。根据以上实验结果对损伤因素的毒性进行评价称为一般毒性评价。②远后毒性效应：从广义上讲，远后毒性效应是指外来损伤因素作用后，在一个较长时间（几年甚至几十年）或下一代才表现出的毒性损伤效应。由于这种损伤效应往往导致癌变或畸变，而这两种改变又主要与遗传突变有关，因此，有时从狭义上讲，远后毒性效应特指遗传毒性效应（又称为特殊毒性），即致癌、致畸、致突变。③靶系统或器官毒性评价：损伤因素对机体的损害作用往往是广泛而复杂的，除了前述的急、慢性毒性以及致癌、致畸、致突变性外，还可以对不同靶器官或系统造成特定的损害，主要依据不同损伤因素的特殊性质而定。通常把研究某些特定损伤因素对某种特定系统或器官损害称之为靶器官毒理学。重点有免疫毒性评价、神经毒性评价和神经行为毒理学评价。

同邻近学科的关系　①核武器损伤防治学：核武器是大规模杀伤武器，可在极短时间内造成大量伤员，伤类多，伤情重，给卫勤保障带来很大困难。一旦遭受核袭击，军用、民用设施与人员同时可被破坏、伤害，只有军队和地方通力协助，才能有效地组织防护和救治。核爆炸瞬间产生的巨大能量，形成光辐射、冲击波、早期核辐射和放射性沾染四种杀伤破坏因素。前三种因素的作用时间，均在爆后的几秒至几十秒内，故称为瞬时杀伤因素。放射性沾染的作用时间长，可持续几天、几周或更长时间，以其放射性危害人员健康，因此，称为剩余核辐射。军事毒理学更加关注核武器损伤因素对机体造成的远后效应及核爆后部分重金属对机体的毒效应及机制。②化学武器损伤防治学：化学战剂是构成化学武器的基本要素，是具有剧烈毒性、失能性或刺激性的化学物质。与通常的化学品比较，化学战剂的特点是毒性强、作用迅速、释放后容易形成杀伤浓度或战斗密度并且不易被发现、能通过多种途径造成中毒、防护和救治困难、容易生产、性质稳定、便于储存。军事毒理学注重研究化学战剂的急、慢性毒效应及其损伤机制。③生物武器危害防治学：在战争中用来伤害人、畜或毁坏农作物的致病微生物及其所产生的毒素，统称为生物战剂，旧称细菌战剂。军事毒理学采用毒理学基本技术和方法，对生物战剂尤其是部分毒素战剂及生物技术制剂（如基因武器或战剂等）进行毒效应评价及远后效应评估。

应用和有待解决的重要课题　军事毒理学广泛应用于军事预防医学各领域，包括现代武器伤害及其防护（对各种伤害因素进行毒理学评价）、军事环境的卫生学保障（对各类环境有害因素进行毒理学评价）、军事作业的卫生学保障（对作业损伤及有害因素进行毒理学评价）、军事营养与食品卫生学保障（对各类食品进行毒理学评价）。有待解决的重要课题主要有：①新军事变革和高新技术武器对军事毒理学研究内容和方法的影响。②信息技术与军事毒理学技术和方法创新。③军事毒理学与部队战斗力维护。

（刘　勇）

jūnyòng huàxué wùzhì

军用化学物质（military chemical substances）　用于军事目的或军事活动的化学物质。通常包括化学战剂、军事工业毒物和军事活动中可能遇到的有毒化学物质。

化学战剂指用于战争目的、具有强烈毒性、能大规模毒害或杀伤敌有生力量、牵制敌军事行动而施放的各种化学物质。传统的外军已装备的主要有6类14种化学战剂，它们是神经性毒剂（沙林、塔崩、梭曼和维埃克斯）、糜烂性毒剂（硫芥、路易斯剂）、全身中毒性毒剂（氢氰酸、氯化氰）、窒息性毒剂（光气、双光气）、失能性毒剂（毕兹）和刺激性毒剂（苯氯乙酮、亚当斯剂、西埃斯）。20世纪80年代以来，美国等西方国家将刺激性毒剂划归为控爆剂。此外，外军有时也将植物杀伤剂、纵火剂和发烟剂等列入化学战剂医学防护技术教材或手册中（见化学战剂）。

军事工业毒物指军事工业生产和科学实验、军事装备及兵器的试验和使用过程中遇到的有毒化学物。现代军事工业主要指宇宙飞行器、火箭、核武器、飞机、舰艇、装甲车辆、电子装备、军械、火箭推进剂、军用燃料、弹药和装备等的研制、生产和试验。军事工业毒物包括上述各军事工业部门中遇到的有毒原料、助剂、中间体、成品、副产品、杂质和废弃物等。其中有的化学物在民用工业中也常遇到。

军事活动中可能遇到的有毒

化学物是指在军事行动、训练、作业和生活中可能遇到的各种有毒化学物。它们主要来自环境大气（如航天飞行器舱室中的臭氧等）；火炮发射、弹药爆炸和燃烧产物；推进剂、油料及其燃烧产物；设备与用品（如电子设备的热解产物，装饰、密封材料中的挥发物、燃烧产物，液压传动剂、制冷剂、抗冻剂、防震剂、杀虫剂和洗消剂等）；人体自身，经呼出气、尿、粪、皮肤分泌排出的代谢、分解产物（如二氧化碳、硫化氢、胺、硫醇等）。其中有的化学物在平时也能遇到但危害不大，但在军事活动的特殊情况下，如航天飞行器或潜艇舱室、坑道、工事、阵地，由于密封或相对密闭，空间狭小、人员密度高、作业条件差、劳动强度高、作业时间长，较短时间内产生大量的有毒物质，它们具有特殊的毒理学意义。

（刘 勇）

jūnyòng huàxué wùzhì dúlǐ ānquán píngjià

军用化学物质毒理安全评价

（toxicological safety evaluation of military chemical substances）

通过体外试验、动物实验和人群观察等方法，发现和阐明军用化学物质的毒性和潜在的危害，以便对人类使用此类物质的安全性做出评价，并提出预防措施。军用化学物质毒理学评价具有很强的军事特点，主要表现在：①接触有害化学物质的种类多、浓度高。例如，导弹、卫星发射需使用多种火箭推进剂，一旦发生泄漏或爆炸，将出现高浓度污染。②作业环节多，接触有害物时间长。一些操作手将反复、长期接触毒物，容易造成职业暴露。③作业环境特殊，一旦出现中毒，

救治困难。一些武器单元多为封闭狭小空间，如飞机驾驶舱、潜水艇等。④人员集中，一旦发生意外，容易造成大批人员染毒受伤。⑤容易发生突发意外事故。

因此，除一般毒理学研究的内容之外，军用化学物质毒性与安全性评价还有以下特殊的研究内容：①新化学战剂的寻找和研制，这是外军化学战剂毒理学研究的重点之一。②出于防护目的的对外军研制、装备的保密新化学战剂的追踪。③化学战剂实毒作业及现场杀伤效应试验。④军事作业、试验场区，工事、坑道、阵地，航天飞行器、飞机、舰艇、装甲车辆的舱室等特殊环境的卫生评价及卫生标准的制订。⑤军事作业、试验现场的医学防护保障。⑥化学战剂中毒防治药物、皮肤洗消剂及其作用机制研究等。所以，除了一般毒理学研究常用的动物实验、临床观察、现场调查等方法之外，情报资料的调研、实毒作业、现场杀伤效应试验等，是军用化学物质毒理学评价研究中不可缺少和忽略的重要研究方法。

（刘 勇）

huàxué zhànjì dúlǐ ānquán píngjià

化学战剂毒理安全评价（toxicological safety evaluation of chemical warfare agents）运用毒理学各种方法，发现和阐明化学战剂的毒性和潜在的危害，对此类物质的安全性做出评价和提出预防措施。二十世纪六七十年代，各国根据化学战剂研究进展和美、苏等化学战大国的装备情况，纷纷制定了化学防护目标谱系。从积极防御战略出发，中国也确定了 6 类 14 种化学战剂的防护谱，并在各种化学战剂特别是神经性毒剂和皮肤糜烂性毒剂的

毒性机制及抗毒药物研究方面取得了一系列成果，防化医学水平步入世界先进行列。

神经性毒剂 在化学战剂中，神经性毒剂尤其是梭曼的毒理及抗毒药物是国内外研究的热点。研究侧重于：①对呼吸、神经、循环系统的毒作用及其在急性致死原因中的地位。②对乙酰胆碱酯酶的影响。③对胆碱受体的直接作用，N 和 M 胆碱受体在中毒中的地位。④对其他神经递质系统的影响。⑤防治药物及其机制的研究等。在神经性毒剂毒作用机制研究取得重大进展的同时，在大量筛选的基础上，分析了药物的构效关系，定向设计、改造、合成了一系列有作用特点、能进中枢、稳定性好的可逆性胆碱酯酶抑制剂、重活化剂和抗胆碱药，并组成了新一代抗神经性毒剂预防和急救方，与国外公开的同类产品相比，抗毒效价高、作用时间长、毒副作用小。

糜烂性毒剂 硫芥曾是使用最广泛的化学战剂，现仍是许多国家的制式装备和化学战剂扩散的主要目标。中国对其生物转化、毒物动力学、免疫毒性，以及中毒治疗药物和措施等也进行了研究，但国内外均未取得突破性进展。

新型化学毒剂 由于化学和生物学技术的发展，尤其是基因工程的应用，使定向制备有特殊生理活性的新毒剂成为可能。中国根据新的国际形势以及科学技术发展对防化的影响，探讨了新毒剂防护谱，即在原谱系中淘汰了塔崩等，增加了生物源化学毒剂（毒素战剂）如肉毒毒素 A、葡萄球菌肠毒素 B、蓖麻毒素及石房蛤毒素等。对这类细菌、植物、海洋生物毒剂的毒理、监测、

诊断、防护等方面进行了研究。此外，能穿透防毒面具的毒剂和作用特殊、毒性更大的毒剂也在不断出现，中国军队必须加强跟踪，深入研究预防对策。

(刘 勇)

tèshū jūnshì huánjìng dúwù ānquán píngjià

特殊军事环境毒物安全评价

(toxicological safety evaluation of special military environmental agents) 运用毒理学各种方法，发现和阐明航天飞行器、飞机、舰艇、装甲车辆的舱室及坑道、洞库等特殊环境中污染物的毒性和潜在的危害，对此类物质的安全性做出评价和提出预防措施。此为军事毒理学的重要分支。

航空毒理：飞机使用的燃料、各种机械用油、黏合剂等具有一定毒性。生产厂、地勤和油料库人员接触这类化学物质的机会很多，亦可因飞机机械故障而污染座舱空气。飞机座舱环境有毒因素是航空毒理学研究的重要内容，对保障飞行安全、维护空勤人员身体健康具有重要作用，受到各国关注。1988年，中国曾经对国内11种机型56架次的飞机座舱和11个机场进行了卫生学调查，提出了中国飞机座舱和候机室卫生学标准。20世纪90年代又制定了客机与直升机座舱卫生标准，这些成果填补了国内空白，并与国际研究接轨。

航天、航海毒理：潜艇、舰艇是设备复杂、人员集中的密闭环境，执行一次任务可达数十昼夜，由于人体的代谢，机器、设备的运转，舱内材料的挥发及分解，食品贮存与烹调及生活污物等因素的影响，舱室空气质量问题比较突出，各国对此都非常重视，并进行了大量研究。中国军队在密闭环境污染源测定分析、非金属材料毒理卫生学评价、舱室有害气体容许浓度的制定和检测方法等方面也做了许多探索，有的接近或达到国际先进水平。航天毒理研究起步稍晚，但进展较快，已制定出密闭环境用非金属材料三级使用与评价标准和进行了模拟舱内有害气体对人和动物功能影响的研究，并初步制定了短期航天器座舱19种主要有害气体的最大容许浓度。

(刘 勇)

jūnshì gōngyè dúlǐxué ānquán píngjià

军事工业毒理学安全评价

(toxicological safety evaluation of military industry) 运用毒理学各种方法，发现和阐明军事工业生产和科学实验、军事装备及兵器试验和使用过程中遇到的有毒化合物的毒性和潜在的危害，对此类物质的安全性做出评价和提出预防措施。在军事毒理学研究中，军事工业毒理占有相当比重。

火箭推进剂毒理 中国研究过液体推进剂、固体推进剂，包括肼类、胺类及鱼雷推进剂等各种类型的化合物30余个，对肼类推进剂进行了全面系统的毒理学研究和安全性评价，在毒理研究和大量药物筛选基础上，找到了偏二甲基肼的特效抗毒药维生素 B_6，提出了有效的抗毒救治方案及国内外首创的皮肤洗消剂。科研人员还深入导弹、卫星发射靶场进行现场调查、监测和医学防护保障，研究制定了工作场所空气中、居民区大气中和地面水中污染物的最高容许浓度，研制成对某些化合物具有防护作用的特防面具和防护服；编写了《液体推进剂的毒性毒理与卫生防护》《导弹和火箭推进剂损害的防护》《卫星发射靶场卫勤保障方案的研

究与实施》等专著、规定。研究的深度和广度仅次于美国，某些领域达国际先进水平。随着中国军队战略武器现代化和航天事业发展的需要，研究新型推进剂、固体推进剂的毒理及医学防护显得越发重要。

核试验毒理 放射性落下灰，特别是裂片核素是核武器杀伤因素，为保障人员安全，中国建立了尿中核素分析方法和由体外测量数据推算个体落下灰内污染量的方法，提出了减少放射性化学元素自肠道吸收的药物和用药方案。中国对地下核试验爆后有害气体的毒理和现场医学防护保障进行了全面系统的研究，制定了《地下核试验爆后场区空气中有害气体的最高容许浓度和应急暴露限值》；对放射性落下灰造成的吸入性内照射损伤，内污染量估算及医学处理进行了系统研究，开展了氢、氰、铈等诱发肿瘤的研究，放射性碘、铀、钍的毒性及其作业人员健康评价的研究等，制定和颁布了《放射卫生防护基本标准》《辐射防护规定》等一系列放射卫生防护法规。同时，研究人员深入现场，对环境放射性水平进行广泛调查，评估了放射卫生防护措施的防护功能。中国还多次组织毒理学工作者参与中国核试验的卫生防护和医学保障，为保障中国核试验安全发挥了积极作用。

(刘 勇)

jūnshì dúwù dúlǐxué ānquán píngjià

军事毒物毒理学安全评价

(toxicological safety evaluation of military agents) 运用毒理学各种方法，发现和阐明军事毒物的毒性和潜在的危害，对此类物质的安全性做出评价和提出预防措施。军队在执行军事任务或训

练时，常遇到一些有害物质，如控爆剂、植物杀伤剂，以及火药爆炸时产生的一氧化碳（CO）、二氧化碳（CO_2）、硝烟（氮氧化物）、氰化氢（HCN）、硫化氢（H_2S）等气体。随着军队现代化建设的发展，机械用液日益增加，四乙铅（抗震剂）、乙二醇及甲醇（抗冻剂）、二氯乙烷（除油剂）等接触机会增加。特别是作为能源的火箭推进剂种类繁多，有些具有一定的毒性，如果发生泄漏，会引起工作人员中毒。这类有毒有害物质通常称为军事毒剂或军事毒物。

肼类燃料 化学推进剂主要用作火箭和各种导弹的燃料。化学推进剂在发动机内被点燃后，可产生大量高温气体，由喷气管高速喷出，推动火箭前进。化学推进剂有固态推进剂和液态推进剂两大类。液态推进剂中应用较为广泛的是肼类化合物，有肼、甲基肼、偏二甲基肼及其混合物。它们是具有中等毒性的化学物质，可因生产、储存和使用不当而造成人员中毒。

理化性质和毒性 肼、甲基肼、偏二甲基肼均为无色、透明液体，具有氨样臭味。吸湿性强，其蒸气在空气中与水蒸气结合冒白烟。易吸附或凝聚于物体表面。三种肼类化合物都属极性物质，能与水互溶。热稳定性好，对冲击和摩擦不敏感；都是强还原剂，在空气中能自动氧化，遇强氧化剂如硝酸、四氧化二氮、固体高锰酸钾等立刻自然，甚至爆炸。偏二甲基肼、甲基肼沸点较低，大量泄漏或在通风不良场所容易造成有害蒸气浓度，故吸入危险性较大。反之，肼的吸入危险性相对较小。肼、甲基肼、偏二甲基肼的透皮吸收作用迅速。分别

涂抹去毛的犬皮肤后半分钟，即可在股动脉血中检测到三者的存在。三种肼类化合物经过消化道吸收比较完全，误服后造成急性中毒的危险性比较大。但是，经口中毒不是急性职业中毒的主要途径。

体内代谢 肼、甲基肼、偏二甲基肼可以通过呼吸道、皮肤、消化道等多种途径吸收入血，分布全身。除静脉注射血液内浓度几乎立即达到峰值外，其他各途径中毒，血内三种肼类化合物浓度动态变化曲线呈现单峰形，上升较快，下降较慢；在一定剂量范围内，血内浓度的峰值随剂量加大而增高。肼、甲基肼、偏二甲基肼在大白鼠、猴和犬血内的半衰期分别是 2 小时、7.75 小时和 3 小时。肼中毒后 48 小时内，25%～50%以原型由尿排出体外，其中绝大多数是前 24 小时排出。中毒后 27 小时内24%～37%甲基肼以代谢产物甲烷和 CO_2 的形式自呼吸道排出。

毒理作用 肼类可引起局部化学烧伤，出现局部红、肿、出血、溃疡等改变。局部损伤作用以肼最为严重，偏二甲基肼最轻。高浓度的肼、甲基肼、偏二甲基肼蒸气对眼睛有刺激作用，使出现烧灼感、流泪、结膜炎。多数并发角膜混浊，一般不留有永久性损伤。液滴态肼溅入眼内，可引起严重的结膜和角膜损伤，表现为结膜炎、角膜炎、虹膜睫状体炎、角膜溃疡或穿孔等。高浓度的肼、甲基肼、偏二甲基肼蒸气对呼吸道有刺激作用。除局部作用外，肼、甲基肼和偏二甲基肼可经皮肤等多种途径吸收而致全身反应。

对中枢神经系统的作用 偏二甲基肼和甲基肼有中枢神经兴

奋作用。小剂量中毒引起兴奋，大剂量中毒发生痉挛。肼中毒动物在痉挛发作前肌肉松弛无力；甲基肼引起的痉挛以阵发性痉挛为主，偏二甲基肼引起典型的强直性痉挛。肼、甲基肼、偏二甲基肼引起痉挛的原因尚未彻底阐明。局部用药时，肼、甲基肼、偏二甲基肼对皮层和皮层下中枢有直接兴奋作用。无论体外实验或体内用药，甲基肼、偏二甲基均抑制谷氨酸脱羧酶和 γ-氨基丁酸（γ-aminobutyric acid，GABA）转氨酶的活性，进而导致脑内GABA 含量下降。GABA 是抑制性神经递质，其含量的下降势必破坏脑功能平衡，使兴奋性增加。有研究结果证实，肼、甲基肼、偏二甲基肼能与维生素 B_6 的同类物吡多醛及 5-磷酸吡多醛结合成相应的腙，使脑内 5-磷酸吡多醛含量降低。5-磷酸吡多醛是谷氨酸脱羧酶和 γ-氨基丁酸转氨酶的辅酶，当其含量下降时，谷氨酸脱羧酶和 γ-氨基丁酸转氨酶活性遂受到抑制。

对血液系统的影响 甲基肼有明显的溶血作用。引起犬出现临床溶血指征的阈剂量为肌注甲基肼 11mg/kg。甲基肼30.9～39.1mg/m^3 暴露 4 小时的犬，出现中度溶血性贫血。肼和偏二甲基肼的溶血作用原比甲基肼弱。

对循环系统的影响 非致死剂量肼、甲基肼和偏二甲基肼中毒，循环系统功能改变不大；高于致死剂量中毒，可使实验动血压逐渐下降，亦可出现心肌缺血和心律失常。

对消化系统的作用 肼、甲基肼、偏二甲基肼中毒可引起一系列消化系统症状，如恶心、呕吐、腹泻、食欲减退等。氯丙嗪可制止肼、甲基肼、偏二甲基肼

的呕吐作用，而实验证实肼、甲基肼、偏二甲基肼对肠肌无明显作用。因此认为，肼、甲基肼、偏二甲基肼的呕吐作用是呕吐中枢兴奋的结果。

对肝、肾功能的影响 大剂量偏二甲基肼中毒可使血清谷丙转氨酶活性升高；肼能使中毒者出现脂肪肝。甲基肼中毒可损伤肾脏功能。中毒初期肾小球滤过功能、肾有效血浆流量、肾对马尿酸的抽提率下降。中毒第四天肾功能损伤大高峰，一周左右逐渐恢复。

临床表现 可分为前驱期、痉挛期和痉挛后期。接触高浓度肼、甲基肼或偏二甲基肼蒸气，立即嗅到强烈的氨臭味。眼和呼吸道有刺激症状、鼻腔部呛辣感、胸部紧迫、呛咳、流涕和呼吸困难。眼有烧灼感、流泪、结合膜充血。前驱期持续时间不等，中毒轻者症状不再发展；重者进入痉挛期。痉挛发作前，常有恐惧、躁动、肌颤和抽搐等先兆症状。患者可能突然跌到，骤然发生强直性痉挛，角弓反张、牙关紧闭、口吐白沫、瞳孔散大、大小便失禁、意识模糊。痉挛持续数分钟后缓解，经数分钟至数十分钟间歇后再次发作。中毒越重，痉挛持续时间越长，甚至进入持续痉挛状态。终因呼吸循环衰竭死亡。吸入中毒者，可能发生肺水肿或脑水肿。偏二甲基肼中度或没有严重血管内溶血的甲基肼中毒，痉挛后期的症状常很轻微，往往只有头痛、头晕、乏力、食欲减退和失眠等，数天可恢复。肼中毒痉挛后期症状较重，甚至极度衰弱。肝功能改变和严重的溶血性贫血可持续1~2个月才能恢复正常。

诊断 根据肼类燃料中毒史

和临床表现不难做出急性中毒的诊断。毒物鉴定和血液内肼类化合物浓度的测定有助于确诊。临床有时要与癔症、癫痫、传染性肝炎、各种溶血性贫血、蚕豆病等相鉴别。

防治 使用肼类化合物的作业现场要加强设备管理，保持良好的密闭性。合理使用通风设备。当肼、甲基肼、偏二甲基肼泄漏，应及时用次氯酸钙或者三合二溶液洗消。进入染毒区要使用个人防护器材，如防毒面具、防毒衣、防毒手套、橡皮靴套等。小剂量接触时，可以酌情使用小型防氨口罩。

药物预防：人员在接触大量肼、甲基肼、偏二甲基肼前30分钟至1小时，酌情口服维生素 B_6，但不能以药物预防代替防护器材。大面积、大剂量皮肤染毒应迅速脱去衣裤，用大量清水冲洗15分钟以上。局部皮肤染毒时，立即用2.5%碘酒或1%高锰酸钾反复涂洗染毒部位，直到碘酒或高锰酸钾不褪色为止。若肼类液滴溅入眼睛内，立即用大量清水或3%硼酸溶液冲洗15分钟以上。对误服者，立刻催吐。并用1∶5000高锰酸钾溶液反复洗胃，直至洗出液不变色为止。维生素 B_6 能很好地对抗甲基肼、偏二甲基肼引起的痉挛。一般应尽快、大量使用维生素 B_6。24小时内维生素 B_6 总用量不超过10g。对于惊厥发作剧烈而频繁，维生素 B_6 一时未能奏效者，可给予苯巴比妥钠、亚冬眠或人工冬眠疗法。在有良好呼吸监护、支持条件下，也可用短效巴比妥类药物，如异戊巴比妥钠、硫喷妥钠等。为防治脑水肿，将地塞米松加入甘露醇中静脉滴注。密切观察和维持呼吸、循环功能，防止发生中毒性肺水

肿。尽量采取措施预防或减轻溶血反应及其由此而产生的严重后果。保护肝、肾功能。

烃类燃料 导弹和火箭推进剂的一种，包括汽油、煤油、喷气燃料等，无色到淡黄色液体，属低毒类。人口服致死量估计值，汽油为 7.5kg/kg 体重、煤油为 1.67ml/kg 体重（每人 100ml）。汽油轻度中毒呈醉酒状。重度中毒分脑型和肺型两类，前者表现谵妄、昏迷、抽搐及脑水肿等症状，后者表现呛咳、咯血、呼吸困难、肺炎等症状。误服煤油可致消化道剧烈疼痛、恶心、呕吐、便血、昏迷及肝肾损害等，吸入可致肺炎及肺水肿。其他烃类推进剂的中毒症状与汽油、煤油类同。误服者应立即洗胃、灌肠，使用呼吸循环兴奋剂、肝肾保护药物及其他对症措施救治。

胺类燃料 包括二乙烯三胺、三乙胺、二甲基苯胺，以及它们和其他燃料混合而成的混胺燃料，都是无色至棕黄色液体，具低至中等毒性。二乙烯三胺和三乙胺主要刺激眼睛、呼吸道和皮肤，产生相应的刺激症状。二甲基苯胺易经皮肤吸收及误服引起全身中毒，致血液、肝肾和神经系统损害，产生头痛、淡漠、嗜睡、呼吸困难、黄疸、贫血及皮肤黏膜呈青紫色等症状。中毒患者应立即清洗染毒局部，误服二甲基苯胺者以1%乙酸洗胃，加强心、肝、肾保护，高铁血红蛋白血症者采用亚甲蓝治疗，同时采取其他对症措施。

氟类燃料 包括液氟、氟氧混合物、二氟化氧、四氟肼、过氯酰氟、五氟化氯、三氟化氮等。大多具有气相和液相两种状态，通常在加压条件下以液态储存。二氟化氧有剧毒，三氟化氮有低

毒，其余为高、中等毒性。以吸入和皮肤吸收中毒为主。氟化物为原浆毒，直接损伤细胞和组织。气态刺激眼、呼吸道及皮肤，高浓度可致局部组织坏死及肺水肿、肺出血。液态可致皮肤严重坏死性烧伤。全身吸收后损害全身各器官系统，干扰体内多种酶系统和新陈代谢，尤以引起钙磷代谢紊乱为重。皮肤染毒者彻底冲洗，以饱和硫酸镁液湿敷后按烧伤常规处理。对呼吸道中毒者着重防治喉头水肿窒息和肺水肿；全身吸收中毒者尽快静注 10% 葡萄糖酸钙 10～20ml，同时采取综合对症措施抢救。

低温推进剂 低沸点（低于 -145.3℃）导弹和火箭推进剂，包括液氧、液氢及液氟等。液氧、液氢基本无毒，低温氟类推进剂具剧毒和高毒，对人员的损伤除中毒外，主要是低温冻伤，以及意外燃烧或爆炸引起的烧伤和创伤。冻伤时由于温度低、降温快，局部组织立即发白、凝固或冻结，复温后出现肿胀、刺痒与疼痛，严重者 24 小时内起大水疱或血疱。应尽早将受冻组织浸泡于 42℃ 温水 10～30 分钟，然后按冻伤常规处理。中毒处理同氟类推进剂中毒，烧伤或创伤处理按有关急救常规进行。

四氧化二氮 液态四氧化二氮能与许多燃料自燃，是一种优良的氧化剂。但它的液态温度范围很窄，极易凝固和蒸发。常温下的四氧化二氮处于不断汽化的状态之中。悬浮于空气中的四氧化二氮减压立刻分解为二氧化氮气体。二氧化氮气体为棕红色，有神经麻醉性毒性。四氧化二氮是最重要的火箭推进剂之一。因为比较容易保持在液态，它主要用于组成可贮存液体推进剂。四

氧化二氮在早期的液体燃料洲际导弹（洲际导弹必须能够随时发射，其推进剂要求可以长期贮存而不是临时加注）中被广泛应用，如美国的大力神式洲际导弹。四氧化二氮可以与许多火箭燃料组成双组元自燃推进剂，如四氧化二氮/混肼、四氧化二氮/偏二甲肼、四氧化二氮/一甲基肼等。最常见的组合是四氧化二氮/偏二甲肼，苏联的质子号运载火箭和中国的长征二号运载火箭应用的就是这种组合。氮氧化物主要损害呼吸道。受压钢瓶灌装，瓶上须贴"毒气""氧化剂"标签，应贮存于阴凉、通风仓库内，库温不宜超过 15℃，远离火种、热源，防止阳光直射，应与易燃、可燃物分开存放和运输。运输按规定路线行驶，勿在居民区和人口稠密区停留。运输设备不得进入贮存室内。贮存和运输时须轻装卸，防止钢瓶及附件破损。灭火剂用干粉、二氧化碳，禁止用水、卤代烃灭火剂灭火。急性中毒后应迅速脱离现场至空气新鲜处，立即吸氧。对密切接触者观察 24～72 小时。及时观察胸部 X 线变化及血气分析。对症、支持治疗。积极防治肺水肿，给予合理氧疗；保持呼吸道通畅，应用支气管解痉剂，肺水肿发生时给去泡沫剂如消泡净，必要时作气管切开、机械通气等；早期、适量、短程应用糖皮质激素。重症者为预防阻塞性细支气管炎，可酌情延长小剂量应用的时间；短期内限制液体入量。合理应用抗生素。脱水剂及吗啡应慎用。强心剂应减量应用。出现高铁血红蛋白血症时可用 1% 亚甲蓝缓慢静注。

发烟硝酸 90%～100% 硝酸，系含有溶解二氧化氮的浓硝酸。由于强烈的挥发性，不断地有气

体从溶液中向外逸出，就像有烟冒出一样，故称为发烟硝酸。无色到微黄或微带棕色的澄清液体。挥发出二氧化氮、四氧化二氮的红黄色烟。能与水混溶。相对密度按游离二氧化氮的增加而增大。浓硝酸中含有 7.5% 二氧化氮者相对密度为 1.526，含有 12.7% 二氧化氮者相对密度 1.544。有强烈的氧化性和腐蚀性，切勿与易氧化物接触。忌与皮肤接触。发生泄漏时，迅速组织撤离泄漏污染区人员至安全区，并进行隔离，严格限制出入。建议应急处理人员戴自给正压式呼吸器，穿防酸碱工作服。从上风处进入现场。尽可能切断泄漏源，防止进入下水道、排洪沟等限制性空间。若为小量泄漏，可在地面洒上苏打灰，然后用大量水冲洗，洗水稀释后放入废水系统。大量泄漏则须构筑围堤或挖坑收容；喷雾状水冷却和稀释蒸气、保护现场人员、把泄漏物稀释成不燃物。用泵转移至槽车或专用收集器内，回收或运至废物处理场所处置。皮肤接触时，应立即脱去被污染衣着，用大量流动清水冲洗，至少 15 分钟。及时就医。眼睛接触时立即提起眼睑，用大量流动清水或生理盐水彻底冲洗，至少 15 分钟。呼吸道吸入者迅速脱离现场至新鲜空气处。保持呼吸道通畅。若呼吸困难，给输氧。若呼吸停止，立即进行人工呼吸。立刻就医误服者用水漱口，给饮牛奶或蛋清。

军用机械用液 军队有大量汽车、坦克、飞机等机械装备，在机械的使用、保养和维修过程中，需要使用多种机械用液，其中有些可以引起人员中毒。主要有内燃机抗震剂四乙铅；发动机冷却系统防冻剂乙二醇和甲醇；飞机、军舰修理去除油漆的除油

漆剂和防化分队使用的消毒剂溶剂二氯乙烷。医务人员应采取相应的防护措施，做好中毒防治工作，确保官兵身体健康。

四乙基铅（抗爆剂） 常用作汽油的抗震剂以提高其辛烷值，防止在汽缸内过早点燃撞击机械浪费油料（抗爆剂）。使用时常与机卤化物加二溴乙烷配成乙基溶液，俗称铅水，并加入颜料以识别。①理化性质：四乙基铅为无色油状液体，有芳香甜味，比重1.6524，沸点约195℃（分解），易挥发。不溶于水、稀酸和碱溶液，溶于有机溶剂和脂肪。四乙基铅为铅化合物中毒性较大的一种，LD 为 30.1mg/kg，易挥发，接触时不加防护可致吸入中毒，但使用铅化汽油时，四乙基铅不易挥发，吸入中毒的可能性不大。②体内代谢：四乙基铅脂溶性大，可经皮肤吸收中毒，而铅化汽油只经皮肤伤口吸收。四乙基铅和铅化汽油可因吸烟、吃饭等由污染的手进入胃肠道致吸收中毒，特别是用嘴吸汽油时更易发生。③毒性：四乙基铅的毒性作用主要为金属铅的作用，铅为一种原浆毒，可抑制细胞内含巯基的酶，使细胞代谢发生障碍，病理改变以肝、肾、脑最明显。此外可抑制血红蛋白的合成，并有溶血作用。④临床表现：急性中毒时可有10~20 小时乃至 7~10 天的潜伏期。主要临床表现可分为轻、中、重三级。轻度中毒见恶心呕吐，多汗，流涎，腹绞痛，体温、脉搏、血压偏低（三低症）等自主神经功能紊乱和金属铅中毒的症状。部分病例有头痛、头晕、多梦，不易入睡等。中度中毒除上述症状加重，并有嗜睡或失眠，手、舌、眼睑震颤，动作不协调，记忆力减退，食欲减退，口内有

金属味等。重度中毒可迅速出现精神症状，不安，兴奋，意识紊乱，定向力丧失，视、听、嗅发生幻觉，肌肉震颤，共济失调。最后发展为谵妄躁动，更严重时昏迷、抽搐、高热、大汗，最后因呼吸循环衰竭而死亡。部分病例可出现肝脏肿大及肝功异常。⑤诊断：根据四乙基铅接触史和自主神经功能失调及精神症状，特别是"三低"症状，参考实验室尿铅含量升高（0.3mg/d 以上）和血液类脂成分铅量增高、δ-氨基乙酰丙酸脱水酶降低可以做出诊断。⑥防治：预防措施主要包括在生产、运输过程中要注意严格遵守操作规程，做好个人防护。救治：皮肤污染四乙基铅后，立即脱去污染衣服，用没油彻底刷洗后用肥皂水清洗。误服时以 2%碳酸氢钠或温水洗胃。使用解毒剂巯乙胺，与四乙基铅络合，阻止四乙铅穿透血脑屏障。改善神经系统营养、应用镇静催眠药物及其他对症治疗。

甲醇（防冻剂） 为无色高挥发性液体，广泛用作机械溶剂和防冻剂，低微毒性。多发生口服与吸入中毒。其毒性作用包括：①对神经系统有麻醉作用，可引起酒醉样症状，重者谵妄或昏迷。②损伤视神经和视网膜，导致视神经炎、复视，甚至失明。③引起酸中毒为主的代谢紊乱。误服者应立即洗胃、催吐、导泻，严重中毒者以透析疗法加快毒物排泄。以防治视神经损伤和纠正酸中毒为主的对症措施救治。

乙二醇（防冻剂） 为无色黏稠液体，广泛用作车辆、坦克、舰船等发动机冷却系统的防冻剂，低毒，人口服 LD 估计值为1.4ml/kg 体重。多见误服中毒，少有皮肤吸收中毒。主要损伤中

枢神经与肾脏，可引起反射消失、深大呼吸、昏迷，以及血尿、蛋白尿、无尿等症状。无特效抗毒剂。一旦中毒，立即洗胃。6 小时内可行血液透析。纠正酸中毒，防治肾功能衰竭。同时采取其他对症措施抢救。

四氯化碳（灭火剂） 为易挥发的无色液体，常用作溶剂、脱脂剂基灭火剂。多见经口和吸入中毒。人口服数毫升即中毒。若吸入 320g/m³ 的染毒气体，5~10 分钟后即死亡。有轻度麻醉作用，对肝、肾有严重损伤。吸入中毒时尚可引起肺水肿。乙醇对四氯化碳有增毒作用。救治时除按常规急救措施和对症治疗外，还可试用半胱氨酸等巯基化合物解毒。

二氯乙烷（灭火剂） 为无色液体，常用作溶剂和灭火剂，含对称和不对称两种异构体，前者具高毒，人口服 LD 为 15~20ml；后者微毒。多见吸入中毒。对上呼吸道有刺激损伤，重者引起肺水肿。全身吸收后抑制中枢神经系统，损害肝、肾和肾上腺。皮肤接触可致皮炎。按中毒急救常规处理和对症支持治疗。

（刘 勇）

jūnshì yīxué tǒngjìxué

军事医学统计学（military medical statistics） 运用概率论与数理统计的原理及方法，结合军队卫生工作实际，研究数字资料的收集、整理、分析与推断的学科。主要作用是及时准确地提供部队卫生工作情况的各种统计资料和统计分析结果，为各级军政首长和卫勤领导制订卫生工作规划、考核指导工作及科学管理和决策提供统计学依据。

简史 军事医学统计学是医学统计学在军队卫生工作中的应

用，20 世纪 50 年代，郭祖超教授等创立了军队卫生统计学，出版了适用于不同对象的《军队卫生统计学》教材，军医大学开设了《军队卫生统计学》课程。郭祖超教授等编写的《中国人民解放军卫生统计工作教范》，由中国人民解放军总后勤部卫生部于 1957 年颁布实施，明确了军队卫生统计学的对象和任务、军队卫生勤务中统计调查的组织形式，制定了军队人员健康统计、平时与战时军队卫生勤务的统计和报表制度等，规范了全军部队、医院的卫生统计原始登记表格和指标分析方法。2000 年，第三军医大学易东教授主编出版了《军事医学统计学》（军事医学科学出版社），提出了军事医学统计学的概念，其实质与军队卫生统计学是一致的。2004 年、2006 年、2009 年，易东教授分别在人民军医出版社、第四军医大学出版社、军事医学科学出版社分别出版了军事医学课程系列教材《军事医学统计学》，拓展了军事医学统计学的内容。

研究内容 中国的军事医学统计工作的基本内容包括：①部队平时卫生统计，如人员健康统计、疾病统计、卫生工作统计等。②部队医院卫生统计，如医院卫生资源统计、医疗工作数质量统计、医院综合效益统计。③部队战时卫生统计，如部队减员统计、战伤救治工作统计、伤员伤情统计等。

研究方法 军事医学统计工作的基本要求是准确、完整、及时和保密。①统计数据的准确性。原始登记准确；数据整理汇总防止过失误差；杜绝弄虚作假。②统计资料的完整性。收集资料的完整性，保证资料的连续性。

③提供资料的及时性。统计资料具有很强的时效性，各单位要按时上报。④严格资料的保密性。军队统计资料直接或间接反映部队的编制、人数、伤亡及疫情等军事秘密，要按照保密制度严加保管，保守军事机密。

军事医学统计工作的步骤包括：①统计设计。明确研究目的及研究对象，对数字资料的收集、整理、分析的方法和过程进行必要的设计。②收集资料。按研究设计的要求，及时取得准确、完整的原始数据。③整理资料。将原始记录按照统计要求进行归纳分组，转变为有分析价值的数字信息，及时发现、更正或剔除错误的原始记录。④分析资料。在分组的基础上，计算有关统计指标，对数据进行描述，然后经统计推断，并且结合专业知识对统计指标的大小做出合理的分析、解释。

同邻近学科的关系 与军事医学统计学相关的学科包括医学统计学、卫生统计学等，它们的基本原理与基本方法相同，都是运用概率论、数理统计的原理和方法，研究数字资料的收集、整理、分析与推断的学科。医学统计学侧重于人的生物学、医学方面的数据搜集、整理和分析，卫生统计学侧重于人群健康状况及卫生事业管理方面的数据搜集、整理和分析，军事医学统计学侧重于军队卫生工作中的应用，突出军队特点和应用特点。

应用和有待解决的重要课题 大数据和信息时代，通过各种业务信息系统和数字化设备，可实现全方位、全尺度的数据收集和共享，极大地丰富了统计工作的数据来源，为军事医学统计学的发展带来了机遇和挑战。军事

医学统计学既注重统计学新理论、新方法的研究，又注重统计学现有方法的正确应用。数据收集和共享的信息化平台建设、数据采集智能化问题、数据的时效性和安全性问题、大数据统计分析与数据挖掘方法等统计新理论、新方法的研究及推广应用，是军事医学统计学有待解决的重要课题。

（许汝福）

pingshí wèishēng tǒngjì

平时卫生统计（health statistics in peacetime） 对部队平时卫生保障工作数质量情况进行的统计分析与上报工作，为上级机关综合归纳数据、指导基层卫生工作提供客观依据。主要内容：部队人员健康统计、部队疾病统计和部队卫生工作统计。工作要求：①卫生工作人员必须熟悉部队平时卫生登记统计报表制度，做好原始登记工作。②卫生统计人员必须如实填写各种报表，按时上报有关数据，不允许虚报、瞒报，更不允许伪造、篡改。③统计人员必须客观地进行统计分析，为军政首长和卫勤领导提供可靠的卫生信息。

部队人员健康统计 主要包括：①部队人员健康状况及其分布与趋势。②部队环境因素、个人行为因素、心理因素等与疾病的关系。③部队保健措施落实情况及其效果。④保健经费管理与使用情况等。部队人员健康统计数据主要来源于部队人员体检资料、专题调查资料及监测资料。体检是了解部队人员健康状况、早期筛查患者的重要手段。专题调查多用于环境因素、行为因素、心理因素对健康影响的调查，寻找疾病危险因素。监测主要用于疾病发病与流行规律的观察与监视，如传染病的传染源、传播途

径、易感人群的监测，慢性非传染病可疑危险因素监测，以及与人群健康有关的饮水、食品、环境因素监测。

部队疾病统计 主要统计部队人员疾病特别是传染病、心理疾病发生及危害情况，资料主要来源于部队平时卫生工作的日常登记、统计报表与专题调查，常用指标包括发病率、患病率、疾病构成比、缺勤率、送院率等。发病率表示的是在一定期间内，一定人群中某病新发生的病例出现的频率；患病率表示的是某一时点某人群中患某病的频率；构成比是某事物内部各组成部分在整体中所占的比重；缺勤率是某部队因伤病缺勤总天数/(同期部队平均人数×同期天数)；送院率是某部队送院人数/同期部队平均人数。

部队卫生工作统计 主要做好部队人员预防保健以及卫生队伍建设情况数据统计分析，资料主要来源于各种原始记录及专题调查资料，常用指标包括传染病漏报率、预防接种率、训练伤发生率、卫生人员在位率、卫生人员缺编率等。传染病漏报率是漏报传染病病例数与实际发生传染病总例数之比；预防接种率是实际完成全程全量接种人数与应接种人数之比；训练伤发生率是训练伤发生人数与同期部队平均人数之比；卫生人员在位率是卫生人员实际在位人日数与同期内应在位总人日数之比；卫生人员缺编率是卫生人员缺编人数与编制卫生人员数之比。

军队干部健康体检信息系统具有统计功能，通过对参检单位及参检人员基本信息、健康体检及患病情况等信息进行数据分析，可全面掌握军队干部体检信息及

健康状态，为干部保健行政决策提供及时可靠的数据支持。

(许汝福)

yīyuàn wèishēng tǒngjì

医院卫生统计 (health statistics in hospital)

运用统计学、管理学方法，通过收集、整理、分析医院各项业务活动的数据资料，为各级医院管理者提供医院卫生技术人员管理信息和业务信息技术服务。军队医院卫生统计具有数据内容丰富、时效显著、连续性强、涉及知识面广、多层面服务的特点，具备决策支持、统计监督、数据管理和统计咨询等作用，是军队卫勤管理和医院管理工作的重要组成部分。医院卫生统计工作的主要任务是为医院领导科学决策提供综合统计信息，同时及时反馈各科室纵向和横向对比的数据信息，发挥医院统计工作的监督指导作用。医院卫生统计包括卫生资源统计、医疗工作数质量统计、综合效益统计三个部分，其中医疗工作数质量统计是最主要的工作。随着医院信息管理系统和医院统计指标体系的研究与实践，医院卫生统计逐步实现了标准化、自动化，医院卫生统计的内容得到丰富和发展。

卫生资源统计 主要是了解医院卫生资源的投入、分配与利用是否合理、有效，内容涉及人员数质量、物资设备、经费与信息，主要指标包括医院工作人员数及各类人员数构成比、医护人员数与床位数、门诊日均人次数、住院人数之比，工作人员出勤率和病、事、产假率，工作人员人均工作量等。

医疗工作数质量统计 包括医疗工作效率分析和医疗工作质量分析两部分。

医疗工作效率分析 主要是对一定时间内，在医院现有人员、病床、设备、经费等情况下完成医疗工作的进展情况进行分析。

病床利用情况分析 病床是医院工作规模的计量单位。通常根据病床编制确定医院的人员编制、设备、经费和物资分配等，分析病床利用情况，对评定医院工作效率具有重要意义。反映病床利用情况的主要指标有：①平均病床工作日，是实际占用总床日数与平均开放病床数之比，反映每病床在某区间内的负荷状况。②病床使用率，是实际占用总床日数与实际开放总床日数之比，反映各科室病床的利用程度，与各科病床分配是否合理、病房管理是否科学等有关。③病床周转次数，是出院总人数与平均开放病床数之比，衡量病床周转速度的指标，分析时必须考虑医院的收容任务和对象。④出院患者平均住院日，是出院者占用总床日数的平均数，反映某时期内住院者的平均住院时间，是集效率、质量、管理一体的综合性指标，涉及医院各方面的工作，是分析医院工作质量不可缺少的指标。

工作量及其比例情况分析 通过分析病床、住院、门诊和医疗技术科室等方面工作量及其比例情况，反映医院人力、物力和技术效果是否得到正常发挥。工作量越大，表示完成的任务越多；治疗的疑难病种越多，表示发挥技术的效能越高。

主要指标有：①门诊工作量及其比例情况分析，包括门诊人次数及各科构成比，门诊疾病分类及其构成比等。②住院工作量及其比例情况分析，包括住院人数、出院人数、手术人次、各科住院人次数构成比、住院疾病分

类及其构成比等。③医疗技术科室工作量及其构成比分析，主要是各医技科室工作量及其内部构成比、医技科室工作量与临床科室工作量之比。④医疗仪器工作量，包括仪器使用率、仪器的工作日和展开率等。

医疗工作质量分析 评定医院医疗质量主要应从诊断是否正确、迅速，治疗是否有效、及时，治愈住院时间是长是短，有无给患者增加痛苦和损害四个方面考虑。医疗质量受多种因素的影响，不能单凭一个指标或一个方面就下结论，应当几个方面结合起来分析。

诊断质量的分析 诊断质量的高低就影响到医疗质量的高低。反映诊断质量的统计指标有：①临床初诊诊断率，反映对入院患者能做出初步诊断的比率。②临床初诊与临床确诊符合率，反映对患者入院时的初步诊断水平。③入院三日确诊率，是入院三日内已有确定诊断人数所占比例。④临床与尸检诊断符合率，判定临床确诊有无错误。⑤疑难患者会诊前后的诊断符合情况。⑥患者入院到确诊的平均天数。

治疗质量的分析 治疗质量的高低主要表现在治疗是否有效、及时和彻底。反映治疗质量的统计指标有：①治愈率，反映治疗质量的重要指标。②危重患者抢救成功率，反映对危重患者的救治水平。③治愈者平均住院天数，是诊断、治疗是否及时、正确、有效的综合反映。④病死率。⑤同一疾病重复住院率。⑥非计划再次手术例数。

医疗护理缺陷分析 指标有医疗事故与差错发生数、院内感染发生率、手术并发症发生率、输血（液）反应率等。

医院综合效益统计 主要针对医院医疗工作数质量完成情况的统计信息进行综合分析，包括社会效益统计和经济效益统计，前者反映为部队官兵、地方群众服务工作情况，后者反映医院医疗费用的收支及上级拨款的使用情况。虽然不同医院综合效益指标有所差异，但所挑选的统计指标要有代表性和导向性，能够充分反映医院管理的目标，同时要符合上级机关对医院管理和统计的要求。主要指标有：①核心指标，包括药品收入占医疗收入的比例、耗材收入占医疗收入的比例、平均住院日、术前平均住院日、外科手术率、住院患者满意率等实施目标管控的指标。②重点指标，包括合理用药、人员资质、医疗安全、病历质量、护理质量、感控管理等业务运行核心制度考核指标。③业务发展指标，科室在学科建设、人才培养、教学科研、技术创新等方面体现业务发展成绩的指标。

统计人员不仅要完成日常统计工作，而且还要积极开展统计分析，发挥信息的决策作用。一是定期进行综合分析，通过纵向、横向的对比分析，分析医院、科室存在的问题和差距，提出改进措施。二是有针对性地做专题分析，在平时统计工作中发现异常现象及时进行专题分析，如发现某时间段药占比升高，进行药占比升高原因分析。

（许汝福）

zhànshí wèishēng tǒngjì
战时卫生统计（health statistics in wartime） 对部队战时卫生工作数字资料的搜集、整理和分析。做好战时卫生统计工作，一是能及时反映伤员发生及流动情况，为组织开展以医疗后送为中心任务的卫勤保障工作提供信息；二是能较全面地反映战时卫生工作数量和质量情况，为总结卫勤保障和战救工作经验提供重要依据；三是能反映中国军队的光辉战史，为开展卫勤学术与战伤医学的研究和训练提供丰富资料，为提高未来战争卫勤保障水平提供参考。

战时卫生统计主要登记表格包括：①战时减员登记册。包括伤员登记、病员登记及阵亡烈士登记。②伤票。从团（旅）救护所开始填写。③野战病历。包括首页、手术麻醉记录、体温表、医嘱治疗单、续页等。由师救护所及以后各救治单位填写。④战时伤员登记簿。供团（旅）及以后各救治机构留治及后送的伤员登记用。⑤战时伤员死亡登记簿。供团（旅）及以后各救治机构对死亡伤员登记用，登记时伤部、伤类、伤情内容按伤票规定的内容填写；运送途中死亡的伤员由接收的单位（救护所、医疗所、医院等）登记。⑥住院病员登记簿。供团（旅）及以后各救治机构对留治及后送的病员（包括传染病）及非战斗外伤伤员的登记用。⑦战时伤病员治疗结果回执。由最终医疗救治单位填写，寄回伤病员所在部队卫生处（科）。

战时卫生统计分析包括战时减员统计、伤员情况统计、战伤救治统计、伤病员去向统计等。

战时减员统计 原始资料主要来自"战时减员登记册"，并以"伤票""住院登记簿"作核对和补充。该类指标对军政首长及时了解兵力耗损程度，调整部队配置，加强部队管理，改进部队装备及有效组织战救工作都有重要作用。统计指标包括：①总减员率，是总减员人数与平均参战人数之比,说明兵力的总耗损程度。②战斗减员率,是战斗减员人数与平均参战人数之比,反映参战人员因战斗减员的程度。战斗减员指阵亡、战伤伤员(含伤死),以及失踪、被俘等。③非战斗减员率,是非战斗减员人数与平均参战人数之比,反映战时卫生防病、部队管理以及战地环境等因素对参战兵力的减损程度。非战斗减员指病员(含病死)、非战斗外伤伤员及意外死亡。④因伤减员率,是战伤减员人数与平均参战人数之比,反映战伤减员的程度。⑤伤亡减员率,是因战伤和阵亡减员人数与平均参战人数之比,反映战伤和阵亡减员的程度。⑥卫生减员率,是因伤员、病员和非战斗外伤减员人数与平均参战人数之比,是卫勤机构分析卫生减员、计算工作量、组织医疗后送和预计卫生减员的重要依据。⑦阵亡率,是阵亡人数与平均参战人数之比,反映战斗激烈程度和火线战伤抢救质量。阵亡指未送到团(旅)救护所之前的死亡(海军指未送到医院船或码头救护所前的死亡,空军指未送到空军场站救护所前的死亡)。⑧战斗死亡率,是阵亡、伤死人数与阵亡、伤员人数之比,阵亡、伤死人数不含非战斗死亡。⑨伤亡比,是战伤伤员人数与阵亡人数之比,反映敌人武器、战斗激烈程度和火线救护效果。⑩伤病比,是战伤伤员人数与病员人数之比,反映战斗激烈程度以及卫生防病工作效果,可用以分析卫生减员的组成和总结医疗后送与卫生防病工作经验。

伤员情况统计 原始资料主要来自伤票,并以战斗伤员登记、战时伤员死亡登记册等作对照。该类指标对卫勤机构和军事指挥

员在指导和改进工作方面具有重要作用。统计指标包括:①伤部构成比,是按伤员受伤部位划分的各部位伤伤员数占伤员总数的百分比。受伤部位常分为颅脑、颌面、颈、胸背、腰腹、阴臀、上肢、下肢、多部位、其他。可用以分析战术动作及工事情况等,为改进卫生装备提供依据。②伤类构成比,是按伤员致伤原因划分的各类伤员数占伤员总数的百分比。致伤原因常分为炸伤、枪伤、压挫伤、烧伤、冻伤、震荡伤、毒气伤、刀刃伤、混合伤,可用以评价武器效能。③伤部、伤类双向构成比,是按伤员负伤部位和种类交叉观察,某部位和某种伤类伤员数占伤员总数的百分比,用以深入分析伤员负伤部位和伤类情况,为军政指挥员和卫勤领导改进装备、组织救治提供依据。④伤势构成比,指战伤伤员中轻、中、重伤伤员所占百分比,主要为掌握救治重点、确定救治范围、伤员留治期限、后送方式和次序、安排后运工具,并为筹划医疗床位提供依据。⑤伤死原因构成比,指某种原因伤死人数占伤亡总人数的百分比,有助于判断火线抢救和医疗后送工作的质量,为改进救治措施提供依据。⑥非战斗伤构成比,指非战斗伤伤员中不同的伤类、伤情所占百分比。⑦休克发生率,指战时救治机构每通过百名伤员中发生休克的人数,反映伤员休克发生的普遍程度和伤员伤势严重程度。

战伤救治统计 原始资料主要来自战斗伤员登记册和住院病员登记簿。统计指标包括:①火线救护种类构成比,指连、营火线救护每百名伤员中,自救、互救、卫救及未包扎分别所占百分

比,用来分析火线抢救力量是否足够以及战前包扎训练是否有效等,统计时皆以第一次救护者为准。②后运方法构成比,指各级救治机构伤员后运方法构成比,后运方法常分步行、担架、救护车、回程空车、卡车、船、卫生列车、飞机及其他。③抗休克成功率,指每百名休克伤员经救治后解除休克的人数,反映各救治机构应急能力和救治水平。④手术率,指救治机构对每百名伤员经手术治疗的人数,反映各救治机构的手术工作量以及伤员得到手术救治的普遍程度,为组织调配手术力量提供依据。⑤平均手术时间,指伤员平均手术所需时间(分),可了解每个手术台24小时能做多少手术,为战时卫勤领导部门组织安排手术提供依据。⑥输液(血)率,指救治机构对每百名伤病员输液(血)人数。⑦平均输液(血)量,指输液(血)者的平均输液(血)量。⑧麻醉方法构成比,指每百名手术伤员采用不同麻醉方法的百分比。

伤病员去向统计 原始资料主要来自战斗伤员登记册和住院病员登记簿。统计指标包括:①归队率,指各级救治机构每通过百名伤病员经治疗归队的人数,反映伤病员伤(病)情轻重和救治质量,为军政领导估计参战兵力提供依据。根据实际需要,也可分别计算伤员归队率和病员归队率。②后送率,指各级救治机构每通过百名伤病员后送的人数,为组织后一站救治机构的救治和后送工作提供依据。影响后送率的因素主要有伤病员伤情或病情和救治质量、战局是否稳定、参战双方力量对比等。③留治率,指各级救治机构每通过百名伤病

员留治的人数，反映战事稳定程度和各救治机构的留治能力，为组织救治工作和筹划床位提供依据。④残疾率，指战时每百名伤员治疗结束后定为残疾的人数，也可分别计算各不同等级的残疾率，为政治部门和地方民政部门的后续工作提供依据。

其他 ①战时卫生人员比例统计：指标包括参战卫生人员数与参战人数之比、参战卫生人员数减员人数与总减员人数之比，用以了解参战部队所配备的卫生救护力量及其减损情况，为卫勤领导机构配备、调整卫生救护力量提供依据。②战救药材消耗分析：从数量方面综合反映战救药材消耗情况及其使用效率，指标包括基数战救药材处置伤员数、战救药材消耗百分比，用于营、团、师救治机构，了解战救药材的消耗情况，以便及时补给，为研究加强药材科学管理，充分发挥其最大效果提供依据。

（许汝福）

shāngpiào

伤票（medical tag） 战时救治机构用于记载和传递伤员通过时的伤情及救治处置情况，并随伤员后送的制式文字材料或电子文件。伤票的内容通常包括姓名、性别、年龄、职务、部队番号、血型、过敏史等基本信息和伤部、伤情、伤类、伤势、救治措施、伤员后送机构以及后送注意事项等内容。早期伤票为纸质卡片，从团（旅）救护所开始，由医师负责填写，如遗漏则由以后各救治单位补填。伤票采用填充和选择相结合的填写方法。伤员后送时，伤票一律按规定放入伤员上衣左上口袋内；住院治疗的伤员，伤票应和该伤员的野战病历（或病历）放在一起，便于观察伤情发展及治疗过程，后送时应一并放入"医疗文书袋"中随伤员后送。转送途中牺牲烈士的伤票，由收容烈士的单位进行补填和保存；若伤员死亡，应在伤票背面处置记录中注明其死亡时间。伤票由最后治疗的单位在治疗结束后收集并按规定上送。

伤票的主要作用包括三个方面：一是救治伤病员的依据；二是保持救治的连续性和继承性；三是用于战后总结经验、教训和军事医学研究。

伤票首次使用于第一次世界大战。中国军队从解放战争开始使用，朝鲜战争已普遍使用。20世纪80年代，随着计算机和网络技术的发展电子伤票应运而生，90年代电子伤票系统逐步应用于战伤救治实践。中国军队研发的野战电子伤票系统是基于RFID技术的野战电子伤票系统，用于单兵基本信息（姓名、单位、血型、过敏史等）、伤员伤情信息和医疗救治信息的采集、处理、存储和传输，在伤员后送时，实现从火线-救护工作站-后方医院的救治信息逐级传递，具有信息准确、处理快捷、存储可靠、传输保密等特点，可实现战场卫勤信息共享，提高伤员整体救治效率和战场卫勤指挥辅助决策能力。

中国军队研发了集军人保障卡、电子伤票、身份标识等于一体的军人保障标识牌信息系统，手持机主屏幕上有"伤票填写""信息统计""伤票传输"等按钮，点击"伤票填写"按钮，系统自动弹出填写菜单，包括伤型伤类、并发症、战场急救记录、受伤信息等，可实现战场人员呼救、搜索、救治，实时采集、存储和传输电子伤票信息，记录伤员受伤时间、地点、受伤部位，以及血型、过敏史、医疗史等信息，前方医护人员可通过手持机将伤员的相关信息发送给后方医院，为野战用药、输血、输液和战场救治提供信息支持，提高战场救护能力。同时，通过记录个人姓名、军人保障号和生物特征信息，能够准确辨认遗体、确认遗骸，为安置和抚恤工作提供信息支持。

（许汝福）

索 引

条 目 标 题 汉 字 笔 画 索 引

说 明

一、本索引供读者按条目标题的汉字笔画查检条目。

二、条目标题按第一字的笔画由少到多的顺序排列，按画数和起笔笔形横（一）、竖（丨）、撇（丿）、点（丶）、折（乛，包括丁乚㇄等）的顺序排列。笔画数和起笔笔形相同的字，按字形结构排列，先左右形字，再上下形字，后整体字。第一字相同的，依次按后面各字的笔画数和起笔笔形顺序排列。

三、以拉丁字母、希腊字母和阿拉伯数字、罗马数字开头的条目标题，依次排在汉字条目标题的后面。

十一 画

条 目 外 文 标 题 索 引

内 容 索 引

说 明

一、本索引是本卷条目和条目内容的主题分析索引。索引款目按汉语拼音字母顺序并辅以汉字笔画、起笔笔形顺序排列。同音时，按汉字笔画由少到多的顺序排列，笔画数相同的按起笔笔形横（一）、竖（丨）、撇（丿）、点（丶）、折（乛，包括丁乚等）的顺序排列。第一字相同时，按第二字，余类推。索引标目中夹有拉丁字母、希腊字母、阿拉伯数字和罗马数字的，依次排在相应的汉字索引款目之后。标点符号不作为排序单元。

二、设有条目的款目用黑体字，未设条目的款目用宋体字。

三、不同概念（含人物）具有同一标目名称时，分别设置索引款目；未设条目的同名索引标目后括注简单说明或所属类别，以利检索。

四、索引标目之后的阿拉伯数字是标目内容所在的页码，数字之后的小写拉丁字母表示索引内容所在的版面区域。本书正文的版面区域划分如右图。

a	c	e
b	d	f

本卷主要编辑、出版人员

执行总编　谢　阳

编　　审　郭亦超

责任编辑　王　霞

索引编辑　王小红

名词术语编辑　王晓霞

汉语拼音编辑　潘博闻

外文编辑　顾良军

参见编辑　周艳华

绘　　图　北京心合文化有限公司

责任校对　苏　沁

责任印制　陈　楠

装帧设计　雅昌设计中心·北京